ORTODONTIA

ABORDAGENS CLÍNICAS NA DENTIÇÃO MISTA

ORTODONTIA

ABORDAGENS CLÍNICAS NA DENTIÇÃO MISTA

EDITORES

Mírian Aiko Nakane Matsumoto

Maria Bernadete Sasso Stuani

Fábio Lourenço Romano

MANOLE

Este livro contempla as regras do Novo Acordo Ortográfico da Língua Portuguesa.

Editor gestor: Walter Luiz Coutinho
Produção editorial: Retroflexo Serviços Editoriais Ltda.
Projeto gráfico: Departamento de arte da Editora Manole
Diagramação: R G Passo
Imagens do miolo e da capa: gentilmente cedidas pelos autores
Ilustrações: R G Passo e Luargraf Serviços Gráficos Ltda.
Capa: Ricardo Yoshiaki Nitta Rodrigues

CIP-BRASIL. CATALOGAÇÃO NA PUBLICAÇÃO
SINDICATO NACIONAL DOS EDITORES DE LIVROS, RJ

M384o

Matsumoto, Mírian Aiko Nakane
Ortodontia : abordagens clínicas na dentição mista / Mírian Aiko Nakane Matsumoto, Maria Bernadete Sasso Stuani, Fábio Lourenço Romano. - 1. ed. - Barueri [SP] : Manole, 2021.
28 cm.

Inclui índice
ISBN 9786555762969

1. Ortodontia. 2. Ortodontia - Diagnóstico. 3. Ortodontia preventiva. 4. Tratamento odontológico. 5. Dentição. I. Título.

20-67496 CDD: 617.643
CDU: 616.314-089.23

Camila Donis Hartmann - Bibliotecária - CRB-7/6472

1ª edição – 2021

Direitos adquiridos pela:
Editora Manole Ltda.
Avenida Ceci, 672 – Tamboré
06460-120 – Barueri – SP – Brasil
Tel.: (11) 4196-6000 – Fax: (11) 4196-6021
www.manole.com.br | https://atendimento.manole.com.br/
Impresso no Brasil | *Printed in Brazil*

Mírian

Ao Wilson, meu grande companheiro de vida, meu alicerce.

Aos meus filhos, Paula e Pedro, meu orgulho, minha essência e razão do mais puro e incondicional amor. Razão do meu viver!

Bernadete

A Deus, por ter me dado o privilégio da vida. Que me oferece todos os dias oportunidades mágicas e coloca sempre em meu caminho pessoas iluminadas para que minha caminhada se torne mais fácil.

Aos meus pais (*in memoriam*), Eliseu Stuani e Margarida Maria Sasso Stuani. Vocês foram meus exemplos de postura, profissionalismo, humanidade, ética e amor.

Fábio

Aos meus amados inspiradores: minha mulher, Minna, e meus filhos, Lucca e Brenda. Toda conquista está ancorada em um sólido suporte.

Autores

Fábio Lourenço Romano
Professor Associado da área de Ortodontia da Faculdade de Odontologia de Ribeirão Preto da Universidade de São Paulo (FORP-USP).
Especialista em Ortodontia pela Universidade Federal de Alfenas.
Mestre e Doutor em Ortodontia pela Faculdade de Odontologia de Piracicaba (FOP/Unicamp).
Pós-doutorado em Ortodontia pela University of North Carolina, EUA.

José Tarcísio Lima Ferreira
Professor Associado da área de Ortodontia da Faculdade de Odontologia de Ribeirão Preto da Universidade de São Paulo (FORP-USP).
Mestrado em Ortodontia pela Universidade Federal do Rio de Janeiro (UFRJ).
Doutorado em Engenharia Metalúrgica e de Materiais – Biomateriais, COPPE (UFRJ).

Maria Bernadete Sasso Stuani
Professora Associada da área de Ortodontia da Faculdade de Odontologia de Ribeirão Preto da Universidade de São Paulo (FORP-USP).
Mestrado e Doutorado em Ortodontia pela Faculdade de Odontologia da Universidade Federal do Rio de Janeiro (UFRJ).
Pós-doutorado em Ortodontia pela Aarhus University, Dinamarca.

Mírian Aiko Nakane Matsumoto
Professora Associada da área de Ortodontia da Faculdade de Odontologia de Ribeirão Preto da Universidade de São Paulo (FORP-USP).
Mestrado e Doutorado em Ortodontia pela Faculdade de Odontologia da Universidade Federal do Rio de Janeiro (UFRJ).
Diretora Presidente Eleita do *Board* Brasileiro de Ortodontia (BBO).

Murilo Fernando Neuppmann Feres
Professor Doutor da área de Ortodontia da Faculdade de Odontologia de Ribeirão Preto da Universidade de São Paulo (FORP-USP).
Mestrado em Ortodontia pela Pontifícia Universidade Católica de Minas Gerais (PUC Minas).
Doutorado pela Universidade Federal de São Paulo (Unifesp).
Pós-doutorado pela Universidade de Alberta, Canadá.

Sumário

Agradecimentos

Ao Grande Mestre Adilson Tomasin, precursor e idealizador da área de Ortodontia da Faculdade de Odontologia de Ribeirão Preto da Universidade de São Paulo. Você guiou e mostrou que somente a excelência leva ao sucesso. Nosso eterno agradecimento.

Ao professor Ademar Valente (*in memoriam*), pela fundamental contribuição ao ensino da Ortodontia. Nossos sinceros agradecimentos.

A todos os Alunos que passaram pelos cursos de graduação e especialização, pelo estímulo ao nosso aperfeiçoamento. A contribuição de vocês foi fundamental para esta obra.

À competente Rosemary Alves de Sá, por toda ajuda e dedicação à área de Ortodontia da FORP-USP.

Aos Pacientes, por permitirem a divulgação dos tratamentos e o aprendizado constante.

À Editora Manole e toda a sua equipe, pelo apoio incondicional na concretização deste livro e por acreditarem no nosso trabalho.

Mírian

Aos meus pais, Célia e Masaru *(in memoriam)*, por terem me orientado a valorizar os preceitos morais que me acompanham por toda a vida, com dignidade. Meus exemplos de vida!

Aos meus grandes mestres:

Dr. Adilson Tomasin e Dr. Ademar Valente (*in memoriam*), que despertaram em mim o amor pela Ortodontia, no curso de graduação na FORP-USP.

Dr. Carlos de Souza Telles, Dr. Alderico Artese, Dr. Antonio Carlos Peixoto da Silva, Dr. Roberto Wilhelm, Dra. Maria Evangelina Monnerat, Dr. José Nelson Mucha, Dra. Ana Maria Bolognese, Dr. Fernando Brazalles e Dr. Carlos Jorge Vogel, do curso de pós-graduação da UFRJ, responsáveis pela minha formação sólida e de toda uma geração de ortodontistas da qual me orgulho de participar. Por ensinarem Ortodontia com maestria e amor! Meu profundo respeito e admiração!

Bernadete

Ao meu mestre e incentivador, Prof. Dr. Masato Nobuyasu, meu primeiro professor de Ortodontia da graduação, pelo exemplo de profissionalismo e humanidade.

Aos meus mestres da pós-graduação em Ortodontia da UFRJ, Prof. Dr. Carlos de Souza Telles, Prof. Dr. Alderico Artese, Prof. Dr. Antonio Carlos Peixoto da Silva, Profa. Dra. Maria Evangelina Monnerat, Prof. Dr. José Nelson Mucha, Profa. Dra. Ana Maria Bolognese, Prof. Dr. Fernando Brazalles, responsáveis pelos conhecimentos clínicos e de pesquisa que adquiri.

Ao protético da área de Ortodontia da FORP-USP, TPD Carmo Eurípedes Terra Barreto (*in memoriam*), pelos conhecimentos técnicos e pela amizade eterna.

À Profa. Dra. Birte Melsen, por despertar meu interesse em biomecânica ortodôntica. Lembro uma frase muitas vezes repetida por ela: "Quando um ensina, dois aprendem" (Robert Heinlein).

Fábio

Aos meus pais, João e Edna, pela minha formação e orientação.

Ao Prof. Dr. Antônio Carlos de Oliveira Ruellas, mestre da Ortodontia brasileira. Agradeço sua colaboração em todas as etapas de minha formação. Você é meu exemplo e inspiração.

Ao Profs. Drs. Walter Alves de Araújo, João Ítalo de Souza Totti e Luiz Antônio Alves Bernardes, por todos os conhecimentos transmitidos e por me mostrarem quão bela e criteriosa é a Ortodontia.

Aos Profs. Maria Beatriz Borges de Araújo Magnani, Vânia Célia Vieira de Siqueira, João Sarmento Pereira Neto e Lourenço Correr Sobrinho, por contribuírem para minha formação científica.

Prefácio

Foi com muita satisfação e alegria que recebi o convite para prefaciar o livro de autoria dos professores da área de Ortodontia da Faculdade de Odontologia de Ribeirão Preto da Universidade de São Paulo.

Os autores têm formação sólida, como clínicos e pesquisadores, nas melhores universidades do Brasil e do exterior e têm se dedicado para fundamentar o ensino da Ortodontia na graduação e pós-graduação.

Além da atuação assistencial objetivando o ensino, com atendimento de crianças, jovens e adultos nas clínicas de graduação e pós-graduação, a área de Ortodontia, da qual participo como professor Sênior, mantém parceria com vários setores para ampliar o conhecimento e a abrangência de suas pesquisas: Faculdade de Medicina de Ribeirão Preto, no Centro do Respirador Bucal (CERB), formado por uma equipe multiprofissional das áreas de Otorrinolaringologia, Imunologia Pediátrica, Fonoaudiologia, Neurologia e Distúrbios do Sono, além da Ortodontia, para realização de pesquisa e assistência às crianças respiradoras bucais; Laboratório de Cromatografia do Departamento de Química da Faculdade de Filosofia, Ciências e Letras de Ribeirão Preto; Laboratório de Bioengenharia da Faculdade de Medicina de Ribeirão Preto; Departamento de Fisiologia da Faculdade de Medicina de Ribeirão Preto; Departamento de Morfologia da Unesp de Araçatuba e Departamento de Ortodontia e Odontopediatria da UFRJ.

Este livro enfatiza e valoriza os conhecimentos necessários para proporcionar atuação segura na clínica ortodôntica para que alunos e profissionais iniciantes na especialidade sejam capazes de realizar uma Ortodontia baseada em evidências científicas e uma sólida experiência. Esta obra também fornece conceitos básicos, informações clinicamente relevantes sobre como e quando os aparelhos devem ser utilizados, pontos de destaque nesta edição.

Os autores salientam a importância de identificar precocemente as anormalidades no desenvolvimento da oclusão para definir as abordagens de diagnóstico, prevenção e tratamento de más oclusões durante a fase de dentição mista. Certamente, esta abordagem contribuirá para enriquecer os conhecimentos obtidos nos conteúdos dos programas ortodônticos de ensino, principalmente no campo da prevenção e interceptação.

Embora os avanços tecnológicos e de materiais tenham valorizado muito a Ortodontia nos últimos anos, esta obra propicia ao clínico adquirir conhecimentos para reconhecer os desvios no crescimento e desenvolvimento, diagnosticar e planejar as ações de prevenção e tratamento adequados para cada paciente, por meio de relatos de casos clínicos.

Finalmente, esta equipe, com a qual tenho o privilégio de conviver há 40 anos, está sobejamente preparada intelectualmente para editar esta obra e coroar sua atuação no âmbito acadêmico-profissional. Enfim, o provérbio em latim resume este prefácio *"Finis Coronat Opus"*, ou seja, "A obra está completa, de acordo com o seu planejamento".

Adilson Tomasin

Apresentação

Como sabiamente escreveu Aristóteles, "O prazer no trabalho aprimora a obra". Este livro revela perfeita analogia com o que disse o filósofo grego. Os autores desta obra expõem, em páginas ilustrativas e de notório saber, o fruto do trabalho de anos dedicados a aprender, ensinar e cuidar ortodonticamente de pacientes infantis.

O sonho desta concepção literária data dos primórdios acadêmicos da disciplina de Ortodontia na Faculdade de Odontologia de Ribeirão Preto, Universidade de São Paulo (FORP-USP), quando o Dr. Adilson Tomasin iniciou sua carreira como professor universitário. Sem exceções, todos os professores que passaram e os que ainda atuam efetivamente na disciplina vislumbraram transmitir suas experiências clínicas e científicas para a comunidade ortodôntica brasileira, desde estudantes de Odontologia a profissionais que se interessam ou estão iniciando na especialidade. Os conceitos defendidos pelo sábio filósofo e matemático Platão de que "buscar e aprender, na realidade, não é mais que recordar" foram seguidos pelos professores e estão claramente explícitos nesta obra.

Ao discorrer sobre os tópicos ortodônticos apresentados neste livro, os autores expõem com clareza e tirocínio clínico as nuances, detalhes, possibilidades e controvérsias das diversas modalidades que se apresentam para tratamento de pacientes na dentição mista.

Quase a totalidade dos problemas ortodônticos foi abordada criteriosamente, com apoio em livros consagrados, artigos científicos relevantes e experiências clínicas valorosas adquiridas após décadas de conhecimentos acumulados. Esses preceitos tornam a leitura deste livro agradável e, acima de tudo, útil para o conhecimento odontológico e ortodôntico do clínico geral, do odontopediatra e do ortodontista.

Além de ricamente ilustrado com casos clínicos elucidativos e desafiadores, foram agregados conteúdos importantes para a formação do aluno de graduação, sob um olhar acadêmico, entretanto, sem deixar de aludir a experiências práticas e dicas de tratamento, tão importantes para o sucesso dos casos clínicos.

Conceitos ortodônticos primordiais sobre más oclusões de classe II e classe III, mordida cruzada posterior, mordida aberta, sobremordida, entre outros, foram amplamente discutidos, com todos os requisitos necessários para um entendimento adequado do leitor. Cabe ressaltar que o livro mostra, de forma consistente, concepções contemporâneas, posicionando-se no estado da arte do conhecimento ortodôntico na dentição mista.

Os conhecimentos organizados nesta obra com esmero e dedicação por toda a equipe de professores da disciplina de Ortodontia da FORP-USP estão aqui expostos, seguindo a premissa de que o conhecimento só é válido quando compartilhado.

Enfim, encerramos esta apresentação parafraseando Cora Coralina: "Feliz aquele que transfere o que sabe e aprende o que ensina".

Bom aprendizado!

CAPÍTULO 1

Crescimento craniofacial

Mírian Aiko Nakane Matsumoto

Introdução

O conhecimento dos mecanismos e das fases mais ativas de crescimento craniofacial é de fundamental importância para o clínico, o odontopediatra e o ortodontista, pois é possível redirecionar o padrão de crescimento da face durante a correção das más oclusões esqueléticas. Para determinar o melhor tratamento, de acordo com a má oclusão, interferir no crescimento facial ou redirecioná-lo, é imprescindível conhecer os mecanismos normais de crescimento, identificá-los e diferenciá-los dos padrões de crescimento desfavoráveis. O clínico deve ser capaz de diagnosticar o tipo e a direção de crescimento do paciente. Muitas más oclusões estão envolvidas com desvios de crescimento, que interferem no resultado do tratamento. Pode-se citar o tratamento da má oclusão de classe II, cujo resultado não depende apenas da mecânica empregada, mas também do crescimento maxilo-mandibular. Portanto, para obter sucesso na correção das más oclusões esqueléticas e das deformidades dentofaciais, o ortodontista deve conhecer as principais áreas de crescimento, para definir com segurança o diagnóstico, o planejamento e o prognóstico do tratamento das más oclusões esqueléticas.

Conceitos

Crescimento é um processo físico-químico da matéria viva no qual há aumento de tamanho das estruturas. Pode ser definido como um fenômeno anatômico, determinado por alterações quantitativas de substância viva, resultado direto da divisão celular, com aumento do número de células e de volume. Exemplos característicos desse conceito são o aumento de peso e de estatura.[11,12]

Desenvolvimento é uma sequência de eventos que ocorrem na célula, desde a fertilização até a maturação, um fenômeno fisiológico. São os processos pelos quais o organismo passa para atingir a forma adulta ou a maturidade, quando há aumento na complexidade e especialização das funções, por exemplo, o aparecimento dos caracteres sexuais secundários.[11,12]

Maturação refere-se ao desenvolvimento completo, pleno, quando o organismo alcança o estado adulto efetuado pelo crescimento e desenvolvimento.[11,12]

Mecanismos de formação óssea (osteogênese)

O osso é composto de dois elementos básicos: células ósseas e substâncias intercelulares. Osteoblastos, células formadoras de osso, e osteoclastos, que reabsorvem o osso, são responsáveis pela remodelação óssea. O osso se forma a partir de dois tipos de tecido conjuntivo: cartilaginoso e membranoso. Esses tecidos resultam em dois processos de ossificação: endocondral e intramembranoso.

Ossificação endocondral: típica do tecido cartilaginoso, que gradualmente é destruído e substituído por tecido ósseo. A formação óssea endocondral ocorre incialmente pela hipertrofia dos condrócitos e pela calcificação da matriz cartilaginosa, pois em seu interior surge um centro de calcificação. Os condrócitos se hipertrofiam e a calcificação da matriz cartilaginosa se mantém. Em seguida, ocorre a invasão dos vasos sanguíneos que se originam do pericôndrio em direção à matriz de calcificação e trazem consigo células indiferenciadas do tecido conjuntivo. Estes se diferenciam em osteoblastos e depositam tecido osteoide sobre as reminiscências da matriz calcificada de cartilagem. Assim, a matriz de osteoide, depositada pelos osteoblastos, torna-se mineralizada. O osso não é formado a partir da cartilagem; há um processo de substituição gradativa da cartilagem por tecido ósseo. A formação óssea endocondral é encontrada nos ossos associados às articulações móveis e em algumas regiões da base do crânio, como a maior parte do osso occipital, porção petrosa e mastoide do osso temporal, osso esfenoide e sincondroses da base do crânio.[4]

Ossificação intramembranosa: formação óssea a partir do tecido conjuntivo membranoso. Na formação óssea intramembranosa, os osteoblastos diferenciam-se a partir de células mesenquimais indiferenciadas e produzem matriz de osso fibroso ou osteoide. Em seguida, o depósito de matriz osteoide continua, células e vasos sanguíneos são encapsulados e retidos no interior dos espaços e eventualmente cercados por osso, enquanto o sistema harvesiano começa a se formar para nutrir o osso. Os osteoblastos encapsulados se transformam em osteócitos e perdem a capacidade de contribuir diretamente para o aumento no tamanho do osso. Porém, os osteoblastos do periósteo superficial continuam a produzir mais tecido osteoide, adicionando camadas à superfície do osso já existente. Esse processo é denominado crescimento aposicional do osso. A matriz de osso mineraliza e torna o osso relativamente impermeável aos nutrientes e detritos metabólicos. Os vasos sanguíneos aprisionados atuam para suprir nutrientes aos osteócitos e ao tecido ósseo, além de remover detritos. A membrana de tecido conjuntivo reveste o osso externamente (periósteo) e internamente (endósteo). Entre essas corticais temos o tecido ósseo medular ou esponjoso. O periósteo e o endósteo são essenciais para a sobrevivência do osso, uma vez que o rompimento dessas membranas pode resultar na morte das células e em perda óssea.[4] Os tecidos ósseos formados pelo periósteo, endósteo, suturas e membrana periodontal são de origem intramembranosa.

Mecanismo de crescimento ósseo

O crescimento ósseo provém de diferentes mecanismos, que consistem em **aposição** e **reabsorção óssea**, e dos movimentos resultantes desse crescimento, deslizamento ou recolocação e deslocamento.[11]

Aposição e reabsorção óssea: novo osso é adicionado à cortical óssea, na superfície do lado do crescimento, enquanto ocorre reabsorção na cortical no lado oposto (Figura 1.1) A atividade de crescimento diferencial para o contorno ósseo envolve sempre aposição e reabsorção nas superfícies externas e internas do osso, compreendendo a **remodelação óssea**.

Deslizamento cortical: é definido como o movimento gradual de áreas de crescimento, ocasionado pela remodelação, e corresponde ao crescimento real do osso, em consequência do processo de aposição e reabsorção óssea.

Deslocamento ósseo: é o movimento de todo o osso como unidade, provocado por uma força física que o afasta do contato com outros ossos, que também estão crescendo e aumentado em tamanho. Ocorre simulta-

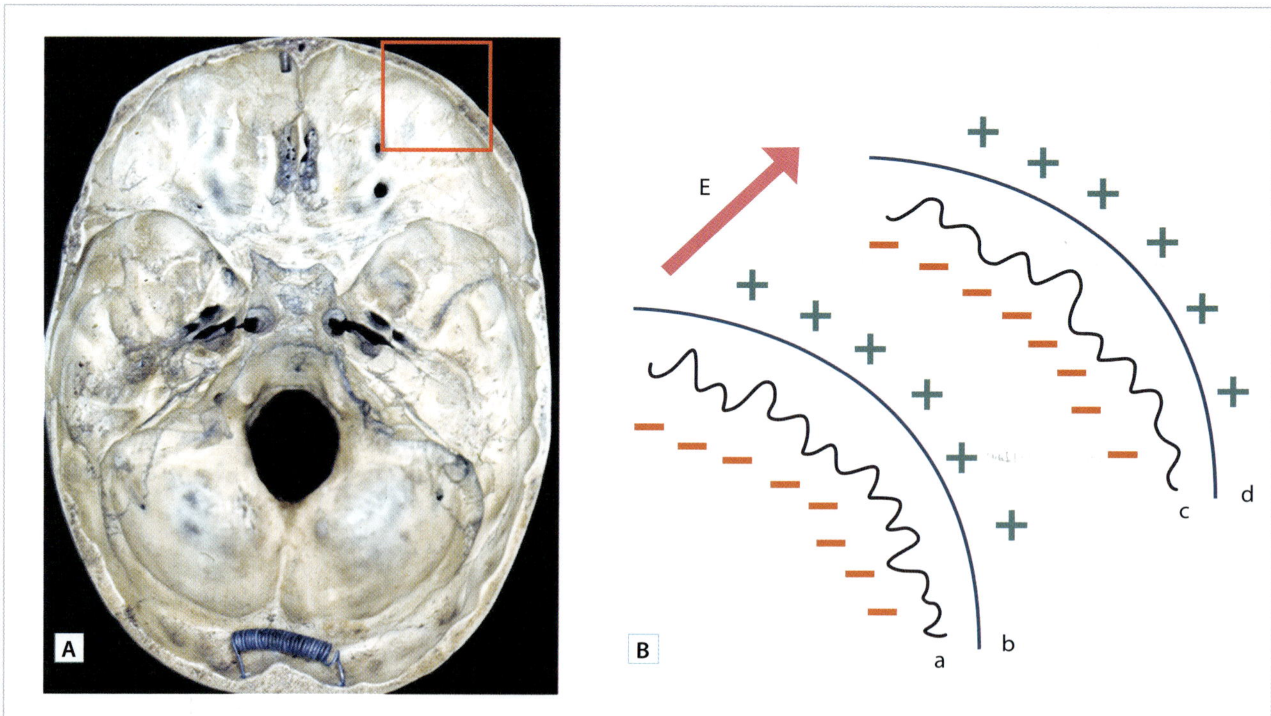

FIGURA 1.1 Aposição e reabsorção óssea. A: cortical interna e externa de área do osso frontal assinalada em vermelho visualizada no esquema em B. B: áreas de aposição e reabsorção: a) reabsorção perióstea; b) aposição endóstea; c) reabsorção endóstea; d) aposição perióstea; E) sentido de deslizamento do osso.

neamente ao deslizamento (Figura 1.2). À medida que o osso é afastado de sua articulação com ossos adjacentes, o crescimento por remodelação mantém a relação entre os ossos. É o resultado de pressões e trações exercidas pelos tecidos moles associados aos ossos, afastando-os à medida que continuam aumentando em tamanho.[11]

Deslocamento primário: refere-se ao deslocamento do osso decorrente do seu próprio crescimento. Como exemplo, podemos citar o crescimento da mandíbula com aposição óssea na parede posterior do ramo e no côndilo, cujo deslizamento acontece em sentido posterior e superior, e o deslocamento de toda a mandíbula em sentido oposto, anterior e inferior[11] (Figura 1.3).

Deslocamento secundário: diz respeito aos ossos que se deslocam em decorrência do crescimento de ossos ou estruturas adjacentes e não do seu próprio crescimento (Figura 1.4). Pode-se exemplificar considerando o crescimento e a expansão das fossas cranianas anteriores e médias, que deslocam toda a base craniana anterior e inferiormente e, simultaneamente, promovem o deslocamento do complexo nasomaxilar e da mandíbula no mesmo sentido.[11]

Deslocamento e deslizamento são processos independentes, mas ocorrem simultaneamente. Podem ocorrer no mesmo sentido ou em sentidos opostos. Maxila e mandíbula apresentam deslocamento e deslizamento em sentidos opostos. O palato apresenta o mesmo sentido de deslocamento e deslizamento, anterior e inferior. O deslocamento e o deslizamento da maxila decorrente da aposição óssea na superfície bucal da abóbada palatina e reabsorção no assoalho da cavidade nasal acontecem no mesmo sentido.

Ossos com morfologia tão complexa como maxila e mandíbula apresentam crescimento diferencial, no qual

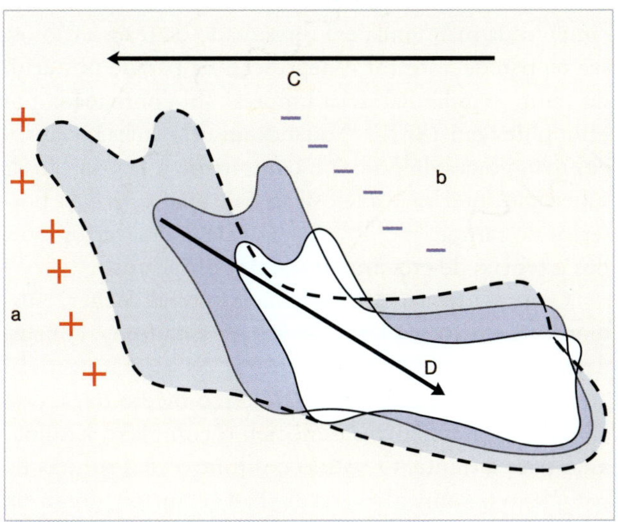

FIGURA 1.2 a) área de aposição óssea; b) superfície de reabsorção contralateral; C) sentido de deslizamento do osso; D) sentido de deslocamento do osso.

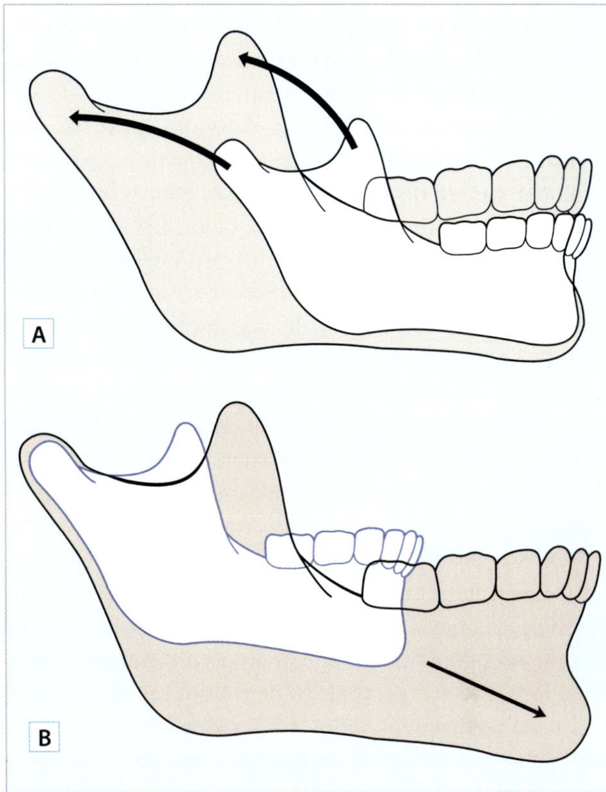

FIGURA 1.3 Deslocamento primário. A: deslizamento (crescimento) posterior e superior da mandíbula devido à aposição óssea na parede posterior do ramo, processos condilares e chanfradura sigmoide. B: deslocamento primário decorrente desse crescimento.

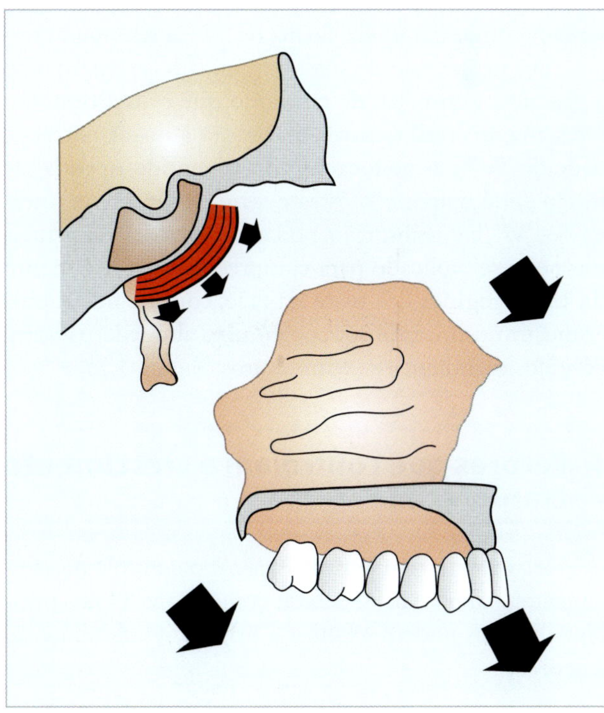

FIGURA 1.4 Deslocamento secundário: deslocamento anterior e inferior do complexo nasomaxilar decorrente do crescimento dos ossos da base do crânio.

muitas superfícies externas sofrem reabsorção. A função primordial da remodelação é manter a forma do osso enquanto aumenta em volume e tamanho. Por isso, durante o crescimento, o osso possui áreas de aposição e de reabsorção. A remodelação envolve aposição óssea em qualquer superfície que esteja voltada para o sentido de crescimento de determinada área óssea. Por outro lado, a reabsorção geralmente ocorre no lado oposto da cortical ou trabécula de osso esponjoso. O osso aumenta em tamanho apesar de muitas de suas superfícies externas (periósteas) sofrerem reabsorção. O crescimento acontece porque a quantidade de aposição óssea supera a reabsorção, durante o período ativo de crescimento. Há o aumento gradual da espessura da cortical e das dimensões das diversas regiões que compõem o complexo craniofacial.[18,40]

Os processos de aposição e reabsorção são estimulados pelos tecidos moles. O osso tem seu crescimento produzido pela matriz de tecido mole que o envolve. Os determinantes genéticos e funcionais do crescimento ósseo estão localizados no complexo de tecidos moles, que aceleram ou reduzem as ações dos tecidos conjuntivos osteogênicos, como periósteo, endósteo, suturas e membrana periodontal. Músculos, língua, lábios, bochechas, mucosas, tecido conjuntivo, nervos, vasos sanguíneos, espaço aéreo, faringe, massa cerebral, tonsilas e glândulas impõem o ritmo de crescimento ósseo, proporcionando **remodelação óssea**.[23-26]

Princípio do V: foi proposto por Enlow[11,12] ao descrever que os ossos faciais, ou partes de ossos, que apresentam configuração em forma de "V" apresentam crescimento no sentido de suas extremidades, aumentando a distância entre elas, de tal modo que o deslizamento (crescimento real) ocorre em direção à maior extremidade do "V" e o deslocamento, em sentido oposto. De modo geral, a aposição óssea ocorre na superficie interna do "V", e a reabsorção, no lado externo. Esse princípio pode ser aplicado para compreender o crescimento de várias regiões dos ossos da face, como a mandibula como um todo, apófises coronoides, abóbada palatina, côndilos mandibulares, entre outros (Figura 1.5).

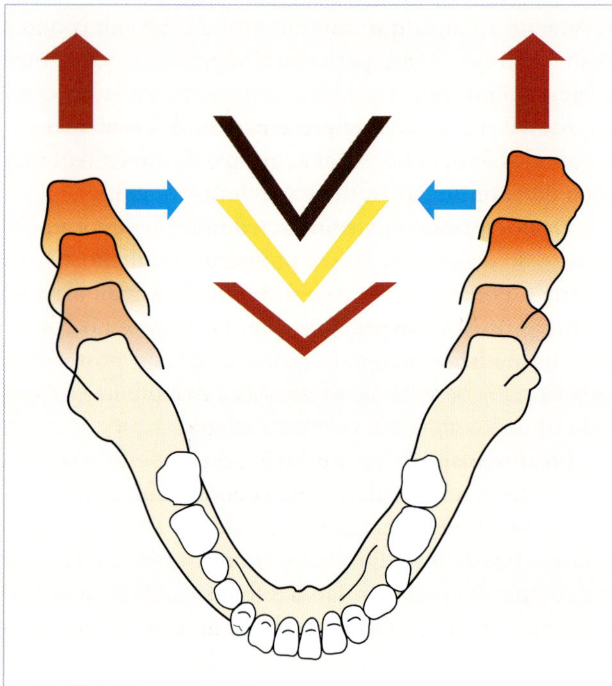

FIGURA 1.5 Princípio do "V" (Enlow[11]).

▶ Fatores que controlam o crescimento craniofacial

Várias teorias têm tentado explicar o controle do crescimento craniofacial. De acordo com Enlow,[11,12] três principais teorias podem explicar a origem do crescimento ósseo:

- **Osso:** é o determinante primário do seu próprio crescimento. Essa teoria estabelece que o controle genético se localiza no osso.
- **Cartilagem:** é o determinante primário do crescimento ósseo, e o osso responde passivamente a esse controle. O controle genético se expressa na cartilagem.
- **Matriz de tecido mole** associada aos ossos: determinam o crescimento do osso e da cartilagem, cujo controle genético é mediado indiretamente, fora do sistema esquelético, denominado controle epigenético. Quanto mais indiretamente o crescimento é controlado, maior a influência ambiental.

Os primeiros relatos sobre crescimento ósseo advêm de 1771, quando John Hunter[14-16] suspeitou que o crescimento da mandíbula era o resultado da reabsorção óssea na parede anterior e deposição na parede posterior do ramo mandibular. Essa hipótese foi confirmada por Humphrey em 1871,[14-16] quando inseriu anéis metálicos em mandíbulas de porcos e comprovou a reabsorção da superfície anterior e a aposição óssea na superfície posterior do ramo.[6-9,24,25,33-36] A partir de então, vários estudos e teorias de crescimento foram propostos.

Com sua teoria da dominância sutural, Sicher[37] sustentou que o crescimento do crânio e da face é comandado pelo crescimento das suturas. As suturas paralelas que unem os ossos da região do terço médio da face ao crânio e à base craniana deslocam o complexo nasomaxilar para a frente. O tecido conjuntivo das suturas do complexo nasomaxilar e da abóbada craniana produzem forças que afastam os ossos. O crescimento da base do crânio resulta do crescimento das sincondroses, e, na mandíbula, o côndilo é o principal centro de crescimento.

Sicher considerou que a cartilagem e o periósteo também são responsáveis pelo crescimento facial, sob forte controle genético.

Scott[34,35] defendeu que a expansão da cartilagem do septo nasal é responsável pelo estímulo de crescimento do complexo nasomaxilar e por seu deslocamento para baixo e para a frente. O crescimento sutural ocorre como resultado do crescimento de outras estruturas, incluindo estruturas cartilaginosas e cérebro. O crescimento da cartilagem condilar propicia que o côndilo cresça para cima e para trás, mantendo a relação com a ATM, enquanto a mandíbula se desloca para baixo e para a frente.

Por outro lado, Moss[24,25] estabeleceu que o estímulo para o crescimento ósseo é definido pela função das estruturas associadas aos ossos, que denominou matriz funcional. As funções de mastigação, deglutição, respiração e fala, entre outras, estimulam o crescimento dos ossos do complexo craniofacial. O crescimento da matriz funcional proporciona a força primária do crescimento, e os ossos respondem secundariamente. Segundo Moss,[23] o crescimento da abóbada craniana é o resultado da expansão da massa cerebral, e as suturas são áreas de crescimento secundário. O código genético para o crescimento ósseo situa-se externamente ao osso. O crescimento craniofacial é o resultado de alterações nas matrizes capsulares e periósteas.[24,25] As matrizes periósteas são as estruturas que causam mudanças localizadas na forma e no tamanho do osso (remodelação) e que agem diretamente sobre uma unidade esquelética por meio do periósteo, resultando em aposição e reabsorção ósseas. As matrizes capsulares ocasionam mudanças espaciais na posição dos ossos (translação ou deslocamento). Por exemplo, a cápsula neurocraniana, controlada pelo cérebro em expansão, afasta os ossos da abóbada craniana para fora.[24,25]

Algumas situações demonstram a influência da matriz funcional sobre o crescimento do crânio e da face: durante o período pré-natal e início do pós-natal, o rápido aumento do tamanho do cérebro desloca os ossos cranianos para fora e a face média para a frente e para baixo. Após o nascimento, várias funções essenciais, como respiração e deglutição, promovem o deslocamento da mandíbula e da língua para aumentar os espaços nasofaringeanos.

Crescimento do crânio e da face

Enlow e Hans[12] estabeleceram três principais áreas de crescimento craniofacial: cérebro e base do crânio, espaço aéreo e região bucal. As três regiões têm cronologia de crescimento próprio, mas estão interligadas, relacionadas de forma indissociável. O crescimento e o desenvolvimento dos sistemas nervoso e cardiovascular ocorrem mais precocemente que o espaço aéreo e a região bucal, enquanto o crescimento do espaço aéreo é proporcional ao do corpo e ao tamanho do pulmão. O crescimento e o desenvolvimento da região bucal estão associados ao desenvolvimento das funções de sucção, erupção dentária e mastigação.

No recém-nascido, as dimensões faciais correspondem a aproximadamente 40% do seu tamanho adulto. A face tem aspecto alargado devido à forma mais ampla da base do crânio e devido à face mais curta, porque as regiões nasal e bucal (terço médio e inferior da face) estão diminuídas e pouco desenvolvidas. A mandíbula é formada por dois ossos unidos pela sutura sinfiseana localizada na linha mediana. O ângulo goníaco é obtuso, com ramo curto e pouco desenvolvido, de modo que o plano oclusal definido pelos rodetes gengivais passa no nível dos côndilos. O crescimento do ramo mantém correlação com o desenvolvimento das regiões nasal e dentária, cujo crescimento é mais tardio. A musculatura mastigatória apresenta forma e tamanho proporcionais e se adapta progressivamente ao aumento da função, relacionando-se com o crescimento do ramo.[31]

Após o nascimento, o crescimento da face é menor que o do crânio. O maior crescimento do cérebro e do crânio ocorre nos primeiros anos de vida pós-natal. Aos 3 anos de idade, o crânio corresponde a quase 90% de seu tamanho adulto, enquanto a face, a aproximadamente 65% do tamanho final.[31]

As proporções da cabeça humana alteram-se durante o crescimento. A distância entre o bordo inferior da mandíbula e o contorno superior da órbita representa 40% da altura do crânio na criança e 60% no adulto. Ao nascimento, o volume do crânio é aproximadamente 8 vezes maior que o da face, enquanto no adulto corresponde a duas vezes a dimensão da face.[11,12]

O crescimento craniofacial será abordado neste capítulo, considerando três regiões distintas: crânio, complexo nasomaxilar e mandíbula.

Crescimento do crânio

Abóbada craniana

A abóbada craniana acompanha o crescimento do cérebro, triplica seu volume nos dois primeiros anos de vida e, após esse período, diminui o ritmo de crescimento até os 7 anos. O aumento anual a partir dessa idade é quase imperceptível. Após os seis primeiros anos de vida, a face cresce mais rapidamente que o crânio, mantendo um ritmo acelerado de crescimento até próximo dos 16 aos 18 anos de idade.

O volume encefálico no primeiro ano de vida é de aproximadamente 50% do valor adulto. Aos 3 anos alcança 75% e, aos 7 anos, 90%. Quase metade de todo o crescimento pós-natal do cérebro ocorre durante o primeiro ano. A circunferência média da cabeça do recém-nascido é, em média, de 35 cm. Nos primeiros 4 meses aumenta 5 cm, e 10cm entre a idade de 1 ano e a fase adulta. O aumento na circunferência da cabeça é tão previsível e tão rápido que é usado pelos médicos como parâmetro fundamental da saúde da criança.[31]

Os ossos que compõem o crânio desenvolvem-se por ossificação endocondral e intramembranosa. Os ossos da base do crânio originam-se principalmente do condrocrânio, por meio da ossificação endocondral, e compreendem a base do crânio, com cápsulas ósseas e nasais. Os ossos da abóbada craniana, desmocrânio, são formados diretamente do tecido conjuntivo por ossificação intramembranosa e são separados por suturas e fontanelas, por ocasião do nascimento. A calvária apresenta as suturas coronais ou transversais, sagitais, lambdóideas e uma sutura metópica temporária que divide o osso frontal e continua internamente dentro da base do crânio, permitindo a expansão transversa no período pré e pós-natal.

A fontanela anterior, na intersecção das suturas metópica, coronal e sagital, ossifica-se entre 6 e 20 meses de idade ou até 24 meses. A fontanela posterior, na intersecção das suturas lambdóidea e sagital, fecha-se aproximadamente aos 3 meses, ou até 12 meses de idade (Figura 1.6). As superfícies ósseas se aproximam, provocando a interdigitação ou sinostose. A sutura metópica desaparece ao redor do 7º mês. Ao nascer, o crânio do bebê contém aproximadamente 45 elementos ósseos, separados por cartilagem ou tecido conjuntivo. No adulto, após a ossificação completa, esse número se reduz a 22 ossos, sendo 14 na face e 8 formando o crânio.[11]

O crescimento da abóbada craniana está ligado à expansão do cérebro. À medida que o cérebro cresce, os ossos da calvária são automaticamente afastados, externamente. Esse deslocamento das lâminas ósseas induz tensão nas membranas suturais, que respondem imediatamente com aposição óssea nas margens suturais (Figura 1.7). Além da neoformação óssea sutural, os ossos da calvária sofrem remodelação com aposição óssea na superfície externa e reabsorção na superfície interna, com aumento da espessura e curvatura desses ossos. Entre 15 anos e a fase adulta, as alterações no crescimento dessa região são decorrentes da pneumatização do seio frontal e do aumento da espessura da parede anterior do osso frontal. Pode-se considerar que o crescimento da cavidade craniana segue a curva neural, com desenvolvimento rápido durante os primeiros anos de vida, seguido por um crescimento gradualmente desacelerado.[11]

Base do crânio

A base do crânio cresce essencialmente pelo crescimento cartilaginoso nas sincondroses esfeno-occipital, esfenoetmoidal, interesfenoidal e intraoccipital, que permitem aumento rápido no comprimento da base do crânio para acomodar o cérebro em expansão (Figura 1.8). A atividade na sincondrose interesfenoidal desaparece logo após o nascimento. A sincondrose intraoccipital ossifica entre 3 e 5 anos de vida. A sincondrose esfenoetmoidal permanece ativa até 6 a 10 anos de idade. Sua maior contribuição ao crescimento ocorre na época de erupção do primeiro molar permanente. A sincondrose esfeno-occipital é um dos principais centros de crescimento, e a os-

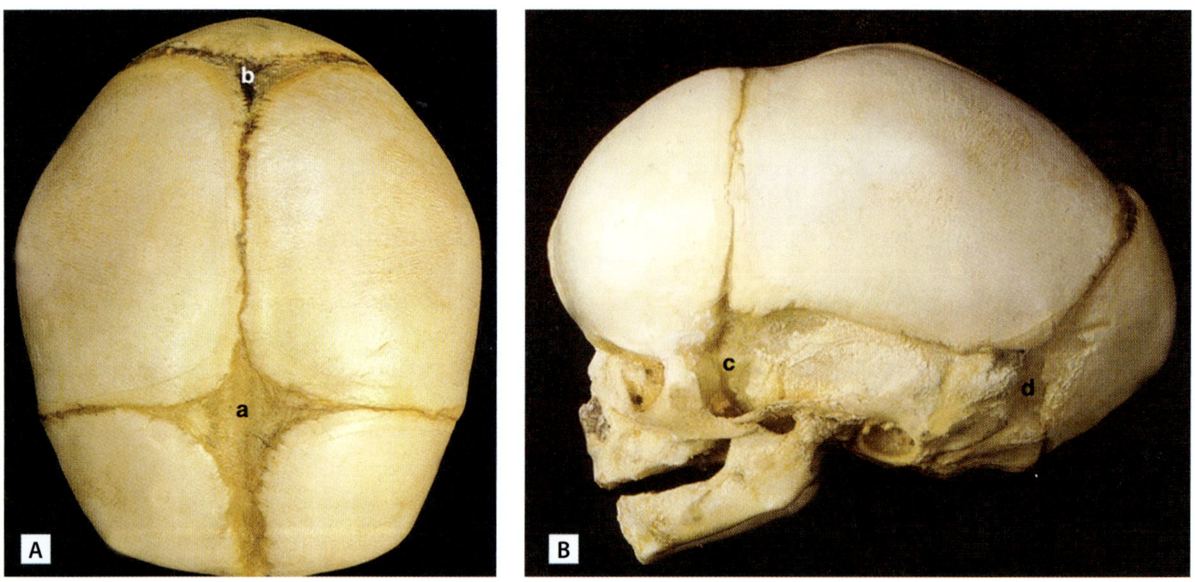

FIGURA 1.6 Fontanelas do crânio do recém-nascido. A: fontanela anterior (a) e fontanela posterior (b). B: fontanela esfenóidea (c), fontanela mastóidea (d).

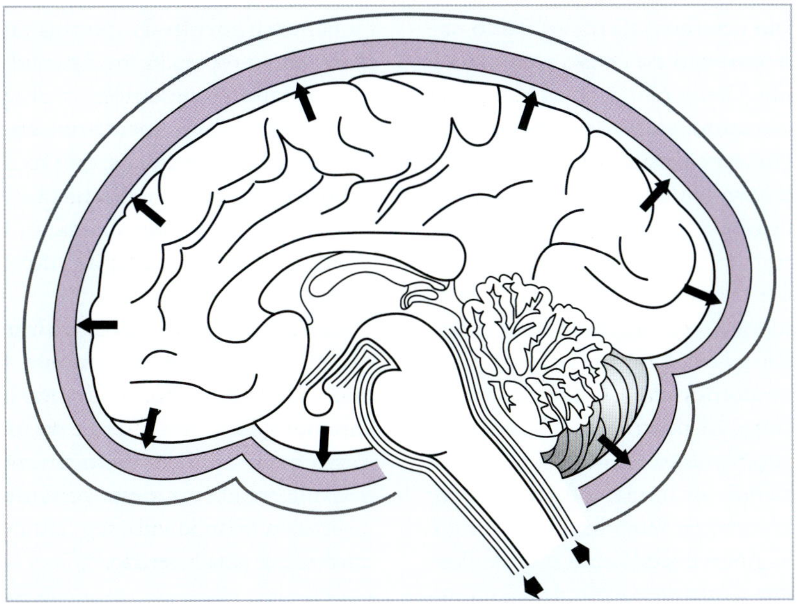

FIGURA 1.7 Crescimento da abóbada craniana sob a ação da expansão da massa cerebral.

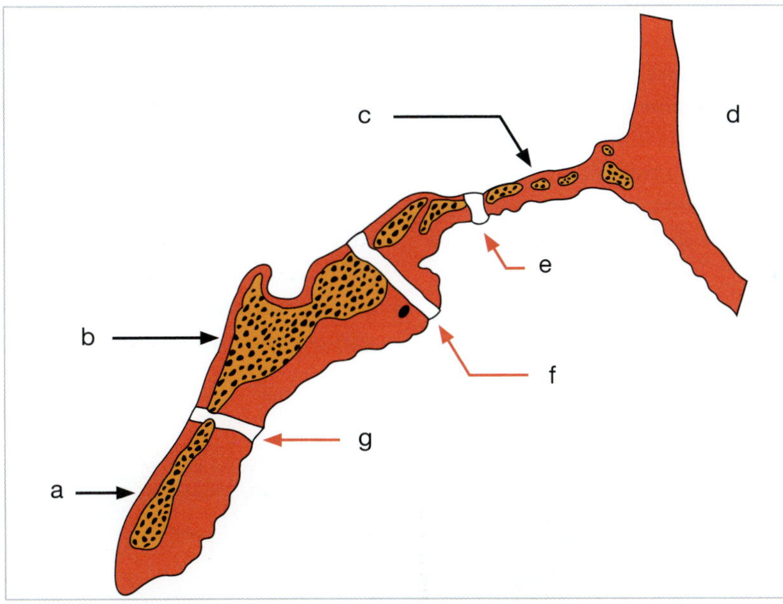

FIGURA 1.8 Vista sagital da base do crânio: a) osso occipital; b) osso esfenoide; c) osso etmoide; d) osso frontal; e) sincondrose esfenoetmoidal; f) sincondrose interesfenoidal; g) sincondrose esfeno-occipital.

sificação endocondral não cessa até o 15° e o 18° anos de vida. Quaisquer alterações de crescimento subsequentes são resultantes de aposição ou reabsorção superficial nos ossos da base do crânio.[11]

A base do crânio, contrariamente à abóbada craniana, não depende do crescimento do cérebro. Um exemplo é a capacidade da sincondrose esfeno-occipital de se expandir intersticialmente e separar os ossos occipital e esfenoide após o período de maior potencial de expansão da massa cerebral.[17]

A base posterior do crânio (básio-sela) aumenta em comprimento principalmente pelo crescimento na sincondrose esfeno-occipital. A base anterior do crânio (sela-násio) aumenta pelo crescimento nas sincondroses esfenoetmoidal e frontoetmoidal e pela pneumatização dos seios esfenoidal e frontal.

O crescimento da base posterior do crânio (básio-sela) é responsável pelo movimento do crânio para cima e para a frente, fornecendo espaço para o deslocamento para baixo da face. A taxa de crescimento é maior quanto mais jovem for o indivíduo. Ao nascimento, a base do crânio já possui 56% de seu comprimento total, e por volta dos 4 anos e meio, a porção básio-sela já atingiu 78% nos homens e, 84% nas mulheres, das dimensões adultas.[11]

O crescimento da base do crânio (básio-forame cego) está completo por volta dos 8 anos de idade. O aumento total é de aproximadamente 11 mm, e a maior parte ocorre durante os três primeiros anos pós-natal. Quando se considera a base anterior do crânio cefalométrica (sela-násio), o crescimento continua no período pós-puberal em decorrência da pneumatização do seio frontal. A distância sela-násio cresce aproximadamente 2 cm, à semelhança da básio-sela. Aproximadamente metade desse aumento ocorre durante a pneumatização do seio frontal, a partir dos 6 anos até a idade adulta. Por volta dos 4 anos e meio, a base anterior do crânio já atingiu 86 a 87% da dimensão adulta.[31]

Uma das alterações de crescimento mais significativas que ocorrem na base do crânio é o processo de remodelação na fossa craniana média, que resulta no deslocamento para a frente da base anterior do crânio e no deslocamento para a frente e para baixo da mandíbula e das estruturas da face média localizadas na maxila. Além disso, a remodelação nas fossas cranianas anteriores ocasiona o deslocamento anterior do osso frontal e da área nasal.

Crescimento do complexo nasomaxilar

A face média consiste na cavidade nasal, órbitas e seus componentes, seios maxilares, processos alveolares superiores e dentes. O osso principal é a maxila, porém há participação dos ossos frontal, vômer, lacrimal, palatino, zigomático, nasal, etmoide e conchas nasais. Ao nascimento, a maxila possui dimensões reduzidas no plano vertical, mas rapidamente assume um padrão de crescimento acelerado. Por volta dos 3 anos de idade, um terço do seu crescimento está completo. De acordo com Brodie,[10] a altura da face superior (N-ENA) aumenta rapidamente após o nascimento, estabiliza após 1 ano e meio e, então, permanece em 43% da altura total da face (N-Gn) até a fase adulta.

O crescimento do septo cartilaginoso nasal, vômer e lâmina perpendicular do osso etmoide desloca o complexo maxilar para baixo e para a frente. Esse deslocamento possibilita a aposição óssea na superfície posterior da maxila, tuberosidades maxilares e ampliação da nasofaringe e bucofaringe, para adequá-las às crescentes demandas funcionais respiratórias da criança durante o crescimento. O deslocamento para baixo da cavidade nasal está associado à reabsorção na superfície do assoalho nasal e à aposição óssea no lado bucal das lâminas palatinas e osso maxilar. Apesar da significativa aposição óssea, no lado bucal da abóbada palatina a profundidade do palato aumenta com a idade, devido ao crescimento significativo dos processos alveolares durante a erupção dos dentes decíduos e permanentes.

A face média cresce nas três dimensões, porém o crescimento vertical é predominante. Está intimamente associada à base do crânio, cujo crescimento influencia diretamente a face média, de tal modo que seu crescimento para a frente também desloca a maxila e a mandíbula, simultaneamente, na mesma direção (Figura 1.9).

O desenvolvimento da face média é modificado naturalmente pela base do crânio. Não existe uma linha divisória clara entre as taxas de crescimento do crânio e as dos maxilares.

O crescimento da maxila é intramembranoso, semelhante ao da abóbada craniana, enquanto o crescimento da base do crânio ocorre principalmente pela ossificação endocondral, com osso substituindo a cartilagem em proliferação. A proliferação de tecido conjuntivo sutural, ossificação, aposição superficial, reabsorção e translação são os mecanismos que sustentam o crescimento da maxila.[14,32]

A maxila está unida ao crânio pelas suturas frontomaxilar, zigomaticomaxilar, zigomaticotemporal e pterigopalatina. Weinmann e Sicher[41] afirmaram que estas suturas são oblíquas e paralelas entre si, permitindo que o crescimento nesta região promova o deslocamento da

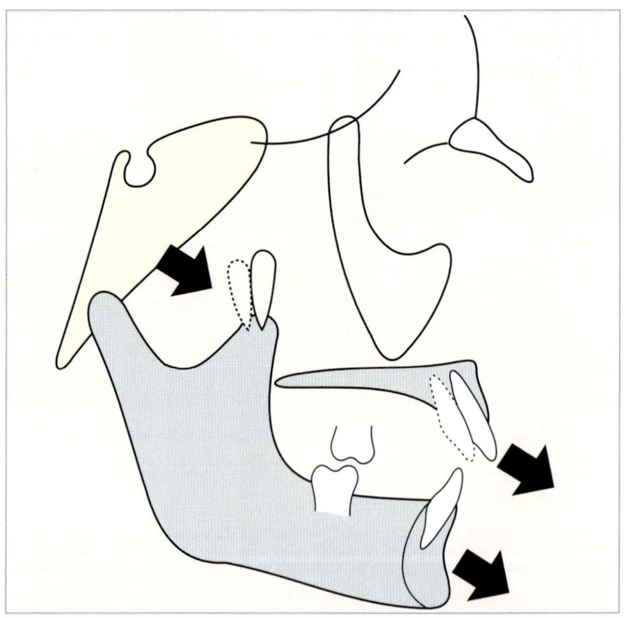

FIGURA 1.9 O crescimento da base do crânio provoca o deslocamento secundário da maxila e mandíbula.

maxila para baixo e para frente. Enquanto o complexo nasomaxilar é deslocado para a frente e para baixo, como resultado da expansão ou desenvolvimento dos tecidos moles, simultaneamente, há crescimento nas suturas, em resposta a esse deslocamento. Adicionalmente, ocorre remodelação óssea com aposição e reabsorção em suas superfícies.

O fator responsável pelo crescimento da face média ainda é controverso. Scott[36] aponta a cartilagem nasal como a força propulsora, denominada teoria do septo nasal. Considera a cavidade do septo nasal um centro de crescimento.[36] Algumas características anatômicas suportam esse conceito. Ao nascimento, o futuro septo nasal é uma estrutura cartilaginosa proeminente em continuidade com o resto do condrocrânio. Superiormente e inferiormente, apoia-se na canaleta vomeriana, livremente conectada de modo a permitir seu deslizamento. Anteriormente, a cartilagem é firmemente unida ao tecido fibroso da pré-maxila, na região acima e atrás da espinha nasal. Durante a conversão da cartilagem nasal em osso, por meio da formação óssea endocondral, ocorre a expansão intersticial da matriz de cartilagem primária. Enquanto a cartilagem se expande para baixo e para a frente, desliza-se ao longo da canaleta vomeriana e desloca a maxila para baixo e para a frente, separando as suturas craniomaxilares.[36] Latham[19] descreveu a existência de um ligamento que se estende desde a cartilagem do septo nasal até a região anterior da pré-maxila, que denominou "ligamento septo pré-maxilar", que se mostra como uma conexão importante entre o crescimento da face média e o do septo nasal.

Entretanto, outros fatores estão envolvidos no processo de crescimento da face média. Importante contribuição foi agregada, com a introdução da teoria da matriz funcional,[24,25] que propicia a força mecânica que impulsiona o processo de deslocamento dos ossos da face média. Dessa forma, os ossos que compõem a face média crescem subordinados ao crescimento dos tecidos moles adjacentes. Enquanto os tecidos crescem, os ossos são passivamente deslocados com os tecidos moles. Portanto, a expansão dos músculos faciais, dos tecidos conjuntivos subcutâneos e submucosos, dos epitélios nasal e oral e dos vasos e nervos atuam movendo os ossos da face média passivamente, estimulando seu crescimento.

A maxila é um osso de origem intramembranosa, portanto os mecanismos para seu crescimento são de reabsorção e aposição óssea a partir do tecido conjuntivo. A maxila recebe aposição perióstea em várias superfícies, sendo a principal a área posterior da tuberosidade e suas superfícies laterais, proporcionando aumento no comprimento do arco dentário decorrente da erupção dos molares que estão em processo de erupção. O sentido do crescimento real (deslizamento) predominante na maxila é para cima e para trás, enquanto se desloca para baixo e para a frente. As deposições de osso sobre a margem posterior da tuberosidade maxilar aumentam o comprimento do arco dentário e as dimensões anteroposteriores de todo o corpo maxilar.

A aposição óssea ocorre lateralmente sobre a superfície vestibular, contribuindo para o aumento em largura da região posterior do arco maxilar. Esses processos de aposição óssea nas superfícies posteriores ocorrem até a crista vertical abaixo da protuberância zigomática, denominada *key ridge*. Nessa região há uma linha de inversão: anteriormente a essa crista, toda a superfície externa do arco maxilar sofre reabsorção, com exceção da espinha nasal anterior e do rebordo alveolar. Em contrapartida, posteriormente a essa crista, ocorre aposição óssea (Figura 1.10). A superfície endóstea sofre reabsorção, contribuindo para a expansão do seio maxilar.[11]

O aumento em altura do osso maxilar deve-se, sobretudo à aposição contínua de osso alveolar sobre as mar-

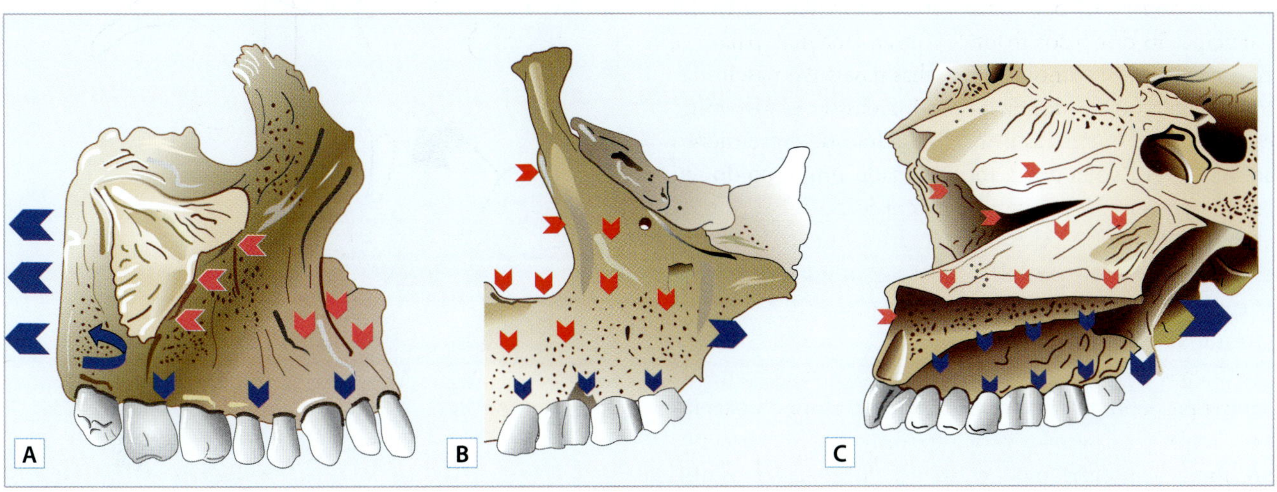

FIGURA 1.10 Áreas de aposição (setas azuis) e reabsorção (setas vermelhas) óssea no complexo nasomaxilar. A: vista lateral. B: vista frontal. C: vista sagital.

gens livres do rebordo alveolar, durante a erupção dos dentes. O palato recebe aposição óssea na superfície bucal e reabsorção na superfície nasal. A superfície labial da pré-maxila é reabsorvida, enquanto a superfície palatina apresenta aposição óssea (Figura 1.11). Enquanto isso, as paredes nasais mediais sofrem reabsorção, promovendo aumento em largura e altura, além do movimento anterior de toda a região nasal.

As alterações de crescimento no osso zigomático são semelhantes às da maxila. O lado posterior da protuberância do osso zigomático recebe aposição óssea e a superfície anterior sofre reabsorção, de tal modo que esse osso cresce posteriormente, mantendo a relação constante com a maxila. O arco zigomático move-se lateralmente, por reabsorção no lado medial da fossa temporal e por aposição óssea na superfície lateral externa. O crescimento zigomático ocorre após o crescimento craniano nos primeiros anos, porém continua após a estabilização do crescimento craniano. Como resultado, os ossos da face tendem a tornar-se relativamente mais proeminentes com a idade.

A expansão e o distanciamento das órbitas se completam por volta dos 8 anos de idade. Consequentemente, a expansão da cavidade nasal, seios e processos zigomáticos supera a da região orbitária e do crânio; então, as proporções faciais são alteradas.

A configuração e a dimensão do espaço aéreo nasal são decorrentes do crescimento e desenvolvimento dos tecidos moles e ósseos desde as narinas até a epiglote. De acordo com Enlow e Hans,[12] o espaço aéreo nasal é um fator importante no crescimento e desenvolvimento dos componentes faciais. Órbitas, arco maxilar, seios maxilares, arcos zigomáticos e palato estão sujeitos à configuração, tamanho e integridade do espaço aéreo, que está, estrategicamente, em posição central em relação às outras estruturas. As superfícies de revestimento das paredes ósseas e do assoalho da cavidade nasal exibem majoritariamente reabsorção óssea, ocasionando expansão lateral e anterior da cavidade nasal, e recolocação para baixo do palato. As superfícies corticais de revestimento dos seios maxilares sofrem reabsorção óssea, exceto a parede nasal medial, que está sujeita à aposição óssea, porque se remodela lateralmente para acomodar a expansão nasal. A porção óssea do septo internasal (vômer e lâmina perpendicular do etmoide) aumenta em altura devido ao crescimento em suas suturas com os outros ossos e do septo cartilaginoso nasal (Figura 1.12).

Após o primeiro ano de vida, as suturas sagitais medianas dos componentes cranianos fundem-se, limitando a expansão craniana lateral. Somente as suturas nos ossos nasais e na maxila permanecem após a puberdade. A sutura maxilar permanece aberta durante todo o crescimento e contribui para o crescimento em largura do arco maxilar em aproximadamente 5 a 6 mm. O crescimento em largura do osso maxilar ocorre principalmente nas suturas intermaxilar e interpalatina, como resultado da aposição óssea nas superfícies externas da maxila e devido à erupção dos dentes permanentes para vestibular. Esse aumento não está relacionado à expansão lateral da base do crânio. O crescimento na sutura palatina mediana está em sincronia com o crescimento em altura corporal, que mostra aumento rápido na puberdade. Isso sugere que algumas dessas suturas da maxila podem persistir até a segunda década de vida e que, portanto, a expansão rápida da maxila pode ser realizada em qualquer idade durante a puberdade.[7]

Bjork[7] constatou em seus estudos com implantes que a maxila desloca-se em direção anterior e inferior, de tal modo que, durante a primeira década de vida, o crescimento maxilar ocorre normalmente em direção horizontal. Na segunda década prevalece o vetor mais vertical.

De acordo com Scott,[34] o crescimento da face média resume-se a duas fases distintas: do nascimento até aproximadamente 7 anos e após essa idade. Durante a primeira fase, a expansão cerebral aumenta o comprimento da

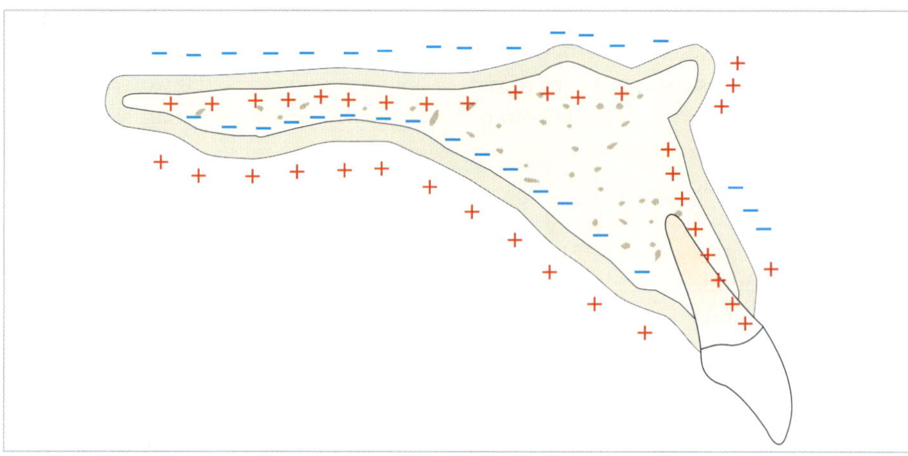

FIGURA 1.11 Áreas de aposição e reabsorção óssea na maxila.

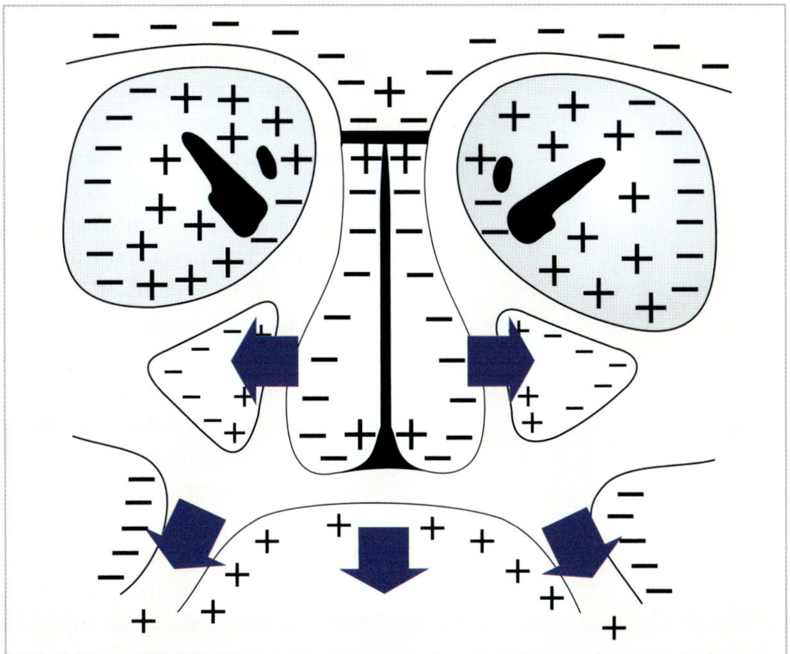

FIGURA 1.12 Espaço aéreo. Superfícies de revestimento da cavidade nasal apresentam reabsorção ossea (sinais negativos) e aposição na abóbada palatina (sinais positivos), ocasionando expansão lateral e anterior da cavidade nasal e recolocação para baixo do palato (setas azuis).

base anterior do crânio, o crescimento dos ossos expande a cavidade orbitária e a cartilagem nasal desloca a maxila para a frente e para baixo. Os outros mecanismos cartilaginosos (sincondrose esfeno-occipital e a cartilagem condilar) são ao mesmo tempo ativos, e a aposição superficial tem contribuição mínima. Na segunda fase, o cérebro e os olhos estão, virtualmente, completos; a base anterior do crânio verdadeira (sela-forame cego) e a cartilagem nasal cessam o crescimento e as cavidades orbitárias começam a se estabilizar.

Crescimento da mandíbula

Em contraste com a maxila, que está intimamente associada com o crânio, a mandíbula está suspensa por músculos e pelo tecido conjuntivo, em conexão direta com o resto da cabeça por meio da articulação dos processos condilares com as fossas mandibulares do osso temporal e da oclusão dos dentes. É um osso misto ou composto, ou seja, com atividade intramembranosa e endocondral. O crescimento endocondral dos côndilos exerce um importante papel no desenvolvimento mandibular. Entretanto, o processo condilar não regula o crescimento de toda a mandíbula, ou seja, não é o principal centro de crescimento que controla as outras áreas regionais. A margem anterior do colo mandibular sofre deposição, em continuidade com a chanfradura sigmoide, e a margem posterior também apresenta aposição, crescendo posteriormente.[5,6,9]

O crescimento dos processos condilares tem influência sobre a forma e a direção de crescimento da mandíbula. Bjork e Skieller[5] mostraram que os processos condilares crescem em várias direções. Quando crescem mais posteriormente, a mandíbula é deslocada para baixo e para a frente, tornando-se mais longa. Quando crescem para cima e para a frente, a mandíbula se desloca com rotação para a frente e para cima, com fulcro na área incisal. O resultado é um ângulo goníaco agudo, e seu comprimento efetivo torna-se diminuído. Com esse padrão, há maior crescimento vertical posterior.

O crescimento endocondral também ocorre na sínfise. Contudo, aproximadamente ao final do primeiro ano, esta se ossifica, transformando a mandíbula em osso ímpar. A ossificação intramembranosa ocorre em toda a superfície da mandíbula, com reabsorção e neoformação óssea concomitantes (Figura 1.13).

Ao nascimento, a mandíbula apresenta forma primária e os processos condilares são pouco desenvolvidos. É constituída de duas partes, pois não está completamente unida na linha média, pela sutura sinfiseana. A união completa dessa sutura ocorre no final do primeiro ano de vida. Com a erupção dos dentes, os ramos tornam-se mais verticais e os ângulos goníacos, mais agudos. Há constante alteração na forma da mandíbula até a fase adulta. A borda posterior do ramo torna-se mais vertical, e a bor-

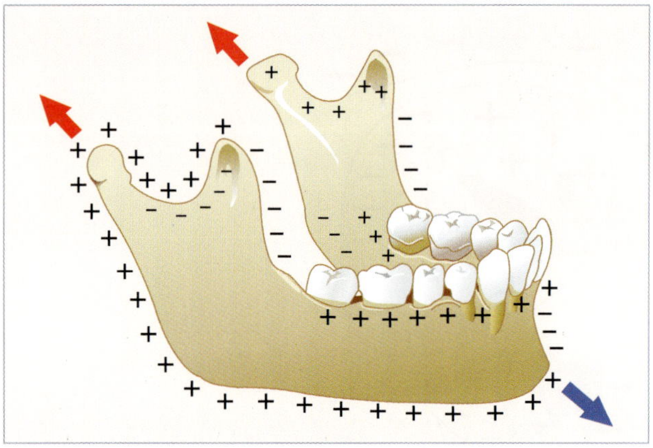

FIGURA 1.13 Áreas de remodelação na mandíbula: aposição (sinais positivos) e reabsorção (sinais negativos). As setas vermelhas indicam sentido de deslizamento ou crescimento, e a seta azul indica sentido de deslocamento da mandíbula.

da inferior da mandíbula, mais horizontal; consequentemente, o ângulo goníaco diminui com o crescimento. Com a erupção dos dentes, o aumento no comprimento do corpo mandibular ocorre pela contínua reabsorção na parede anterior do ramo, fornecendo espaço para os molares. Simultaneamente, ocorre deposição óssea na parede posterior do ramo, mantendo sua forma. Na realidade, a deposição óssea excede a reabsorção, e então o ramo cresce, tornando-se recolocado posteriormente. A parede anterior sofre remodelação com reabsorção, recolocando sua estrutura para corpo mandibular.

Ao mesmo tempo, a tuberosidade lingual, equivalente anatômico direto da tuberosidade maxilar, é um dos principais locais de crescimento e remodelação, pois cresce com aposição óssea medial e posteriormente. Esses estímulos contribuem para a formação da proeminência da tuberosidade lingual, juntamente com a grande área de reabsorção, logo abaixo dela, estimulados pela expansão da glândula submandibular. Essa área de reabsorção forma uma depressão considerável, a fossa lingual. O crescimento na tuberosidade lingual ocorre concomitantemente com a formação e erupção dos molares permanentes.

Há também aposição óssea na superfície lingual e superior do processo coronoide, aumentando a dimensão vertical e transversal do ramo. O lado vestibular do processo coronoide apresenta reabsorção na superfície perióstea.

A parede posterior do ramo, juntamente com o processo condilar, é um local de crescimento importante, devido à quantidade de osso depositada. Segundo Enlow,[11] os vetores predominantes de crescimento (deslizamento) são posterior e superior, em direção à fossa mandibular do osso temporal. Enquanto isso, a mandíbula desloca-se para baixo e/ou para a frente, ou seja, os sentidos de deslocamento e deslizamento são opostos (Figuras 1.14A e B). O crescimento condilar compensa o deslocamento vertical da mandíbula para acomodar os dentes em erupção.

O deslocamento para a frente e para baixo da mandíbula e do complexo nasomaxilar está associado ao crescimento da faringe, da língua e de outras estruturas relacionadas.

O ritmo de crescimento mandibular para a frente excede o da maxila, de tal modo que o retrognatismo característico da infância é, em sua maior parte, compensado na adolescência.

O crescimento vertical da mandíbula é o mais pronunciado. Não somente a mandíbula necessita acompanhar o ritmo de deslocamento inferior da maxila como também deve manter a dimensão interoclusal vertical, que deve ser constante. Há ainda necessidade de crescimento para baixo, com a finalidade de acomodar os dentes e processos alveolares. O crescimento em altura da face é o resultado do crescimento dos processos alveolares maxilomandibulares e da erupção dentária. O crescimento do osso alveolar depende da presença e erupção dentária.

O crescimento transversal da mandíbula ocorre principalmente pela divergência entre os processos condila-

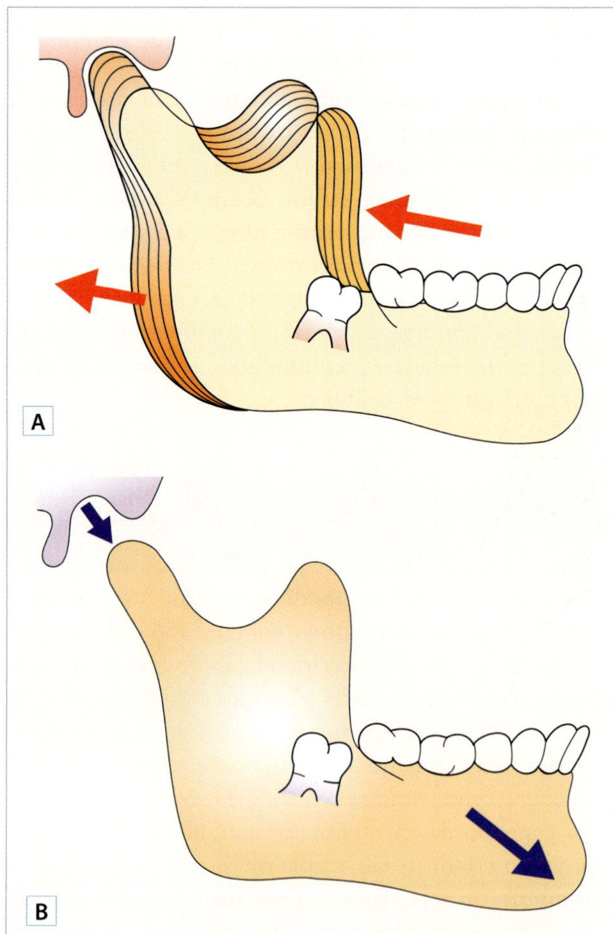

FIGURA 1.14 Deslocamento primário. A: deslizamento: crescimento real. B: deslocamento primário da mandíbula.

res enquanto crescem posteriormente, de acordo com o princípio do "V".[11] A relação dos processos condilares nas fossas mandibulares é mantida pelo crescimento com deposição óssea posterior e medial nos ramos e processos condilares, controlando o crescimento transversal e permitindo maior crescimento longitudinal e vertical da mandíbula (Figura 1.15). O crescimento da largura intercondilar é menor que o do comprimento mandibular durante a infância e a puberdade, uma vez que a maior parte do crescimento lateral da base do crânio se completa por volta dos 3 anos.[12]

Como local de crescimento, o mento é quase inativo. O processo de reabsorção na região anterior da mandíbula envolve reabsorção perióstea na superfície labial da cortical óssea e aposição óssea sobre todo o rebordo alveolar. Ao mesmo tempo, o tecido ósseo é adicionado à superfície do osso basal. O resultado desse processo de aposição e reabsorção é o aumento progressivo da protuberância do mento (Figura 1.16).

A origem da força propulsora do crescimento mandibular ainda é discutida. Os processos condilares têm sido classificados como locais de crescimento, enquanto outros os consideram um centro de crescimento. Entretanto, não se pode afirmar que o processo condilar seja uma entidade anatômica capaz de reger o crescimento de toda a mandíbula.[18] Acredita-se que a mandíbula seja deslocada para a frente e para baixo, juntamente com a maxila, em consequência da expansão de crescimento das matrizes de tecido mole associada a ela, conforme a teoria da matriz funcional, discutida anteriormente.[25] É um tipo passivo de deslocamento, que a afasta da base do crânio, criando uma lacuna que estimula o crescimento real da mandíbula.

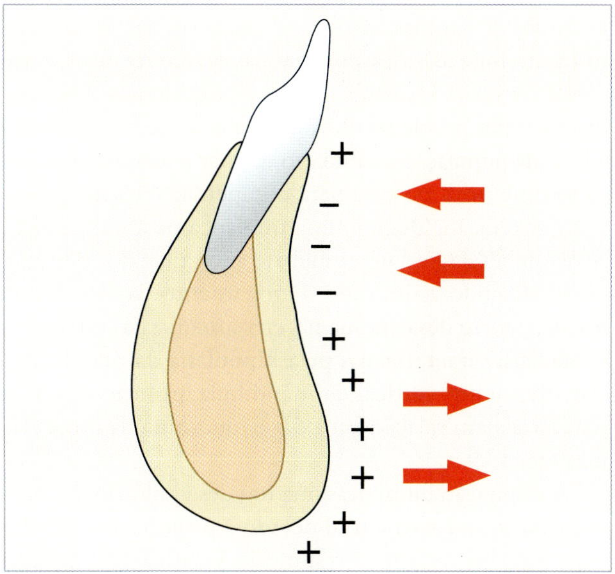

FIGURA 1.16 Mento ósseo. Aposição e reabsorção perióstea na superfície labial da cortical óssea basal e aposição óssea sobre todo o rebordo alveolar.

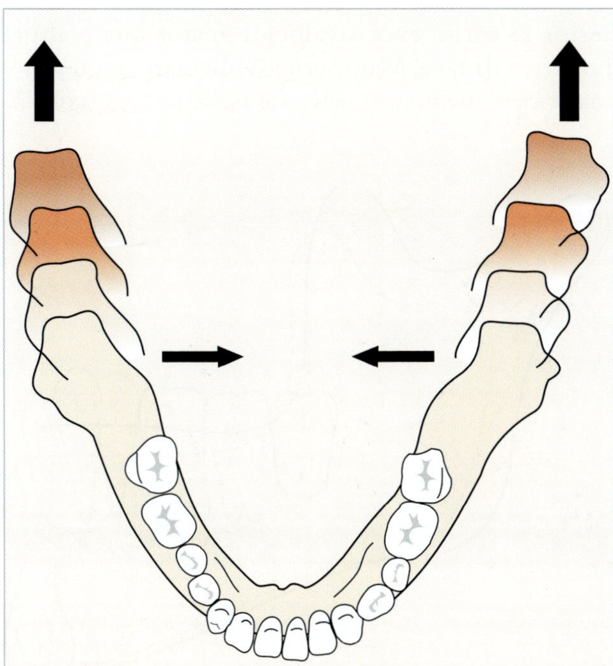

FIGURA 1.15 Crescimento posterior da mandíbula em plano bidimensional.

Desvios no crescimento facial

Alterações na dinâmica de crescimento normal da face são ocasionadas por fatores etiológicos ambientais ou genéticos. Os fatores ambientais, como respiração bucal, deglutição, fonação atípicas e hábitos bucais deletérios, podem modificar ou influenciar o crescimento dos ossos da face. Fatores genéticos, que podem ser hereditários ou mutacionais, como tipo facial, padrão esquelético da face e discrepância dentoalveolar, são responsáveis pelas más oclusões dentárias e esqueléticas de classe II e classe III, no plano sagital e padrões dólico e braquifaciais, no plano vertical.

O crescimento facial e o respirador bucal

A respiração é uma das funções básicas de qualquer ser vivo, essencial para sua sobrevivência. A presença de qualquer obstáculo no sistema respiratório, principalmente nas regiões nasal e faríngea, ocasionará obstrução, obrigando o paciente a utilizar a cavidade bucal como alternativa para respirar.[21] A respiração bucal pode ser estabelecida quando há obstrução nasal devido à predisposição anatômica ou a patologias diversas, tais como hipertrofia de tonsilas faríngeas e palatinas, desvio do septo nasal, rinite alérgica, conchas nasais hipertróficas, entre várias outras. A respiração bucal é considerada uma síndrome e um problema de saúde pública, que acomete 50 a 57% da população infantil. Ao respirar pela boca, a criança assume nova postura para compensar e tornar possível a respiração. Quando essa mudança postural persiste, ocorrem alterações no equilíbrio muscular, dos dentes e ossos, afetando assim todo o crescimento da face. Dessa forma, ocorre desarmonia no crescimento das estruturas orofaciais, caracterizadas pela hipoplasia da maxila, desenvolvimento vertical da mandíbula, posição distal da mandíbula em relação à maxila e hipotonia da musculatura facial.[2,21]

A respiração bucal ocasiona um desequilíbrio da musculatura intra e extrabucal devido à posição mandibular mais inferior durante a respiração. Verifica-se aumento do tônus muscular do pterigóideo lateral, digástrico e milo-hióideo, que são músculos depressores da mandíbula. Além disso, observa-se o estiramento dos músculos elevadores da mandíbula, temporal, masseter e pterigóideo interno. Se a obstrução nasal persistir por longo tempo, a musculatura poderá adaptar-se à nova posição postural. Consequentemente, a língua posiciona-se mais inferiormente, alterando todo o suporte dos dentes superiores e possibilitando a ocorrência de má oclusão.[4]

A respiração bucal favorece o padrão de crescimento vertical com rotação horária da mandíbula, modificando a arquitetura facial e desenvolvendo um padrão morfológico dolicofacial.[3,13,20,22,39] Para respirar pela boca, é necessário abaixar a mandíbula e a língua, e inclinar a cabeça para trás. Se essas alterações posturais forem mantidas, a altura da face aumenta e os dentes posteriores sofrem sobre-erupção, com rotação para baixo e para trás da mandíbula,[20,38] abrindo a mordida na região anterior e aumentando a sobressaliência. Além disso, a pressão aumentada dos bucinadores pode causar contração da arcada dentária maxilar e consequente mordida cruzada posterior unilateral funcional.[27,30] É o resultado da contração maxilar decorrente do desequilíbrio das musculaturas interna (milo-hióideo) e externa (bucinador e orbicular dos lábios), devido a interferências oclusais. Pode ser um contato prematuro dos caninos, conduzindo a mandíbula a desviar-se lateralmente, e acarretar mordida cruzada por acomodação oclusal. Se não forem tratadas precocemente, podem produzir desarmonias no crescimento maxilomandibular e consequentes assimetrias faciais esqueléticas.

A respiração bucal é responsável por diversas características físicas, porém as mais relevantes referem-se às alterações no crescimento facial.[20,22] As crianças com respiração bucal prolongada podem apresentar ângulo goníaco, planos mandibular e oclusal aumentados; corpo e ramo mandibular diminuídos; altura facial anteroinferior aumentada e divergência dos planos cefalométricos S-N, palatal, oclusal e mandibular.

O crescimento facial e as más oclusões verticais

As más oclusões verticais, mordidas abertas e sobremordidas profundas resultam de alterações no padrão de crescimento nas suturas maxilares e côndilos mandibulares associados ao crescimento dentoalveolar e fatores funcionais como função dos lábios, da língua e padrão respiratório.

A mordida aberta anterior esquelética está vinculada a alterações no crescimento da mandíbula, onde a aposição óssea nos côndilos é direcionada para trás, ao contrário do que acontece, normalmente, em padrão de crescimento equillibrado, cujo sentido de aposição óssea é para cima[5,6] (Figura 1.17). Consequentemente, o deslocamento da mandíbula se expressa para baixo, com rotação no sentido horário. O padrão de erupção dos dentes posteriores maxilares e mandibulares é vertical, estimulando maior crescimento vertical dos processos alveolares, de tal modo que a distância do plano palatal aos molares superiores é aumentada, devido ao maior crescimento vertical da maxila. O crescimento dentoalveolar excede o crescimento vertical nos côndilos, determinando rotação posterior da mandíbula e consequente aumento na altura facial inferior. Desse modo se estabelece um padrão facial denominado síndrome da face longa ou dolicofacial. Consequentemente, a altura facial anterior se torna excessivamente maior que a altura posterior da face. Maior erupção dentária posterior e maior crescimento dentoalveolar posterior na maxila são

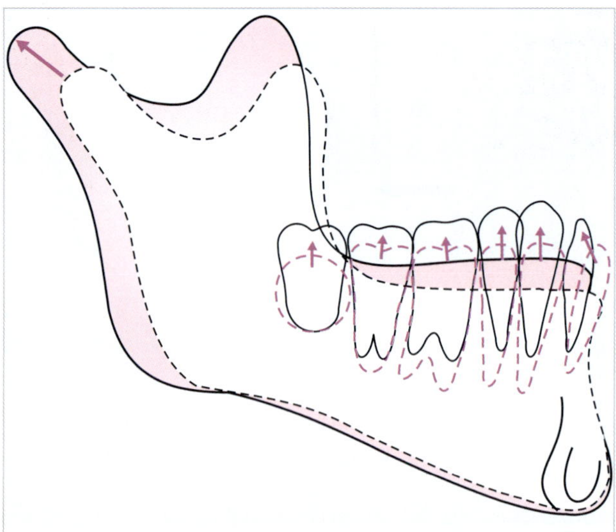

FIGURA 1.17 Sentido de aposição óssea no côndilo para trás determina rotação da mandíbula para baixo e para trás (no sentido horário).

associados à presença de musculatura hipotônica, permitindo maior liberdade para a erupção dentária na região posterior, o que favorece a rotação da mandíbula no sentido horário[29] (Figuras 1.18A e B).

A sobremordida profunda correlaciona-se com o crescimento mandibular cuja aposição óssea no côndilo ocorre para cima e para a frente, resultando no crescimento horizontal da mandíbula, com rotação para a frente ou no sentido anti-horário[6] (Figura 1.19). Durante a erupção, os dentes superiores e inferiores apresentam inclinação para mesial associada ao menor crescimento vertical da mandíbula. O crescimento condilar vertical excede o crescimento dentoalveolar. Consequentemente, a mandíbula rotaciona para a frente e para cima. Segundo Bjork,[6] se a relação dos incisivos for estável, a sobremordida profunda não se desenvolverá. Porém, se não houver contato entre os incisivos, a sobremordida tornar-se-á profunda, porque o ponto de fulcro da rotação mandibular se localiza posteriormente, no plano oclusal e não nos incisivos, como é considerado o ideal para manter a relação incisal normal. A rotação anterior da mandíbula determina altura facial posterior aumentada, altura facial anterior curta e mandíbula inclinada no sentido anti-horário, caracterizando o padrão braquifacial. A musculatura associada a esses casos é hipertônica, com maior força de mordida[29] (Figura 1.20).

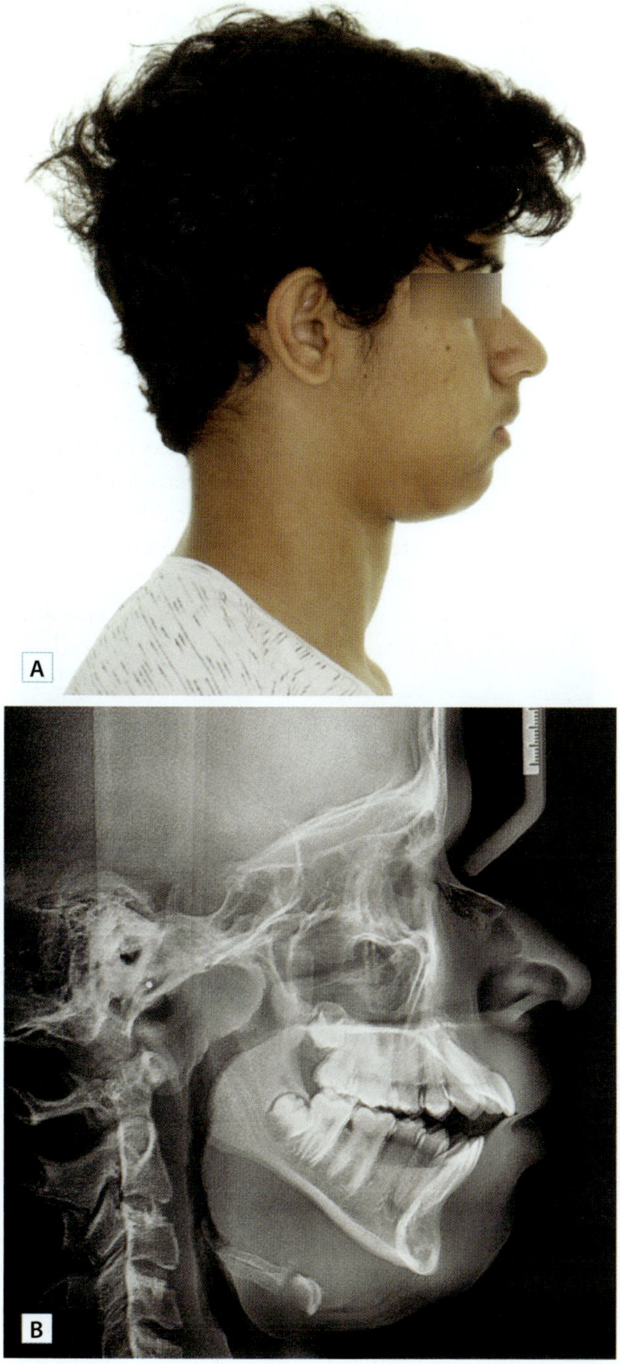

FIGURA 1.18 Síndrome da face longa. A: face com terço inferior aumentado. B: altura facial anterior excessivamente maior que a altura facial posterior.

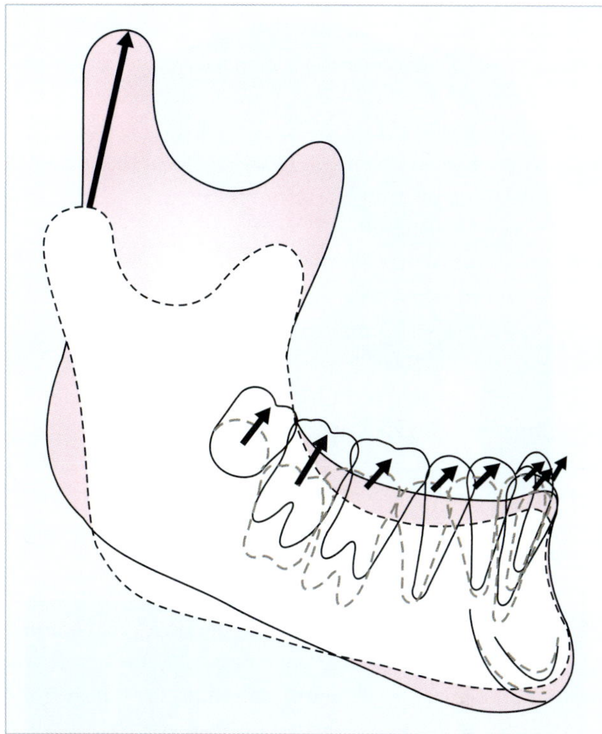

FIGURA 1.19 O sentido de aposição óssea no côndilo para cima e para a frente determina rotação da mandíbula para a frente e para cima (no sentido anti-horário).

O crescimento facial e as más oclusões sagitais

As más oclusões sagitais, classes II e III, resultam de alterações no padrão de crescimento da maxila, da mandíbula e da base do crânio.

A má oclusão de classe II pode estar associada a um complexo cenário de alterações de crescimento. O com-

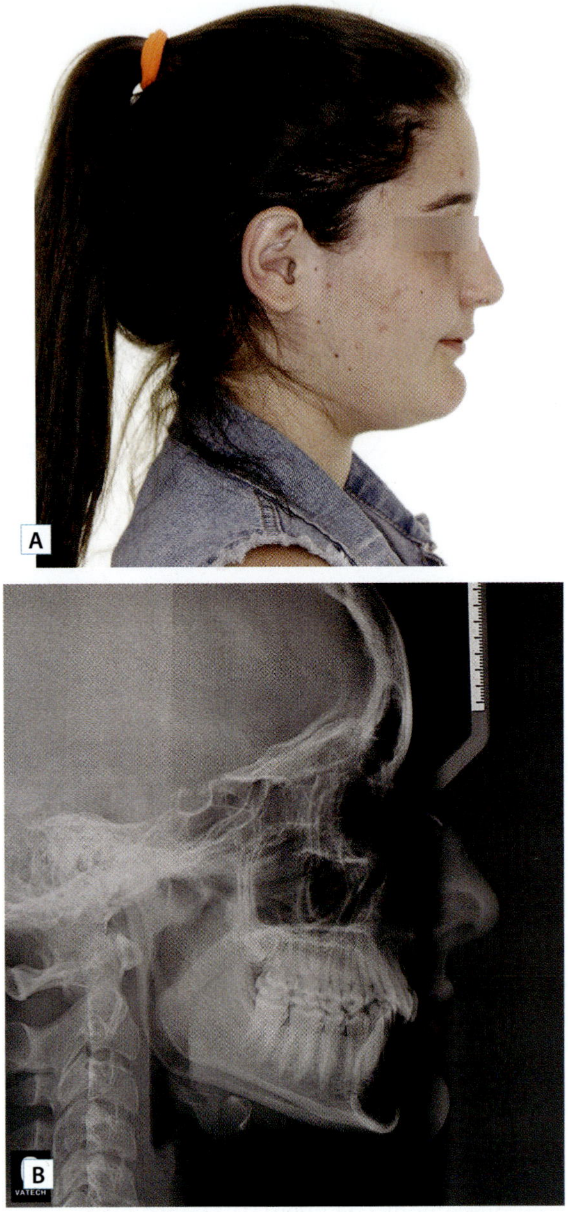

FIGURA 1.20 Padrão braquifacial. A: face com terço inferior diminuído. B: altura facial inferior proporcionalmente menor.

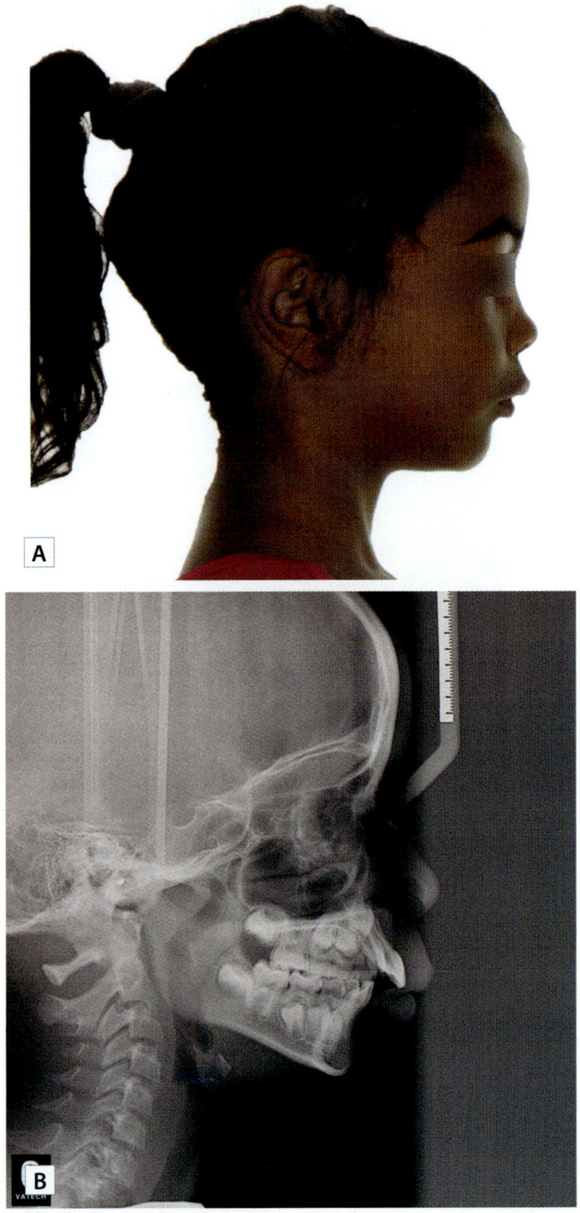

FIGURA 1.21 Paciente classe II com deficiência de crescimento mandibular. A: face evidenciando o perfil convexo devido ao crescimento anterior excessivo da maxila e deficiência mandibular. B: nota-se a discrepância anteroposterior entre maxila e mandíbula.

primento aumentado da base anterior do crânio contribui para avançar a face média, e a base posterior do crânio aumentada torna a maxila menos inclinada, refletindo na posição mais posterior e retrusiva da ATM.

Está vinculada a um acelerado crescimento da face média devido à acentuada aposição óssea nas suturas craniomaxilares, determinando potencial aumentado de deslocamento anterior e inferior do complexo nasomaxilar, enquanto a mandíbula rotaciona para baixo, com potencial deficitário de deslocamento mandibular no sentido anterior (Figura 1.21).

Algumas más oclusões de classe II possuem vetor de crescimento normal do terço médio e certo grau de deficiência de crescimento mandibular, com rotação anterior da mandíbula, no sentido anti-horário, durante seu deslocamento. Devido à menor aposição óssea para cima e para a frente nos côndilos, resulta em plano mandibular pouco inclinado e em erupção diminuída dos dentes posteriores superiores e inferiores e consequente sobremordida profunda (Figura 1.22).

Por outro lado, essas más oclusões podem ser decorrentes do crescimento maxilar excessivo no plano anteroposterior e vertical. A aposição óssea no côndilo em direção posterior determina um vetor de crescimento da mandíbula com rotação para baixo (sentido horário), combinado com excessiva deposição óssea vertical nos processos alveolares, que estimula maior crescimento vertical da face e menor deslocamento anterior da mandibula (Figura 1.23).

Na má oclusão de classe III, os ossos da base do crânio apresentam menor crescimento longitudinal, e a base anterior do crânio possui dimensões menores. O ângulo formado pela base anterior e posterior do crânio (BaSN) é menor e mais agudo, devido ao menor crescimento em comprimento da base posterior do crânio. Consequentemente, a ATM localiza-se mais para a frente, contribuindo para a posição mais anterior da mandíbula.[1]

O crescimento horizontal e o deslocamento anterior da maxila são menores que nos indivíduos com padrão de crecimento maxilomandibular normal. O complexo nasomaxilar posiciona-se mais posteriormente, é mais retru-

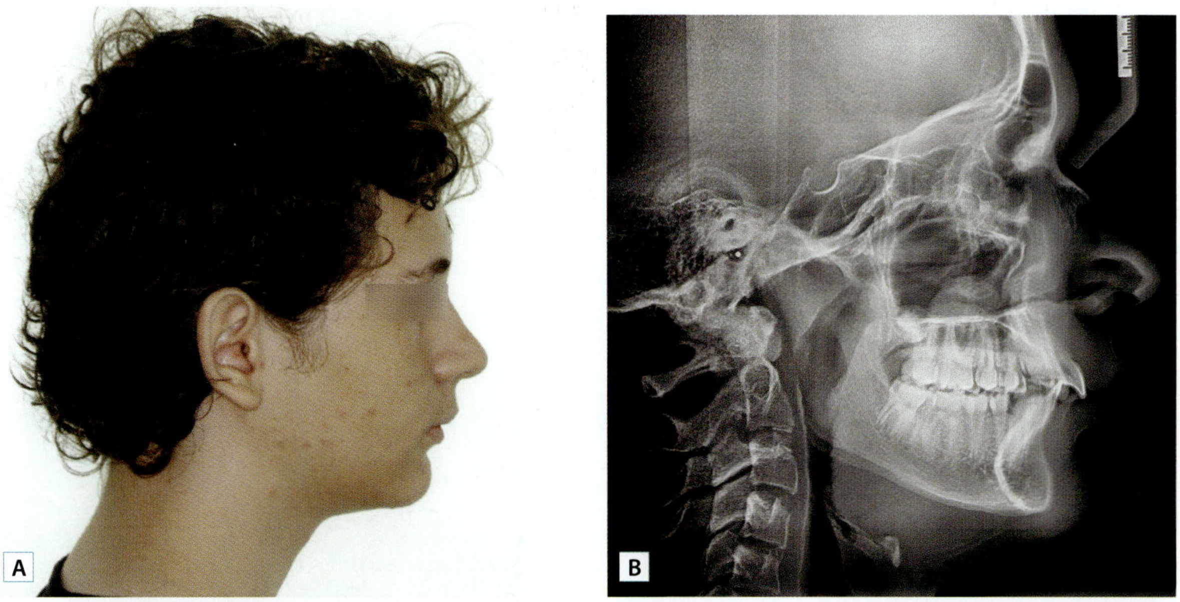

FIGURA 1.22 A e B: má oclusão de classe II com crescimento normal do terço médio e leve deficiência de crescimento mandibular.

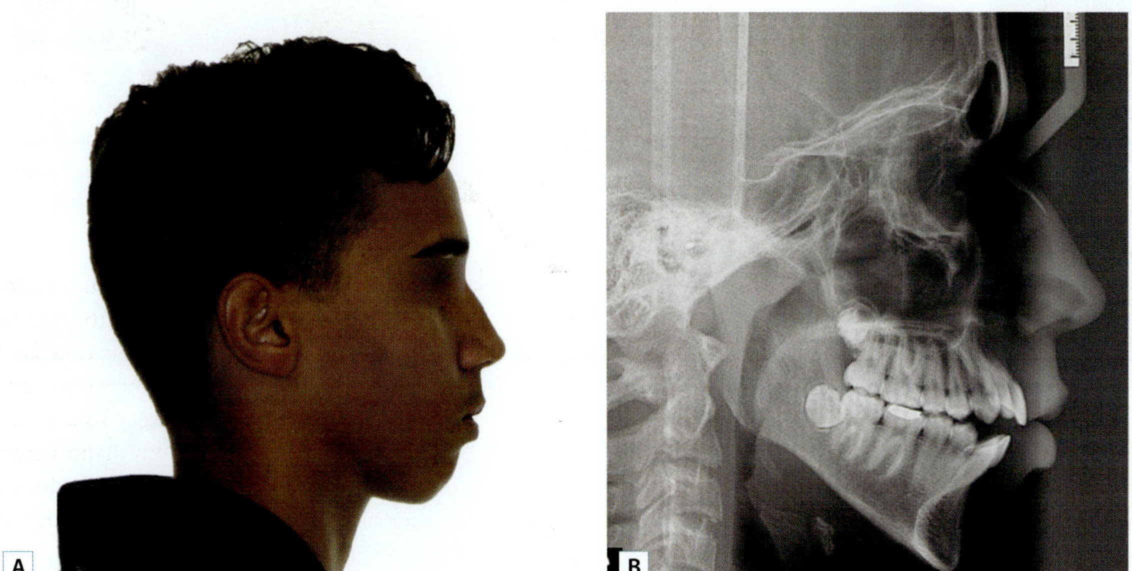

FIGURA 1.23 A e B: má oclusão de classe II com vetor de crescimento vertical.

sivo, porque as fossas cranianas médias alinham-se mais para cima e para trás. Adicionalmente, o potencial de crescimento aposicional nas suturas craniomaxilares é menor. Esse cenário determina uma morfologia cujo terço médio é deficiente no seu deslocamento anteroinferior, resultando em má oclusão classe III por deficiência maxilar[28] (Figura 1.24).

Por outro lado, acentuado crescimento horizontal e vertical da mandíbula vinculado ao ângulo da base do crânio reduzido proporciona o prognatismo mandibular, que se caracteriza pelo menor crescimento vertical do ramo devido à aposição óssea no côndilo direcionada mais para trás do que para cima. Como resultado, a mandíbula se desloca demasiadamente para baixo e para a frente, o ramo torna-se curto, o plano mandibular mais inclinado, ângulo goníaco mais obtuso e a altura facial anterior é excessivamente aumentada quando comparada à altura posterior da face (Figura 1.25). É importante relatar que alguns pacientes podem ser acometidos por uma combinação de deficiência de crescimento do terço médio e excesso de crescimento mandibular (Figura 1.26).

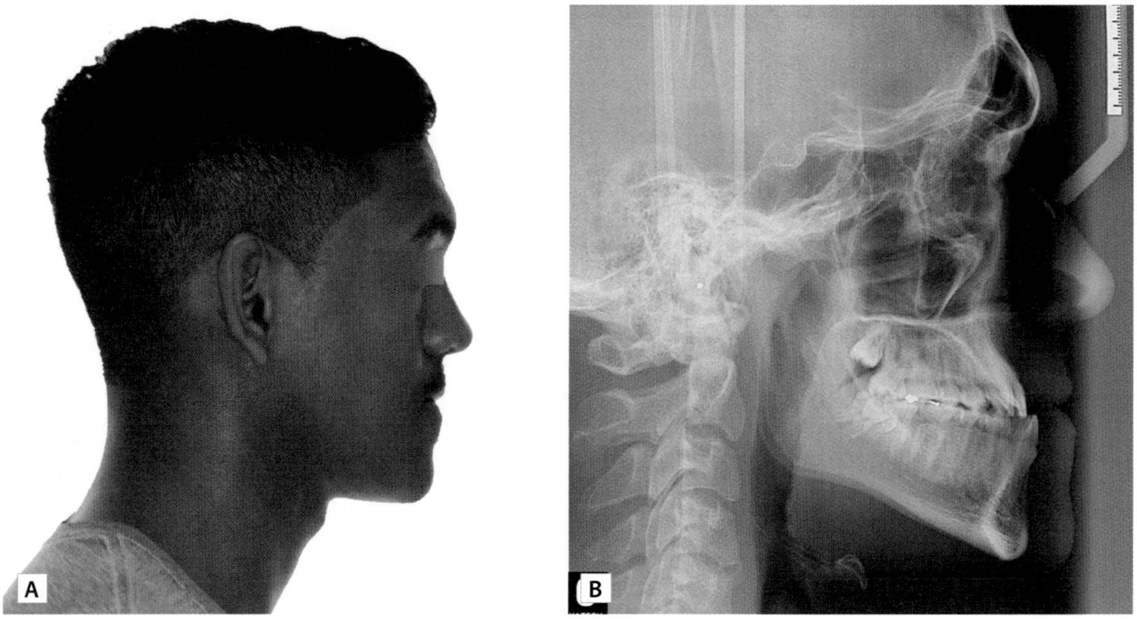

FIGURA 1.24 Má oclusão de classe III. A: deficiência de crescimento do terco médio da face. B: na radiografia cefalométrica fica evidente o tamanho adequado da mandíbula e a falta de crescimento anterior da maxila.

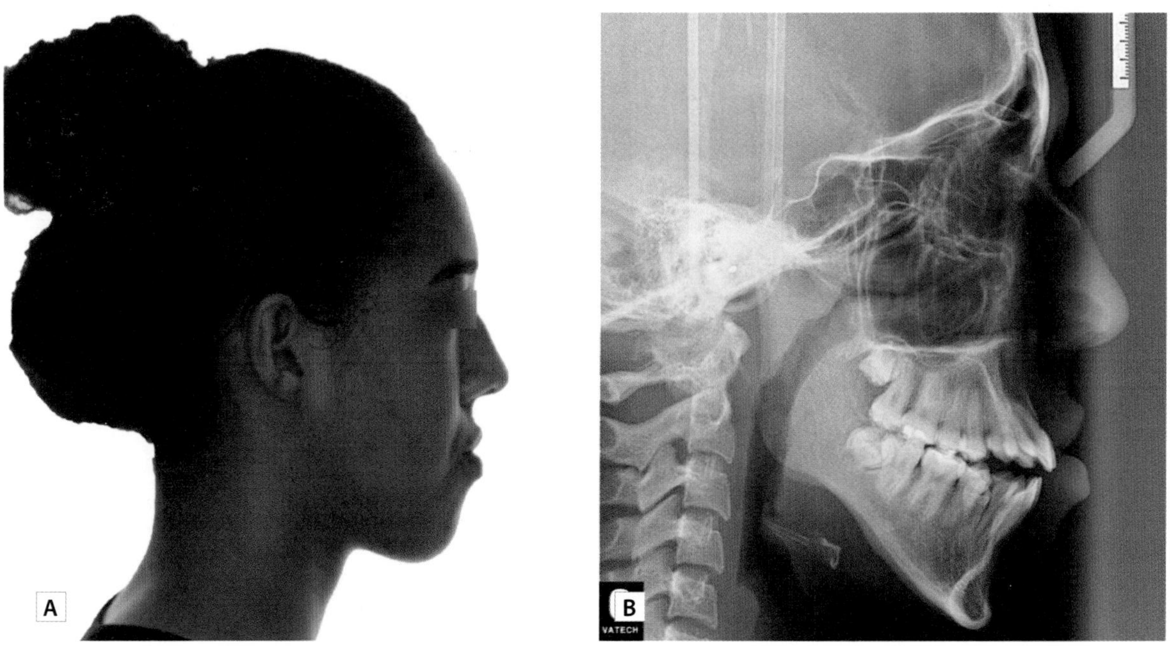

FIGURA 1.25 A e B: má oclusão de classe III associada ao excessivo crescimento vertical da mandíbula.

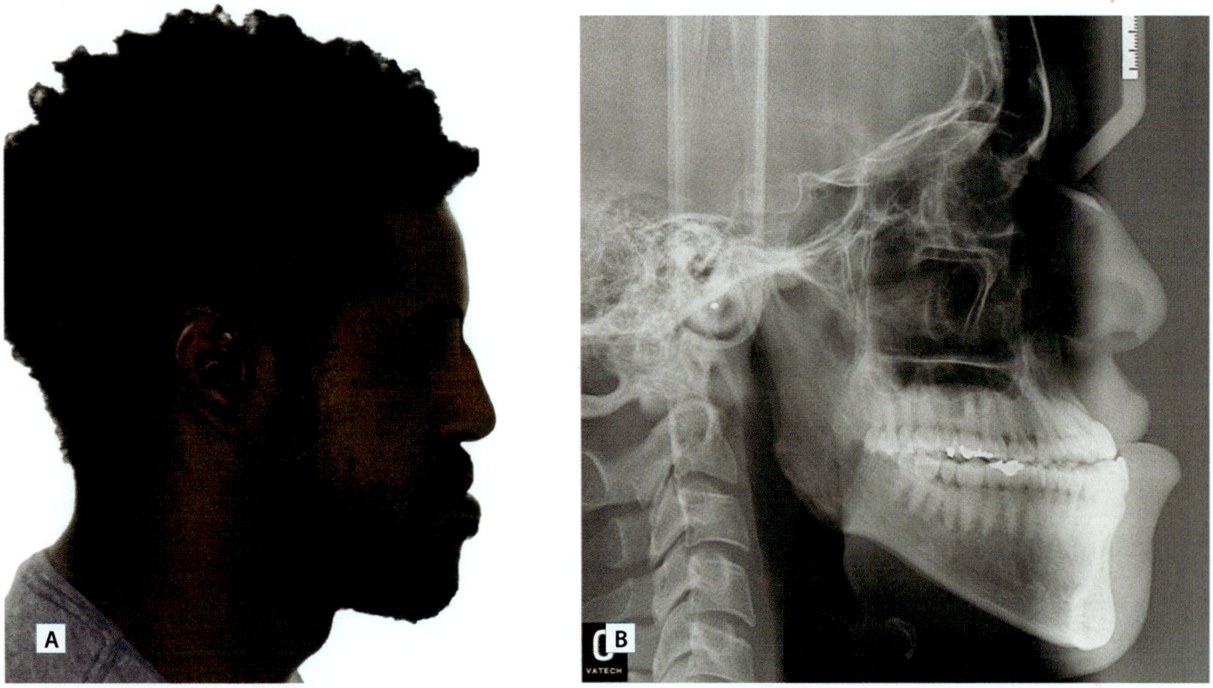

FIGURA 1.26 Má oclusão de classe III. A: combinação de deficiência de crescimento do terço médio da face e excesso de crescimento mandibular.

Os detalhes de diagnóstico, prognóstico e planejamento de condutas de tratamento das más oclusões sagitais, transversais e verticais serão abordados nos capítulos subsequentes.

REFERÊNCIAS

1. Battagel J. The aethiological factors in class III malocclusion. Eur J Orthod. 1993;15:347-70.
2. Behrents RG, Shelgikar AV, Conley RS, Flores-Mir C, Hans M, Levine M et al. Obstructive sleep apnea and orthodontics: an American Association of Orthodontists White Paper. Am J Orthod Dentofacial Orthop. 2019 Jul;156(1):13-28.e1.
3. Bergamo AZN, Itikawa CE, De Almeida LA, Sander HH, Fernandes RMF, Anselmo-Lima WT et al. Adenoid hypertrophy, craniofacial morphology in apneic children. Pediatric Dental Journal. 2014;24:71-7.
4. Bishara SE. Texbook of orthodontics. St. Louis: WB Saunders Company; 2000.
5. Björk A, Skieller V. Normal and abnormal growth of the mandible: a synthesis of longitudinal cephalometric implant studies over a period of 25 years. Eur J Orthod. 1983;5:1-46.
6. Björk A. Prediction of mandibular growth rotation. Am J Orthod 1969 Jun;5:585-99.
7. Björk A. Sutural growth of the upper face studied by the implant method. Rep Congr Eur Orthod Soc. 1964;40:49-65.
8. Björk A. The use of metallic implant in the study of facial growth in children: method and application. Am J Phys Anthropol. 1968;9:243-54.
9. Björk A. Variations in the growth pattern of the human mandible: a longitudinal radiographic study by the method. J Dent Res 1963. Jan-Feb;42:400-11.
10. Brodie AG. On the growth pattern of the human head from the third month to the eighth year of life. Am J Anat. 1941 Mar;68(2):209-62.
11. Enlow DH. Facial growth. 3.ed. Philadelphia: W.B. Saunders, 1990.
12. Enlow DH, Hans MG. Noções básicas sobre crescimento facial. 2.ed. Ed. Santos, 2012. p.536.
13. Faria PTM, Matsumoto MAN, Ruellas ACO, Lima WTA, Pereira FC. Dentofacial morphology of mouth breathing children. Brazilian Dental Journal. 2002;13(2):129-32.
14. Graber TM, Vanarsdall RL, Vig KWL, Huang GJ. Ortodontia: princípios e técnicas atuais. 6 ed. St. Louis: Mosby, 2019. p.1040.
15. Graber TM, Vanarsdall RL. Orthodontics: current principles and techniques. 2.ed. St. Louis: Mosby – Year Book, 1994.
16. Graber TM. Orthodontics: principles and practice. 2.ed. Philadelphia: W.B. Saunders Co., 1966.
17. Koski K, Ronning O. Intracerebral isolongs transplantion of the condylar cartlaje with and without the articular disc. Am J Orthd. 1971;60:86.
18. Koski K. Cranial growth centers, factors or fallacies? Am J Orthod. 1968;54:566-83.
19. Latham RA. An appraisal of the early maxillary growth mechanism. In: McNamara JA JR. Factors affecting the growth of midface, monograph 6. Ann Arbor, Mich: Center of Human Growth and Development, University of Michigan; 1976 (Craniofacial Growth Series).
20. Lessa FCR, Enoki C, Feres MFN, Valera FCP, Lima WTA, Matsumoto MAN. Influência do padrão respiratório na morfologia craniofacial. Revista Brasileira de Otorrinolaringologia. 2005;71(2):156-60.
21. Linder-Aronson S. Adenoids: their effect on mode of breathing and nasal airflow and their relationship to characteristics of the facial skeleton and the denition. A biometric, rhino-manometric and cephalometro-radiographic study on children with and without adenoids. Acta Otolaryngol Suppl. 1970;265:1-132.
22. Mattar SEM, Anselmo-Lima WT, Valera FCP, Matsumoto MAN. Skeletal and occlusal characteristics in mouth-breathing pre-school children. The Journal of Clinical Pediatric Dentistry. 2004;28(4):315-8.
23. Moss ML. An introduction to the neurobiology of orofacial growth. Acta Biotheratica. 1972;22:236-59.
24. Moss ML, Salentijn L. The capsular matrix. Am J Orthod. 1969;56:474-90.

25. Moss ML, Salentijn L. The primary role of functional matrices in facial growth. Am J Orthod. 1969;55:566-77.
26. Moss ML. The functional matrix. In: Kraus BS, Riedel R. Vistas in orthodontics. Philadelphia: Lea & Febiger, 1952. p.85-98.
27. Moyers RE. Handbook of orthodontics. Year Book Medical Publishers, 1988. p.577.
28. Ngan P, Alkire RG, Fields HW JR. Management of space problems in the primary and mixed dentitions. J Am Dent Assoc. 1999;130(9):1330-9.
29. Nielsen IL. Vertical malloclusions: etiology, development, diagnosis and some aspects of treatment. Angle Orthod. 1991;61(4):247-60.
30. Patti A, Perrier D'arc G. Early Orthodontic treatment. Quintessence Ed., 2005. p.124.
31. Ranly DM. Craniofacial growth. Dent Clin of North Am. 2000 July;44(3):457-70.
32. Salzmann, JA. Orthodontics in daily practice. Philadelphia: JB Lippincott Co., 1974. p.312-6.
33. Scott JH Craniofacial regions: contributions to the study of facial growth. Dent Pract. 1955;5: 208.
34. Scott JH. Studies in the growth of the upper jaw. Dent Rec. 1948;68:277-91.
35. Scott JH. The growth of the human face. Proc R Soc Med. 1954;47:91.
36. Scott, JH. The growth of the human face. Proc R Soc Med. 1957;47-91.
37. Sicher H. The growth of the mandible. Am J Orthod Oral Surg. 1947;33:30-5.
38. Silva-Filho OG, Garib DG, Lara TS. Ortodontia interceptiva: protocolo de tratamento em duas fases. São Paulo: Artes Médicas, 2013. p.574.
39. Sousa JBR, Matsumoto MAN, Lima WTA, Valera FCP. Cephalometric assessment of the mandibular growth pattern in mouth: breathing children. International J of Pediatric Otorhinolaringology. 2005;69(3):311-7.
40. Thilander B Basic mechanisms in craniofacial growth. Acta Odont Scand. 1955 Jun;53:144-51.
41. Weinmann JP, Sicher H. Bone and bones: fundamentals of bone biology. 2.ed. St Louis: CV Mosby, 1955.

CAPÍTULO 2

Identificando as más oclusões

Fábio Lourenço Romano

Maria Bernadete Sasso Stuani

Mírian Aiko Nakane Matsumoto

Exame clínico

O aforisma médico "a clínica é soberana", apesar de questionado em algumas situações, é um guia muito eficiente na odontologia. Por meio de avaliação meticulosa, ancorada em critérios estabelecidos pela literatura, o exame clínico conduz, em um primeiro momento, o profissional à hipótese de tratamento que posteriormente poderá ser modificada ou confirmada por exames complementares. Diante disso, em todos os períodos do crescimento e desenvolvimento craniofacial, o exame clínico deve ser realizado previamente para que as escolhas de tratamento não confrontem com as constatações visualizadas no paciente.

Obviamente que, para o correto planejamento do tratamento ortodôntico em todas as idades, é necessário amplo diagnóstico com conhecimento das características do paciente, incluindo as normalidades e, principalmente, os desvios. Dentro desse contexto, é fundamental realizar exame clínico e anamnese detalhada, avaliação de fotografias extra e intrabucais, radiografias (panorâmica e cefalométrica), além de modelos de gesso, resina ou digitais. Em casos específicos, mas não raros, são necessárias radiografias auxiliares como a oclusal, a frontal, a carpal (mão e punho) e a tomografia computadorizada de feixe cônico (TCFC). Quando são identificados no diagnóstico problemas que fogem do âmbito ortodôntico ou odontológico, torna-se necessária interface com outras especialidades odontológicas e médicas para dirimir dúvidas e instituir tratamentos interdisciplinares.

Etapas do exame clínico

O exame clínico deve ser dividido em duas etapas: anamnese ou história e exame clínico propriamente dito. A anamnese consiste basicamente em um conjunto de perguntas e respostas cujo interlocutor é o cirurgião-dentista e o paciente é o agente que responde aos questionamentos. Por outro lado, o exame clínico propriamente dito depende de inspeção minuciosa no paciente e requer experiência do profissional e conhecimento de sinais e sintomas que caracterizam as más oclusões.

Anamnese

Queixa principal

O primeiro ponto a ser perguntado ao paciente é sua queixa principal, o que o está incomodando, ou seja, o fator que o levou a procurar atendimento ortodôntico. Essa informação é extremamente importante, pois não é suficiente resolver más oclusões desafiadoras se a queixa principal não for solucionada. Em muitas situações a queixa do paciente não reflete os problemas oclusais que ele apresenta, podendo ser mais simples do que pretendemos corrigir ou mais difícil de ser solucionada. Esse entendimento é fundamental para evitar insatisfações, frustrações e insucessos ao final do tratamento.

Histórico médico e odontológico do paciente

De igual importância nessa entrevista é o conhecimento do histórico médico e odontológico do paciente. Antecedentes familiares e tratamentos médicos pregressos podem impactar ou direcionar o plano de tratamento, afetando também o prognóstico do caso. Um exemplo clássico da influência dos antecedentes familiares no diagnóstico e plano de tratamento ortodôntico são os pacientes com má oclusão de classe III. Se o componente genético existir, ou melhor, se pai, mãe ou avós apresentam essa má oclusão, os sinais clínicos da alteração oclusal apresentados pela criança se transformam em fortes indícios ou evidências de que ela tem ou terá o mesmo problema.

Pacientes que receberam tratamentos médicos como cirurgias reparativas de fissura de lábio e palato normalmente apresentam deficiência de crescimento maxilar no sentido transversal e anteroposterior. Essa informação amplia o diagnóstico e direciona a necessidade de tratamento ortodôntico com expansão rápida da maxila (ERM) e protração maxilar. Doenças sistêmicas e/ou síndromes apresentam características próprias e também podem interferir direta ou indiretamente no prognóstico e plano de tratamento. É bastante comum pacientes sindrômicos serem acometidos por agenesias, hipoplasias maxilares, prognatismo mandibular, flacidez muscular e alterações orgânicas que dificultam ou impossibilitam determinados tratamentos.

Os tratamentos ortodônticos utilizam elásticos e materiais de aço inoxidável. Alguns pacientes apresentam alergia ao látex e ao níquel, que estão contidos nesses materiais. Se essas intolerâncias são informadas ao profissional, alternativas devem ser pensadas para evitá-los ou substituí-los.

Aproximadamente 43% dos pacientes em tratamento odontológico utilizam algum tipo de medicamento com maior uso pelas mulheres do que pelos homens.[18] Alguns medicamentos, como hormônios, corticosteroides, prostaglandinas e drogas anti-inflamatórias, podem interferir na movimentação dentária, principalmente quando usados cronicamente. Dessa forma, conhecer o tipo de medicamento e a frequência de ingestão é parte importante da anamnese.

Traumatismos dentários podem levar a reabsorções radiculares ou externas em dentes que serão movimentados ortodonticamente. O paciente que foi acometido por trauma deve ser informado dessa possibilidade para que eventuais complicações futuras sejam evitadas, ou, se acontecerem, não causem surpresa. Traumas em dentes decíduos anteriores podem ocasionar desvios no trajeto eruptivo, defeitos e manchas no esmalte dos incisivos permanentes. Essa premissa contribui para diagnósticos de má formação, dentes retidos ou impactados. Traumatismos maxilares mais severos, que necessitaram de cirurgia, podem levar a desarmonias esqueléticas que justificam displasias maxilares no sentido transversal, vertical e anteroposterior. Assimetrias faciais severas podem estar relacionadas a traumas durante o parto, principalmente quando realizado com fórceps. Felizmente, essa prática vem se reduzindo nos últimos anos.

Informações gerais e odontológicas são também cruciais para o entendimento dos problemas apresentados pelo paciente. A dieta repercute diretamente no tratamento odontológico e ortodôntico. Hábitos alimentares pouco saudáveis e ingestão aumentada de açúcares podem causar lesão de cárie, ocasionar interrupções e trazer prejuízos ao tempo e à efetividade do tratamento ortodôntico. Inversamente proporcional à dieta está a higiene do paciente. Quanto pior a qualidade da dieta, melhor deverá ser a higiene bucal, para evitar lesão de cárie e perda de dentes levando a mudanças no curso do tratamento ortodôntico. A escovação deficiente pode causar também problemas periodontais, como gengivites e periodontites. Paralelamente, com o uso de aparelhos ortodônticos, principalmente fixos, diferentes acessórios são inseridos nos arcos dentários e dificultam a higienização. Se o paciente não apresenta adequada higiene bucal na consulta inicial, a tendência é que essa característica se torne mais acentuada durante o tratamento ortodôntico. São recomendados nesses casos constantes orientações e acompanhamento contínuo, que deverão ser realizados pelo odontopediatra, clínico geral e ortodontista para evitar piora na saúde bucal e insucesso do tratamento ortodôntico.

O histórico de tratamentos odontológicos, principalmente os ortodônticos, deve ser investigado junto aos pais, para entendimento do estágio atual da oclusão e de prováveis recidivas. Insucessos anteriores podem impactar na evolução do tratamento e podem estar diretamente relacionados a problemas de cooperação no uso dos aparelhos. Em pacientes pouco colaboradores deve-se optar pelo uso de aparelhos fixos.

Estágio de crescimento físico

O peso e a altura do paciente e dos pais podem contribuir adicionalmente para predições do crescimento e do desenvolvimento craniofacial. Essas características físicas, associadas a sinais de maturação sexual como a menarca nas meninas e a mudança de voz nos meninos, também auxiliam na avaliação se o paciente está próximo ou não ao surto máximo de crescimento puberal. Obviamente que exames adicionais como a radiografia carpal e cefalométrica, por meio dos estágios de ossificação da mão e do punho e maturação das vértebras cervicais, serão os exames padrão ouro para determinar em que estágio de crescimento o paciente se encontra. Essa avaliação é essencial principalmente para o tratamento da má oclusão esquelética de classe II. Vale lembrar que as meninas apresentam seu pico máximo de crescimento puberal aproximadamente 1 a 2 anos antes dos meninos, indicando a necessidade de tratamento para redirecionar o crescimento em tempos diferentes.

Avaliação comportamental e social

Como última etapa dessa entrevista, é necessário avaliar a motivação do paciente. Aqueles que tiveram iniciativa e solicitaram aos pais que procurasse pelo tratamento ortodôntico, de modo geral, são mais colaboradores que os conduzidos aos consultórios por influência somente paterna ou indicação de outro profissional. É fundamental que a criança tenha o desejo de corrigir seus problemas oclusais. Muitas vezes, crianças e adolescentes procuram por tratamento para se livrar de *bullying* e deixarem de ser alvo de zombarias na escola. Nesse particular, os objetivos a serem alcançados com o tratamento devem caminhar juntos com a expectativa vislumbrada pelo paciente para não causar frustrações e aumento dos problemas psicológicos. Os fatores motivação e expectativa podem ser aliados ou inimigos da cooperação. Quanto maior o entusiasmo, maior a colaboração. Por outro lado, expectativas muito altas podem levar a grande cooperação inicial, mas podem causar desânimo em fases posteriores se os objetivos não forem alcançados. De modo geral, as meninas se preocupam com a estética e com o encanto dentofacial, o que as tornam mais cooperadoras. Por outro lado, os meninos são menos colaboradores, mas também se importam com os resultados do tratamento e a correção da função.[16] Cabe ao ortodontista trabalhar adequadamente essas características para obter o melhor resultado estético e funcional.

Exame clínico propriamente dito

As características faciais, funcionais e bucais devem ser analisadas separadamente, com ênfase nos aspectos mais relevantes para compor o diagnóstico. Para fins clínicos e didáticos, as divisões do exame clínico serão abordadas separadamente.

Exame facial

A tendência atual da Ortodontia é visualizar o paciente de "fora para dentro", o que significa valorizar a estética facial. Essa tendência ressalta a importância de avaliar corretamente as características faciais do paciente e instituir plano de tratamento que, além de corrigir a má oclusão, preocupe-se em melhorar a aparência facial. No exame da face deve-se verificar qual é o tipo morfológico facial, a proporcionalidade dos terços, a presença de assimetrias, o perfil, o tamanho do nariz, o mento, os lábios e a exposição dos incisivos, o ângulo nasolabial e a região paranasal.

Tipos morfológicos e terços da face

Os terços faciais podem ser analisados com o paciente de frente ou de perfil. São divididos em superior, médio e inferior. O terço superior é mensurado do início da linha do cabelo até a glabela. O terço médio se estende da glabela ao filtro do nariz, e o terço inferior, do filtro do nariz ao ponto mais inferior do mento. A correlação entre tipo morfológico facial identificado clinicamente com os terços faciais mostra que o paciente dolicofacial apresenta terço inferior aumentado; o braquifacial, por sua vez, apresenta-o diminuído; e no mesofacial, os terços são proporcionais. Para fins de diagnóstico clínico, pacientes com terço inferior aumentado apresentam tendência a apresentar mordida aberta anterior (MAA). Em contrapartida, pacientes com terço inferior diminuído têm maior prevalência de sobremordida (SM) profunda. Maiores detalhes das características faciais influenciando na MAA e SM se encontram nos Capítulos 6 e 7 deste livro, respectivamente. Para avaliação dos terços faciais, devem ser marcados pontos de referência na face do paciente e realizadas as mensurações com compasso de Willis. Para maior precisão na análise, o terço inferior é subdividido em: 1) terço superior: do filtro do nariz ao ponto de união dos lábios (estômio); e 2) terço inferior: do estômio ao ponto mais inferior do mento (Figura 2.1).

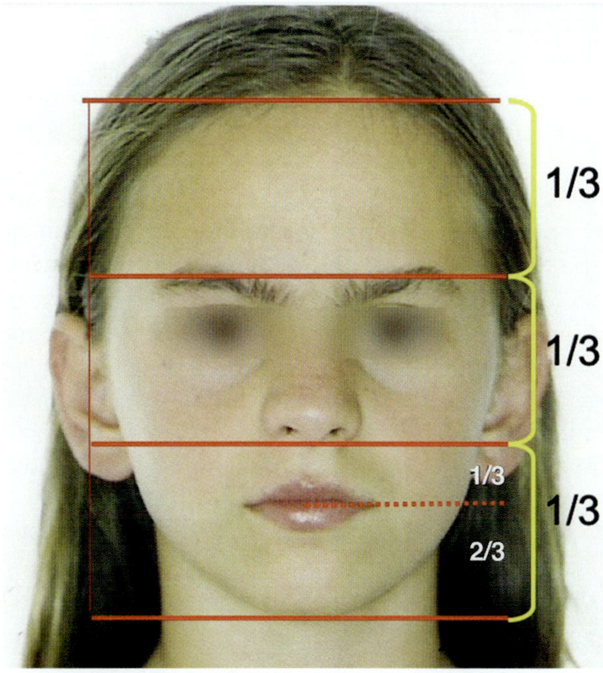

FIGURA 2.1 Divisões e subdivisões dos terços faciais.

Os tipos morfológicos estão diretamente relacionados ao tamanho dos terços faciais (inferior, médio e superior). Podemos identificar três tipos: mesofacial (Figura 2.2A e B), quando há equilíbrio entre a largura e a altura da face; dolicofacial (Figuras 2.2C e D), com predominância de altura em relação à largura, e, finalmente, braquifacial (Figuras 2.2E e F), que, ao contrário, apresenta face mais achatada, evidenciada por maior tamanho em largura.[39]

Simetria facial

Simetria verdadeira não existe, portanto nenhum paciente é totalmente simétrico. Entretanto, assimetrias faciais somente são notadas por leigos quando maiores que 3 a 4 mm. Por outro lado, ortodontistas visualizam assimetrias a partir de 2 mm.[41] Sendo assim, simplesmente não enxergar a assimetria não significa que ela não exista. Dessa forma, o termo correto para atribuirmos a pacientes considerados simétricos seria "não apresenta assimetria aparente". É

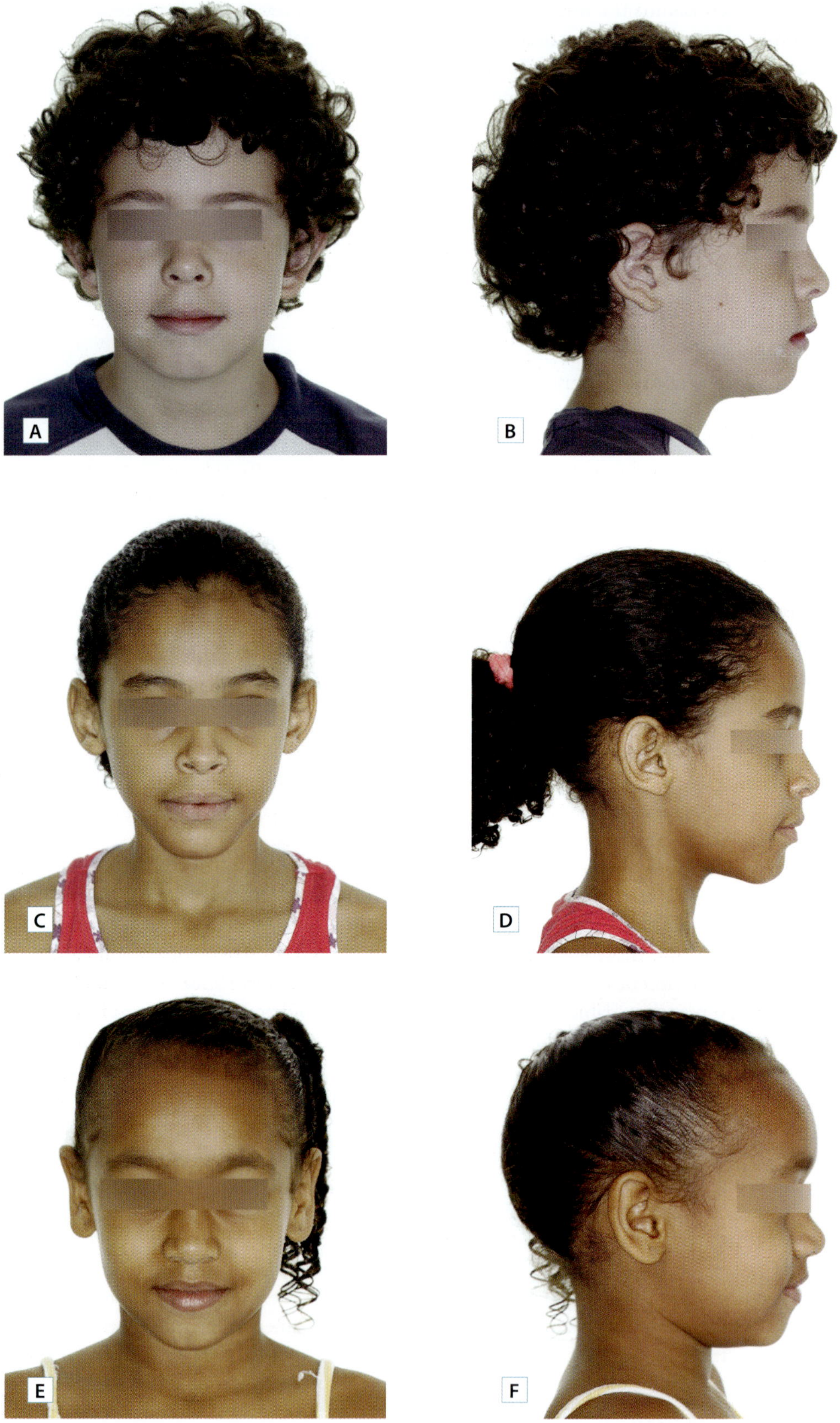

FIGURA 2.2 Diferentes tipos morfológicos faciais. A e B: mesofacial. C e D: dolicofacial. E e F: braquifacial.

importante ressaltar que, no período da dentição decídua e mista, as faces estão em desenvolvimento, portanto muitas vezes as assimetrias ainda não se manifestaram totalmente. Para verificar as assimetrias laterais da face e individualizar em qual área específica elas se encontram, são utilizadas linhas de referência no sentido vertical com a finalidade de melhor comparar as metades do rosto (Figura 2.3).

1. Linha média facial: une os pontos glabela, filtro do nariz e mento (preta).
2. Linha da asa do nariz: idealmente deve tangenciar a superfície externa da asa do nariz e o canto interno do olho (vermelha).
3. Linha do canto externo do lábio: idealmente deve tangenciar o canto interno da íris e o ponto mais externo do lábio (amarela).
4. Linha da bochecha: idealmente deve contactar a superfície externa do olho e dividir a bochecha ao meio (azul).

Em pacientes com ausência de assimetria aparente, essas linhas devem ser equidistantes.

Para identificar a simetria da face podemos utilizar também três técnicas com o fio dental. A primeira delas é realizada com o profissional posicionado em frente ao paciente, que pode estar em pé ou sentado. Estica-se o fio dental, realiza-se o efeito paralaxe posicionando o fio dental nos pontos glabela, filtro do nariz e mento e verifica-se a simetria (Figura 2.4A). Na segunda opção, a simetria pode ser avaliada com o paciente na cadeira odontológica e o profissional sentado em posição de nove horas. Inclina-se a cabeça do paciente em 45 graus para obter visão frontal da face e, com a técnica do fio dental, realiza-se a avaliação[62] (Figura 2.4B). Finalmente, como terceira opção, também com o paciente na cadeira odontológica em posição horizontal (deitado), e com visão superior do profissional, utiliza-se o fio dental como no exemplo anterior (Figura 2.4C). Além da simetria facial, pode-se verificar nesse mesmo momento a relação da linha média facial com as linhas médias dentárias solicitando ao paciente que oclua e abra levemente os lábios. Dessa forma é possível verificar se há coincidência entre a linha média facial, representada pelo fio dental, e as linhas médias dentárias. Com esse recurso é possível identificar com precisão os desvios dentários. Para melhor avaliar as assimetrias esqueléticas, recomenda-se o uso de radiografias frontais (Figura 2.5A) ou de TCFC (Figura 2.5B).

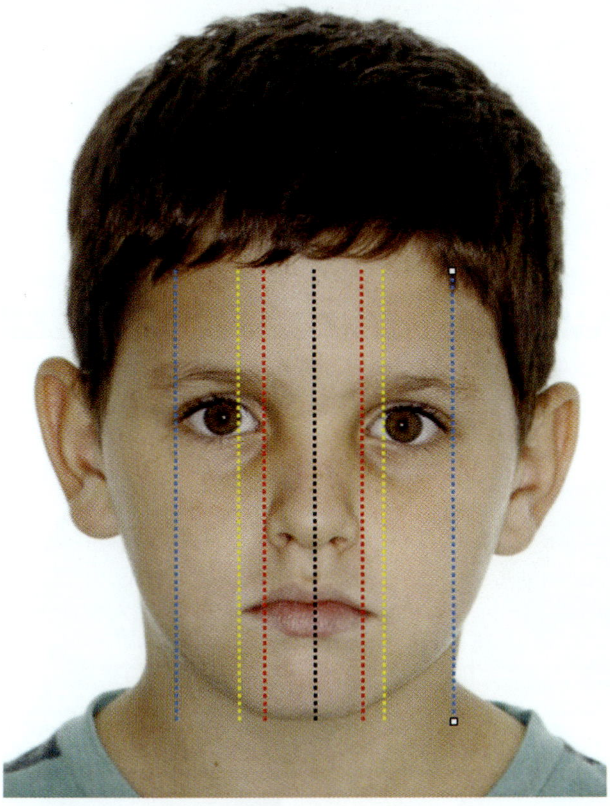

FIGURA 2.3 Linhas de referência utilizadas para avaliar a simetria facial. Linha média facial (preta); linha da asa do nariz (vermelha); linha do canto externo do lábio (amarela); linha da bochecha (azul). Idealmente, as linhas de mesma cor devem ser equidistantes da linha média facial.

Avaliação do perfil

O perfil facial é um bom parâmetro para o reconhecimento inicial das más oclusões e por isso deve ser cuidadosamente inspecionado no exame clínico. É mensurado por duas linhas. A primeira delas parte da glabela até o filtro do nariz e a segunda do mesmo ponto no filtro nasal até a região mais anterior do mento. Quando essas linhas estão no mesmo plano vertical em sequência, o paciente apresenta perfil reto (Figura 2.6A). Quando formam ângulo com o vértice voltado para a região posterior da cabeça, o perfil é côncavo (Figura 2.6B). Ao contrário, quando o vértice do ângulo está para anterior, estamos diante de um perfil convexo (Figura 2.6C). Quanto mais acentuado for o ângulo, maior será a concavidade ou a convexidade do perfil, e isso está diretamente relacionado à severidade da má oclusão.[31]

Pacientes com má oclusão de classe II, divisão 1, apresentam perfil convexo devido à inclinação axial aumentada dos incisivos superiores (Figuras 2.7A e B). Porém, na classe II, divisão 2, a inclinação axial diminuída dos dentes anteriores superiores "camufla" a protrusão maxilar ou a retrusão mandibular, e de modo geral os pacientes apresentam perfil reto ou levemente conexo (Figura 2.7C e D). O posicionamento dos incisivos superiores afeta diretamente a posição do lábio superior, que, por sua vez, influencia no perfil facial. Para cada 1 mm de movimentação do incisivo superior, o lábio superior acompanha esse movimento em média 0,75 mm para pacientes com selamento labial antes do tratamento e

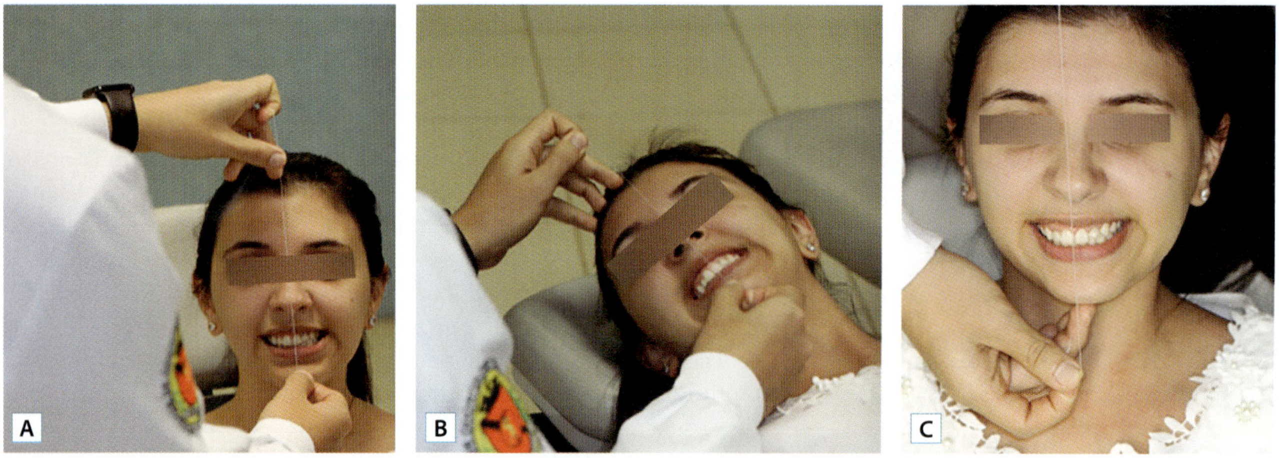

FIGURA 2.4 Técnicas de avaliação das linhas médias: A: frontal. B: 45 graus. C: superior.

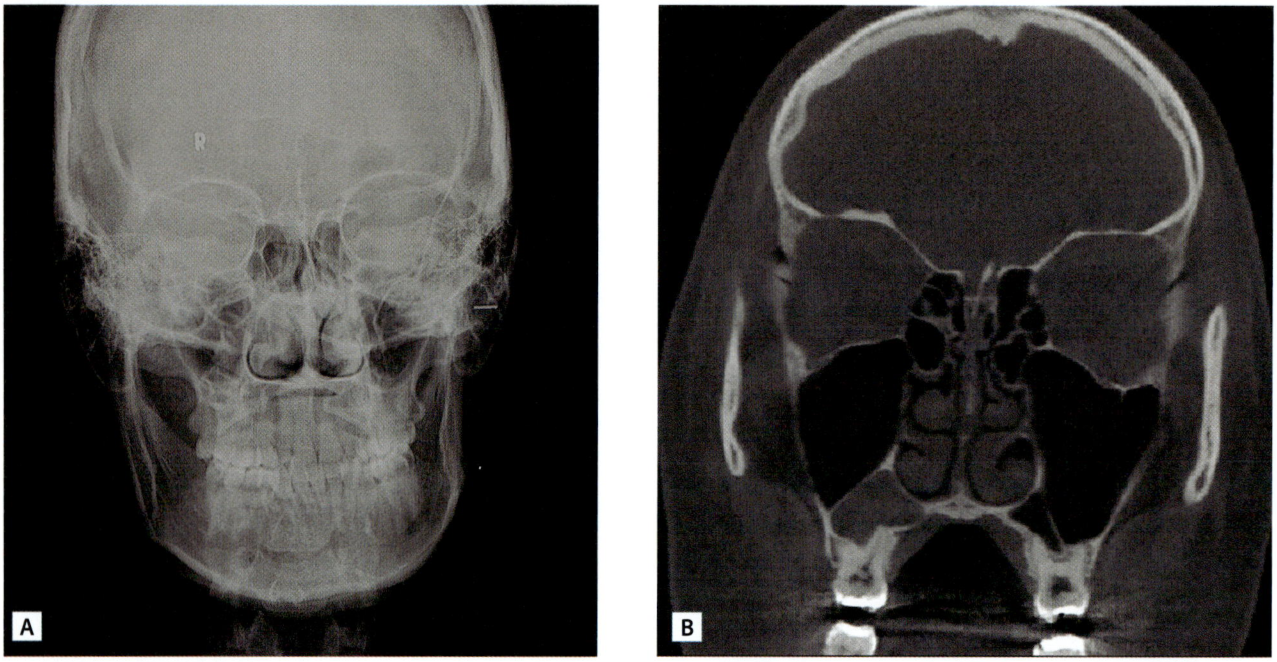

FIGURA 2.5 Radiografias para complementar o diagnóstico das assimetrias dentoesqueléticas. A: radiografia frontal. B: tomografia computadorizada de feixe cônico.

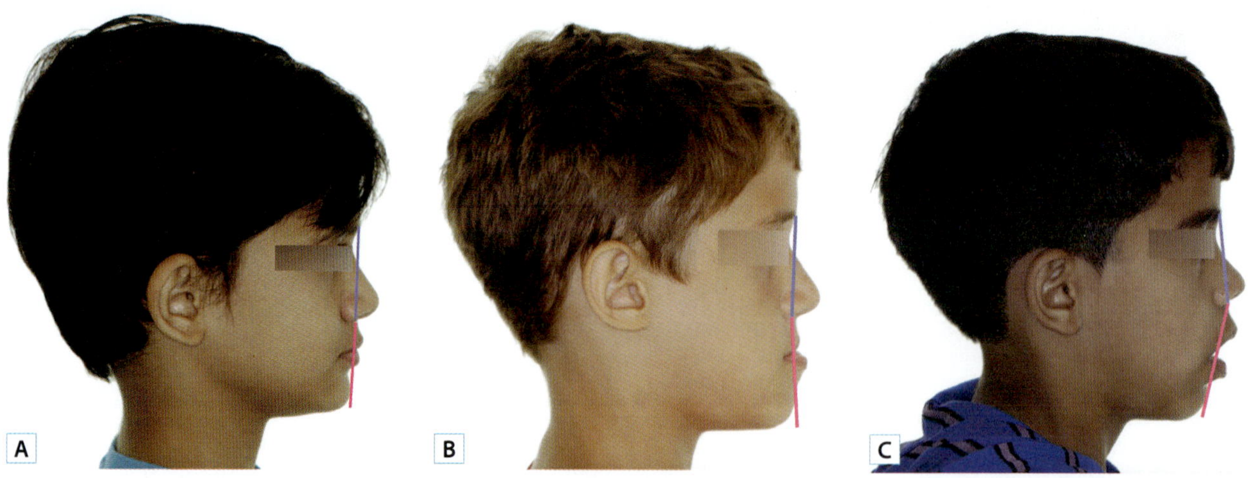

FIGURA 2.6 Análise do perfil facial. A: reto (linhas no mesmo plano vertical); B: côncavo (ângulo com vértice para posterior). C: convexo (ângulo com vértice para anterior).

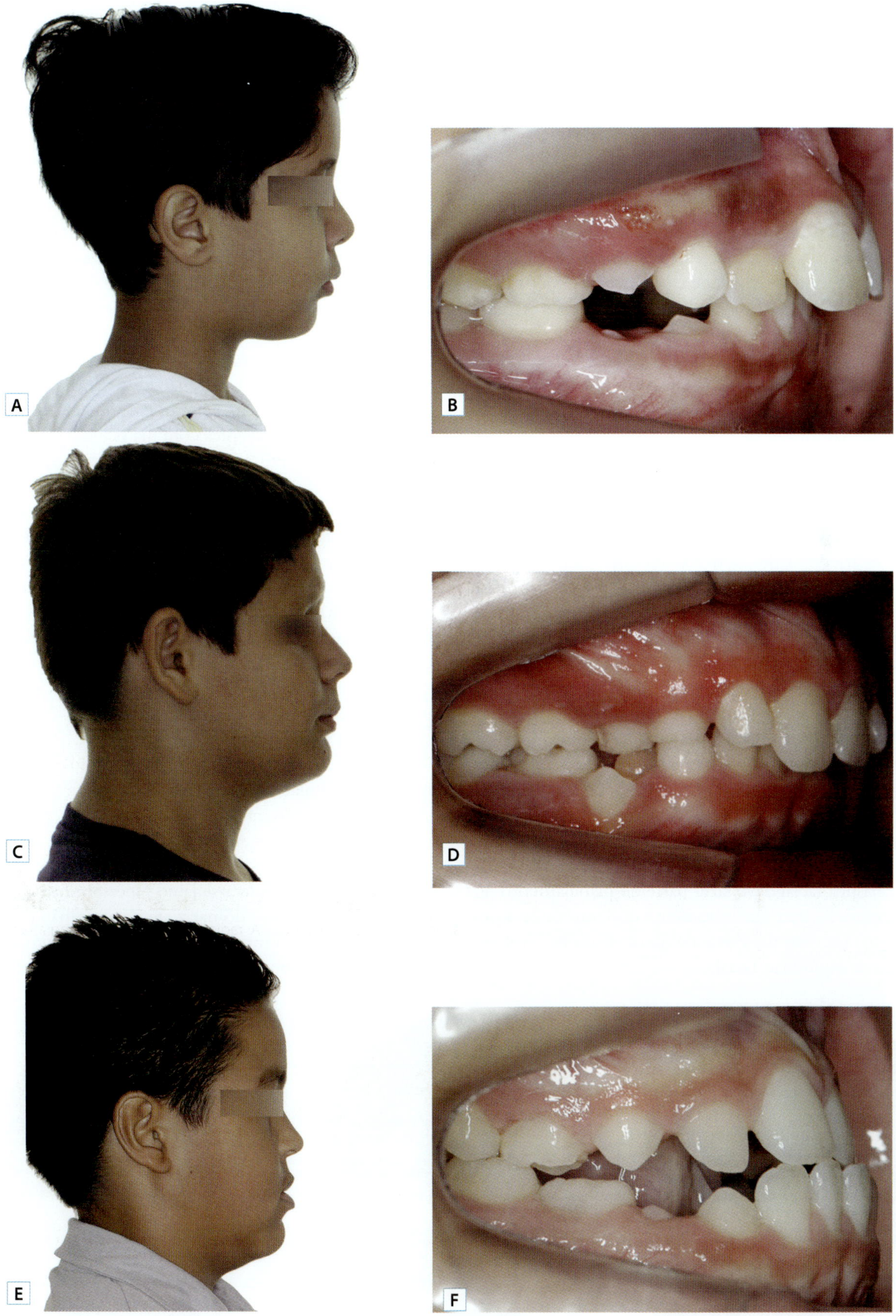

FIGURA 2.7 Correlação do perfil facial com os tipos de má oclusão. A e B: perfil convexo na classe II, divisão 1. C e D: perfil levemente convexo na classe II, divisão 2. E e F: perfil côncavo na classe III.

0,70 mm para indivíduos sem selamento prévio.[45] Resposta semelhante é observada para os incisivos inferiores. A má oclusão de classe III, que pode ser causada por prognatismo mandibular, retrognatismo maxilar ou a combinação de ambas as situações normalmente é acompanhada de perfil côncavo (Figura 2.7E e F). Pacientes com oclusão normal ou má oclusão de classe I podem apresentar perfil reto, levemente convexo ou côncavo. Cabe ressaltar que o perfil facial sofre modificações de acordo com características étnicas, sem perder o caráter de normalidade. Afrodescendentes apresentam perfil mais convexo que descentes de europeus; por sua vez, asiáticos tendem a apresentar perfil mais côncavo, em decorrência da deficiência maxilar. Essas diferenças devem ser levadas em consideração quando da realização do exame clínico e do planejamento do tratamento.

Nariz

O *Homo sapiens* apresenta nariz com anatomia semelhante, obviamente que com tamanhos diferentes, sendo uns mais arredondados, outros aduncos, porém a estrutura nasal é a mesma. Diferenças de tamanho podem ser notadas em diferentes etnias; geralmente o italiano apresenta nariz grande, enquanto o asiático, nariz pequeno. A avaliação deve ser individual, contextualizada com a face. O nariz não sofre influência direta das mudanças provocadas pelo tratamento ortodôntico. Entretanto, determinados resultados provocados pelo tratamento podem tornar o nariz mais ou menos evidente na face devido à retração ou protração dos arcos dentários ou ósseos e modificações na posição dos lábios. Sendo assim, classificar o nariz como pequeno (Figura 2.8A), médio (Figura 2.8B) ou grande (Figura 2.8C) e associar a correção da má oclusão a essa característica facial deve fazer parte do planejamento do tratamento. Retrair excessivamente os dentes superiores em pacientes com nariz grande não é recomendável em termos de equilíbrio facial.

Mento

A análise do mento está implícita na avaliação do perfil facial. Entretanto, analisá-lo em separado pode trazer elementos de diagnóstico importantes que contribuirão para o entendimento das más oclusões. É necessário conhecer o crescimento e o desenvolvimento normal dos maxilares para avaliação adequada do mento. Em padrões normais, é esperado que a maxila cresça antes em direção anterior e, dessa forma, a mandíbula apresente posicionamento relativamente mais posterior. Neste contexto, é normal observarmos, no início da dentição mista, convexidade do perfil e aparente deficiência mandibular que não é real, pois a mandíbula ainda não cresceu em sua plenitude. Assim, o mento deve ser analisado com essa ressalva e, quando apresentar distorções, elas devem ser pontuadas. Mentos proeminentes em tenra idade são sinais de pacientes com má oclusão de classe III (Figura 2.9). Por outro lado, mentos pouco desenvolvidos são características de má oclusão de classe II (Figura 2.10). Ao avaliar essa estrutura, deve-se levar em consideração a característica familiar. Muitas famílias apresentam maior ou menor volume do mento, porém sem desvios da normalidade. O mento é reflexo do tamanho da sínfise, que normalmente é mais larga em tipos morfológicos braquifaciais e mais estreita nos dolicofaciais. Nesta análise, as características musculares também não podem ser desconsideradas.

Lábios

Diferentes espessuras e formatos de lábios são encontrados na população brasileira e mundial, e precisamos tipificá-los. O lábio inferior, na maioria dos indivíduos, é maior que o superior. Adotamos a classificação de lábios finos, normais ou espessos tanto para o superior quanto para o inferior. Considera-se lábio superior normal quando a distância do filtro do nariz até o vermelhão do lábio está em torno de 14 mm. Lábios com valores muito abaixo desse podem ser considerados finos. Por outro lado, o lábio

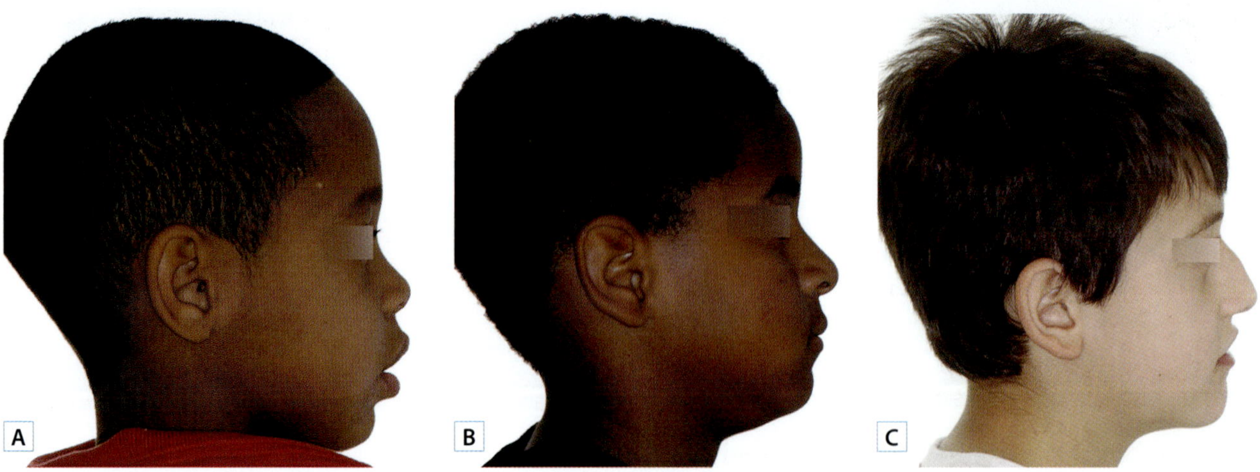

FIGURA 2.8 Diferentes tamanhos de nariz. A: pequeno. B: médio. C: grande.

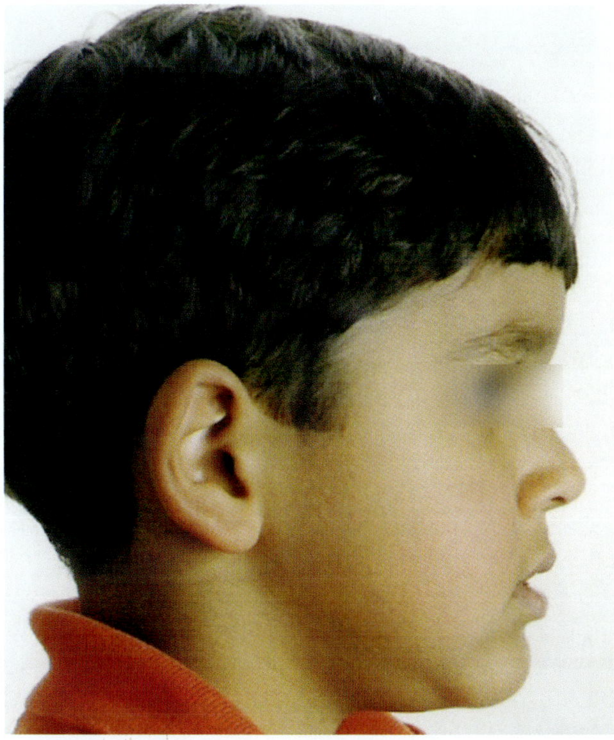

FIGURA 2.9 Paciente com 4 anos e 6 meses de idade apresentando proeminência do mento.

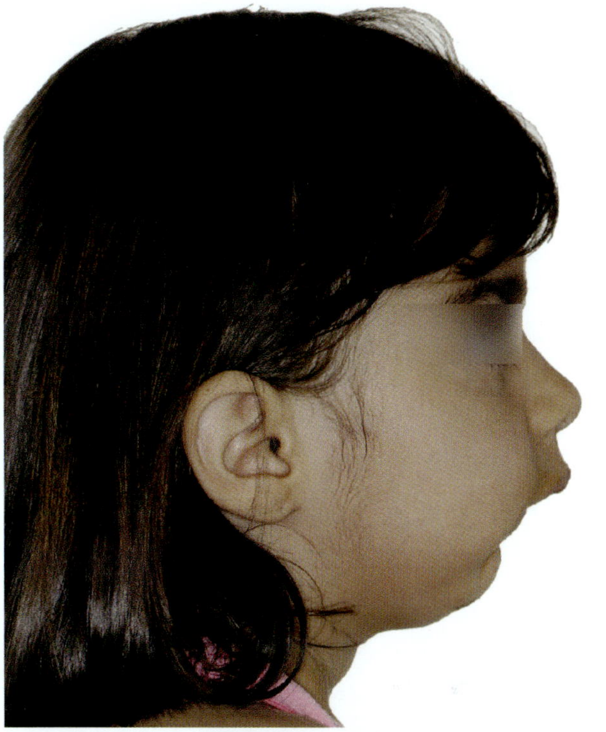

FIGURA 2.10 Paciente com 3 anos de idade com mento retruído e micrognatia mandibular.

é espesso quando os valores estão muito acima do valor médio. Cabe ressaltar que esse valor é considerado um parâmetro para pacientes entre 15 e 30 anos de idade.[34]

O lábio inferior pode também encontrar-se evertido (inclinado para fora), e isso normalmente acontece devido à inclinação axial aumentada e à protrusão dos incisivos inferiores ou à extrusão e protrusão dos incisivos superiores. A correção da eversão do lábio inferior somente acontecerá quando os dentes forem posicionados corretamente em suas bases ósseas. Sobressaliência (SS) acentuada também pode causar alteração na posição dos lábios, levando ao deslocamento do lábio superior para a frente e à interposição do lábio inferior na região palatina dos incisivos superiores.

Outra avaliação importante se refere à ausência ou à presença de selamento labial passivo, e isso deve ser considerado no planejamento do tratamento. A ausência de selamento labial induz à estética facial deficiente, aparência cansada e ressecamento dos lábios. Pode ser causada por um padrão de crescimento vertical excessivo, inclinações axiais aumentadas e protrusões dos dentes, lábios finos e alterações funcionais, principalmente provocadas pela respiração bucal (RB). A hipotonicidade e a hipertonicidade labial também devem ser avaliadas, pois estão diretamente relacionadas à má oclusão e ao desequilíbrio funcional.

Exposição dos incisivos e sorriso

A exposição dos incisivos deve ser avaliada em repouso e no sorriso. Em repouso, deve ser observada com os lábios entreabertos (Figura 2.11A), verificando-se o grau de exposição que o incisivo superior apresenta abaixo do lábio superior. Essa avaliação também pode ser complementada na radiografia cefalométrica (ver Capítulo 7, Figura 7.6). A exposição do incisivo superior de 2 a 4 mm é adequada. Deve ser maior para meninas do que para meninos. Na avaliação da exposição dos incisivos no sorriso (Figura 2.11B), considera-se normal que os meninos o exponham até a face cervical da coroa e que as meninas mostrem uma pequena faixa de gengiva.[37] Maiores detalhes sobre a relevância da exposição dos incisivos no diagnóstico da SM estão expostos no Capítulo 7.

A simetria do sorriso, a linha do sorriso e o corredor bucal também devem ser analisados. A comparação entre os lados da maxila no sorriso é importante para verificar se há simetria do sorriso. Mostrar mais dentes de um lado é um sinal clínico de contração ou expansão dentária assimétrica. Paralelamente, avaliar o corredor bucal que é representado pela distância do último dente visto no sorriso até a comissura labial bilateralmente é um bom parâmetro de avaliação da largura do arco maxilar. Corredores bucais amplos sugerem estreitamento dentário e/ou esquelético da maxila (Figura 2.12). Por último, quando o contorno dos dentes superiores visíveis no sorriso estiver paralelo ao contorno superior do lábio inferior, a linha do sorriso é considerada adequada (Figura 2.13). Devido às frequentes esfoliações e irrupções dentárias que ocorrem na fase de dentição mista, a avaliação da linha do sorriso fica prejudicada em alguns períodos do desenvolvimento.

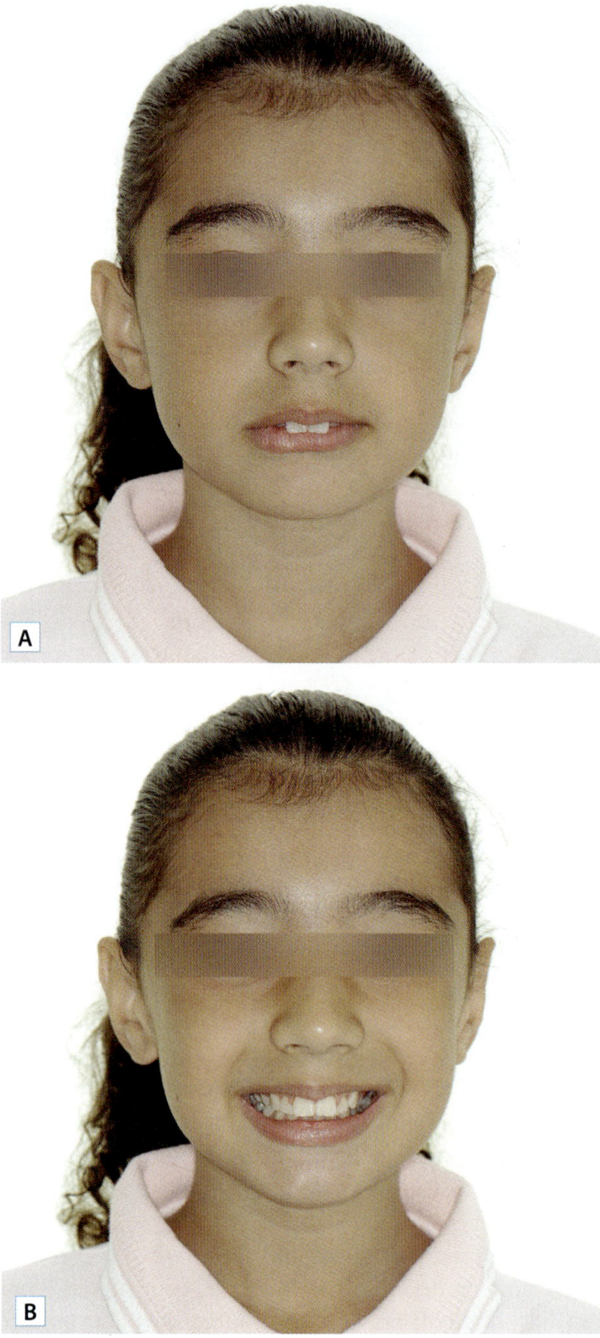

FIGURA 2.11 A: exposição de incisivos em repouso. B: exposição dos incisivos no sorriso.

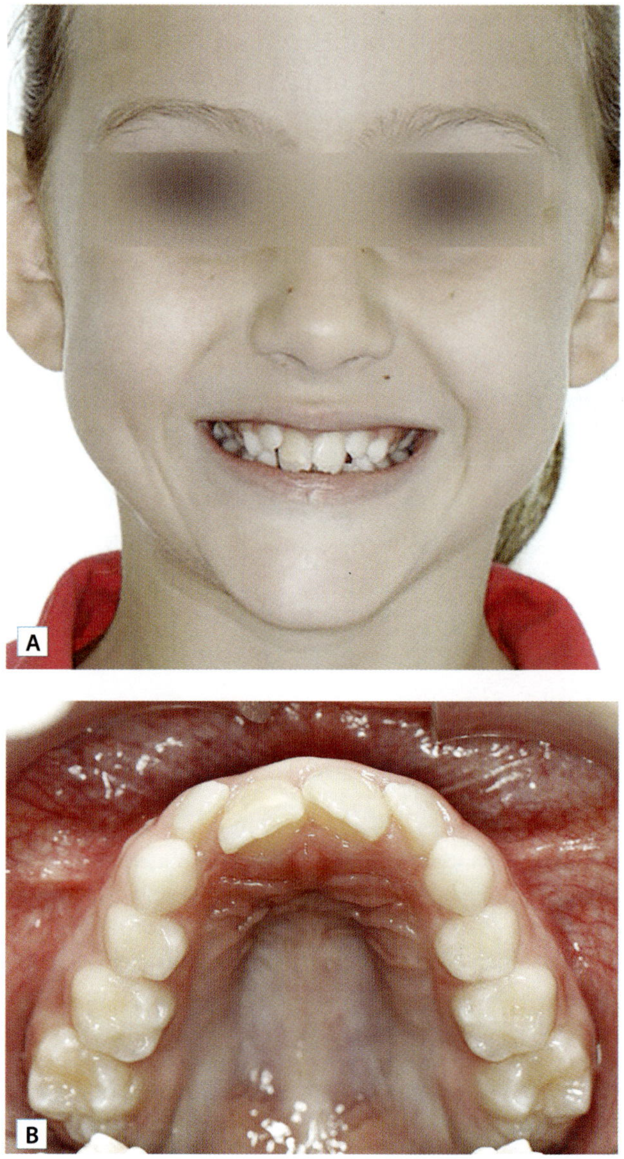

FIGURA 2.12 Fotografia extra e intrabucal da mesma paciente. A: corredor bucal amplo. B: hipoplasia transversal da maxila.

Ângulo nasolabial e região paranasal

O ângulo nasolabial é formado por uma linha tangente à borda inferior do nariz e ao lábio superior, e está diretamente relacionado à protrusão ou retrusão maxilar e à posição dos incisivos superiores. Pode ser avaliado clinicamente ou por meio de mensuração cefalométrica, com valor de normalidade variando entre 95 e 110 graus.[25] O ângulo pode-se apresentar normal (Figura 2.14A), agudo (fechado) (Figura 2.14B) ou obtuso (aberto) (Figura 2.14C). Na má oclusão de classe II, divisão 1, normalmente encontramos esse ângulo reduzido devido à inclinação labial aumentada dos incisivos e/ou à protrusão maxilar. Nos pacientes com má oclusão de classe III com deficiência maxilar, o ângulo é obtuso, acompanhando a retrusão da maxila.

Avaliar a face média (região paranasal) diz muito sobre problemas esqueléticos anteroposteriores. Especificamente, a região do arco zigomático (área malar) achatada ou pouco desenvolvida é um sinal clínico de deficiência maxilar, frequentemente encontrada em pacientes com má oclusão esquelética de classe III. A exposição da esclera também é um fator presente em pacientes com retrusão maxilar (Figura 2.15). Para completar o diagnóstico é necessário associar o exame clínico extrabucal e intrabucal ao cefalométrico.

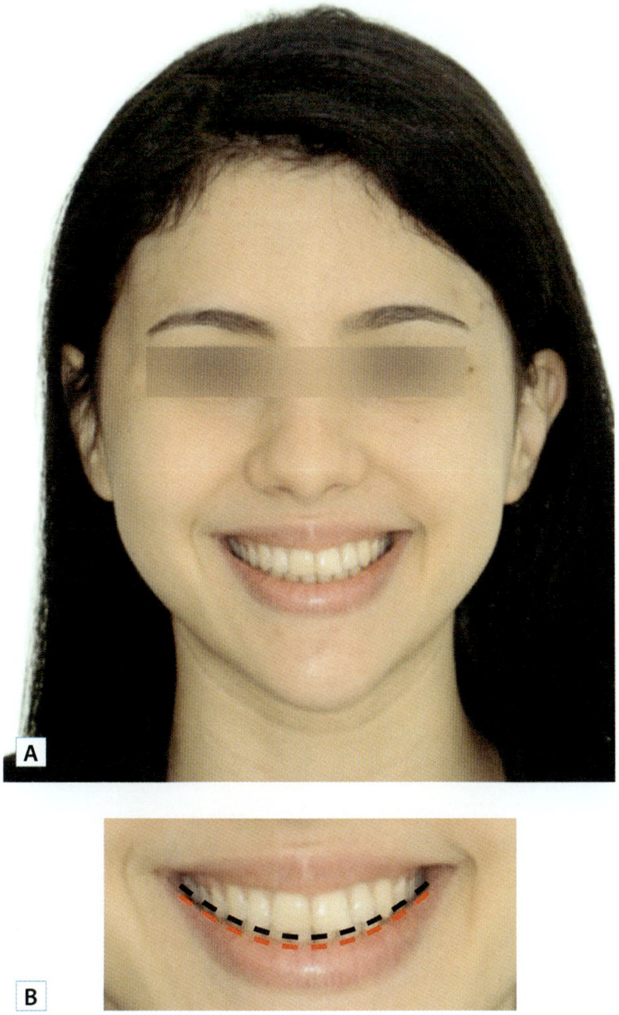

FIGURA 2.13 A: sorriso harmônico. B: Linha do sorriso adequada. Contorno do arco dentário superior (tracejado em preto) paralelo ao contorno do lábio inferior (tracejado em vermelho).

Exame funcional

Essa etapa do exame clínico deve ser completa e abranger avaliação da respiração, da deglutição, da mastigação, da presença de hábitos, fonação e fala e padrão de fechamento da mandíbula. As avaliações podem ser realizadas pelo clínico geral, odontopediatria ou ortodontista, mas o fonoaudiólogo e o otorrinolaringologista devem, obrigatoriamente, fazer parte do processo.

Análise do padrão respiratório

O otorrinolaringologista é o profissional mais indicado para realizar o diagnóstico do padrão respiratório do paciente. O paciente com RB apresenta determinadas características que são facilmente identificáveis e, quando notadas, antecipam o diagnóstico que posteriormente será confirmado pelo médico. A face do paciente com RB é chamada de "fácies adenoidiana", pois apresenta ausência de selamento labial, olheiras, ressecamento dos lábios e olhar cansado (Figura 2.16).[23] Além dessas características, os pais ou responsáveis relatam sono conturbado, presença de roncos e baixo rendimento escolar. Alguns relatos também incluem paradas respiratórias durante o sono, o que levanta a hipótese diagnóstica de síndrome da apneia obstrutiva do sono (SAOS). A RB pode ser causada por amígdalas e adenoides hipertrofiadas, alergias, problemas anatômicos e patologias como a presença de pólipos nasais. É importante realizar o diagnóstico diferencial entre RB por fatores obstrutivos ou a RB perpetuada pelo hábito. Esta última condição muitas vezes permanece mesmo após o sucesso do tratamento dos fatores causais da RB, restando o hábito de respirar pela boca que, até então, era praticado pela criança. Os impactos negativos da RB no crescimento e desenvolvimento craniofacial

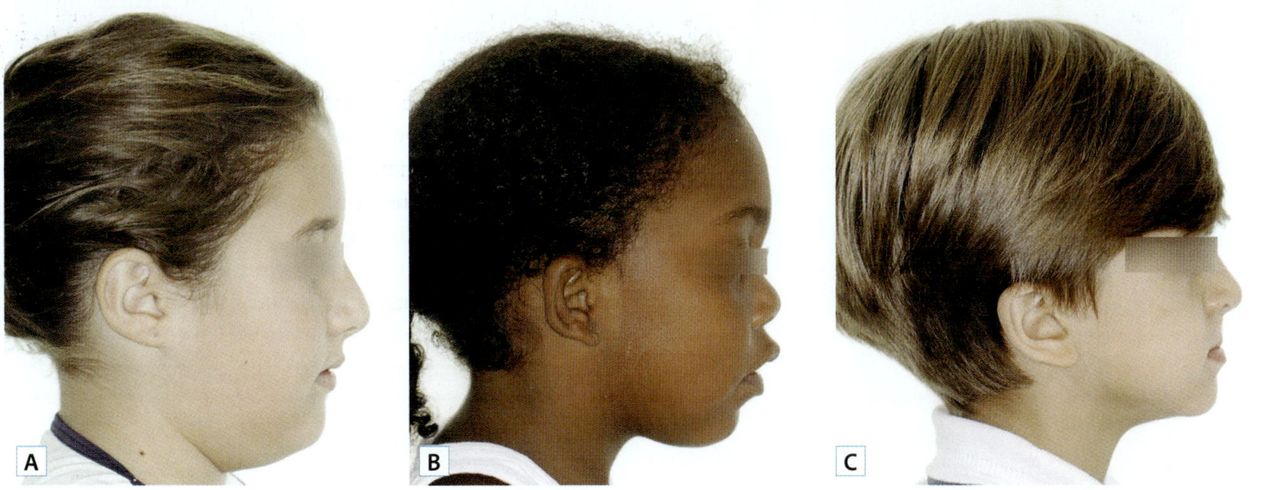

FIGURA 2.14 Relação do ângulo nasolabial com as más oclusões. A: ângulo nasolabial normal (próximo de 90 graus) em paciente com má oclusão de classe I ou oclusão normal. B: ângulo nasolabial agudo (menor de 90 graus) em paciente com classe II, divisão 1. C: ângulo nasolabial obtuso (maior de 90 graus) em paciente com classe III.

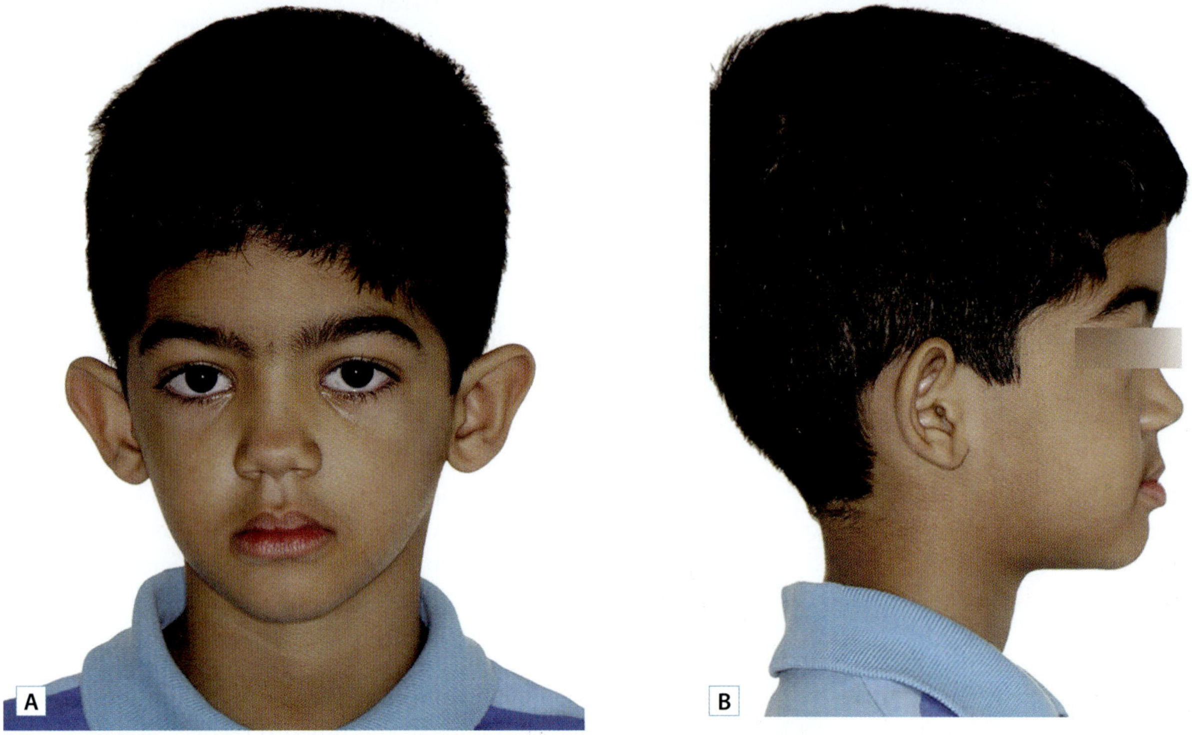

FIGURA 2.15 Paciente com deficiência maxilar evidenciada pela exposição da esclera (A) e achatamento da área zigomática (B).

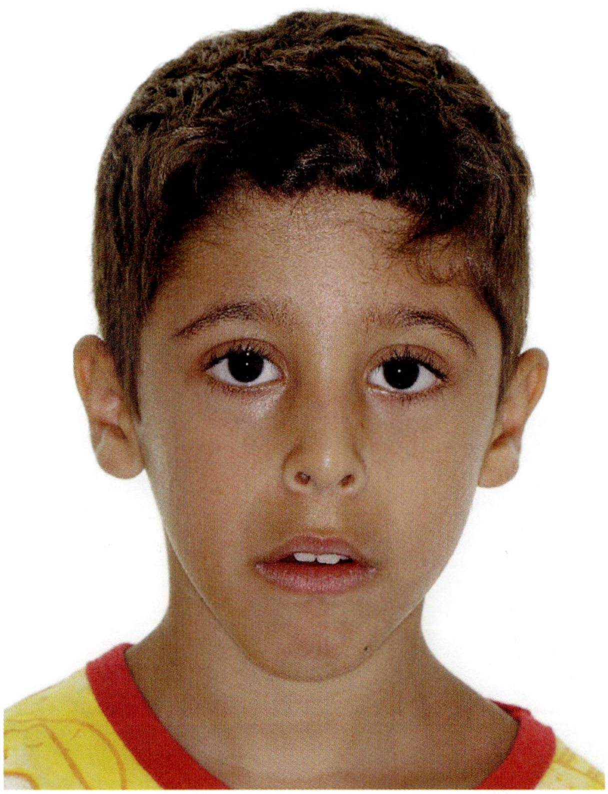

FIGURA 2.16 Aparência facial de paciente com respiração bucal.

são inúmeros, como mordida cruzada posterior (MCP), MAA, palato ogival, biprotrusão dentária, hipoplasia esquelética transversal maxilar, inclinação lingual dos dentes posteriores superiores e inferiores e rotação da mandíbula no sentido horário.

A inspeção facial detalhada da face no exame clínico contribui para o diagnóstico do padrão respiratório. Outros métodos pouco científicos podem ser utilizados para auxiliar na suspeita do tipo de respiração apresentado pelo paciente. Entre eles estão: 1) Colocar um espelho entre o nariz e a boca e ver qual lado embaça. Se a parte superior do espelho embaçar, há predomínio de respiração nasal. Se acontecer com a parte inferior do espelho, há indícios de RB. 2) Colocar um chumaço de algodão embaixo das narinas e pedir para o paciente inspirar e expirar. Se o algodão se deslocar, há respiração nasal. 3) Colocar certa quantidade de água na boca do paciente e observar a dificuldade que ele terá em manter a boca fechada. Se ele não conseguir ficar alguns minutos com a água na boca sem abri-la, mostrará dificuldade em respirar pelo nariz.[39] Identificada a suspeita de RB, o paciente deve ser encaminhado para tratamento interdisciplinar.

Deglutição e mastigação

A deglutição é uma atividade neuromuscular complexa, que pode ser iniciada conscientemente e dura aproximadamente 3 a 8 segundos. Em média, uma criança deglute 600 a 1.000 vezes por dia. É dividida em quatro fases: preparatória, bucal, faringeana e esofágica. A fase bucal demora aproximadamente um segundo. Na deglutição típica, após a fase preparatória, quando o bolo alimentar está pronto, a língua se acopla ao palato duro e inicia um movimento ondulatório de frente para trás a fim de levar o bolo para o fundo da boca e desencadear o reflexo da deglutição. O bolo alimentar desce em direção à faringe e em seguida para o esôfago e para o estômago. A língua na fase bucal se posiciona no palato atrás dos incisivos superiores. Por outro lado, quando o paciente apresenta deglutição atípica, a língua se posiciona mais anteriormente, entre os dentes, causando interposição lingual, contração periorbicular, sem contração do masseter, com contração do *mentalis*, interposição do lábio inferior, movimento de cabeça e ruído.[36]

É importante diferenciar a deglutição atípica da deglutição adaptada. Esta última condição acontece em virtude de algum outro problema existente, por exemplo, má oclusão ou RB. A língua se adapta à forma da cavidade bucal, ao tipo morfológico facial do indivíduo ou também à RB, na qual se torna praticamente impossível deglutir de maneira correta, pois a boca permanece aberta.[42] Esses sinais podem ser visualizados no exame clínico colocando água na boca do paciente e pedindo-lhe para deglutir. Se os sinais forem visíveis, estaremos diante de uma suspeita de deglutição adaptada, que deve ser confirmada pelo fonoaudiólogo. Avaliar se o paciente apresenta deglutição atípica ou adaptada é importante para identificar os fatores etiológicos de determinadas más oclusões e para atuação direta na resolução do problema.

Obter informações sobre se o paciente mastiga corretamente, se usa somente um lado para mastigar (mastigação unilateral) ou os dois (bilateral) pode indicar alguns desvios oclusais como MCP vestibular ou funcional, ausência de dentes e MAA. Da mesma forma, para avaliação minuciosa sobre a mastigação, recomendamos exame fonoaudiológico com ênfase na motricidade orofacial.

Hábitos bucais deletérios

Os hábitos apresentados pelo paciente devem ser investigados, pois são causas reais e estão diretamente relacionados ao surgimento das más oclusões. O binômio causa-efeito (hábito – má oclusão) depende da tríade de Graber: analisar a frequência, intensidade e duração do hábito. Sucção de polegar ou outros dedos, interposição lingual, sucção de chupeta, sução de lábios, morder objetos, hábito de dormir com a mão embaixo do rosto, além dos já mencionados separadamente nos tópicos acima são os mais encontrados. A grande maioria deles é fator etiológico da MAA, entretanto podem contribuir para o aparecimento de outros problemas oclusais, como MCP, mordida aberta posterior e até SM aumentada. Os hábitos bucais deletérios serão abordados com maiores detalhes no Capítulo 6 e citados em outros capítulos deste livro.

Fonação e fala

Entende-se por fonação o ato ou processo de produzir voz pela vibração das cordas vocais quando o ar deixa os pulmões. Fala é o ato de exprimir, declarar, dizer as palavras.[26] Dentro desse contexto, os indivíduos podem ser acometidos por distúrbios na fonação devido ao comprometimento das pregas vocais. Os tipos mais comuns são as disfonias (enfraquecimento da voz) e as disartias (fraqueza muscular). Mas também podem ocorrer alterações na fala que estão relacionadas à dificuldade de expressar sons, provocando alterações fonéticas em determinados vocábulos, como "s", "t", "p", "v". Pacientes com MAA apresentam alterações de fala decorrentes do ar que escapa pelo espaço deixado pelo trespasse vertical negativo. O fechamento da MAA é fator prioritário para correção dos problemas fonéticos. Associada ao tratamento ortodôntico, a atuação fonoaudiológica (terapia miofuncional) pode auxiliar no tratamento dessas distorções funcionais.

Análise do padrão de fechamento da mandíbula e exame da articulação temporomandibular (ATM)

Avaliar a abertura e o fechamento da mandíbula e identificar problemas articulares também deve ser parte integrante do exame clínico visando ao diagnóstico do caso. Com o paciente relaxado, solicita-se abrir amplamente a boca e fechá-la. Esse ciclo deve ser observado para identificar prováveis desvios causados por contatos dentários prematuros anteriores ou posteriores. Os desvios mandibulares normalmente são encontrados em pacientes com MCP funcional e pseudoclasse III. Técnicas de manipulação para fechamento da mandíbula e obtenção de relação cêntrica (RC) podem ser utilizadas, como as de Weinberg[61] e a bimanual de Dawson.[19] Entretanto, a depender da resistência oferecida pela musculatura, técnicas de manipulação isoladas muitas vezes fracassam, sendo necessária a desprogramação por meio de roletes de algodão colocados na região dos molares[15] ou a confecção de *jig*[35] para relaxar a musculatura e obter a RC.

Desordens temporomandibulares (DTM) são mais prevalentes em indivíduos adultos. Entretanto, atualmente grande número de crianças e adolescentes tem apresentado distúrbios na ATM. Nessa população, os sintomas mais frequentes são dor nos músculos mastigatórios e da ATM, restrição ou abertura assimétrica da boca e ruídos articulares (crepitação, estalos). Essas desordens podem ser causadas por trauma, problemas oclusais, influência ambiental e genética, além de condições psicológicas.[43] Diante disso, anamnese detalhada e inspeção por meio de palpação local e da musculatura associada podem somar ao diagnóstico e auxiliar na elaboração do plano de tratamento mais adequado. Casos severos de DTM devem ser encaminhados para área especializada, e posteriormente, com a melhora dos sintomas, inicia-se o tratamento ortodôntico.

Exame intrabucal

O exame clínico meticuloso da cavidade bucal é de fundamental importância para o reconhecimento das más oclusões, pois as informações coletadas impactarão diretamente no planejamento do tratamento. De forma didática, o tópico será dividido em avaliação geral da cavidade bucal e avaliação específica da oclusão.

Avaliação geral da cavidade bucal

Primordialmente, para início do tratamento ortodôntico o paciente deverá apresentar higiene bucal satisfatória, pois os aparelhos, principalmente fixos, dificultam a remoção de restos alimentares. Gengivites ou periodontites devem ser tratadas antes da instalação de qualquer aparelho ortodôntico para evitar piora do quadro clínico. Aqueles pacientes que apresentarem acúmulo de biofilme bacteriano devem ser orientados e cobrados regularmente sobre os cuidados com a higiene bucal.

Lesão de cárie deve ser removida assim que diagnosticada, e o dente, quando possível, imediatamente restaurado. Restaurações fraturadas ou deficientes também devem ser substituídas para evitar piora da condição dentária, que pode levar a interrupções que prejudicarão a evolução do tratamento ortodôntico.

Anomalias dentárias, como de número, tamanho e forma, devem ser anotadas e avaliadas individualmente. Em dentes com diâmetro reduzido ou conoides (Figura 2.17A), reanatomizações podem ser realizadas previamente ao tratamento ortodôntico, tendo como pré-requisito a presença de espaço suficiente para restabelecer o tamanho correto do dente. Macrodentes (Figura 2.17B e C), fusão e geminação apresentam prognóstico duvidoso ou até desfavorável e requerem abordagem interdisciplinar.

Anomalias de número, como *mesiodens*, extranumerário (anatomia semelhante) ou supranumerário (anatomia diferente), agenesias são visualizados no exame clínico e confirmados na radiografia panorâmica (Figura 2.18).[32] Os dentes excedentes podem ser extraídos após identificados (Figura 2.19). Cabe ressaltar que, antes da exodontia dos dentes extranumerários, dentes suplementares com

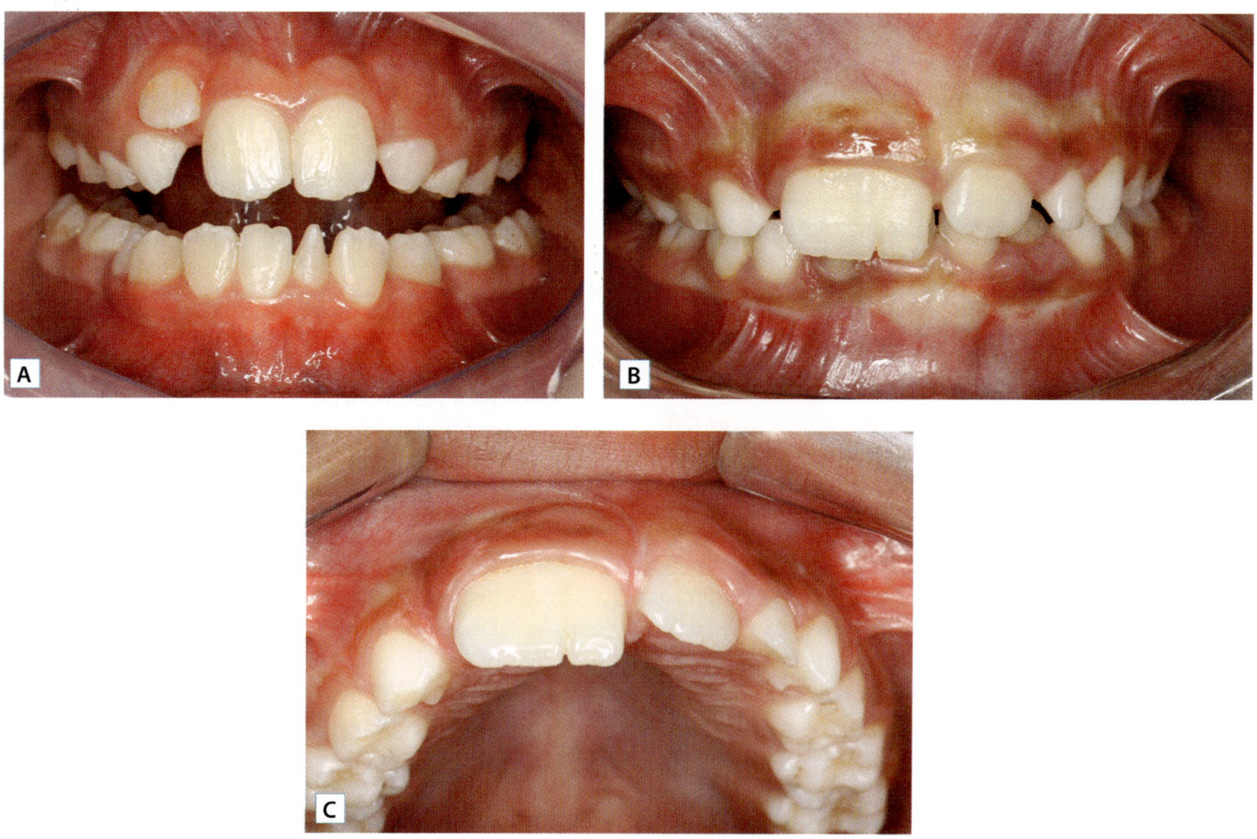

FIGURA 2.17 Anomalias de forma e tamanho apresentada pelos dentes. A: incisivo central inferior esquerdo conoide (dente 31). B e C: dente 11 com macrodontia vista frontal e oclusal, respectivamente.

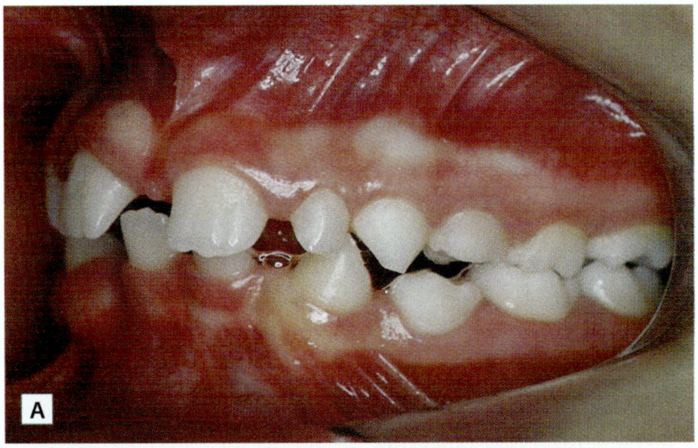

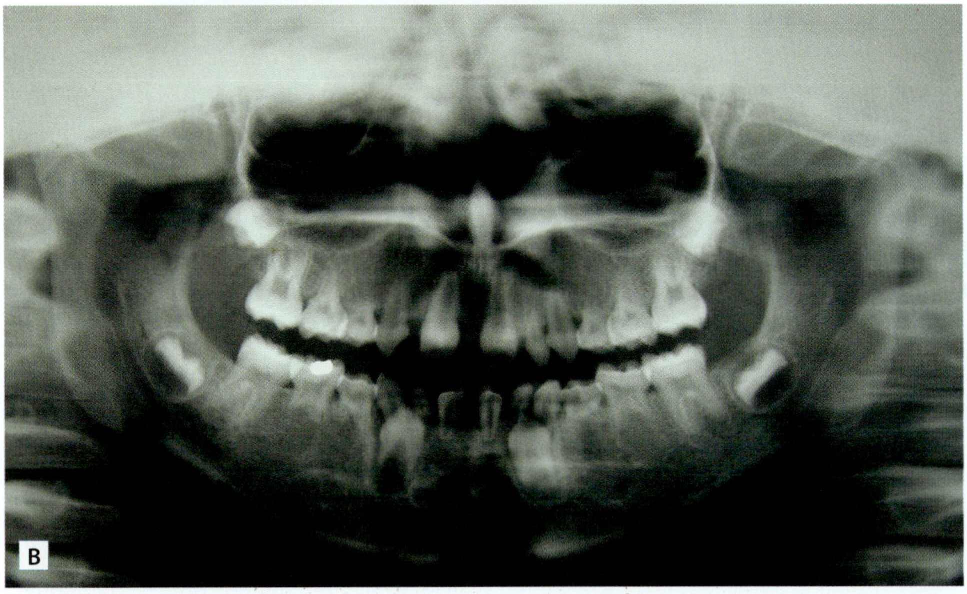

FIGURA 2.18 Anomalias de número em paciente na dentição mista. A: suspeita de agenesias no exame clínico intrabucal. B: confirmação da ausência congênita dos dentes 15, 14, 12, 22, 24, 25, 45, 44, 32, 42, 44 e 45 na radiografia panorâmica.

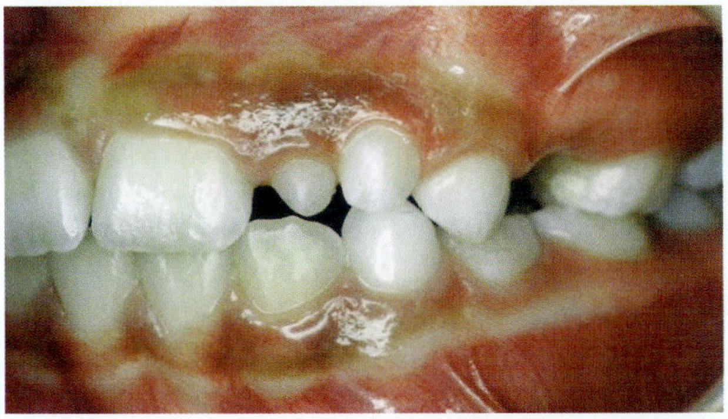

FIGURA 2.19 Presença de dente supranumerário (anatomia diferente) na região do incisivo lateral superior esquerdo.

anatomia semelhante ao dente natural, cuidadoso exame clínico e principalmente radiográfico deve ser realizado para avaliar o tamanho da raiz, a presença de patologias e o posicionamento no arco dentário. Dentes com maior comprimento da raiz, com ausência de patologias e melhor posicionamento no arco dentário, nessa ordem de prioridade, devem ser preservados. A TCFC é recurso adicional para auxiliar na escolha de qual dente será extraído. Em algumas situações clínicas, onde o dente extra ou supranumerário está incluso, é necessária a abertura de espaço para propiciar procedimento cirúrgico com maior segurança e com conforto ao paciente.

Os freios labiais e linguais também devem ser avaliados, pois quando alterados podem estar associados às más oclusões. Freios linguais inferiores situados na ponta da língua podem causar alteração na pronúncia de certos fonemas. Para avaliação da posição desse freio, pede-se ao paciente para levantar a língua e posicioná-la na borda incisal dos incisivos superiores. O freio labial inferior deve estar inserido a certa distância da margem gengival, de preferência no limite entre a gengiva livre e a gengiva inserida para evitar que o movimento do lábio provoque recessões gengivais. Freios labiais e linguais inferiores com alterações patológicas devem ser corrigidos assim que diagnosticados.

Consideração especial deve ser dada ao freio labial superior. Para o exame dessa estrutura, deve-se tracionar o lábio superior para cima e para a frente e verificar se o freio apresenta inserção palatina ou baixa. O freio labial superior apresenta-se espesso ou patológico quando, após tracionado, observa-se isquemia no tecido gengival entre as coroas dos incisivos centrais superiores por palatino. Essa alteração prejudica o contato entre esses dentes (Figura 2.20). Cirurgia para remoção do freio deve ser adiada para após o início da irrupção, estando os caninos superiores permanentes com metade da coroa aparente na cavidade bucal. Em muitas situações, mesmo com inserção patológica do freio labial superior, ocorre fechamento espontâneo do diastema entre os incisivos centrais sem a necessidade de intervenção cirúrgica. Quando a frenectomia for realmente necessária, primeiramente deve ser realizado o fechamento ortodôntico do diastema, e posteriormente se procede à realização do ato cirúrgico. O aparelho utilizado para fechamento do diastema deverá levar em consideração a presença ou ausência de paralelismo entre as raízes dos incisivos.

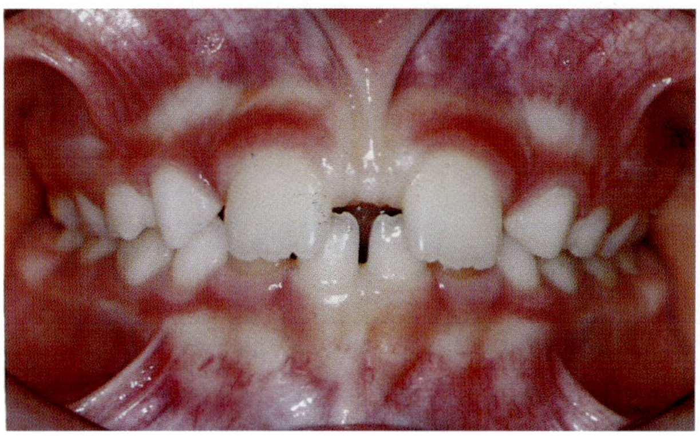

FIGURA 2.20 Freio labial superior espesso com inserção palatina. Notar a isquemia entre os incisivos centrais superiores quando o lábio é tracionado.

Avaliação da oclusão

Posicionamentos individuais dos dentes

A avaliação clínica da oclusão é o ponto mais importante do exame clínico. Deve-se avaliar o posicionamento individual dos dentes e os relacionamentos dentários no sentido transversal, vertical e anteroposterior. Cada má posição dentária deve ser anotada usando como parâmetro a classificação de Lischer,[33] que recomenda nomear a posição incorreta apresentada pelo dente acrescida do sufixo "versão". Se mais de um posicionamento individual estiver ocorrendo no mesmo dente, todos devem ser nominados (Figura 2.21).

Trespasse vertical

Avaliar se o paciente apresenta SM ou mordida aberta (MA) é importante para o diagnóstico das más oclusões na dentição mista. SM ou *overbite* se refere à quantidade de trespasse vertical do incisivo superior sobre o inferior. O valor de normalidade de SM sofre variações de acordo com o período de desenvolvimento dentário do paciente, alterando de topo a topo (borda incisal do incisivo superior ocluindo com a borda incisal do incisivo inferior) até SM profunda (borda incisal do incisivo superior cobrindo além do terço médio da coroa do incisivo inferior). Pode ser classificada em leve (Figura 2.22A), moderada (Figura 2.22B) ou profunda (Figura 2.22C), de acordo com o tamanho do trespasse vertical e quantificada em milímetros ou em porcentagem. Mede-se a SM por meio da projeção da borda incisal do incisivo superior sobre a superfície vestibular do incisivo inferior. Em seguida, mensura-se a distância (em milímetros) dessa projeção até a borda incisal do incisivo inferior. Registra-se sempre o dente com maior comprometimento. Pode ter origem dentária, muscular ou esquelética. Desvios da normalidade podem ser corrigidos na dentição mista ou na dentição permanente. A SM será discutida em detalhes no Capítulo 7.

A MA é a ausência de trespasse vertical entre os dentes do arco superior com o inferior. Pode-se manifestar na região posterior (Figura 2.23A) e anterior (Figura 2.23B), sendo esta última mais prevalente. A MA pode ser causada por fatores exclusivamente dentários ou esqueléticos. Para o diagnóstico diferencial entre os tipos de MA é necessária a análise cefalométrica do padrão esquelético no sentido vertical. De modo geral, a MA dentária é oriunda de hábitos bucais deletérios como interposição lingual e sucção de dedos ou chupeta. A MA esquelética acomete crianças com padrão de crescimento predominantemente vertical. Para quantificar a MA deve-se medir a distância entre o bordo incisal do incisivo superior em relação ao bordo incisal do incisivo inferior (em milímetros) ou na região posterior, a distância entre as pontas das cúspides dos dentes sem trespasse vertical. Pode apresentar diferentes graus de severidade, que estão correlacionados ao fator etiológico. O tratamento pode variar de abordagens mais conservadoras, como a simples remoção do hábito na dentição decídua, aparelhos interceptores na dentição mista precoce, passando pelo controle do crescimento vertical na dentição mista tardia. Em casos mais severos, no adolescente tardio e adulto, a abordagem pode requerer cirurgia ortognática. O tratamento dessa má oclusão será abordado amplamente no Capítulo 6.

Trespasse horizontal anterior e relação transversal entre os arcos dentários

A SS, ou trespasse horizontal, ou ainda *overjet,* pode indicar sinais clínicos de muitas más oclusões. Deve ser medida em milímetros da borda incisal do incisivo superior, localizado mais para labial até a superfície vestibular da coroa do incisivo inferior, localizado mais para lingual. O valor de normalidade varia de 1 a 3 mm. Pacientes com valores acima de 3 mm apresentam SS aumentada, valores abaixo

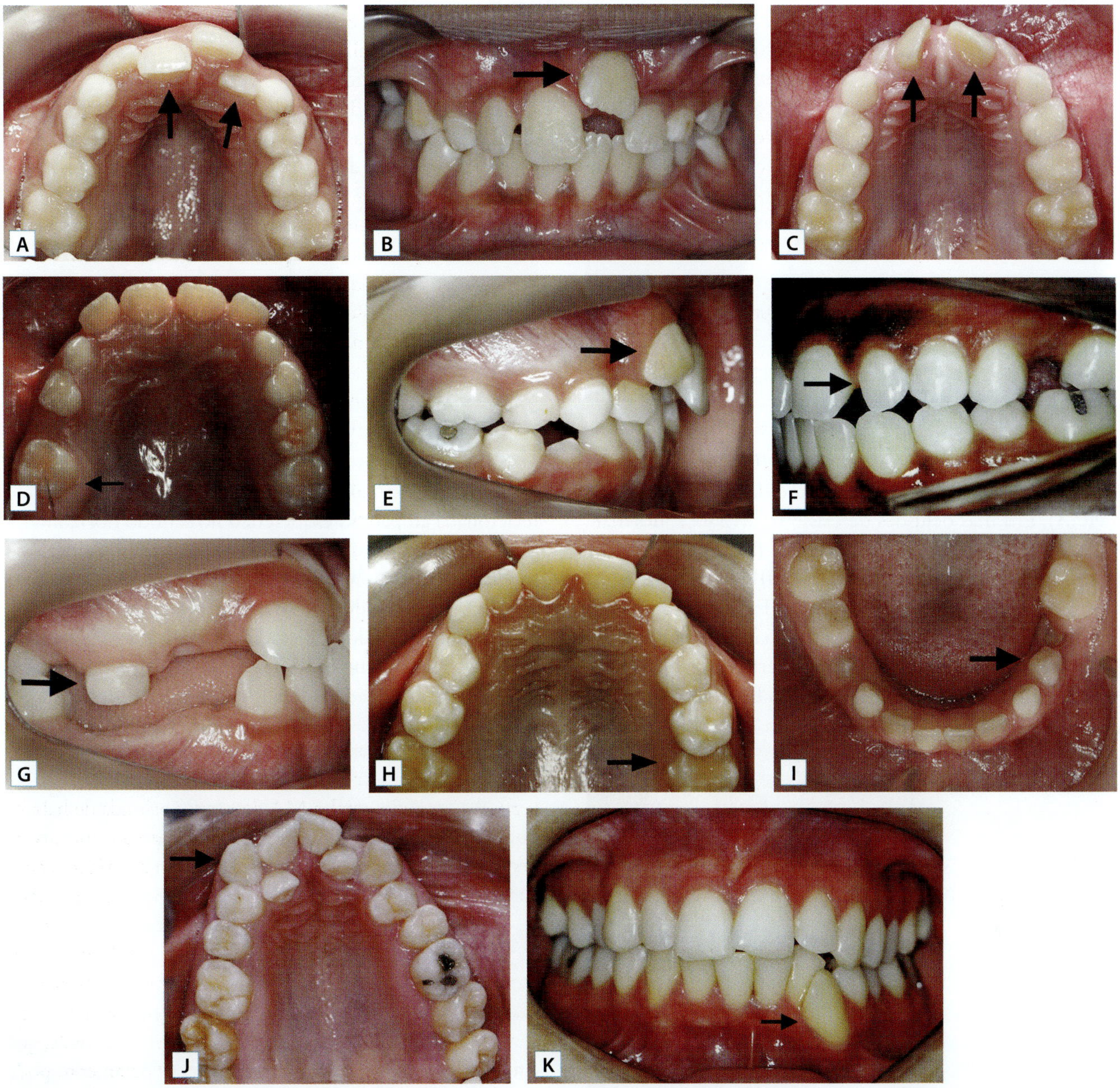

FIGURA 2.21 Posicionamentos individuais incorretos usando a classificação de Lischer. A: dentes 11 e 22 em linguoversão. B: dente 21 em infraversão. C: dentes 11 e 21 em giro ou torsiversão. D: dente 16 em mesioversão devido à perda precoce do dente 55. E: dente 11 em labioversão. F: dente 22 em axiversão (inclinação axial alterada) e também em distoversão. G: dente 54 em supraversão (extrusão) devido à perda do antagonista. H: dente 26 em perversão (desvio do trajeto eruptivo). I: dente 74 em distoversão. J: transposição entre os dentes 13 e 12. K: dente 33 com vários posicionamentos incorretos: infralabiomesioversão.

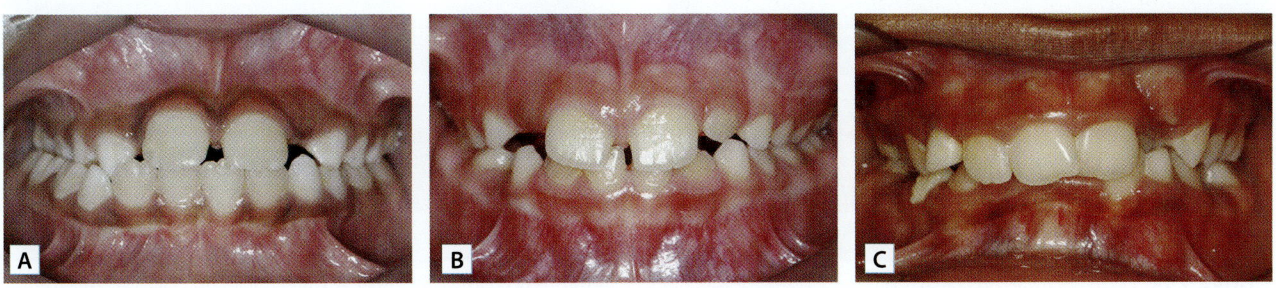

FIGURA 2.22 Classificações da sobremordida. A: leve. B: moderada. C: profunda.

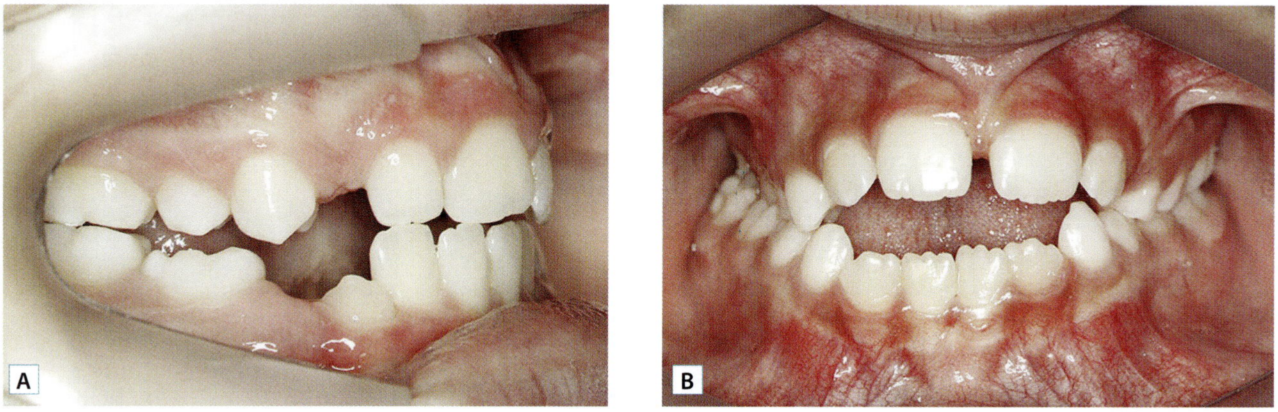

FIGURA 2.23 A: mordida aberta posterior. B: mordida aberta anterior.

de 1 mm representam SS diminuída (Figura 2.24A e B) e valores negativos configuram mordida cruzada anterior (MCA). Em más oclusões de classe II, divisão 1, normalmente são encontradas SS aumentadas (Figura 2.25A). Por outro lado, na má oclusão de classe III, SS negativas ou diminuídas são ocorrências comuns (Figura 2.25B). Para medir a SS clinicamente pede-se ao paciente para ocluir, apoia-se uma régua metálica na superfície vestibular do incisivo inferior posicionado mais para lingual e se verifica quantos milímetros estão presentes até a borda incisal do incisivo superior mais para vestibular. A SS está diretamente relacionada ao padrão esquelético no sentido horizontal, à posição anteroposterior e à inclinação axial dos incisivos superiores e inferiores. Incisivos superiores inclinados para labial e/ou protruídos, incisivos inferiores inclinados para lingual e/ou retruídos, ou ainda a combinação de ambas as situacoes, causam aumento da SS. Posicionamentos dentários contrários aos acima citados propiciam redução da SS.

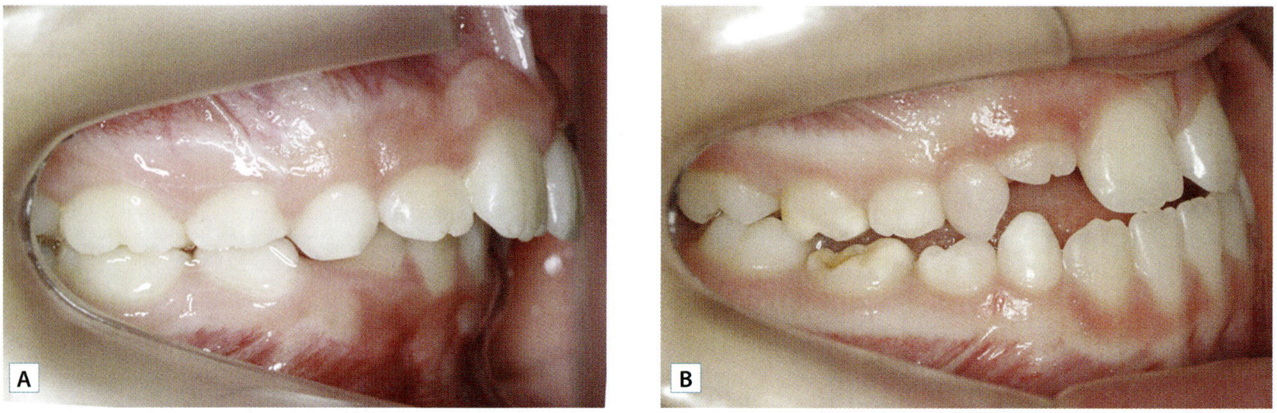

FIGURA 2.24 Variações da sobressaliência. A: aumentada. B: diminuída (topo a topo).

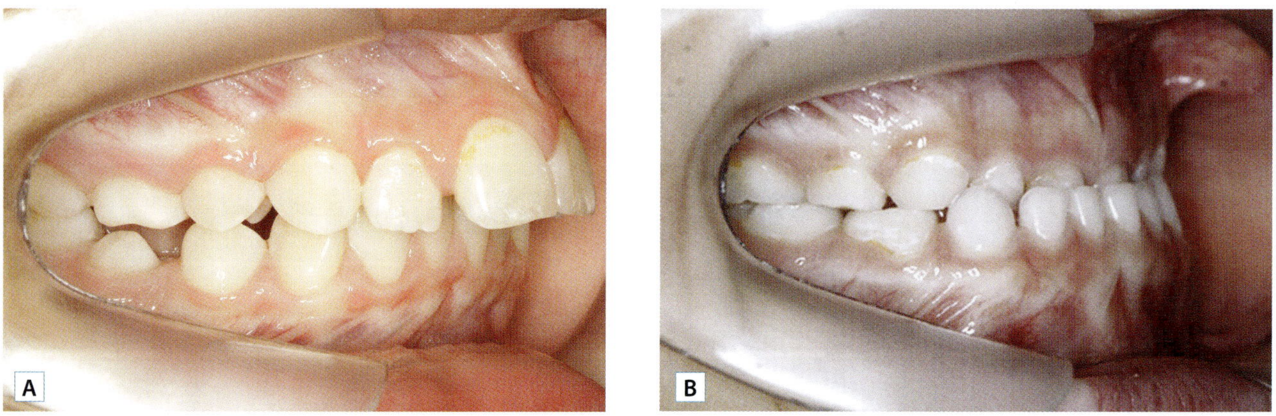

FIGURA 2.25 A: má oclusão de classe II, divisão 1, com sobressaliência aumentada (acima de 3 mm). B: má oclusão de classe III com mordida cruzada anterior (sobressaliência negativa).

Quanto às relações dos arcos no sentido transversal, o arco maxilar é mais largo que o mandibular em média 2 mm, estando os dentes posteriores superiores situados para vestibular em relação aos dentes posteriores inferiores. Quando há inversão desse posicionamento, ou seja, quando as cúspides linguais dos dentes posteriores superiores estão situadas para vestibular em relação às cúspides vestibulares dos dentes posteriores inferiores, está caracterizada MCP vestibular. No sentido inverso, quando os dentes posteriores superiores ocluírem para lingual em relação aos inferiores a MCP, é lingual (Figuras 2.26 e 5.1). Este último tipo de MCP é bem mais prevalente. A MCP pode ser dentária, funcional ou esquelética, e os tratamentos variam de acordo com sua classificação. Para diferenciá-las, a inspeção visual deve focar a profundidade do palato, inclinação vestibulolingual dos dentes posteriores superiores e inferiores, formato da maxila, relação entre as linhas medianas, presença de desvio funcional da mandíbula, assimetrias e distância intermolar superior. Em casos com displasia esquelética anteroposterior com MCP, a manipulação dos modelos de gesso ou virtuais deve ser realizada para o diagnóstico diferencial entre MCP relativa ou verdadeira. A MCP pode ser unilateral devido a desvio funcional da mandíbula, unilateral verdadeira e bilateral. Identificar os problemas transversais no exame clínico é o primeiro passo para o diagnóstico e para elaborar a hipótese de tratamento dessa má oclusão. O diagnóstico diferencial entre os tipos de MCP e o tratamento são abordados com detalhe no Capítulo 5.

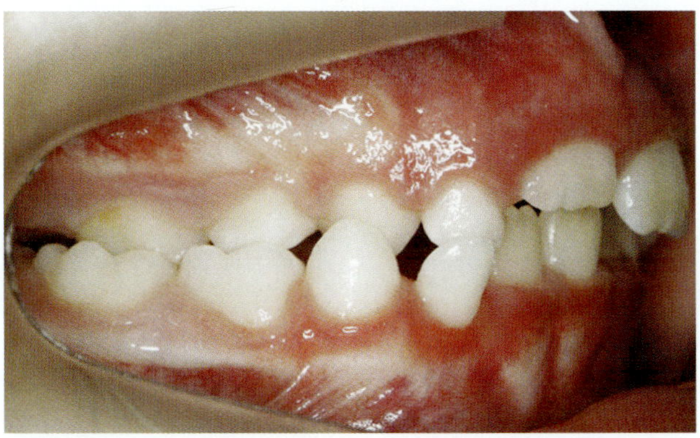

FIGURA 2.26 Mordida cruzada posterior do lado direito.

Avaliação anteroposterior de molares e caninos

O relacionamento anteroposterior entre os molares superiores e inferiores é avaliação obrigatória para o tratamento de qualquer má oclusão. Segundo Angle,[2] os pacientes podem apresentar três tipos de oclusão dos molares: classe I, quando a cúspide mesiovestibular do primeiro molar permanente superior oclui sobre sulco mesiovestibular do primeiro molar permanente inferior (Figura 2.27A); classe II, quando a mesma cúspide do molar superior está ocluindo mesialmente ao sulco do molar inferior (Figura 2.27B); e finalmente, na classe III, a oclusão da cúspide mesiovestibular do primeiro molar superior oclui distalmente ao sulco mesiovestibular do molar inferior (Figura 2.27C). Para visualização dessa relação molar, traciona-se a bochecha do paciente até ser possível visualizar a relação anteroposterior entre os molares. A classe II pode ser dividida em divisão 1 ou divisão 2, de acordo com a inclinação axial dos incisivos superiores (aumentada e diminuída, respectivamente). Ambas, classe II e classe III, podem apresentar subdivisão, quando a relação molar incorreta se manifestar apenas em um dos lados. Por exemplo, se no lado direito o molar estiver em classe I, e no lado esquerdo em classe III, a classificação correta será classe III, subdivisão esquerda. A mesma premissa vale para a má oclusão de classe II, acrescentando obviamente a divisão 1 ou 2 (Figura 2.28 A e B). Na ausência de um dos molares permanentes ou se o paciente apresentar classe II de um lado e classe III do outro, a classificação de Angle não deve ser aplicada. Ainda neste capítulo, a classificação das más oclusões será amplamente descrita.

Para evitar rigores excessivos na avaliação clínica da relação molar, pode ser realizada individualização na classificação proposta por Angle com o objetivo de aceitar variações no posicionamento dos molares. Considera-se classe I quando a cúspide mesiovestibular do primeiro molar permanente superior oclui entre os centros da cúspide mesiovestibular e distovestibular do primeiro molar permanente inferior (Figura 2.29A). A classe II será anotada quando o centro da cúspide mesiovestibular do primeiro molar permanente superior ocluir sobre ou mesialmente ao centro da cúspide mesiovestibular do primeiro molar permanente inferior (Figura 2.29B). E

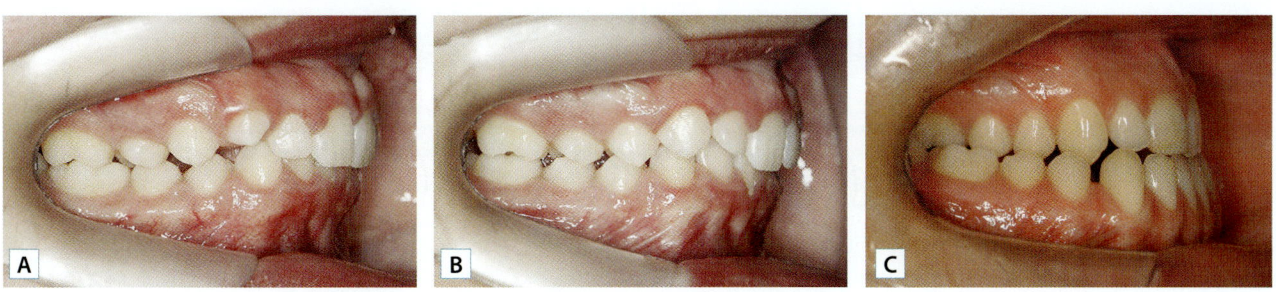

FIGURA 2.27 Relação dos primeiros molares permanentes segundo a classificação de Angle. A: classe I. B: classe II. C: classe III.

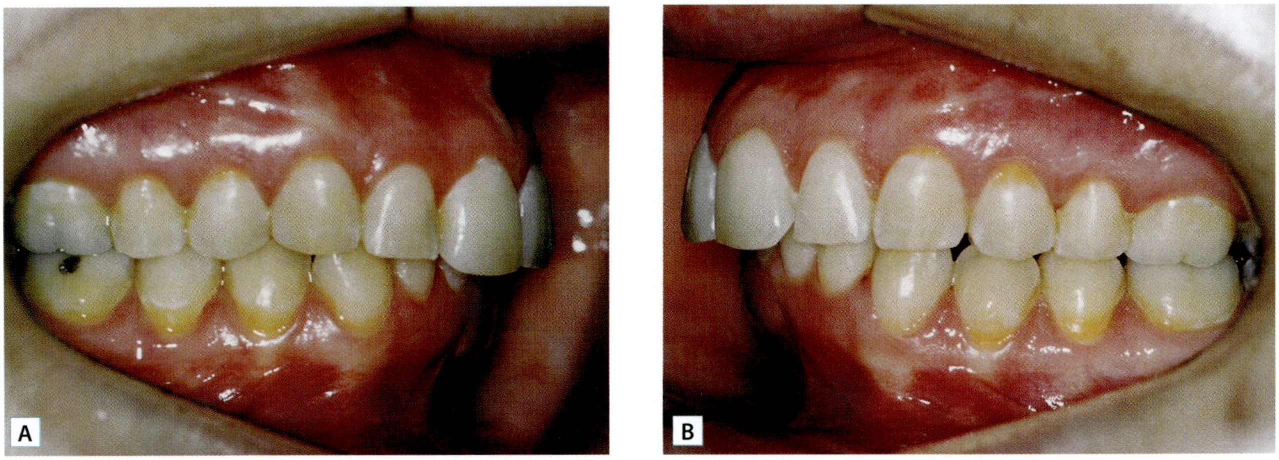

FIGURA 2.28 A: relação molar de classe I. B: relação molar de classe II. A classificação de Angle para este paciente é classe II, divisão 1, subdivisão esquerda. A divisão 1 se deve a inclinação axial aumentada dos incisivos superiores.

a classe III, quando o centro da cúspide mesiovestibular do primeiro molar permanente superior ocluir sobre ou distalmente ao centro da cúspide distovestibular do primeiro molar permanente inferior (Figura 2.29C).

A relação terminal dos segundos molares decíduos é um guia para a irrupção e para a oclusão dos primeiros molares permanentes. Essa relação pode ser em plano terminal reto, degrau mesial ou degrau distal.[57,58] Quando as superfícies distais desses molares estão no mesmo plano vertical, o paciente apresenta plano terminal reto (Figura 2.30A). Se os segundos molares decíduos não estiverem com as distais no mesmo plano vertical, o examinador deve se perguntar: qual parte do segundo molar decíduo inferior está sem contato oclusal com o segundo molar decíduo superior? Se a resposta for a mesial, a relação será degrau mesial (Figura 2.30B). Por outro lado, se

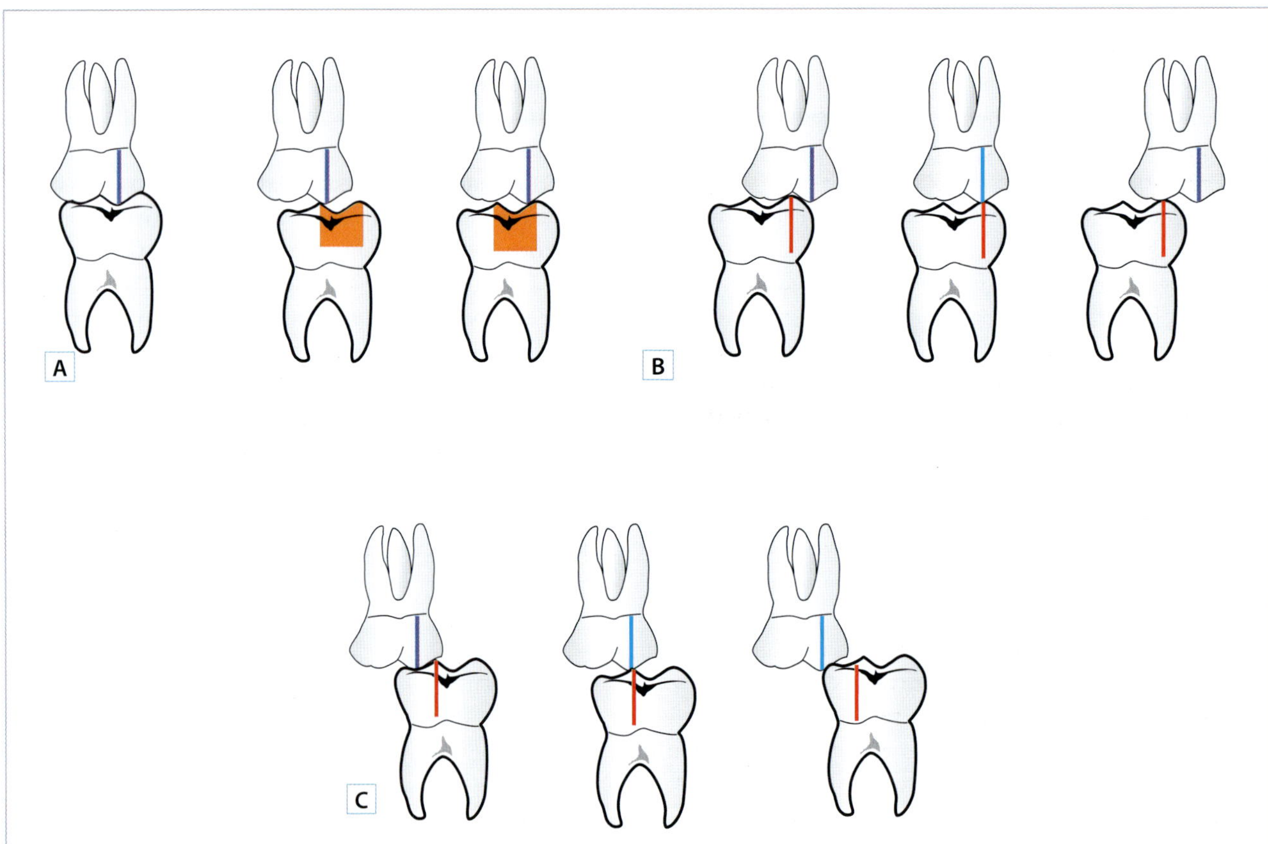

FIGURA 2.29 Adaptações na classificação de Angle com variações na severidade. A: classe I. A área laranja mostra a margem para considerar o paciente classe I. B: classe II. C: classe III.

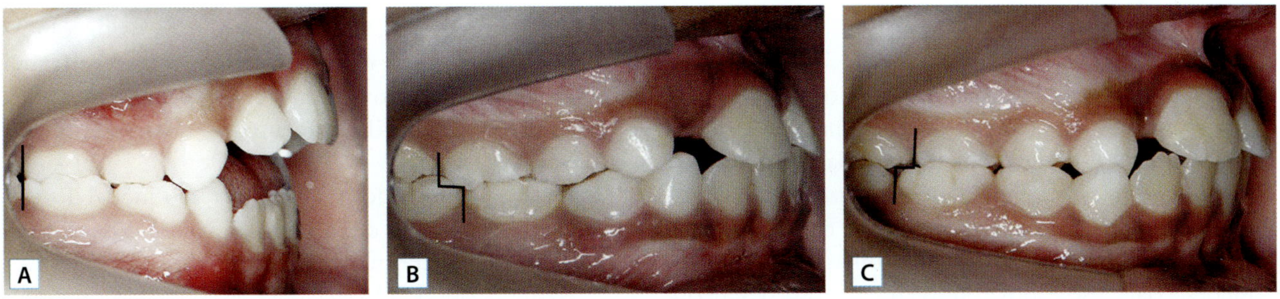

FIGURA 2.30 Relação terminal entre os segundos molares decíduos. A: plano terminal reto (sem degrau). B: degrau mesial. C: degrau distal.

for a distal, obviamente que configurará degrau distal (Figura 2.30C). Esse relacionamento deverá ser anotado para ambos os lados, individualmente.[39]

A oclusão dos caninos também pode ser classificada em classe I, II ou III tanto para decíduos quanto para permanentes. A posição ideal oclusal entre os caninos no sentido anteroposterior é com a ponta de cúspide do canino superior ocluindo entre o canino inferior e o primeiro molar decíduo ou primeiro pré-molar. Entretanto, a partir do ideal, aceitam-se variações. Considera-se classe I de caninos quando o canino superior oclui entre o centro da coroa do canino inferior e o centro da coroa do primeiro molar decíduo ou primeiro pré-molar. Classe II quando o canino superior oclui para mesial e classe III para distal desse intervalo.

Se o paciente apresentar dentição decídua, o arco dentário decíduo deve ser tipificado. Tipo I: com espaços generalizados; tipo II: sem espaços generalizados;[7] tipo misto: podendo apresentar tipo I no superior e tipo II no inferior, ou vice-versa.[55] O espaço primata nem sempre está presente no arco tipo I. Alguns arcos podem apresentar somente espaços primatas, enquanto outros, somente diastemas generalizados, ou ainda ambas as combinações.

Deve-se observar no exame clínico a sequência de irrupção dos dentes permanentes, perdas precoces de dentes decíduos ou permanentes, retenção prolongada de dentes decíduos, tanto na maxila quanto na mandíbula, para que se possa direcionar as condutas de supervisão, manutenção ou recuperação de espaço.

Cabe ressaltar que todas as informações visualizadas clinicamente devem ser inseridas em ficha individual do paciente para compor, juntamente com outras avaliações, o diagnóstico completo do caso. As observações clínicas devem ser também confrontadas com as fotografias extra e intrabucais, radiografias (cefalométrica e panorâmica) e modelos de gesso, resina ou virtuais do paciente. Entretanto, é importante lembrar a relevância da avaliação clínica e sua soberania em relação aos exames adicionais. Outros componentes do diagnóstico ortodôntico com a finalidade de identificar e entender as más oclusões serão discutidos a seguir.

Classificação das más oclusões

A classificação das más oclusões tem sido, tradicionalmente, uma ferramenta importante nos procedimentos de diagnóstico e planejamento do tratamento ortodôntico. Uma classificação ideal deve sintetizar os dados do diagnóstico e contribuir para o plano de tratamento. Portanto, os sistemas de classificação são processos de estudo dos casos de má oclusão com o propósito de separá-los em um número relativamente pequeno de grupos, caracterizados por determinadas variações específicas e fundamentais da oclusão normal dos dentes. Essas variações, por sua vez, exercem influência direta na determinação de um correto plano de tratamento.[39]

De todos os sistemas de classificação das más oclusões, um dos que têm sido utilizados até os dias atuais é a classificação de Angle,[3] publicada em 1899. Essa classificação se perpetua por ser relativamente simples, objetiva e prática, permitindo ao profissional ordenar, planificar e até vislumbrar o prognóstico de seus casos. Outros autores, observando as deficiências que a classificação de Angle apresentava, propuseram-se a melhorá-la, modificando-a ou criando novas classificações, com outras referências. Assim, surgiram outras classificações, como as de Lischer,[33] que ganhou notoriedade por apresentar, respectivamente, uma terminologia para as más posições dentárias individuais e ser bastante precisa. Em razão da importância de classificar as más oclusões como um facilitador dos dados de diagnóstico, serão descritos, especificamente, os sistemas de Angle e Lischer para a classificação das anomalias dentofaciais.

Conceitos básicos

Para diagnosticar e classificar corretamente as más oclusões, é necessário, inicialmente, conhecer o conceito de oclusão normal ou ideal, que deve estar bem sedimentado para que se forme uma base de raciocínio e, então, para que todas as variações do normal possam ser detectadas.[2]

Como definir oclusão normal?

A oclusão normal pode ser definida como um "complexo estrutural formado por dentes e maxilares, caracterizado por uma relação normal dos planos inclinados oclusais dos dentes, que se encontram situados individualmente e em conjunto, em harmonia com o crânio e ossos da face e, que apresentam corretos contatos proximais e posições axiais, associados com o crescimento, desenvolvimento, correlação e posição normal de todos os tecidos e estruturas circundantes".[54] A má oclusão é caracterizada por qualquer desvio da oclusão normal, sendo a condição mais comum na espécie humana.[54]

Em uma oclusão normal, em sua visão vestibular, alguns elementos devem estar presentes ao mesmo tempo e bilateralmente:

- Relação molar normal ou chave de oclusão: a chave de oclusão é a posição relativa dos primeiros molares, na qual a cúspide mesiovestibular do primeiro molar permanente superior oclui sobre o sulco entre as cúspides mesiovestibular e distovestibular do primeiro molar permanente inferior, com leve trespasse transversal dos dentes superiores em relação aos inferiores (Figura 2.31).
- Relação normal entre pré-molares: o plano inclinado mesial da cúspide vestibular do primeiro pré-molar superior está ocluindo no plano inclinado distal da cúspide vestibular do primeiro pré-molar inferior. O plano inclinado distal da cúspide vestibular do primeiro pré-molar superior está ocluindo no plano inclinado mesial da cúspide vestibular do segundo pré-molar inferior. O plano inclinado mesial da cúspide vestibular do segundo pré-molar superior está ocluindo no plano inclinado distal da cúspide vestibular do segundo pré-molar inferior. E, finalmente, o plano inclinado distal da cúspide vestibular do segundo pré-molar superior está ocluindo no plano inclinado mesial da cúspide mesiovestibular do primeiro molar inferior.
- Relação normal dos caninos: o vértice da cúspide do canino permanente superior oclui entre o canino permanente e o primeiro pré-molar inferior (Figura 2.31). A vertente mesial do canino superior oclui sobre a vertente distal do canino inferior, e a vertente distal do canino superior oclui sobre a vertente mesial da cúspide vestibular do primeiro pré-molar inferior (Figura 2.31).
- Relação normal dos incisivos: o terço incisal dos incisivos superiores oclui no terço incisal dos incisivos inferiores com o mínimo de trespasse vertical e horizontal, observado pela face vestibular. O incisivo central superior, sendo mais largo que o inferior, necessariamente se estende distalmente, ultrapassando horizontalmente até a metade o incisivo lateral inferior; o incisivo lateral superior oclui com a porção distal restante do incisivo lateral inferior e com a vertente mesial do canino inferior (Figura 2.31).

Como definir má oclusão?

Segundo Angle,[4] diagnosticar má oclusão, ou melhor, uma anormalidade, depende de uma referência básica: considerar o que é normal no crescimento e desenvolvimento da dentição. A partir do conhecimento da normalidade, pode-se classificar a variação do normal em diversos graus. Outro fator a ser considerado é a força que atua sobre o sistema estomatognático, que tanto contribui para a manutenção dos dentes em suas posições corretas e mantendo a harmonia entre o tamanho e relação dos arcos.

A oclusão é controlada pelo equilíbrio de um conjunto de forças. Uma simples alteração na ordem dessas forças pode ser suficiente para que a oclusão perca o equilíbrio funcional e os dentes modifiquem suas posições, criando uma condição na qual há desvio da relação normal. Esse desequilíbrio é chamado de má oclusão, denominada, quando os elementos dentários estão dispostos de maneira desarmônica, não somente no que diz respeito à relação com os dentes vizinhos e dentes antagonistas, mas também em suas relações sagital, vertical e transversal.[54]

Em 1972, Andrews[1] realizou um estudo, intitulado "As seis chaves da oclusão normal", com base em modelos ortodônticos de indivíduos com oclusão considerada normal. O autor reconheceu seis características comuns entre tais modelos:

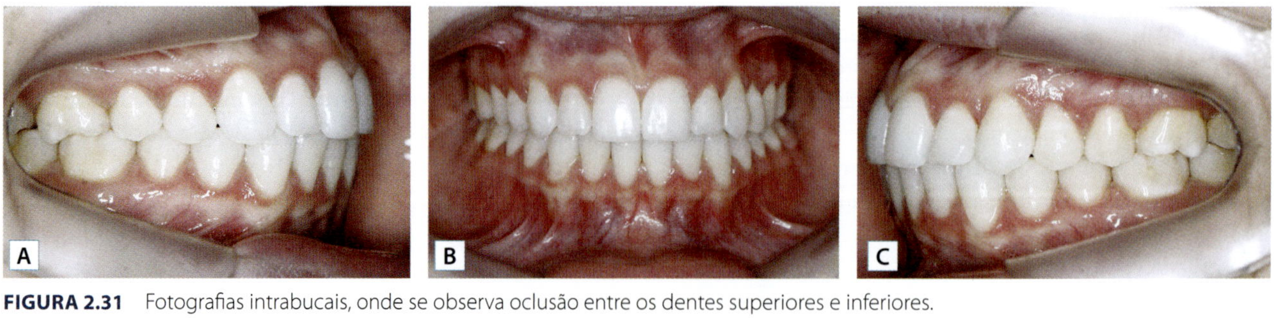

FIGURA 2.31 Fotografias intrabucais, onde se observa oclusão entre os dentes superiores e inferiores.

1. Relação dos molares: os primeiros molares permanentes superiores devem mostrar três pontos de contato evidentes com os dentes antagonistas: a superfície distal da crista marginal do primeiro molar permanente superior contacta e oclui com a superfície mesial da crista marginal mesial do segundo molar permanente inferior; a cúspide mesiovestibular do primeiro molar permanente superior oclui sobre o sulco existente entre a cúspide mesiovestibular e a distovestibular do primeiro molar inferior, e a cúspide mesiopalatina do primeiro molar permanente superior adapta-se à fossa central do primeiro molar permanente inferior.
2. Angulação das coroas: a porção cervical do longo eixo de cada coroa encontra-se distalmente à sua porção oclusal.
3. Inclinação das coroas: a porção cervical do longo eixo da coroa dos incisivos superiores encontra-se por lingual em relação à superfície incisal, aumentando a inclinação lingual progressivamente na região posterior.
4. Rotações: não deve haver rotações dentárias.
5. Contatos interproximais: não deve haver espaços interproximais entre os dentes.
6. Curva de Spee: deve apresentar-se plana ou suave.

O autor relatou que as chaves eram interdependentes de um sistema estrutural e que serviam como base para a avaliação dos pacientes ortodônticos, a falha de apenas uma dessas chaves indicaria má oclusão.

As más oclusões podem ser observadas nas dentições decídua, mista e permanente. Apresentam-se de várias formas em função dos múltiplos fatores que as determinam, sendo necessário agrupá-las com a finalidade de facilitar sua compreensão, auxiliar no diagnóstico e no plano de tratamento. Muitas tentativas têm sido realizadas com o objetivo de produzir uma classificação que represente de forma lógica, simples e completa as distintas más oclusões.[39,57,58] Na realidade existem vários sistemas de classificação, em sua maioria incompletos, pouco claros e confusos.

O que é um sistema de classificação?

Segundo Strang,[54] a classificação é um processo de análise de casos de más oclusões com o propósito de separá-los em um pequeno número de grupos, caracterizados por variações específicas e fundamentais da oclusão normal. Essas variações se tornam fundamentais na determinação do correto plano de tratamento. Os objetivos da classificação são:

1. Reunir grande número de casos de más posições dentárias em quantidade relativamente pequena de grupos, que contêm somente casos caracterizados por um ou vários fatores comuns e de significado fundamental.
2. Simplificar os problemas de tratamento, agrupando casos que requerem o mesmo plano geral de movimentação de dentes para estabelecer a oclusão normal.
3. Indicar claramente os procedimentos mais adequados para o tratamento.
4. Facilitar conclusões precisas no que diz respeito à etiologia, prognóstico, contenção e prevenção das más oclusões.

Quais as vantagens e desvantagens dos sistemas de classificação?

As principais vantagens de classificar as más oclusões são a maior rapidez na identificação dos aspectos clínicos para facilitar a comunicação entre profissionais, e para que o próprio ortodontista possa refletir sobre os possíveis fatores etiológicos causadores do problema. Outra vantagem se refere à possibilidade de comparar os casos clínicos com aspectos semelhantes, agrupados em uma mesma classe ou distinguí-los, em classes diferentes.[39,24]

Os sistemas de classificação têm limitações, e a principal delas reside no fato de que, na elaboração da abordagem terapêutica, a classe de oclusão deve desempenhar um papel bastante restrito. As más oclusões classificadas em grupo ainda podem apresentar etiologias diferentes, devendo o profissional atento realizar detalhado exame clínico, fotográfico e radiográfico, até a definição do plano de tratamento.[24]

Quando classificar a má oclusão?

Um dos erros mais comuns é tentar classificar o caso precipitadamente. É importante consumir algum tempo para categorizá-lo. O mais recomendável é descrever inicialmente os desvios presentes, de maneira precisa e completa. Se ao final do exame o caso se encaixar em um grupo específico, poderá então ser classificado. Se não se adaptar facilmente a qualquer dos agrupamentos clássicos, isso não deve ser motivo para preocupação. Em nenhuma circunstância se deve classificar um caso sem que ocorra coincidência de características, pois o ajuste raramente é perfeito. A classificação imediata pode prejudicar a decisão final. Dessa forma, deve-se estudar detalhadamente a má oclusão, descrevê-la de forma completa e, se possível classificá-la.[39]

Quais os tipos de classificação das más oclusões?

De maneira geral, os sistemas de classificação de más oclusões se dividem em dois grupos:

- Classificações oclusionistas: focam as variações da própria oclusão, sendo a de Angle[2] e a de Lischer[33] (escolas americanas) as mais conhecidas mundialmente.
- Classificações craniodentárias: baseadas em pontos e planos craniofaciais que fixam a posição dos dentes, estabelecendo as anomalias nos três planos do espaço. Nesse aspecto, a de Simon (escola alemã), a de Izard (escola francesa) e a de Carrea (escola argentina) se destacam.

Indiscutivelmente, as classificações craniodentárias são muito mais completas, visto que são tridimensionais e relacionam a oclusão ao complexo craniofacial. Entretanto, são bastante complexas, possuem terminologia confusa e de difícil comunicação, o que as torna restritas a um pequeno número de profissionais.

A classificação de Angle (oclusionista) não considera as discrepâncias nos planos vertical e lateral, embora a relação anteroposterior dos dentes possa ser a relação mais importante. Esse sistema de classificação, às vezes leva o inexperiente a ignorar problemas como SM, MA e estreitamentos transversais dos arcos. Embora incompleta, por sua simplicidade é bastante útil para agrupar um grande número de informações, sendo prática e muito usada, por isso será descrita detalhadamente a seguir.

Classificação de Angle

Foi a primeira e mais importante classificação ortodôntica das más oclusões.[2] Ordenou as más oclusões em classe I, classe II e classe III. O autor pressupôs que o primeiro molar permanente superior ocupava posição estável no esqueleto craniofacial, e que as desarmonias decorriam de alterações anteroposteriores na arcada inferior.[24,44] O sistema de Angle representou grande avanço, não apenas por fornecer uma forma qualificada de classificar as más oclusões, mas também porque pela primeira vez foi dada a definição simples de oclusão normal e, assim, uma forma de distingui-la da má oclusão.[44]

Tem-se afirmado que a introdução do sistema de Angle para a classificação das más oclusões foi o passo mais importante para converter os conceitos clínicos desorganizados da ciência da ortodontia.[39] Angle,[2] em um estudo de mil casos de má oclusão dentária, apresentou sua classificação, e, ainda que tenha sido criticada desde então, por vários autores, permanece em uso até os dias atuais. Sem dúvida, presume-se que ainda permanecerá por muito tempo, pois está ancorada sobre os princípios básicos da oclusão normal e, ainda, apesar de simples, pode ser considerada útil. Essa classificação baseia-se na relação dos dentes, arcos e maxilares e toma como ponto de partida a relação mesiodistal dos primeiros molares permanentes.

A classificação de Angle baseia-se nas relações anteroposteriores dos primeiros molares permanentes, relação que o autor denominou "a chave da oclusão". Essa relação apresenta-se normal quando o centro da cúspide mesiovestibular do primeiro molar permanente superior oclui sobre o sulco mesiovestibular do primeiro molar permanente inferior (Figura 2.32).

Quais os princípios da classificação de Angle?

Para estruturar sua classificação, Angle se baseou em alguns princípios, que estão relacionados a seguir:[24,39,44]

1. As irregularidades mais indicativas dos dentes se dão no sentido anteroposterior (98% das irregularidades).
2. A implantação dos primeiros molares superiores é normal e imutável, e essa posição será utilizada como ponto de referência, sendo os molares inferiores e a mandíbula elementos suscetíveis à mudança de posição. Cabe ressaltar que as investigações cefalométricas subsequentes não confirmaram a posição imutável do primeiro molar permanente superior.

Ao seguir esses princípios, Angle,[4] na 7ª edição de seu livro *Malocclusion of the teeth*, publicou modificação de

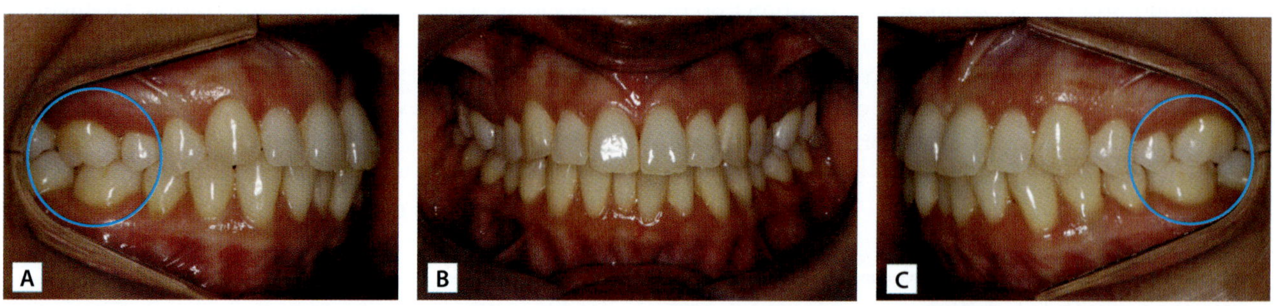

FIGURA 2.32 Primeiros molares permanentes em chave de oclusão de Angle bilateralmente (círculos em azul).

sua classificação apresentada em 1899, na qual dividiu as anomalias dentárias em três grandes classes bem definidas: classe I, classe II e classe III (Figura 2.33). Empregou os números arábicos 1 e 2 para representar as divisões, próprias da má oclusão de classe II. E, em casos de alteração unilateral, chamou-as de subdivisão (Fluxograma 2.1).[39,49]

Classe I

As más oclusões de classe I caracterizam-se pela relação normal (mesiodistal) dos arcos dentários e pela chave de oclusão dos molares (cúspide mesiovestibular do molar superior ocluindo no sulco mesiovestibular do molar inferior), embora um ou mais dentes anteriores possam estar em oclusão lingual ou vestibular. A má oclusão de classe I está restrita a más posições dentárias, e geralmente a função muscular é normal. Assim, é comum na região anterior a presença de apinhamentos, MA ou SM profunda. As más oclusões de classe I ocorrem em cerca de 60 a 70% dos casos (Figuras 2.34 e 2.35).

Classe II

Nesse grupo, a arcada dentária inferior se encontra em relação distal à arcada dentária superior, situação que se manifesta pela incorreta relação dos primeiros molares permanentes, produzindo desarmonia marcante na região de incisivos e na estética facial. O primeiro molar superior permanente oclui com sua cúspide mesiovestibular entre o primeiro molar inferior permanente e o segundo pré-molar inferior. Sua característica determinante é que o sulco vestibular do primeiro molar permanente inferior encontra-se em posição distal em relação à cúspide mesiovestibular do primeiro molar permanente superior, sendo por isso também denominada distoclusão. A intercuspidação dos demais dentes reflete essa relação anteroposterior. São os casos de má oclusão em que o corpo da mandíbula e correspondente arcada dentária estão em relação distal com a estrutura craniana.[24,39,57,58]

Encontram-se nessa categoria 25 a 27% dos casos.[39] Essa distoclusão pode originar-se de displasia esquelética, sendo resultado de retrognatismo mandibular, prognatismo maxilar ou a combinação de ambas as alterações. A etiologia exata dessa discrepância maxilomandibular só pode ser avaliada por meio da análise cefalométrica em norma lateral e/ou em TCFC.

De acordo com a posição assumida pelos incisivos superiores, Angle[3] dividiu a classe II em duas divisões, representadas pelos números arábicos 1 e 2: classe II, divisão 1, e classe II, divisão 2, e em cada uma delas pode ocorrer subdivisão (esquerda ou direita). Os casos de subdivisão se caracterizam pela oclusão distal dos molares de forma unilateral.[24,38,39,57,58]

- **Classe II, divisão 1:** oclusão molar distal bilateral e inclinação axial aumentada dos incisivos superiores. Nesse tipo de má oclusão é comum encontrarmos SM profunda, SS acentuada, arcada superior hipoplásica no sentido transversal assemelhando-se a um "V". Geralmente essa má oclusão está associada à função muscular anormal. Com a presença de SS acentuada, o lábio inferior repousa encostado à face palatina dos incisivos superiores, agravando e mantendo a desarmonia dentária. Pode ser acompanhada, ainda, de alguma forma de obstrução nasal e RB ou presença de hábitos de sucção de dedo ou interposição de língua. A maior parte das características está relacionada à displasia esquelética (Figuras 2.36 e 2.37).

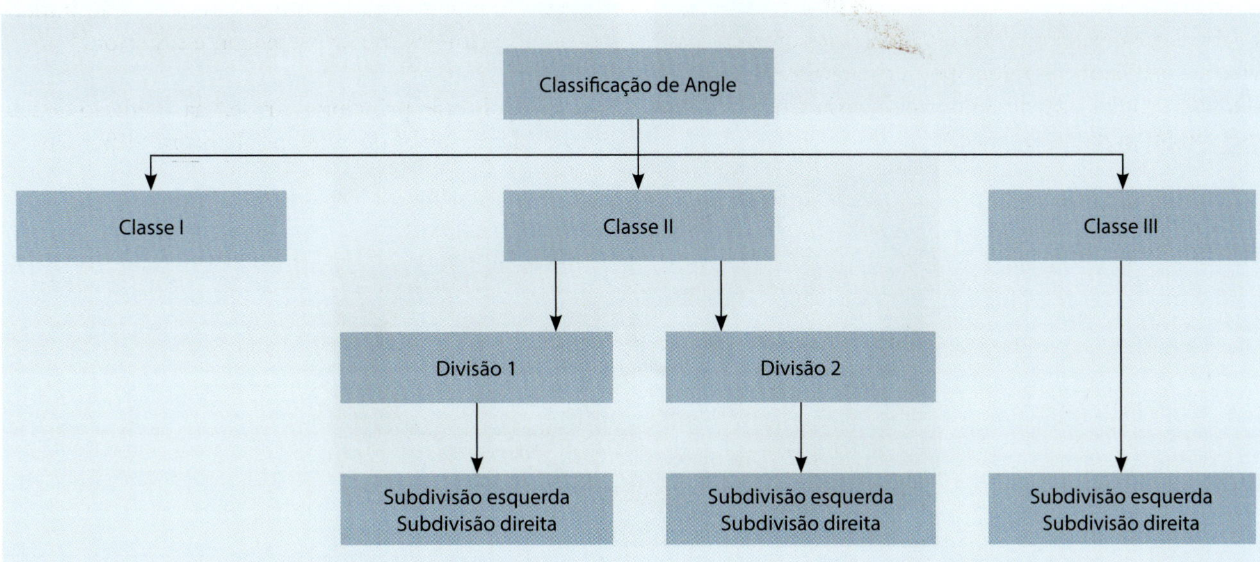

FLUXOGRAMA 2.1 Divisão das classes de má oclusão proposta por Angle.

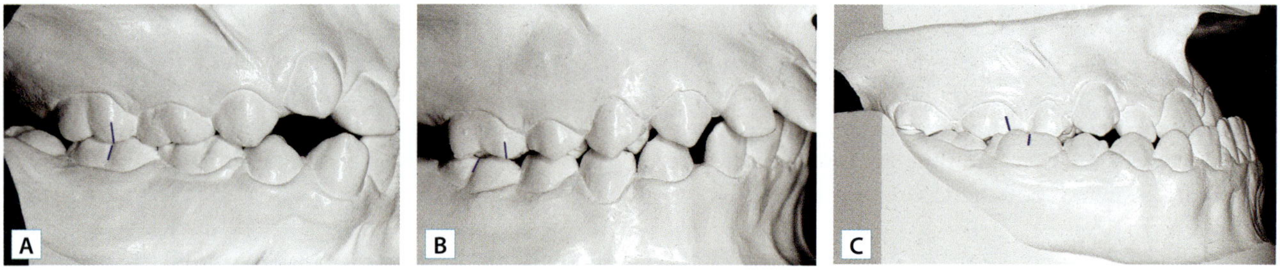

FIGURA 2.33 A. Relação molar de classe I com o sulco mesiovestibular do primeiro molar inferior permanente ocluindo com a cúspide mesiovestibular do primeiro molar superior permanente. B: Relação molar de classe II com o sulco mesiovestibular do primeiro molar inferior permanente ocluindo distalmente à cúspide mesiovestibular do primeiro molar superior permanente. C: relação molar de classe III com o sulco mesiovestibular do primeiro molar inferior permanente ocluindo mesialmente à cúspide mesiovestibular do primeiro molar superior permanente.

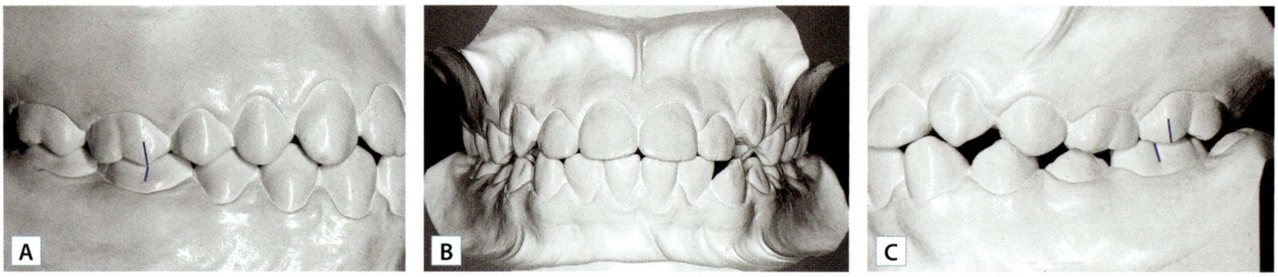

FIGURA 2.34 Má oclusão classe I com a cúspide mesiovestibular do primeiro molar superior permanente ocluindo no sulco mesiovestibular do primeiro molar inferior permanente.

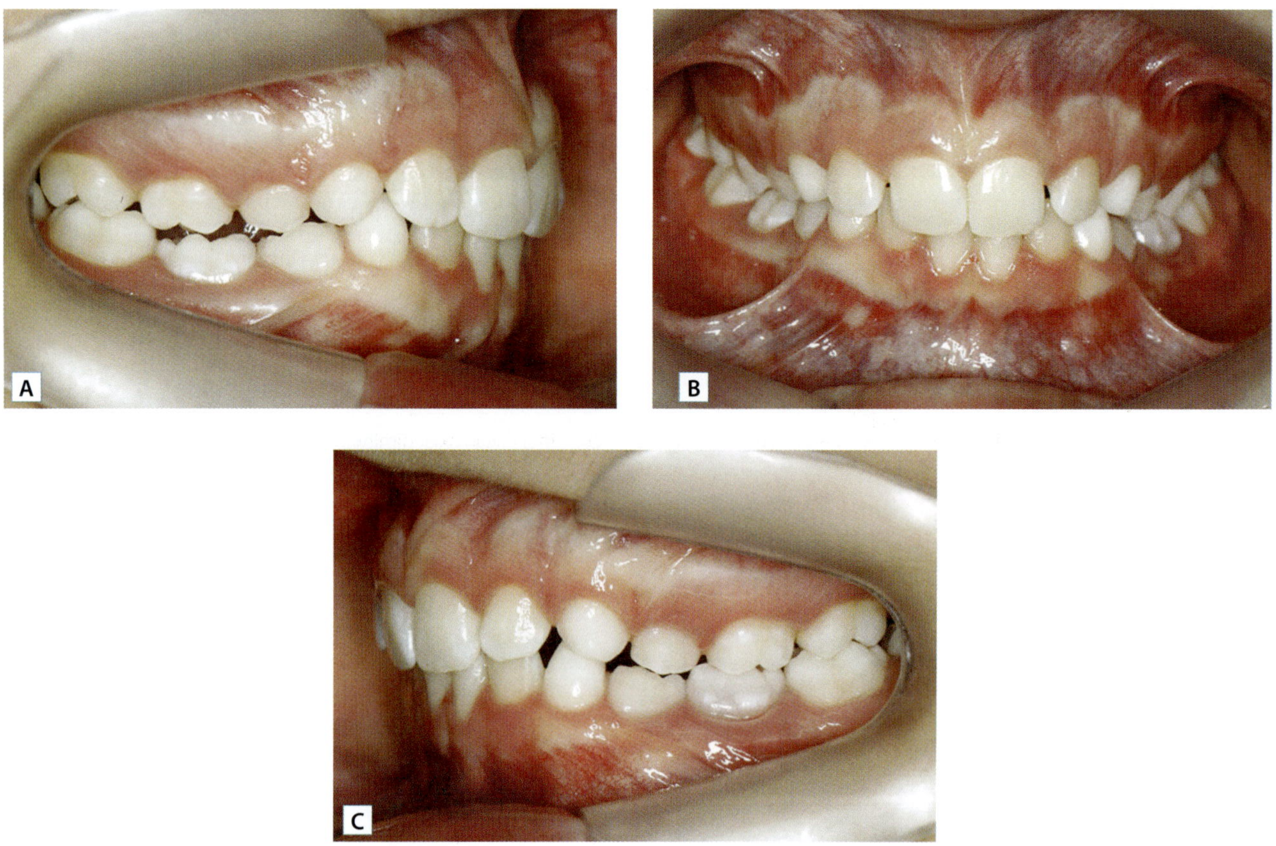

FIGURA 2.35 Fotografias intrabucais exemplificando a má oclusão de classe I de Angle. A chave de oclusão molar é a relação presente tanto na oclusão normal como na má oclusão de classe I, entretanto a oclusão apresenta outros problemas ortodônticos.

- **Classe II, divisão 2:** oclusão molar distal bilateral, e incisivos centrais superiores com inclinação axial diminuída. Os incisivos laterais podem apresentar-se inclinados para labial, mesial ou bem posicionados. Frequentemente se nota, além de SM profunda, algum apinhamento nos dentes anterossuperiores (Figuras 2.38 e 2.39).

Subdivisão

A classe II, além de poder apresentar as divisões 1 e 2, pode ainda apresentar subdivisão. Nos casos em que a distoclusão ocorre apenas em um dos lados da arcada dentária, esta má oclusão é categorizada como subdivisão direita ou esquerda, conforme o lado em que se manifesta (Figuras 2.40, 2.41, 2.42 e 2.43).[39,57,58]

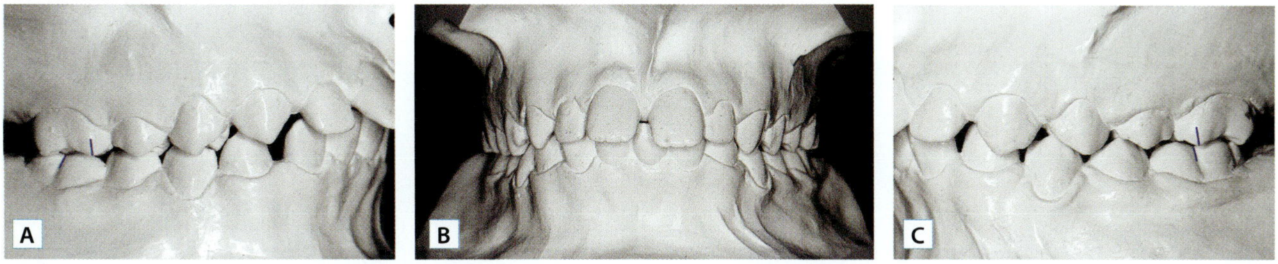

FIGURA 2.36 Má oclusão de classe II, divisão 1, nota-se a inclinação axial aumentada dos incisivos superiores.

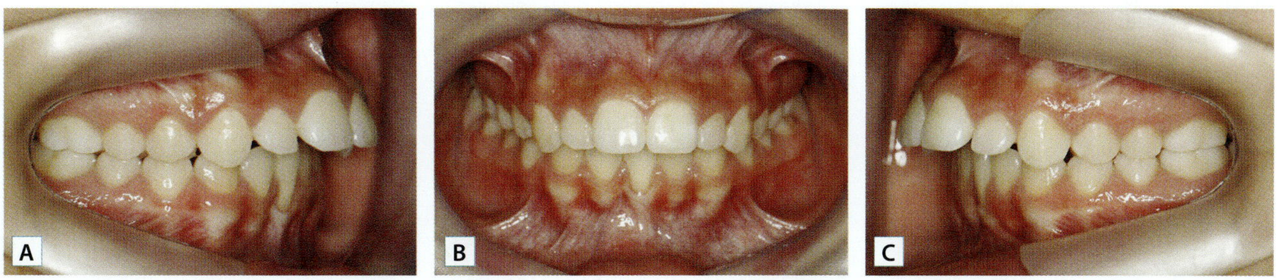

FIGURA 2.37 Fotografias intrabucais ilustrando má oclusão de classe II e evidente inclinação axial aumentada dos incisivos superiores (classe II, divisão 1).

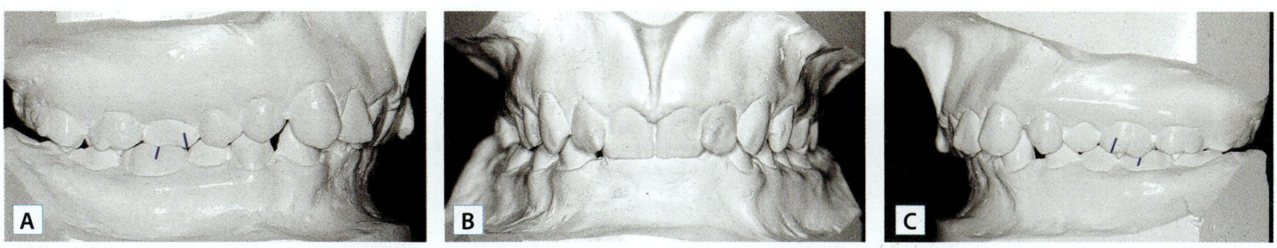

FIGURA 2.38 Classe II, divisão 2, nota-se os incisivos centrais superiores com inclinação axial diminuída.

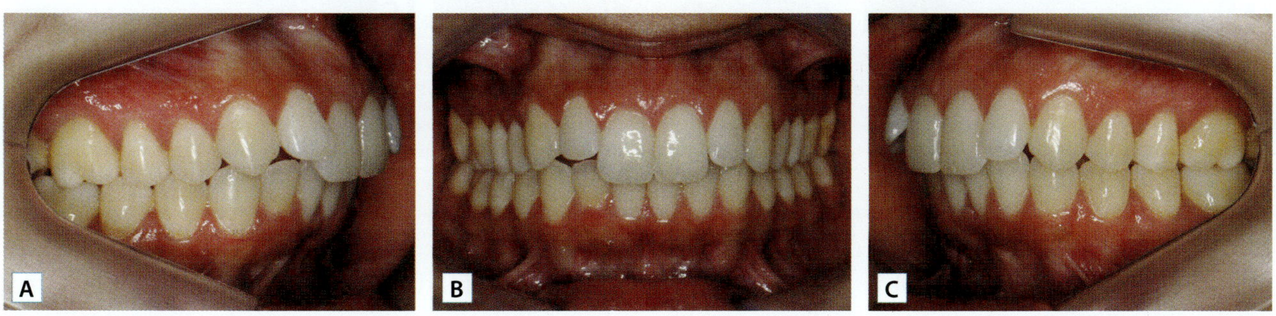

FIGURA 2.39 Classe II dos molares bilateralmente e incisivos centrais superiores com inclinação axial diminuída. É possível notar os incisivos laterais com inclinação axial aumentada (classe II, divisão 2).

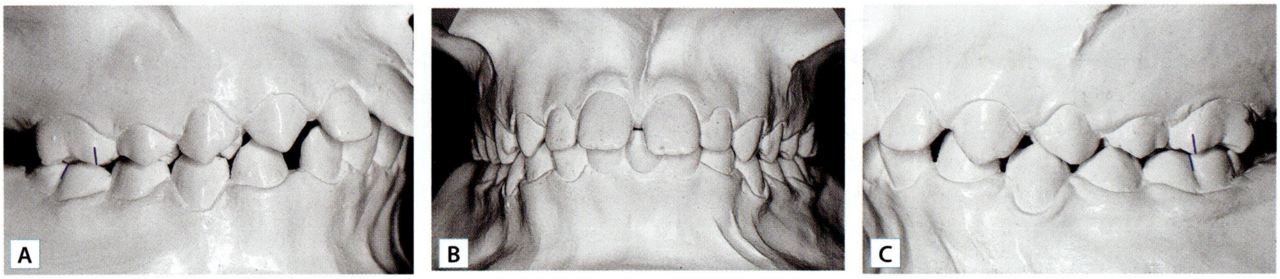

FIGURA 2.40 Má oclusão classe II, divisão 1, subdivisão direita.

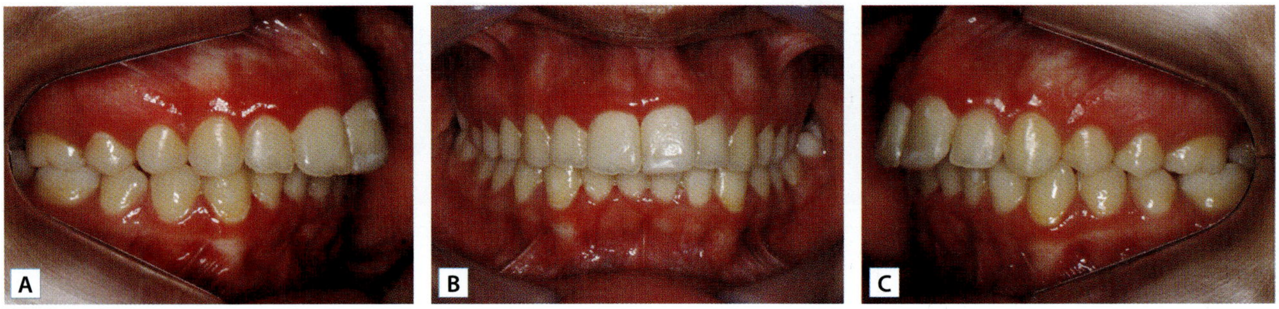

FIGURA 2.41 Má oclusão de classe II, divisão 1, subdivisão esquerda, pois o lado esquerdo está em relação molar de classe II e o lado direito em relação molar de classe I. A divisão 1 se caracteriza pela inclinação axial aumentada dos incisivos superiores.

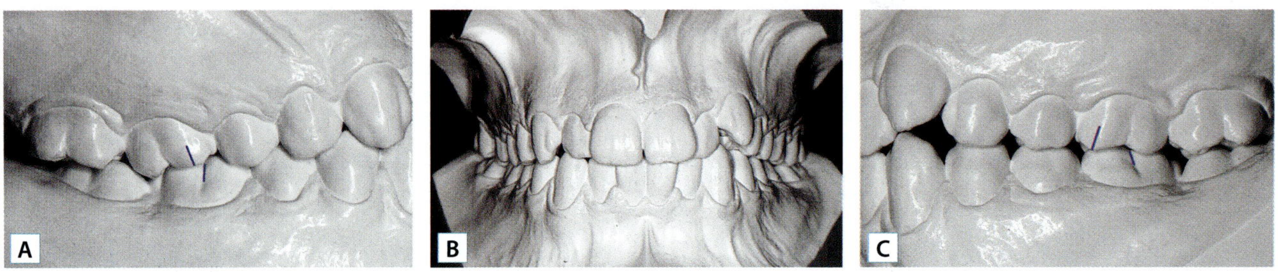

FIGURA 2.42 Má oclusão classe II, divisão 2, subdivisão esquerda.

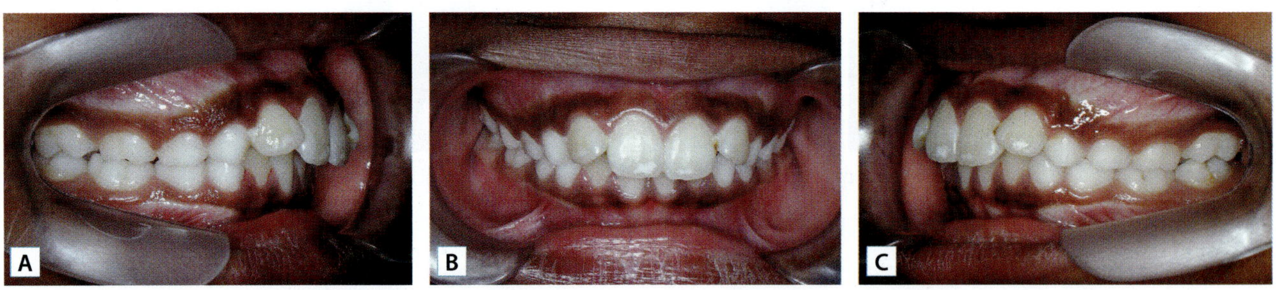

FIGURA 2.43 Má oclusão classe II, divisão 2, subdivisão direita, pois o lado direito está em relação molar de classe II e o lado esquerdo em relação molar de classe I. A divisão 2 se caracteriza pela inclinação axial diminuída dos incisivos superiores.

Classe III

Definem-se como portadores da classe III aqueles pacientes que apresentam relação mesial dos primeiros molares permanentes inferiores em relação aos primeiros molares permanentes superiores, ou seja, o sulco mesiovestibular do primeiro molar permanente inferior está situado mesialmente à ponta da cúspide mesiovestibular do primeiro molar permanente superior (Figuras 2.44 e 2.45). Essa classe de má oclusão também apresenta relação mesial da mandíbula em relação à maxila, com o corpo da mandíbula e o correspondente arco dentário em relação mesial à estrutura craniana.[39,54] A intercuspidação dos demais dentes reflete essa má relação anteroposterior. Geralmente ocorre inclinação

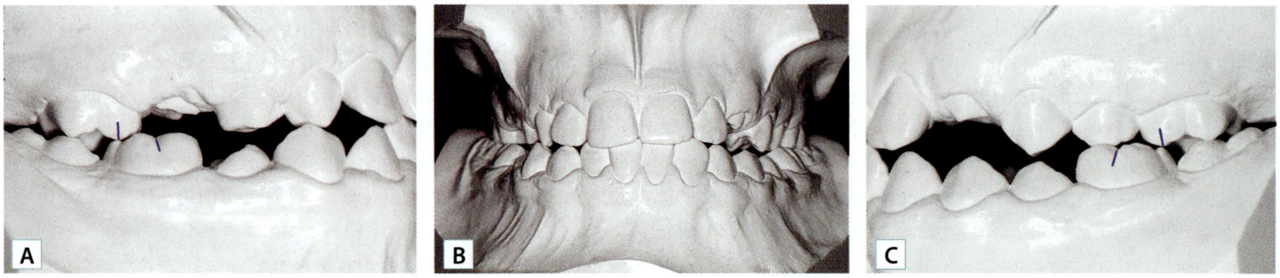

FIGURA 2.44 Má oclusão classe III.

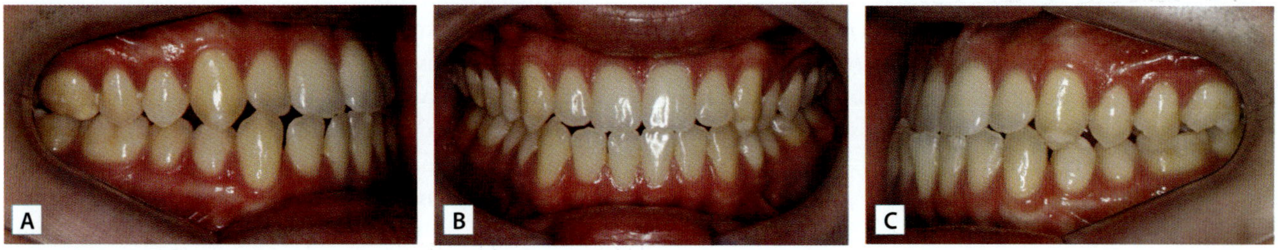

FIGURA 2.45 Má oclusão classe III.

lingual dos incisivos inferiores e caninos, que se torna mais inclinados para lingual com o aumento da idade devido à pressão do lábio inferior em um esforço para fechar a boca. Os incisivos podem ou não se apresentar em mordida cruzada, com as faces vestibulares dos incisivos superiores contatando com as faces linguais dos incisivos inferiores. O perfil ósseo e o tegumentar normalmente são côncavos.[39,57,58]

Na má oclusão de classe III não há divisão, porém ela pode apresentar subdivisão direita ou esquerda, conforme o lado em que a mesioclusão esteja presente (Figuras 2.46 e 2.47).

Considerações sobre a classificação de Angle

A classificação de Angle, apresentada no início do século passado e amplamente difundida, é um ponto de partida interessante para auxiliar no diagnóstico, pois apresenta algumas características vantajosas para sua utilização:

1. Simples: é uma classificação fácil, apresenta apenas três classes.
2. Prática e confiável: permite fácil comunicação e é precisa.

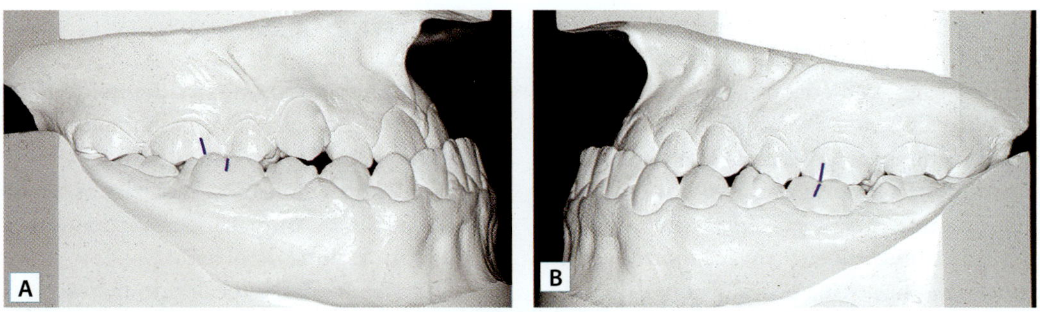

FIGURA 2.46 Má oclusão classe III, subdivisão direita.

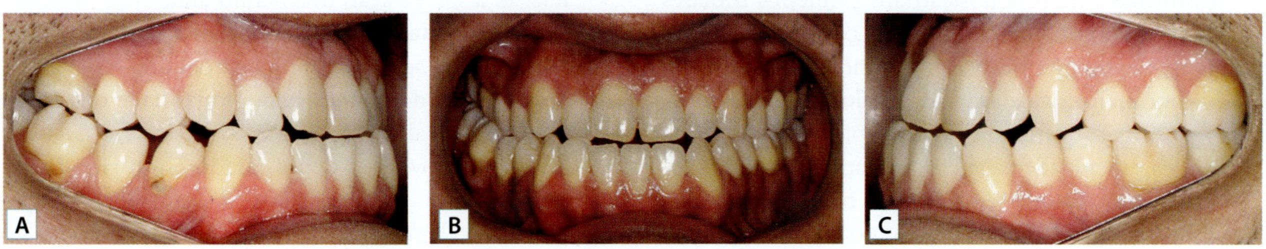

FIGURA 2.47 Má oclusão classe III, subdivisão esquerda, pois o lado esquerdo está em classe III e o lado direito em classe I.

3. Didática: permite fácil aprendizado.
4. Lógica: apresenta o mesmo tipo de tratamento para cada classe, simplificando os problemas e agrupando os casos que requerem um mesmo plano geral de movimentação dentária para estabelecer oclusão normal.
5. Rápida: pode ser realizada diretamente na boca e em modelos de gesso, resina ou digitais, demandando pouco tempo para sua execução. Não exige equipamento especial e permite a visualização em separado de cada hemiarco.

Porém, desde que foi apresentada, embora tenha sido prontamente aceita, a classificação de Angle recebeu algumas críticas e questionamentos sobre sua utilização na clínica diária. Assim, por meio dos conhecimentos atuais, alguns autores contestam certos princípios sobre os quais ela se baseia:

- Exclusivamente dentária: é incompleta, pois classifica a má oclusão unicamente em seu aspecto dentário. Relaciona dentes superiores com inferiores no sentido anteroposterior e estabelece a relação do primeiro molar permanente como "chave de oclusão". O sistema de Angle, por si só, não considera as discrepâncias no plano transversal e vertical. Sendo assim, condições como apinhamentos, MA, SM ou mordida cruzada não são descritas e consideradas por esse método. Embora a relação anteroposterior dos dentes possa ser considerada importante, esse sistema de classificação às vezes leva o clínico inexperiente a ignorar alguns problemas oclusais.[39]
- Utiliza o primeiro molar permanente superior como estrutura estável: não existe base científica que estabeleça a constância dos primeiros molares permanentes superiores. Assim, não se pode utilizá-los como determinantes do posicionamento dos maxilares superiores e inferiores. Pode ocorrer movimento mesial desses dentes durante a evolução normal da oclusão ou devido à perda precoce de outros dentes. Tais movimentos mesiais tornam negativo seu emprego como ponto de referência seguro para avaliar as más oclusões. Angle admitia que só em casos raros o primeiro molar modificava sua posição, como quando os dentes adjacentes são perdidos prematuramente. O autor estabelecia que os desvios dentários eram insignificantes e que a posição dos primeiros molares era fixa. Porém, nem sempre isso ocorre, principalmente depois que vários conhecimentos foram obtidos por meio das radiografias cefalométricas e comprovaram o contrário. Portanto, o que provoca alguma dificuldade na aplicação clínica dessa classificação é que realmente o primeiro molar permanente superior pode sofrer movimento na arcada, levando muitas vezes o clínico a classificar erroneamente.[6,39]
- Análise bidimensional: outra desvantagem dessa classificação é que não são incluídas as discrepâncias verticais e transversais, uma vez que se trata de análise unidimensional (horizontal) de uma estrutura tridimensional. Assim, deve-se ter em mente que situações como a MA ou a SM profunda (discrepâncias verticais) e as mordidas cruzadas posteriores vestibulares ou linguais (discrepâncias transversais) podem estar presentes nas três classes de Angle. A ênfase na relação dos primeiros molares permanentes levou o clínico a ignorar o esqueleto facial e a pensar somente em termos de posição dentária. Entretanto, os dentes não estão isolados, encontram-se relacionados com suas bases ósseas e tecidos tegumentares. Portanto, disfunção muscular e problemas de crescimento ósseo muitas vezes passam desapercebidos. Mesmo hoje em dia, há tendência de clínicos inexperientes centralizar a atenção nas más posições dentárias. Entretanto, é necessário ter em mente que a relação dos primeiros molares se altera durante os vários estágios do desenvolvimento da dentição.[39]

Classificação de Lischer

É importante conhecer a classificação de Lischer,[33] que considera as posições individuais dos dentes complementando o sistema de classificação de Angle.

Segundo o autor,[33] os dentes podem, individualmente, ocupar más posições distintas dentro da arcada dentária em relação à linha média sagital e a posição correta da oclusão em ambos os arcos dentários. A nomenclatura de Lischer adiciona o sufixo "versão" à palavra indicativa da posição incorreta na qual o dente se encontra. Assim, os dentes podem apresentar as seguintes posições incorretas (Figura 2.21):

1. Lábio ou vestibuloversão: dente localizado para fora (anterior ou vestibular) da linha de oclusão, sendo o termo vestibuloversão utilizado para os dentes posteriores e o termo labioversão para os dentes anteriores.
2. Linguoversão ou palatoversão: dente localizado para dentro da linha de oclusão.
3. Distoversão: dente localizado mais para distal em relação à sua posição normal no arco.
4. Mesioversão: dente localizado mais para mesial em relação a sua posição normal no arco.
5. Infraversão: dente localizado com a face oclusal ou borda incisal aquém da linha de oclusão.
6. Supraversão: dente localizado com a face oclusal ou borda incisal além da linha de oclusão.
7. Torsi ou giroversão: dente girado em torno do seu longo eixo.
8. Axiversão: dente com inclinação axial anormal ou incorreta em relação ao seu longo eixo.

9. Transposição: ordem dos dentes trocada no arco dentário.
10. Perversão: indica a impacção do dente com desvio do trajeto eruptivo, normalmente causada por falta de espaço no arco dentário.

Um dente pode, assim, ocupar muitas posições anormais de uma só vez, por exemplo, mesioaxioinfragiroversão.

Análise da discrepância dentoalveolar

O controle de espaço é um dos procedimentos mais importantes no período da dentição mista para propiciar o alinhamento dos dentes permanentes, que substituirão os molares e caninos decíduos. Para adotar ações que beneficiem a transição da dentição mista para a permanente dentro dos padrões normais é importante ter conhecimento das principais ocorrências que norteiam o desenvolvimento das dentições decídua, mista e permanente, sobretudo no que se refere às alterações no perímetro das arcadas. Abordagens terapêuticas de prevenção e interceptação de problemas ortodônticos que se manifestam na transição entre as dentições deverão ser adotadas para garantir o desenvolvimento adequado da dentição permanente, e impedir o agravamento de problemas relacionados à falta de espaço nas arcadas dentárias.[57,58] O diagnóstico dos problemas de espaço nesse período da dentição mista é obtido pela análise do espaço presente (EP) na arcada e do espaço requerido (ER) para o alinhamento adequado dos dentes permanentes. Essa informação é fundamental para a tomada de decisões durante o planejamento do tratamento ortodôntico. Essa avaliação, denominada análise da dentição mista (ADM), foi inicialmente proposta em 1947 por Nance.[40] Pode ser realizada nos modelos de gesso, de resina ou digitais empregando métodos computadorizados por meio de *softwares* específicos.

A ADM propicia:

A. Avaliar a quantidade de espaço presente na arcada para a erupção dos pré-molares e caninos superiores e inferiores.
B. Identificar o tamanho de caninos e pré-molares que irão irromper.
C. Informar se há espaço suficiente para caninos e pré-molares irromperem (EP). Essa talvez seja uma das informações mais importantes na dentição mista, para o clínico definir as condutas mais apropriadas, em benefício do desenvolvimento adequado da dentição (Figura 2.48).

Para executar a ADM, o clínico deve considerar:

A. O perímetro do arco (espaço presente).
B. O tamanho de todos os dentes permanentes anteriores aos primeiros molares permanentes (espaço requerido).
C. As alterações no perímetro do arco que podem ocorrer com o desenvolvimento da dentição, em especial após a esfoliação natural dos segundos molares decíduos, que resulta na diminuição do comprimento das arcadas dentárias ocasionado pela migração mesial fisiológica dos primeiros molares permanentes.

O que são espaço presente (EP) e espaço requerido (ER)?

- EP: compreende o espaço na base óssea alveolar para a erupção dos dentes permanentes, desde a face mesial do primeiro molar permanente de um lado à face mesial do primeiro molar permanente do lado oposto.
- ER: é o espaço necessário para o alinhamento dos dentes permanentes que substituirão os decíduos, representado pela soma de seus diâmetros mesiodistais.

A seguir será descrita a ADM segundo os métodos de Moyers[39] e Tanaka & Johnston.[56]

Método de Moyers

A ADM proposta por Moyers[39] prevê se haverá espaço suficiente nas arcadas superior e inferior para a irrupção de caninos e pré-molares. Esse método não emprega radiografias, utiliza apenas os modelos de estudo e tabelas de probabilidade propostas pelo autor.

Como medir o EP?

O EP é medido por meio do compasso de pontas secas ou paquímetro.[39,56] De acordo com o autor, ao realizar a análise do EP, é importante considerar o espaço necessário para o alinhamento dos incisivos permanentes, quando estão apinhados. Portanto, se existir apinhamento dos incisivos inferiores, deve-se considerar a "correção" desse problema nos modelos de estudo. Nesses casos, determina-se o espaço necessário para a correção do apinhamento da seguinte maneira: o diâmetro mesiodistal do incisivo central e lateral de um lado, que são medidos individualmente, e a soma dos dois dentes deverá ser anotada (Figura 2.49).

Em seguida, a soma dos diâmetros mesiodistais desses incisivos é registrada com compasso de pontas secas ou paquímetro no próprio modelo de estudo, sendo que uma das pontas é colocada na linha média e a outra extremidade contata o modelo e registra o ponto que corresponderia à face distal do incisivo lateral, após considerar o alinhamento correto desses dentes na arcada (Figura 2.50A). Quando o apinhamento estiver presente,

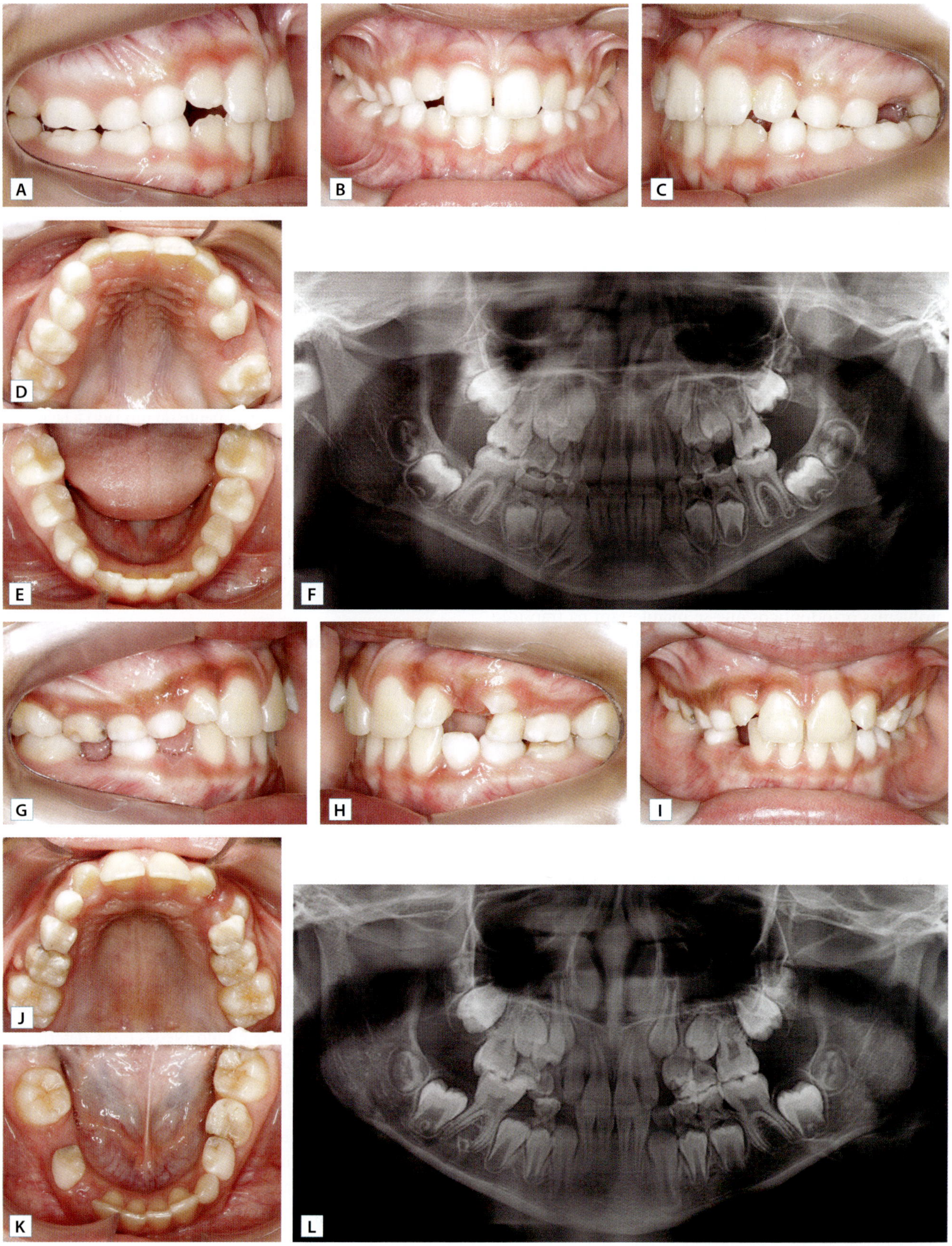

FIGURA 2.48 Caso clínico 1: A a F: perda precoce do segundo molar decíduo superior esquerdo. Caso clínico 2: G a L: perda precoce do segundo molar decíduo inferior direito. O diagnóstico preciso sobre a necessidade de manter ou recuperar espaço é fornecido pela análise da dentição mista.

o registro correspondente à face distal do incisivo lateral incidirá sobre um ponto no canino decíduo ou sobre a região correspondente ao processo alveolar, quando esse dente estiver ausente. Essa referência é o ponto onde a face distal do incisivo lateral deverá se localizar quando os incisivos estiverem alinhados apropriadamente. Dessa forma, pode-se obter o EP, espaço para irrupção de canino e pré-molares e para qualquer necessidade de ajuste da relação molar, medindo com paquímetro ou compasso de pontas secas, a partir desse ponto até a face mesial do primeiro molar permanente inferior (Figura 2.50B). Esses procedimentos devem ser realizados individualmente para ambos os lados da arcada inferior e também para os quadrantes da arcada superior.[39]

Como medir o espaço requerido?

Moyers[39] baseou-se na correlação positiva entre o diâmetro mesiodistal dos dentes de uma mesma dentição, ou seja, considerou as larguras dos incisivos inferiores proporcionais às larguras de caninos e pré-molares tanto inferiores quanto superiores. Utilizou o diâmetro de dentes que já irromperam para prever o diâmetro daqueles que ainda não irromperam. A previsão do tamanho de caninos

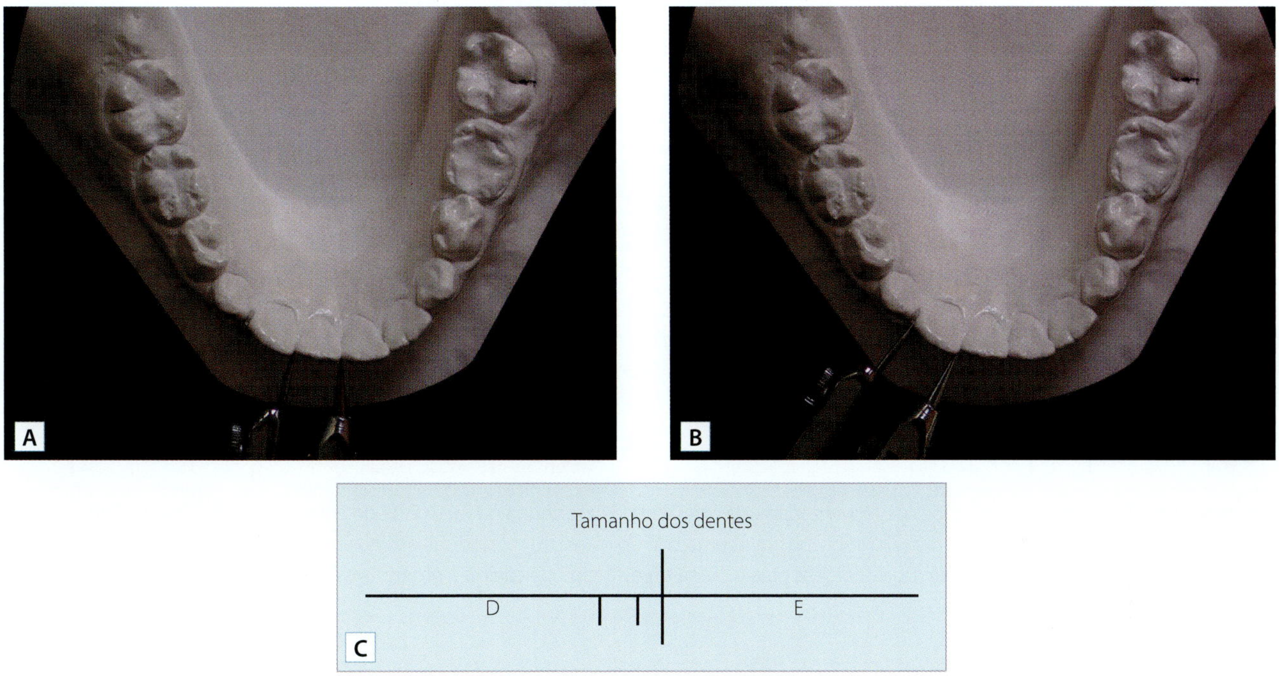

FIGURA 2.49 A e B: o diâmetro mesiodistal dos incisivos central e lateral de um lado é mensurado, individualmente, com o compasso de pontas secas e transferido para a ficha. C: ficha para registro dos diâmetros mesiodistais dos incisivos superiores e inferiores.

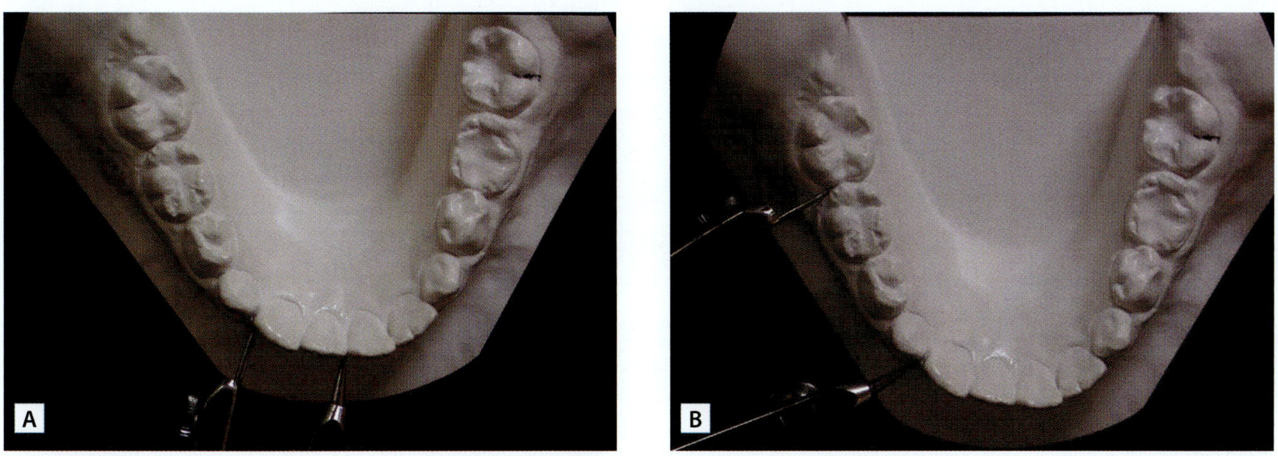

FIGURA 2.50 A: a somatória dos diâmetros mesiodistais dos incisivos central e lateral é transferida para o modelo de estudo para executar a correção do apinhamento. B: mensuração do espaço presente para a erupção de canino e pré-molares.

e pré-molares superiores e inferiores é realizada tomando como referência a somatória dos diâmetros mesiodistais dos incisivos inferiores, que foram escolhidos por serem os primeiros dentes permanentes a irromper e por serem fáceis de medir, além de apresentarem boa correlação de tamanho com outros grupos dentários. Raramente os incisivos inferiores apresentam anomalias de forma e de tamanho e dificilmente estão ausentes congenitamente. Dessa forma, a técnica preconiza utilizar a somatória dos diâmetros mesiodistais dos quatro incisivos inferiores para proceder à previsão do tamanho dos caninos e pré-molares superiores e inferiores.

Uma vez obtido esse valor (somatória do diâmetro mesiodistal dos incisivos inferiores) e registrado, utiliza-se a tabela de probabilidades de Moyers com porcentagem de 75% para determinar o valor relativo à soma dos diâmetros mesiodistais de caninos e pré-molares, superiores e inferiores, que corresponde ao espaço requerido para erupção desses dentes (Figuras 2.51 e 2.52). A soma dos diâmetros mesiodistais dos incisivos inferiores e o tamanho

Tabela de probabilidades para predizer a soma das larguras de 345 partindo de 21|12

SUPERIOR																				
21-12	19,5	20,0	20,5	21,0	21,5	22,0	22,5	23,0	23,5	24,0	24,5	25,0	25,5	26,0	26,5	27,0	27,5	28,0	28,5	29,0
95%	21,6	21,8	22,1	22,4	22,7	22,9	23,2	23,5	23,8	24,0	24,3	24,6	24,9	25,1	25,4	25,7	26,0	26,2	26,5	26,7
85%	21,0	21,3	21,5	21,8	22,1	22,4	22,6	22,9	23,2	23,5	23,7	24,0	24,3	24,6	24,8	25,1	25,4	25,7	25,9	26,2
75%	20,6	20,9	21,2	21,5	21,8	22,0	22,3	22,6	22,9	23,1	23,4	23,7	24,0	24,2	24,5	24,8	25,0	25,3	25,6	25,9
65%	20,4	20,6	20,9	21,1	21,5	21,8	22,0	22,3	22,6	22,8	23,1	23,4	23,7	24,0	24,2	24,5	24,8	25,1	25,3	25,6
50%	20,0	20,3	20,6	20,8	21,1	21,4	21,7	21,9	22,2	22,5	22,8	23,0	23,3	23,6	23,9	24,1	24,4	24,7	25,0	25,3
35%	19,6	19,9	20,2	20,5	20,8	21,0	21,3	21,6	21,9	22,1	22,4	22,7	23,0	23,2	23,5	23,8	24,1	24,3	24,6	24,9
25%	19,4	19,7	19,9	20,2	20,5	20,8	21,0	21,3	21,6	21,9	22,1	22,4	22,7	23,0	23,2	23,5	23,8	24,1	24,3	24,6
15%	10,0	19,3	19,6	19,9	20,2	20,4	20,7	21,0	21,3	21,5	21,8	22,1	22,4	22,6	22,9	23,2	23,4	23,7	24,0	24,3
5%	18,5	18,8	19,0	19,3	19,6	19,9	20,1	20,4	20,7	21,0	21,2	21,5	21,8	22,1	22,3	22,6	22,9	23,2	23,4	23,7

FIGURA 2.51 Tabela de probabilidades de Moyers adaptada pela área de Ortodontia da Faculdade de Odontologia de Ribeirão Preto da Universidade de São Paulo (Forp- USP). A primeira linha mostra a somatória do diâmetro mesiodistal dos quatro incisivos. As linhas abaixo registram os níveis de probabilidade expressos em porcentagens para o diâmetro estimado de canino e pré-molares superiores por hemiarco.

Tabela de probabilidades para predizer a soma das larguras de 345 partindo de 21|12

INFERIOR																				
21-12	19,5	20,0	20,5	21,0	21,5	22,0	22,5	23,0	23,5	24,0	24,5	25,0	25,5	26,0	26,5	27,0	27,5	28,0	28,5	29,0
95%	21,1	21,4	21,7	22,0	22,3	22,6	22,9	23,2	23,5	23,8	24,1	24,4	24,7	25,0	25,3	25,6	25,8	26,1	26,4	26,7
85%	20,5	20,8	21,1	21,4	21,7	22,0	22,3	22,6	22,9	23,2	23,5	23,8	24,0	24,3	24,6	24,9	25,2	25,5	25,8	26,0
75%	20,1	20,4	20,7	21,0	21,3	21,6	21,9	22,2	22,5	22,8	23,1	23,4	23,7	24,0	24,3	24,6	24,8	25,1	25,4	25,7
65%	19,8	20,1	20,4	20,7	21,0	21,3	21,6	21,9	22,2	22,5	22,8	23,1	23,4	23,7	24,0	24,3	24,6	24,8	25,1	25,4
50%	19,4	19,7	20,0	20,3	20,6	20,9	21,2	21,5	21,8	22,1	22,4	22,7	23,0	23,3	23,6	23,9	24,2	24,5	24,7	25,0
35%	19,0	19,3	19,6	19,9	20,2	20,5	20,8	21,1	21,4	21,7	22,0	22,3	22,6	22,9	23,2	23,5	23,8	24,0	24,3	24,6
25%	18,7	19,0	19,3	19,6	19,9	20,2	20,5	20,8	21,1	21,4	21,7	22,0	22,3	22,6	22,9	23,2	23,5	23,8	24,1	24,4
15%	18,4	18,7	19,0	19,3	19,6	19,8	20,1	20,4	20,7	21,0	21,3	21,6	21,9	22,2	22,5	22,8	23,1	23,4	23,7	24,0
5%	17,7	18,0	18,3	18,6	18,9	19,2	19,5	19,8	20,1	20,4	20,7	21,0	21,3	21,6	21,9	22,2	22,5	22,8	23,1	23,4

FIGURA 2.52 Tabela de Moyers adaptada pela área de Ortodontia da Faculdade de Odontologia de Ribeirão Preto da Universidade de São Paulo (Forp-USP). A primeira linha registra o tamanho da somatória do diâmetro mesiodistal dos incisivos inferiores. As linhas abaixo indicam os níveis de probabilidade expressos em porcentagens para o diâmetro estimado de canino e pré-molares inferiores por hemiarco.

Cálculo para determinação da discrepância de modelos (método de Moyers)

Análise da dentição	Mandíbula		Maxila	
Espaço deixado após alinhamento dos incisivos central e lateral (EP)	Direito	Esquerdo	Direito	Esquerdo
Tamanho previsto para canino 1° e 2° pré-molares (ER) – previsão de Moyers (75%)				
Discrepância do hemiarco				
Discrepância total do arco				

FIGURA 2.53 Cálculo da discrepância de modelos, segundo o método de Moyers.

estimado de canino e pré-molares bilateralmente constitui o ER para a dentição permanente.

Localiza-se na primeira coluna horizontal da tabela de probabilidades o valor que mais se aproxima da somatória das larguras dos quatro incisivos inferiores. Imediatamente abaixo desse número há uma coluna de valores que representa o tamanho do canino e pré-molares de acordo com o nível de probabilidades. Recomenda-se escolher a porcentagem de 75%. Como exemplo, para a somatória de 22 mm do diâmetro mesiodistal dos incisivos inferiores, o tamanho previsto para canino e pré-molares inferiores corresponde ao valor de 21,6 mm, e o tamanho previsto para canino e pré-molares superiores corresponde ao valor de 22 mm para cada hemiarco (Figuras 2.51 e 2.52).

Esse procedimento deve ser realizado para os hemiarcos inferior e superior direito e esquerdo, separadamente.

Discrepância de modelos

A discrepância de modelos (DM) é a diferença entre os valores do EP e ER, determinando a discrepância do arco dentário (Figura 2.53), que poderá ser:

1. Negativa, quando o ER for maior que o EP, indicando falta de espaço na arcada dentária para o alinhamento correto dos dentes permanentes.
2. Nula, quando o ER for igual ao EP.
3. Positiva, quando o ER for menor que o EP na arcada, indicando excesso de espaço para alinhamento dos dentes permanentes.

Esse método apresenta algumas vantagens:

A. Possui erro sistemático mínimo e sua variação é conhecida, podendo-se calcular a média.
B. É de fácil execução, portanto pode ser realizado com igual segurança tanto pelo iniciante como pelo experiente.
C. Necessita de um tempo mínimo para ser executado.
D. Não necessita de equipamento especial ou radiografias.
E. Pode ser realizado tanto na boca como em modelos de estudo e pode ser usado em ambos os arcos. Apesar de ser um método prático, pode mascarar variações individuais, uma vez que utiliza tabela de probabilidades.

Método de Tanaka e Johnston

A análise de Tanaka e Johnston[56] não utiliza radiografias e tabelas, e a execução é mais rápida e prática. Entretanto, não considera as diferenças de tamanho dos dentes entre os sexos masculino e feminino, como a proposta de Moyers.[39] Ao avaliar as tabelas de probabilidades de Moyers, os autores observaram que o tamanho de canino e pré-molares pode ser determinado considerando a metade da soma dos diâmetros mesiodistais dos incisivos inferiores, acrescidos de 10,5 mm para os caninos e pré-molares inferiores e de 11 mm para os caninos e pré-molares superiores, para cada hemiarco.

Como medir o espaço presente e o espaço requerido?

- EP: o mesmo método de mensuração descrito anteriormente por Moyers deve ser utilizado.
- ER: inicialmente, obtém-se a soma dos diâmetros mesiodistais dos incisivos inferiores permanentes, e, em seguida, o valor obtido é dividido por dois. Para prever a soma do diâmetro mesiodistal de canino e pré-molares inferiores, acrescenta-se 10,5 mm ao valor obtido para cada hemiarco mandibular. Para predição no arco superior, adiciona-se 11 mm para cada hemiarco maxilar. Exemplificando, se a soma dos diâmetros mesiodistais dos incisivos inferiores permanentes for 22 mm, esse valor será dividido por dois, obtendo, portanto, 11 mm. A esse valor será acrescido 10,5 mm para obter a soma do diâmetro mesiodistal dos caninos e pré-molares inferiores para cada

hemiarco, que totalizará 21,5 mm (11 + 10,5 = 21,5 mm). Para os dentes superiores, o mesmo valor será acrescido de 11 mm, que totalizará 22 mm para o canino e pré-molares superiores (11 + 11 = 22 mm) para cada hemiarco (Figura 2.54).

Como obter a discrepância de modelos?

O mesmo método de obtenção da DM preconizado por Moyers é utilizado, ou seja, a DM é a diferença entre os valores do EP e do ER.

É importante ressaltar que nenhuma das análises apresenta alto grau de precisão. Fornece a informação se o espaço presente para a irrupção de caninos e pré-molares é suficiente ou não.[56] Com qualquer das análises citadas, o profissional obterá informações que permitirão definir o planejamento do tratamento ortodôntico para prevenir ou solucionar problemas de espaço que poderiam comprometer a transição da dentição mista para a permanente.

Análise da má oclusão em seu aspecto esquelético, dentário e facial

Para identificar e classificar a má oclusão no aspecto esquelético, deve-se utilizar medidas cefalométricas, efetuadas em traçados, gerados a partir de radiografias em norma lateral da face.

As radiografias cefalométricas permitem obter medidas lineares e angulares a partir de estruturas anatômicas[11,12,49,50] com a finalidade de:

1. Estudar as modificações do crescimento e desenvolvimento normal do indivíduo.[13,14,17]
2. Analisar desarmonias na relação entre as bases ósseas, maxila e mandíbula.[9,10]
3. Determinar as alterações do perfil esquelético e facial.
4. Avaliar o espaço nasofaríngeo.[27]
5. Avaliar a magnitude das anomalias ósseas a serem tratadas.
6. Quantificar as modificações esqueléticas e dentárias que ocorreram com o tratamento ortodôntico.[8]

Entretanto, a radiografia cefalométrica é capaz de fornecer uma análise estática, ou seja, somente o que se apresenta no momento de sua obtenção. Portanto, há necessidade de duas ou mais radiografias, realizadas em diferentes épocas, para possibilitar o acompanhamento do que já ocorreu ou para fazer previsões do que poderá acontecer durante o crescimento craniofacial.

Análise cefalométrica utilizada pela área de ortodontia da Forp-USP

A análise cefalométrica é um importante meio de diagnóstico e planejamento do tratamento ortodôntico, pois possibilita avaliar o padrão esquelético da face, o padrão dentário e o perfil facial.[51,52,53]

A análise do padrão esquelético da face permite avaliar a relação anteroposterior da maxila e mandíbula com a base do crânio, a relação das bases ósseas entre si, as relações verticais, além de classificar o perfil ósseo e os diferentes tipos morfológicos faciais.

A análise do padrão dentário determina a relação dos incisivos superiores e inferiores com suas respectivas bases ósseas e a relação angular que esses dentes mantêm entre si.

A análise do perfil facial permite avaliar a harmonia do perfil tegumentar que contorna o nariz, lábio superior e inferior e mento, possibilitando classificar o perfil do paciente e observar as modificações com o tratamento ortodôntico.

A cefalometria radiográfica propicia avaliar o padrão esquelético da face em um plano bidimensional, anteroposterior e vertical, por meio de medidas lineares e angulares.[5,20,21,59,60,]

Análise do padrão esquelético

No plano horizontal (anteroposterior)

- Ângulo SNA: estabelecido pela interseção das linhas SN e NA. Indica o grau de protrusão ou de retrusão da maxila em relação à base anterior do crânio (Figura 2.55).
    - Valor normal = 82° ± 2°. Valores acima de 84° indicam protrusão maxilar, e valores abaixo de 80° evidenciam retrusão maxilar.

Método de Tanaka e Johnston

Arcos	Σ diâmetro MD de incisivos inferiores	Metade do diâmetro MD de incisivos inferiores	Acréscimo	Predição do diâmetro MD de caninos e pré-molares (hemiarco)
Superior			11,0 mm	
Inferior			10,5 mm	

FIGURA 2.54 Cálculo do tamanho dos diâmetros mesiodistais de caninos pré-molares por hemiarco (método de Tanaka e Johnston).

- Ângulo SNB: determinado pela interseção das linhas SN e NB. Representa o grau de protrusão ou de retrusão da mandíbula em relação à base anterior do crânio (Figura 2.55).
  - Valor normal = 80° ± 2°. Valores acima de 82° indicam protrusão mandibular; valores abaixo de 78°, retrusão mandibular.
- Ângulo ANB: definido pela interseção das linhas NA e NB. Corresponde à diferença entre os ângulos SNA e SNB e representa a relação anteroposterior entre maxila e mandíbula (Figura 2.55).
  - Valor normal = 2° ± 2°. A partir das variações do ângulo ANB podemos efetuar a classificação esquelética das más oclusões, de acordo com Riedel,[47,48] de tal forma que:
    - ANB entre 0 e 4°: má oclusão esquelética de classe I.
    - ANB > 4°: má oclusão esquelética de classe II.
    - ANB < 0: má oclusão esquelética de classe III.
- Ângulo de convexidade (NAPog):[22] determinado pela interseção das linhas NA e A-Pog. Mede o grau de protrusão da maxila em relação ao perfil esquelético total. Quando o ponto A está situado sobre o plano facial, o ângulo de convexidade é zero. Porém, quando se encontra à frente do plano facial (anterior), o valor é positivo e o perfil, convexo. Por outro lado, quando se posiciona atrás (posterior), o valor é negativo e o perfil, côncavo (Figura 2.56).
  - Valor médio = 0 (perfil reto).
  - Valor mínimo = –8,5° (côncavo).
  - Valor máximo = +10° (convexo).
- Ângulo AO-BO (Wits):[28-30] determinado pela distância entre as projeções dos pontos A e B perpendicularmente ao plano oclusal funcional, ou seja, a distância entre os pontos AO e BO. O plano oclusal deve ser traçado ao longo da máxima intercuspidação dos dentes posteriores, sem influência da posição dos incisivos. Essa medida também indica a relação anteroposterior entre maxila e mandíbula. Quando AO encontra-se à frente de BO, a medida é positiva; quando BO está à frente de AO, a medida é negativa (Figura 2.57).
  - Valor médio = 1,17 mm; variação: –2 a +4 mm.

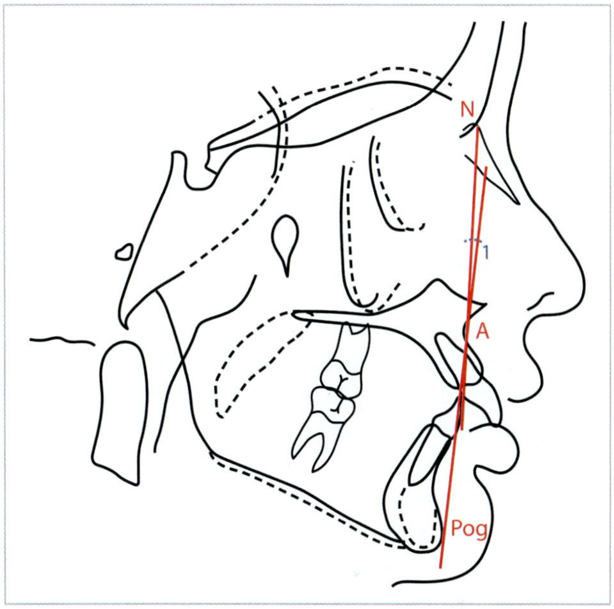

FIGURA 2.56 Medidas utilizadas na avaliação do padrão esquelético no plano horizontal: NAPog.

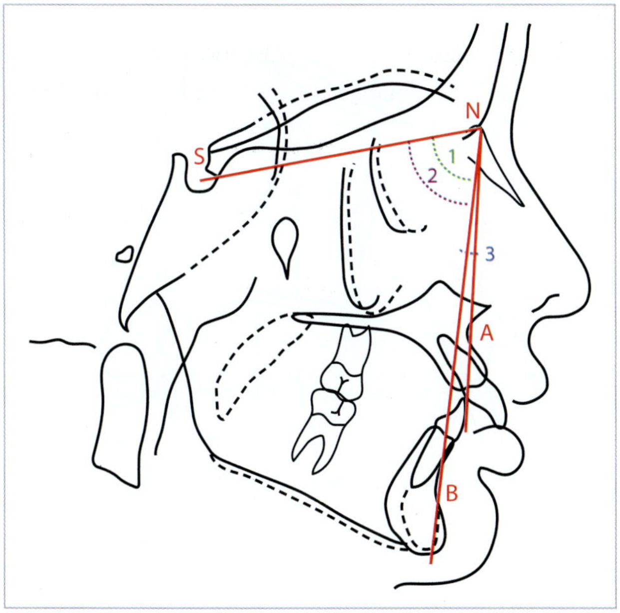

FIGURA 2.55 Medidas utilizadas na avaliação do padrão esquelético no plano horizontal: 1 – SNA; 2 – SNB; 3 – ANB.

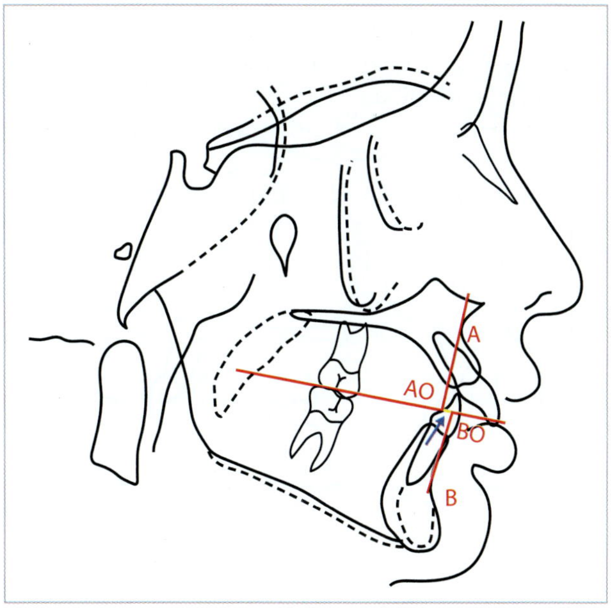

FIGURA 2.57 Medidas utilizadas na avaliação do padrão esquelético no plano horizontal: AO-BO (Wits).

À medida que os valores se afastam de 0 mm, para o sexo feminino, e de 1 mm, para o sexo masculino, há maior desarmonia entre as bases ósseas.

No plano vertical

- Ângulo SN.GoGn: definido pela interseção do plano mandibular (GoGn) com a linha SN. Mede a inclinação da mandíbula em relação à base anterior do crânio (Figura 2.58).
  - Valor normal = 32° ± 3°. Valores menores que 29° indicam padrão de crescimento facial com predomínio horizontal, e valores acima de 35° identificam padrão de crescimento com predomínio vertical.
- Ângulo NSGn: determinado pela interseção das linhas SN e SGn. Expressa a direção do crescimento mandibular (Figura 2.58).
  - Valor normal = 67° ± 3°. Valores acima de 70° indicam rotação da mandíbula no sentido horário, e valores abaixo de 64° manifestam rotação no sentido anti-horário.
- FMA (Tweed): ângulo formado pelo plano horizontal de Frankfurt com o plano mandibular GoGn. Representa a inclinação do plano mandibular em relação à face média, e pode auxiliar na interpretação do padrão de crescimento no sentido vertical do paciente (Figura 2.59).
  - Valor médio: 24,57°, limite de variação: 15° a 36°.
- Ângulo do eixo Y de crescimento: determinado pela intersecção do eixo Y (linha SGn) com o plano horizontal de Frankfurt. Expressa a direção de crescimento da mandíbula (Figura 2.59).
  - Valor médio: 59,4° (53° a 66°).
- Ângulo do eixo facial:[46] estabelecido pela interseção das linhas NBa e PtGn. Indica a direção do crescimento mandibular e expressa a proporção da altura facial em comparação com a profundidade da face (Figura 2.60).
  - Valor normal = 90° ± 3°. De acordo com as variações do ângulo do eixo facial, podemos classificar os tipos morfológicos da face em:
    - Mesofacial: eixo facial = 90° ± 3°.
    - Braquifacial: eixo facial > 93°.
    - Dolicofacial: eixo facial < 87°.

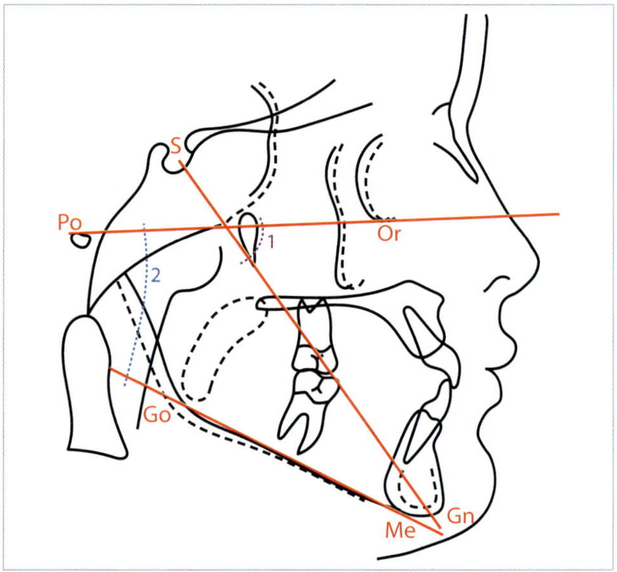

FIGURA 2.59 Medidas utilizadas na avaliação do padrão esquelético no plano vertical: 1 – eixo Y e 2 – FMA.

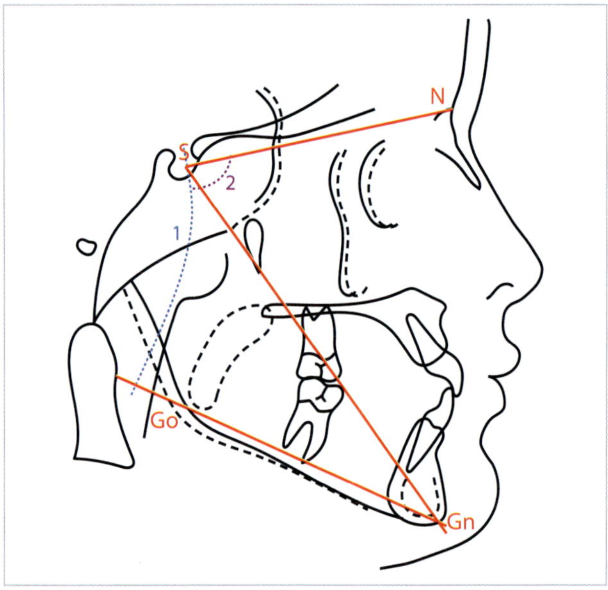

FIGURA 2.58 Medidas utilizadas na avaliação do padrão esquelético no plano vertical: 1 – SN.GoGn; 2 – NS.Gn.

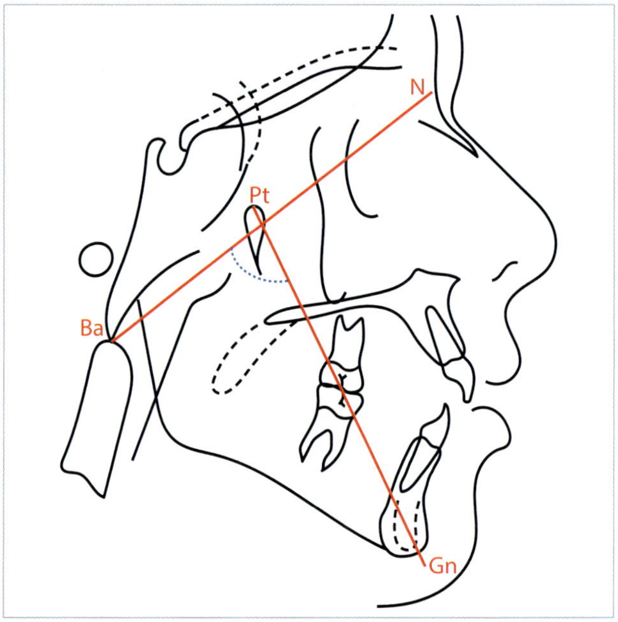

FIGURA 2.60 Medidas utilizadas na avaliação do padrão esquelético no plano vertical: eixo facial (ângulo posterior).

Análise do padrão dentário

- Ângulo incisivo superior com a linha NA (1.NA): definido pela interseção do longo eixo do incisivo central superior com a linha NA. Determina o grau de inclinação axial desse dente com a referida linha ou com sua base apical (Figura 2.61).
  - Valor normal = 22º. Valores maiores mostram inclinação axial aumentada; valores menores, inclinação axial reduzida (verticalização) dos incisivos superiores em relação à linha NA ou com sua base apical.
- Distância incisivo superior com a linha NA (1-NA): distância perpendicular do ponto mais proeminente da coroa do incisivo central superior até a linha NA. Revela, em milímetros, a posição anteroposterior desse dente com a linha NA ou com sua base apical. (Figura 2.61)
  - Valor normal = 4 mm. Valores maiores indicam protrusão; valores menores, retrusão dos incisivos superiores em relação à linha NA ou com sua base apical.
- Ângulo incisivo inferior com a linha NB (1.NB): estabelecido pela interseção do longo eixo do incisivo central inferior com a linha NB. Mede a inclinação axial desse dente com a referida linha ou com sua base apical (Figura 2.62).
  - Valor normal = 25º. Valores maiores sinalizam inclinação axial aumentada; valores menores, inclinação axial reduzida (verticalização) dos incisivos inferiores em relação à linha NB ou com sua base apical.
- Distância incisivo inferior com a linha NB (1-NB): distância perpendicular do ponto mais proeminente da coroa do incisivo central inferior até a linha NB. Expressa, em milímetros, a posição anteroposterior desse dente com a linha NB ou com sua base apical (Figura 2.62).
  - Valor normal = 4 mm. Valores maiores indicam protrusão; valores menores, retrusão dos incisivos inferiores em relação à linha NB ou com sua base apical.
- IMPA:[59] determinado pela interseção da linha do longo eixo do incisivo central inferior com o plano mandibular de Tweed (GoMe). Indica a inclinação axial dos incisivos inferiores em relação a sua base óssea (Figura 2.63).

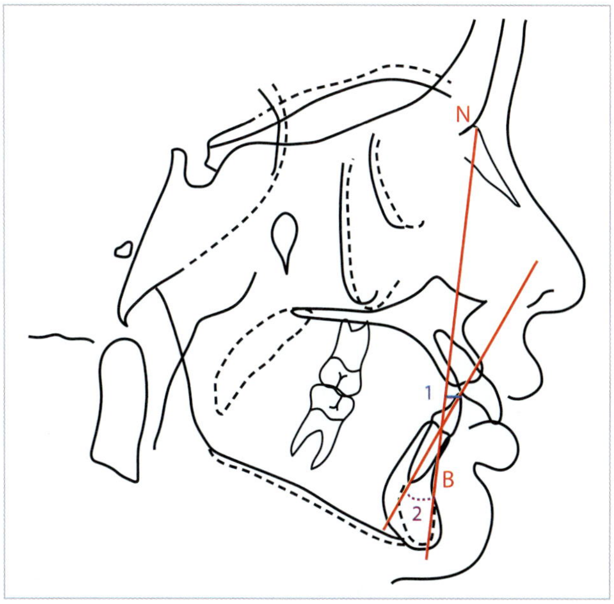

FIGURA 2.62 Medidas utilizadas na avaliação do padrão dentário: 1 – 1.NB e 2 – 1-NB.

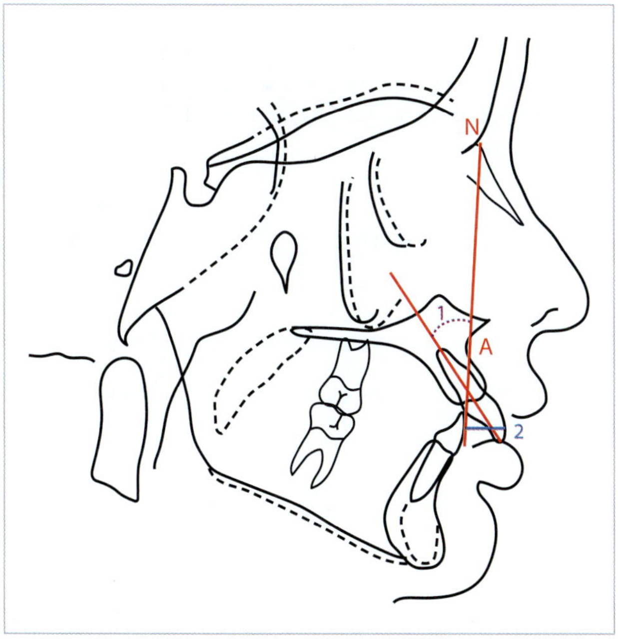

FIGURA 2.61 Medidas utilizadas na avaliação do padrão dentário: 1 – 1.NA e 2 – 1-NA.

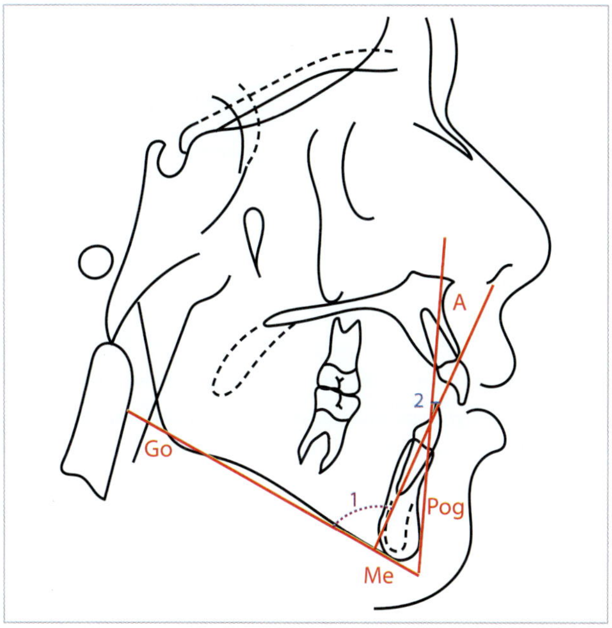

FIGURA 2.63 Medidas utilizadas na avaliação do padrão dentário: 1– IMPA e 2 – 1.APog.

- Valor médio: 86,93°, limite de variação: 76° a 99°. Valores maiores indicam inclinação axial aumentada; valores menores, inclinação axial reduzida dos incisivos inferiores em relação ao plano mandibular.
- 1-APog: expresso pela distância do incisivo inferior à linha A-Pog. Mede o grau de protrusão ou retrusão do incisivo inferior com a linha maxilomandibular (Figura 2.63).
  - Valor médio: 1 mm ± 2 mm.

Avaliação do perfil facial

O perfil facial pode ser avaliado por meio da linha de Steiner[51] (Linha S), que se estende do ponto MN (meio do nariz), situado na metade da borda inferior do nariz, até o ponto Pog', que corresponde ao pogônio tegumentar (Figura 2.64).

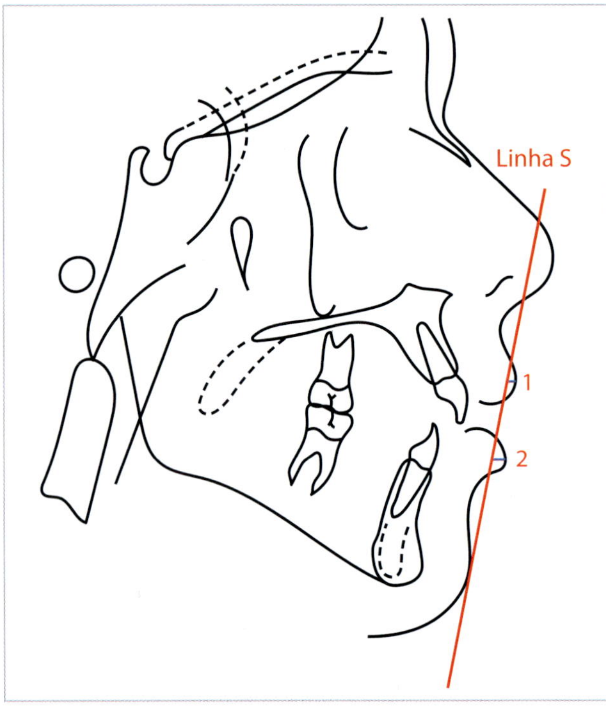

FIGURA 2.64 Medidas utilizadas na avaliação do perfil facial: 1 – Ls-S; 2 – Li-S.

Em faces com perfil reto, a linha de Steiner (S) tangencia o ponto mais proeminente dos lábios superior (Ls) e inferior (Li), ou seja, as distâncias S-Ls e S-Li devem ser iguais a zero.

Quando o contorno anterior dos lábios superior e inferior situa-se à frente da linha de Steiner, as distâncias S-Ls e S-Li assumem valores positivos e o perfil do paciente é convexo. Em contrapartida, se o contorno dos lábios permanecer atrás da linha de Steiner, as distâncias S-Ls e S-Li apresentam valores negativos e o perfil do paciente é côncavo. Valores positivos ou negativos da linha S em relação aos lábios repercutem na classificação do perfil em côncavo, convexo ou reto (Tabela 2.1).

TABELA 2.1 Associação dos valores da linha S para os lábios e a classificação do perfil facial

Valor de S-Ls/S-Li	Perfil
Positivo/positivo Positivo/negativo Positivo/zero	Convexo
Zero/zero	Reto
Zero/negativo	Convexo
Zero/positivo	Côncavo
Negativo/negativo Negativo/positivo Negativo/zero	Côncavo

Considerações finais

O reconhecimento das más oclusões envolve etapas que devem ser rigorosamente cumpridas para identificar as características do paciente, mas sobretudo os problemas a serem interceptados. A omissão ou descuido em examinar, classificar, prever e interpretar os componentes faciais, dentários e esqueléticos do paciente poderá ocasionar um plano de tratamento equivocado ou que não abrangerá a totalidade das correções que deverão ser realizadas. Nesse contexto, investir tempo na identificação das desarmonias trará resultados promissores e, sem dúvida, um melhor prognóstico. Como sabiamente escreveu o estadista americano Abraham Lincoln: "Se pudéssemos saber primeiramente onde estamos e para onde nos dirigimos, poderíamos julgar melhor o que fazer e como fazê-lo".

REFERÊNCIAS

1. Andrews, LF. The six keys to normal occlusion. Am J Orthod Dentofacial Orthop. 1972;62:296-309.
2. Angle EH. Classification of malocclusion. Dental Cosmos. 1899;41:248-64.
3. Angle EH. Classification of malocclusion. Dental Cosmos. 1899;41:350-7.
4. Angle EH. Malocclusion of the teeth. 7.ed. Philadelphia: With Dental, 1907.
5. Araújo TM. Cefalometria, conceitos e análises. [Tese de Mestrado]. Rio de Janeiro: Faculdade de Odontologia da UFRJ, 1983. 304p.
6. Araújo MGM. Ortodontia para clínicos. 4 ed. São Paulo: Santos, 1988.
7. Baume LJ. Developmental and diagnostic aspects of the primary dentition. Int Dent J. 1959;9:349-66.
8. Baumrind S et al. The reliability of head film measurements. 3. Tracing superimposition. Am J Orthod. 1976;70:617-44.

9. Björk A. The face in profile: an anthropological X-ray investigation of Swedish children and conscripts. Lund: Berlingska Boktryckeriet, 1947.
10. Björk A. Cephalometric X-ray investigations in dentistry. Int Dent J. 1954;45:718-44.
11. Broadbent BH. A new X-ray technique and its application. Angle Orthod. 1931;1:45-73.
12. Broadbent BH. Ontogenic development of occlusion. Angle Orthod. 1941;41:223-41.
13. Brodie AG. On the growth pattern of the human head: from the third month to the eight year of the life. Am J Anat. 1941;68:209-62.
14. Brodie AG. Late growth changes in the human face. Angle Orthod. 1953;23:146-57.
15. Calagna LJ, Silverman SI, Grafinkel L. Influence of neuromuscular conditioning on centric relation registrations. J. Prosthet. Dent. 1973;30:598-604.
16. Clemer EJ, Hayes EW. Patient cooperation in wearing orthodonthic headgear. Am J Orthod. 1979;75:517-24.
17. Coben SE. The integration of facial skeletal variations. Am J Orthod. 1955;41:407-34.
18. Cottone JA, Kafrawy AH. Medications and healthy histories: a survey of 4.365 dental patients. J Am Dental Assoc. 1979;98:713-8.
19. Dawson PE. Avaliação, diagnóstico e tratamento dos problemas oclusais. 2.ed. São Paulo: Artes Médicas, 1993.
20. Downs WB. Variations in facial relationships: their significance in treatment and prognosis Am J Orthod. 1948;34:812-40.
21. Downs WB. The role of cephalometric in orthodontic case analysis and diagnosis. Am J Orthod. 1952;38:162-82.
22. Downs WB. Analysis of dentofacial profile. Angle Orthod. 1956;26:191-212.
23. Faria PT, Ruellas ACO, Matsumoto MA, Anselmo-Lima WT, Pereira FC. Dentofacial morphology of mouth breathing children. Braz Dent J. 2002;13:129-32.
24. Ferreira FV. Ortodontia: diagnóstico e planejamento clínico. 2.ed. São Paulo: Artes Médicas, 1998.
25. Gandini Jr. LG, Santos-Pinto A, Raveli DB, Sakima MT, Martins LP, Sakima T, et al. Análise cefalométrica Padrão Unesp Araraquara. R Dental Press Ortodon Ortop Facial. 2005;10:139-57.
26. Houaiss A. Dicionário da língua portuguesa. 4.ed. Rio de Janeiro: Objetiva, 2010.
27. Hulcrantz E et al. The influence of tonsilar obstruction and tonsillectomy on facial growth and dental arch morfology. Internacional Journal of Pediatric Otorhinolaryngology. 1991;22:125-34.
28. Jacobson A. The "Wits" appraisal of jaw disharmony. Am J Orthod. 1975;67:125-38.
29. Jacobson A. Application of the "Wits" appraisal. Am J Orthod. 1976;70:179-89.
30. Jacobson A. update on the "Wits" appraisal. Angle Orthod. 1988;58:205-19.
31. Legan HL, Burstone CJ. Soft tissue cephalometric analysis for orthognathic surgery. J Oral Surg. 1980;38:744-51.
32. Lino AP. Ortodontia preventiva básica. São Paulo: Artes Médicas, 1990.
33. Lischer BE. The diagnosis of the malocclusions. Dent Cosmos. 1911;53:412-22.
34. Longo MVL, Ishida LH, Fortes FSG, Kasai KE, Ishida LC, Alonso N, et al. Morphometric analysis of the upper lip and the action of ageing. Braz J Plastic Surg. 2013;28:588-91.
35. Lucia VO. A technique for recording centric relation. J Prosth Dent. 1964;14:492-505.
36. Marquesan IQ, Junqueira P. Atipia ou adaptação: como considerar os problemas da deglutição? In: Junqueira P, Dauden ATB. Aspectos atuais em terapia fonoaudiológica. São Paulo: Pancast, 1997.
37. Maulik C, Nanda R. Dynamic smiles analysis in young adults. Am J Orthod Dentofacial Orthop. 2007;132:307-15.
38. Moura CR. Ortodontia clínica passo a passo. São Paulo: Robe Editorial, 1991.
39. Moyers RE. Ortodontia. 4.ed. Rio de Janeiro: Guanabara Koogan, 1991.
40. Nance HN. Limitations of orthodontic treatment. I and II. Mixed dentitions diagnosis and treatment. Am J Orthod Oral Surg. 1947;33:253-301.
41. Normando ADC et al. Quanto de desvio da linha média dentária maxilar ortodontistas e leigos conseguem perceber? R Dental Press Ortodon Ortop Facial. 2009;14:73-80.
42. Oliveira LMC, Silva CPV, Bastos EPS. Visão atual da função da deglutição: aspectos fonoaudiológico, ortodôntico e odontopediátrico. J Bras Ortodon Ortop Maxilar. 1997;2:1-8.
43. Perez C. Temporomandibular disorders in children and adolescents. Gen Dent. 2018;66:51-5.
44. Proffit WR. Contemporary orthodontics. 2.ed. St. Louis: Mosby, 1993.
45. Ramos AL, Sakima MT, Santos-Pinto A, Bowman SJ. Upper lip changes correlated to maxillary incisor retraction: a metallic implant study. Angle Orthod. 2005;75:499-505.
46. Ricketts RM Perspectives in the clinical application of cephalometrics. Angle Orthod. 1981;5:115-50.
47. Riedel RA. The relation of maxillary structures to cranium in malocclusion in normal occlusion. Angle Orthod. 1952;22:142-5.
48. Riedel RA. An analysis of dentofacial relationships. Am J Orthod. 1957;43:103-19.
49. Salzmann JA. Principles of orthodontics. Philadelphia: J.B. Lippincott, 1943.
50. Salzmann JA. Limitations of roentgenographic cephalometric. Am J Orthod. 1964;50:169-88.
51. Steiner CC. Cephalometrics for you and me. Am J Orthod. 1953;39:729-55.
52. Steiner CC. Cephalometrics in a clinical practice. Angle Orthod. 1959;29:8-29.
53. Steiner CC. Cephalometrics in a clinical tool. In: Kraus, Riedel. In: Orthodontics. Philadelphia: Lea & Febiger, 1962. p.131-61.
54. Strang RW. A text-book of orthodontics. 2.ed. Philadelphia: Lea & Febiger, 1943.
55. Suga SS, Bönecker MJS, Sant'anna GR, Duarte DA. Caderno de odontopediatria. São Paulo: Santos, 2001.
56. Tanaka MM, Johnston LE. The prediction of the size of unerupted canines and pre-molars in a contemporary orthodontic population. J Am Dent Assoc. 1974;1(88):798-801.
57. Thomazinho A, Ferreira JTL, Stuani MBS, Romano FL, Matsumoto MAN, Enoki C. Ortodontia preventiva e interceptora. In: Tratado de odontopediatría. Caracas: Amolca, 2018. t.2. p. 1117-266.
58. Thomazinho A, Ferreira JTL, Stuani MBS, Matsumoto MAN. Ortodontia preventiva e interceptora. In: Odontopediatria: bases para a prática clínica. Porto Alegre: Artes Médicas, 2005. Cap. 25. p.879-992.
59. Tweed CH. The diagnostic facial triangle in the control of treatment objetives Am J Orthod. 1969;55:651-67.
60. Vilella OV. Manual de cefalometria. 2.ed. Rio de Janeiro: Guanabara Koogan, 2001.
61. Weinberg LA. Atlas of removable partial denture prosthodontics. St. Louis: Mosby, 1969.
62. Zachrisson BU. Esthetic factors involved in anterior tooth display and the smile: vertical dimension. J Clin Orthod. 1998;32:432-45.

CAPÍTULO 3

Dinâmica do desenvolvimento da dentição

Mírian Aiko Nakane Matsumoto
Fábio Lourenço Romano
Maria Bernadete Sasso Stuani

A oclusão dentária é um mecanismo em constante modificação, e para sua ampla compreensão é necessário conhecer todo o processo de formação e desenvolvimento. A supervisão do desenvolvimento da oclusão e o controle de espaço são aspectos importantes no cuidado da saúde bucal da criança para viabilizar a transição favorável da dentição decídua para a dentição mista e permanente. Preservar os espaços disponíveis nas arcadas para permitir a irrupção dos dentes permanentes e prevenir ou minimizar o apinhamento são ações fundamentais, que contribuem para o desenvolvimento de uma oclusão estável, funcional e esteticamente aceitável.[49]

O cirurgião-dentista deve ser capaz de reconhecer, diagnosticar e controlar ou encaminhar adequadamente as anormalidades da dentição em desenvolvimento, de acordo com a complexidade do problema. Por isso, é necessário compreender as diversas etapas do desenvolvimento da oclusão e os inúmeros processos que caracterizam esse período de transição desde a dentição decídua até a permanente completa. Para o correto planejamento do tratamento ortodôntico, é essencial que o clínico tenha conhecimento sobre o desenvolvimento normal e o anormal. Muitos fatores podem afetar o controle dos arcos dentários em desenvolvimento e minimizar o sucesso de qualquer intervenção.[104]

A avaliação e o tratamento das desarmonias oclusais e esqueléticas podem ser iniciados em vários estágios do desenvolvimento da arcada dentária, dependendo dos problemas, do crescimento, do envolvimento dos pais, dos riscos e benefícios do tratamento e da capacidade do profissional.

Neste capítulo apresentaremos o desenvolvimento normal, alguns desvios mais comuns que podem ocorrer e as intervenções que devem ser realizadas no período da dentição decídua e mista.

Dentição decídua

Nos primeiros meses de vida, mesmo sem a presença dos dentes, as articulações e os músculos da mastigação estão em ampla atividade durante a amamentação. As articulações funcionam livremente, em toda a sua amplitude de movimentos deslizantes e de abertura e fechamento, enquanto os movimentos de lateralidade são limitados. A posição de repouso da mandíbula está estabelecida, e pequena alteração ocorrerá em seus movimentos quando os dentes irromperem. A língua em repouso posiciona-se entre os roletes gengivais e em contato com os lábios, ocupando o espaço que, posteriormente, será ocupado pelos dentes.[49]

A oclusão na dentição decídua se estabelece durante um período de rápidas alterações funcionais, determinadas pelo crescimento e desenvolvimento dos maxilares. As demandas oclusais funcionais estão bem definidas antes da irrupção dos dentes permanentes.

Expressivo crescimento transversal e sagital da face e das arcadas dentárias ocorre antes da irrupção dos primeiros dentes decíduos para viabilizar espaço para irromperem.

A dentição decídua inicia com a irrupção dos incisivos centrais inferiores decíduos, a partir dos 6 ou 7 meses de idade, apesar de a odontogênese dos dentes decíduos iniciar por volta da sexta semana de vida intrauterina. Os incisivos centrais superiores decíduos irrompem após os inferiores, estabelecendo guia incisal, e, então, a articulação dentária assume papel relevante na função mandibular. Os incisivos superiores irrompem em posição labial em relação aos inferiores, com pequena sobressaliência, pois a mandíbula do bebê é levemente retrusiva, mas constantemente é projetada para a frente durante a amamentação, levando os incisivos à relação topo a topo.[104] Segundo Souki,[4] a irrupção dos incisivos decíduos desenvolve sobremordida profunda, e as excursões mandibulares são grandes devido à ausência dos dentes decíduos posteriores. Esse cenário é proporcionado pelo crescimento incipiente da articulação temporomandibular (ATM).[73] Nessa fase, os côndilos mandibulares estão pouco desenvolvidos e as fossas articulares são planas.

Ao irromperem, os primeiros molares decíduos proporcionam o primeiro ganho da dimensão vertical de oclusão, aumentando a capacidade mastigatória e, consequentemente, a diminuição da sobremordida profunda.

A função unilateral durante o movimento de lateralidade da mandíbula é obtida com a irrupção dos caninos decíduos, que são os primeiros dentes a atuar assimetricamente, e juntamente com seus sucessores permanentes desempenham uma função-chave nos movimentos de lateralidade ao longo da vida. Além disso, estabelece os espaços primatas, que no arco maxilar localizam-se entre os incisivos laterais e os caninos decíduos e, na mandíbula, entre os caninos e os primeiros molares decíduos. Podem estar presentes em ambas as arcadas, em apenas uma ou em nenhuma das arcadas[5,6] (Figura 3.1).

Os segundos molares decíduos completam a oclusão decídua e consolidam o aumento da dimensão vertical, quando irrompem na cavidade bucal. Entre 30 e 36 meses de vida, obtém-se a oclusão dos vinte dentes decíduos. Nesse mesmo período, os 28 germes dos dentes permanentes apresentam-se em diferentes graus de odontogênese. Variações na cronologia e na sequência de irrupção dos dentes decíduos ocorrem com frequência e não devem ser considerados distúrbios; portanto, não necessitam de intervenção ortodôntica.

Tipo de arco dental decíduo

Os dentes decíduos são pequenos, porém em equilíbrio com a face da criança. De acordo com Baume,[6] espaços generalizados entre os dentes decíduos (arcos tipo I) são considerados normais e necessários para o adequado alinhamento dos incisivos permanentes. Se espaços entre os incisivos decíduos estiverem ausentes (arcos tipo II), ou seja, se houver contato proximal entre os incisivos decíduos, provavelmente os permanentes ficarão apinhados (Figura 3.2).

Curva de Spee e curva de Wilson

Os dentes decíduos possuem raízes paralelas entre si, sem inclinação axial e, portanto, implantados quase perpendicularmente ao plano oclusal. As coroas dentárias são posicionadas verticalmente, sem angulação mesiodistal e vestibulolingual, determinando curva de Spee, de plana a leve; e ausência de curva de Wilson. O ângulo entre os incisivos superiores e inferiores é próximo de 180 graus[50] (Figuras 3.3 e 3.4).

Oclusão sagital e vertical na dentição decídua

Sobressaliência de 0 a 3 mm é considerada normal. Quanto à sobremordida, há grande variabilidade: desde dois terços de trespasse vertical até mordida topo a topo são considerados normais (Figura 3.5).

A oclusão sagital na dentição decídua é considerada normal quando o longo eixo do canino decíduo superior oclui entre primeiros molares e caninos decíduos inferiores, clinicamente denominada "relação de caninos classe I". A prevalência de classe I dos caninos decíduos é de aproximadamente 80%.[29] A relação de caninos classe II é definida quando a ponta da cúspide ou o centro da coroa do canino superior oclui à frente do ponto de contato entre canino e primeiro molar decíduo inferior, e a relação de classe III é identificada quando o centro da cúspide do canino superior oclui distal à ameia entre o canino e o primeiro molar decíduo inferior[95] (Figura 3.6).

A relação sagital dos segundos molares decíduos determina, entre outros fatores, a intercuspidação inicial dos primeiros molares permanentes, que durante a erupção são guiados pelas superfícies distais dos segundos molares

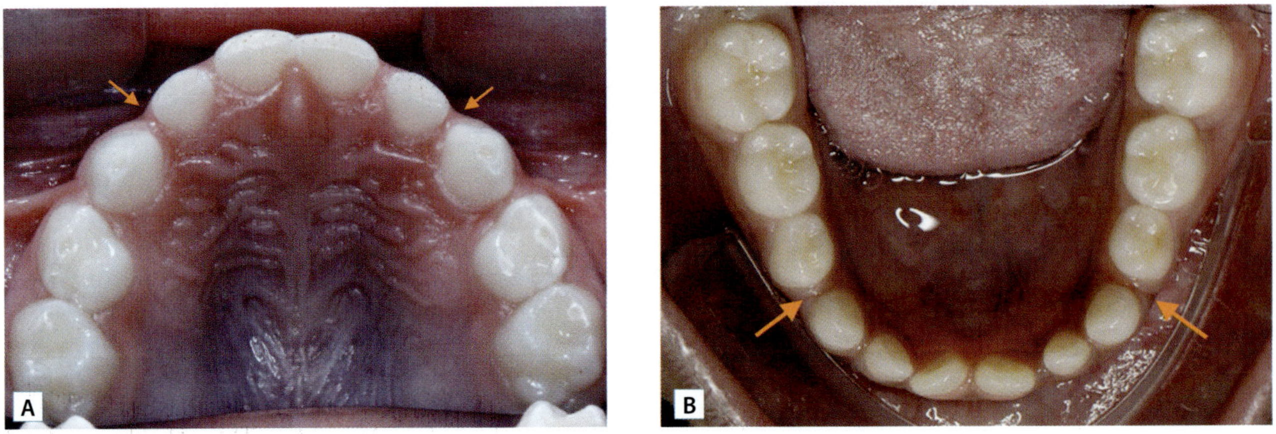

FIGURA 3.1 A e B: espaços primatas superiores e inferiores.

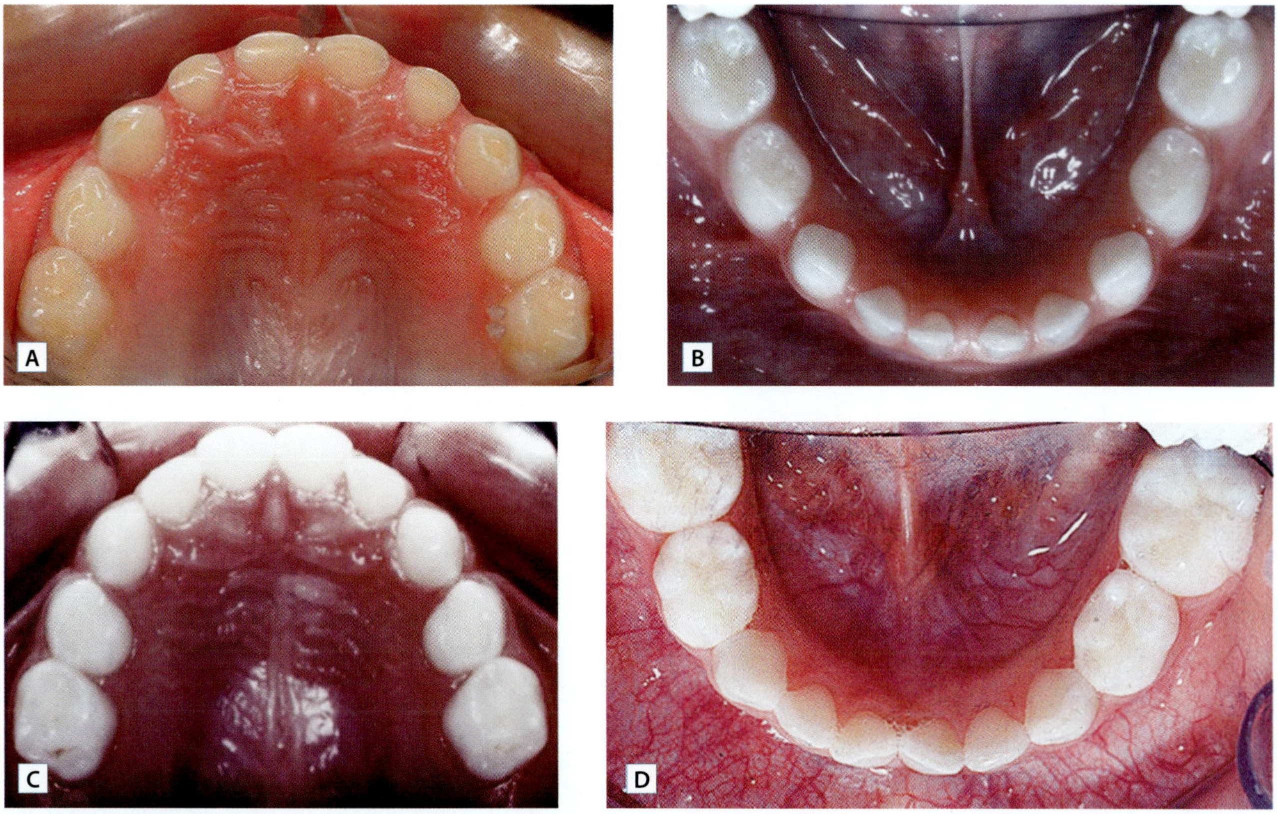

FIGURA 3.2 A e B: arcos dentários decíduos do tipo I (Baume[6]). C e D: arcos dentários decíduos do tipo II (Baume[6]).

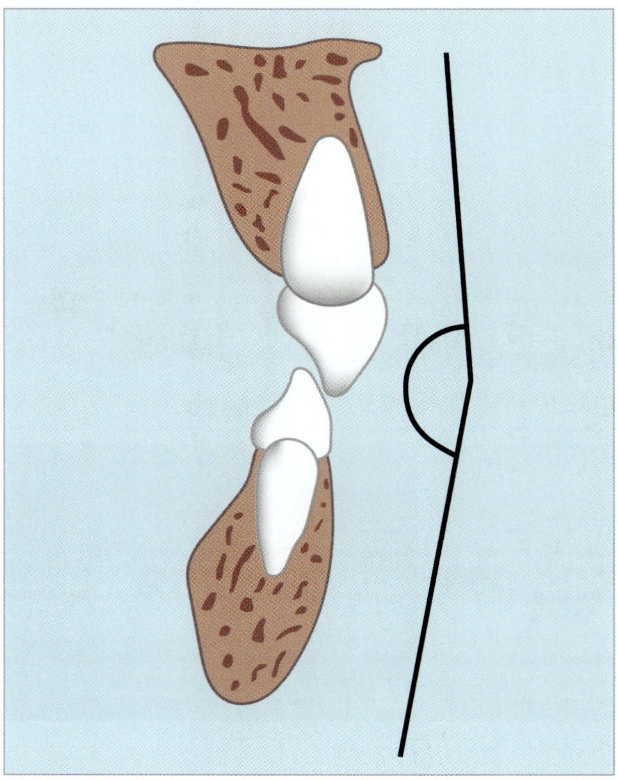

FIGURA 3.3 Inclinação axial dos incisivos decíduos, formando ângulo próximo de 180 graus.

decíduos até entrarem em oclusão. Baume[6] denominou essa relação plano terminal da dentição decídua e a classificou em plano terminal reto, plano terminal com degrau mesial e plano terminal com degrau distal (Figura 3.7).

Plano terminal reto

É a relação mais frequente, verificada em 76% dos casos. Dependendo de vários fatores, pode conduzir os primeiros molares permanentes para (Figura 3.8A):

A. Relação molar topo a topo: relação típica no final da irrupção dos primeiros molares permanentes.
B. Relação molar classe I: se houver migração mesial tardia do primeiro molar e/ou maior crescimento para a frente da mandíbula que da maxila.
C. Relação molar classe II: se o paciente apresentar padrão esquelético de classe II suave e perímetro de arco insuficiente para permitir a migração mesial tardia dos primeiros molares permanentes, a oclusão provavelmente se tornará classe II no fim do crescimento.

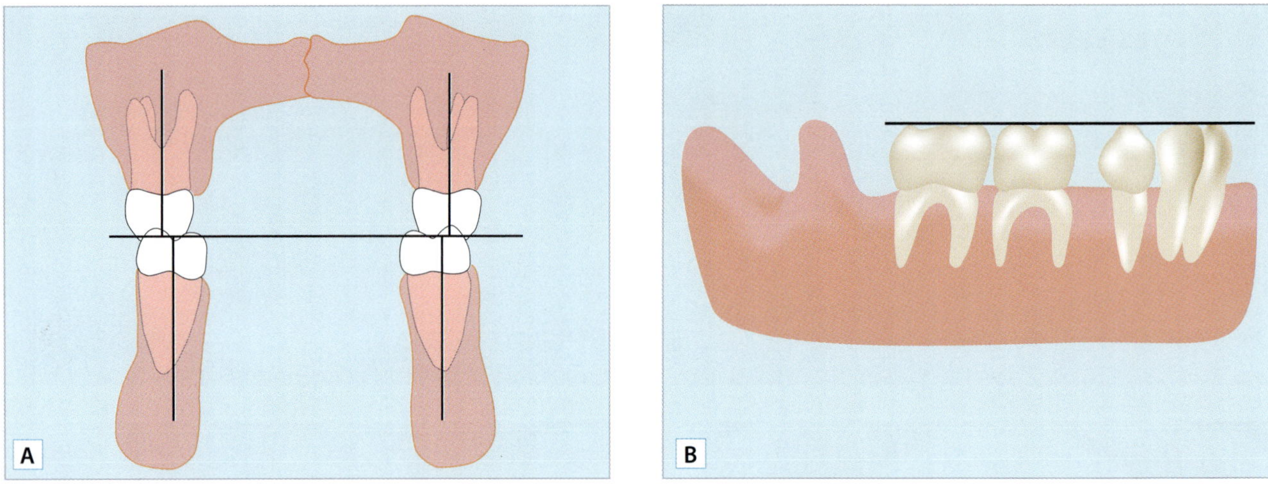

FIGURA 3.4 A: molares decíduos perpendiculares ao plano oclusal e ausência de curva de Wilson. B: curva de Spee de plana a leve.

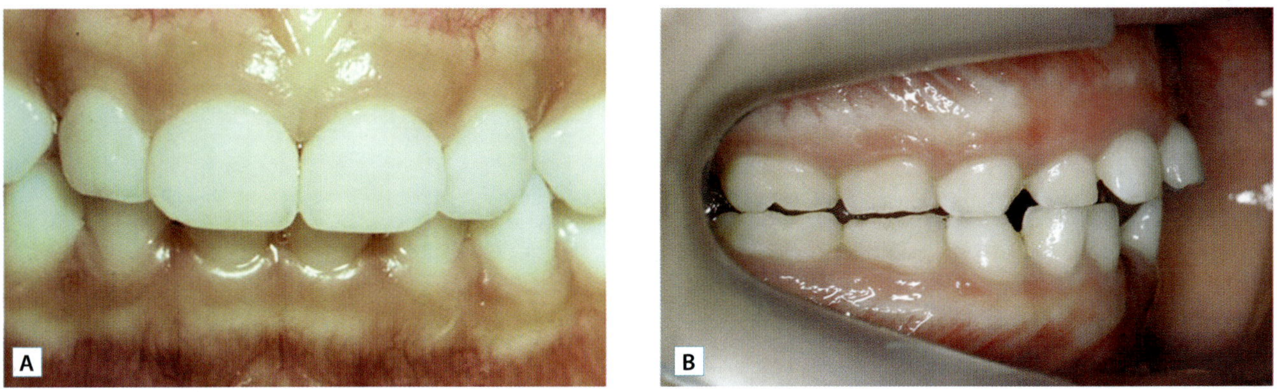

FIGURA 3.5 A: sobremordida. B: sobressaliência na dentição decídua.

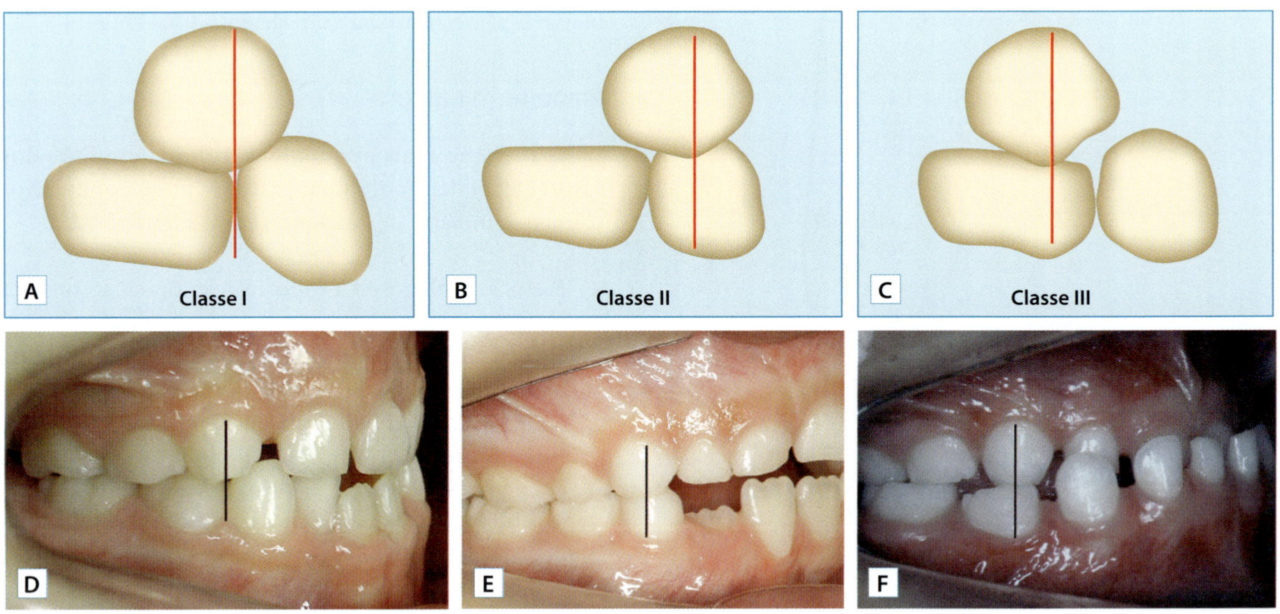

FIGURA 3.6 Relação sagital de caninos decíduos: A e D: relação classe I de caninos decíduos. B e E: classe II. C e F: classe III.

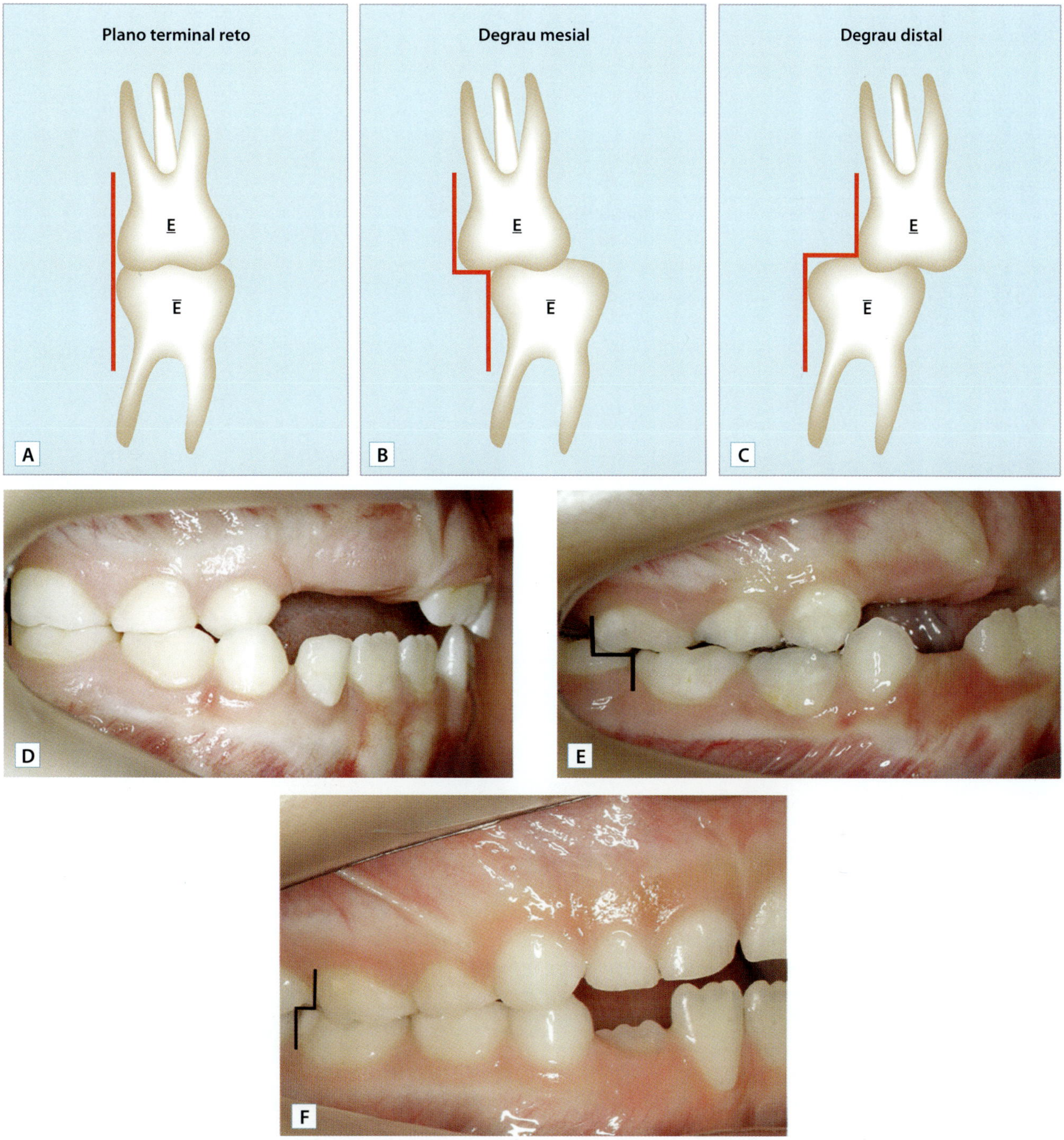

FIGURA 3.7 Plano terminal dos segundos molares decíduos. A e D: plano terminal reto. B e E: plano terminal com degrau mesial. C e F: plano terminal com degrau distal.

Plano terminal com degrau mesial

Acomete 14% dos casos e pode conduzir os primeiros molares permanentes para (Figura 3.8B):

A. Relação molar classe I: se ocorrer crescimento equilibrado entre maxila e mandíbula.

B. Relação molar classe III: se houver maior crescimento da mandíbula associado à migração mesial do primeiro molar permanente inferior.

Plano terminal com degrau distal

Manifesta-se em 10% dos casos e resultará sempre em relação ao molar classe II, pois reflete a relação esquelética que já se manifestou na dentição decídua e dificilmente será corrigida com o crescimento mandibular (Figura 3.8C).

É importante salientar que a análise dos planos terminais dos molares decíduos deve ser avaliada juntamente com a relação dos caninos decíduos, pois atualmente a

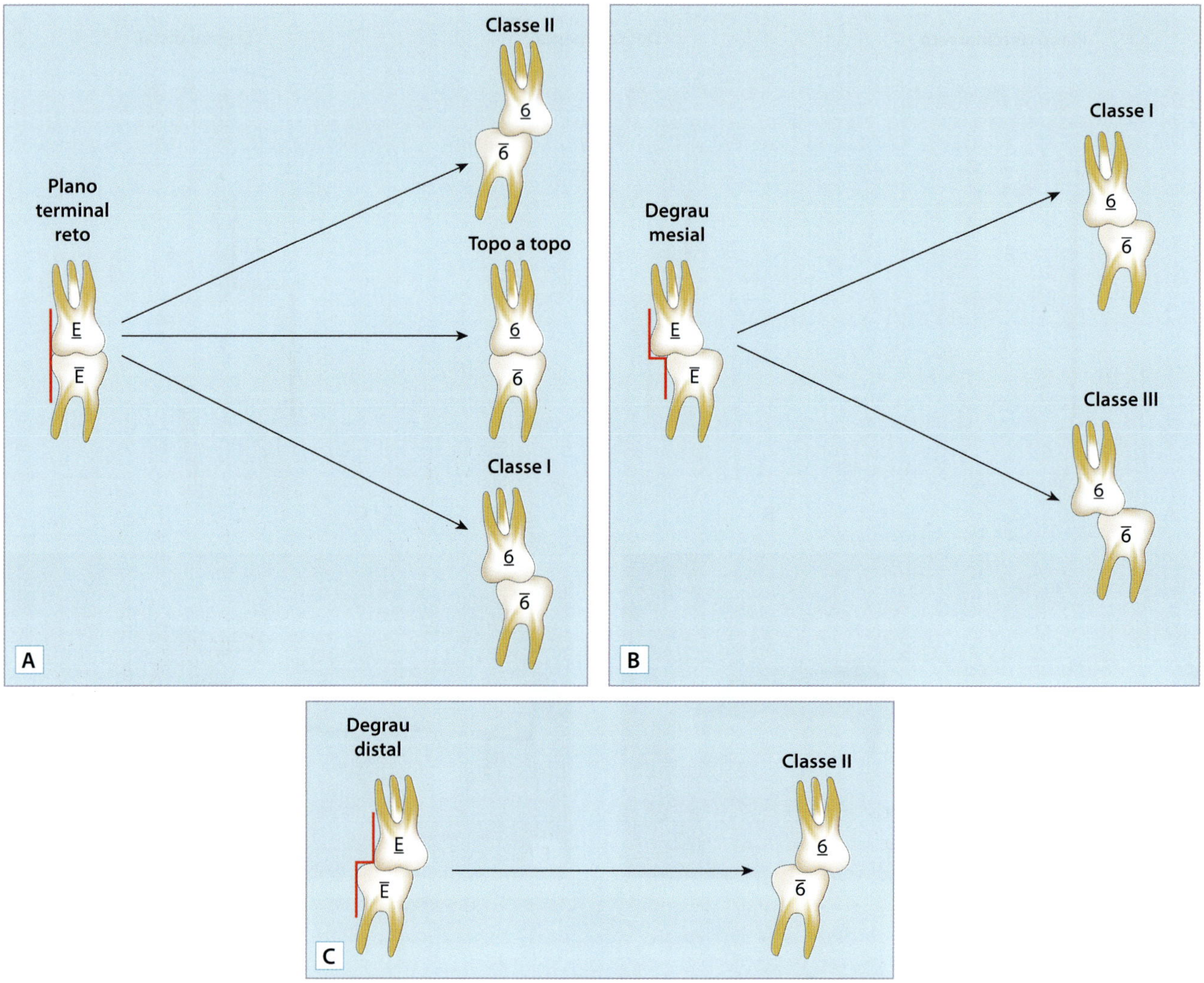

FIGURA 3.8 A: plano terminal reto dos segundos molares decíduos pode conduzir para relação topo a topo, classe I ou classe II de primeiros molares permanentes. B: plano terminal com degrau mesial dos segundos molares decíduos pode conduzir para relação classe I ou classe III de primeiros molares permanentes. C: plano terminal com degrau distal dos segundos molares decíduos sempre conduzirá para relação classe II de primeiros molares permanentes.

oclusão dos caninos decíduos tem sido a principal referência para a classificação sagital durante esse estágio de desenvolvimento.[4]

Oclusão transversal na dentição decídua

A oclusão no sentido transversal é considerada normal quando se visualiza a posição mais vestibular dos caninos e molares decíduos superiores em relação aos inferiores (Figura 3.9). As cúspides bucais dos molares decíduos superiores estão vestibulares às mesmas cúspides dos molares inferiores, e as cúspides palatinas dos molares decíduos superiores repousam nas fossas oclusais dos molares inferiores antagonistas. As faces palatinas dos caninos decíduos superiores mantêm contato com a face vestibular dos caninos e primeiros molares decíduos inferiores[10,44] (Figura 3.10).

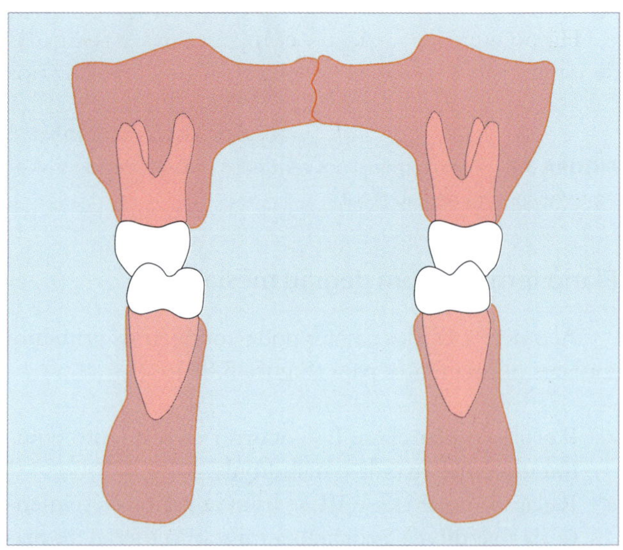

FIGURA 3.9 Oclusão transversal normal na dentição decídua.

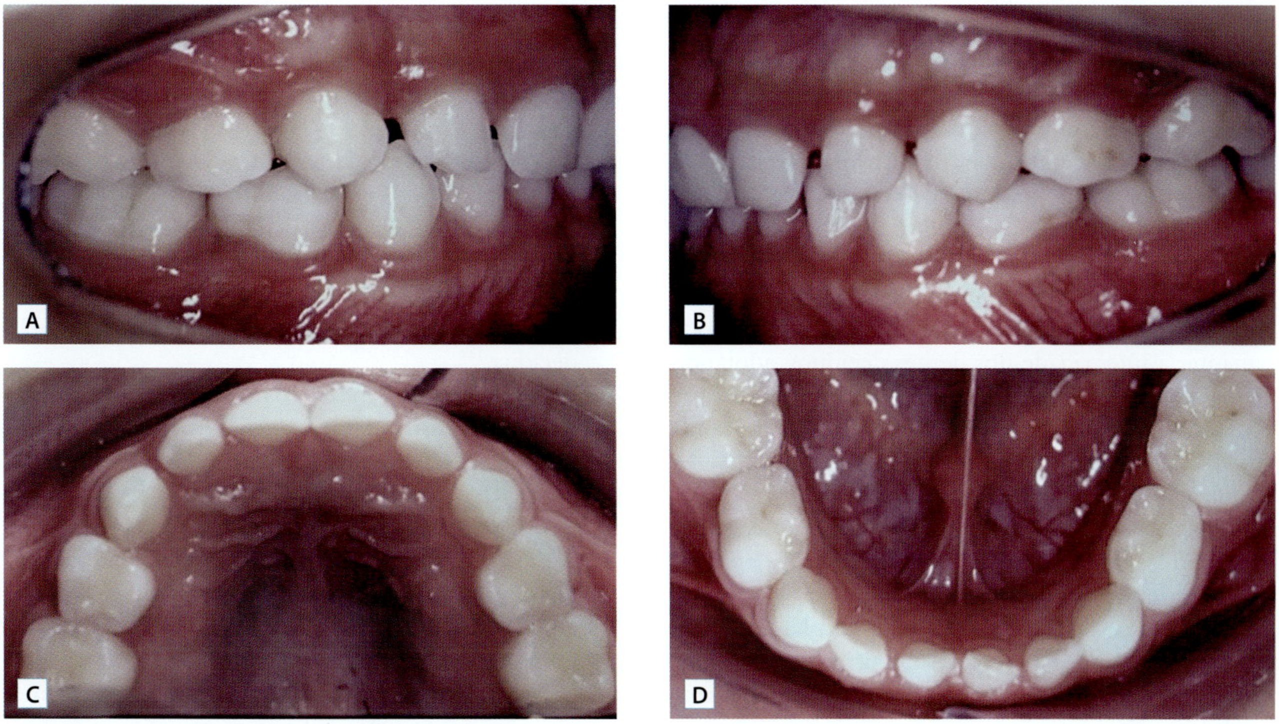

FIGURA 3.10 A, B, C e D: oclusão normal na dentição decídua.

Nesse período, considera-se normal a criança apresentar atrição de leve a moderada (desgaste fisiológico) ocasionada pela função dentária, devido à ausência das curvas de Spee e Wilson e à estrutura do esmalte menos mineralizado dos dentes decíduos. A atrição dos dentes posteriores proporciona liberdade de movimento e permite ajustes necessários para a função e adaptação às modificações do crescimento[113] (Figura 3.11).

Alterações dimensionais na dentição decídua

Há pequena redução no comprimento das arcadas dentárias decíduas superior e inferior dos 3 aos 6 anos de idade, enquanto a largura do arco dentário decíduo, nas distâncias intercaninos e intermolares, é considerada estável.[4,64,65] Por outro lado, há autores que não verificaram diminuição no comprimento do arco dentário na dentição decídua, e encontraram alterações transversais dos 4 aos 6 anos de idade.[44,68]

Desvios funcionais e ortodônticos

Alguns fatores podem desencadear problemas ortodônticos na dentição decídua, entretanto a maioria não requer intervenção nesse período. Avaliação clínica e radiográfica deve ser realizada quando possível, com o objetivo de identificar as anomalias de número e tamanho dos dentes, mordidas cruzadas anterior e posterior e presença de

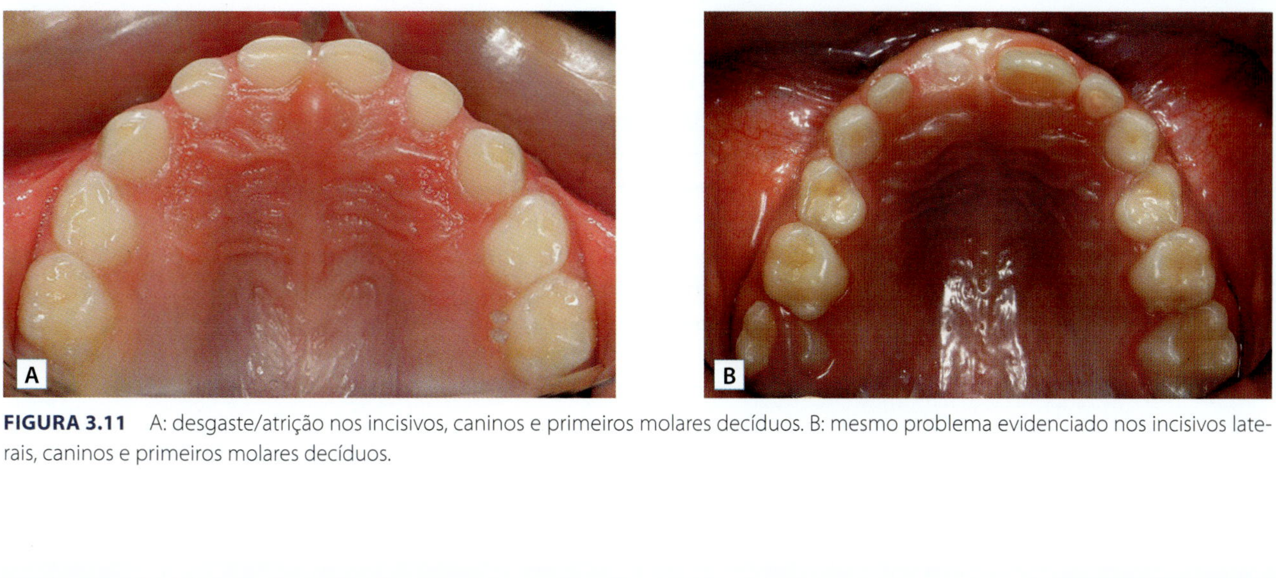

FIGURA 3.11 A: desgaste/atrição nos incisivos, caninos e primeiros molares decíduos. B: mesmo problema evidenciado nos incisivos laterais, caninos e primeiros molares decíduos.

hábitos. Recomenda-se informar os pais sobre a presença de anomalias decorrentes do crescimento anormal que podem induzir o desenvolvimento de más oclusões.

Em algumas situações, o tratamento nessa fase pode ser favorável para interromper o desenvolvimento de má oclusão ou proporcionar benefício terapêutico que não poderia ser obtido em época posterior, como nos casos de mordidas cruzadas anterior e posterior. No entanto, a intervenção precoce pode afetar os dentes permanentes em formação. A abordagem mais importante nesse período é manter a integridade dos dentes decíduos, adotando medidas preventivas para evitar a instalação de cáries e consequentemente a perda precoce dos dentes decíduos, que são os mantenedores de espaço naturais para os dentes permanentes que os substituirão.

Alguns fatores podem ocasionar desvios funcionais e ortodônticos nessa fase do desenvolvimento da oclusão:

- **Bruxismo:** definido como o contato habitual não funcional e forçado entre as superfícies oclusais. Pode ocorrer com o paciente acordado ou dormindo, sendo observado com certa frequência nessa fase. A etiologia é multifatorial e tem sido relatada desde fatores centrais, como estresse emocional,[63] parassonias,[115] deficiências neurológicas e fatores morfológicos, como a má oclusão.[93] As complicações incluem atrição dentária, dores de cabeça, disfunção temporomandibular e dor nos músculos mastigatórios.[63] É importante realizar o diagnóstico minucioso de sua etiologia, se for identificado desgaste excessivo do esmalte dentário. Desgaste oclusal leve ou moderado nos dentes decíduos pode ser considerado fisiológico. O tratamento do bruxismo deve envolver uma equipe multiprofissional e compreende desde placas oclusais, técnicas psicológicas de relaxamento a medicamentos.[89]
- **Sobressaliência excessiva:** associada à má oclusão de classe II, pode causar comprometimentos irrelevantes, enquanto a sobremordida profunda pode limitar os movimentos mandibulares. A combinação de sobressaliência aumentada e sobremordida profunda requer abertura excessiva para a excursão lateral durante a função mandibular, impedindo a função normal e a atrição de caninos e molares (Figura 3.12A). A sobressaliência negativa, ou mordida cruzada dos incisivos, e a relação de classe III podem ser o primeiro sinal de problema esquelético sério, ou seja, uma discrepância real entre o tamanho da maxila e o da mandíbula, devido à deficiência de crescimento maxilar ou excesso mandibular; ou pode ser meramente o resultado de uma disfunção menor, de posicionamento dentário incorreto (Figura 3.12B, C, D). Sobressaliência excessiva ou negativa e sobremordida profunda ou mordida aberta têm indicação de tratamento, na maioria dos casos, em estágios posteriores do desenvolvimento da oclusão, e serão abordadas nos Capítulos 6, 7, 8 e 9, referentes à mordida aberta, sobremordida, classe II e classe III.
- **Ausência congênita ou hipodontia de dentes decíduos:** a prevalência de hipodontia na dentição decídua é de 0,1 a 0,9%, e quase sempre afeta os incisivos superiores e os primeiros molares decíduos. Nenhum tratamento é indicado durante a dentição decídua.[14]
- **Dentes supranumerários ou hiperdontia:** podem ocorrer na dentição decídua, porém, são cinco vezes menos frequentes do que na dentição permanente.[18] Dente decíduo supranumerário é seguido por permanente supranumerário em um terço dos casos. Dentes decíduos supranumerários geralmente se acomodam no arco, e irrompem e esfoliam sem complicações.[103] Não é indicada a extração de dente supranumerário não irrompido durante a dentição decídua, pois a extração pode deslocar ou danificar os germes dos permanentes. No entanto, recomenda-se realizar acompanhamento radiográfico.[90]

Nesse período, os objetivos imediatos são solucionar a limitação funcional e o agravamento progressivo da má oclusão, pois raramente é possível a correção plena das alterações oclusais nos primeiros anos de vida, devido ao crescimento do esqueleto facial, que apresentará muitas alterações dimensionais.

É importante salientar que o tratamento pode ser desnecessário em crianças com mordida cruzada resultante da protrusão postural voluntária da mandíbula, ou seja, uma posição mais confortável, pois essa é a posição da mandíbula durante a sucção ou amamentação. Sendo assim, não causará movimentos dentários progressivos indesejáveis, podendo desaparecer com a irrupção dos incisivos superiores permanentes, que irrompem normalmente mais protruídos que os decíduos. Dessa forma, a avaliação cuidadosa da oclusão, com atenção especial ao estágio de irrupção, é tão importante quanto a avaliação cefalométrica dessas más oclusões.

O tratamento de mordidas cruzadas anteriores e posteriores, mordidas abertas, más oclusões de classe II e classe III tem melhor prognóstico quando realizado em diferentes estágios da dentição mista, pois o potencial de crescimento do esqueleto facial, a maturidade e a adesão do paciente são fatores importantes que contribuem para o sucesso do tratamento. Entretanto, deve-se considerar e reconhecer as variações e as particularidades de cada caso.

Dentre os procedimentos ortodônticos recomendados nessa fase, podemos citar:

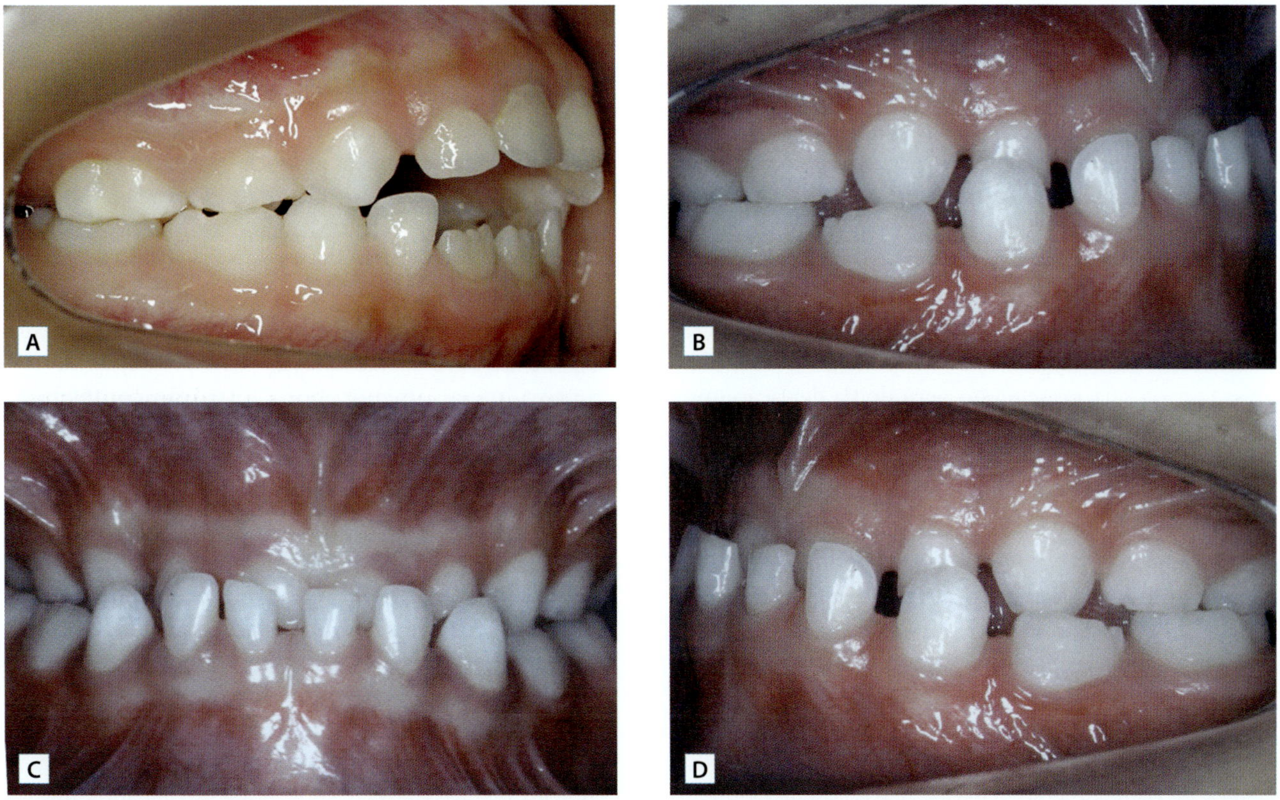

FIGURA 3.12 A: sobressaliência aumentada e mordida aberta. B, C e D: sobressaliência negativa ou mordida cruzada anterior e sobremordida profunda.

A. Tratamento da respiração bucal[57,59,60,98,108] e síndrome da apneia obstrutiva do sono (SAOS),[8] que acometem muitas crianças nesse período de desenvolvimento, sendo, portanto, necessário indicar o tratamento multiprofissional otorrinolaringológico, ortodôntico[110] e fonoaudiológico, para prevenir alterações indesejáveis no crescimento normal da face.[28,51,53,58,98]

B. Conscientização de pacientes com mais de 3 ou 4 anos de idade sobre os efeitos nocivos de hábitos de sucção de dedos e chupeta. A interceptação dos hábitos é indicada no final da dentição decídua ou antes da irrupção dos incisivos permanentes, para eliminar o hábito e minimizar potenciais efeitos deletérios no complexo dentofacial. Considerações gerais e princípios para intervenção em hábitos de sucção não nutritivos, deglutição atípica e posição anormal da língua serão discutidos no Capítulo 4, sobre mordida aberta anterior.

C. Manutenção de espaço em casos de perdas precoces de dentes decíduos.

Dentição mista

O conhecimento sobre crescimento craniofacial e desenvolvimento da dentição é fundamental no diagnóstico e na definição de possíveis opções de tratamento ortodôntico na dentição mista. O tratamento precoce é favorável para muitas crianças, entretanto não é indicado para todos os pacientes. Nesse estágio do desenvolvimento, os objetivos da intervenção ortodôntica incluem controlar o crescimento desfavorável, evitar o agravamento das desarmonias dentárias e esqueléticas, melhorar a oclusão e a estética do sorriso. Portanto, recomenda-se monitorar o desenvolvimento da oclusão durante todo o processo de erupção dentária.

No estágio inicial da dentição mista é aconselhável avaliar a posição dos germes dos dentes que não irromperam, por meio de palpação e radiografias panorâmicas, oclusais e periapicais, para obter informações de diagnóstico sobre anomalias no número de dentes (agenesias, supranumerários), alterações de forma (dentes fusionados, geminados ou incisivos conoides), tamanho (macrodontia ou microdontia) e posições ectópicas de incisivos e molares permanentes.[42] Os objetivos do tratamento ortodôntico nesse período consistem em eliminar os hábitos, supervisionar alterações ou deficiências no comprimento das arcadas dentárias para viabilizar a irrupção de todos os dentes permanentes, intervir nos molares e incisivos ectópicos, preservar o *leeway space*, corrigir mordidas cruzadas e redirecionar o crescimento esquelético desfavorável, beneficiando-se das altas taxas de crescimento para prevenir o agravamento dos distúrbios dentários e esqueléticos.[72]

Nos estágios intermediário e tardio da dentição mista, as posições dentárias ectópicas devem ser diagnosticadas, principalmente caninos, pré-molares e segundos molares permanentes, por meio do exame clínico e radiográfico. O tratamento ortodôntico deve ser recomendado com o objetivo de reduzir o risco de necessidade de tracionamento ortodôntico nos casos de dentes ectópicos. A intervenção ortodôntica pode incluir extrações de dentes decíduos e a manutenção do espaço para viabilizar a erupção de dentes ectópicos. As ações para o tratamento de desarmonias esqueléticas e apinhamento também podem ser instituídas nessa fase, ou seja, no segundo período da dentição mista ou até mesmo na dentição permanente jovem.[118]

As abordagens ortodônticas podem estar relacionadas a duas categorias diferentes de problemas. A primeira seria uma má oclusão em desenvolvimento, na qual pode ser necessário intervir para reduzir ou interromper a alteração desfavorável. A segunda, uma dentição cujo desenvolvimento normal pode ser interrompido por algum fator etiológico local, como distúrbio de erupção ou lesão dentária, que requer tratamento para manter ou restaurar o desenvolvimento original dessa dentição.[72]

Portanto, é necessário conhecer os processos que caracterizam o crescimento craniofacial e o desenvolvimento da oclusão em seus diferentes estágios para um efetivo planejamento de tratamento ortodôntico.

A dentição mista desenvolve-se em um período de aproximadamente seis anos, em que podem ser identificadas muitas modificações dentárias. Depois de quatro anos de estabilidade relativa na dentição decídua, os primeiros molares permanentes irrompem para dar início à dentição mista.

O período da dentição mista é marcado por mudanças relevantes, porém rápidas e em intervalos determinados. A dentição mista é estabelecida em dois períodos distintos. No primeiro período, os primeiros molares permanentes irrompem e os incisivos decíduos são substituídos pelos incisivos permanentes (primeiro período transitório), e no segundo período, os caninos e molares decíduos são substituídos pelos caninos e pré-molares (segundo período transitório). Entre esses dois períodos está o período passivo, sem irrupções dentárias, que se estende aproximadamente por um ano e meio (período intertransitório).[106,107]

Desenvolvimento dos dentes permanentes

O desenvolvimento dentário é avaliado pela calcificação dos dentes por meio de radiografias. Nolla[74] classificou o desenvolvimento de cada dente permanente em dez estágios de calcificação, dos 3 aos 17 anos de idade, a partir de características médias de uma determinada população, dos quais os mais importantes são: **estágio 2**, que se refere à calcificação inicial do germe dentário; **estágio 6**, relativo ao início dos movimentos eruptivos, quando a calcificação da coroa está completa; **estágio 7**, que sinaliza calcificação de um terço da raiz; **estágio 8**, que indica dois terços de raiz completos; e **estágio 10**, ápice radicular completo[68,74,75] (Figura 3.13).

A dinâmica de erupção dos dentes permanentes compreende várias ações simultâneas e interligadas, porém independentes: a) reabsorção da raiz do dente decíduo (rizólise); b) alongamento ou formação da raiz do dente permanente (rizogênese); c) crescimento em altura do processo alveolar; e d) movimento do dente permanente no interior do osso em direção oclusal. O movimento eruptivo inicia somente após a formação completa da coroa (estágio 6 de Nolla[75])[68] (Figura 3.14).

Primeiros molares permanentes

Os primeiros molares permanentes são os dentes-chave da arcada dentária, pois são os primeiros dentes permanentes a irromper, aproximadamente aos 6 anos de idade, sendo a base sobre a qual a oclusão se desenvolverá. O espaço para a erupção dos primeiros molares é obtido por meio do estímulo gerado pela formação de suas coroas desde o nascimento, promovendo o crescimento da região posterior dos maxilares. Como resultado, há aumento do comprimento maxilar e mandibular devido ao estímulo de aposição óssea na tuberosidade maxilar e, na mandíbula, aposição óssea na tuberosidade lingual e reabsorção na parede anterior do ramo. A irrupção dos primeiros molares permanentes estimula um pequeno surto de crescimento dos maxilares, que antecede o crescimento puberal,[83] proporcionando o segundo ganho fisiológico na dimensão vertical da oclusão. A irrupção dos primeiros molares permanentes dá início à formação das curvas de Spee e Wilson devido a sua inclinação axial mesial e lingual, respectivamente (Figura 3.15).

O primeiro molar permanente inferior irrompe antes do superior e inicialmente está localizado próximo à junção do corpo e do ramo mandibular, inclinado para mesial, enquanto, os primeiros molares permanentes superiores estão localizados na tuberosidade maxilar, com a coroa disposta distalmente; durante o processo de erupção, inclinam-se gradualmente para mesial[4,104] (Figura 3.16).

Durante o trajeto de erupção, os primeiros molares permanentes são guiados pelas superfícies distais dos segundos molares decíduos até a oclusão final. Na oclusão normal, o plano terminal dos segundos molares decíduos superiores e inferiores é reto, em 70% dos casos, segundo Baume,[6] proporcionando relação topo a topo transitória dos primeiros molares. Portanto, o plano terminal dos segundos molares decíduos determina a relação sagital dos primeiros molares permanentes quando atingem o plano oclusal. Contudo, essa relação sagital pode mudar após a esfoliação dos segundos molares decíduos e o surto de crescimento puberal, dependendo do plano terminal da dentição decídua.

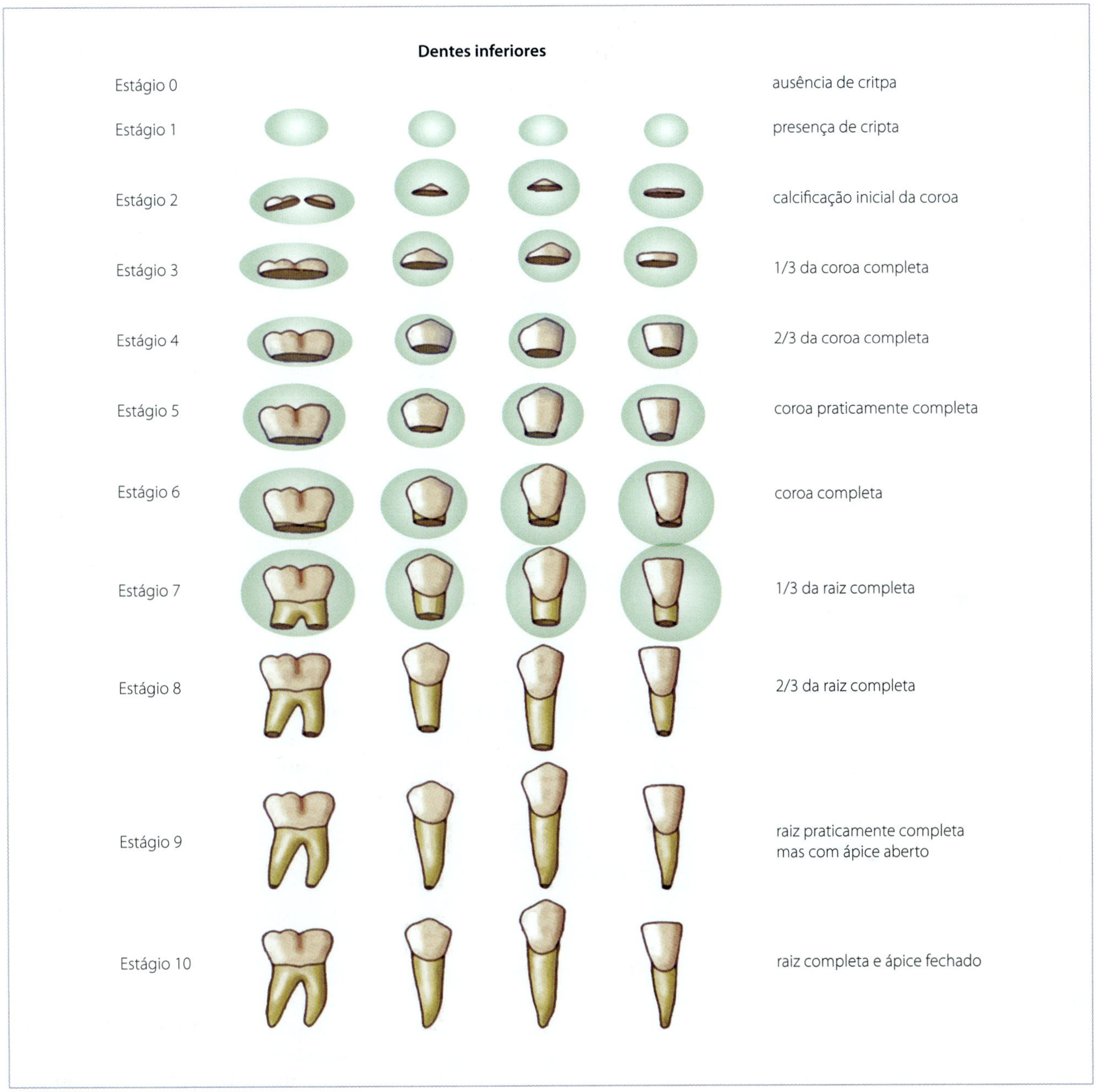

FIGURA 3.13 Estágios de desenvolvimento dos dentes permanentes segundo Nolla.[74]

Várias situações podem ser verificadas com a irrupção dos primeiros molares permanentes:[6]

1. Em pacientes que apresentam arco dentário decíduo do tipo I, com espaços primatas e plano terminal reto, os primeiros molares permanentes inferiores durante seu trajeto de erupção movem os molares decíduos mesialmente e fecham os espaços primatas inferiores, transformando o plano terminal reto em plano terminal com degrau mesial. Consequentemente, há redução no comprimento do arco inferior e os primeiros molares permanentes se mantêm em relação classe I. Esse cenário foi denominado por Baume[6] **migração mesial precoce** (Figura 3.17).
2. Em pacientes que apresentam arco dentário decíduo do tipo II, sem espaços primatas e plano terminal reto, os primeiros molares permanentes superiores e inferiores irrompem em relação topo a topo, uma vez que não há espaços a serem fechados. Entretanto, após a esfoliação dos segundos molares decíduos inferiores, os primeiros molares permanentes migram mesialmente, invadindo o *leeway space*.[35,36] Do mesmo modo,

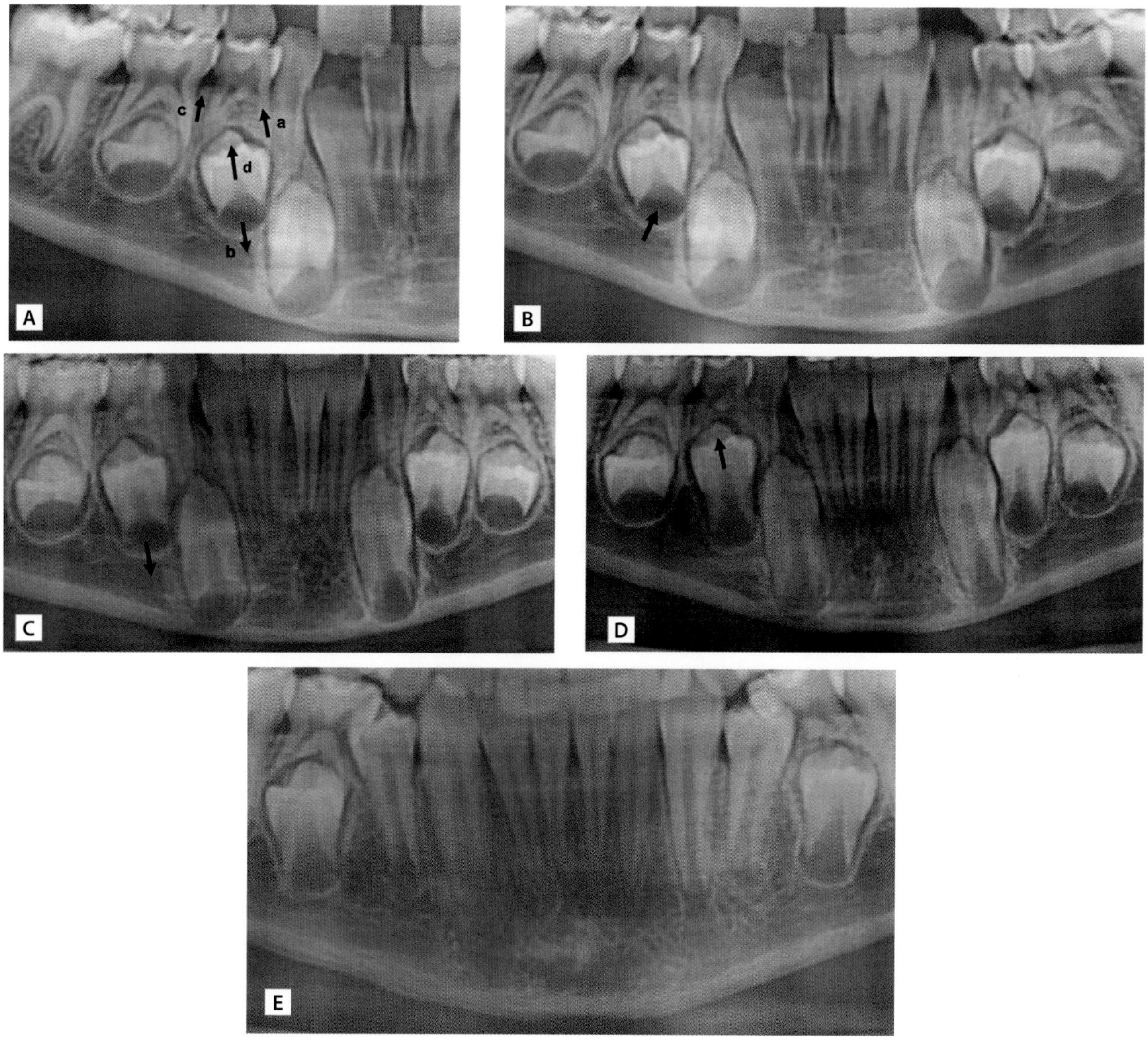

FIGURA 3.14 A: dinâmica de erupção do dente permanente (a, b, c, d). B: início de rizólise do primeiro molar decíduo, paciente aos 8 anos de idade. C: início de rizogênese do primeiro pré-molar, aos 9 anos e 1 mês. D: movimento do pré-molar em direção oclusal, aos 10 anos e 2 meses. E: esfoliação do molar decíduo e irrupção do primeiro pré-molar, paciente aos 12 anos e 7 meses.

o comprimento do arco é reduzido e o plano terminal reto converte-se em degrau mesial, resultando em relação classe I de molares permanentes devido à maior migração mesial do molar inferior que do superior, pois o *leeway space* da arcada inferior é maior que o da arcada superior. Essa ocorrência foi denominada por Baume[6] **migração mesial tardia** (Figura 3.18).

Desvios ortodônticos durante a erupção do primeiro molar permanente

Erupção ectópica dos primeiros molares permanentes

Durante o trajeto de erupção do primeiro molar permanente podem ocorrer desvios que, geralmente, são poucos, porém importantes. A retenção prolongada ou erupção ectópica do primeiro molar permanente geralmente é o resultado da discrepância dentoalveolar devido ao apinhamento ou ausência congênita de segundo pré-molar (Figura 3.19). Acontece devido ao trajeto de erupção mesioangular anormal do molar, resultando em impacção na proeminência distal da coroa do segundo molar decíduo. A erupção ectópica pode manifestar-se em ambas as arcadas, porém é mais comum na maxila, ocasionando a perda de comprimento do arco e relação molar de classe II[38,39] (Figura 3.20). Pode acometer até 0,75% da população,[22] porém é mais comum em crianças com fissura labiopalatina.[19] Para o diagnóstico é necessário recorrer à radiografia panorâmica, que permite visualizar também se todos os germes dos dentes permanentes estão presentes.

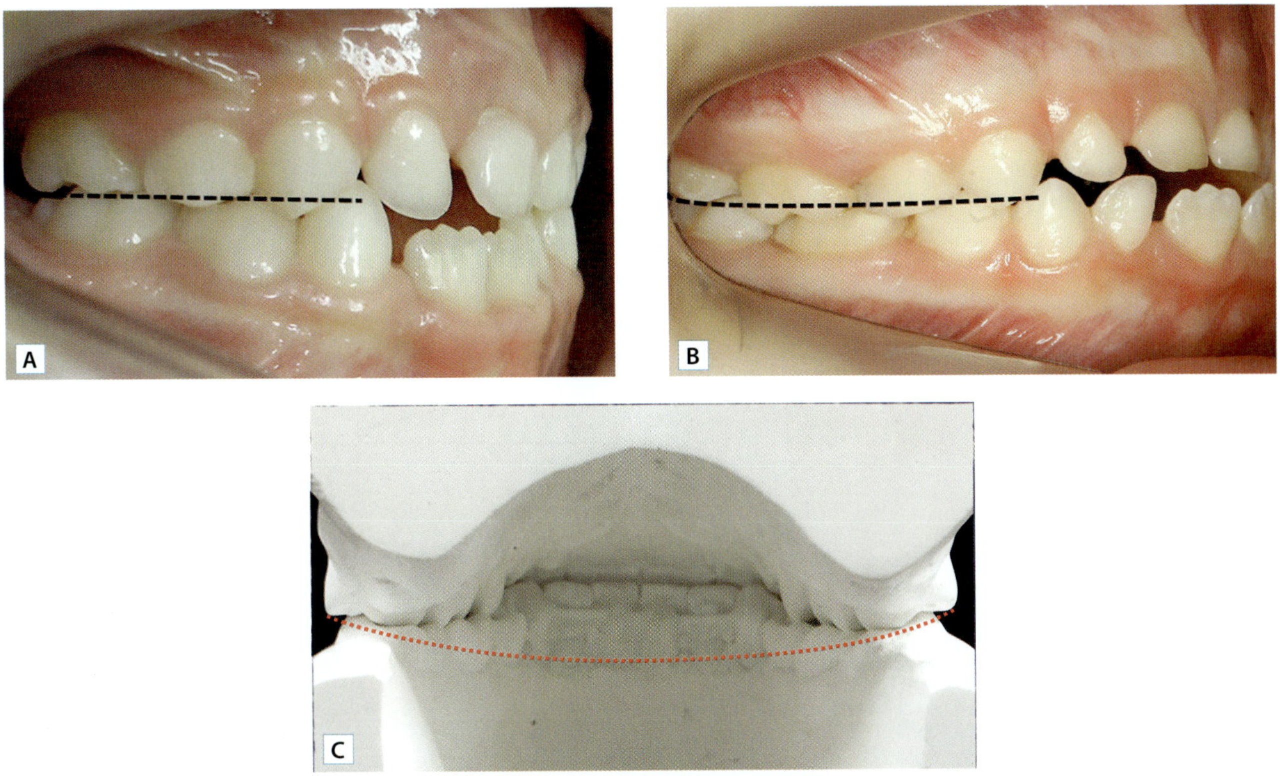

FIGURA 3.15 A: curva de Spee plana na dentição decídua. B: início da curva de Spee na dentição mista com a irrupção do primeiro molar permanente. C: curva de Wilson formada devido à inclinação vestibulolingual dos molares permanentes.

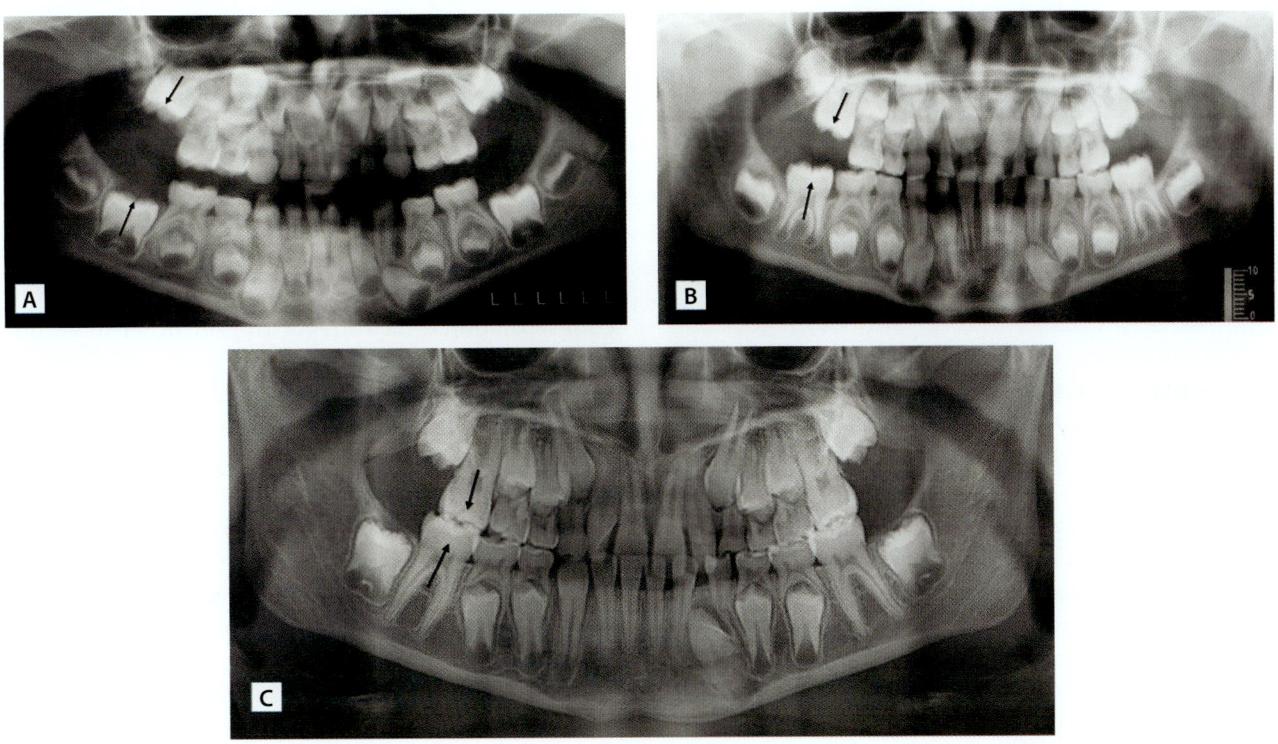

FIGURA 3.16 Evolução do processo de erupção do primeiro molar permanente mantendo a inclinação mesial do primeiro molar inferior e diminuindo a inclinação distal do superior. A: aos 5 anos e 3 meses de idade: início do processo de erupção. B: aos 7 anos e 2 meses: molar inferior irrompe, mantendo a inclinação mesial, e o molar superior gradualmente diminui a inclinação distal. C: aos 10 anos e 2 meses: irrupção completa dos primeiros molares permanentes.

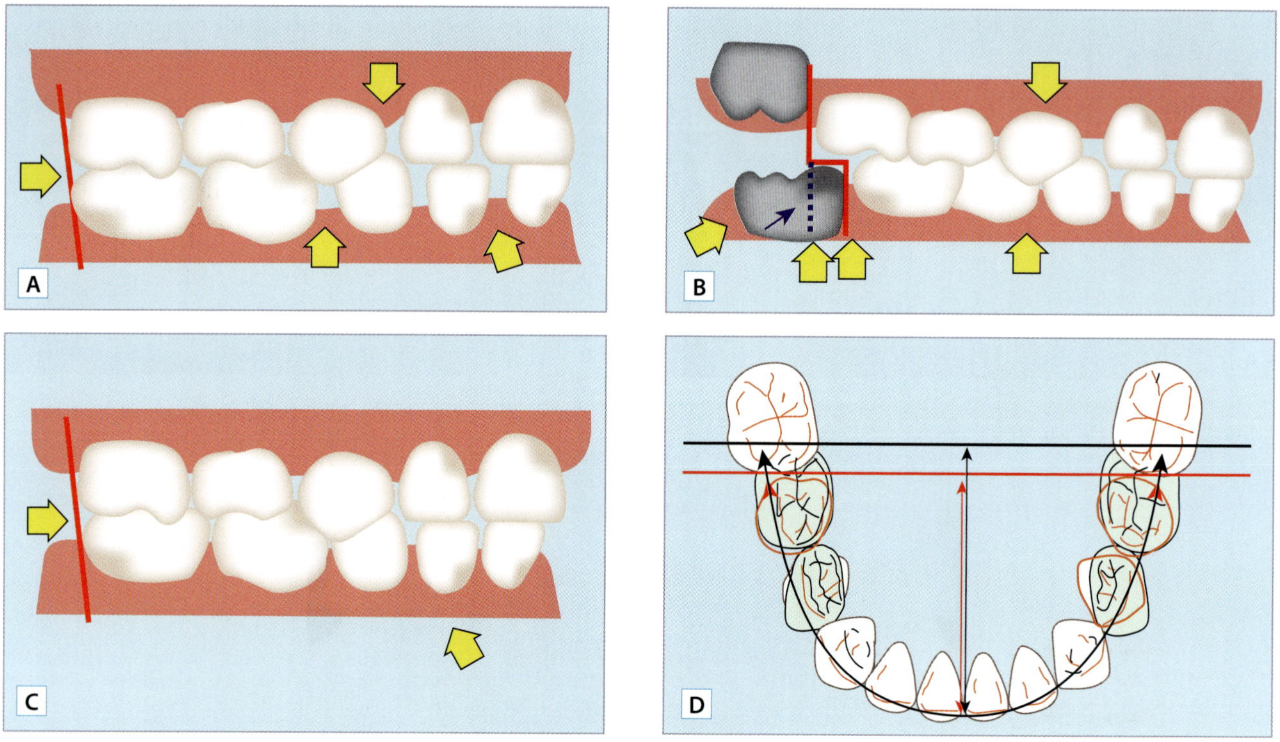

FIGURA 3.17 A, B e C: migração mesial precoce do primeiro molar permanente inferior fechando o espaço primata inferior. D: redução do comprimento da arcada inferior devido à migração mesial precoce dos primeiros molares inferiores ocupando o *leeway space*. Fonte: adaptada de Proffit.[83]

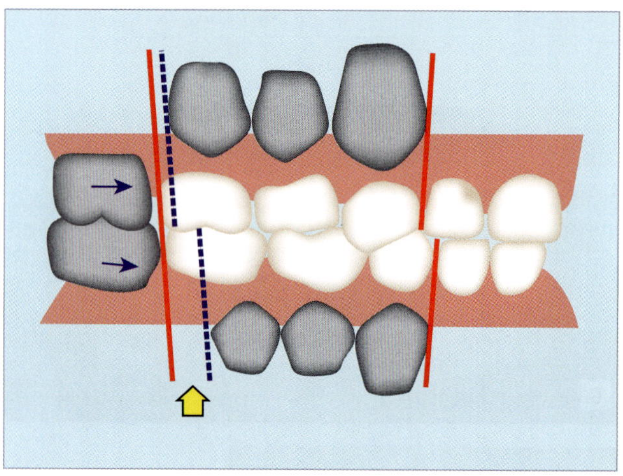

FIGURA 3.18 Migração mesial tardia dos primeiros molares permanentes, invadindo o *leeway space*.

O segundo molar permanente em formação seguirá rapidamente o primeiro molar, ocupando qualquer espaço disponível mesialmente. Assim, a perda do molar decíduo requer intervenção ortodôntica imediata. Não tratar a impacção do primeiro molar permanente pode resultar em perda precoce do segundo molar decíduo e em perda de espaço. O tratamento pode ser adiado quando o segundo pré-molar estiver congenitamente ausente; porém, é necessário realizar monitoramento rigoroso para garantir o controle da posição do molar antes ou logo após a esfoliação do molar decíduo.

Para definir o tratamento, é importante conhecer a situação da arcada como um todo, pois planejar o tratamento ortodôntico considerando o problema isolado pode desencadear consequências negativas para o paciente. A erupção ectópica poderá conduzir a outras implicações. Se não for severa, sem reabsorção importante da raiz do segundo molar decíduo, o molar permanente pode ser movimentado para distal com o objetivo de destravá-lo. Essa seria a primeira opção a ser seguida, quando for factível. A mecânica dessa estratégia pode incluir qualquer dispositivo, como um separador de fio de latão ou elástico afastador ortodôntico. Quando o acesso não é seguro com separadores, vários recursos podem ser indicados para mover o primeiro molar para sua posição correta, como aparelhos intraorais fixos[87] ou removíveis ou, até mesmo, um aparelho estabilizador que impeça novos deslocamentos mesiais (Figura 3.21).

As impacções mais severas, que causam reabsorção radicular significativa do segundo molar decíduo, podem requerer extração do decíduo, que resultará em rápido movimento mesial do primeiro molar permanente que está previamente inclinado. O segundo pré-molar poderá ficar seriamente retido, até mesmo antes de qualquer movimento mesial causado pela extração (Figura 3.22).

Atraso na irrupção do primeiro molar permanente

O diagnóstico do atraso na irrupção de um primeiro molar permanente deve ser realizado verificando se o

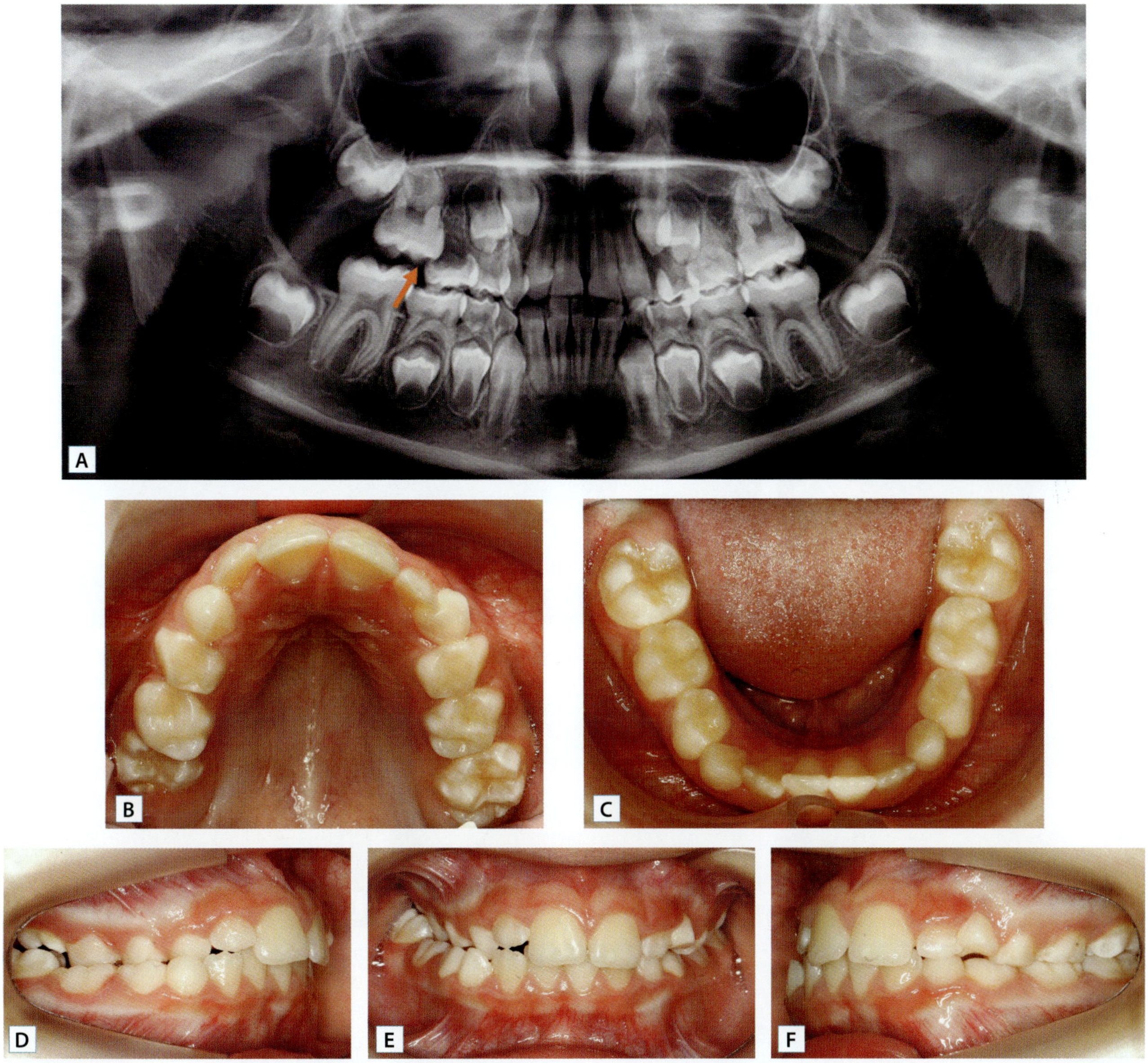

FIGURA 3.19 A: erupção ectópica do primeiro molar superior direito devido à agenesia do segundo pré-molar superior. B: vista oclusal evidencia a impacção do molar na distal do segundo molar decíduo. C: leve apinhamento dos incisivos inferiores. D: vista lateral revela a extrusão do primeiro molar inferior devido à impacção do molar superior. E: mordida cruzada posterior unilateral direita e desvio da linha média. F: ausência de mordida cruzada do lado esquerdo.

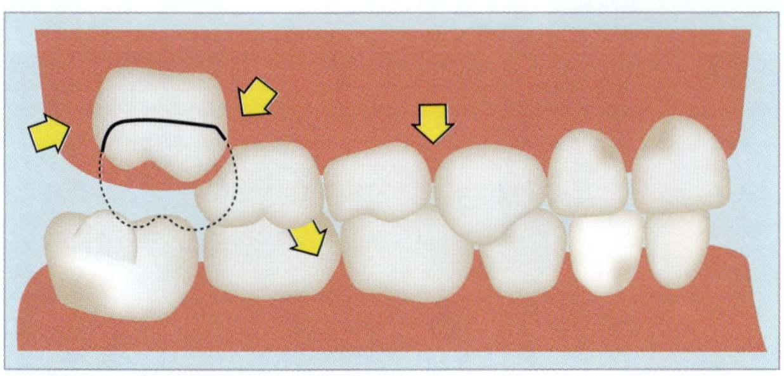

FIGURA 3.20 Erupção ectópica do primeiro molar permanente superior.

contralateral já irrompeu. Se a irrupção for assimétrica, apenas um molar estiver presente durante certo tempo, deve-se pesquisar o fator etiológico por meio de exame radiográfico panorâmico.[100] É importante salientar que variações de seis meses em relação à época normal da erupção podem ser consideradas normais. Vários fatores são responsáveis pelo atraso na erupção dos dentes,[99] como: alterações sistêmicas, displasias ectodérmicas, fissuras palatinas, erupção ectópica, fibrose da mucosa gengival, cistos e tumores, os quais formam barreira física que deve ser removida. Quando o atraso é decorrente da fibrose

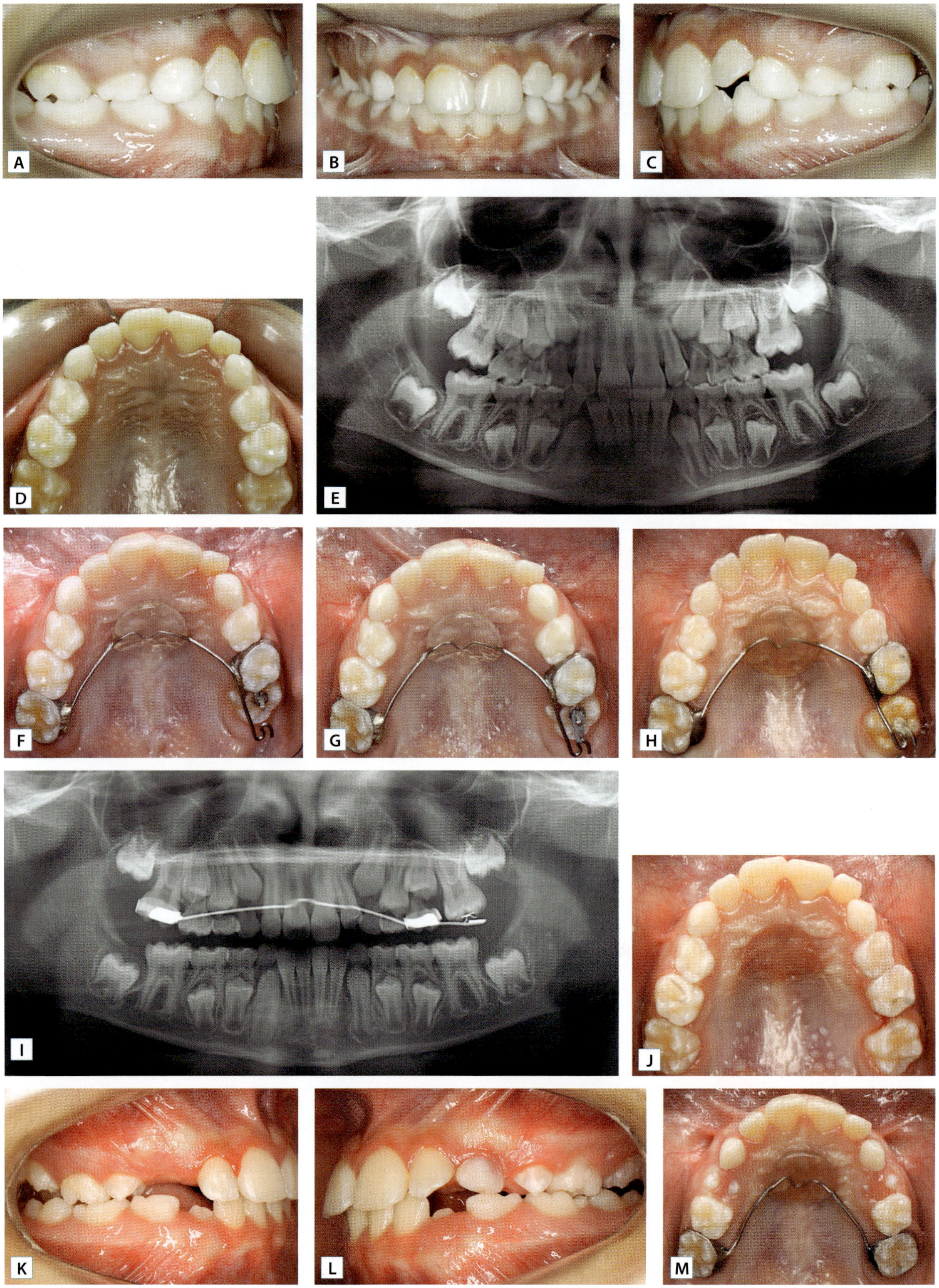

FIGURA 3.21 A, B, C, D e E: erupção ectópica e impacção do primeiro molar superior esquerdo. F, G e H: aparelho botão de Nance modificado para distalizar o molar permanente impactado. I, J, K e L: após distalização. M: botão de Nance para contenção.

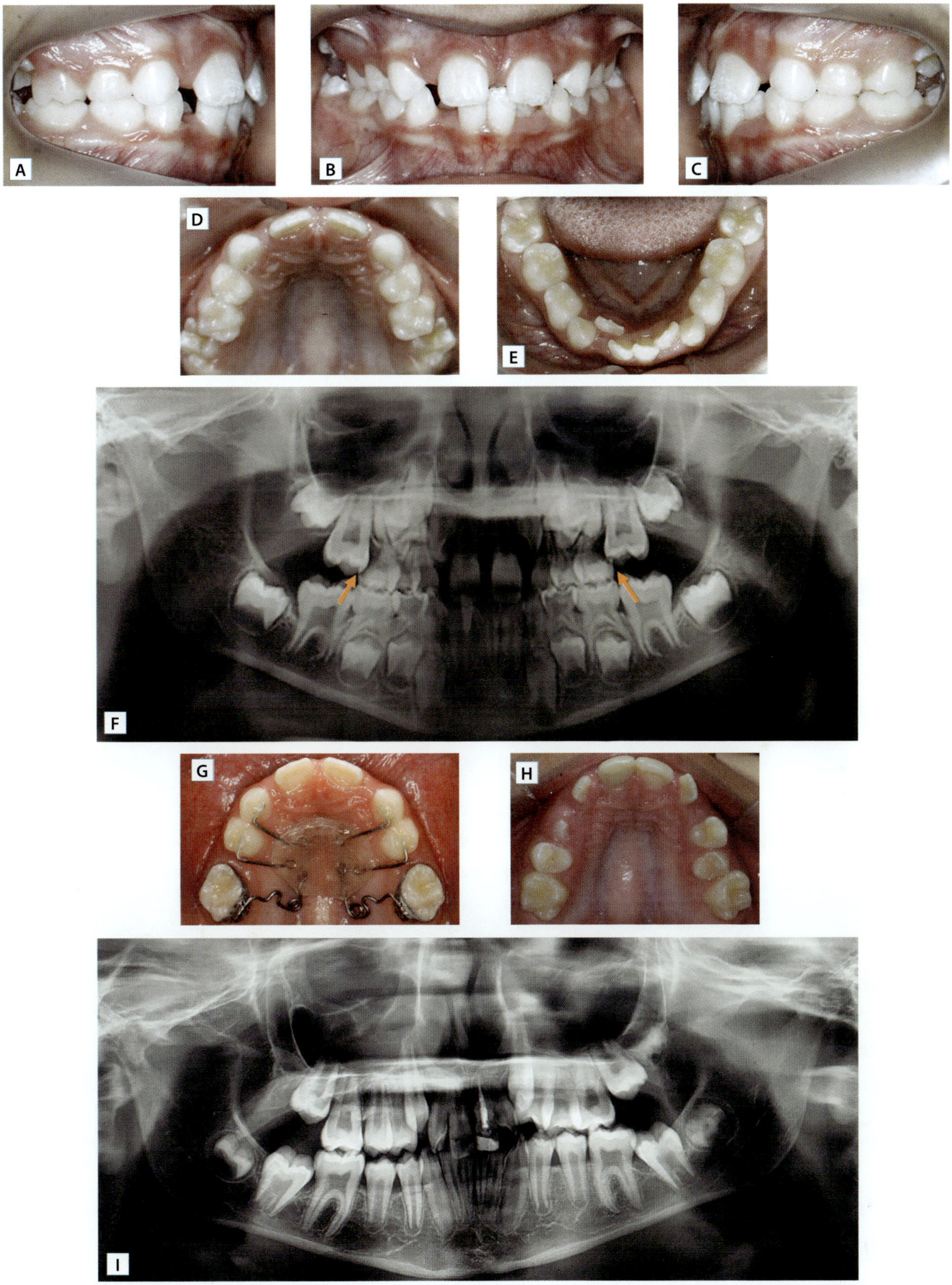

FIGURA 3.22 A, B, C, D, E e F: erupção ectópica e impacção dos primeiros molares superiores. G: aparelho *Pendulum* de Hilgers para distalizar os primeiros molares permanentes após extração dos segundos molares decíduos. H e I: após a distalização dos primeiros molares superiores.

da mucosa gengival, o dente permanente não consegue romper o tecido gengival. Portanto, é necessário realizar a ulotomia, procedimento cirúrgico que consiste na remoção do tecido gengival que reveste a face oclusal da coroa do dente permanente não irrompido, permitindo a irrupção e seu posicionamento normal na arcada dentária. Quando nenhuma anomalia é observada na radiografia panorâmica, deve-se realizar avaliação periódica da formação radicular. O tratamento ortodôntico deve ser recomendado somente após o dente atingir o estágio 8 de Nolla[75] (dois terços de raiz completos) (Figura 3.23). Nesses casos, é importante também observar o maxilar oposto, onde o antagonista pode irromper além do plano oclusal (supraversão), necessitando de um aparelho para controlar o nível oclusal ou a extrusão do molar antagonista.[56]

Incisivos permanentes

A substituição dos incisivos decíduos inicia simultaneamente ou logo após a irrupção dos primeiros molares. A sequência normal de irrupção pode ser alterada devido à falta de espaço. Esse é um período de significante alteração dimensional no arco dentário.

Diferença de tamanho dos incisivos decíduos e permanentes (*incisor liability*)

O crescimento e os espaços fisiológicos entre os incisivos inferiores decíduos normalmente sinalizam a condição de espaço para a irrupção dos permanentes, mesmo antes da perda do primeiro dente decíduo. De acordo com Black,[12] os quatro incisivos permanentes superiores são,

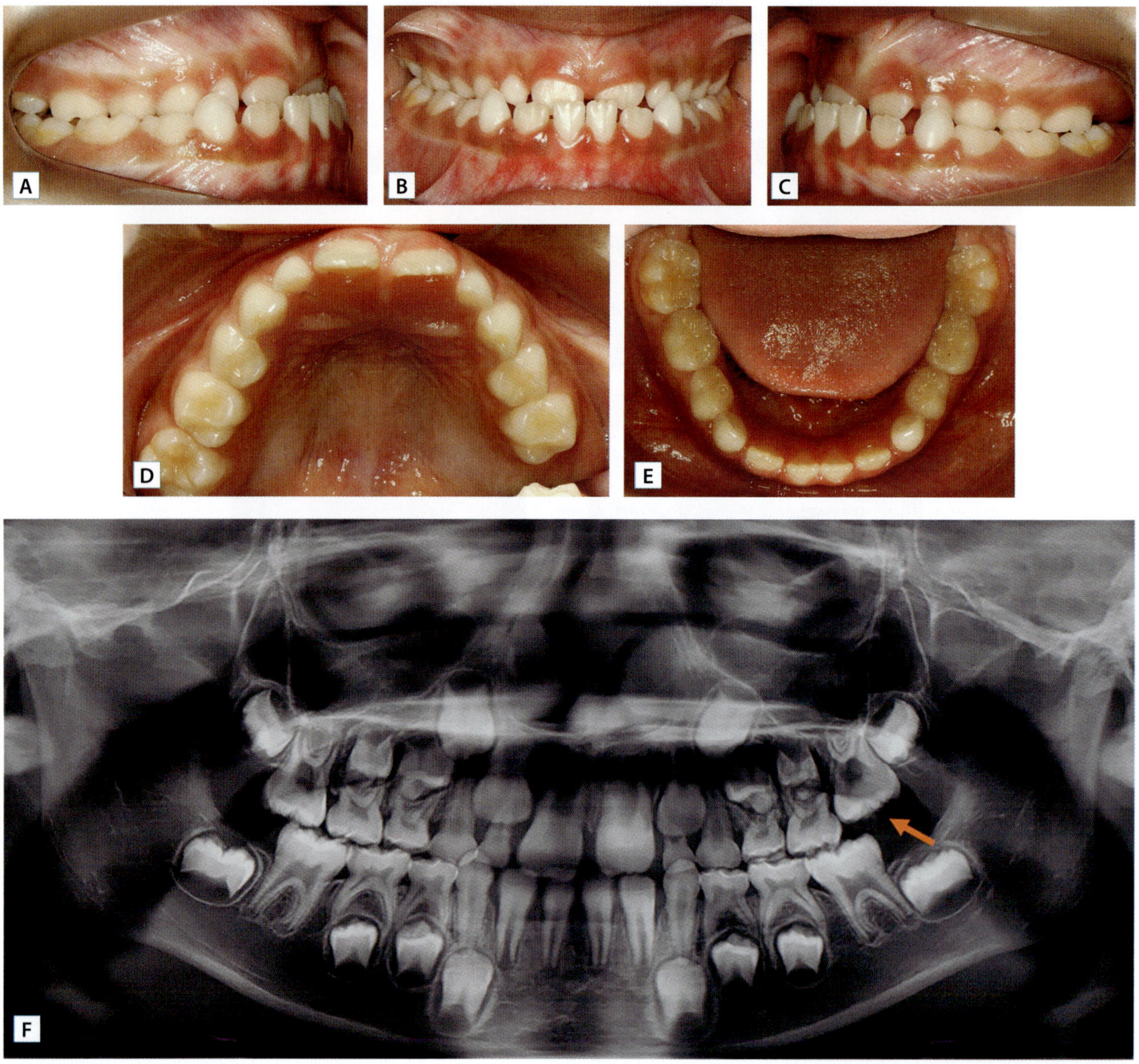

FIGURA 3.23 A, B, C, D e E: atraso na irrupção do primeiro molar permanente superior esquerdo. F: devido ao atraso na rizogênese.

em média, 7,6 mm maiores que os decíduos, e os quatro incisivos inferiores permanentes são, em média, 6 mm maiores. Sendo assim, necessitarão de mais de 1 mm de espaço cada um para se acomodarem nas arcadas.[104] Com a irrupção dos incisivos laterais, a condição de espaço fica mais crítica em ambos os maxilares. Segundo Proffit[83], na maxila, na maioria dos casos há espaço para acomodar os incisivos laterais. Na mandíbula, quando os incisivos laterais irrompem, há, em média, falta de 1,6 mm de espaço para seu correto alinhamento. Essa diferença entre o tamanho dos incisivos permanentes em relação aos decíduos Mayne[61] denominou *incisor liability* (Figura 3.24A). Essa condição resultará em um estágio de transição com leve apinhamento dos incisivos, por volta dos 8 a 9 anos, considerado uma característica normal durante esse período de desenvolvimento, que será resolvido com a troca dos caninos e molares decíduos pelos caninos e pré-molares[66,67] (Figura 3.24B).

Alguns mecanismos fisiológicos favorecem essa transição, contribuindo para fornecer espaço extra para alinhar os incisivos inferiores:

1. Espaços interdentários fisiológicos: esses espaços entre os incisivos decíduos, quando presentes, colaboram no ajuste para o alinhamento dos incisivos permanentes[49,61,83] (Figura 3.24A).
2. Aumento da largura da arcada na região de caninos: leve aumento na largura da arcada na região dos caninos devido à irrupção mais vestibular do canino permanente, sendo maior na maxila do que na mandíbula.[49,61,83]
3. Irrupção labial dos incisivos permanentes: aumento na circunferência da arcada é proporcionado pela irrupção mais labial dos incisivos permanentes em relação aos decíduos[49,61,66,83] (Figura 3.25).
4. Espaços primatas inferiores: deslocamento para distal dos caninos decíduos mandibulares durante a irrupção dos incisivos laterais, ocupando os espaços primatas e contribuindo para um leve aumento na distância intercaninos, porque o arco é cada vez mais largo, de anterior para posterior[83] (Figura 3.26 A, B).

No arco maxilar, essas mesmas condições são responsáveis e contribuem para o ajuste de espaço durante a irrupção dos incisivos superiores,[66] com exceção do deslocamento distal dos caninos decíduos ocupando os espaços primatas, que ocorre apenas na arcada inferior. Entretanto, pode-se considerar que os espaços primatas localizados entre incisivo lateral e canino decíduo na arcada maxilar também contribuem para a acomodação dos incisivos superiores. O aumento da distância intercaninos e a irrupção mais labial dos incisivos superiores são maiores no arco superior.

É importante ressaltar que todos esses fatores ocorrem sem influência do crescimento na região frontal das arcadas. Com esses mecanismos fisiológicos, normalmente os incisivos irrompem sem dificuldade para suas posições na oclusão permanente (Figura 3.27).

A sobremordida e a sobressaliência dos incisivos podem se tornar maiores, pois os incisivos permanentes irrompem mais inclinados para labial que os decíduos. Essa inclinação mais pronunciada na arcada superior deve-se à maior espessura vestibulolingual dos incisivos e caninos permanentes, além do fato de que os superiores irrompem geralmente mais para labial que os decíduos, assegurando que os incisivos superiores ocluam labialmente às bordas incisais dos inferiores.

Fase do "patinho feio"

Os incisivos laterais superiores podem sofrer influência do desenvolvimento dos caninos, próximos a suas raízes. Os caninos podem promover pressão sobre as raízes dos

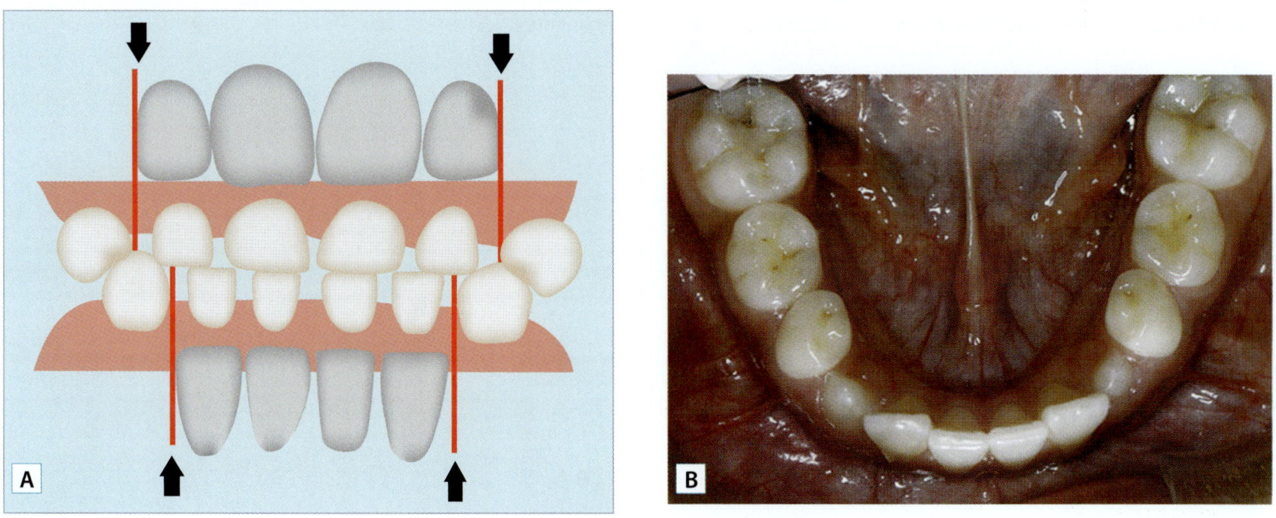

FIGURA 3.24 A: *incisor liability*. B: período de transição com leve apinhamento dos incisivos.

incisivos laterais superiores e ocasionar graus variáveis de inclinação distal e, às vezes, rotação dos incisivos laterais, originando diastemas entre os incisivos superiores. Esse cenário foi denominado por Broadbent,[16] "fase do patinho feio". Durante o trajeto de erupção dos caninos, geralmente, ocorrem alterações no alinhamento dos incisivos, resultando até mesmo no fechamento dos diastemas, ao final da irrupção dos caninos (Figura 3.28).

Desvios ortodônticos durante a erupção dos incisivos permanentes

Desvio no trajeto de erupção dos incisivos permanentes

Em geral, os germes dos incisivos permanentes superiores e inferiores desenvolvem-se em posição lingual às raízes dos dentes decíduos. Durante a erupção, esses dentes podem emergir em posição lingual na cavidade bucal, e, como consequência, as raízes dos incisivos decíduos não são reabsorvidas, prejudicando sua esfoliação natural. Essa ocorrência não é comum durante a irrupção dos incisivos centrais permanentes superiores, que geralmente irrompem com alinhamento aceitável na cavidade oral. Porém, os incisivos laterais superiores às vezes podem irromper em posição palatina, principalmente em pacientes com deficiência de espaço (Figura 3.29).

Erupção ectópica dos incisivos permanentes

Os incisivos superiores podem apresentar erupção ectópica ou sofrer impacção devido à presença de dentes supranumerários, cistos em consequência de necrose pulpar por cárie extensa ou após trauma no incisivo decíduo, associado ou não ao tratamento endodôntico. Pode-se suspeitar de erupção ectópica de incisivos permanentes, quando se verifica erupção assimétrica ou presença de dente supranumerário na região anterior. O tratamento depende da etiologia. Portanto, se a retenção prolongada for ocasionada por incisivos decíduos com necrose pulpar tratados endodonticamente, a extração é indicada assim que diagnosticada.[23] Se provocada pela presença de supranumerários, a extração no início da dentição mista impedirá a erupção ectópica do incisivo permanente adjacente.[90] Após a irrupção do incisivo, o tratamento ortodôntico pode ser necessário.

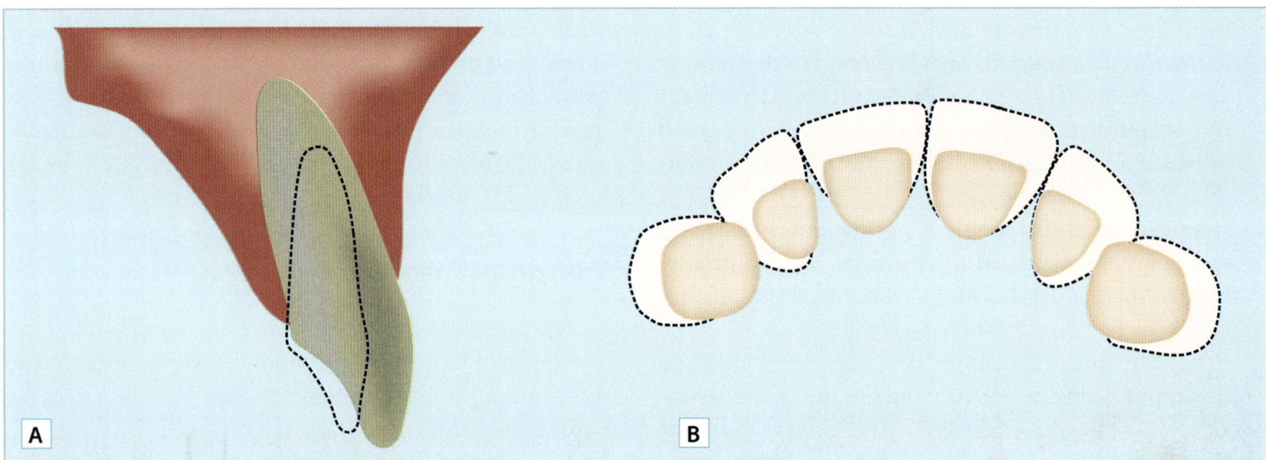

FIGURA 3.25 Irrupção mais labial dos incisivos e caninos superiores permanentes.

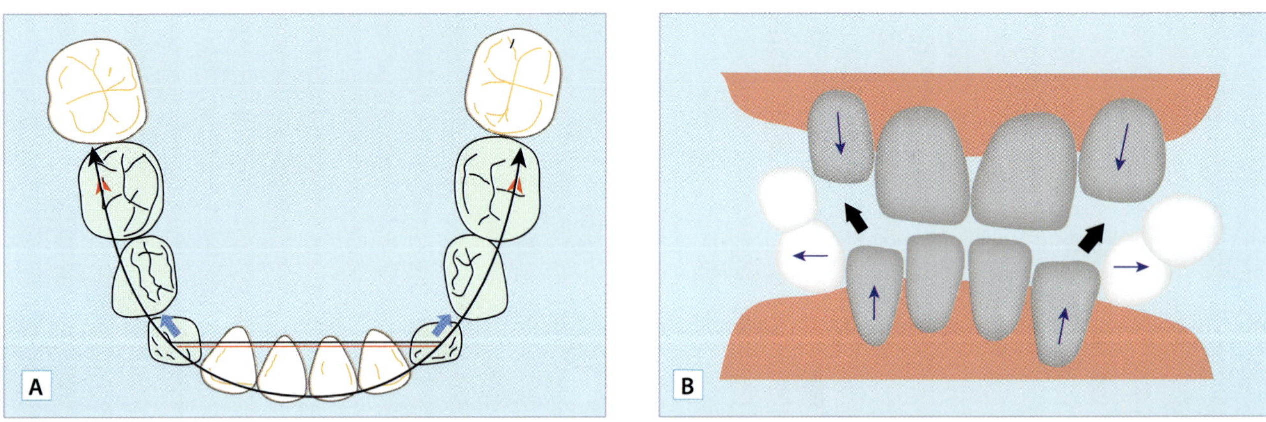

FIGURA 3.26 A e B: movimento distal dos caninos decíduos durante erupção dos incisivos laterais inferiores. Fonte: adaptada de Proffit.[83]

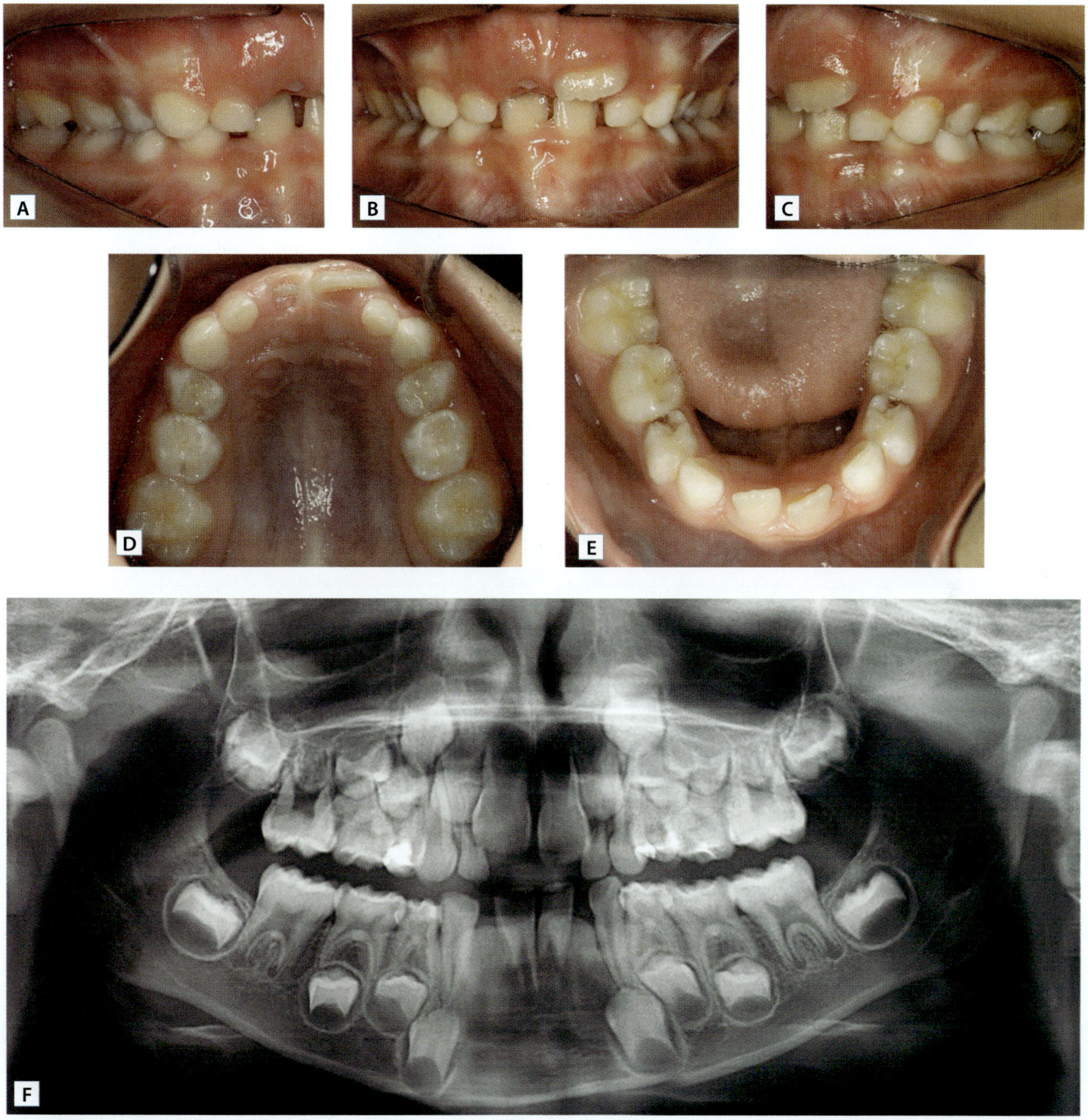

FIGURA 3.27 A, B, C, D, E e F: criança aos 8 anos em que se observa a falta de espaço no início da irrupção dos incisivos permanentes. *(continua)*

Dentes supranumerários

A presença de dentes supranumerários na dentição permanente é cinco vezes mais frequente que na decídua.[17] A prevalência relatada nas dentições decídua e mista é de 0,52 a 2%.[55] Entre 80 e 90% de todos os supranumerários ocorrem na maxila, com metade na área anterior e quase todos em posição palatina.[90]

Durante os estágios iniciais da dentição mista, 79 a 91% dos dentes supranumerários permanentes na região anterior da arcada não irrompem.[55,62] Apenas 25% dos incisivos supranumerários permanentes localizados na linha média, denominados **mesiodens**, irrompem espontaneamente. O mesiodens pode impedir ou causar erupção ectópica do incisivo central permanente e, menos frequentemente, causar dilaceração ou reabsorção de sua raiz. Se houver erupção assimétrica dos incisivos superiores, erupção tardia, incisivo decíduo com retenção prolongada ou erupção ectópica de um incisivo, deve-se

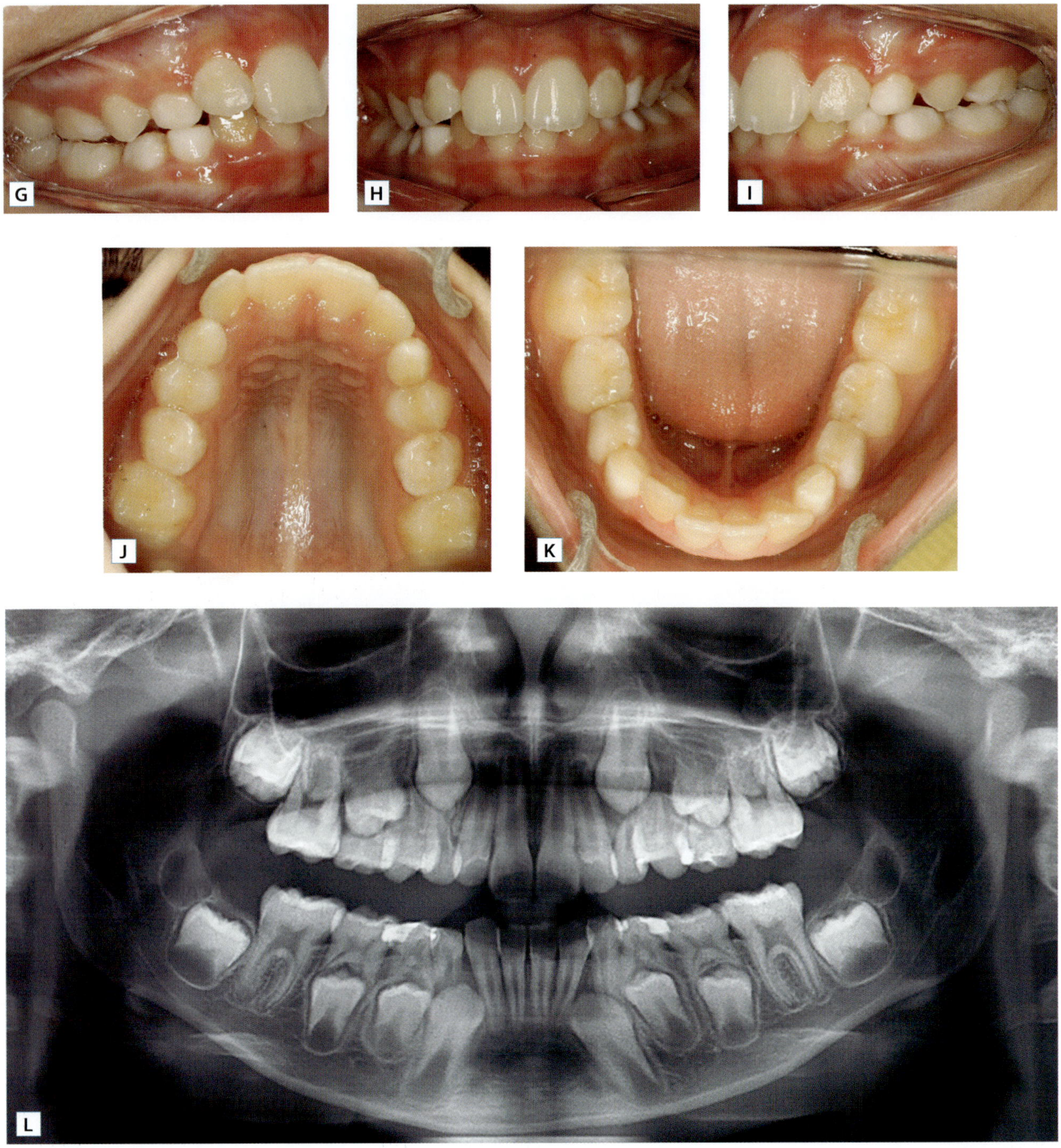

FIGURA 3.27 (*continuação*) G, H, I, J, K e L: aos 11 anos, os mecanismos fisiológicos contribuíram para fornecer espaço extra para a irrupção dos incisivos.

suspeitar da presença de supranumerário, que pode ser diagnosticado por meio de radiografias panorâmicas, oclusais e periapicais[82] (Figuras 3.30 e 3.31).

Nesse período do desenvolvimento, o objetivo consiste em remover os dentes supranumerários para facilitar a erupção dos permanentes e permitir o alinhamento normal. Nos casos em que não ocorrer alinhamento normal ou erupção espontânea, é indicado tratamento ortodôntico adicional. A remoção do mesiodens ou outro incisivo supranumerário permanente, realizada nos estágios iniciais da dentição mista, possibilita a irrupção do incisivo permanente normal adjacente, em 75% dos casos.[46,102,117] A remoção tardia do mesiodens reduz a probabilidade de o incisivo permanente normal adjacente irromper,

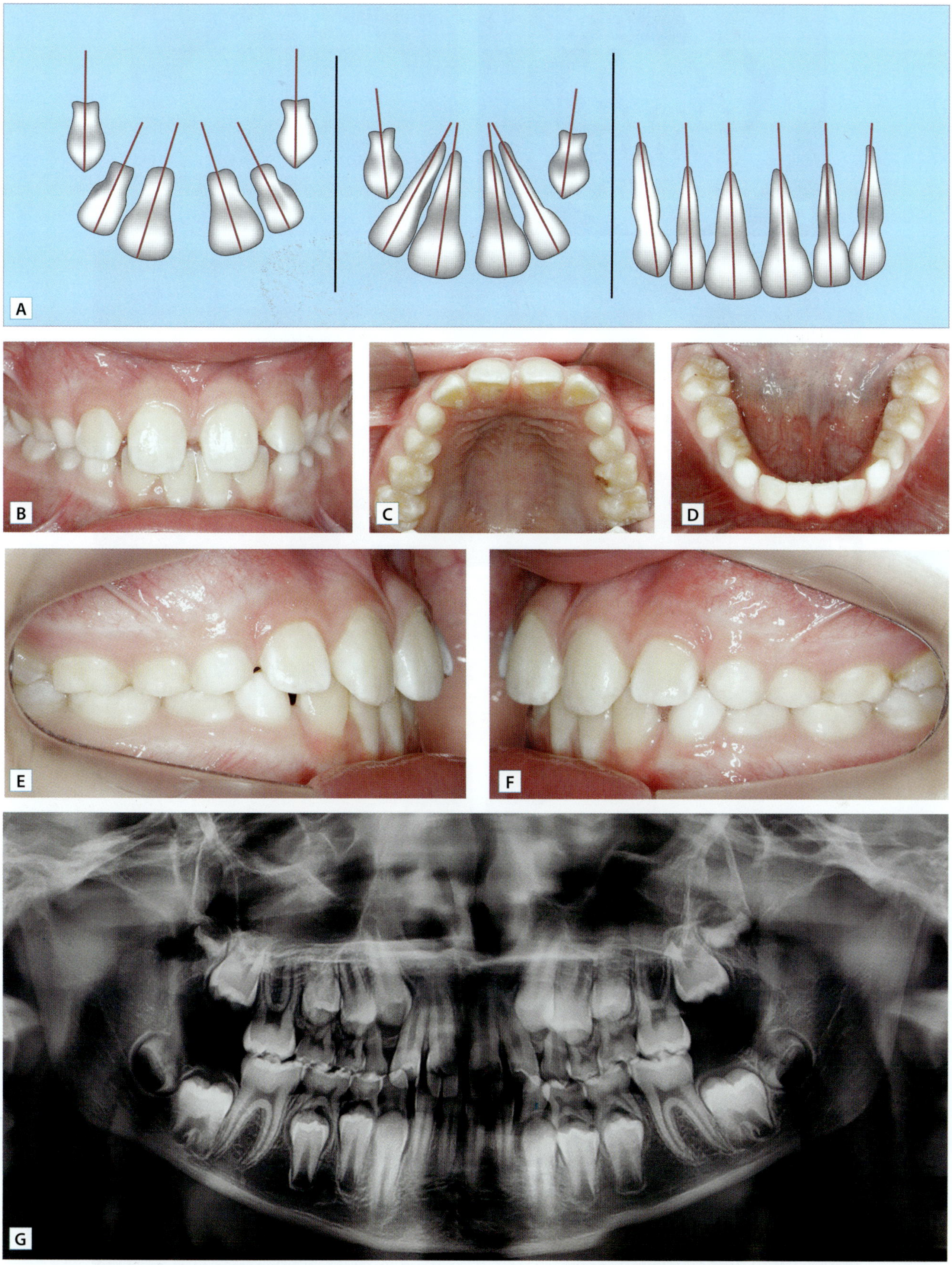

FIGURA 3.28 Fase do "patinho feio". A: representação esquemática do trajeto de erupção dos caninos permanentes superiores, promovendo a inclinação distal das coroas dos incisivos. B, C, D, E e F: paciente nessa fase de desenvolvimento. G: radiografia panorâmica evidencia a posição dos germes dos caninos permanentes superiores pressionando as raízes dos incisivos laterais superiores.

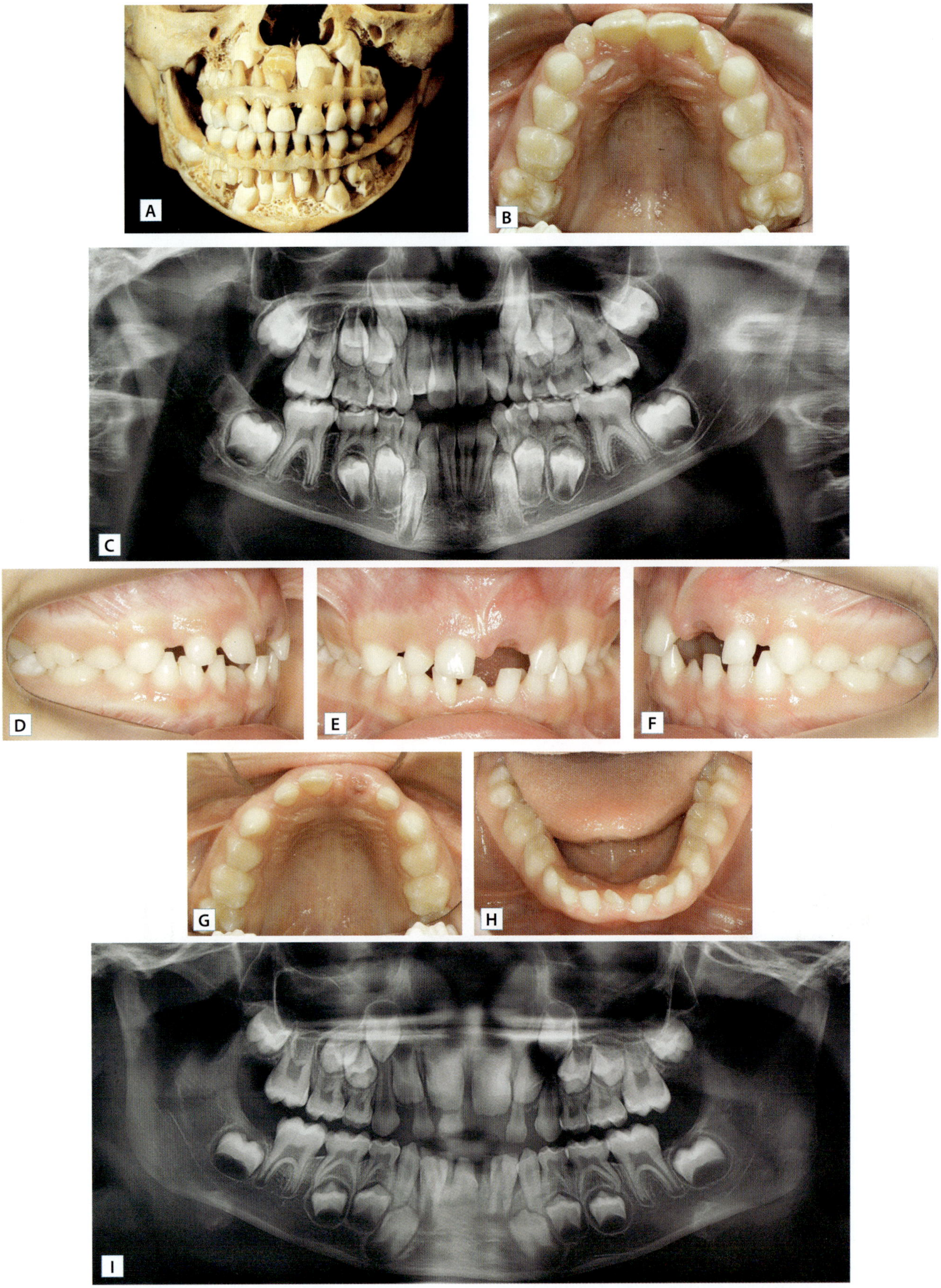

FIGURA 3.29 A: posição palatina e lingual dos germes dos incisivos permanentes em relação às raízes dos dentes decíduos. B e C: irrupção palatina do incisivo lateral superior. D, E, F, G, H e I: irrupção lingual de incisivos permanentes inferiores devido à deficiência de espaço.

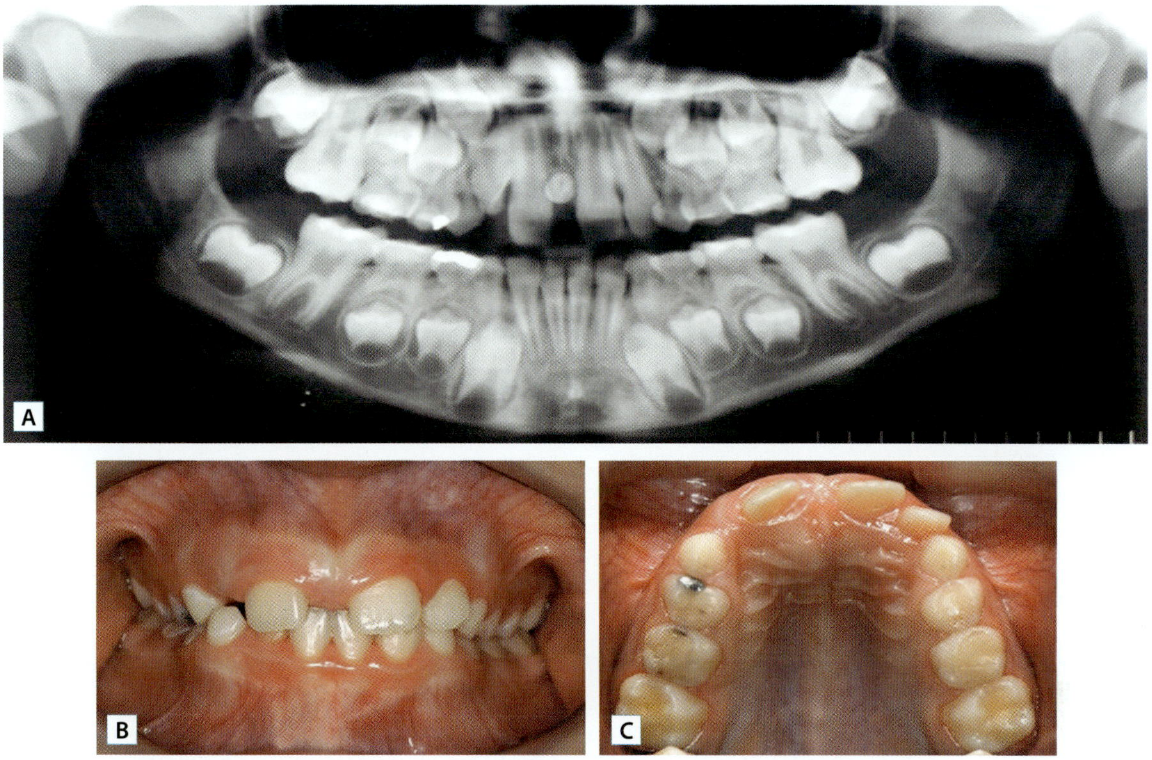

FIGURA 3.30 A: radiografia panorâmica revela a presença de mesiodens. B e C: diastema acentuado devido à presença de mesiodens que não irrompeu.

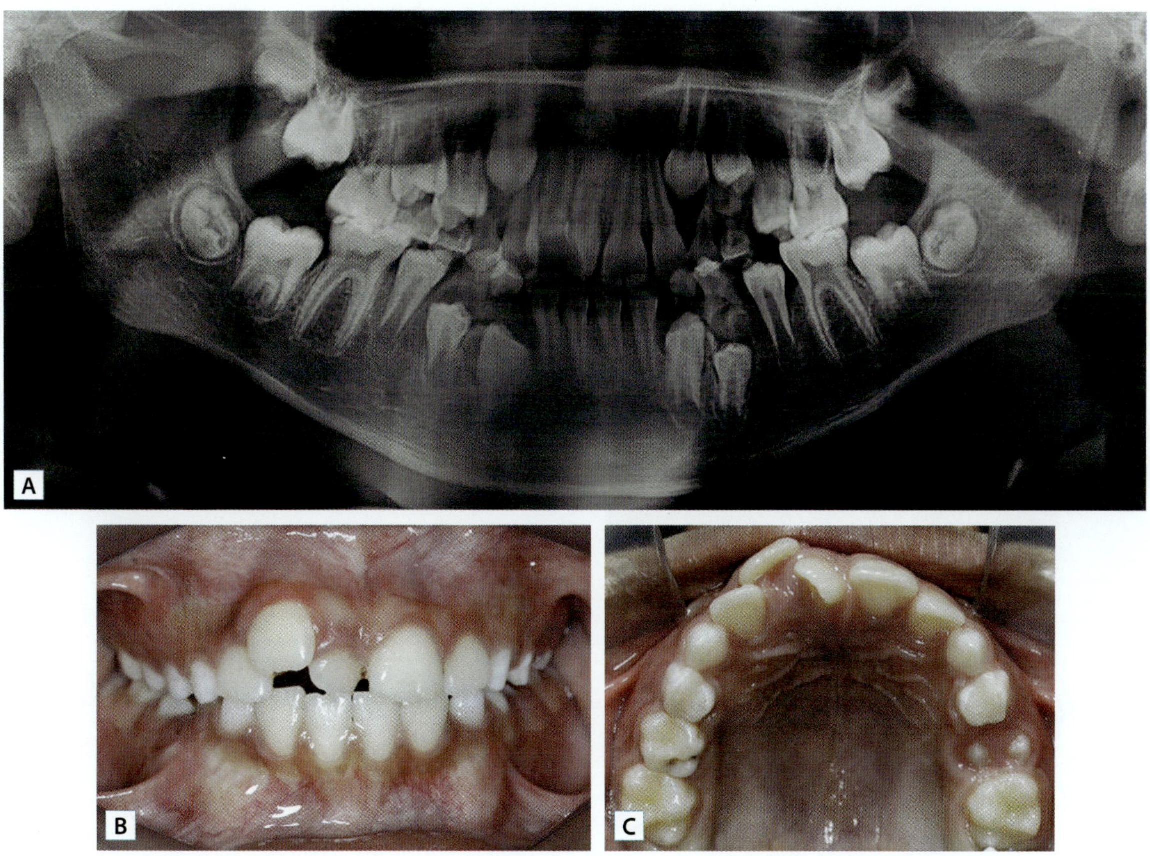

FIGURA 3.31 A, B e C: mesiodens prejudicando o alinhamento normal dos incisivos permanentes.

especialmente se a rizogênese estiver concluída. Após a remoção do supranumerário, o acompanhamento clínico e radiográfico é indicado durante aproximadamente seis meses, para verificar se o processo de erupção do incisivo normal está ocorrendo dentro dos padrões desejáveis. Se a irrupção não ocorrer em período de 6 a 12 meses e existir espaço suficiente, são necessários a exposição cirúrgica e o tracionamento ortodôntico.[90]

Apinhamento dos incisivos permanentes

Quase todos os desvios ortodônticos dos incisivos são notados durante sua irrupção, mas raramente o tratamento é indicado nessa fase. Algumas irregularidades melhoram devido à ação das forças funcionais, portanto é importante conceder um tempo para que essas adaptações fisiológicas se concretizem.

A supervisão ou monitoramento das irregularidades dos incisivos devem ser realizados, pois proporcionam a oportunidade de planejar o momento certo do tratamento definitivo, para maior benefício do paciente. Há duas contraindicações principais para o tratamento precoce das irregularidades dos incisivos. A princípio, forças ortodônticas devem ser aplicadas quando quase dois terços de raiz (estágio 8 Nolla[75]) estejam formados. Movimentos abruptos das raízes em formação podem causar dilacerações radiculares. Em segundo lugar, os caninos em formação estão próximos às raízes dos incisivos laterais e, em muitas situações, podem contribuir para o deslocamento dos incisivos. O movimento ortodôntico prematuro dos incisivos pode causar danos ao periodonto ou às raízes (reabsorção radicular) ou agravar o deslocamento do canino. O apinhamento é uma situação que geralmente não requer tratamento nessa fase. Os perigos da intervenção precoce frequentemente superam os benefícios temporários que poderiam ser obtidos com ela. Exceção importante é a recessão gengival causada por um incisivo apinhado para labial, para fora do processo alveolar (Figura 3.32).

O apinhamento dos incisivos pode desencadear nos pais ansiedade para o tratamento precoce, pois os dentes decíduos quase sempre mostram bom alinhamento. No entanto, nessa condição não possuem o espaço necessário para acomodar os dentes permanentes. Extrair os caninos decíduos para produzir melhora espontânea muito rápida, apesar de ser um procedimento simples, barato e aparentemente inócuo, podem trazer consequências danosas, como o apinhamento dos caninos permanentes e piorar o quadro de alinhamento dos dentes, com apinhamento de incisivos ainda maior que o original. Além disso, pode acentuar a sobressaliência e a sobremordida devido à inclinação lingual dos incisivos inferiores permanentes, sobretudo nos casos de extração dos dois caninos decíduos inferiores. É essencial que essas sequelas sejam conhecidas para que supervisão adequada possa ser realizada.[7]

Nos casos de falta de espaço ou discrepância dentoalveolar negativa, os incisivos laterais permanentes em processo de erupção podem ocasionar reabsorção das raízes (Figura 3.33 e 3.34) ou até mesmo a esfoliação precoce dos caninos decíduos[83] (Figura 3.35). Nesses casos, o espaço resultante, embora temporariamente, alivia a condição de apinhamento, transferindo o problema para o segmento posterior. Quando um canino decíduo inferior é esfoliado precocemente, haverá deslocamento ou distalização dos incisivos permanentes no espaço do canino, e como resultado se desenvolverá desvio de linha média (Figura 3.35). Se os dois caninos decíduos inferiores forem perdidos, haverá inclinação lingual dos incisivos inferiores e perda de comprimento do arco (Figura 3.36). A perda precoce de caninos decíduos pode ocorrer também na arcada superior, porém com menor frequência (Figura 3.37).

Diastema mediano

No maxilar superior, é comum o diastema entre os incisivos centrais superiores, durante esse período da dentição. Em muitos casos, são características normais que se

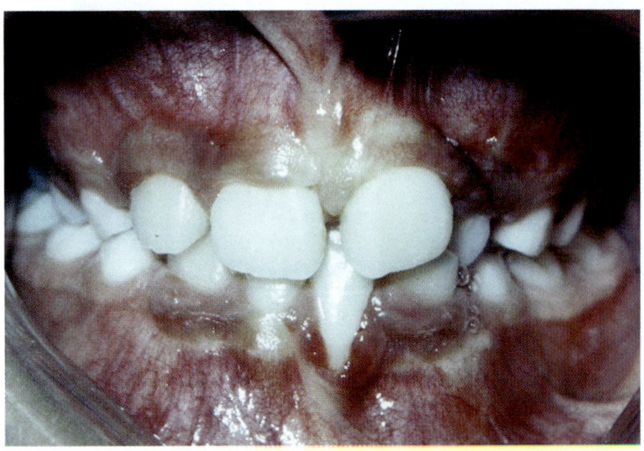

FIGURA 3.32 Incisivo inferior com recessão gengival devido ao apinhamento dos incisivos inferiores e trauma oclusal no dente 31.

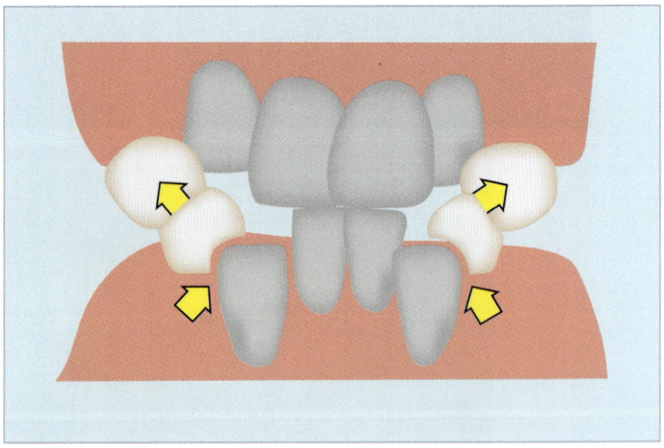

FIGURA 3.33 Reabsorção precoce das raízes dos caninos decíduos inferiores durante o trajeto de erupção dos incisivos laterais devido à discrepância dentoalveolar negativa.

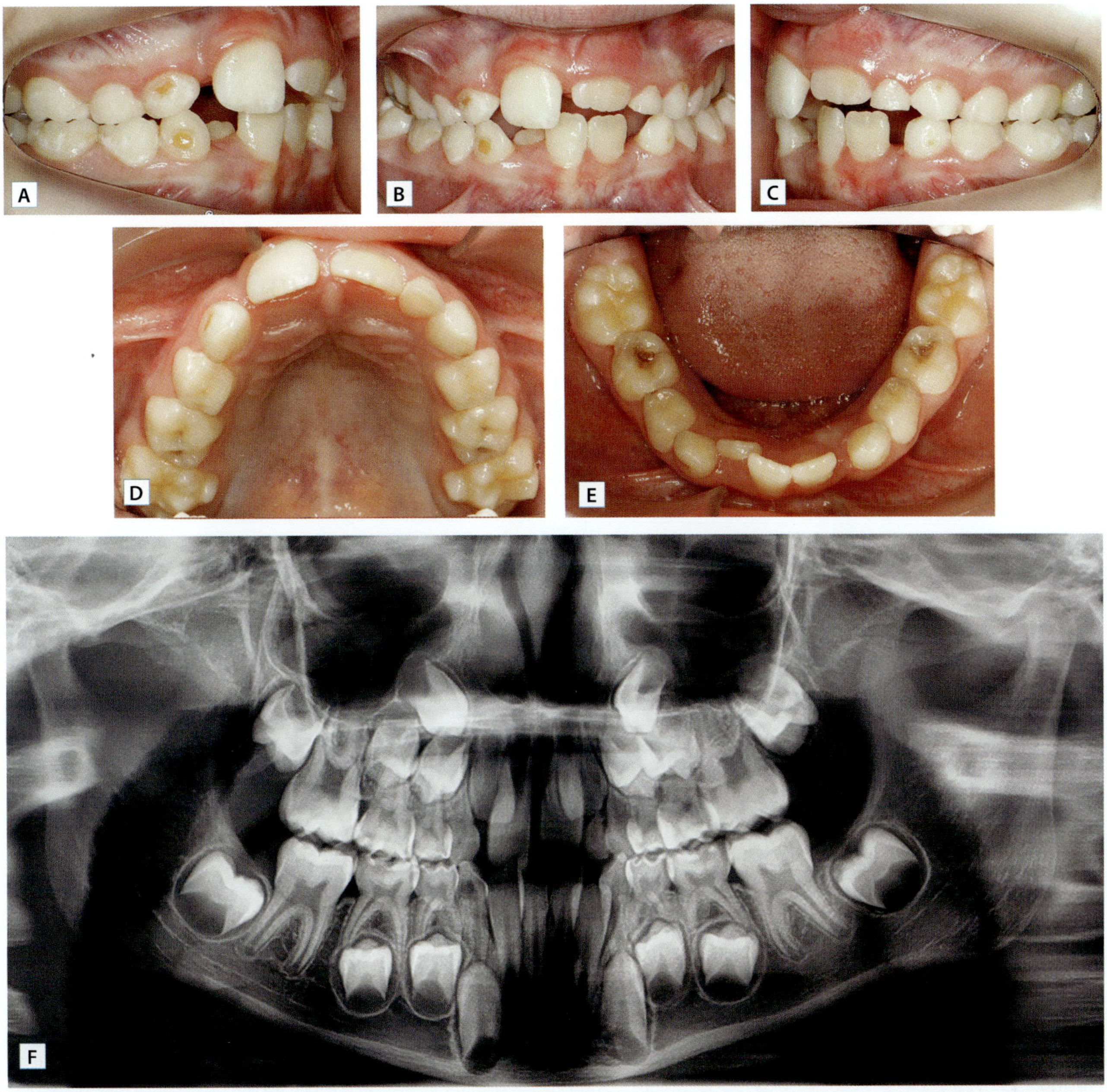

FIGURA 3.34 A, B, C, D e F: reabsorção radicular irregular do canino inferior esquerdo devido à falta de espaço para irrupção do incisivo inferior esquerdo.

resolverão assim que os caninos permanentes irromperem. O diastema mediano pode ser ocasionado pela presença de mesiodens, hábitos, odontomas, freio labial superior com inserção baixa e palatina.

O freio labial superior normal insere-se na face vestibular do processo alveolar entre os incisivos centrais superiores, enquanto as fibras interdentais estendem-se normalmente da raiz de um incisivo a outro. Nessa situação, um pequeno diastema pode permanecer até a irrupção completa dos caninos permanentes superiores (Figura 3.38). Entretanto, em outros casos, as fibras do freio labial superior passam entre os incisivos centrais para se inserir do lado palatino. Essas fibras ocupam o espaço onde normalmente estariam as fibras interdentais que mantêm os dentes unidos. O fechamento espontâneo na dentição permanente é comum no primeiro caso, mas improvável de ocorrer no segundo.

O freio labial superior hipertrofiado provavelmente não é a causa primária do diastema mediano. O excesso de espaço e dentes relativamente pequenos não provocam a constrição das fibras do freio, sendo, portanto, responsáveis por sua manutenção. O diastema mediano persistente na dentição permanente está relacionado à presença do freio labial superior com inserção baixa e palatina e com

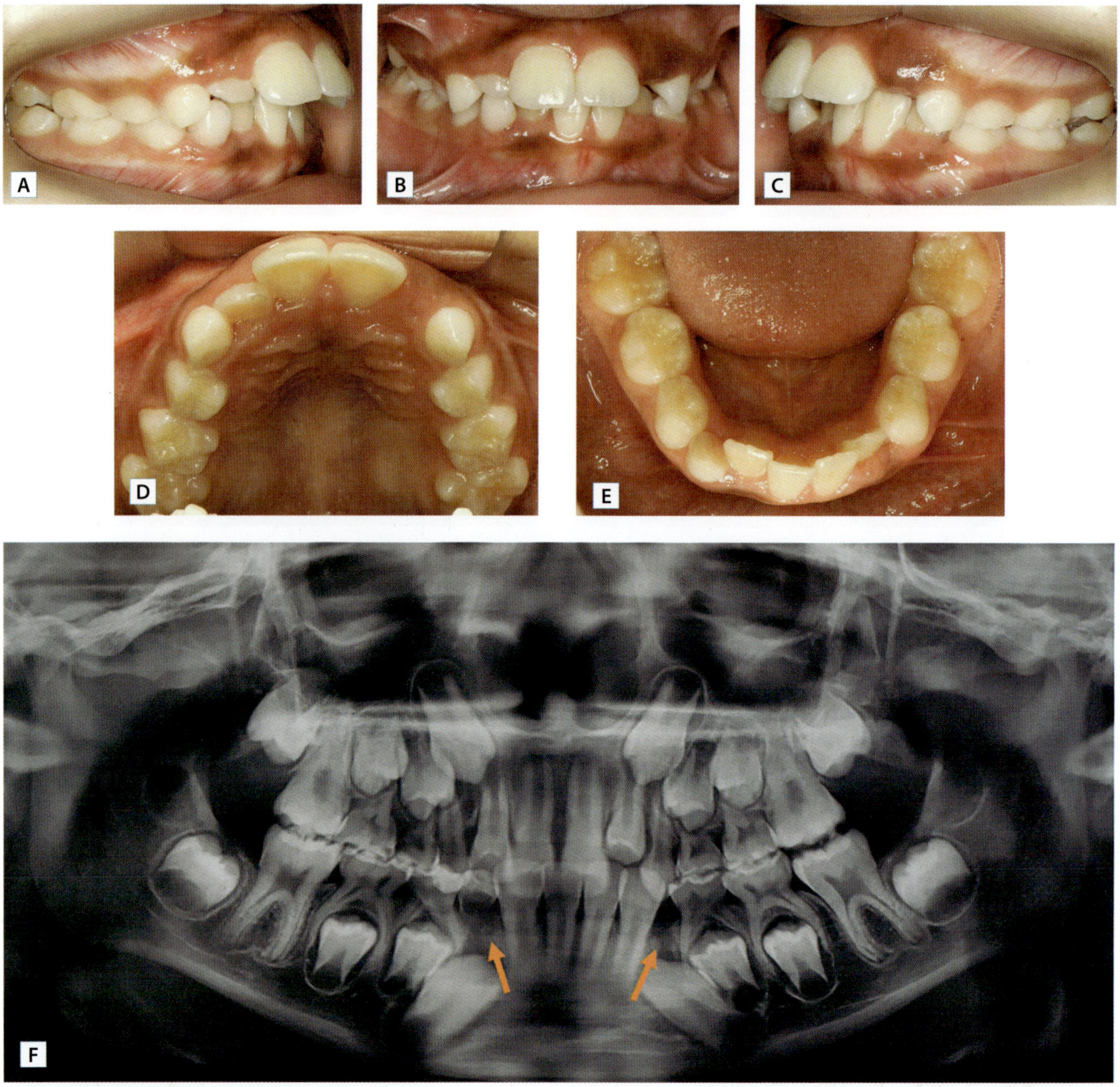

FIGURA 3.35 A, B, C, D, E e F: reabsorção da raiz do canino decíduo inferior direito e esfoliação precoce do canino inferior esquerdo devido à falta de espaço para irrupção dos incisivos laterais.

a sutura intermaxilar aberta e osso em forma de "W". Portanto, a frenectomia é a conduta mais indicada nesses casos[81] (Figura 3.39).

Período intertransitório

Há um período de aproximadamente um ano e meio de relativa passividade após intensa atividade durante a erupção dos primeiros molares e incisivos permanentes. Nessa fase, as principais modificações ocorrem na região posterior aos primeiros molares permanentes, representadas pelo aumento no comprimento dos maxilares para prover espaço para irrupção dos segundos e terceiros molares. Essas modificações são resultantes do crescimento maxilomandibular, estimulado pela formação dos germes dos molares permanentes, que propiciará aumento em altura dos processos alveolares junto com o resto da face.

O final desse período será determinado pela irrupção de caninos e pré-molares, com crescimento facial constante e preparação para as etapas finais do desenvolvimento, que estão em íntima relação com as adaptações contínuas das relações oclusais. Os problemas que devem ser tratados nessa fase são os que envolvem discrepâncias entre os maxilares, como protrusão maxilar, mordidas

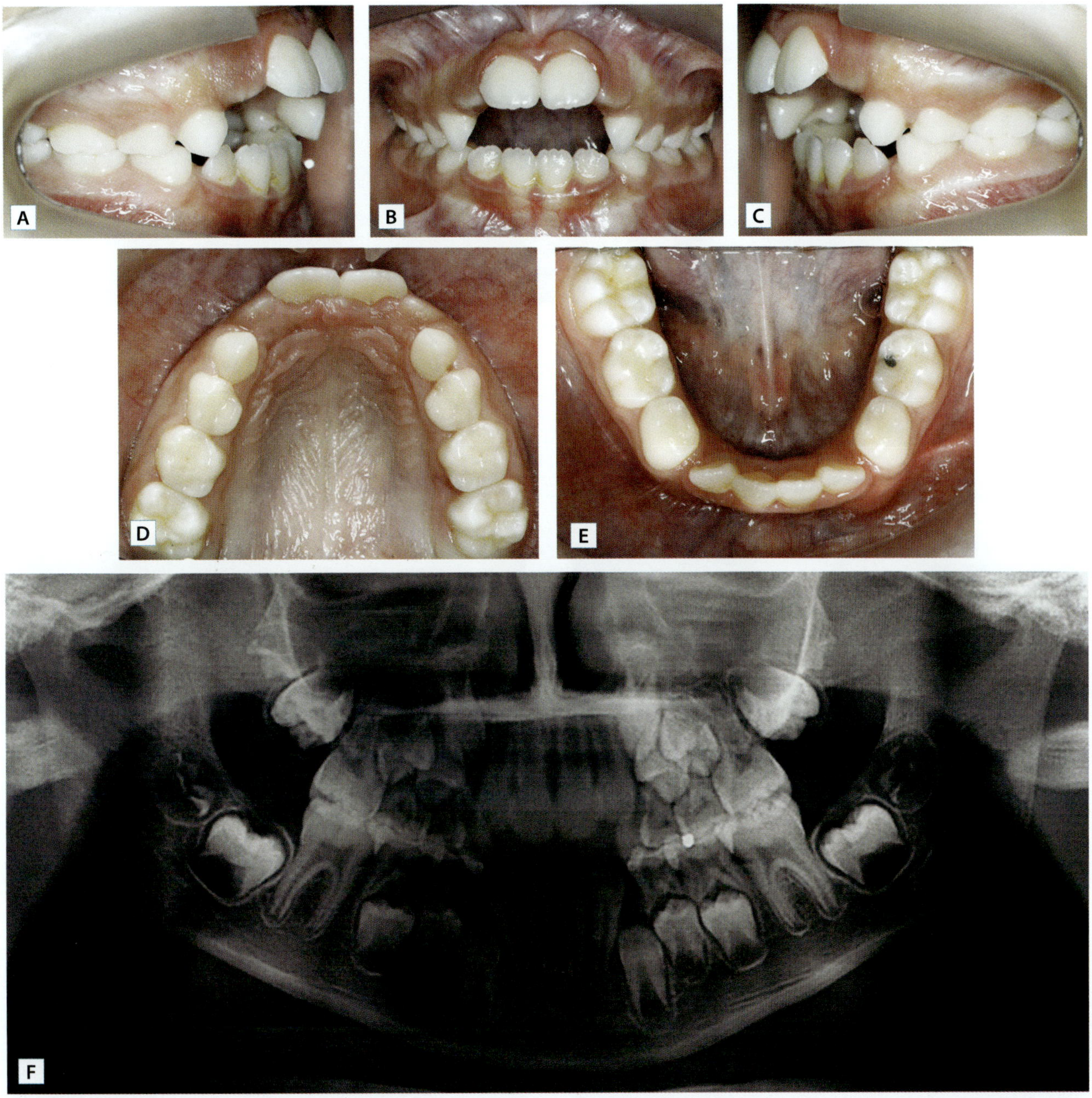

FIGURA 3.36 A, B, C, D, E e F: perda precoce de dois caninos inferiores decíduos. Inclinação lingual dos incisivos inferiores e perda de comprimento do arco inferior.

abertas e mordidas cruzadas, além da falta de espaço no arco dentário.[104]

O potencial para insuficiência de espaço para irrupção de pré-molares e caninos pode ser previsível. Algumas características podem sinalizar essa deficiência de espaço:

1. Apinhamento de incisivos.
2. Incisivos adequadamente alinhados, porém associados à perda de um ou dois caninos decíduos.
3. Sequência alterada de irrupção de caninos e pré-molares.
4. Caninos e primeiros pré-molares mal posicionados e segundo molar decíduo pequeno, que influenciará no *leeway space*.

Quando é prevista a dimensão insuficiente da arcada, recomenda-se manter o comprimento do arco e preservar o *leeway space*, que poderá contribuir para fornecer o espaço requerido para acomodar os caninos e pré-molares, sobretudo na arcada inferior, propiciando uma das poucas possibilidades terapêuticas para eliminar o apinhamento dos incisivos. Em situações de severo apinhamento haverá

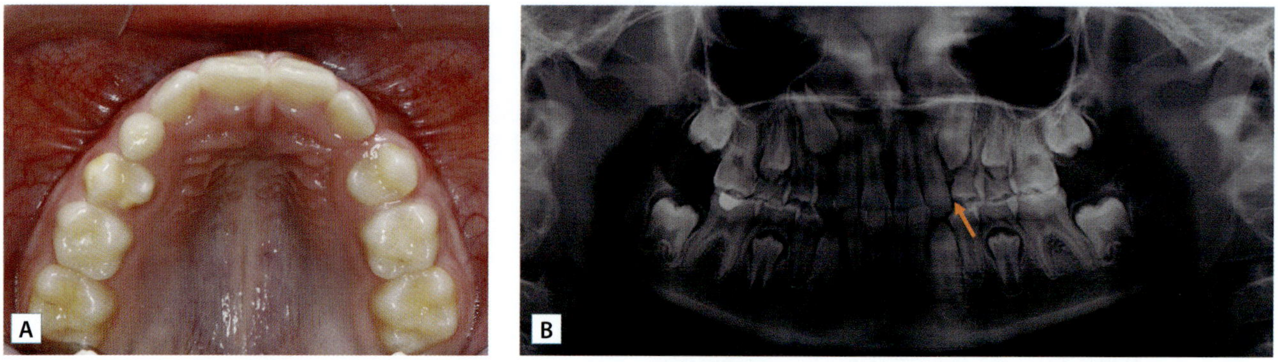

FIGURA 3.37 A e B: esfoliação precoce do canino superior decíduo esquerdo devido à falta de espaço.

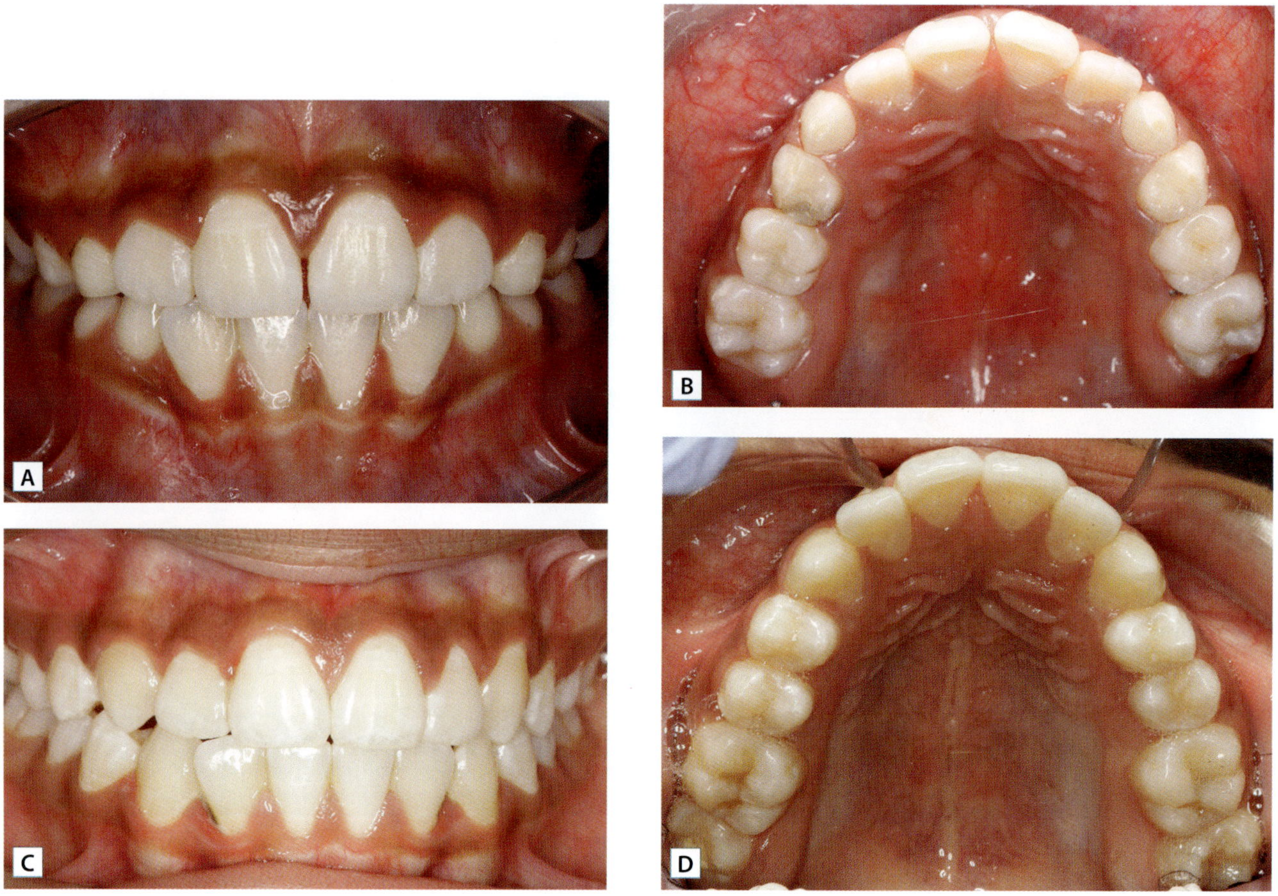

FIGURA 3.38 Freio labial superior com inserção normal. A e B: pequeno diastema mediano antes da irrupção dos caninos. C e D: diastema fechado após a irrupção dos caninos permanentes.

necessidade de estabelecer um possível programa de extrações dentárias.[49]

Caninos e pré-molares

Os últimos 12 dentes que substituirão os decíduos geralmente irrompem em um período após os 10 anos de idade, mas pode ocorrer uma variação, e caninos e pré-molares irromperem antes dos 9 ou bem depois dos 12 anos.

Arcada inferior

A irrupção dentária no segmento posterior da arcada inferior apresenta esta sequência normal: canino, primeiro pré-molar, segundo pré-molar e segundo molar. O canino começa a se desenvolver mais inferiormente que o pré-molar, porém a formação radicular mais rápida permite ao canino assumir sua posição na arcada antes do primeiro pré-molar.[49,64,68,83]

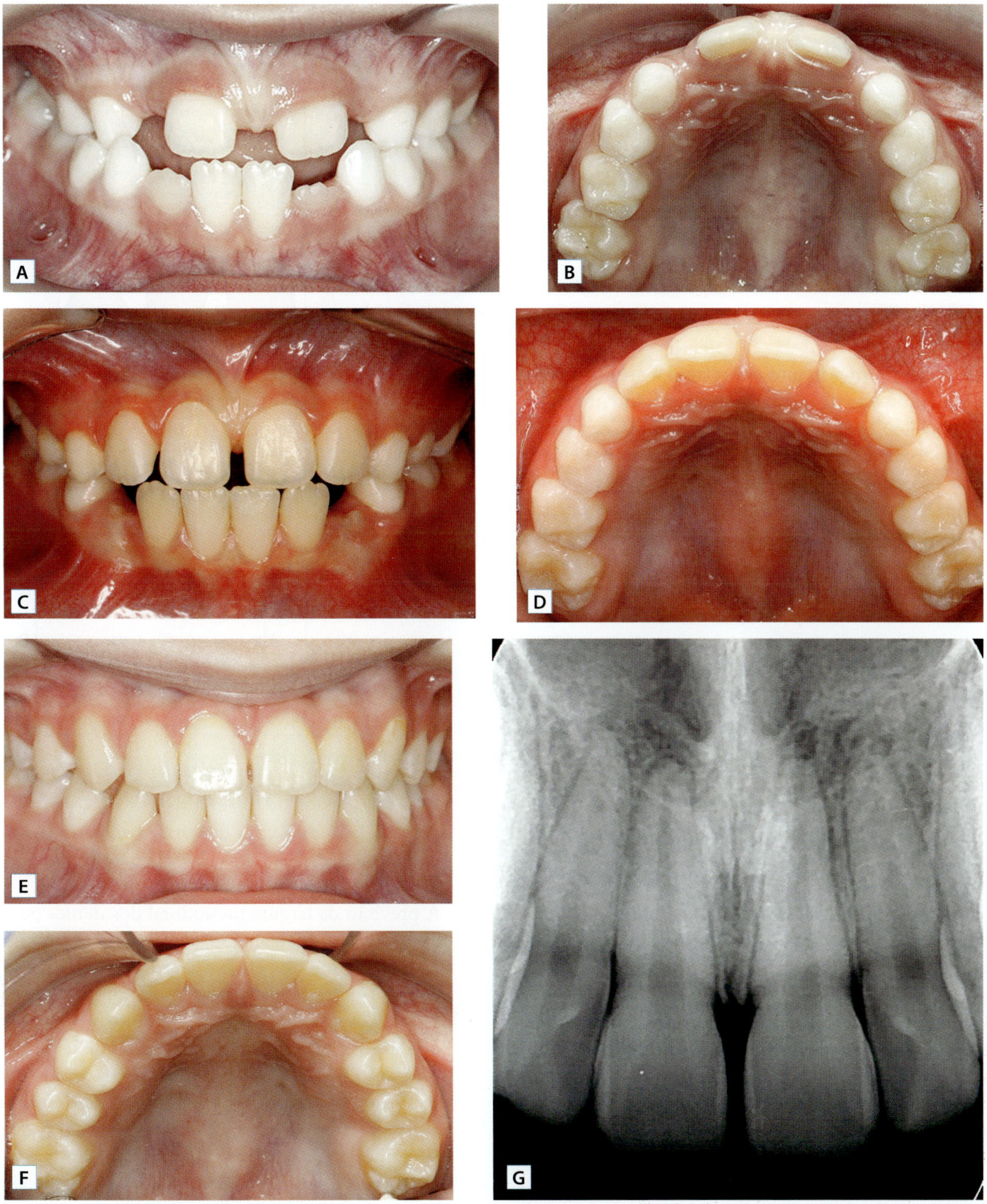

FIGURA 3.39 Freio labial superior com inserção baixa. A e B: paciente aos 6 anos e 4 meses. C e D: aos 7 anos e 3 meses, após a irrupção dos incisivos laterais superiores. E e F: aos 11anos, pequeno diastema persiste após a irrupção dos caninos superiores. G: radiografia periapical revela separação da sutura intermaxilar e osso em forma de "W".

A sequência de erupção é um fator importante no alinhamento final dos dentes posteriores, pois as diferenças nas larguras dos dentes decíduos e permanentes permanecerão marcadas na dentição definitiva, dependendo das relações dos dentes e do espaço disponível, no momento da irrupção.

O diâmetro mesiodistal do canino permanente inferior é, em média, 2 mm maior que o do decíduo. A largura do primeiro molar decíduo inferior é geralmente, em média, 1 mm maior que a do primeiro pré-molar, compensando a deficiência de espaço para o canino permanente. O segundo molar decíduo inferior é o último dente a esfoliar e pode ser, em média, 2 a 3 mm maior que o segundo pré-molar. Esse espaço remanescente se fecha rapidamente devido à associação do movimento distal do primeiro pré-molar com o movimento mesial do primeiro molar permanente. A sequência de irrupção canino, primeiro e segundo pré-molar proporciona uma transição ordenada, na qual o espaço é fechado sucessivamente de frente para trás, finalizando com o primeiro molar permanente ocupando qualquer espaço que ainda tenha restado.

Arcada superior

A diferença importante em relação à arcada inferior está na sequência de irrupção, pois geralmente o primeiro pré-molar irrompe antes do canino. Com espaço adequado, os pré-molares precedem os caninos devido à posição alta do germe do canino em desenvolvimento, que irrompe por último. Esta sequência normal de irrupção do segmento posterior superior é observada: primeiro pré-molar, segundo pré-molar, canino e segundo molar permanente. O controle de espaço na arcada superior é menos crítico porque, apesar de o *leeway space* ser menor, a orientação do germe do primeiro molar superior é distoclusal, e a força mesial eruptiva é menor e há maior aumento da distância intercaninos com a irrupção dos caninos superiores permanentes. Um apinhamento pode retardar a irrupção do canino, como no arco inferior, porém os desvios do trajeto de irrupção dos caninos são muito variados.[49,66,68,83]

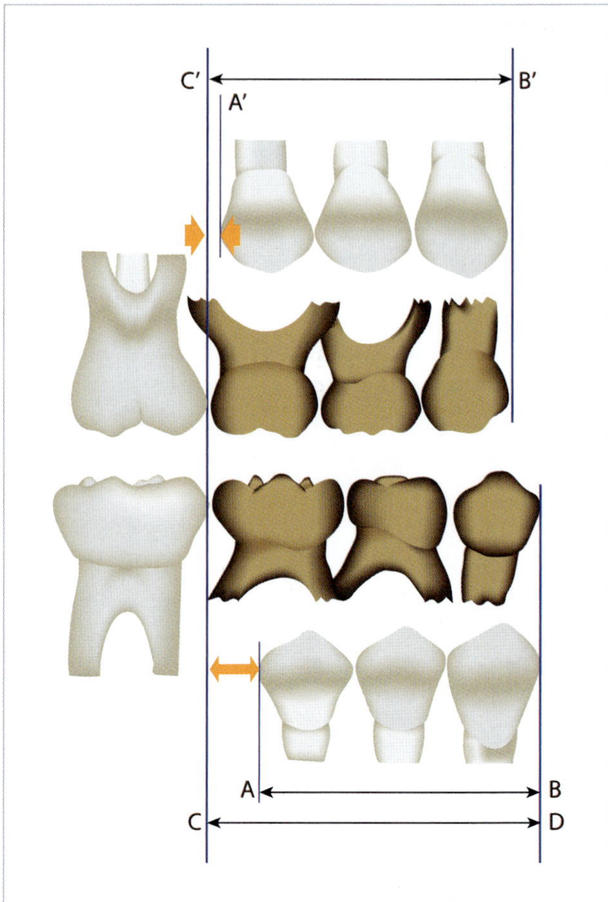

FIGURA 3.40 *Leeway space.*

Leeway space

O termo ***leeway space*** foi definido por Nance[70] como a diferença entre os diâmetros mesiodistais dos caninos e molares decíduos e seus sucessores permanentes (Figura 3.40). A soma dos diâmetros mesiodistais dos dentes decíduos posteriores superiores, segundo Black,[12] é de 22,5 mm, em média. A soma dos permanentes é 21,6 mm, em média, resultando em uma diferença de 0,9 mm disponível para o movimento mesial do primeiro molar. Na arcada inferior, a soma dos decíduos é de 22,6 mm, enquanto a soma dos permanentes é de 20,9 mm, resultando em uma diferença de, em média, 1,7 mm.[12,70] Por outro lado, Moyers[68] relata um valor médio do *leeway space* de 2,6 mm (1,3 mm de cada lado) na maxila e de 6,2 mm (3,1 mm de cada lado) na mandíbula. Entretanto, esse espaço varia consideravelmente e, portanto, deve ser analisado individualmente.[1]

Em algumas situações, esse espaço pode se tornar imprescindível para o tratamento ortodôntico. Portanto, alguns aspectos devem ser ressaltados:

1. Os valores são apenas médias e variam muito, pois alguns pacientes podem ter 2 mm ou mais disponíveis de cada lado da arcada dentária e outros podem ter pouco ou nada. Segundo Dale,[39] esse espaço pode ser nulo e até negativo em alguns casos.
2. A previsão da largura mesiodistal dos dentes permanentes é fundamental, pois, em algumas situações, frações de milímetros podem ser críticas. As análises da dentição mista como preconizadas inicialmente por Nance[70,71] e, posteriormente, por Moyers[68] e Tanaka e Johnston[101] podem contribuir para que se tenha informação sobre o espaço disponível na arcada para a irrupção de caninos e pré-molares. Para determinar o espaço disponível na arcada é necessário prever o tamanho dos dentes permanentes que ainda não irromperam. As mensurações dos dentes que ainda não irromperam por meio de radiografias, como determinava a análise de Nance,[70,71] são imprecisas, pois rotações dos dentes podem gerar distorções nas imagens. Assim, Moyers[68] e Tanaka e Jonhston[101] propuseram análises nas quais a soma dos diâmetros mesiodistais de caninos e pré-molares são estimadas a partir da soma dos diâmetros mesiodistais dos incisivos permanentes inferiores. O espaço disponível desempenha papel importante no ajuste das relações mesiodistais dos dentes posteriores, proporcionando

valor médio de 0,8 mm a mais para a arcada inferior em relação à superior, permitindo acomodação do molar inferior em relação ao superior com maior deslocamento mesial do molar inferior. Em algumas situações, manter o *leeway space* inferior para evitar esse movimento pode necessitar do movimento distal do molar superior para obter a relação molar normal.[104]

3. Finalmente, esse espaço remanescente seria destinado para a irrupção dos segundos e terceiros molares, que poderia ser imprescindível para o alinhamento desses dentes. As deficiências de espaço anteriores ao primeiro molar estão frequentemente associadas às deficiências posteriores mais sérias, que podem ameaçar a irrupção dos segundos molares.[91,96]

No período em que os segundos molares decíduos são esfoliados, os primeiros molares superiores e inferiores migram mesialmente utilizando o *leeway space*. Entretanto, o molar inferior normalmente apresenta um movimento mesial maior que o superior. Esse movimento diferencial favorece a transição fisiológica do plano terminal reto dos segundos molares decíduos ou relação topo a topo dos primeiros permanentes na dentição mista para relação molar classe I na dentição permanente. O maior potencial de crescimento da mandíbula em relação à maxila, nesse período, também contribui para a modificação da relação molar.

A perda do *leeway space* resultante da acomodação fisiológica dos primeiros molares permanentes durante o período de irrupção dos segundos pré-molares constitui a mais significativa alteração do comprimento do arco dentário dos 4 aos 17 anos[22] (Figura 3.41).

Preservar o *leeway space* na arcada inferior aumenta o potencial para solucionar, parcial ou integralmente, o apinhamento dos incisivos inferiores (Figura 3.42). Não considerar esse mecanismo fundamental de acomodação durante a substituição dos caninos e molares decíduos, para viabilizar a irrupção desses dentes permanentes, pode comprometer consideravelmente o tratamento ortodôntico, resultando em correções ortodônticas mais complexas e prolongadas que necessitem de extrações de dentes permanentes.[21]

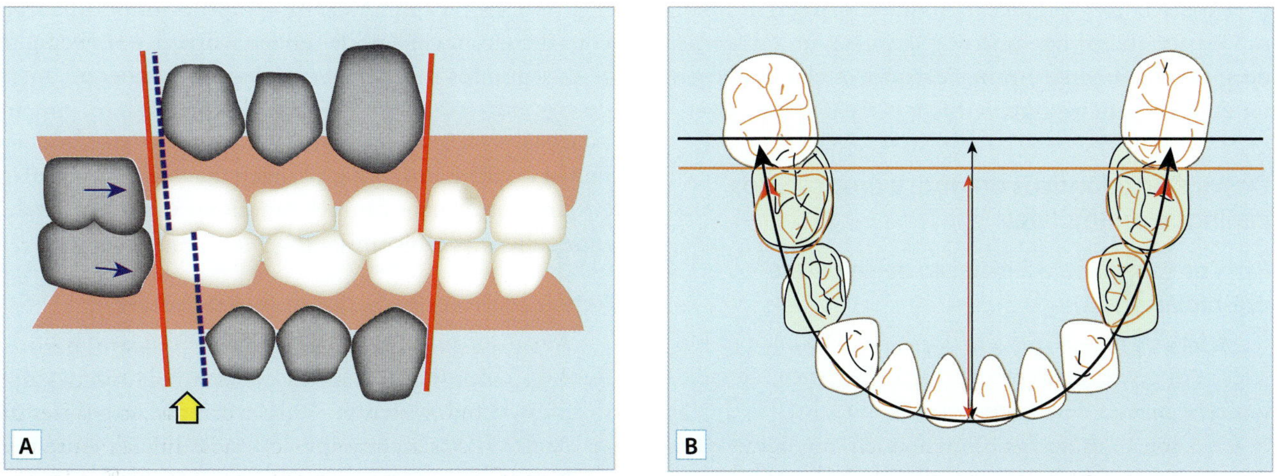

FIGURA 3.41 A: perda do *leeway space* resultante da migração mesial fisiológica dos primeiros molares permanentes. B: diminuição do comprimento do arco inferior. Fonte: adaptada de Proffit.[83]

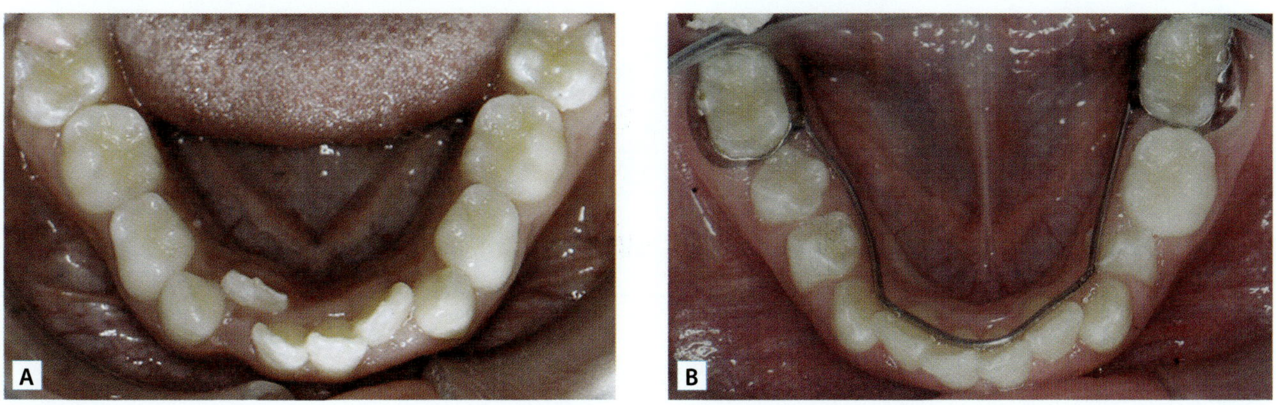

FIGURA 3.42 A: apinhamento de incisivos inferiores. B: preservar o *leeway space* para viabilizar a irrupção de todos os dentes permanentes.

Espaço E

O canino permanente e o primeiro pré-molar estão normalmente em posição, antes da perda do segundo molar decíduo. A esfoliação desse dente geralmente não ocorre até que o segundo pré-molar esteja no nível da crista alveolar e, a partir desse ponto, irrompe rapidamente. O segundo pré-molar já deve estar visível quando ocorre a esfoliação do segundo molar decíduo.

Os primeiros molares permanentes podem se mover rapidamente para mesial devido ao ajuste fisiológico para fechar o espaço excedente, resultante da diferença de tamanho entre o segundo molar decíduo e o segundo pré-molar, que normalmente é 2 a 3 mm menor que o decíduo. Esse espaço residual foi denominado por Gianelly[36] **espaço E** (Figuras 3.43 e 3.44).

Preservar o **espaço E** pode contribuir para solucionar apinhamentos inferiores leves e moderados, instalando o arco lingual antes da esfoliação dos molares decíduos. Esse dispositivo impede o movimento mesial dos primeiros molares permanentes, contribuindo para reduzir e evitar futuros problemas ortodônticos de alinhamento dos dentes permanentes[35,36,86,109] (Figura 3.45). Entretanto, Fernandes et al.[30] demostraram que o **espaço E** prediz um espaço maior que o *leeway space*, sendo a diferença de aproximadamente 1 mm. Portanto, os clínicos devem ter cuidado para não superestimar o espaço disponível.[30]

Desvios ortodônticos durante a erupção dos caninos e pré-molares

Falta de espaço para a irrupção de caninos e pré-molares

A falta de espaço para a irrupção de caninos e pré-molares pode ser estimada precocemente por meio de radiografias e análises de discrepâncias de modelos.[68,70,71,101] Se não houver espaço para a irrupção do canino permanente inferior quando ocorre a esfoliação do decíduo, geralmente a discrepância se manifesta com o deslocamento dos caninos permanentes para vestibular ou distal. Se o canino permanente se deslocar para distal, pode causar reabsorção parcial da raiz do primeiro molar decíduo, ficar retido ou atrasar sua irrupção. Quando a esfoliação do molar decíduo ocorrer antes do canino, ou quase ao mesmo tempo, o canino permanente tende a irromper dentro do alinhamento da arcada, mas se inclinar para distal no espaço do pré-molar, poderá ficar bloqueado ou desviar de seu trajeto de erupção. Em muitos casos, quando a sequência de irrupção é alterada devido ao espaço inadequado na área de caninos, pode ocorrer retardo em sua irrupção e o primeiro pré-molar irromper antes (Figura 3.46).

Se o segundo pré-molar não ocupar sua posição prontamente após a esfoliação do segundo molar decíduo, o primeiro molar pode mover-se mesialmente, bloqueando a irrupção do segundo pré-molar. Em situações de perda não fisiológica do segundo molar decíduo, é imperativo que se faça o controle imediato do espaço, pois em curto espaço de tempo a perda pode ser irrecuperável (Figuras 3.47 e 3.48). A sequência de irrupção fora do padrão considerado normal pode ser desfavorável, por exemplo, se os segundos molares permanentes irromperem antes do segundo pré-molar[47] (Figura 3.49). Portanto, podem estar em posição que estimule ainda mais o movimento mesial do primeiro molar permanente. No arco maxilar, podem impactar os caninos superiores e, na mandíbula, os segundos pré-molares.

Retenção prolongada dos dentes decíduos

A reabsorção fisiológica ou rizólise dos dentes decíduos foi considerada resultado do estímulo dos germes dos dentes permanentes subjacentes em erupção, por

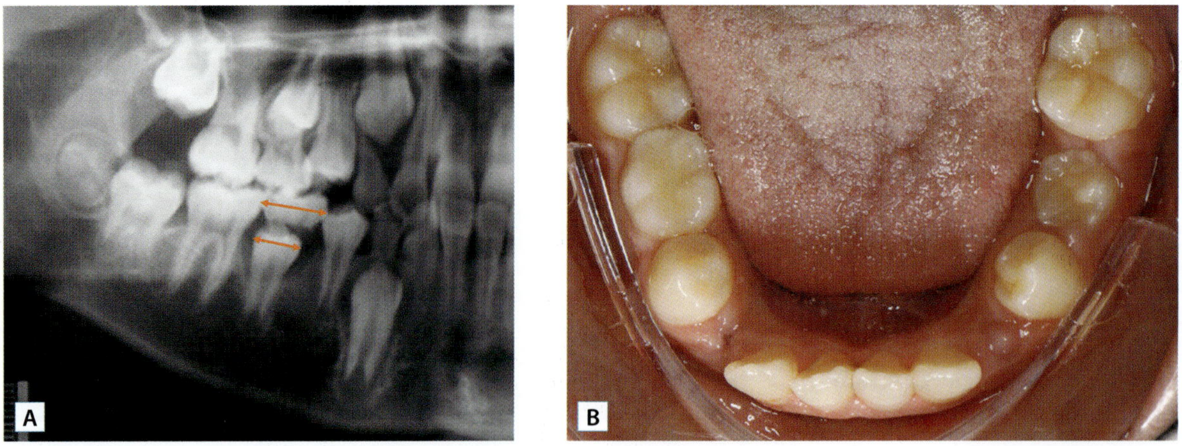

FIGURA 3.43 A: espaço E, diferença de tamanho entre o segundo molar decíduo e o segundo pré-molar. B: espaço remanescente após a esfoliação do segundo molar decíduo (espaço E).

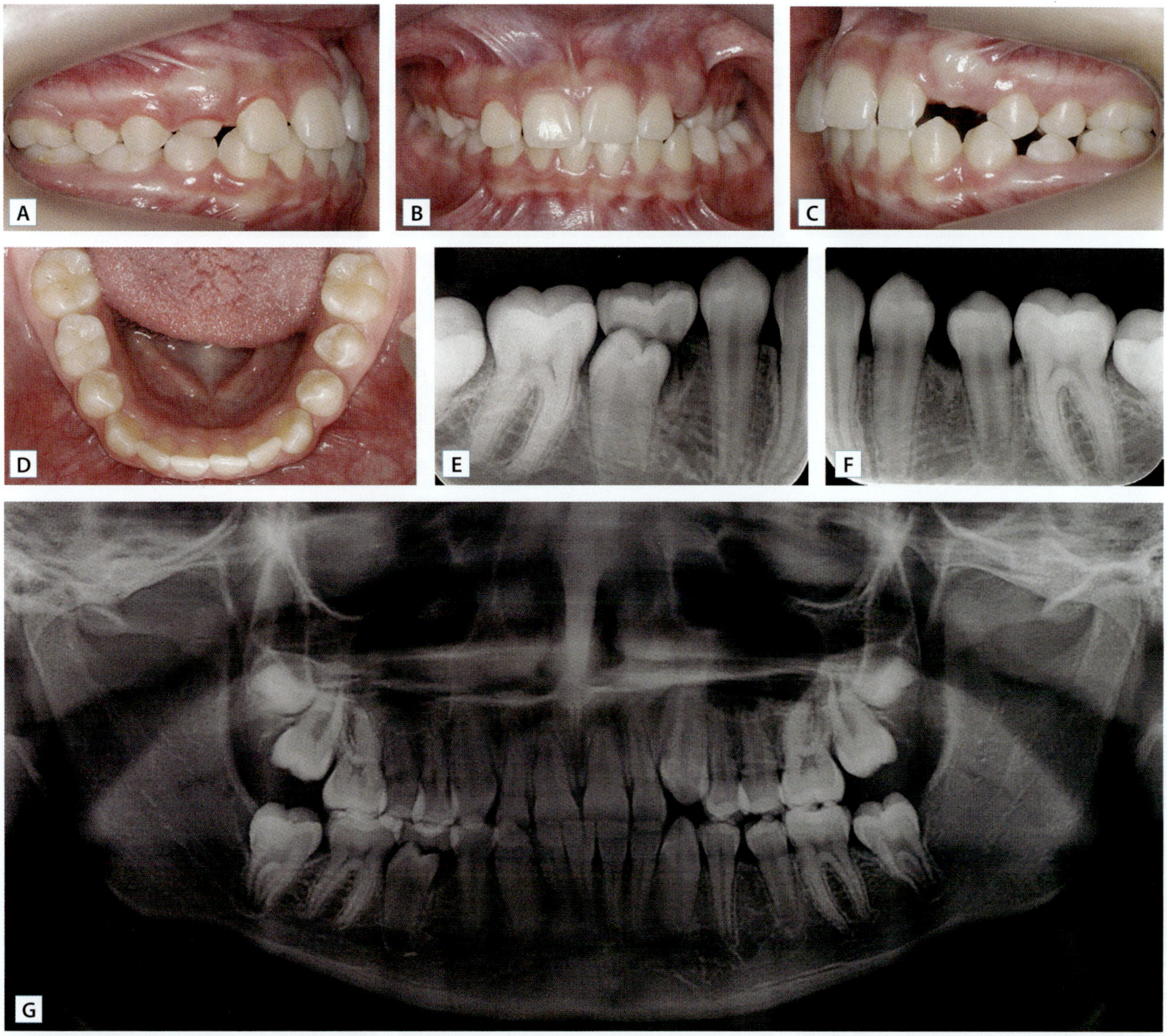

FIGURA 3.44 A, B, C, D, E, F e G: espaço E no segmento inferior esquerdo após a esfoliação do segundo molar decíduo inferior esquerdo. Do lado direito, o segundo molar decíduo ainda se mantém em posição.

meio de substâncias presentes no folículo pericoronário e indiretamente exercendo pressão mecânica sobre as raízes dos decíduos. Entretanto, considerando que a rizólise do dente decíduo pode ocorrer na ausência do permanente, não se pode pressupor que a erupção do dente permanente seja o principal desencadeador da reabsorção fisiológica.[26,116] O estímulo para a reabsorção fisiológica dos dentes decíduos é mediado por eventos bioquímicos e celulares, por odontoclastos produzidos nos tecidos circundantes das raízes. Esses eventos são desencadeados ou estimulados por apoptose ou morte celular programada de cementoblastos. Dessa forma, o estímulo para rizólise independe do folículo pericoronário, mas o processo evolutivo é acelerado por sua presença.[26,94,116]

O atraso ou a falha no processo de reabsorção radicular do dente decíduo pode ser decorrente do deslocamento do germe do dente permanente, da ausência do dente permanente ou de anomalias no decíduo. Problemas periodontais como infecções periapicais, cistos de erupção e anquilose também podem retardar a irrupção do dente permanente (Figura 3.50).

O diagnóstico do atraso na esfoliação do dente decíduo ou substituição do dente decíduo não pode ser apoiado apenas na idade dentária. A determinação da etapa do desenvolvimento dentário e da posição do dente subjacente deve ter consideração primordial. É importante salientar que a extração de um dente decíduo que não esfoliou na época esperada resolve o problema da esfoliação, mas não a causa, de modo que às vezes o dente permanente

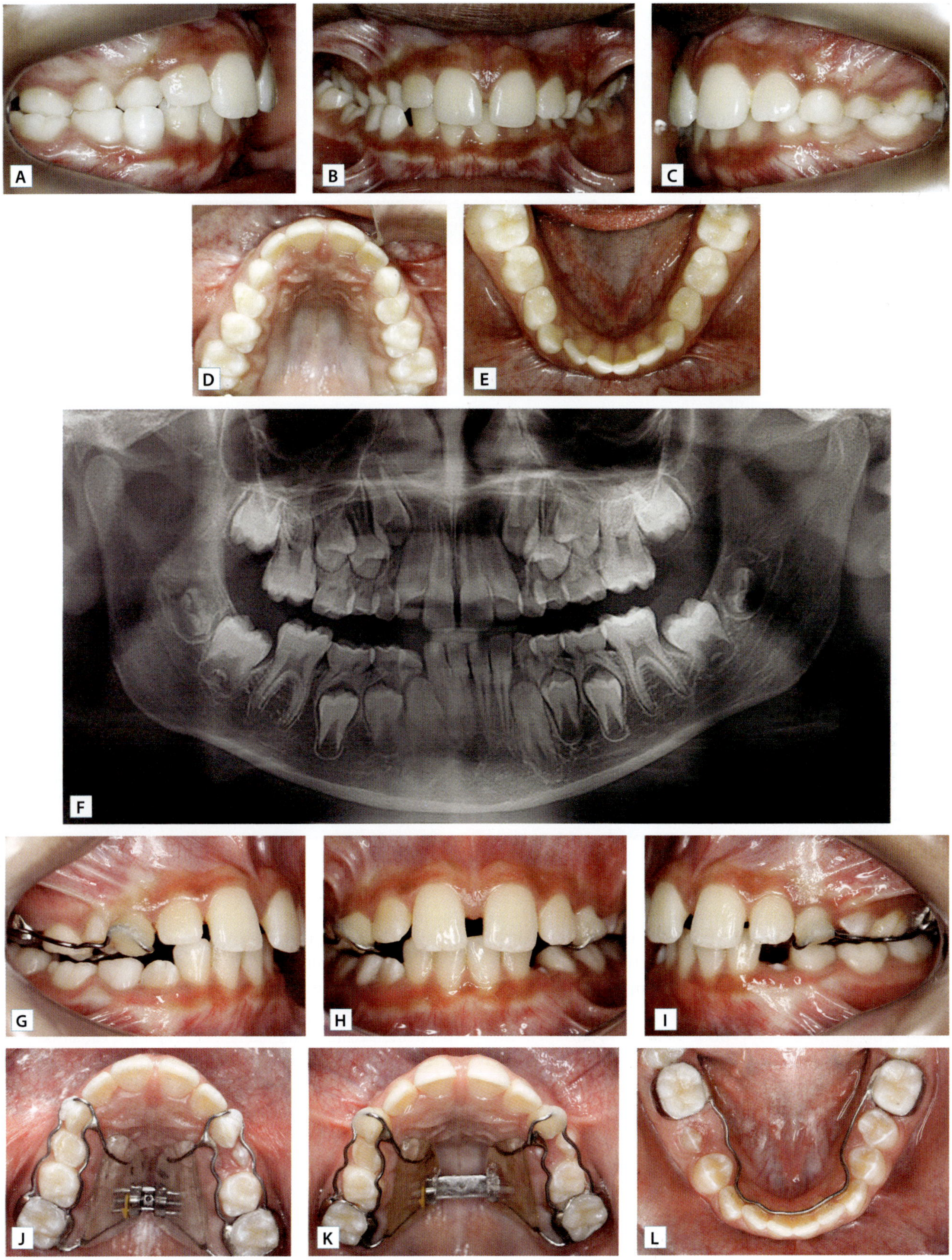

FIGURA 3.45 A, B, C, D, E e F: paciente aos 8 anos e 10 meses apresentava mordida cruzada posterior unilateral funcional e apinhamento leve dos incisivos inferiores. G, H, I, J, K e L: disjuntor de Haas para mordida cruzada posterior e arco lingual para preservar o espaço E. *(continua)*

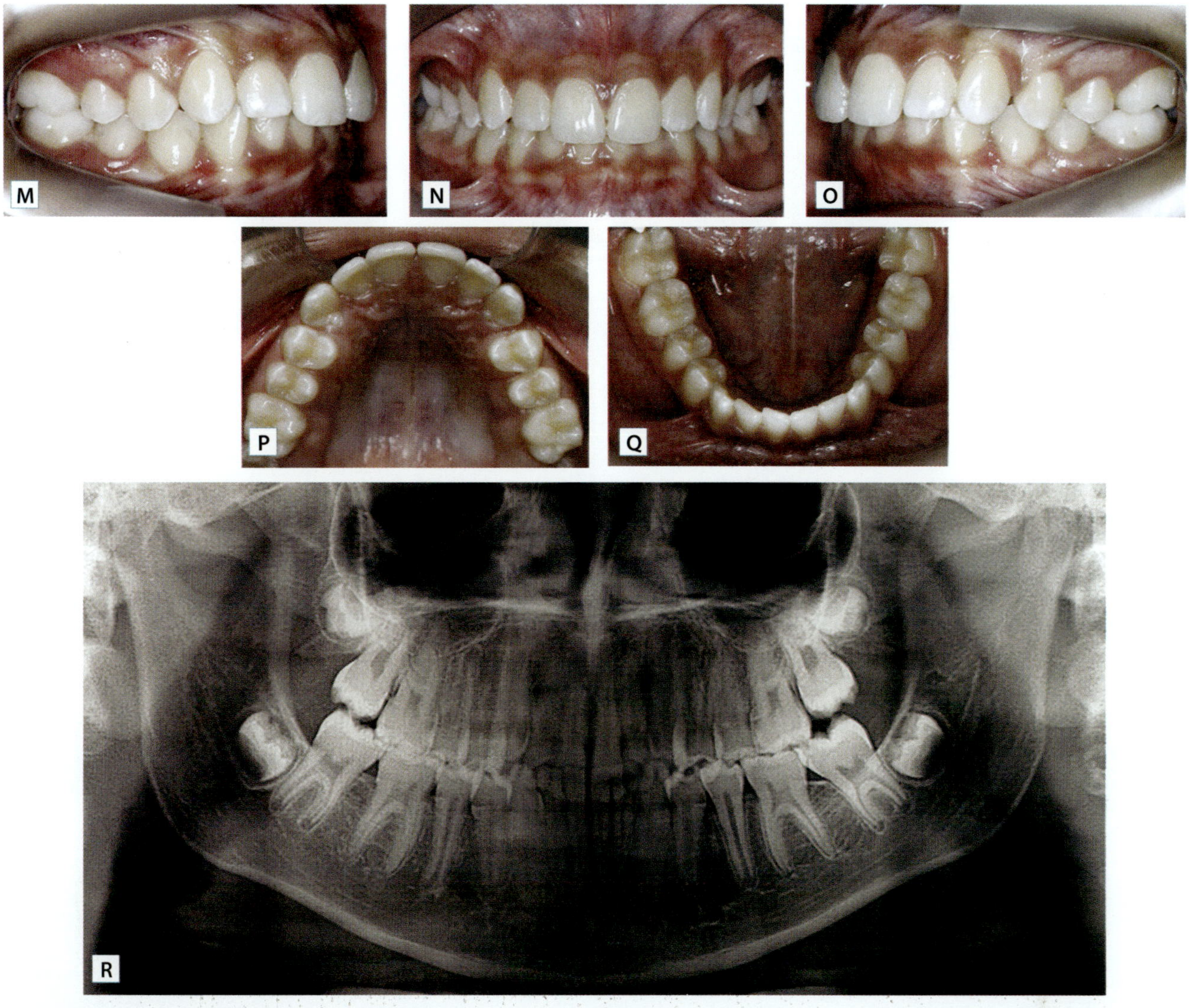

FIGURA 3.45 (*continuação*) M, N, O, P, Q e R: aos 11 anos e 4 meses, irrupção normal dos caninos e pré-molares e melhora no alinhamento dos incisivos, necessitando de pequenos movimentos no tratamento corretivo.

pode não estar em posição favorável para irromper no tempo normal, sendo essencial o controle do espaço até sua irrupção ou a intervenção ortodôntica para viabilizar o processo de erupção do permanente.

Anquilose

A anquilose é a consequência da destruição do ligamento periodontal resultante da união óssea direta da raiz do dente ao osso alveolar, que impede a irrupção dentária fisiológica normal e consequentemente afeta o crescimento do osso alveolar. O primeiro sinal clínico é a posição do dente decíduo afetado aquém do plano oclusal, em infraoclusão. Deve-se suspeitar de anquilose quando o dente decíduo não está em contato oclusal com os antagonistas. O dente anquilosado emite som agudo, claro, tilintante quando comparado ao dente normal. O diagnóstico da anquilose por meio de radiografias dentárias é impreciso, porque as áreas afetadas podem não estar visíveis na tomada radiográfica. Tomografia computadorizada de feixe cônico pode auxiliar no diagnóstico.

A incidência é relatada entre 7 e 14% na dentição decídua;[62] na dentição permanente, a anquilose ocorre com maior frequência após lesões de luxação,[3] sendo referida, nos dentes anteriores após trauma, como reabsorção de substituição.

A anquilose pode ocasionar a inclinação dos dentes adjacentes, sobretudo a inclinação mesial do dente posterior ao dente comprometido, ocupando parte do espaço requerido para irrupção do sucessor permanente. Quando a anquilose acomete o paciente bem jovem, pode causar grande desnível oclusal e perda acentuada de espaço[104] (Figura 3.51). A gravidade da anquilose e a quantidade de dentes decíduos acometidos pode prejudicar a função mastigatória e desencadear hábitos de interposição lateral

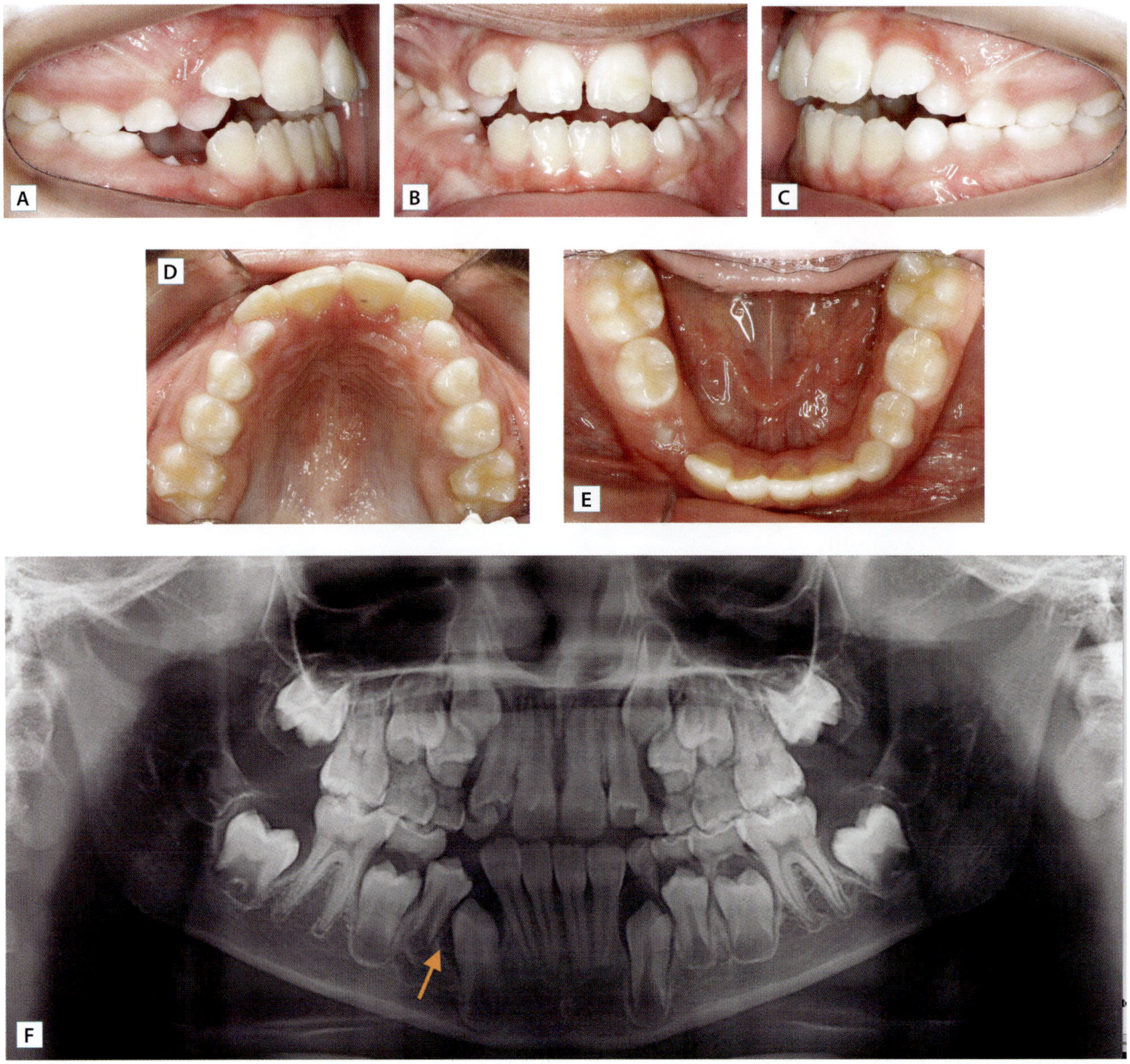

FIGURA 3.46 A, B, C, D, E e F: alteração na sequência de erupção devido à falta de espaço na região de caninos, com retardo em sua irrupção.

de língua (Figura 3.52). Portanto, o diagnóstico precoce de anquilose é importante para evitar esses efeitos provenientes da falta de contato oclusal dos dentes decíduos anquilosados.

Várias abordagens de tratamento são recomendadas na literatura, que vão desde a reconstrução protética do dente anquilosado para estimular a rizólise e a esfoliação natural até a extração. Quando se opta pela extração do dente anquilosado é imperativo avaliar o estágio de rizogênese do sucessor permanente, que deve apresentar pelo menos dois terços de rizogênese. Se a exodontia for realizada antes desse estágio, um mantenedor de espaço deve ser instalado. No caso de ausência congênita do sucessor permanente, pode-se optar pela reconstrução dos contatos proximais e oclusais, ou extrair o dente anquilosado e instalar um mantenedor de espaço. Uma segunda opção após a exodontia seria promover o fechamento do espaço ortodonticamente.[9]

Falha primária de erupção

Falha primária da erupção (PFE) é um distúrbio não sindrômico de erupção dos dentes decíduos ou permanentes na ausência de obstrução mecânica.[32,33] O termo falha primária de erupção foi descrito por Proffit e Vig[85] como uma condição na qual há uma perturbação do mecanismo de erupção dos dentes. A principal característica é a falha

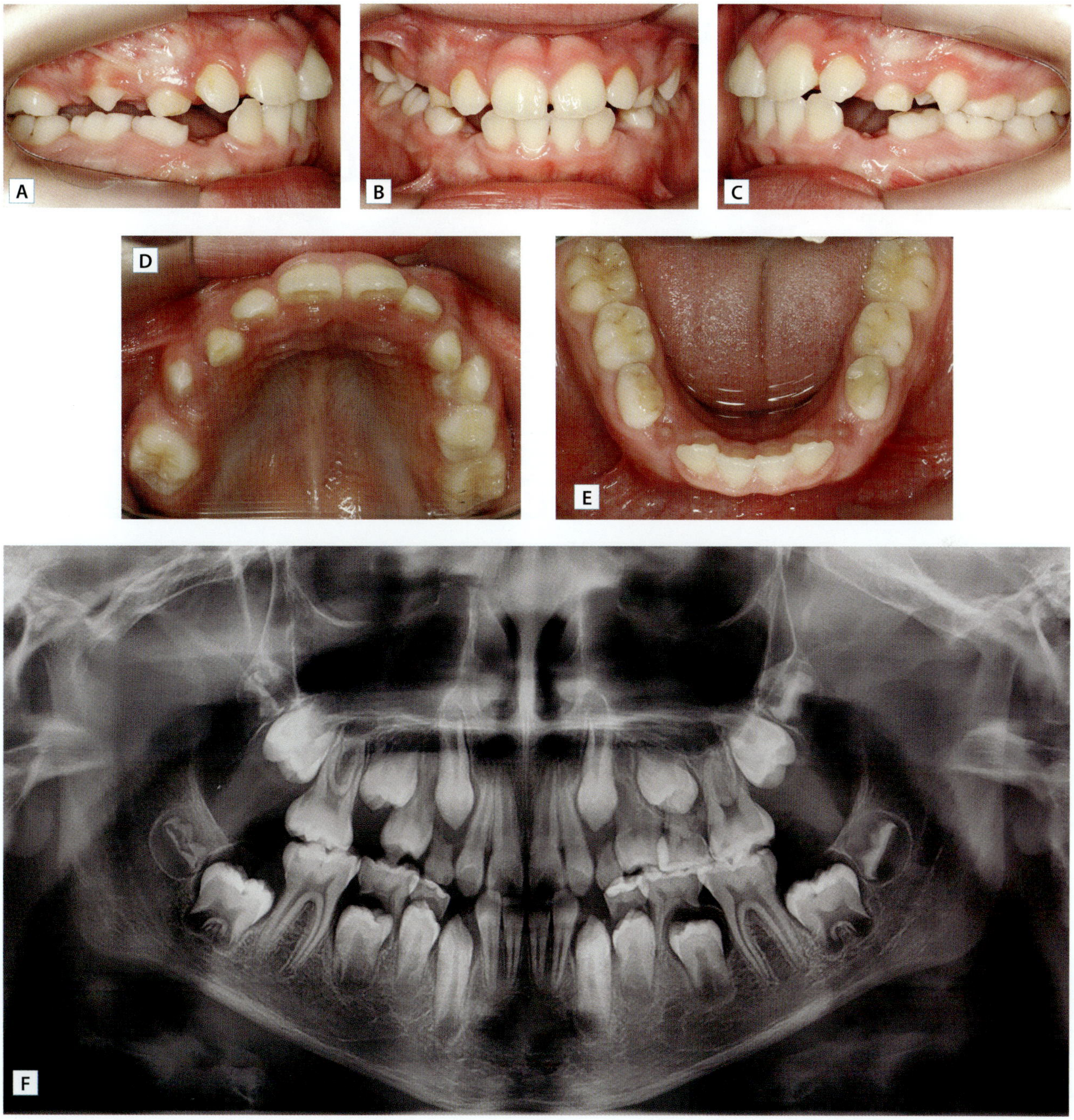

FIGURA 3.47 A, B, C, D, E e F: migração mesial do primeiro molar permanente superior direito decorrente da perda precoce do segundo molar decíduo: o espaço perdido ainda pode ser recuperado.

de erupção, completa ou parcial, de dentes não anquilosados. Os dentes envolvidos podem irromper parcialmente e depois interromper os movimentos eruptivos, ficando relativamente submersos, embora não anquilosados.[85]

Dentes decíduos e permanentes podem ser acometidos, sendo os posteriores mais que os anteriores. Todos os dentes distais ao dente mais mesial afetado não irrompem ou não respondem ao movimento ortodôntico, ocasionando prejuízo ao crescimento alveolar na área. Se o primeiro molar estiver envolvido, o segundo e o terceiro molares provavelmente também estarão.[84] Pode ser uni ou bilateral, mas frequentemente a condição é unilateral, resultando em mordida aberta posterior. Na dentição decídua, os segundos molares são os mais acometidos, apresentando-se submersos e aparentemente anquilosados. Os dentes permanentes tendem a tornar-se anquilosados, mas a falha de erupção

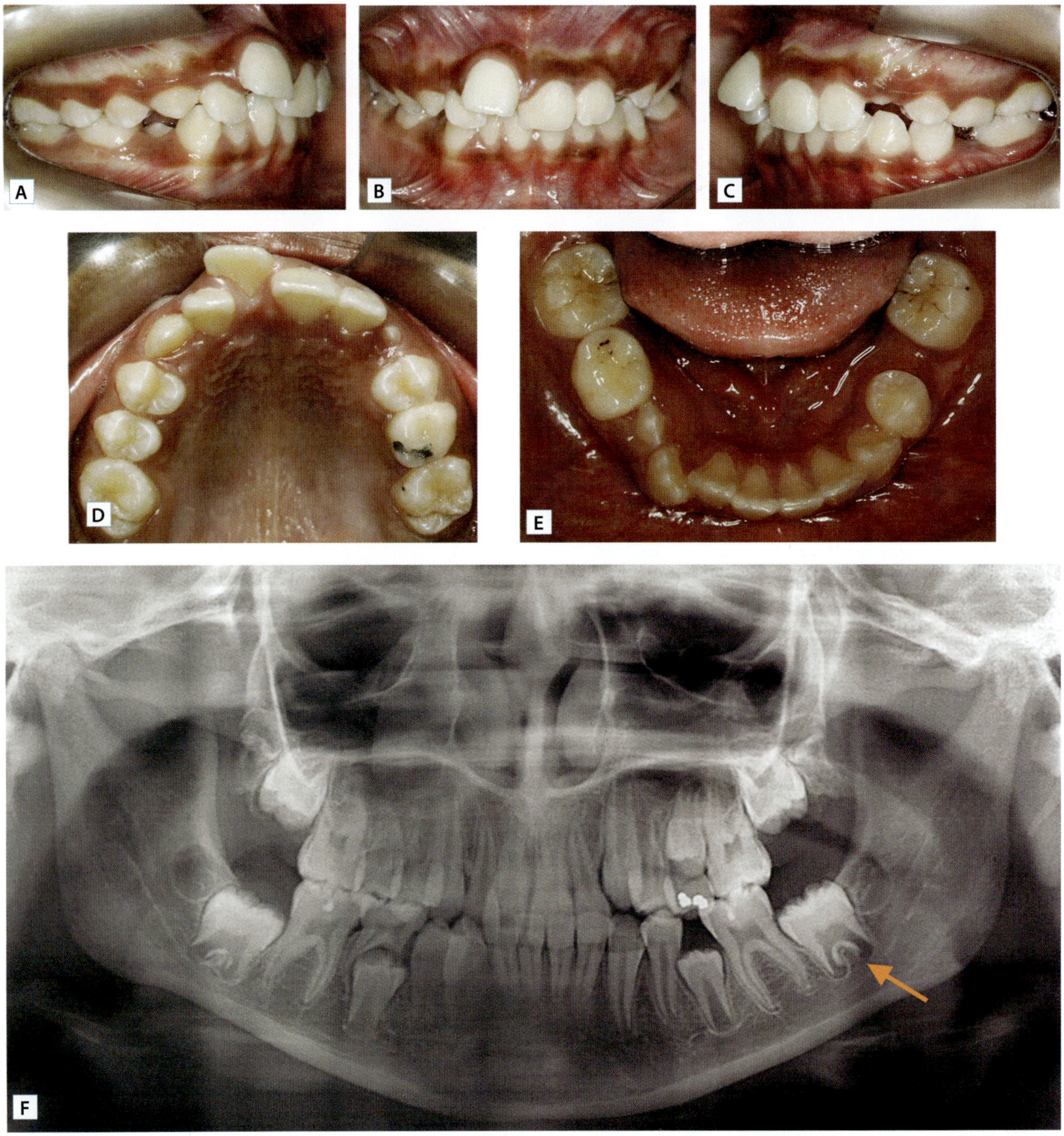

FIGURA 3.48 A, B, C, D e E: migração mesial e giroversão do primeiro molar permanente inferior decorrente da perda precoce do segundo molar decíduo. F: dificilmente o espaço será recuperado devido a posição do segundo molar permanente e à falta de espaço considerável.

ocorre antes da anquilose definitiva. A origem é genética e ocorre devido à mutação heterozigótica autossômica no gene PTHR1, localizado no cromossomo 3.[116]

Dentre as características da FPE, pode-se considerar a infraoclusão do dente acometido, som normal à percussão, reabsorção do osso alveolar acima da coroa, o dente irrompe parcialmente ou não irrompe e mordida aberta posterior progressiva. Aspecto clínico relevante é a falta de resposta, parcial ou completa, à força ortodôntica. Dificilmente se consegue mover os dentes para posições apropriadas.[32] Um dente não anquilosado com FPE poderá se tornar anquilosado quando força ortodôntica for aplicada. Na melhor situação, consegue-se 1 a 2 mm de movimento. No entanto, na maioria dos casos, a anquilose

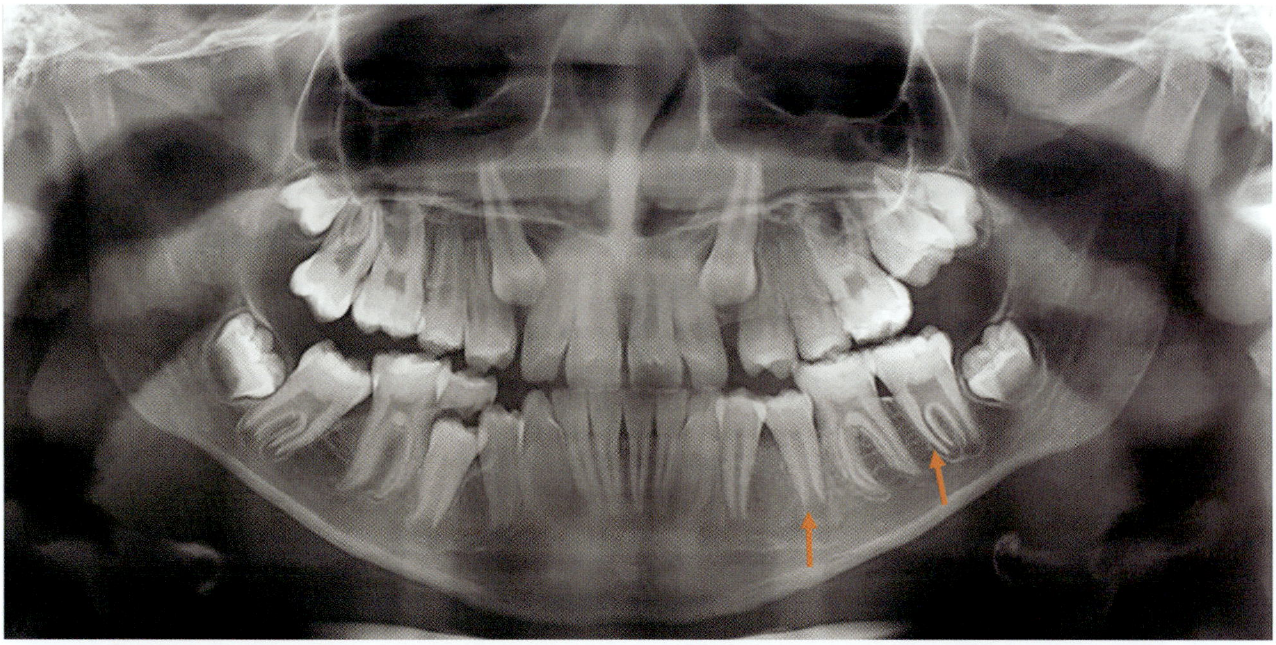

FIGURA 3.49 Sequência de irrupção desfavorável: segundos molares permanentes irromperam antes dos pré-molares inferiores, ocasionando perda de espaço para irrupção dos segundos pré-molares, devido à perda precoce do segundo molar decíduo inferior esquerdo aliado à discrepância dentoalveolar negativa.

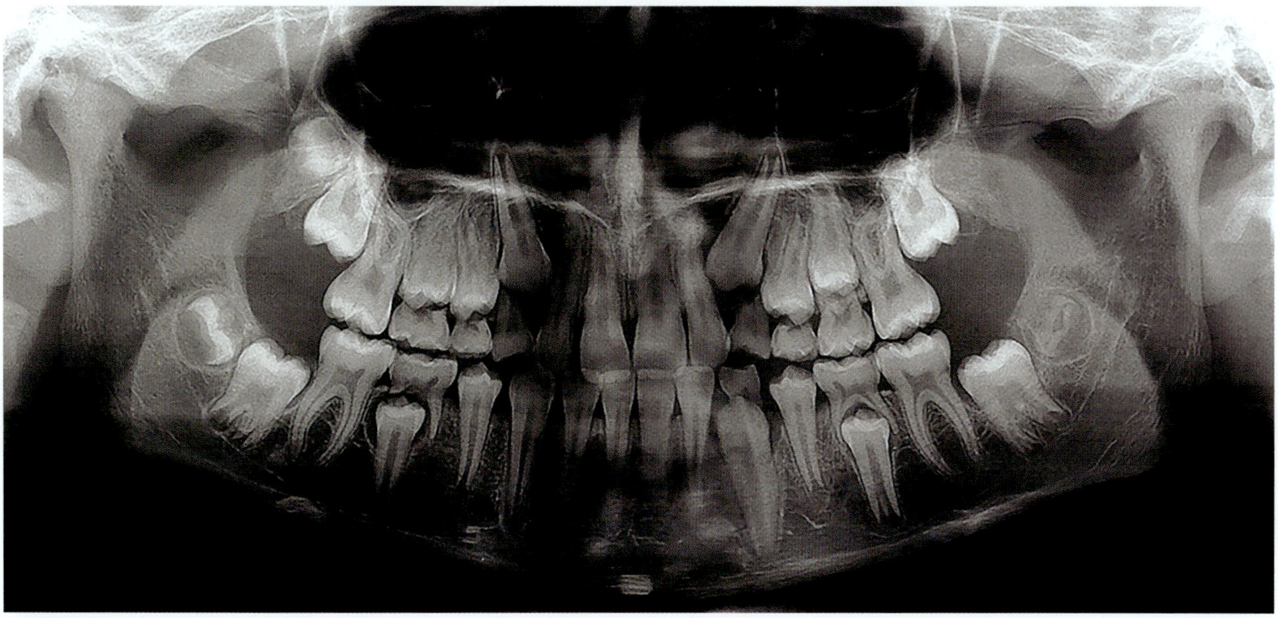

FIGURA 3.50 Rizólise anormal do segundo molar decíduo inferior direito decorrente de pequena alteração na posição do segundo pré-molar.

ocorre invariavelmente antes que o dente possa ser posicionado corretamente[84] (Figura 3.53).

No diagnóstico de falhas de erupção, o primeiro passo é descartar fatores sistêmicos, endócrinos e locais, como cistos, outros dentes, postura desfavorável da língua e hábito de sucção de dedos.[32] Anormalidades endócrinas não foram identificadas em pacientes com PFE ou anquilose. Infelizmente, anquilose e PFE podem se apresentar de modo semelhante nos estágios iniciais. A principal diferença depende de estar associado à obstrução mecânica (anquilose) ou falha do mecanismo de erupção (FPE).[85] O diagnóstico diferencial é clinicamente importante e se baseia no fato de que o dente anquilosado esteve em oclusão e houve paralisação do processo eruptivo, enquanto

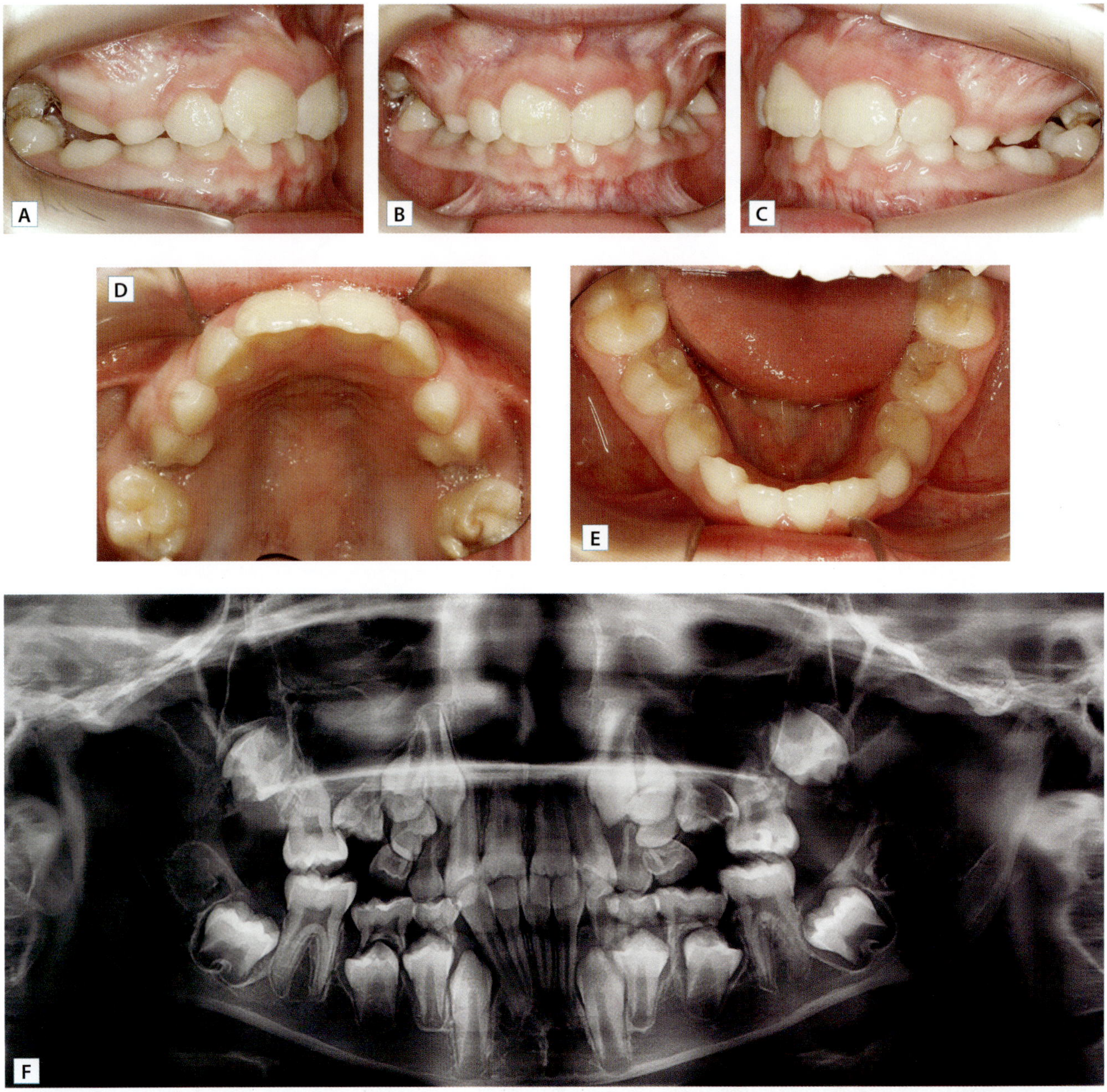

FIGURA 3.51 A, B, C, D e E: segundos molares decíduos superiores e inferiores anquilosados; segundos molares decíduos superiores em desnível oclusal acentuado decorrente da agenesia do sucessor permanente. F: inclinação dos dentes adjacentes aos segundos molares decíduos.

o dente com falha primária de erupção nunca esteve em oclusão. O diagnóstico de FPE no mínimo impedirá a tentativa de tratamento ortodôntico que tem prognóstico desfavorável.[85] Avaliar a capacidade de erupção dos dentes vizinhos, o número de dentes afetados e a história familiar positiva pode fornecer informações valiosas para distinguir a PFE da anquilose.[32] Entretanto, o diagnóstico de FPE deve ser fundamentado pelo sequenciamento genético do paciente, que permite constatar a presença de mutação no gene PTHR1.[33]

A melhor conduta diante de PFE, se diagnosticado precocemente, é não realizar nenhum tratamento, inicialmente, e postergar as opções multidisciplinares para um período após a conclusão do crescimento, uma vez que a intervenção ortodôntica precoce, particularmente com aparelho fixo, pode agravar o quadro clínico, a não ser que seja associado a procedimentos cirúrgicos (Figura 3.54). As extrações seletivas ou osteotomias de um ou mais dentes com reposicionamento cirúrgico do bloco ósseo, seguidas por próteses fixas ou removíveis, ou enxertos de

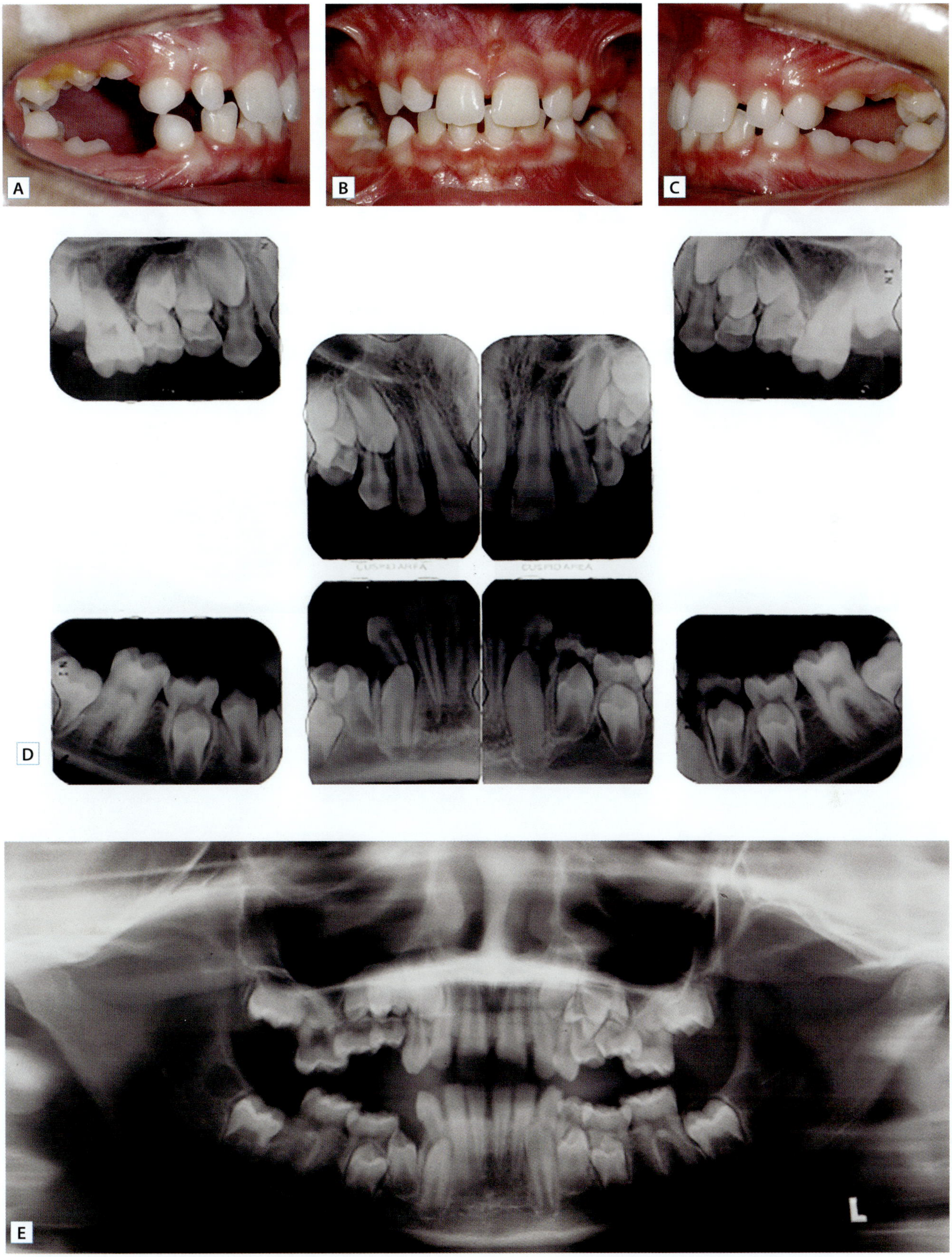

FIGURA 3.52 A, B, C, D e E: anquilose dos molares decíduos dificultando a função mastigatória. (*continua*)

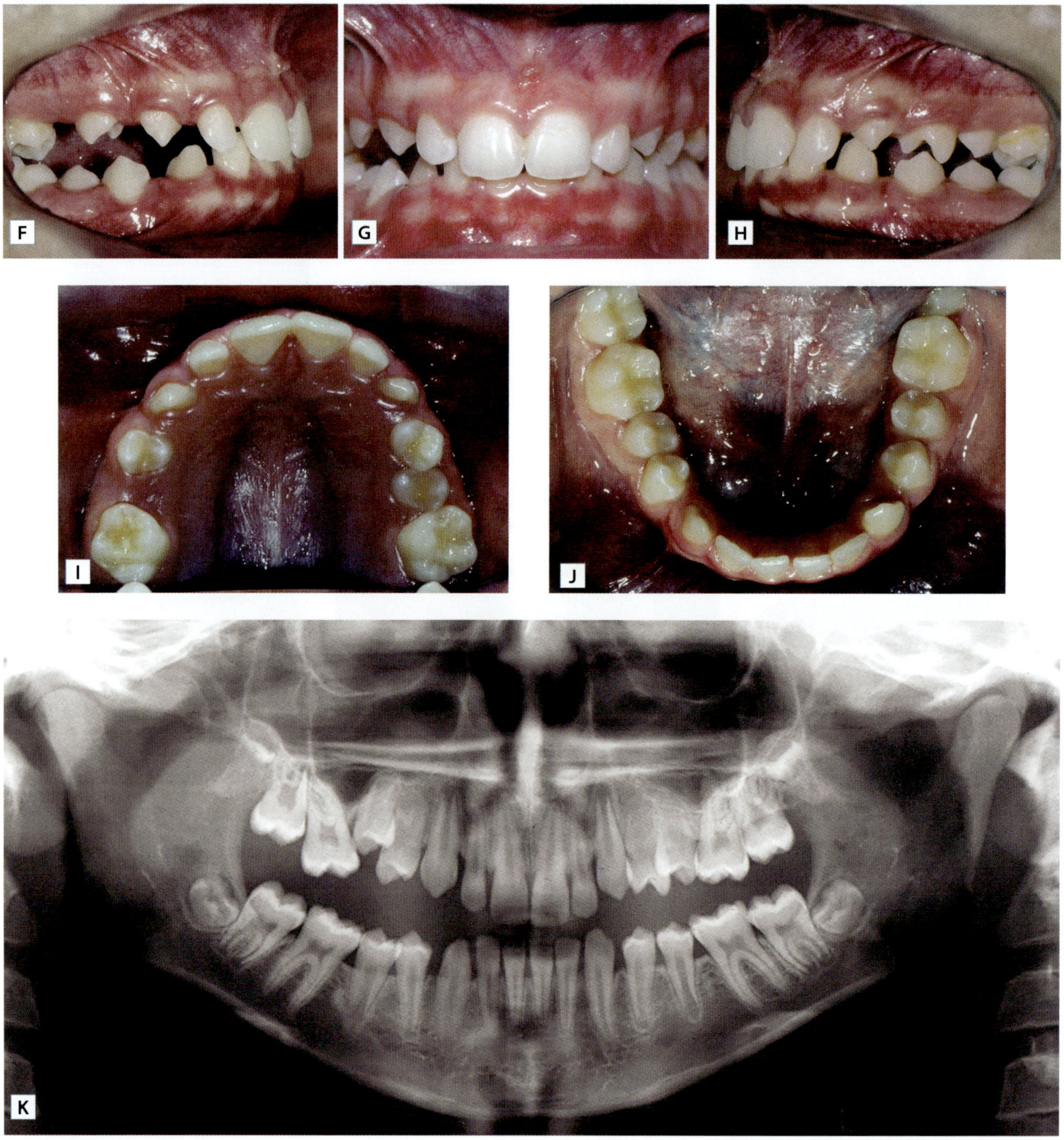

FIGURA 3.52 (*continuação*) F, G, H, I, J e K: após a utilização de aparelhos removíveis funcionais com splint de acrílico na oclusal dos molares decíduos para promover pressão sobre os dentes decíduos e estimular a rizólise. (*continua*)

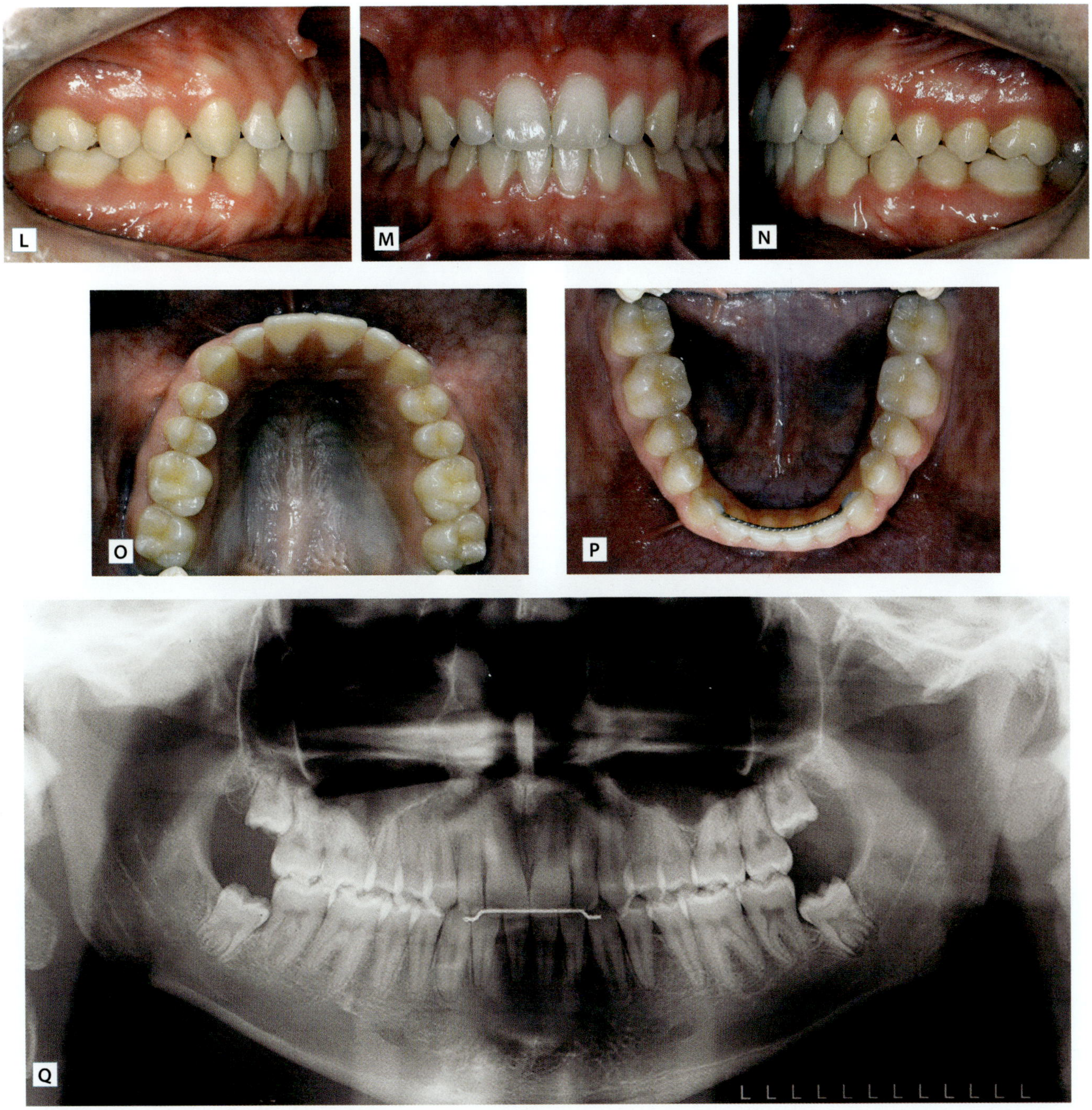

FIGURA 3.52 (*continuação*) L, M, N, O, P e Q: após o tratamento ortodôntico corretivo.

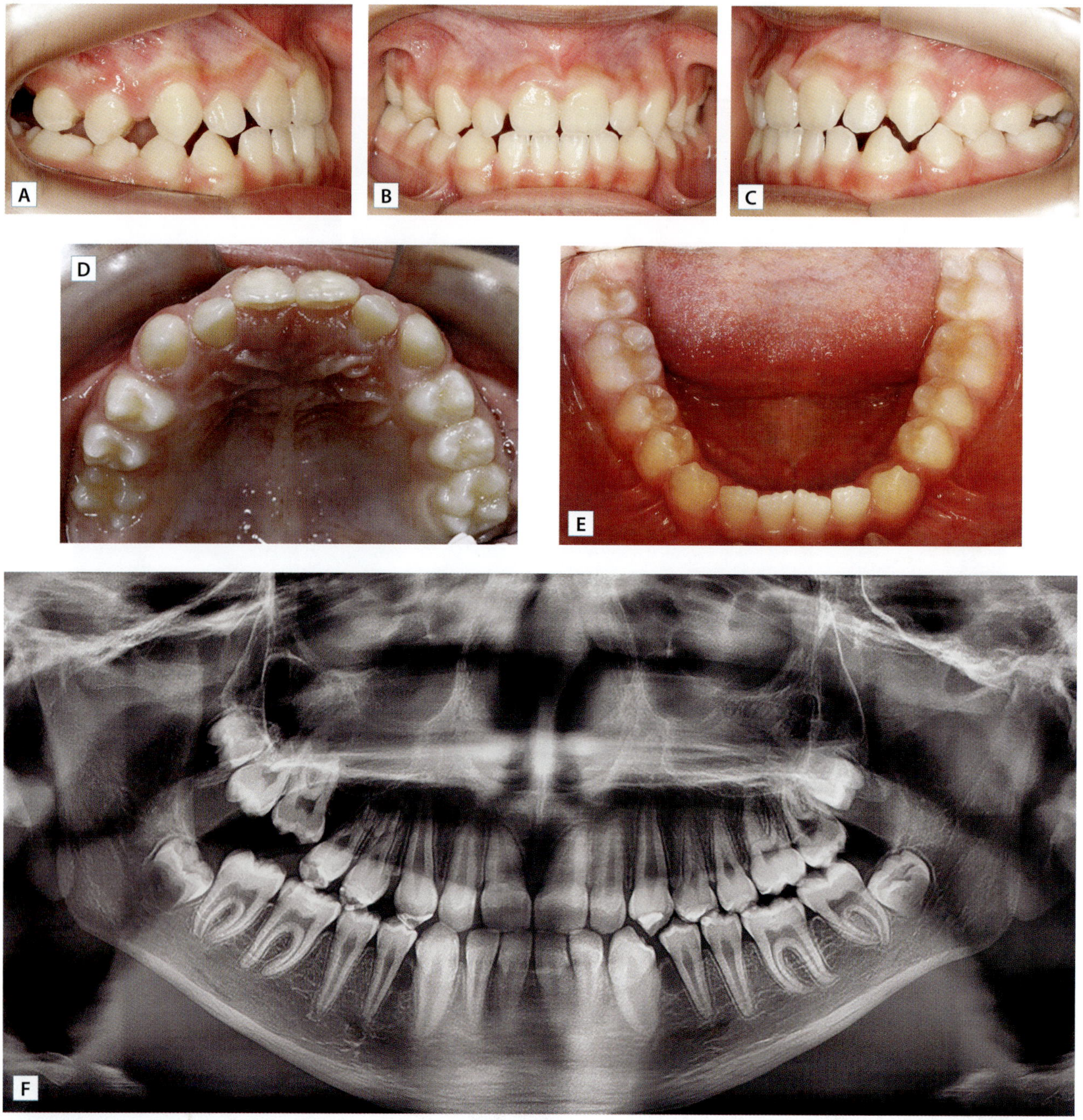

FIGURA 3.53 A, B, C, D, E e F: falha primária da erupção do primeiro molar permanente superior direito envolvendo também o segundo molar superior direito.

biomateriais e implantes, geralmente podem propiciar oclusão funcional. Uma vez concluído o crescimento, várias estratégias de tratamento multidisciplinar podem solucionar parcialmente as más oclusões associadas à mordida aberta posterior, característica dessa anomalia. Entretanto, se o grau de infraoclusão for leve, pode-se recomendar restaurações para adequar o contato oclusal.[32,33,99]

Erupção ectópica do canino superior

A erupção ectópica do canino superior acomete 1,5 a 2% da população.[41,27] Deve-se suspeitar de impacção de caninos superiores quando a protuberância na região dos caninos não é palpável ou quando a irrupção assimétrica for evidente. A radiografia panorâmica revela o canino com inclinação anormal e/ou se sobrepondo à raiz do incisivo lateral (Figura 3.55). Em muitos casos, tomografia *cone beam* auxilia na localização precisa do canino impactado. O diagnóstico e o tratamento precoces podem diminuir a gravidade da impacção e estimular a irrupção do canino, sendo indicada a extração do canino decíduo em estágios mais avançados de rizogênese do canino permanente (aproximadamente metade a dois terços de

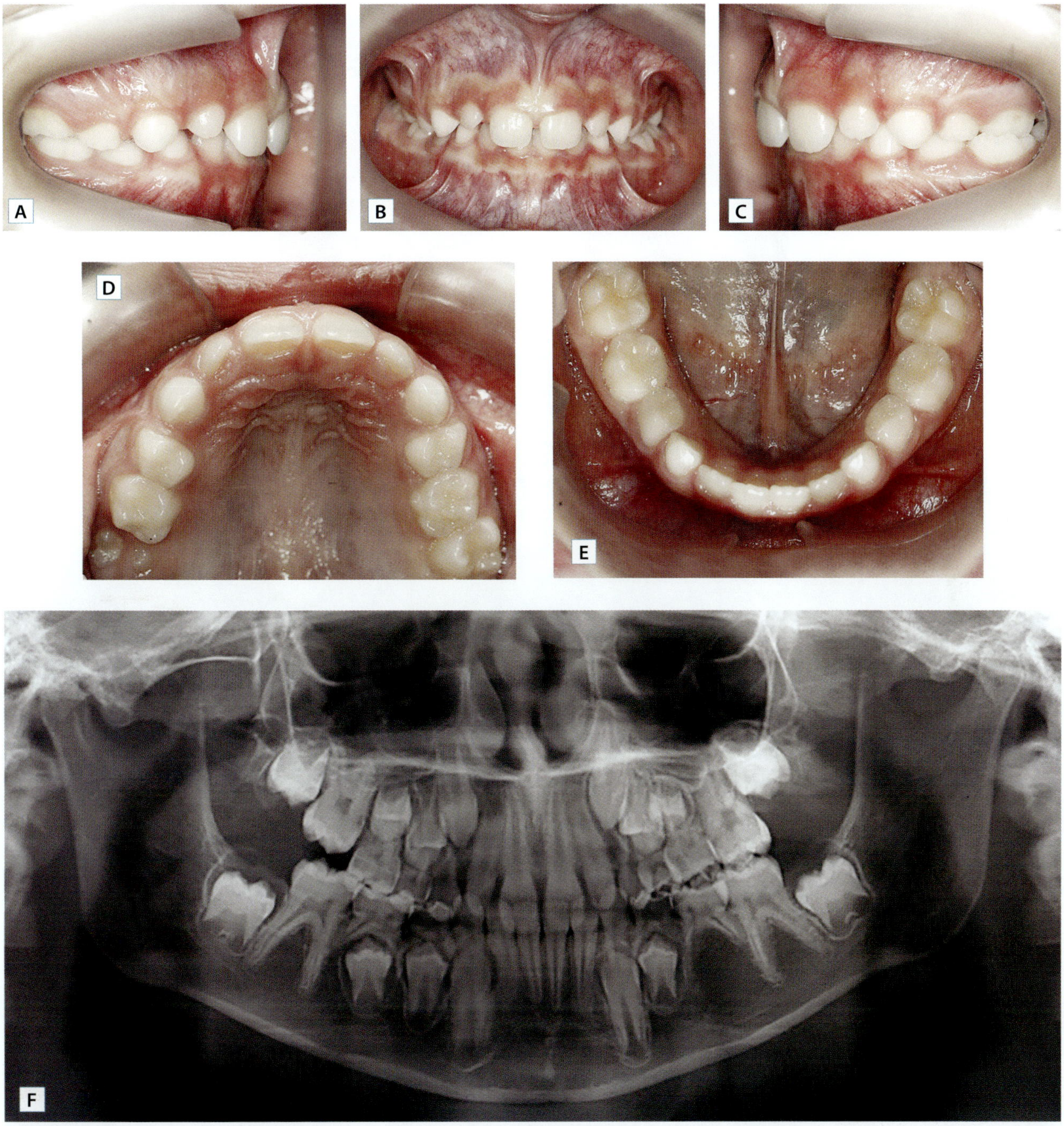

FIGURA 3.54 A, B, C, D, E e F: falha primária de erupção do primeiro molar permanente superior direito. (*continua*)

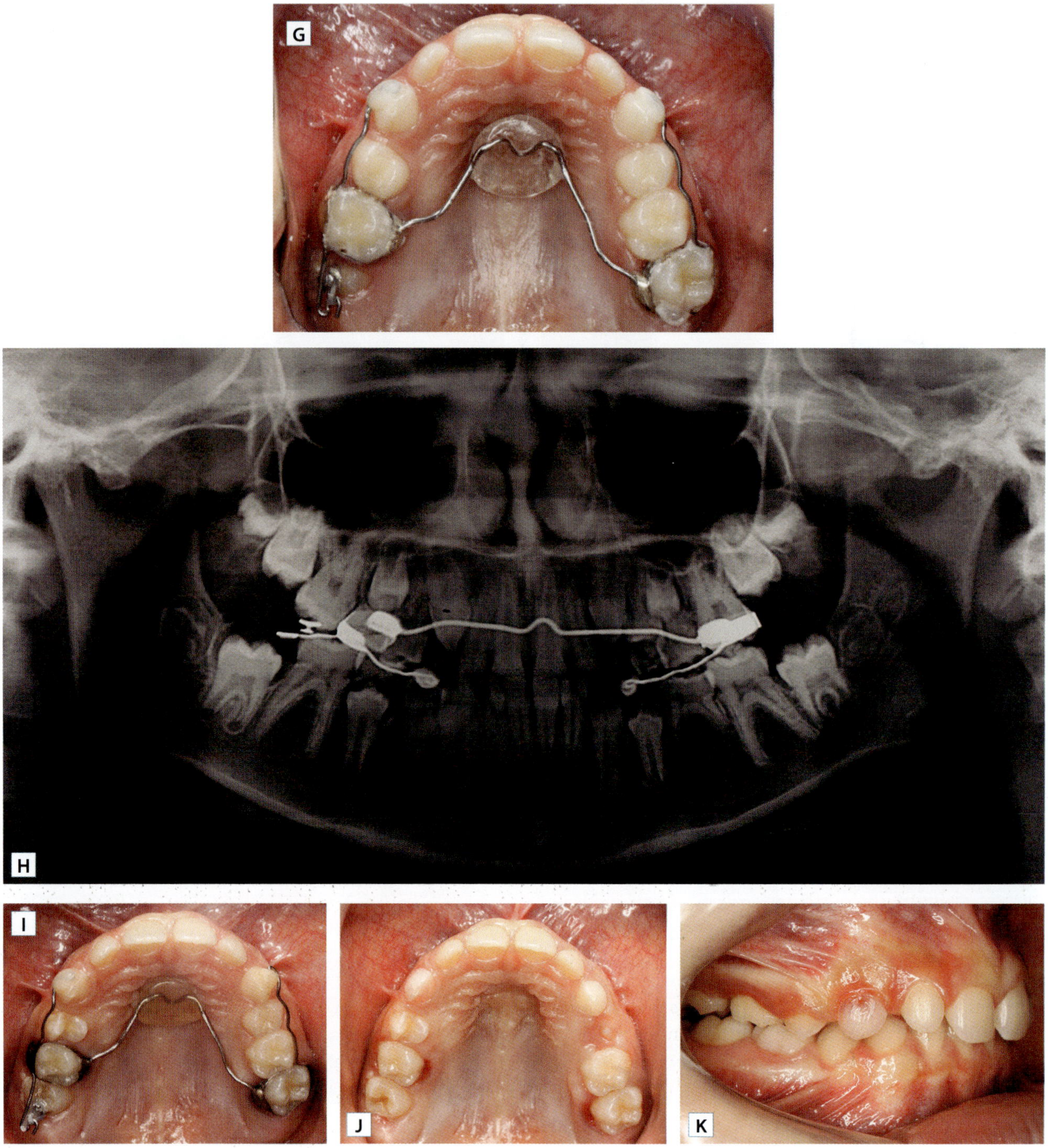

FIGURA 3.54 (*continuação*) G e H: aparelho para tracionamento logo após o procedimento cirúrgico de subluxação do molar. I: seis meses após a subluxação. J e K: molar posicionado propiciando a função. (*continua*)

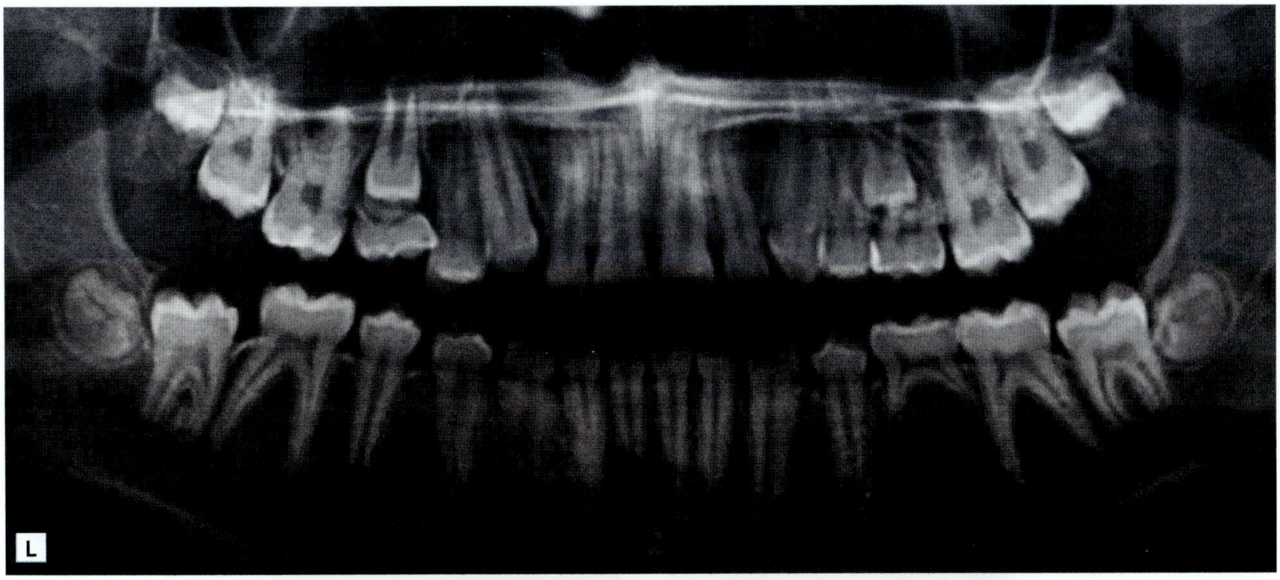

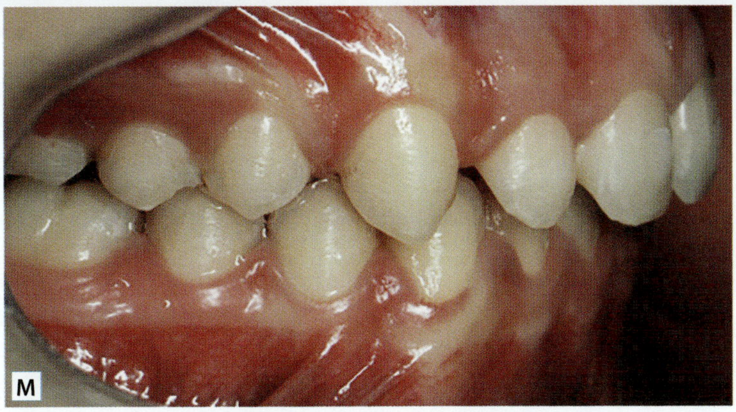

FIGURA 3.54 (*continuação*) L: molar posicionado propiciando a função. M: dois anos após a extrusão.

raiz).[31,77] Mesmo quando a impacção for diagnosticada mais tardiamente, depois dos 11 anos, a extração do canino decíduo diminui a gravidade da impacção do permanente, possibilitando a irrupção de 75% dos caninos, se não estiverem horizontalmente posicionados.[77] O objetivo na dentição mista é supervisionar os caninos em erupção ectópica para viabilizar seu melhor posicionamento eruptivo. Na maioria dos casos é necessário tratamento ortodôntico corretivo para criar espaço e alinhar o canino.

Agenesias de dentes permanentes

A prevalência da agenesia de dentes permanentes é de 3,5 a 6,5%. Excluindo terceiros molares, o segundo pré-molar inferior é o dente permanente mais acometido, seguido pelo incisivo lateral superior.[17]

No que se refere às alternativas de tratamento, no caso de agenesia de incisivos laterais superiores, pode-se posicionar o canino superior no lugar do incisivo lateral ou criar espaço para futura prótese sobre implante do incisivo lateral. Quando se trata de agenesia do segundo pré-molar inferior, o molar decíduo pode ser mantido ou extraído. Ao extrair, será necessária a inserção de prótese sobre implante ou o fechamento ortodôntico do espaço. Manter o segundo molar decíduo requer a redução da sua largura mesiodistal, devido ao maior diâmetro mesiodistal, em comparação com o segundo pré-molar. Entretanto, é possível ocorrer reabsorção radicular e esfoliação subsequente, necessitando da inserção de implantes. Em arcadas com apinhamento, a extração do molar decíduo deve ser considerada, especialmente na classe III leve. O tratamento ortodôntico deve ser realizado somente na dentição permanente, direcionado para uma oclusão funcional e esteticamente agradável.

Perda prematura de dentes decíduos

Os dentes decíduos são muito importantes para a manutenção da integridade e do equilíbrio sagital e vertical da arcada dentária. A perda prematura por acidente ou enfermidade pode determinar má oclusão dentária.

As orientações para a perda prematura de dentes decíduos são estas:

1. **Perda prematura dos incisivos decíduos:** a perda prematura de incisivos não requer manutenção de

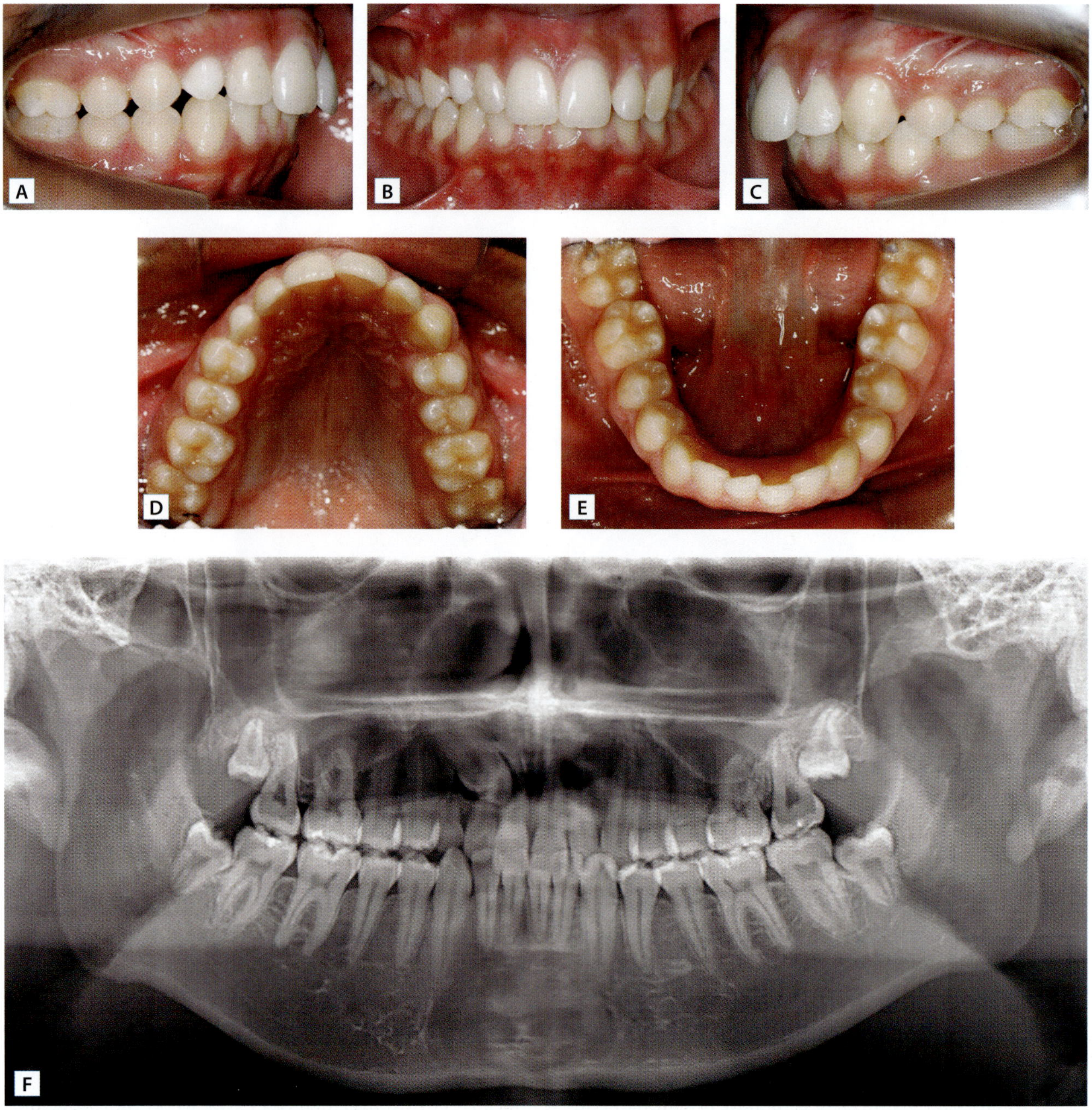

FIGURA 3.55 Canino superior direito incluso e com erupção ectópica. A, B, C, D e E: ausência de protuberância na região do canino superior direito. F: radiografia panorâmica evidencia a posição ectópica com inclinação anormal do canino, sobrepondo às raízes dos incisivos.

espaço, pois não ocasiona fechamento de espaço ou efeitos nocivos para os dentes adjacentes, a não ser o estético. Está indicada a substituição protética por razão estética, especialmente se a perda do incisivo decíduo for muito precoce e a irrupção dos incisivos permanentes levar muito tempo para ocorrer. Se a perda for múltipla, a criança poderá desenvolver o hábito de interposição de língua (Figura 3.56).

2. **Perda prematura dos caninos decíduos:** se a perda for unilateral, os incisivos tendem a desviar para o espaço, resultando em desvio de linha média e assimetria da arcada dentária. Esses movimentos podem ser exacerbados se a perda do canino ocorrer na fase de irrupção dos incisivos permanentes, sendo necessário intervir (Figura 3.57). Pode ser utilizado um arco lingual com gancho na distal do incisivo lateral

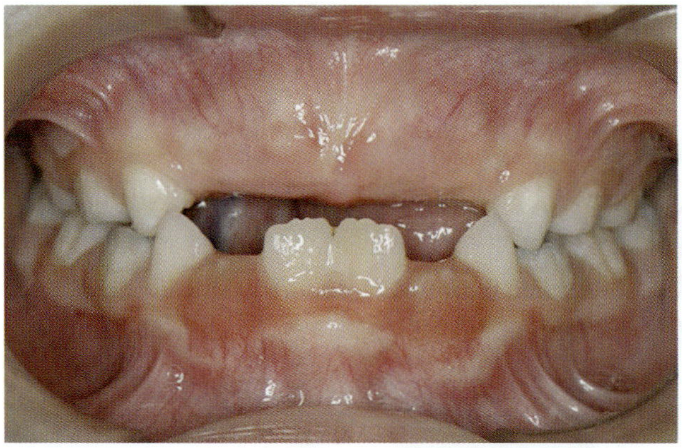

FIGURA 3.56 Perda prematura de incisivos superiores decíduos.

do lado da perda, para manter o espaço e impedir o desvio da linha mediana.

Se os dois caninos decíduos inferiores forem perdidos prematuramente, perda de comprimento do arco ocorrerá em decorrência da inclinação lingual e distal dos incisivos inferiores permanentes, sendo imprescindível manter o espaço (Figura 3.58). O aparelho mais indicado é o arco lingual, que permite o controle do comprimento do arco, evitando a mesialização dos molares e a inclinação lingual dos incisivos. Na maxila, o movimento de inclinação para lingual dos incisivos superiores não ocorre devido à presença dos incisivos inferiores, que mantêm a posição dos superiores. Mesmo assim, deve-se fazer o controle do comprimento do arco superior, podendo-se indicar um botão de Nance.[71]

3. **Perda prematura dos primeiros molares decíduos:** a manutenção de espaço é indicada especialmente quando o primeiro molar decíduo é perdido antes ou durante a irrupção do primeiro molar permanente no mesmo quadrante, pois durante sua irrupção pode pressionar o segundo molar decíduo e desencadear a perda do comprimento do arco. Adicionalmente, pode resultar no deslocamento distal dos dentes anteriores a ele[80,104] (Figura 3.59). Alguns autores[54] sugerem não ser necessário utilizar mantenedores de espaço, pois não comprovaram alterações nas dimensões da arcada após a perda prematura de um primeiro molar decíduo superior. De acordo com Dale,[25] mesmo que o primeiro molar decíduo superior seja perdido prematuramente, após a irrupção do primeiro molar permanente, há perda de espaço na arcada, podendo causar falta de espaço (Figura 3.60).
4. **Perda prematura dos segundos molares decíduos:** o segundo molar decíduo preserva o espaço para a irrupção do segundo pré-molar, e sua raiz distal serve de guia para a erupção do primeiro molar permanente. Se é perdido prematuramente, o primeiro molar permanente migrará mesialmente ainda intraósseo, mesmo antes de emergir na cavidade bucal. Mantenedor de espaço é necessário para guiar a erupção do primeiro molar permanente e em seguida mantê-lo em posição até a erupção completa do segundo pré-molar. Após a irrupção dos primeiros molares permanentes, a perda precoce dos segundos molares decíduos pode promover o movimento de inclinação mesial ou até mesmo o movimento de translação (Figura 3.61). A perda dos segundos molares decíduos inferiores caracteriza uma situação que exige ação imediata do clínico, pois o primeiro molar permanente pode mover-se rapidamente e os segundos molares permanentes podem potencializar esse movimento, se já estiver adiantado no estágio de rizogênese, tornando difícil a recuperação de espaço.
5. **Perda dos incisivos permanentes:** geralmente devido a traumas, a perda do incisivo superior permanente requer a manutenção imediata para impedir a inclinação dos dentes vizinhos no espaço do incisivo perdido (Figura 3.62). O mantenedor deve ser mantido até o crescimento do paciente se completar, para a colocação de implante dentário. Entretanto, haverá necessidade de enxerto ósseo para viabilizar a inserção do implante, pois, quando a perda é muito precoce, não há estímulo para o crescimento de osso alveolar nessa área. Uma alternativa de tratamento consiste em fechar o espaço, por meio de aparelho fixo, com movimento mesial do incisivo lateral no espaço do incisivo central perdido. Quando se opta por essa conduta é necessário, na dentição permanente, realizar o tratamento ortodôntico corretivo para mesializar os demais dentes permanentes do lado da perda do incisivo permanente, de tal modo que a relação molar finalizará em classe II (Figura 3.63).

Manutenção de espaço

Manutenção de espaço é o procedimento que visa preservar os espaços resultantes da perda precoce dos dentes decíduos, a fim de permitir a irrupção normal dos dentes permanentes e de evitar o desenvolvimento de más oclusões dentárias.[34]

Os dentes são mantidos em equilíbrio nas arcadas dentárias pela ação das forças oclusais, musculares e eruptivas exercidas sobre cada unidade dentária.[34]

As forças oclusais são as forças de erupção passiva exercidas pelos dentes antagonistas que mantêm a relação vertical constante. O dente decíduo exibe uma posição vertical, em 90 graus com o plano oclusal, viabilizando a manutenção dos espaços para a erupção dos dentes permanentes (Figura 3.64).

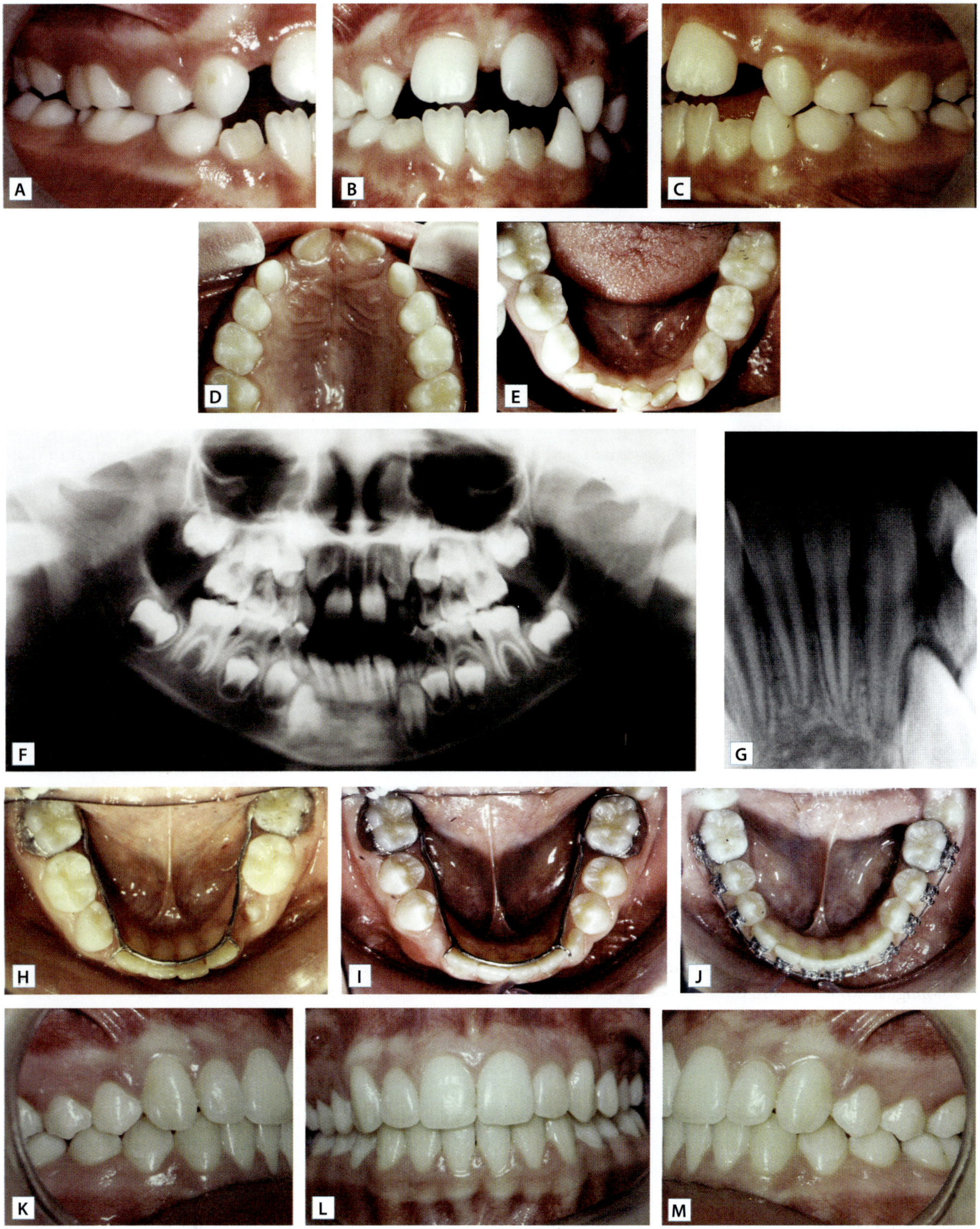

FIGURA 3.57 Perda prematura de um canino decíduo. A,B, C, D, E e F: desvio da linha média inferior, inclinação dos incisivos inferiores para o lado direito e falta de espaço para irrupção do canino direito. G: rizólise irregular do canino decíduo inferior esquerdo. H e I: exodontia do canino decíduo esquerdo e arco lingual com ganchos para manter o comprimento do arco e a posição dos incisivos inferiores até a irrupção dos permanentes. J, K, L e M: resultado do tratamento ortodôntico corretivo (*continua*).

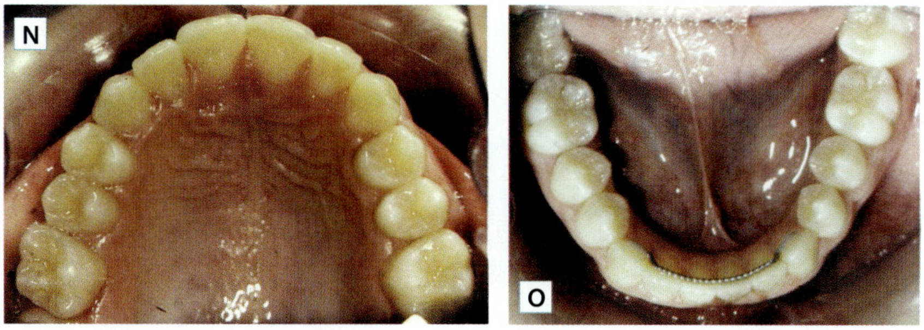

FIGURA 3.57 (*continuação*) N e O: resultado do tratamento ortodôntico corretivo.

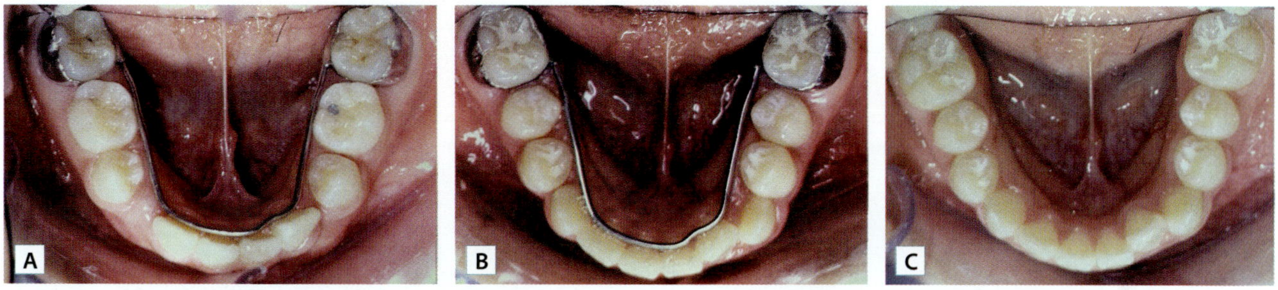

FIGURA 3.58 A: perda prematura de dois caninos decíduos inferiores: arco lingual para evitar inclinação lingual dos incisivos inferiores. B e C: comprimento do arco mantido, permitindo a irrupção de pré-molares e caninos.

As forças musculares dos lábios, bochechas e língua controlam o movimento dos dentes para vestibular, labial e lingual, contribuindo para manter a forma e as dimensões transversais das arcadas dentárias.

A força eruptiva dos primeiros molares permanentes é, predominantemente, mesial e oclusal. Assim sendo, quando a continuidade da arcada é interrompida devido à perda prematura de um ou mais dentes decíduos, o fechamento do espaço é previsível, resultando em diminuição do comprimento da arcada dentária, bem como na extrusão do antagonista. Essa força é maior na arcada mandibular que na maxilar devido ao trajeto de erupção mesiolingual dos molares inferiores, enquanto a orientação distoclusal dos molares superiores durante o movimento eruptivo não permite contato com o dente adjacente até a conclusão da erupção ativa (Figura 3.65).

Um programa adequado de supervisão de espaço durante todo o período de desenvolvimento da oclusão deve ser realizado para assegurar que o dente decíduo mantenha sua função de mantenedor de espaço. Além de ser indispensável à função mastigatória, o dente decíduo é fundamental para preservar a integridade do comprimento das arcadas, pois atua como mantenedor de espaço natural.[114]

O diagnóstico e o planejamento da manutenção de espaço requerem o conhecimento de princípios biológicos e do desenvolvimento da dentição, pois em algumas circunstâncias não se indica manter o espaço após a perda precoce de um dente decíduo. Como exemplo, pode-se citar os casos com ausência congênita de dentes permanentes, discrepâncias dentoalveolares negativas que necessitariam ser conduzidas por um programa de extrações seriadas, distúrbios endócrinos, lábio e palato fissurado e síndromes como displasias ectodérmicas.[42]

A integridade e o equilíbrio das arcadas são rompidos com a perda precoce de um dente decíduo, resultando em fechamento do espaço, diminuição do comprimento da arcada e extrusão dos dentes antagonistas, sobretudo nos casos de perdas múltiplas (Figura 3.66). Para evitar essas consequências indesejáveis é essencial preservar o espaço imediatamente após a perda precoce do dente decíduo. Além de manter o espaço horizontal e vertical do dente perdido prematuramente, o mantenedor de espaço deve suportar as cargas funcionais sem deslocar os dentes adjacentes ou de suporte, durante todo o período de manutenção, até que o dente permanente ocupe o espaço (Figura 3.67).

Perda prematura de dentes decíduos

A perda de um dente decíduo é considerada prematura quando é perdido pelo menos um ano antes da irrupção do permanente que o substituirá, ou quando a odontogênese estiver aquém do estágio 6 de Nolla[75] (coroa completa).

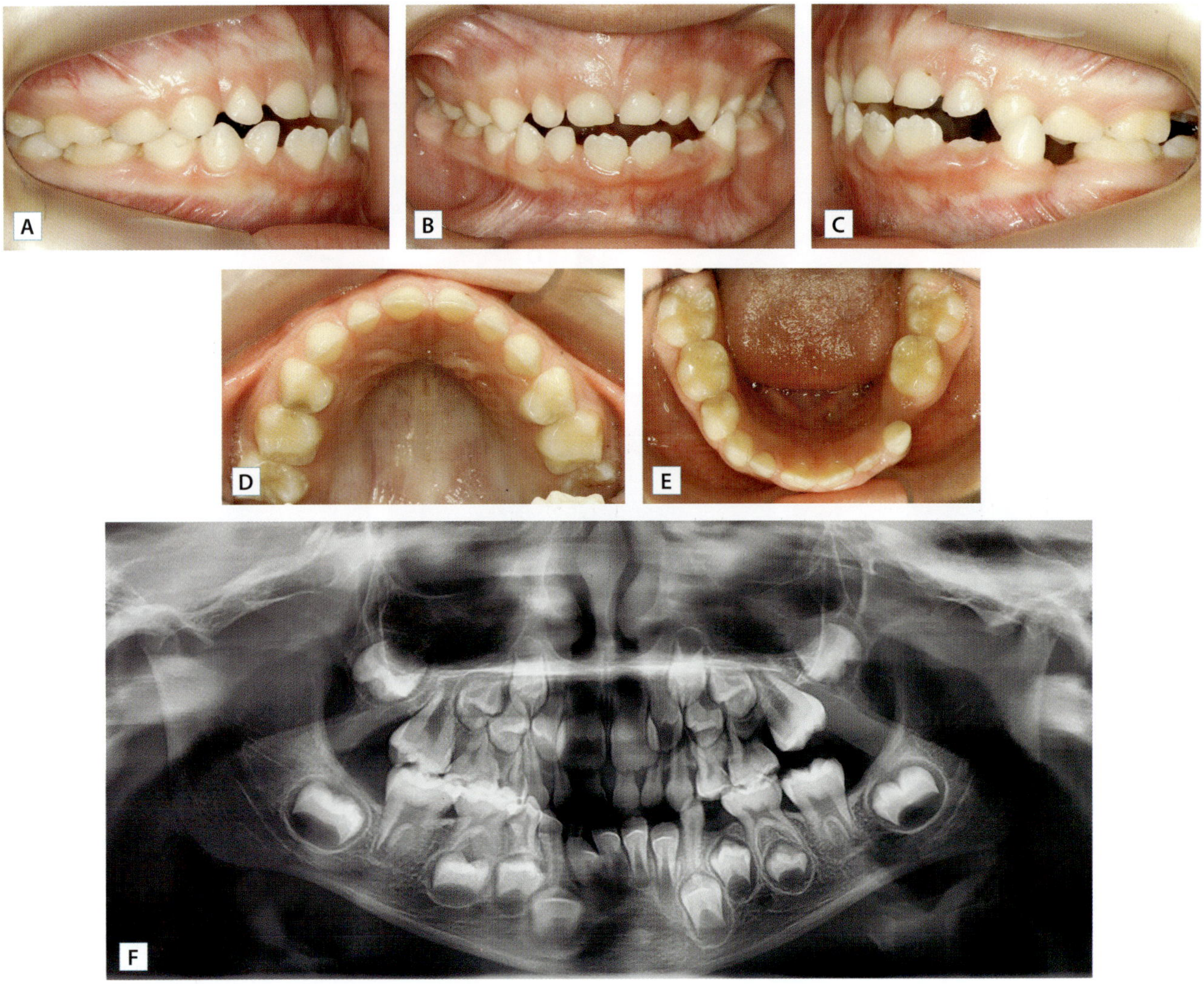

FIGURA 3.59 A, B, C, D e E: diminuição do comprimento do arco inferior, devido à perda prematura do primeiro molar decíduo inferior esquerdo. F: panorâmica evidencia a inclinação distal do canino decíduo e a inclinação mesial do primeiro molar decíduo inferior esquerdo.

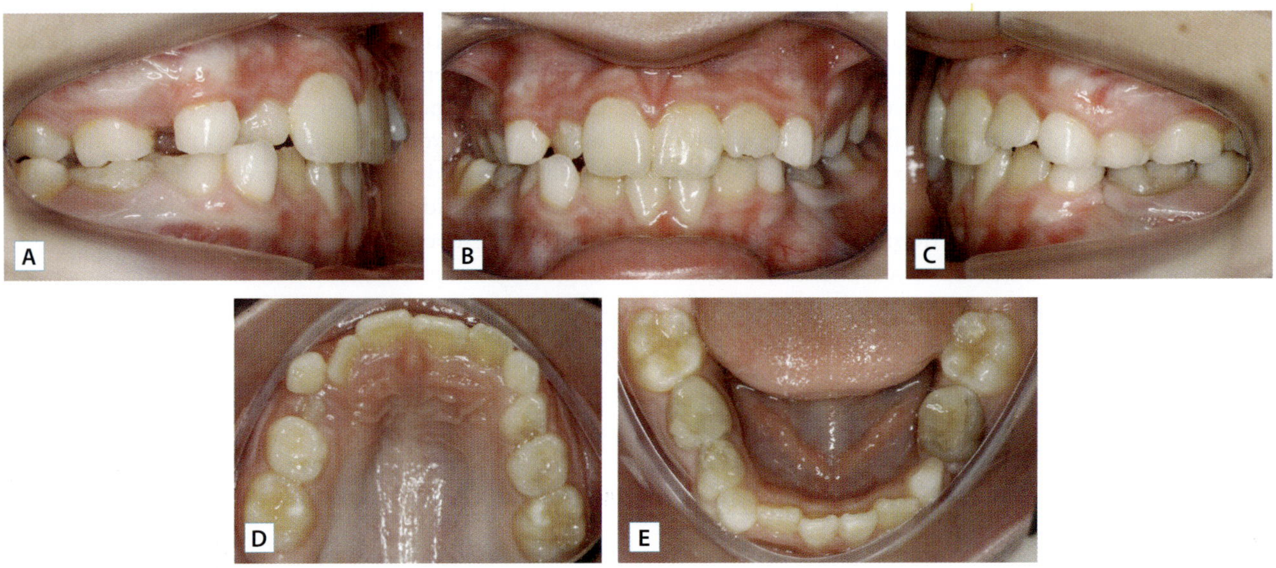

FIGURA 3.60 A, B, C, D e E: diminuição do comprimento das arcadas superior e inferior devido à perda prematura dos primeiros molares decíduos superior direito e inferior esquerdo.

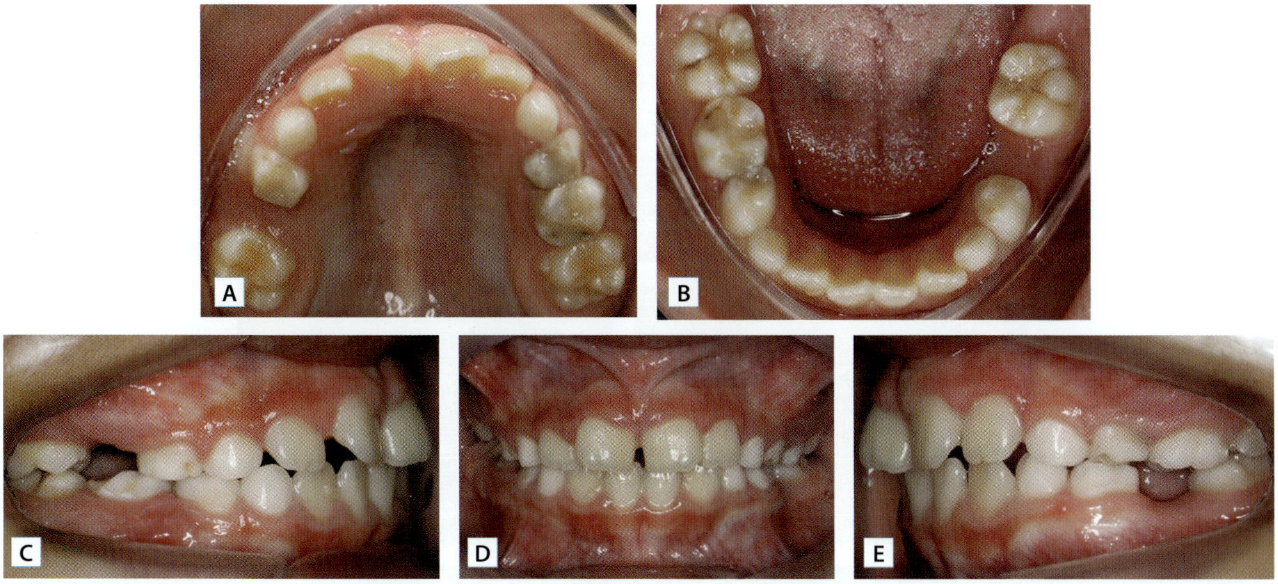

FIGURA 3.61 A e B: diminuição do comprimento do arco devido à perda prematura dos segundos molares decíduos. C: a migração mesial do primeiro molar superior permanente devido à perda do segundo molar decíduo superior direito resultou em relação molar classe II. E: a migração mesial do primeiro molar permanente inferior esquerdo devido à perda prematura do segundo molar decíduo resultou em relação molar classe I.

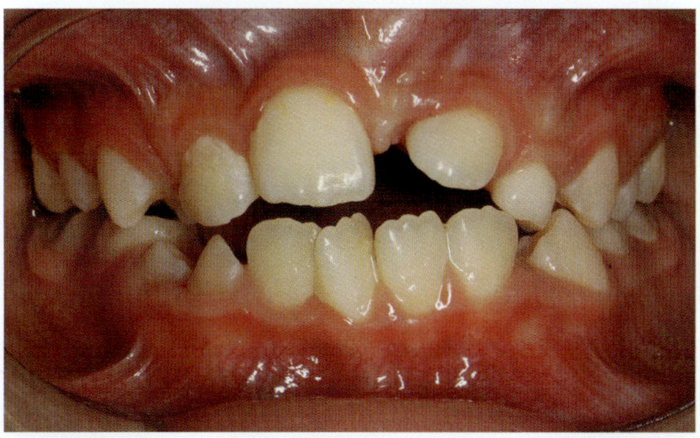

FIGURA 3.62 Perda do incisivo central permanente: incisivo lateral pode irromper inclinado.

Idealmente, a esfoliação do dente decíduo deve ocorrer quando o permanente estiver no estágio 8 de Nolla[75] (dois terços de raiz completos) ou além desse estágio. A perda precoce do dente decíduo pode ser provocada por traumatismos, lesões de cárie, processo anormal de reabsorção dos dentes decíduos, iatrogenias e patologias.[49]

Os **traumatismos** afetam principalmente os dentes anteriores superiores provocando avulsões dentárias e ocasionando problemas estéticos, funcionais e perda de espaço. Entretanto, a principal sequela do trauma em dente decíduo está nos danos causados aos incisivos permanentes. O incisivo decíduo pode sofrer movimento de intrusão e resultar no deslocamento do germe do dente permanente correspondente, ocasionando atraso na erupção (Figura 3.68), alteração na inclinação do germe do permanente ou até mesmo deformação da coroa ou raiz do permanente (dilaceração radicular), além de alterações no esmalte do dente sucessor (Figura 3.69).

Lesão de cárie quando não resulta em extração do elemento dentário, pode ocasionar perda de parte da coroa dentária e consequente movimento mesial do dente adjacente, impedindo a reconstrução do tamanho original da coroa do dente lesado e reduzindo o comprimento da arcada dentária (Figura 3.70).

A **rizólise anormal dos dentes decíduos** geralmente ocorre em situações de falta de espaço ou posicionamento anormal do germe dos dentes permanentes. Podemos citar como exemplo os incisivos laterais inferiores que, durante o trajeto de erupção, por falta de espaço, reabsorvem parcial ou totalmente as raízes dos caninos decíduos, promovendo sua esfoliação precoce (Figuras 3.71 e 3.72).

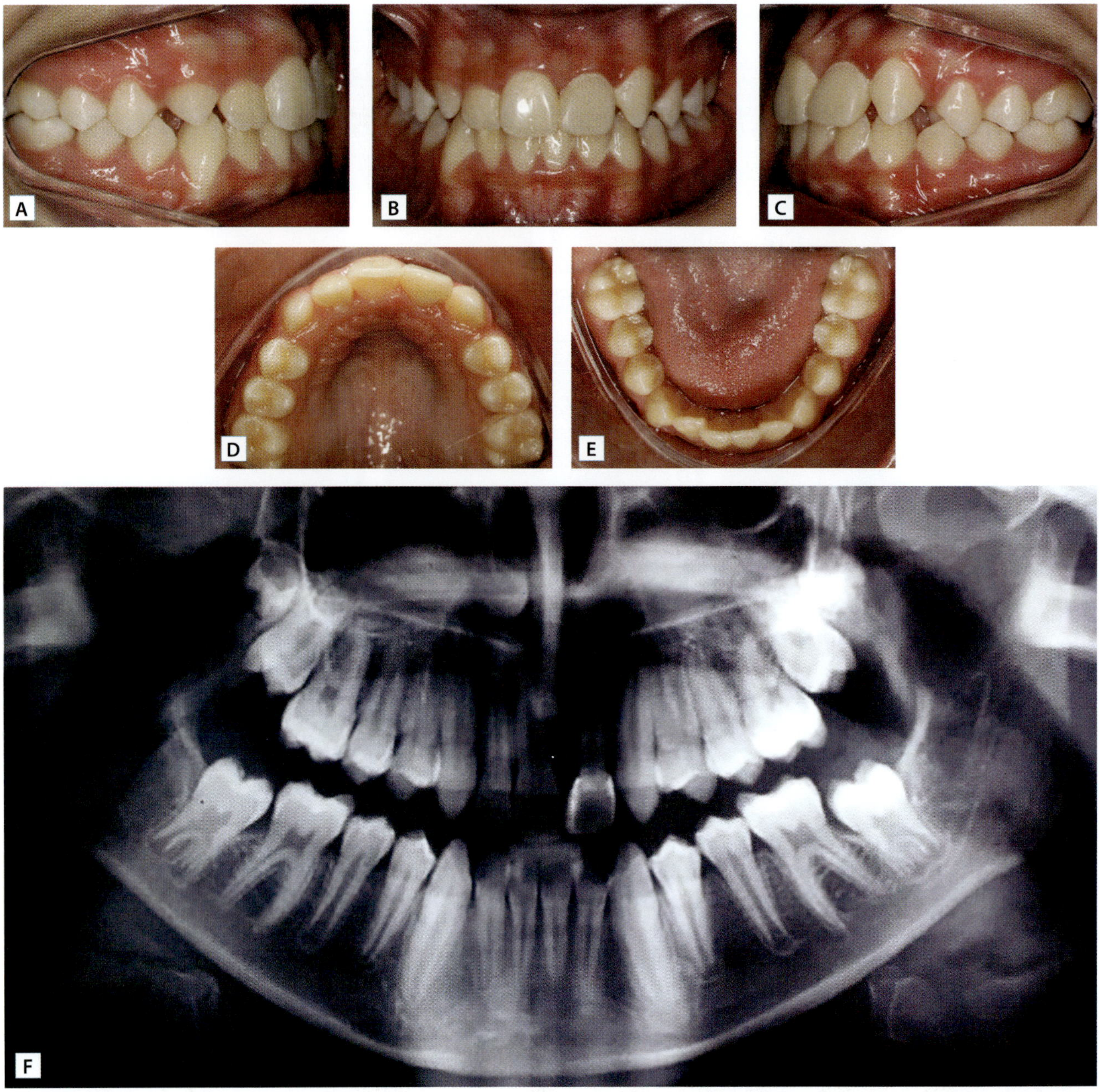

FIGURA 3.63 A, B, C, D, E e F: paciente perdeu o incisivo central permanente do lado esquerdo devido a traumatismo, aos 8 anos e 5 meses. O incisivo lateral foi movimentado para a posição do incisivo central e a restauração estética do incisivo lateral foi realizada. O tratamento ortodôntico corretivo foi iniciado nessa fase.

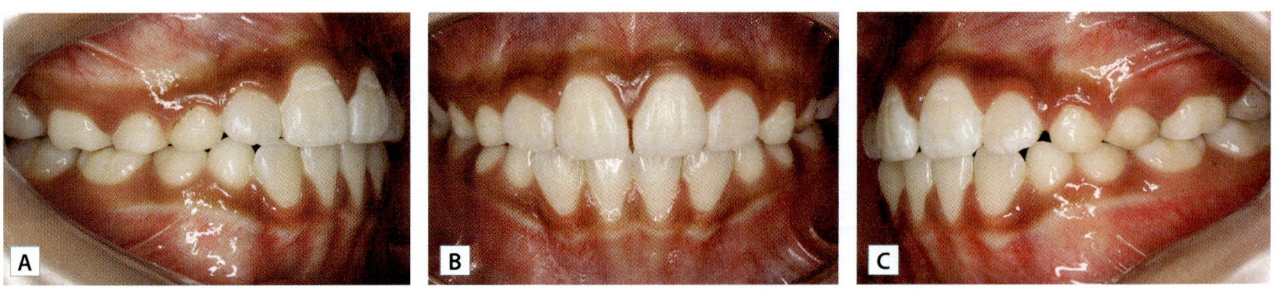

FIGURA 3.64 A, B, C: dentes em equilíbrio nas arcadas dentárias.

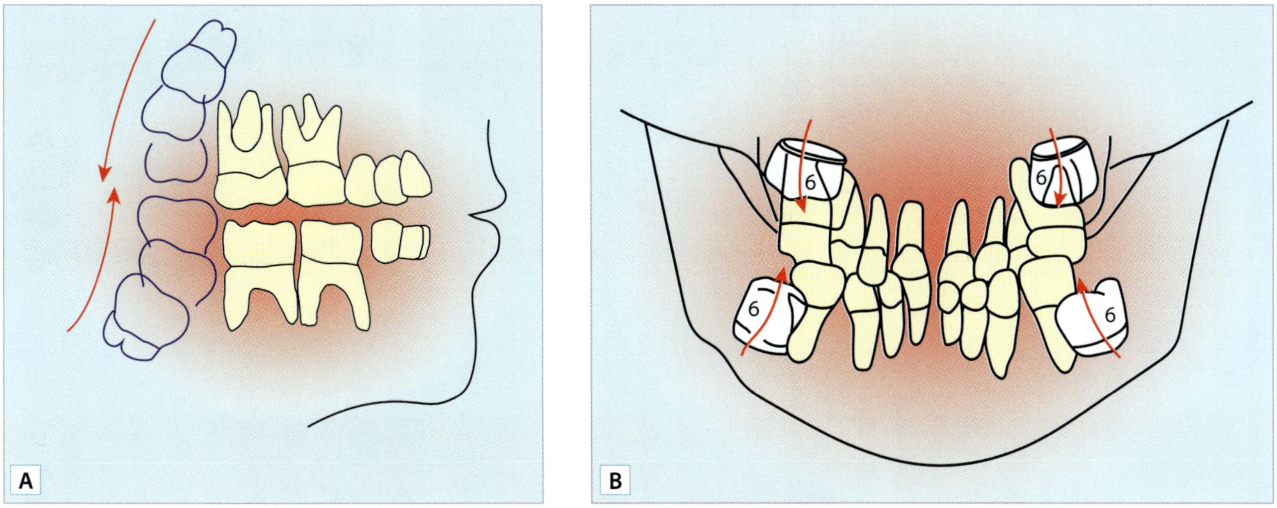

FIGURA 3.65 A: trajeto de erupção distoclusal dos molares superiores. B: mesiolingual dos molares inferiores.

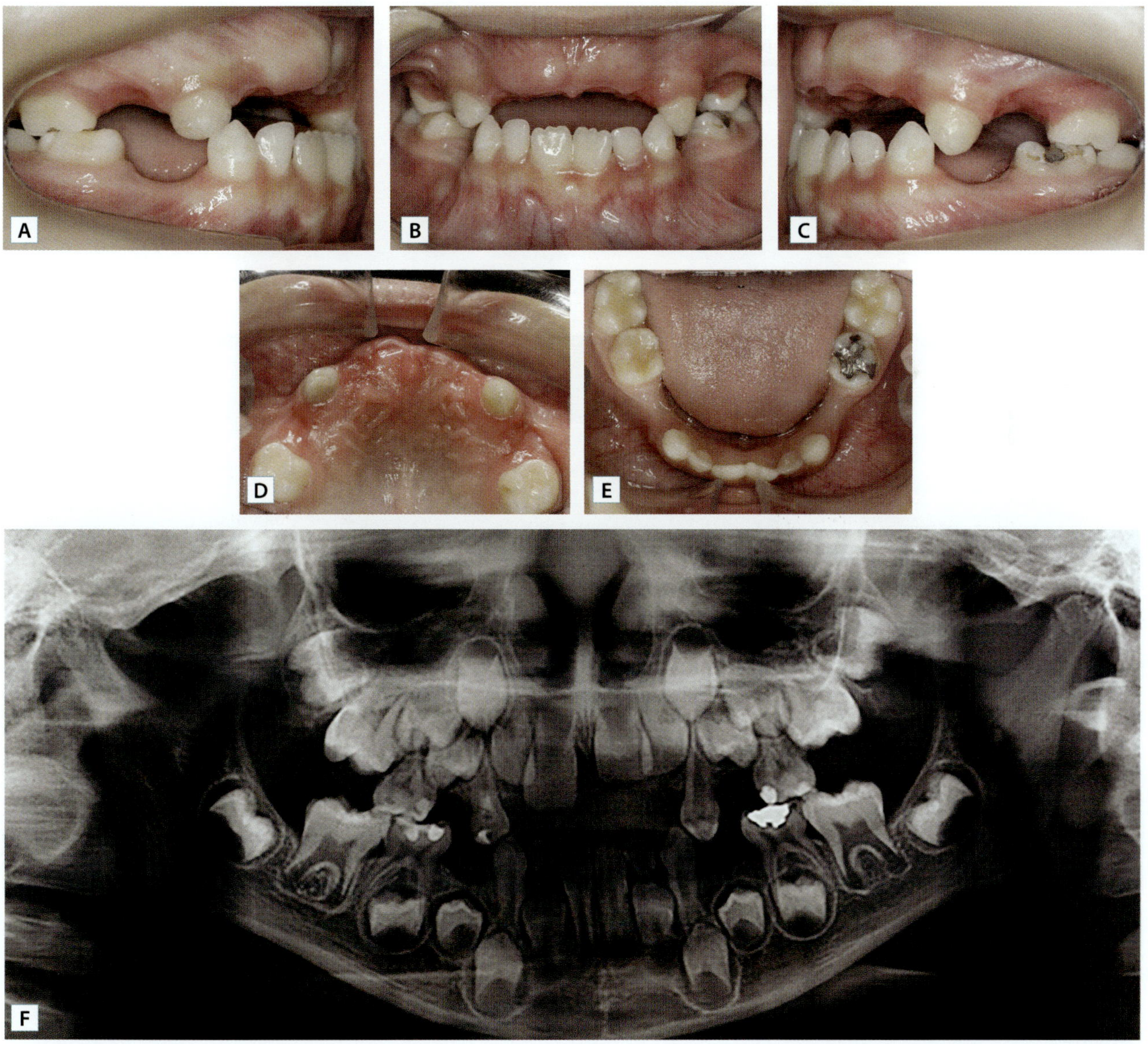

FIGURA 3.66 Perda múltipla precoce de dentes decíduos. A, B, C, D, E e F: fechamento do espaço, diminuição do comprimento da arcada.

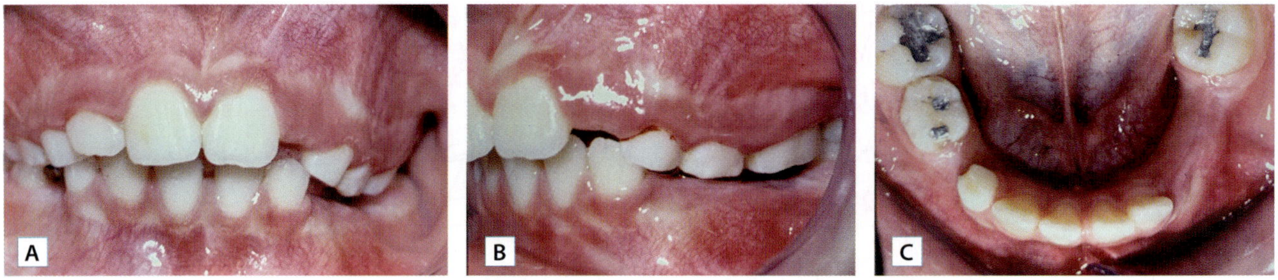

FIGURA 3.67 A, B e C: desequilíbrio dos arcos dentários devido à perda prematura de dentes decíduos: extrusão dos dentes antagonistas e perda de comprimento do arco.

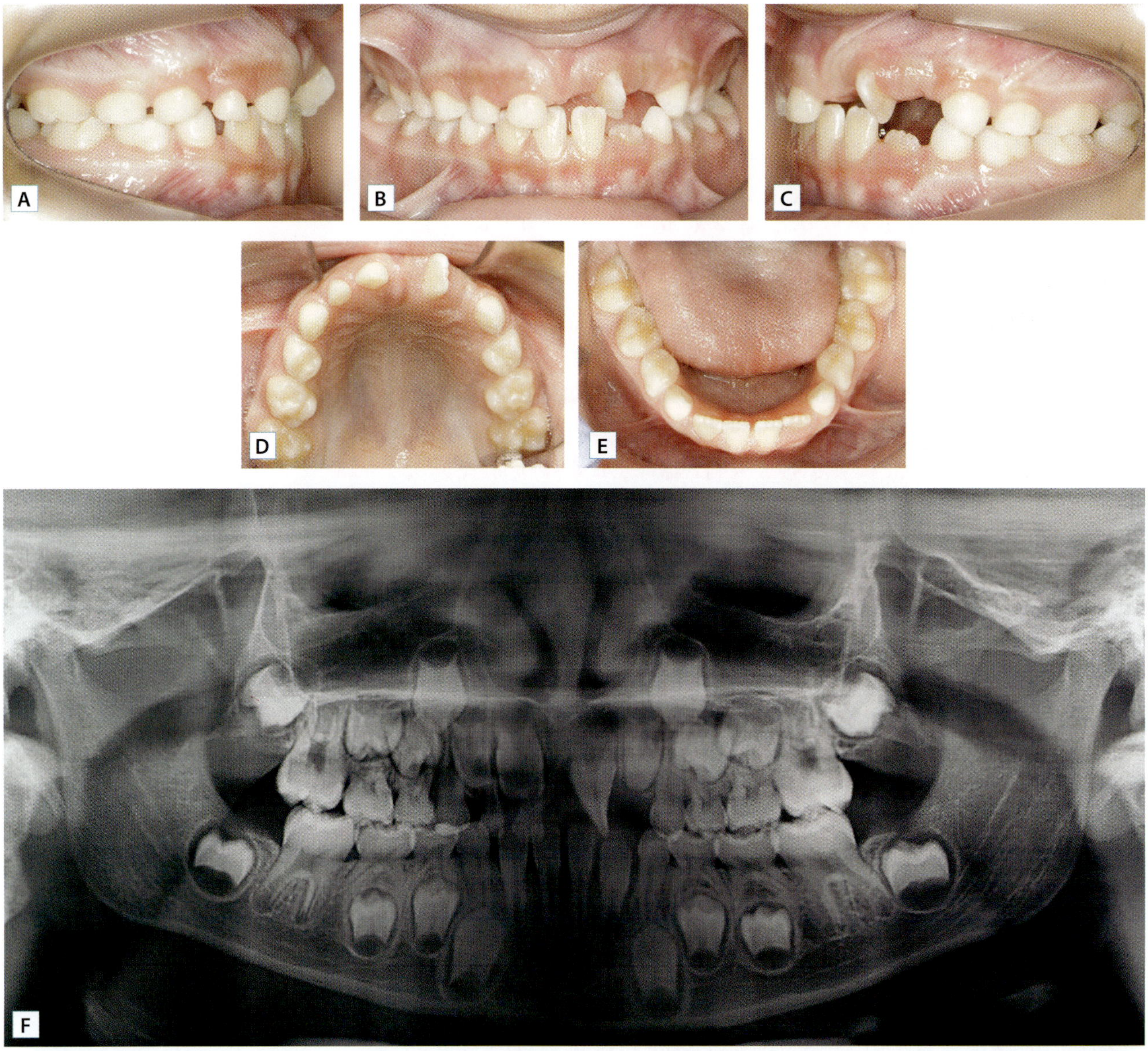

FIGURA 3.68 A, B, C, D, E e F: giroversão do incisivo permanente decorrente de trauma em incisivo decíduo.

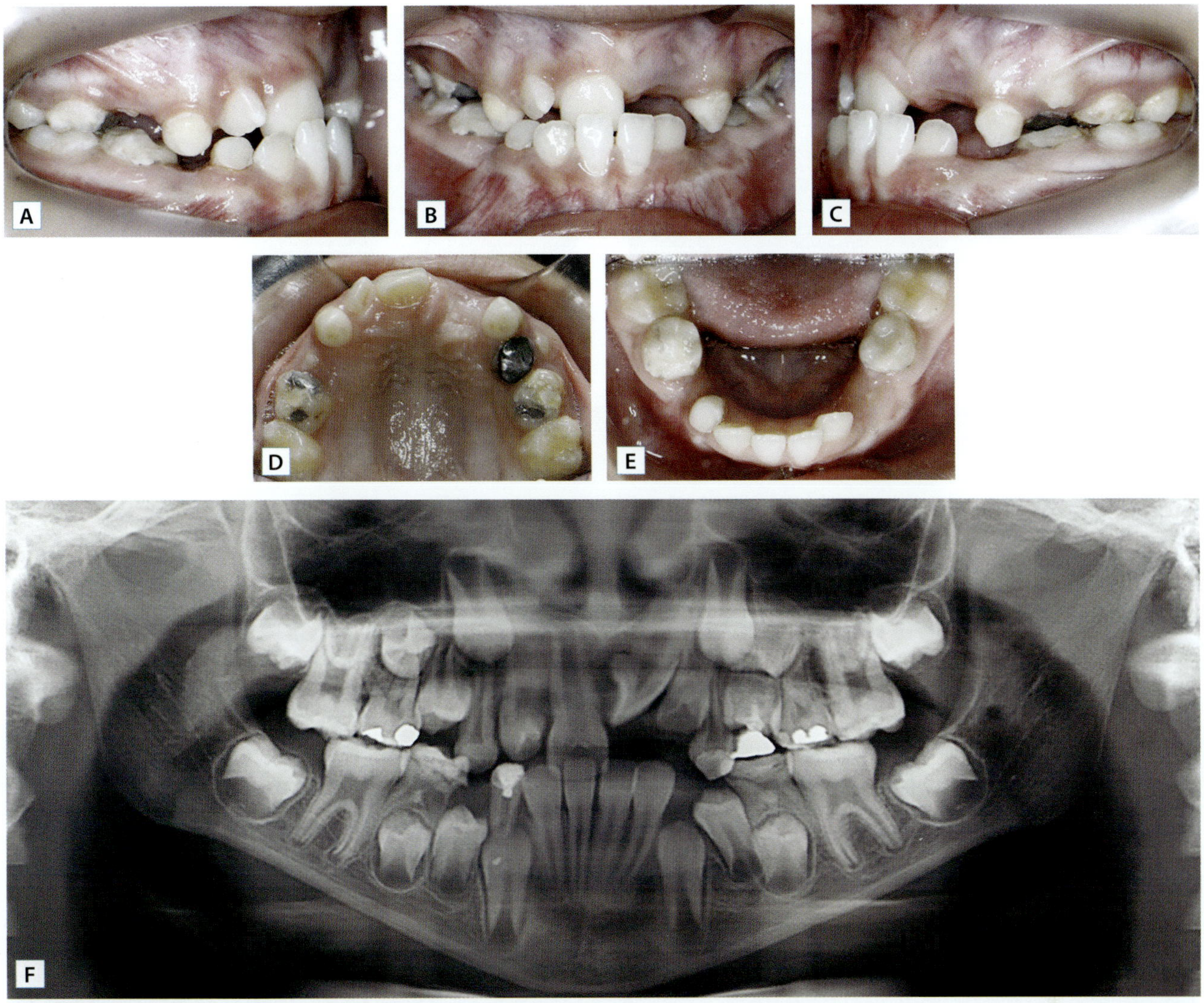

FIGURA 3.69 A, B, C, D, E e F: alteração na posição e inclinação do germe do incisivo central permanente decorrente do trauma em incisivo decíduo. Perda prematura de caninos e molares decíduos inferiores e primeiro molar superior direito.

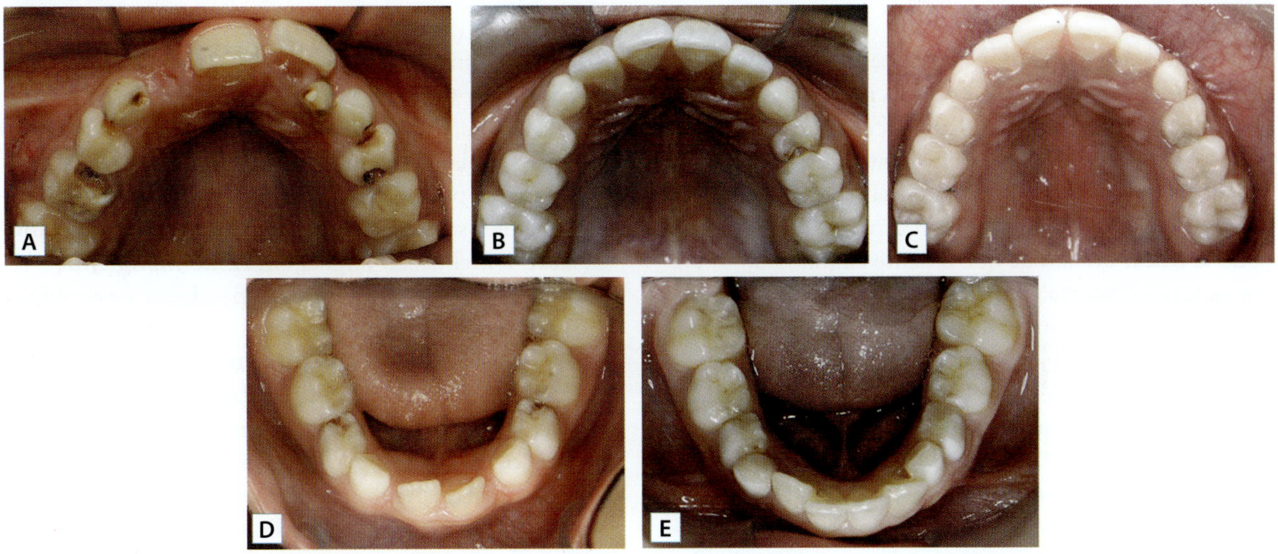

FIGURA 3.70 A: lesão de cárie ocasionou perda parcial da coroa dentária e consequente movimento do dente adjacente. B e C: lesão de cárie no dente 64 tratada antes da perda de comprimento da arcada dentária. D e E: lesões de cárie nos dentes 84 e 74 tratadas antes da perda de comprimento da arcada dentária.

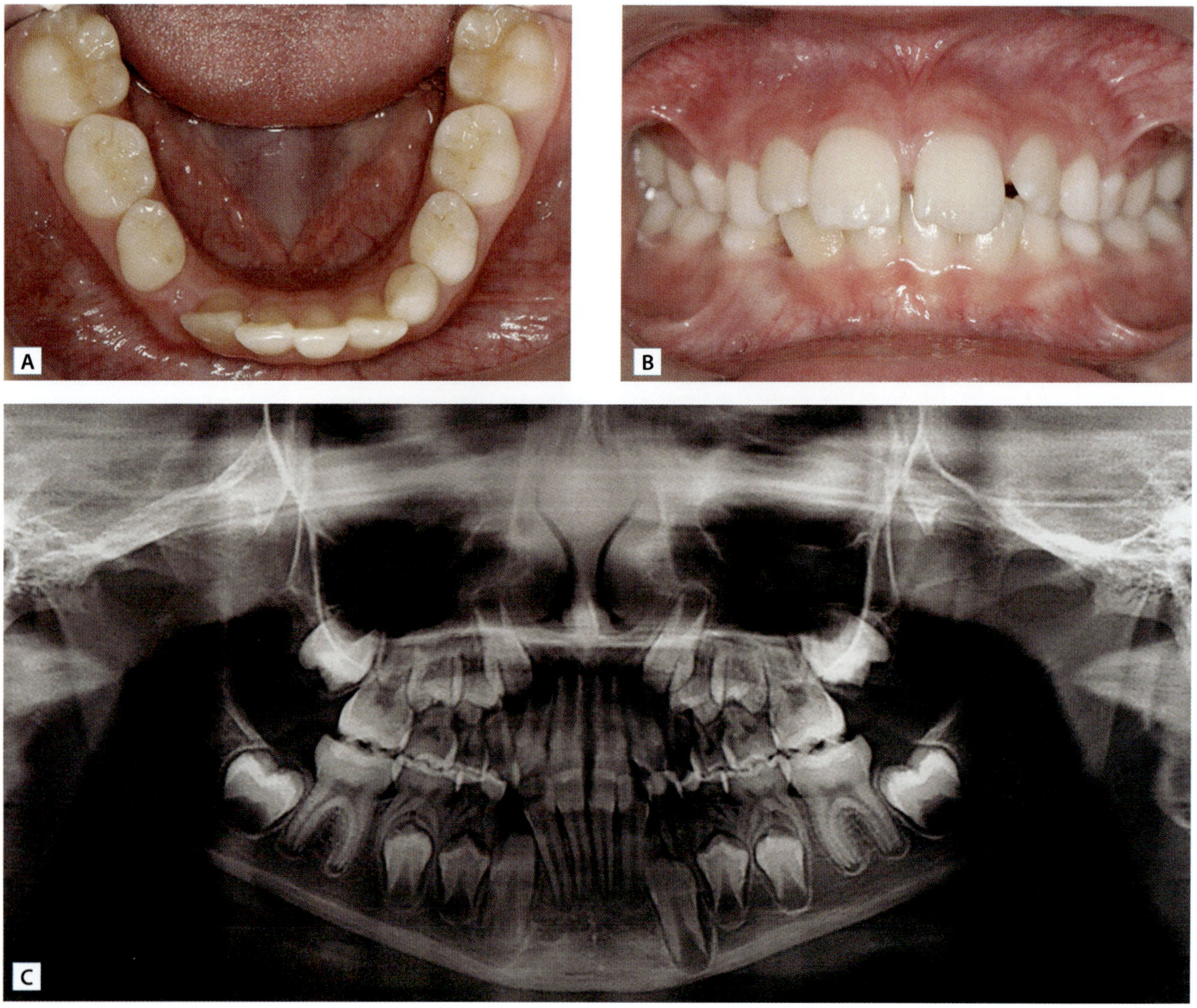

FIGURA 3.71 A, B e C: esfoliação prematura do canino inferior direito durante o trajeto de erupção do incisivo lateral inferior, por falta de espaço.

Patologias como cistos, anquiloses, falha primária de erupção e erupções ectópicas podem requerer supervisão e até mesmo exodontia dos dentes acometidos para permitir a irrupção dos dentes permanentes correspondentes (Figura 3.73). O diagnóstico diferencial entre falha primária de erupção e anquilose é clinicamente importante, e pode se basear no fato de que o dente anquilosado esteve em oclusão e houve paralisação do processo eruptivo, enquanto o dente com falha primária de erupção nunca esteve em oclusão.

A necessidade de manter o espaço deve ser avaliada considerando os seguintes aspectos:[34]

1. **Potencial de perda de espaço:** depende da posição dos dentes permanentes adjacentes ao local anodôntico. Se a perda precoce foi do segundo molar decíduo inferior, haverá maior migração mesial do primeiro molar permanente do que com a perda do primeiro molar decíduo (Figura 3.74). É importante considerar também se a perda ocorreu na arcada maxilar ou mandibular, uma vez que os primeiros molares permanentes superiores apresentam rápida inclinação para mesial e giroversão, enquanto os inferiores sofrem inclinação mesial, giroversão, translação e inclinação lingual em ritmo mais lento.
2. **Tempo decorrido após a perda:** o movimento dos dentes adjacentes ao local da perda ocorre nos primeiros seis meses após a extração do dente decíduo. Inicialmente, a perda de espaço é mais rápida na maxila que na mandíbula, porém se estabiliza no segundo ano após a perda, enquanto na mandíbula o percentual de perda de espaço é mais constante. Maior quantidade de espaço é perdida no primeiro ano após a perda em ambos os maxilares.[13]
3. **Época de irrupção dos dentes permanentes:** o estágio de rizogênese dos dentes permanentes em

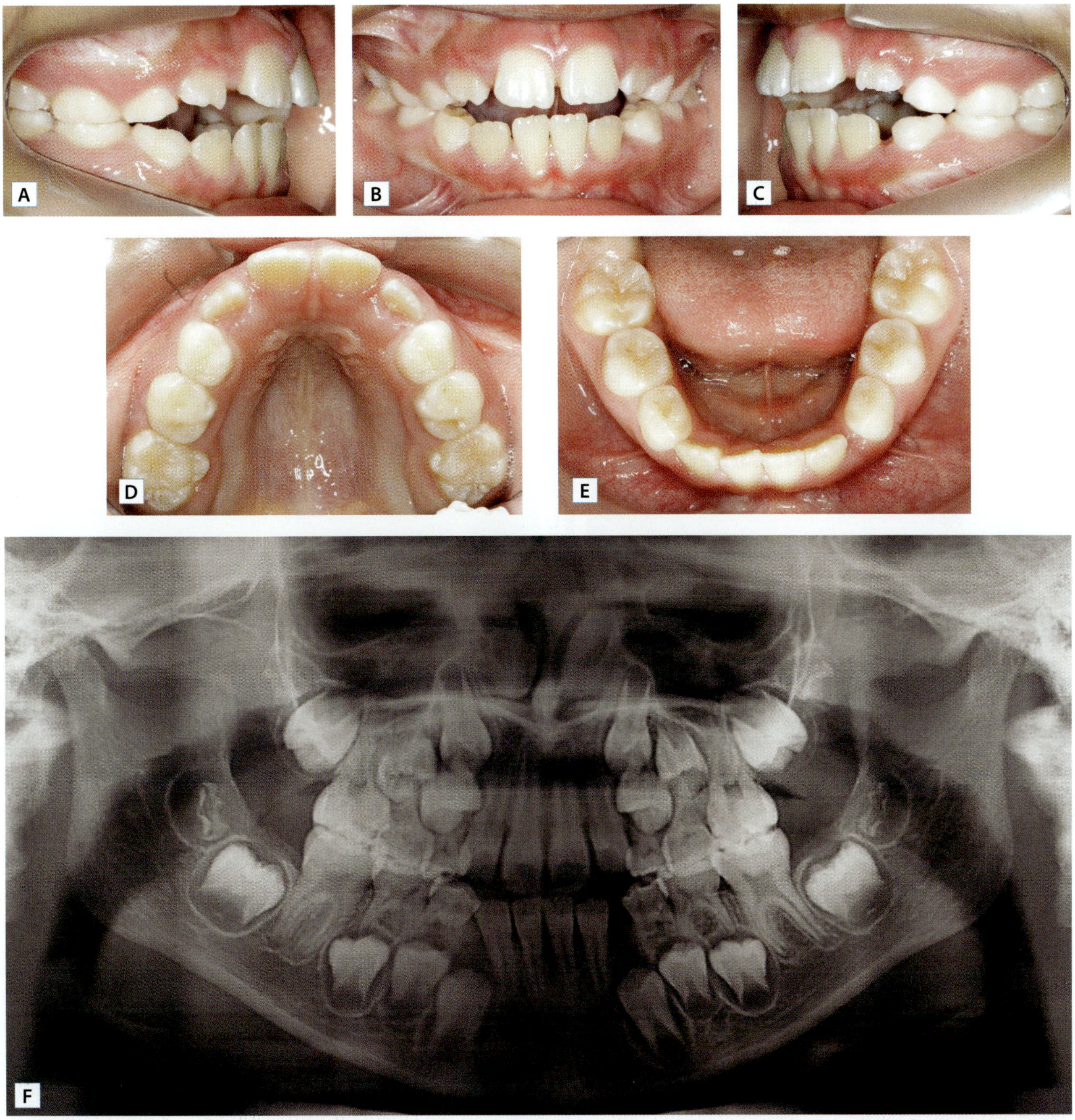

FIGURA 3.72 A, B, C, D, E e F: esfoliação prematura de caninos superiores e inferiores decíduos durante o processo de erupção dos incisivos laterais superiores e inferiores, por falta de espaço.

formação e a reabsorção das raízes dos decíduos estão relacionados à irrupção dos dentes permanentes. Os caninos irrompem com aproximadamente três quartos de rizogênese e os pré-molares, de metade a três quartos de raiz formada. Se a perda do dente decíduo ocorrer antes que o permanente tenha a coroa completa (estágio 6 de Nolla[75]), poderá ocorrer atraso em sua irrupção. No entanto, se o dente permanente apresentar dois terços de rizogênese (estágio 8 de Nolla[75]), a irrupção será acelerada (Figura 3.75).

4. **Quantidade de osso que recobre o germe do dente permanente:** a irrupção dos dentes permanentes também está relacionada à quantidade de osso que o recobre. Quando os molares decíduos são extraídos nos estágios finais da dentição mista, ou quando o osso é reabsorvido em caso de abscessos dentoalveo-

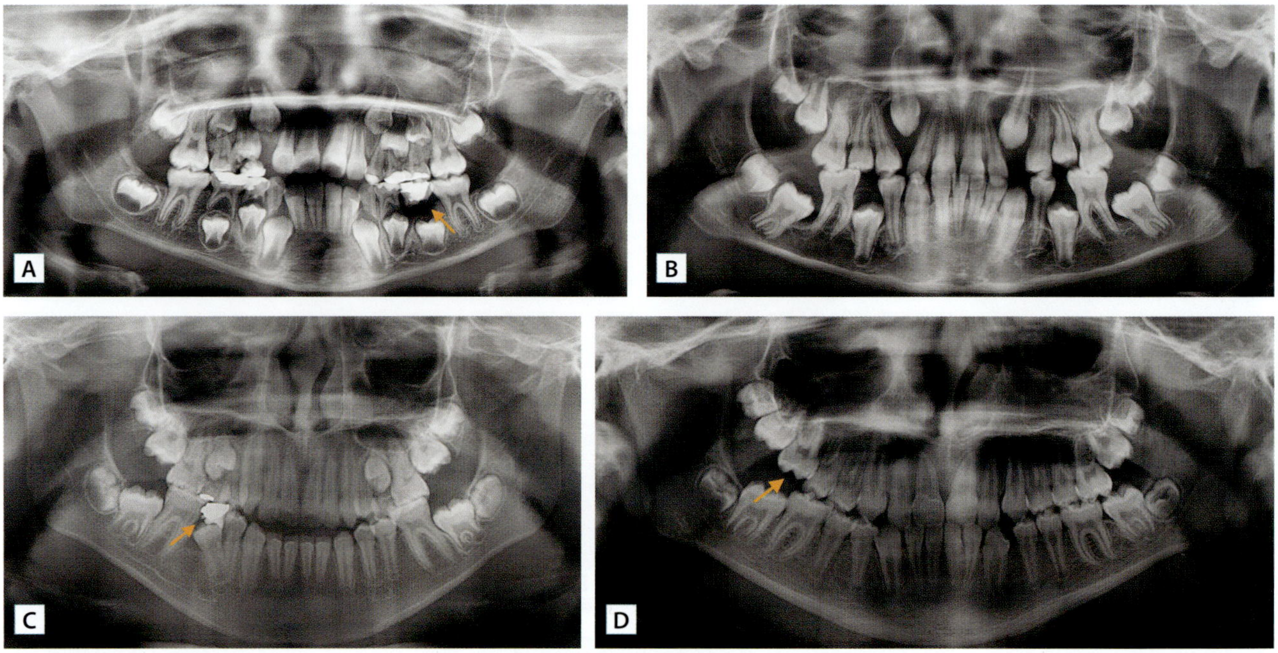

FIGURA 3.73 A: reação periapical de dente decíduo com extensa destruição óssea, com indicação de exodontia. B: cisto de erupção nos segundos molares inferiores e caninos superiores que impede a erupção e ocasiona a inclinação distal dos incisivos laterais e mesial dos primeiros pré-molares superiores. C: reação apical no segundo molar decíduo inferior alterou trajeto de erupção do segundo pré-molar. D: falha primária de erupção do primeiro molar permanente superior direito.

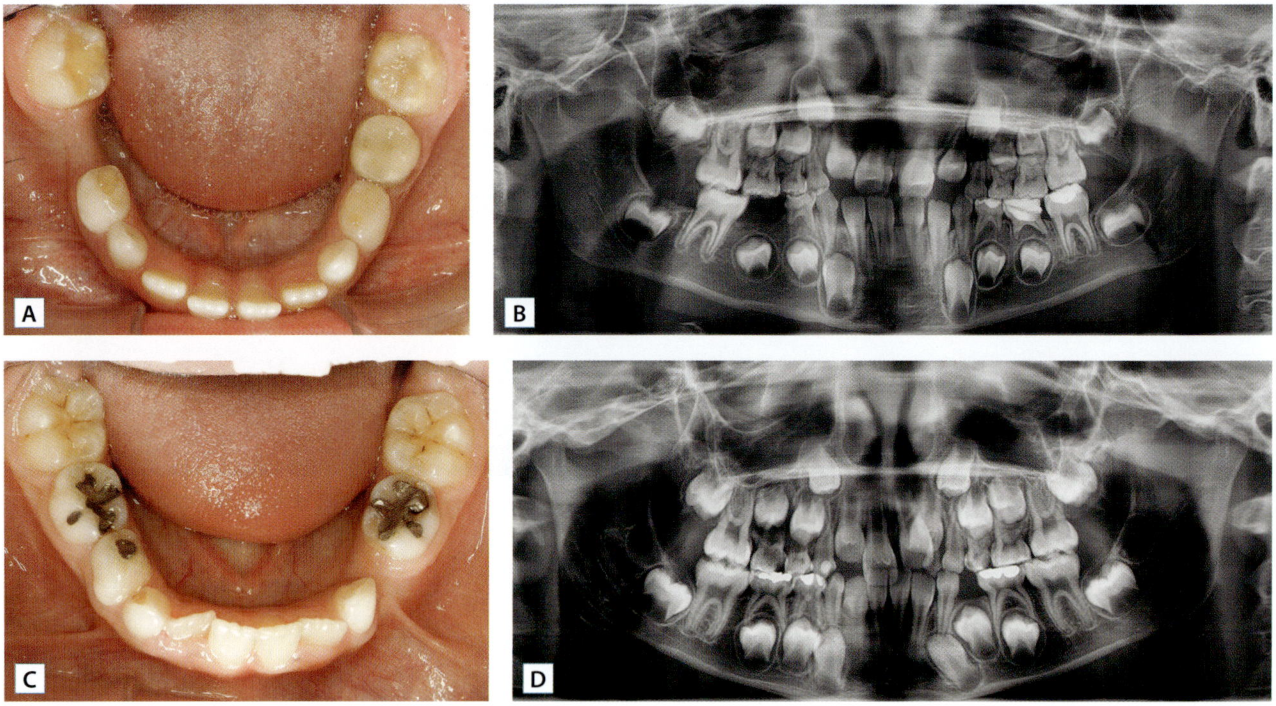

FIGURA 3.74 A e B: maior potencial de perda de espaço com a perda do segundo molar decíduo do que com a perda do primeiro molar decíduo (C e D).

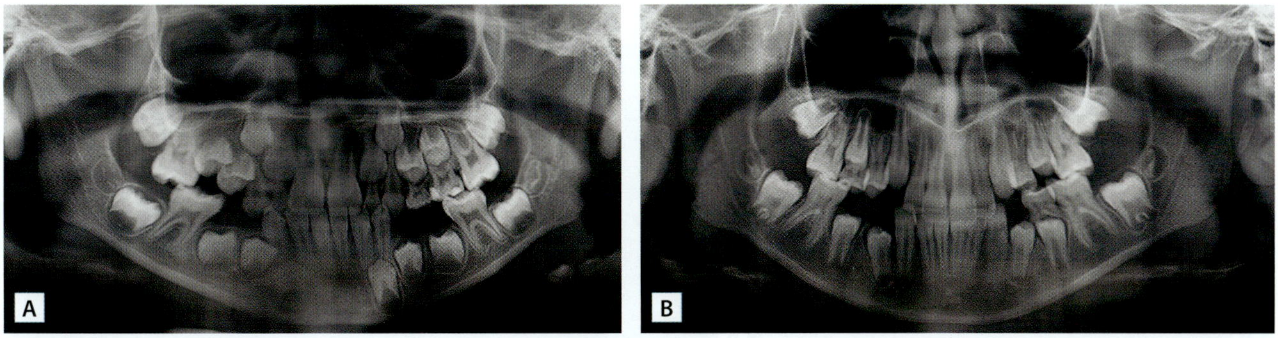

FIGURA 3.75 A: perda prematura dos molares decíduos antes de os sucessores permanentes atingirem estágio 6 de Nolla,[75] poderá haver atraso na irrupção do permanente. B: perda dos molares decíduos quando os pré-molares apresentam dois terços de rizogênese (estágio 8 de Nolla[75]): a irrupção será acelerada.

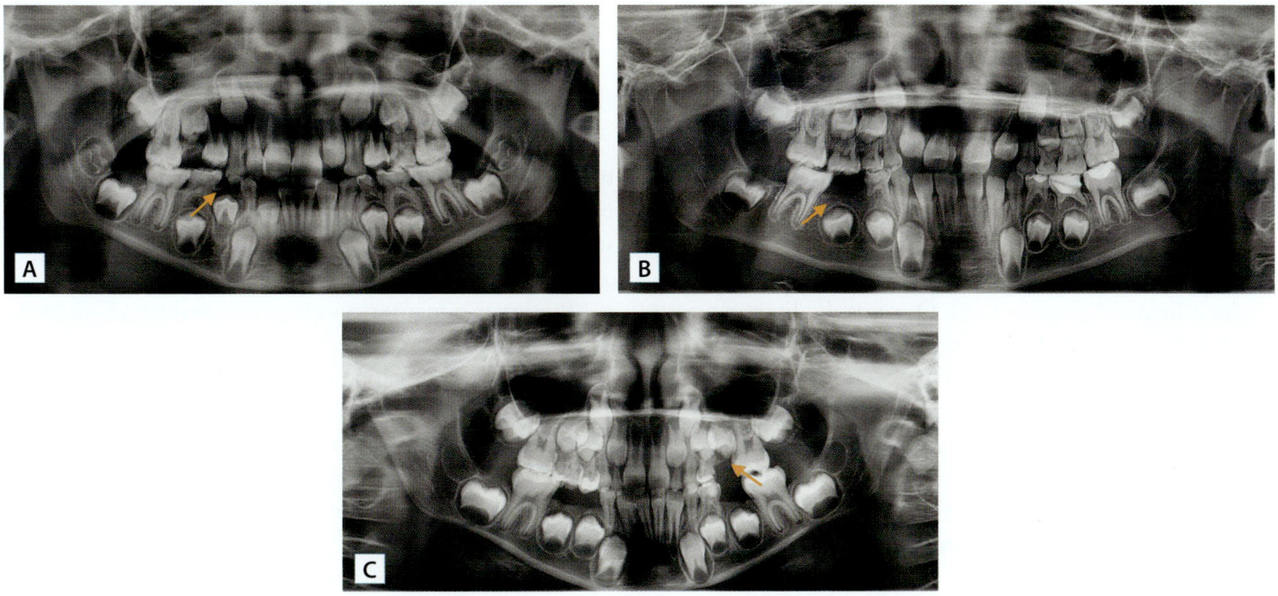

FIGURA 3.76 A: reabsorção do osso provocado pelo abscesso dentoalveolar pode acelerar a irrupção do permanente. B: a quantidade de osso alveolar pode atrasar o processo de erupção do segundo pré-molar. C: apesar da rizogênese ainda em estágio inicial, o segundo pré-molar superior esquerdo praticamente rompeu a barreira óssea.

lares, a irrupção do permanente é acelerada (Figura 3.76A). Por outro lado, se a perda do dente decíduo ocorrer muito precocemente, a camada de osso alveolar, que recobre o germe do dente permanente, é preservada, atrasando o processo de erupção do dente permanente, sendo necessário, portanto, manter o espaço (Figura 3.76B e C).

5. **Sequência de erupção:** a sequência normal de irrupção favorece o posicionamento correto dos dentes permanentes na arcada dentária. Se houver alteração na sequência de erupção dos dentes permanentes, é fundamental manter o espaço, como em situações de perda prematura de molares decíduos, quando o segundo molar permanente irromper antes do segundo pré-molar inferior, ou quando o canino superior irromper antes do segundo pré-molar. Haverá diminuição no perímetro da arcada, se um mantenedor de espaço não for inserido. Outros fatores podem afetar a época e a sequência de irrupção dos dentes permanentes, como inclinação do dente em irrupção, presença de dentes supranumerários, dentes decíduos anquilosados, fusão de dentes decíduos, trauma, cistos etc. (Figura 3.77).
6. **Discrepâncias entre o tamanho dos dentes e das bases ósseas:** o apinhamento dentário é a característica mais frequente na dentição mista, e em muitas ocasiões preconiza-se manter o perímetro do arco, mesmo quando não há perda prematura de dentes decíduos. As resoluções dos problemas de espaço na arcada superior são mais factíveis, com maior previsibilidade de resultados, uma vez que permite expansão ortopédica da maxila. Entretanto, na mandíbula, a expansão ortopédica não é viável, a não ser por meio de técnicas mais invasivas, como distração osteogênica, tornando a resolu-

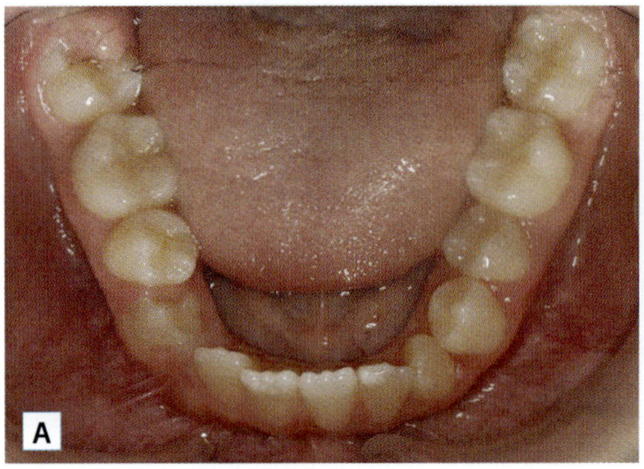

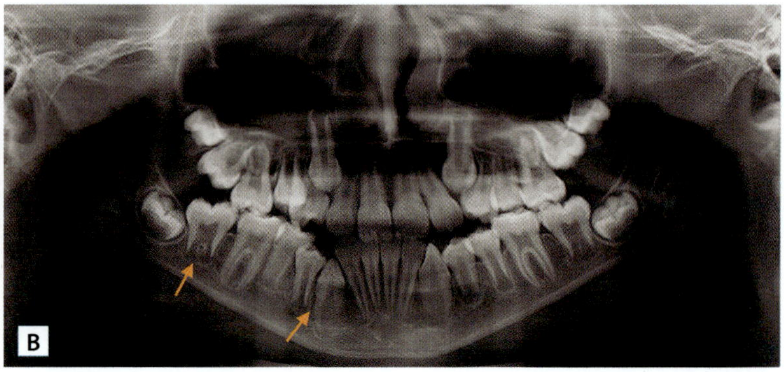

FIGURA 3.77 A e B: alteração na sequência de irrupção: o segundo molar permanente inferior direito já irrompeu antes do canino inferior direito, comprometendo a condição de espaço na arcada inferior.

ção para esses problemas mais complexa. Desse modo, a manutenção do perímetro da arcada inferior pode favorecer o alinhamento dos incisivos apinhados no período de transição da dentição.[111] Certamente, a solução para os problemas de espaço depende da gravidade da discrepância dentoalveolar. Um leve apinhamento de incisivos inferiores associado à discrepância nula ou levemente negativa de até 1 mm poderá ser solucionado preservando o *leeway space* com a utilização de um arco lingual[15] (Figura 3.78). Os casos de discrepâncias negativas moderadas necessitam de intervenções mais complexas de obtenção de espaço, enquanto as discrepâncias severas envolvem tratamento ortodôntico com extrações de dentes permanentes.[42]

Fatores que influenciam no planejamento do aparelho mantenedor de espaço

A escolha do aparelho para manter o espaço depende de fatores como estágio de desenvolvimento da criança, idade dentária, oclusão e quantos e quais dentes decíduos estão ausentes. A presença de dentes opostos aos espaços anodônticos pode indicar a necessidade de aparelhos mantenedores funcionais com o objetivo de evitar extrusão do dente antagonista e restabelecer a função.[34]

Aparelhos para manutenção de espaço

Os mantenedores de espaço podem ser fixos, removíveis ou semifixos.[48] Para definir o modelo do aparelho mantenedor de espaço, alguns aspectos devem ser considerados:[104]

1. Ancoragem: os dentes pilares/suportes devem ser hígidos e capazes de resistir às pressões oclusais.
2. Passividade: o aparelho deve ser passivo, não exercer nenhuma pressão que estimule o movimento do dente de suporte e não promover interferências oclusais sobre o dente permanente em erupção, tecidos de suporte e funções orais.
3. Simplicidade: o aparelho deve ser simples a fim de permitir fácil manipulação e tolerância pelo paciente, especialmente nos aparelhos removíveis.

Alguns requisitos devem ser considerados no planejamento de um mantenedor de espaço. Para ser considerado efetivo e próximo do ideal, o mantenedor de espaço deve, sempre que possível:[104]

1. Preservar e manter o espaço original para o sucessor permanente.
2. Restaurar a função, quando possível.
3. Impedir a extrusão dos dentes antagonistas.
4. Não deve comprometer os dentes decíduos presentes na arcada e os germes dos dentes permanentes.
5. Evitar a interferência no desenvolvimento dentário e ósseo.
6. Ser compatível com os tecidos moles.
7. Ser resistente a distorções e possibilitar ajustes ou reparos.
8. Deve ser de fácil higienização.

Obviamente, nenhum aparelho apresenta todas essas características, portanto o profissional deve avaliar qual aparelho resultará em maiores benefícios ao paciente.

Aparelhos mantenedores removíveis

Os mantenedores de espaço removíveis são indicados para as perdas dentárias bilaterais e múltiplas, quando há perda de mais de um dente decíduo por segmento (Figura 3.79). Podem ser funcionais ou não funcionais. Os aparelhos removíveis são confeccionados com resina acrílica e grampos de aço inoxidável e requerem retenção suficiente, que permita boa adaptação e equilíbrio para cooperação da criança no uso do aparelho.

Para tanto, os mantenedores removíveis necessitam de vários grampos de retenção, que devem permitir o movimento distal dos caninos durante a irrupção dos incisivos inferiores permanentes. Os grampos e a porção acrílica devem ser ajustados para evitar interferências no

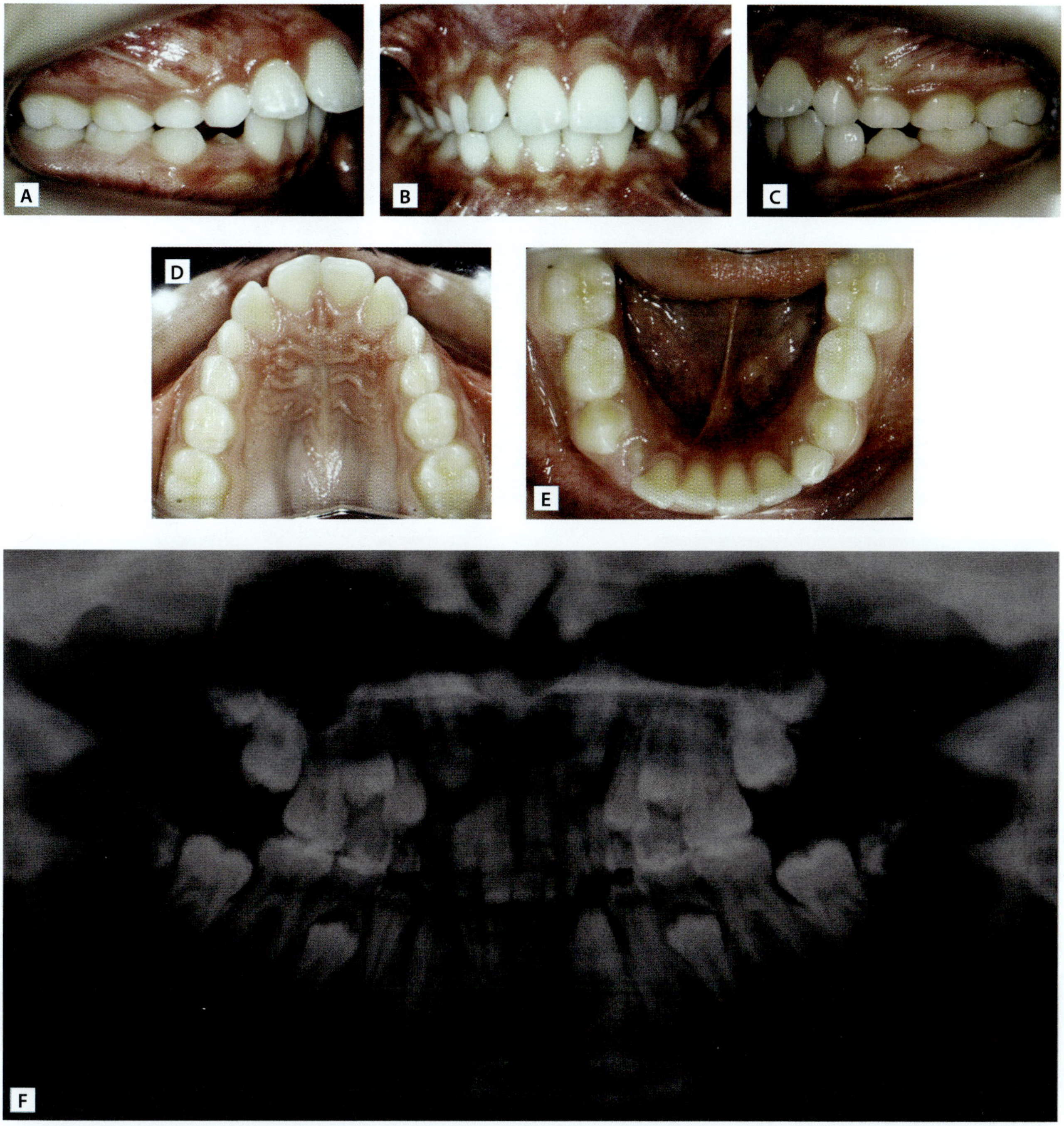

FIGURA 3.78 A, B, C, D, E e F: paciente classe II com leve apinhamento de incisivos inferiores e alteração na sequência de irrupção na arcada inferior devido à falta de espaço para os caninos inferiores (primeiros pré-molares irromperam antes dos caninos). (*continua*)

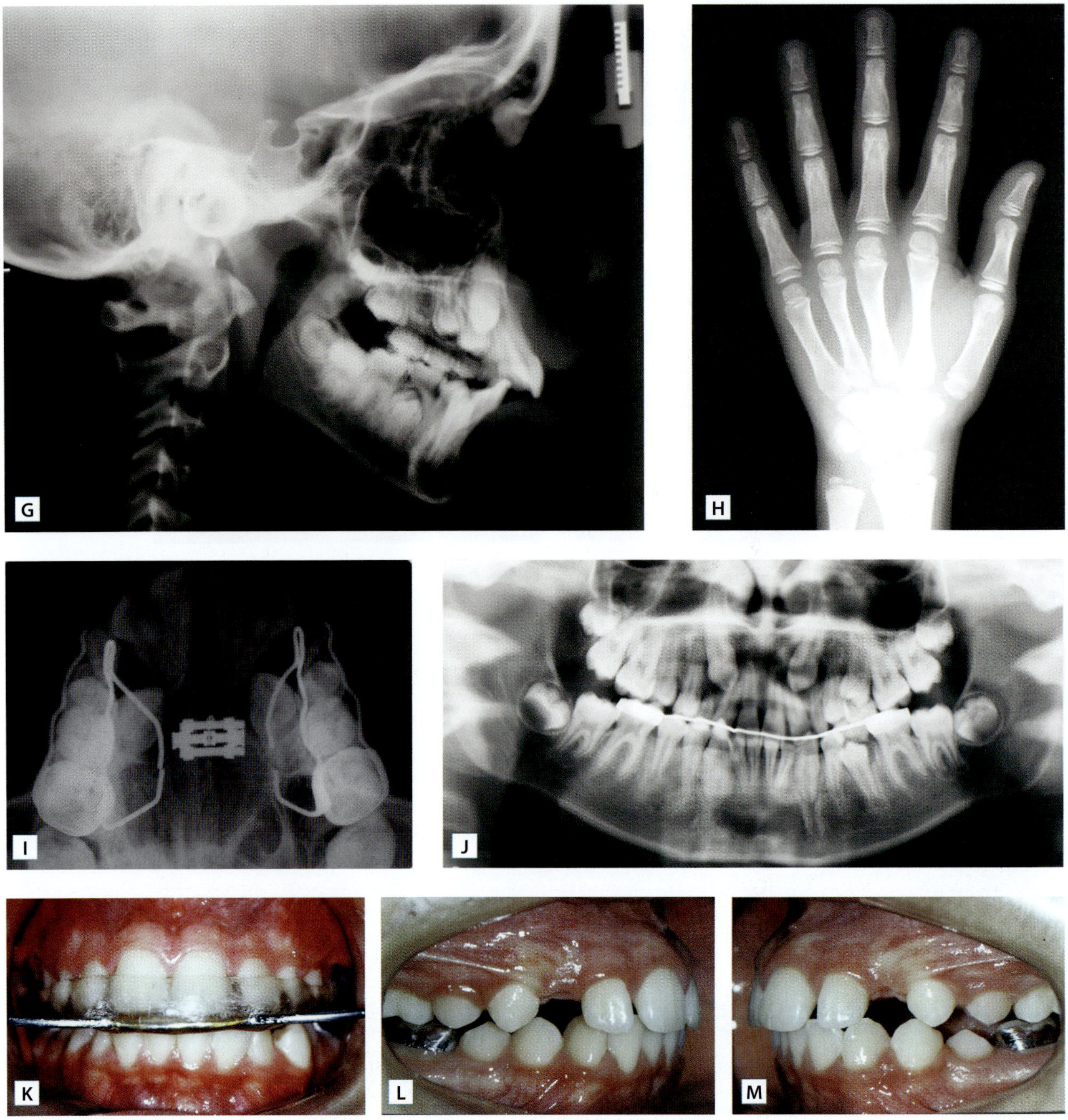

FIGURA 3.78 *(continuação)* G e H: paciente classe II com leve apinhamento de incisivos inferiores e alteração na sequência de irrupção na arcada inferior devido à falta de espaço para os caninos inferiores (primeiros pré-molares irromperam antes dos caninos). I e J: tratamento na fase de transição: disjuntor de Haas, arco lingual para preservar o *leeway space* e propiciar a irrupção de caninos e pré-molares inferiores. K: aparelho de Thurow para redirecionar o crescimento maxilar e promover a distalização em massa dos dentes superiores. L e M: obtenção da relação classe I de molares, redução da sobressaliência após uso do aparelho de Thurow e irrupção e acomodação de caninos e pré-molares inferiores devido à manutenção do comprimento da arcada inferior com o arco lingual, facilitando o tratamento corretivo. *(continua)*

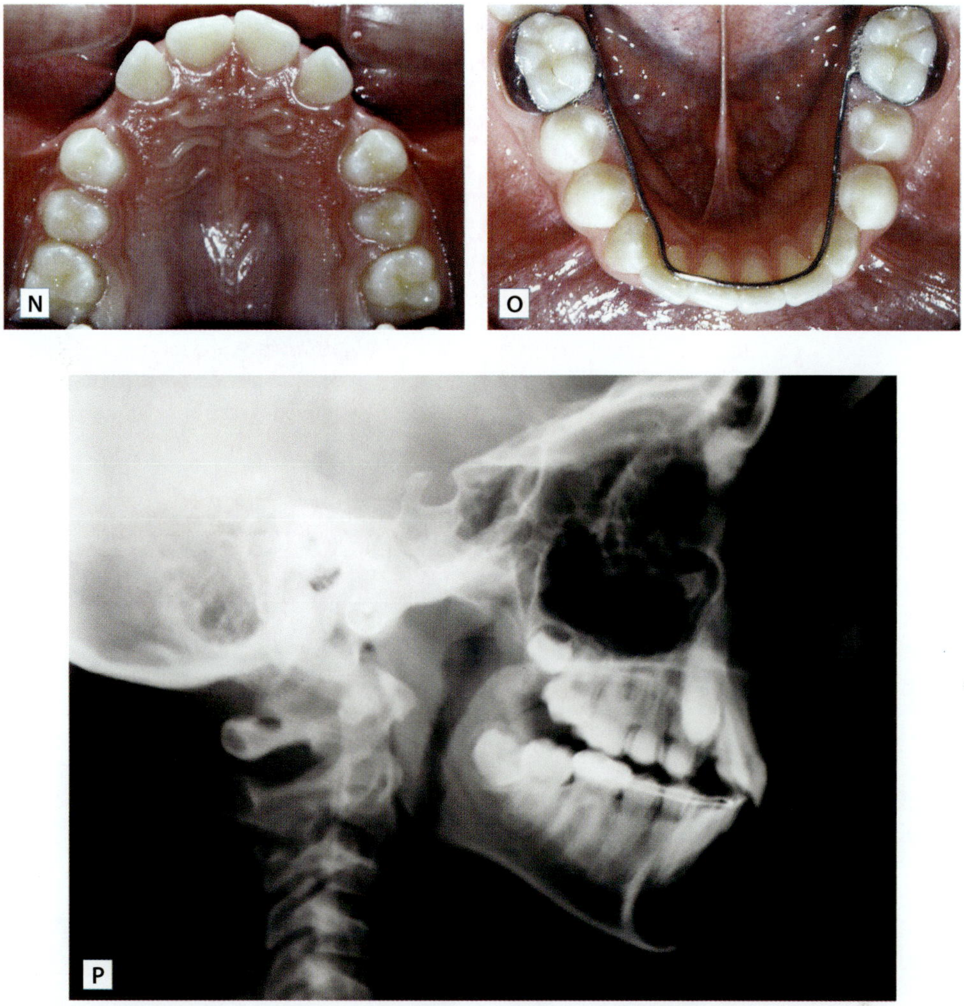

FIGURA 3.78 *(continuação)* N, O e P: obtenção da relação classe I de molares, redução da sobressaliência após uso do aparelho de Thurow e irrupção e acomodação de caninos e pré-molares inferiores devido à manutenção do comprimento da arcada inferior com o arco lingual, facilitando o tratamento corretivo.

trajeto de irrupção dos dentes permanentes. É indispensável remover a resina acrílica periodicamente, na parte interna do aparelho, para permitir a irrupção dos dentes permanentes.

A principal desvantagem dos mantenedores removíveis é que dependem da colaboração da criança para usá-los o máximo de tempo possível.[83] Outro aspecto negativo é a necessidade de higienização, uma vez que há contaminação bacteriana significativa, predispondo o paciente à maior incidência de cáries e lesões de manchas brancas. Portanto, é imprescindível orientar o paciente a adotar protocolo de higienização com escovação dos dentes e do aparelho, três vezes ao dia, após as refeições principais e proceder à desinfecção dos aparelhos removíveis, borrifando gluconato de clorexidina 0,12% diretamente no aparelho, duas vezes por semana.[52,79]

- **Mantenedor de espaço removível estético funcional:** indicado quando os incisivos decíduos são perdidos muito precocemente. Os dentes de resina acrílica restabelecem a estética e impedem a instalação de hábitos de interposição de língua (Figura 3.80). É importante ressaltar que a manutenção de espaço na região anterior é desnecessária, porque a circunferência do arco não é alterada, mesmo que os dentes migrem e se redistribuam no espaço do incisivo decíduo perdido prematuramente.
- **Mantenedor de espaço removível funcional:** apropriado para manter as relações oclusais e impedir a extrusão dos dentes antagonistas, nos casos de perdas múltiplas. Esse controle pode ser fornecido por um bloco de acrílico ou dente de estoque de resina acrílica no espaço que antes era ocupado pelo dente decíduo[83,104] (Figura 3.81).
- **Mantenedor de espaço guia de erupção:** recomendado quando os segundos molares decíduos forem perdidos antes da irrupção do primeiro molar permanente. Pode ser recomendado aparelho remo-

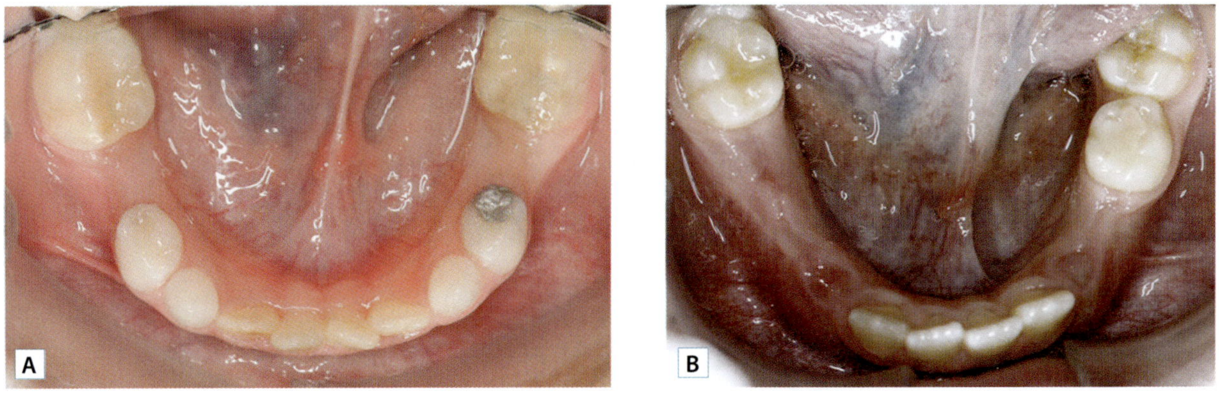

FIGURA 3.79 A e B: perdas bilaterais e múltiplas de molares decíduos devem ser monitorados com aparelhos removíveis.

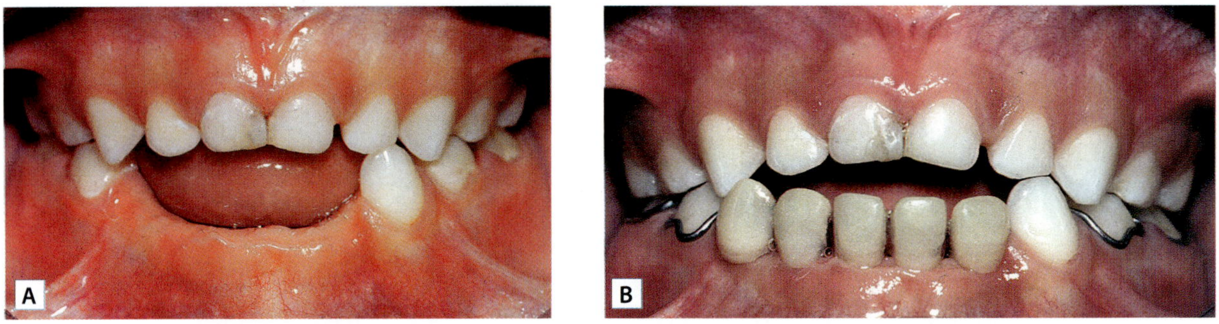

FIGURA 3.80 A e B: mantenedor de espaço removível estético.

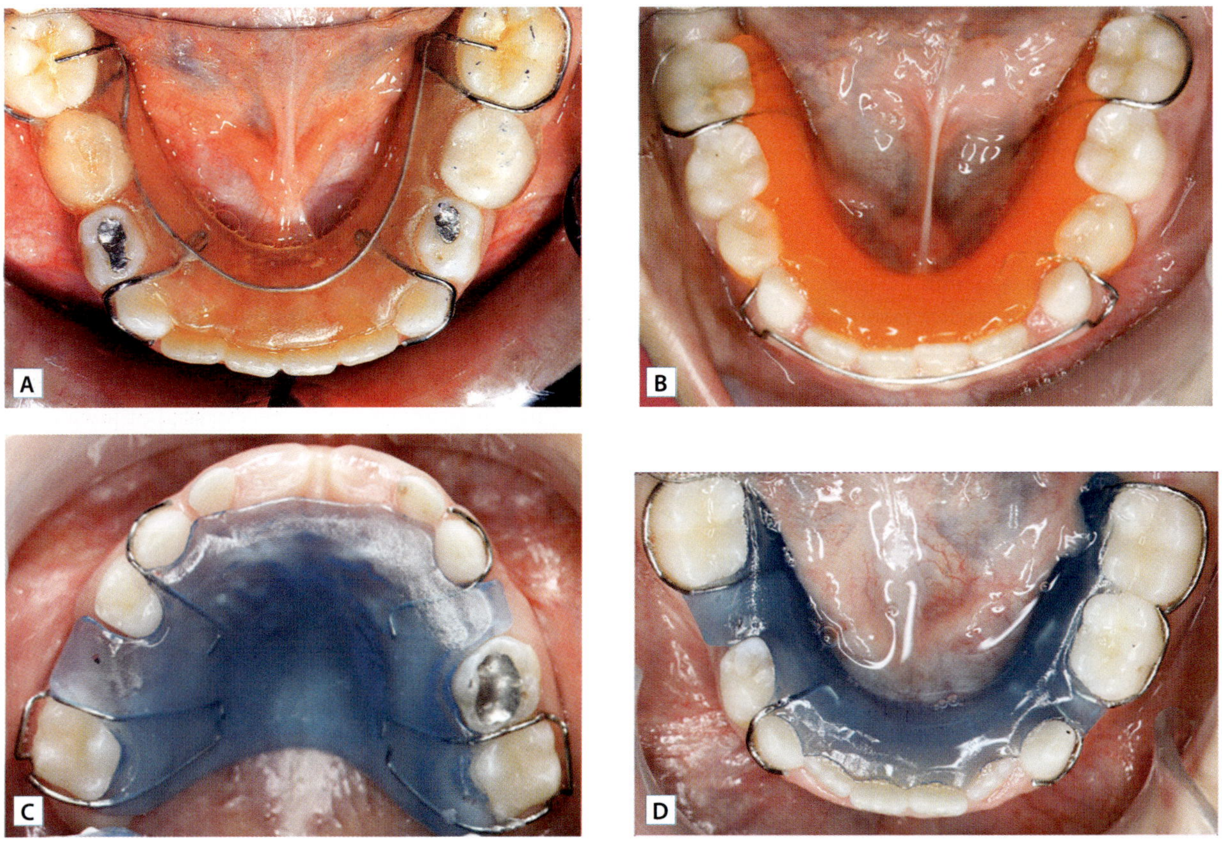

FIGURA 3.81 A e B: mantenedor de espaço removível funcional com dente de estoque. C e D: mantenedor de espaço removível com sela de acrílico.

vível guia de erupção. A função do aparelho é permitir que a pressão do acrílico sobre a mucosa oriente a erupção do primeiro molar permanente. É essencial que o aparelho não avance no espaço destinado à irrupção do primeiro molar permanente. Esse controle pode ser realizado por meio da imagem radiopaca da película de chumbo inserida na base do acrílico, em uma tomada radiográfica periapical da região[88] (Figura 3.82).

Aparelhos fixos

- **Arco lingual:** adequado para manter o espaço na arcada inferior quando vários dentes decíduos posteriores são perdidos, incisivos permanentes já estiverem irrompidos e não for necessário estabelecer a função oclusal, devido à ausência dos dentes antagonistas.[83] Previne a inclinação mesial dos primeiros molares permanentes e a inclinação lingual dos incisivos inferiores permanentes. Mesmo em situações em que não há perda precoce de caninos e molares decíduos, o arco lingual é indicado para manter o perímetro do arco e preservar o *leeway space,* com o objetivo de permitir a acomodação dos pré-molares e caninos e de contribuir para a resolução do apinhamento de incisivos inferiores, e em situações em que há necessidade de controle de ancoragem (Figura 3.83).

O arco lingual pode ser removível ou soldado às bandas dos molares. Um fio de aço inoxidável de 0,9 mm de espessura deve ser cuidadosamente adaptado aproximadamente 1 a 1,5 mm distante da gengiva e dos molares decíduos para não interferir na irrupção dos pré-molares, devendo repousar sobre as faces linguais dos incisivos em contato com os cíngulos dos incisivos, para manter o comprimento do arco. Essa configuração resulta em uma forma de buraco de fechadura (Figura 3.83A). No arco lingual removível, o arco se encaixa aos tubos soldados à face lingual das bandas dos molares.

O arco lingual não é um aparelho funcional e não impede a extrusão dos dentes antagonistas à área anodôntica, sendo contraindicado antes da esfoliação dos incisivos inferiores decíduos devido à possibilidade de seus sucessores permanentes irromperem para lingual em certos casos.[104,109]

Além de ser indicado para manter o espaço nos casos de perda precoce de dentes decíduos (Figura 3.83A, B), pode ser utilizado como auxiliar no tratamento com extrações seriadas e para ancoragem no tratamento ortodôntico corretivo (Figura 3.83C).

- **Botão palatino de Nance:** o botão palatino de Nance[70,71] é um mantenedor de espaço efetivo similar ao arco lingual, recomendado para manter o comprimento do arco superior, e consiste em bandas nos primeiros molares e no arco palatal que não apoia nos incisivos. O arco palatal se aproxima da região anterior do palato, associado a um botão de acrílico que se apoia na mucosa do palato, próximo à região das

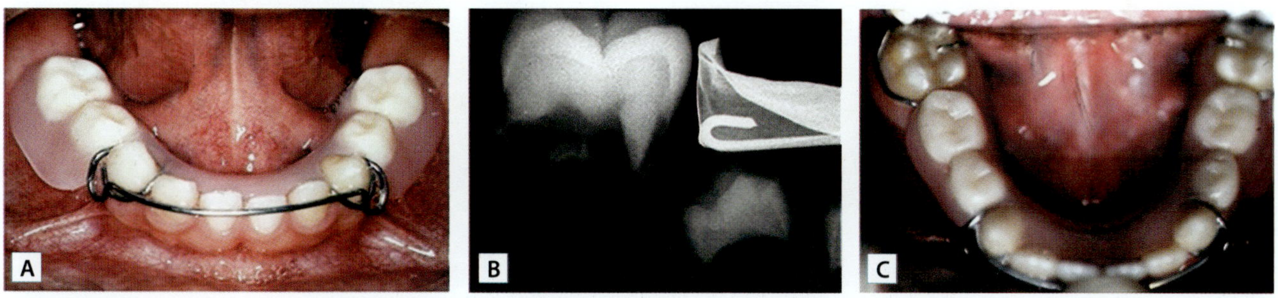

FIGURA 3.82 A: aparelho removível guia de erupção. B: película de chumbo inserida no acrílico do aparelho removível para definir o limite distal do aparelho por meio de radiografia periapical. C: após a irrupção do primeiro molar permanente.[88]

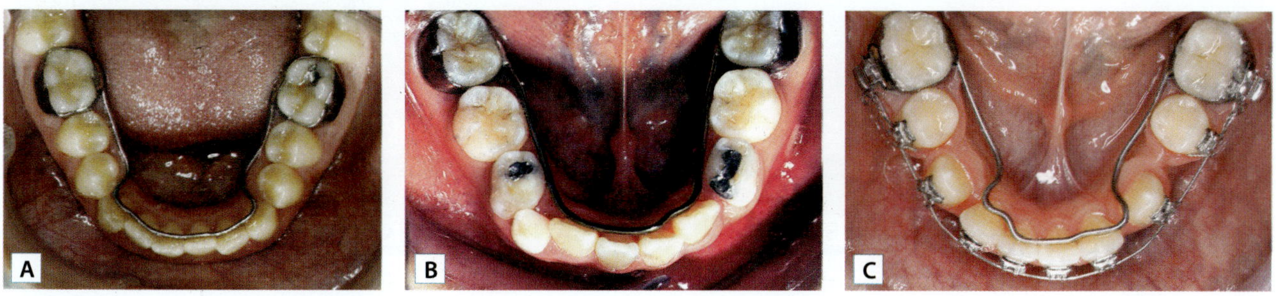

FIGURA 3.83 A e B: arco lingual para preservar espaço para a irrupção dos dentes permanentes. C: utilizado para controle de ancoragem durante o fechamento de espaço das extrações.

rugosidades palatinas, para fornecer resistência ou ancoragem ao movimento anterior dos molares superiores. A principal desvantagem é a irritação da mucosa palatina, que pode ser causada pelo botão de acrílico (Figura 3.84).

- **Banda-alça:** indicada para perda unilateral de um dente decíduo posterior. Pode ser utilizada para manter espaço de:
  - A. Um primeiro molar decíduo, para evitar mesialização do segundo molar decíduo antes da irrupção do primeiro molar permanente, ou evitar o deslocamento distal do canino decíduo durante a irrupção dos incisivos. Nesse caso a banda é colocada no segundo molar decíduo.
  - B. Um segundo molar decíduo, após a irrupção do primeiro molar permanente.
  - C. Um canino decíduo para impedir o movimento lateral/distal dos incisivos.

  Entretanto, se houver perda bilateral de dois primeiros molares decíduos antes da irrupção dos incisivos permanentes, recomendam-se dois aparelhos banda-alça em vez do arco lingual, que deve ser confeccionado somente após os incisivos permanentes irromperem. É aconselhável optar pelos aparelhos banda-alça para permitir a irrupção dos incisivos sem interferências, pois, como os germes dos permanentes se posicionam lingualmente às raízes dos decíduos, às vezes podem irromper nessa posição.

  Em geral, a banda deve ser cimentada no dente permanente, pois se deve considerar a sequência de irrupção dos dentes sucessores. Portanto, se um segundo molar decíduo for perdido, é indicado que o dente suporte da banda seja o primeiro molar permanente, pois o primeiro molar decíduo esfoliará antes da irrupção do segundo pré-molar, sendo necessária a inserção de outro mantenedor. A alça deve estar em contato com a face distal do dente anterior ao espaço e próxima à gengiva, porém sem pressioná-la (Figura 3.85). Um apoio oclusal para fornecer o controle da inclinação do aparelho e dos dentes de apoio é uma excelente medida.[104] Entretanto, esse aparelho não permite o controle vertical, ou seja, não previne a extrusão do dente antagonista.
- **Mantenedor de espaço guia de erupção fixo (*distal shoe*):** é indicado quando o segundo molar decíduo é perdido antes da irrupção do primeiro molar permanente. O mantenedor guia de erupção é composto por um fio ou lâmina de aço soldado à banda ou coroa de aço do primeiro molar decíduo, que é mantido em uma posição mais provável do molar permanente irromper. Esse fio servirá de guia ao longo da qual o molar permanente fará seu tra-

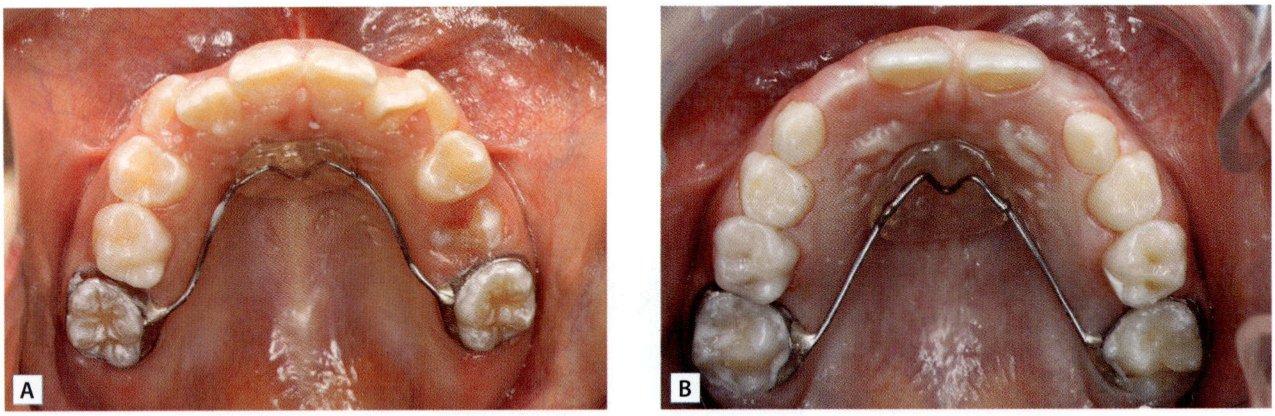

FIGURA 3.84 Botão palatino de Nance. A: para preservar o espaço E. B: manter o comprimento da arcada superior.

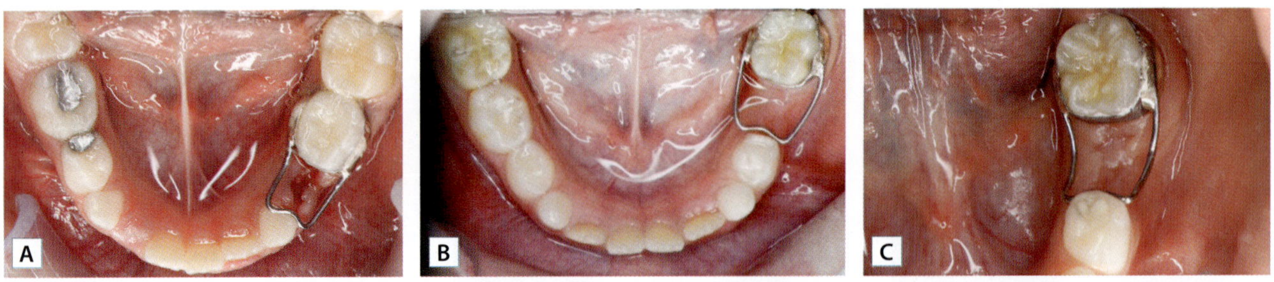

FIGURA 3.85 A: banda-alça para perda prematura de primeiro molar decíduo com apoio no segundo molar decíduo. B e C: banda-alça para perda prematura de segundo molar decíduo com apoio nos primeiros molares permanentes.

jeto de irrupção. Após a irrupção do molar permanente, deverá ser substituído por outro modelo de mantenedor de espaço, até a irrupção completa do segundo pré-molar. Para ser efetivo, o fio guia deve se estender no processo alveolar de tal modo que contate o primeiro molar permanente aproximadamente 1 mm abaixo de sua crista marginal mesial, antes de emergir do osso. Esse aparelho é pouco utilizado nos dias atuais devido ao trauma causado na gengiva e ao desconforto ao paciente. O dispositivo é contraindicado para pacientes imunodeficientes ou com risco de endocardite bacteriana, pois a penetração do fio guia na porção intra-alveolar pode ocasionar contaminação bacteriana. Outra desvantagem desse aparelho está na dificuldade de posicionar o fio adequadamente para assegurar que sua extensão guiará o molar permanente durante seu trajeto de erupção. Nessas situações, recomenda-se utilizar o mantenedor de espaço guia de erupção removível, citado anteriormente.[69,76,112]

Recuperação de espaço

A expressão "recuperação de espaço" na dentição mista envolve objetivos e etiologias bem distintos: recuperar um espaço perdido (Figura 3.86) ou criar espaço adicional necessário para acomodar todos os dentes permanentes[34] (Figura 3.87). Segundo Moyers,[68] *recuperar o que havia antes é completamente diferente de criar o que nunca existiu.*

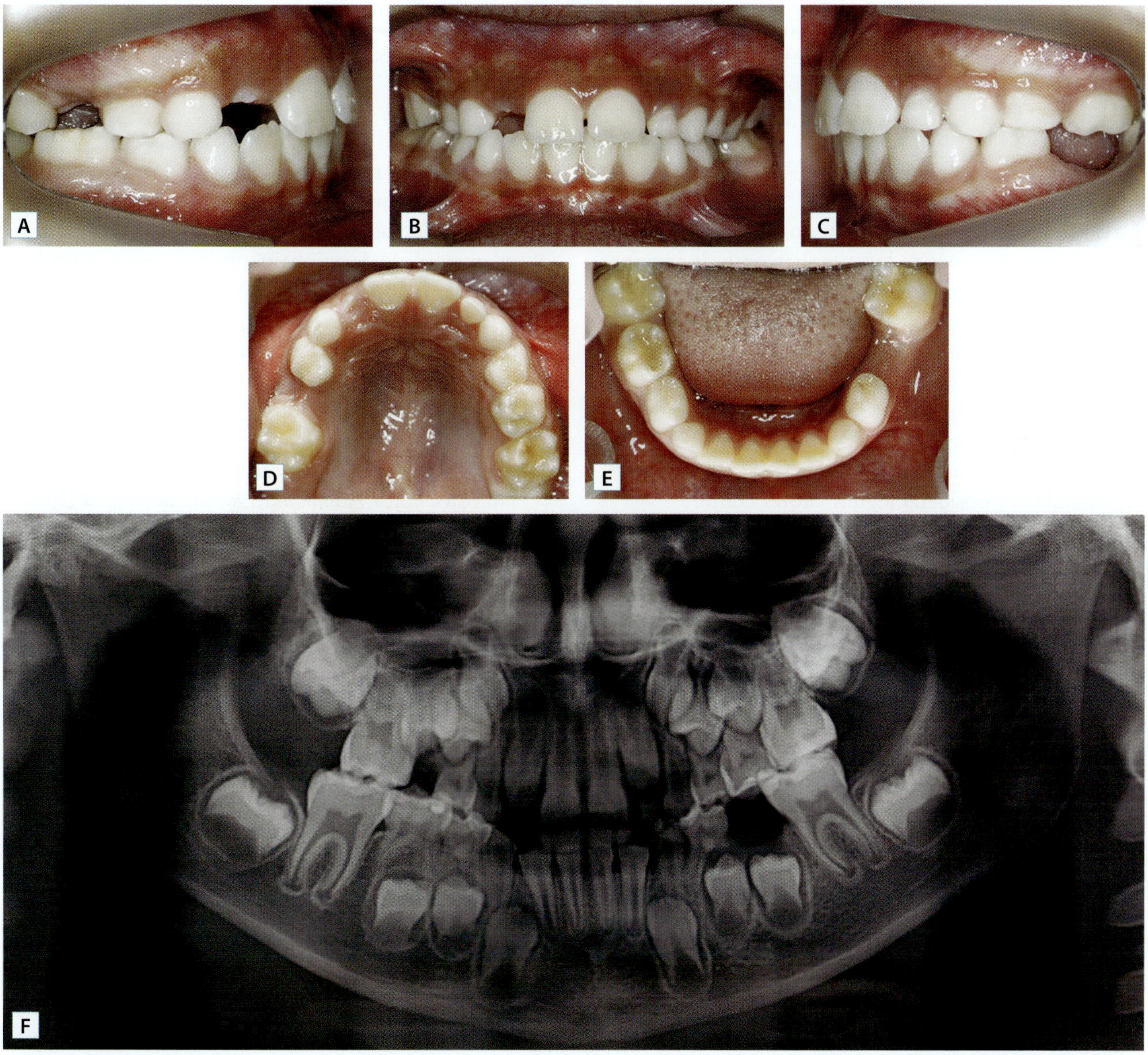

FIGURA 3.86 A, B, C, D, E e F: paciente com perda prematura do segundo molar decíduo superior direito e inferior esquerdo, necessitando de recuperação do espaço para irrupção dos sucessores permanentes.

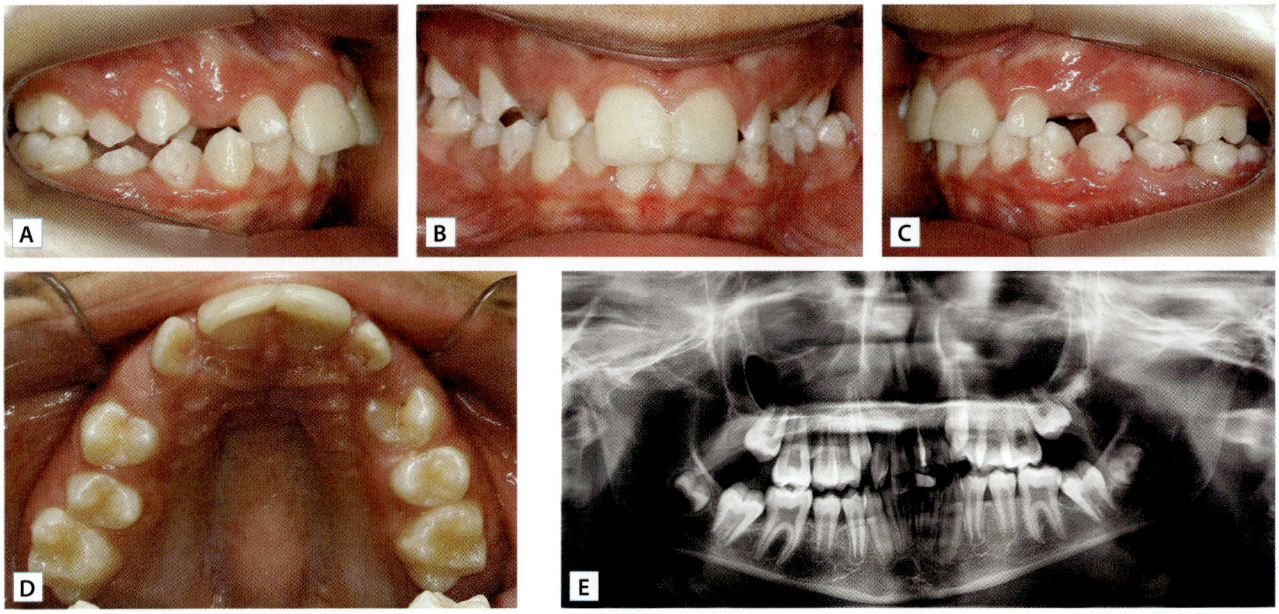

FIGURA 3.87 A, B, C, D e E: paciente necessita de tratamento ortodôntico para criar espaço para a irrupção dos caninos permanentes superiores devido a discrepância dentoalveolar negativa.

Criar espaço adicional

O procedimento de criar espaço adicional pode ser efetuado em situações de leve apinhamento de incisivos ocasionado pela discrepância entre o tamanho da arcada e dos dentes. A criação de espaço abrange o aumento do perímetro da arcada por meio do movimento distal dos molares permanentes, movimento labial dos incisivos ou expansão das arcadas. Ao decidir pela criação de espaço adicional para acomodar caninos e pré-molares e solucionar total ou parcialmente o apinhamento dos incisivos, recomenda-se considerar alguns fatores como:

1. Viabilidade de realizar o movimento dos primeiros molares permanentes para distal: no arco maxilar, esse movimento é mais factível que na mandíbula devido à constituição óssea maxilar e à posição do segundo molar inferior permanente inclinado mesialmente (Figura 3.88).
2. Indicação do movimento labial dos incisivos: a possibilidade de projeção dos incisivos depende do perfil facial do paciente, da inclinação axial dos incisivos, da quantidade de apinhamento e da saúde periodontal, com ênfase na quantidade e na espessura de gengiva inserida. Para que a projeção dos incisivos não provoque ou acentue problemas periodontais, recomenda-se altura mínima de gengiva inserida de 3 a 4 mm e espessura de 0,5 mm[34] (Figura 3.89).
3. Expansão da arcada maxilar: é indicada apenas para maxila contraída ou hipoplásica por meio da expansão ortopédica. A expansão rápida da maxila (ERM) realizada com sucesso pode promover ganho de espaço médio de 3 mm no arco maxilar e de 1 mm no arco mandibular[83] (Figura 3.90).

Recomenda-se proceder às mecânicas de obtenção de espaço adicional em situações de apinhamento mínimo, de aproximadamente 2 a 4 mm.[83] As abordagens ortodônticas

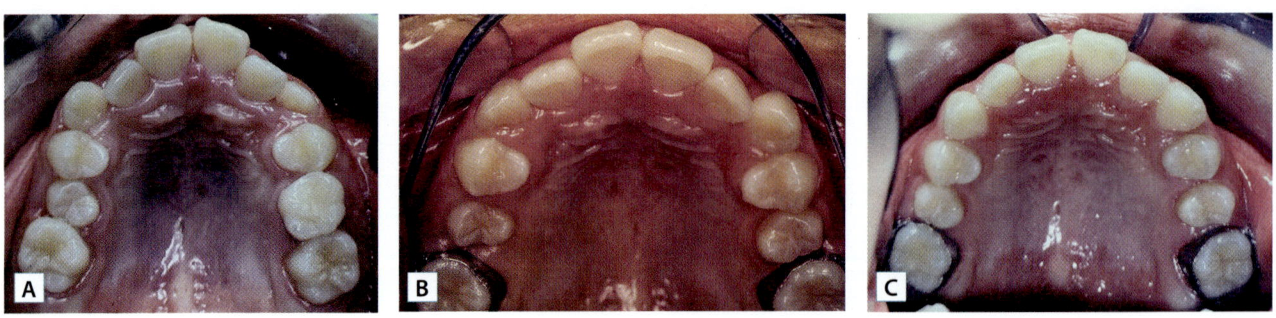

FIGURA 3.88 A, B e C: movimento distal dos primeiros molares permanentes foi obtido com o aparelho extrabucal, para viabilizar espaço para resolução do apinhamento anterossuperior.

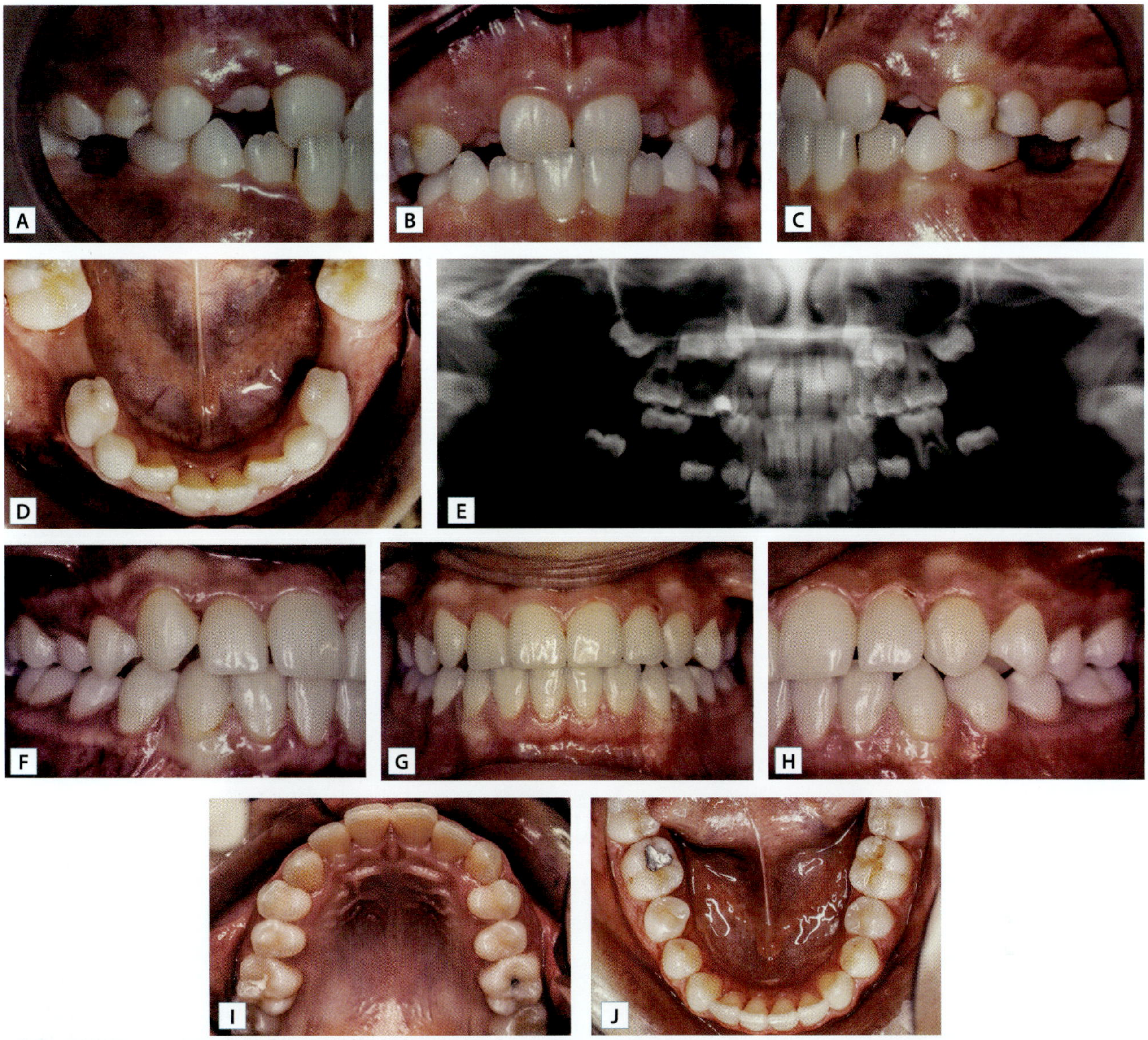

FIGURA 3.89 A, B, C, D e E: paciente com mordida cruzada anterior, discrepância dentoalveolar levemente negativa nas arcadas superior e inferior. F, G, H, I e J: correção da mordida cruzada anterior por meio de projeção de incisivos superiores, utilizando aparelho removível com molas nas faces palatinas dos incisivos centrais superiores.

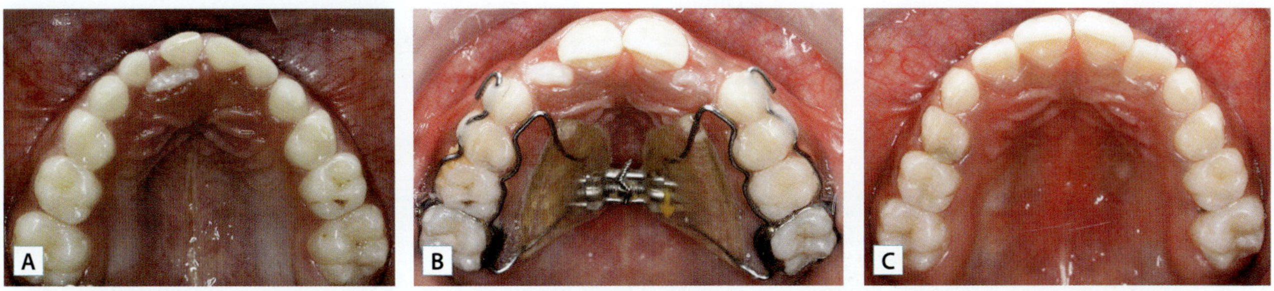

FIGURA 3.90 A, B e C: expansão rápida da maxila para criar espaço para acomodar os dentes permanentes.

devem ser iniciadas após ou na época da esfoliação dos molares decíduos para evitar longos períodos de manutenção de espaço. Fatores como quantidade de espaço necessário, viabilidade e época de irrupção do dente assumem importante papel nas decisões de diagnóstico.

Nas seções a seguir, discutir-se-ão as situações de perda de comprimento da arcada ou recuperação de um espaço que já existia, que foi parcialmente consumido devido a vários fatores etiológicos ambientais que serão discutidos a seguir.

Recuperar espaço

Recuperar espaço refere-se a restituir o espaço ou o comprimento da arcada perdido em consequência de duas situações diferentes: a) inclinação mesial dos primeiros molares permanentes decorrente de perda precoce, anquilose, lesão de cárie interproximal nos molares decíduos e erupção ectópica dos primeiros molares permanentes (Figura 3.91); ou b) movimento lingual dos incisivos permanentes em virtude da perda bilateral precoce dos

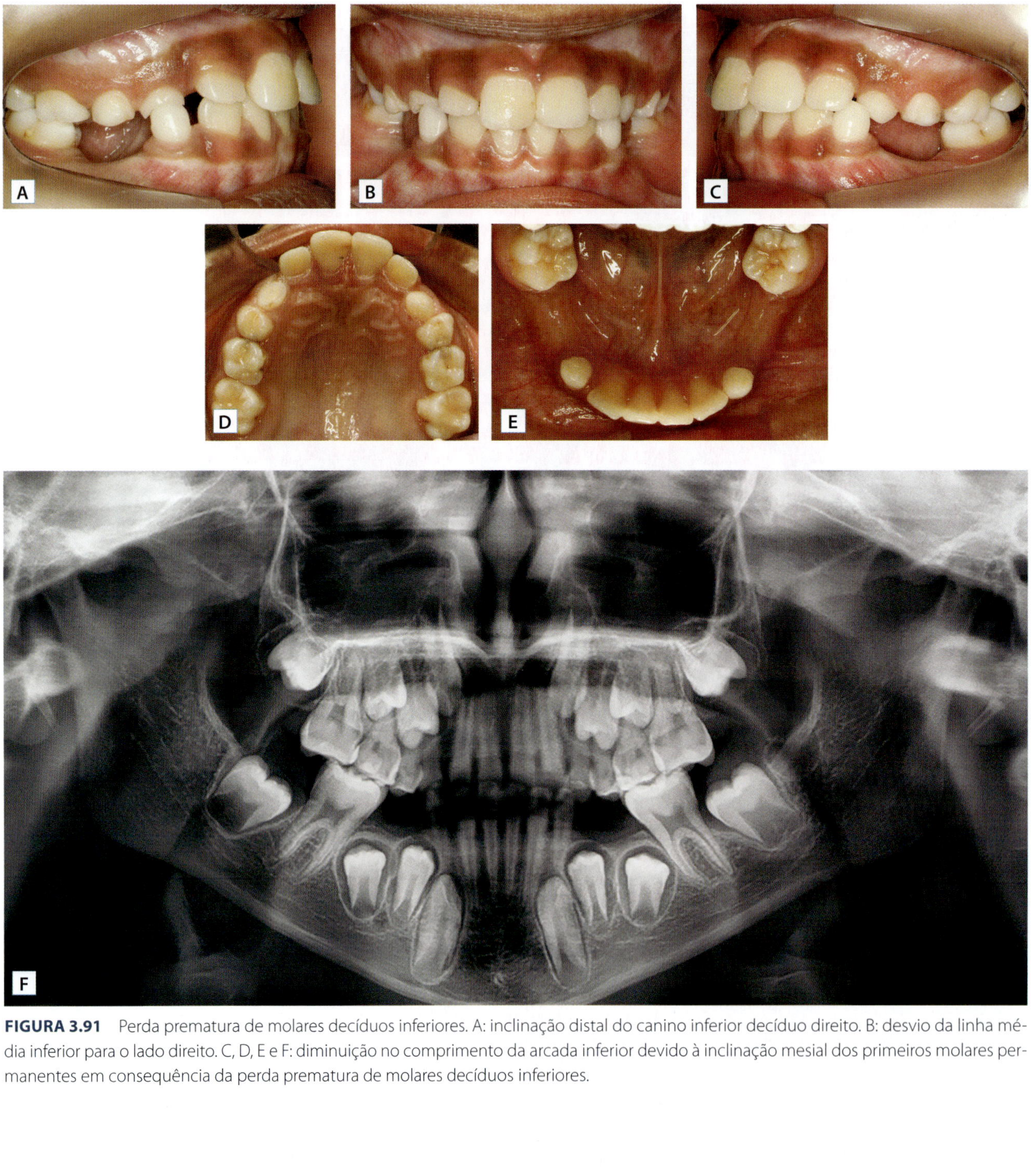

FIGURA 3.91 Perda prematura de molares decíduos inferiores. A: inclinação distal do canino inferior decíduo direito. B: desvio da linha média inferior para o lado direito. C, D, E e F: diminuição no comprimento da arcada inferior devido à inclinação mesial dos primeiros molares permanentes em consequência da perda prematura de molares decíduos inferiores.

caninos decíduos ocasionado pela insuficiência no tamanho da arcada dentária e consequente falta de espaço para irrupção dos incisivos laterais. Nesses casos, a magnitude da discrepância de espaço é grande para ser resolvida preservando o *leeway space*[34] (Figura 3.92).

Com a finalidade de restabelecer as condições normais de desenvolvimento de uma dentição comprometida com a perda de comprimento do arco, preconiza-se recuperar o espaço assim que o diagnóstico da falta de espaço para a erupção do dente permanente for confirmado. A perda de espaço resultará na diminuição do comprimento da arcada, ocasionando o desequilíbrio funcional e estrutural. Se o problema for diagnosticado quando a perda de espaço ainda for pequena, efetuar a recuperação do espaço poderá beneficiar muitos pacientes e evitar a necessidade de extrações dentárias no tratamento ortodôntico corretivo.

Analisar o espaço disponível na arcada é de fundamental importância no diagnóstico, a fim de obter a informação quanto à falta de espaço para acomodar o dente permanente no local da perda. A análise da dentição mista permite determinar a quantidade de espaço presente na arcada. Se o espaço presente for negativo, a recuperação de espaço deverá ser realizada, por meio do movimento distal ou da verticalização do primeiro molar permanente. É necessário avaliar as alterações da dentição por meio do exame clínico bucal e radiográfico para verificar o estágio de erupção do segundo molar permanente e a possibilidade de efetuar o movimento distal do primeiro molar.[11]

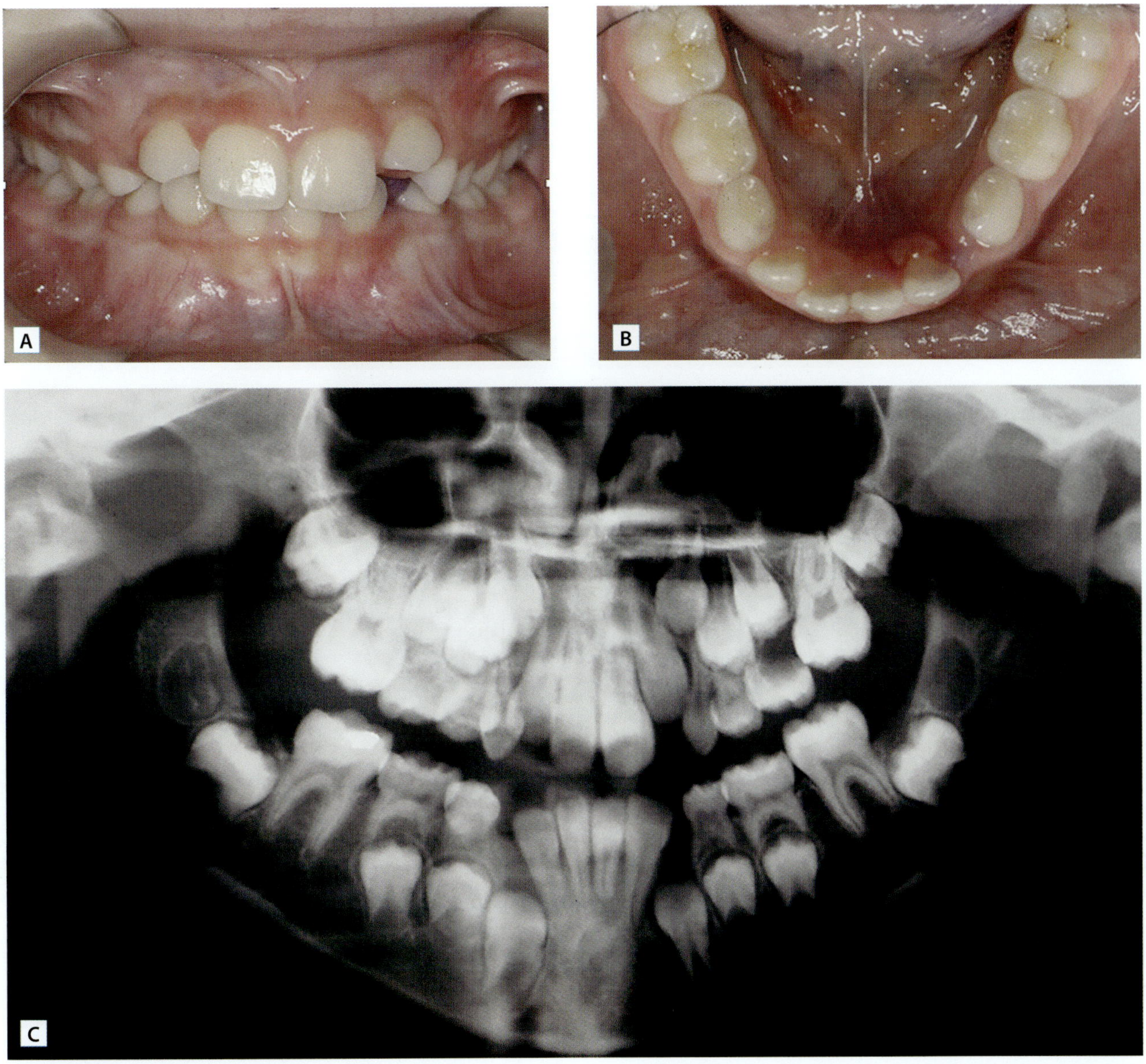

FIGURA 3.92 A, B e C: diminuição no comprimento da arcada inferior devido à inclinação lingual dos incisivos inferiores, ocasionado pela perda precoce bilateral de caninos decíduos.

A recuperação de espaço deve ser realizada assim que a análise da dentição mista comprovar que o espaço perdido é passível de ser restituído, para assegurar o desenvolvimento e os ajustes adequados da dentição mista.

O procedimento de recuperação de espaço depende da quantidade e do tipo de movimento que ocorreu no primeiro molar permanente, se movimento de translação ou inclinação para mesial. A perda de espaço está diretamente relacionada ao tempo decorrido após a perda e à época em que o molar decíduo foi perdido. Por exemplo, se a perda do dente decíduo ocorrer antes da erupção do primeiro molar permanente, haverá maior movimento de translação para mesial. Deve-se considerar que a perda de espaço envolve o movimento mesial de coroa, rotação e translação dos molares permanentes, que são determinados pela época da perda do segundo molar decíduo. Os primeiros molares permanentes superiores sofrem rápida inclinação para mesial e giroversão (Figura 3.93), ocasionada pela presença da raiz palatina mais volumosa. Consequentemente, ocorrerá extrusão e movimento para vestibular de sua cúspide distovestibular. Por sua vez, os primeiros molares permanentes inferiores

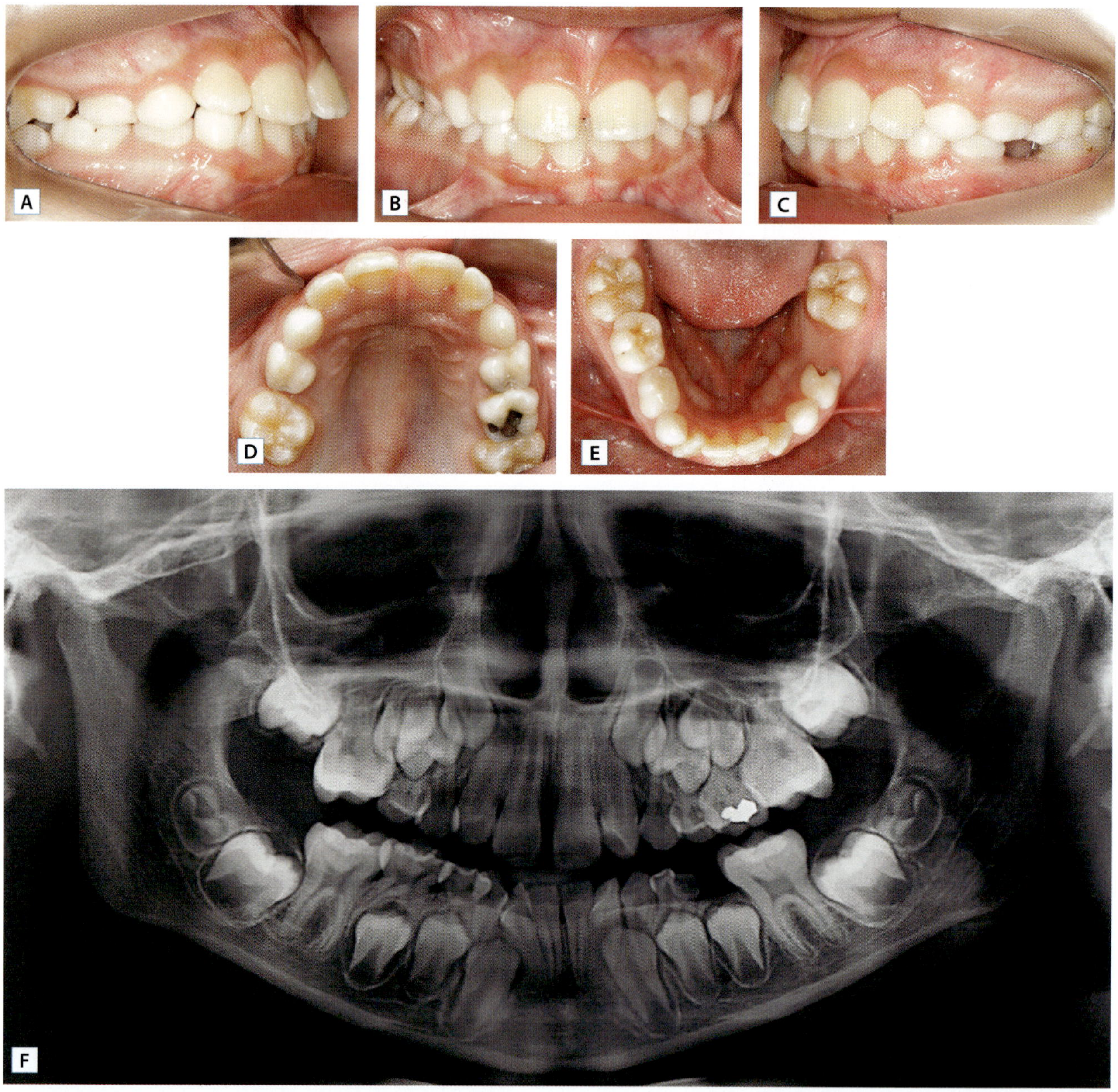

FIGURA 3.93 A, B, C, D, E e F: perda precoce do segundo molar decíduo superior direito que resultará na retenção do segundo pré-molar, devido ao movimento de translação para mesial e giroversão do primeiro molar permanente, acompanhado pela mesialização do segundo molar permanente em formação, que rapidamente ocupou o espaço disponível mesialmente. Verifica-se também a perda precoce do segundo molar decíduo inferior esquerdo, com inclinação mesial do primeiro molar permanente inferior esquerdo.

apresentam inclinação mesial, giroversão, translação e inclinação lingual.[49]

Geralmente é mais fácil recuperar espaço na arcada maxilar do que mandibular, pois, além da constituição do tecido ósseo maxilar, que apresenta espaços medulares mais amplos, os aparelhos removíveis e algumas modalidades de aparelhos fixos contam com a ancoragem adicional da abóbada palatina, e alguns aparelhos apresentam ancoragem extrabucal. O espaço perdido pelo movimento de inclinação mesial pode ser recuperado por meio da inclinação da coroa para distal, em direção a sua posição anterior. Entretanto, quando há movimento de corpo (translação) durante a perda de espaço, é necessário efetuar seu reposicionamento distal mediante movimento de translação.[42]

Na arcada maxilar, a recuperação de espaço pode ser efetuada por intermédio do movimento de inclinação para distal ou movimento de translação. De acordo com Proffit,[83] 2 a 3 mm de movimento distal são viáveis na maxila, enquanto para Kapala,[49] sob circunstâncias normais, o potencial de distalização do molar superior é de 5 a 7 mm de cada lado. Em contrapartida, na mandíbula, a recuperação de espaço é bastante limitada, e segundo Kapala[49] é possível conseguir 1 a 2 mm de movimento distal. Os procedimentos de distalização devem ser iniciados assim que o diagnóstico da necessidade de espaço seja confirmado, com o objetivo de utilizar o espaço entre o primeiro molar e o segundo molar não irrompido, para facilitar o movimento posterior. É importante ressaltar que os movimentos de inclinação da coroa para distal ou de translação possuem componente de extrusão, que poderá alterar a sobremordida ou originar mordida aberta.

Época ideal para recuperar espaço

A época para recuperar o espaço perdido após a perda do dente decíduo depende da quantidade de espaço a ser recuperado e do estágio de desenvolvimento do segundo molar permanente. O espaço será mais facilmente recuperado quando o segundo molar permanente estiver em estágio precoce de rizogênese e localizado próximo à cervical do primeiro molar. Se o estágio de erupção estiver adiantado, aparelhos removíveis normalmente não são eficazes para efetuar o movimento distal do primeiro molar permanente. Nesses casos, recomenda-se a utilização de aparelhos fixos ou aparelhos extrabucais. Quando a perda do comprimento do arco é extensa, os pré-molares e caninos estiverem no final do processo de erupção e os segundos molares permanentes adiantados na rizogênese, preconiza-se o tratamento ortodôntico corretivo, que dispõe de mecânicas e dispositivos mais elaborados para recuperar espaços maiores. Em casos mais severos, pode ser necessário extrair dentes permanentes para resolução dos problemas oclusais (Figura 3.94).

Quais são os aparelhos indicados para recuperar espaço?

Verticalizar o molar é o procedimento recomendado para recuperar o espaço perdido. Esse movimento de inclinação é relativamente simples, sendo a coroa movimentada para sua posição original.

A seleção do aparelho recuperador de espaço depende do movimento requerido para resgatar o espaço perdido, se há necessidade de inclinação, rotação ou a combinação de ambos. Segundo Moyers,[68] alguns erros são observados no planejamento do aparelho recuperador de espaço:

A. Aparelhos muito complexos são selecionados, enquanto aparelhos mais simples poderiam realizar os movimentos necessários.
B. Forças pesadas não são indicadas para obter movimentos de inclinação distal.

Pode-se obter espaços surpreendentes no perímetro da arcada apenas com os movimentos de inclinação/verticalização e rotação dos primeiros molares permanentes.

A maioria dos aparelhos recuperadores de espaço intrabucais removíveis e fixos aplicam sistemas de força que exigem ancoragem eficiente, pois a força reacional deve ser muito bem controlada, sobretudo quando os dentes anteriores são utilizados como ancoragem. Para evitar movimentos indesejáveis dos dentes de ancoragem é importante considerar:[104]

1. Suportar as forças de reação sobre área de ancoragem mais ampla, que contenham os dentes e estruturas de suporte, para que os dentes contidos nessa unidade de ancoragem permaneçam estáveis. Os aparelhos recuperadores de espaço removíveis se adaptam aos dentes e às estruturas de suporte, reduzindo a força por unidade de área e consequentemente reduzindo o movimento reacionário.
2. Os aparelhos fixos frequentemente necessitam de ancoragem em dentes anteriores ao primeiro molar que será movimentado. Isso se torna desnecessário se a força de reação for distribuída entre todos os dentes que compõem a arcada ou se dispositivos de ancoragem esquelética forem utilizados.

As mecânicas de obtenção de espaço podem produzir abertura da mordida, à medida que os molares assumem uma posição mais vertical e distal. Por essa razão, esse tratamento é eficiente nos casos com sobremordida profunda e

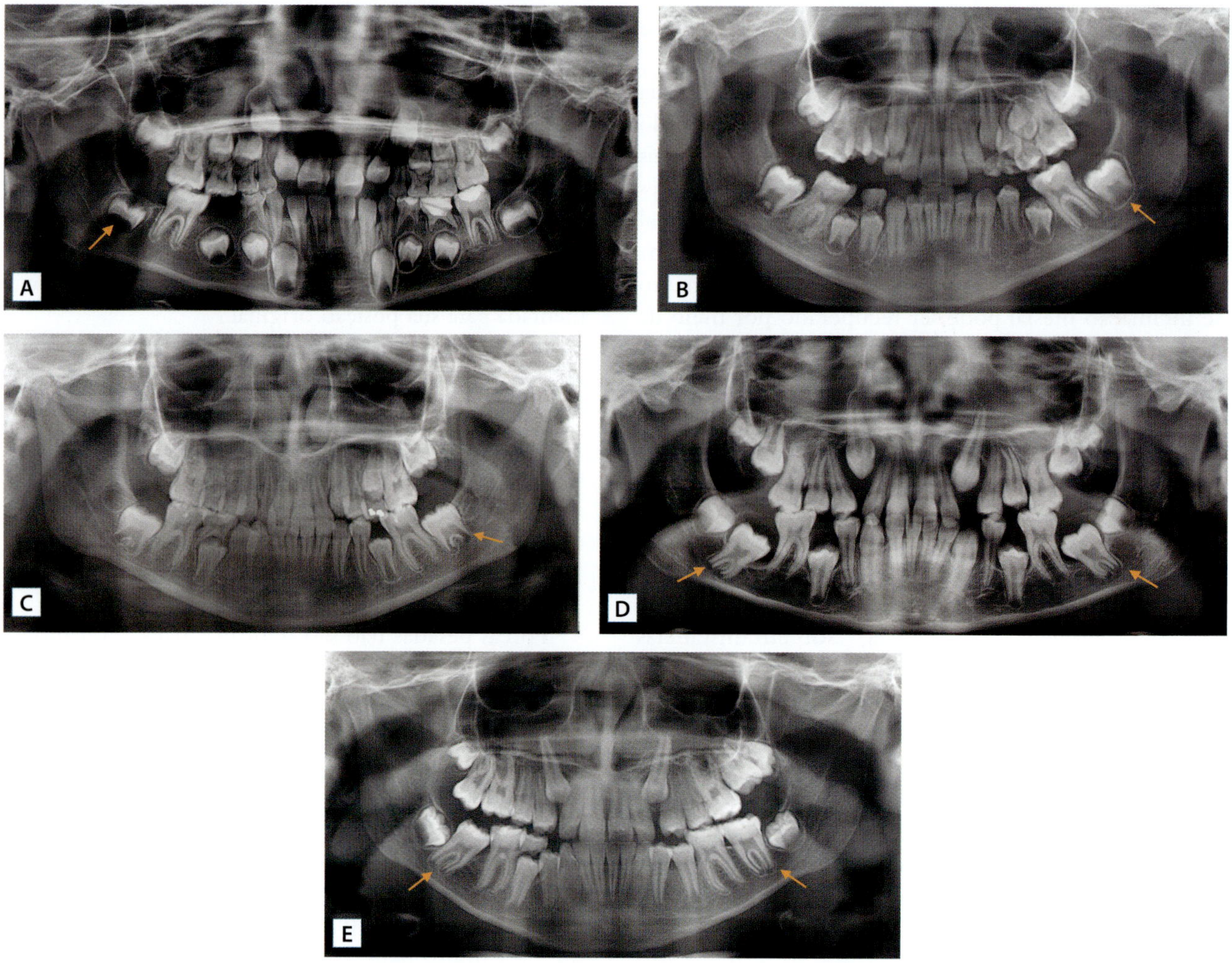

FIGURA 3.94 O espaço será mais facilmente recuperado quando o segundo molar permanente estiver em estágio precoce de rizogênese. A: estágio precoce do segundo molar permanente, facilitando o movimento de inclinação para distal e até mesmo o movimento de translação do primeiro molar permanente. B: segundo molar ao nível cervical do primeiro molar possibilita o movimento de inclinação distal do primeiro molar permanente. C: segundo molar acima do nível cervical do primeiro molar, dificultando a recuperação do espaço. D: segundos molares inclinados mesialmente (cisto dentígero de erupção), pressionando os primeiros molares e ocasionando a impacção dos segundos pré-molares. E: segundo molar em estágio avançado de rizogênese, dificultando a recuperação do espaço.

são contraindicados na presença de mordida aberta anterior ou em pacientes com padrão de crescimento vertical.

Aparelhos intrabucais removíveis

Os aparelhos intrabucais removíveis podem ser indicados para recuperar o espaço, pois empregam forças intermitentes, com ancoragem dentomucossuportada. Apesar de efetivos para promover o movimento de verticalização do molar permanente, não permitem movimentos de translação, não promovem ganho de espaço adicional ao perímetro da arcada, apenas devolvem suas dimensões originais. Segundo Proffit,[83] um movimento de inclinação distal de 2 a 3 mm é possível quando o molar sofreu somente movimento de inclinação de coroa. Para esse tratamento, podem ser utilizados os aparelhos removíveis com molas helicoidais e parafusos expansores, preconizados para as arcadas superior e inferior. O aparelho removível com molas helicoidais (Figura 3.95) pode ser ativado 1 mm a cada duas semanas, e o aparelho com parafuso expansor (Figura 3.96) pode ser ativado pelo paciente ou responsável, uma vez por semana. Todos os aparelhos removíveis devem ser utilizados em período integral, sendo removido apenas durante as refeições e para higienização.

Lip Bumper ou placa lábio-ativa

O aparelho *Lip Bumper*, musculodentossuportado, possui um mecanismo de ação que depende da pressão exercida pelo músculo orbicular do lábio inferior, sobre o escudo de acrílico anterior do aparelho, para movimentar os molares inferiores em direção distal. É indicado quando o movimento labial dos incisivos inferiores pode ser

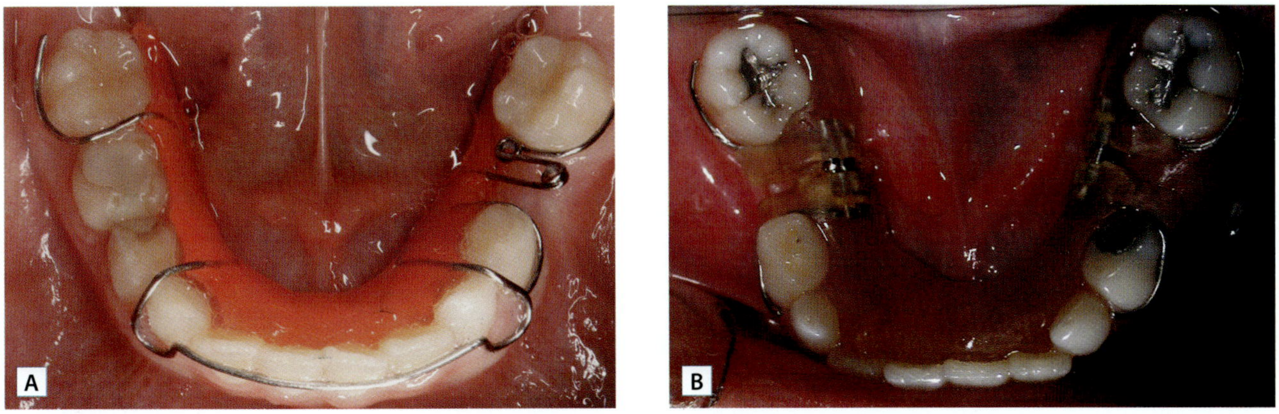

FIGURA 3.95 Aparelho removível para recuperar espaço. A: com mola helicoidal. B: com parafuso de expansão.

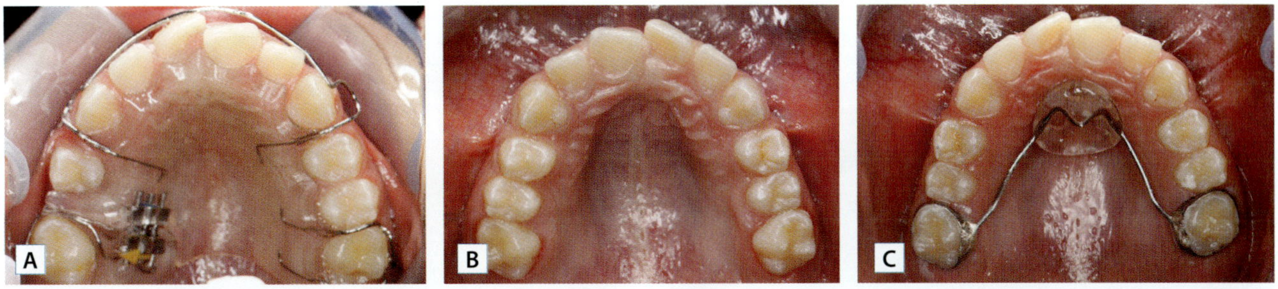

FIGURA 3.96 A: aparelho removível para recuperar o espaço para irrupção do segundo pré-molar superior esquerdo. B: após a recuperação do espaço e irrupção do segundo pré-molar. C: botão de Nance para contenção até que o tratamento ortodôntico corretivo seja realizado.

favorável para o paciente, pois o aparelho afasta o lábio inferior dos incisivos inferiores, permitindo a projeção desses dentes (Figura 3.97).

O tratamento com *Lip Bumper* pode ocasionar inclinação vestibular e labial dos incisivos, uma vez que elimina a ação do lábio inferior sobre as faces vestibulares dos incisivos inferiores; e distalização e inclinação distal dos primeiros molares permanentes, aumentando o perímetro e o comprimento do arco. Pode promover aumento na largura do arco com maior ganho na distância molar e interpré-molar e/ou molares decíduos, e menor ganho nas distâncias intercaninos e intermolares. Entretanto, aumenta o risco de impacção e erupção ectópica do segundo molar, apesar do limitado movimento distal, de aproximadamente 1 mm, dos primeiros molares.[43,78,92]

Barra transpalatina

A barra transpalatina foi introduzida e patenteada por Goshgarian,[37] em 1972. É composta de uma barra em fio de aço de 0,8 ou 0,9 mm que é introduzida nos tubos palatinos soldados às bandas cimentadas nos primeiros molares permanentes superiores (Figura 3.98A). Pode ser fixa ou removível. As principais indicações desse dispositivo são: distalizar e corrigir a rotação dos primeiros molares superiores, corrigir a inclinação dos molares (sentido mesiodistal), auxiliar na ancoragem, promover intrusão relativa dos primeiros molares, expandir ou contrair o segmento posterior superior, controlar o torque dos molares e como mantenedor de espaço, nos casos de perda precoce dos segundos molares decíduos. Cetlin[20] preconizou a barra transpalatina para distalizar os molares, incorporando ativações unilaterais alternadas (Figura 3.98B e C). Pode ser empregada também para promover a inclinação da coroa do primeiro molar para distal, com ativação de *tip back* (Figura 3.98D). Quando utilizada para corrigir a giroversão dos primeiros molares permanentes superiores, é possível obter de 1 a 2 mm no perímetro do arco.[24]

A barra transpalatina possui as seguintes vantagens: não depende da colaboração do paciente, é de fácil confecção e baixo custo, tem boa resistência, permite fácil higienização e pode ser removida facilmente. As desvantagens são: quando utilizada como mantenedor de espaço não restabelece a função mastigatória dos dentes extraídos e não evita a extrusão do dente antagonista no espaço da perda.[20]

Aparelho extrabucal

O aparelho extrabucal é constituído de arco facial, composto pelo arco interno unido ao arco externo por meio de solda. O arco interno, em fio 0,045" ou 0,051", é adaptado aos tubos soldados às superfícies vestibulares das bandas cimentadas nos primeiros molares permanentes superiores. Dobras ou alças devem ser confeccionadas para limitar o deslize do fio nos tubos. O arco externo apoia os elásticos para tração extrabucal. A direção da tração

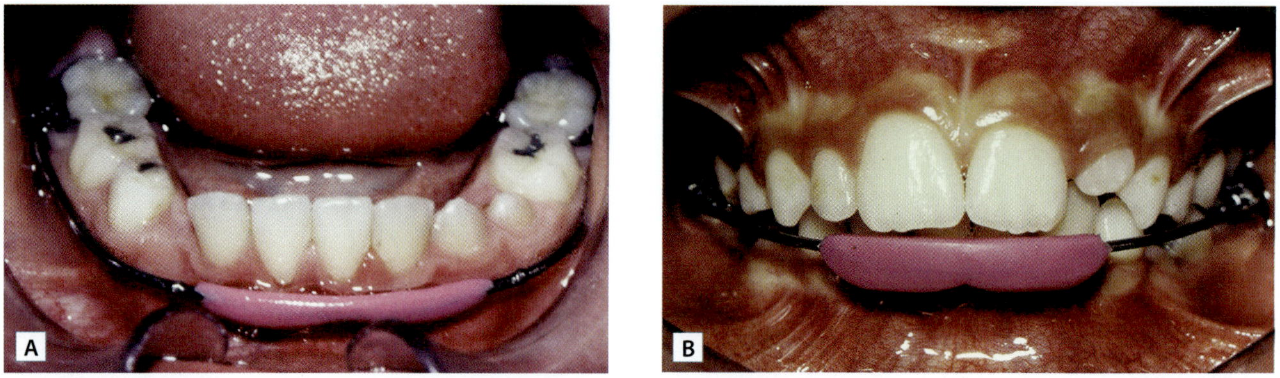

FIGURA 3.97 A e B: aparelho *Lip Bumper* ou placa lábio-ativa para distalizar ou inclinar os molares inferiores para distal.

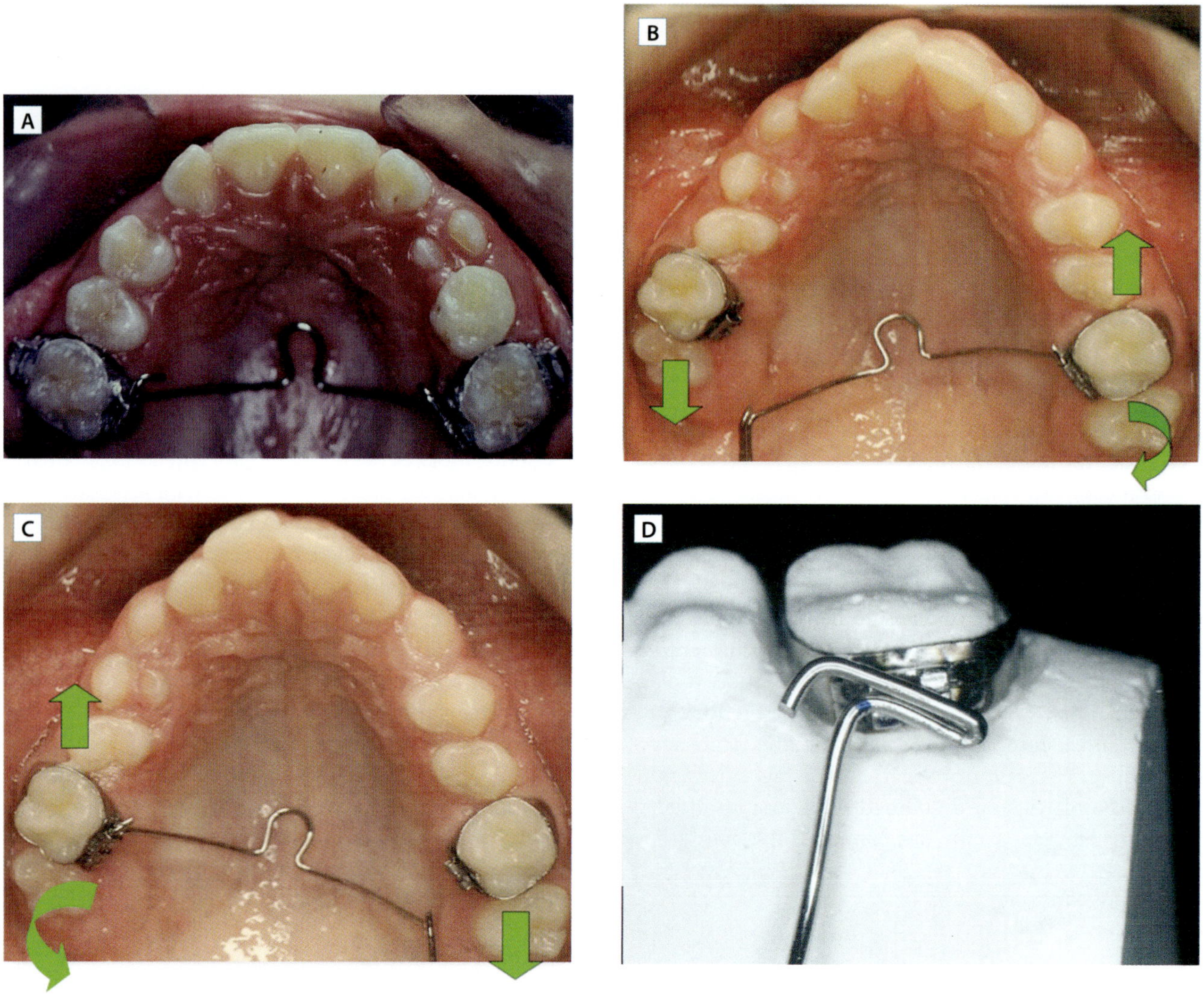

FIGURA 3.98 A: barra transpalatina distaliza e corrige a rotação dos primeiros molares permanentes superiores. B e C: ativações unilaterais alternadas para distalizar os molares permanentes. D: inclinação da coroa do primeiro molar para distal, com ativação de *tip back*, permitindo pequeno ganho de espaço.

externa pode variar desde ancoragem cervical até parietal, resultando na combinação de vetores horizontais e verticais sobre os primeiros molares, com movimentos de extrusão, intrusão, inclinação de coroa e raízes. Esse aparelho promove o movimento distal dos primeiros molares permanentes para recuperar um espaço perdido ou para criar espaço, com o objetivo de viabilizar a irrupção de pré-molares e caninos. A orientação da tração extrabucal é um detalhe importante a ser considerado. Se o paciente apresentar bom padrão de crescimento e relação vertical normal dos incisivos, pode-se indicar o aparelho extrabucal com tração cervical, apesar do efeito de extrusão dos molares, associado ao movimento distal. O movimento de extrusão dos molares pode ocasionar a rotação da mandíbula no sentido horário e, consequentemente, diminuir o trespasse vertical dos incisivos. Portanto, se o paciente apresentar padrão de crescimento vertical ou mordida aberta anterior, é necessário que a tração parietal seja utilizada, uma vez que evitará a extrusão dos molares (Figura 3.99). A intensidade das forças aplicadas sobre os molares também deve ser considerada, pois, para que o movimento dos molares no sentido distal seja efetivo, é recomendado aplicar forças leves ou ortodônticas de aproximadamente 200 a 250 g/lado. Forças pesadas são as denominadas ortopédicas, indicadas para controle e redirecionamento de crescimento dos ossos maxilares.[40,104]

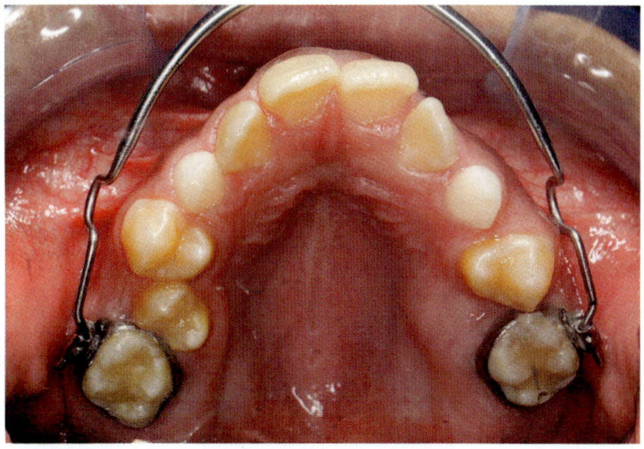

FIGURA 3.99 Aparelho extrabucal para promover movimento de translação dos molares superiores para distal.

Aparelhos fixos

Os aparelhos fixos apresentam vantagens sobre os removíveis, pois não dependem da colaboração do paciente e incorporam forças contínuas. Entretanto, pode-se citar algumas desvantagens, como custo, maior dificuldade na confecção e na higienização e necessidade de experiência profissional especializada. Quando o movimento de translação é desejado, aparelho fixo com ancoragem adequada deve ser utilizado.

Aparelho *Pendulum*

O aparelho *Pendulum* foi desenvolvido e proposto por Hilgers[45] em 1992, para distalizar os primeiros molares permanentes, podendo ser utilizado como recuperador de espaço. É um aparelho dentomucossuportado, constituído de molas distalizadoras em fio de titânio-molibdênio (TMA) 0.032", que são ativadas e introduzidas nos tubos linguais, soldados às bandas cimentadas nos primeiros molares permanentes, para distalizá-los. Esse aparelho produz força contínua de aproximadamente 250 g sobre os molares, porém promove projeção excessiva dos incisivos e movimento de inclinação do molar (Figura 3.100). O aparelho *Pendulum* modificado foi proposto por Almeida et al.[2] para facilitar o mecanismo de ativação e reativação das molas para distalizar os molares superiores. Essa modificação consiste em incorporar tubos telescópicos na placa de resina acrílica do palato, permitindo remover as molas intrabucais e ativá-las extrabucalmente, proporcionando maior controle do movimento dos molares.[2]

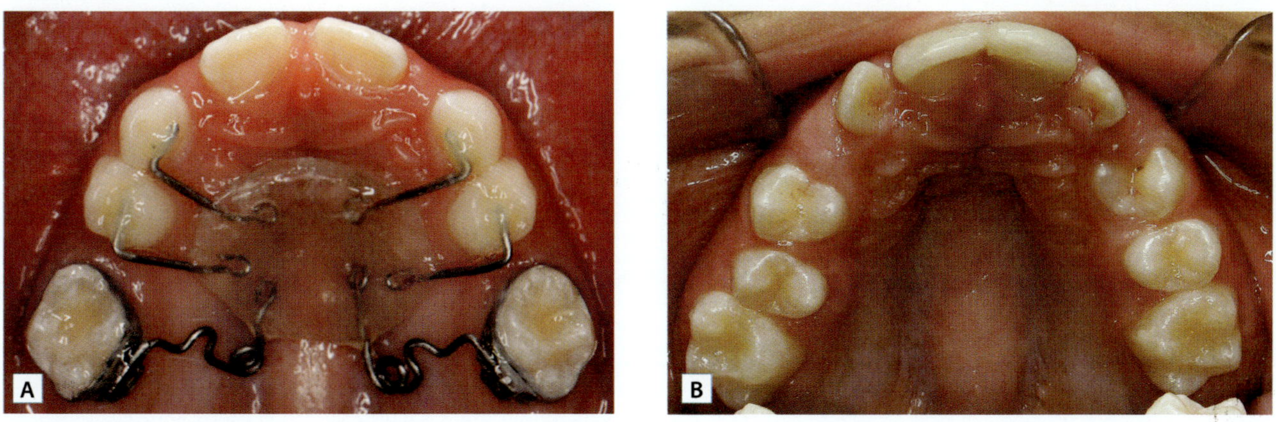

FIGURA 3.100 A: aparelho *Pendulum* de Hilgers para distalizar e corrigir rotação dos primeiros molares. B: recuperando espaço para os pré-molares.

Arco lingual modificado

O arco lingual modificado com molas pode ser utilizado para verticalizar primeiros molares permanentes inferiores, permitindo a recuperação do espaço após a perda precoce do segundo molar decíduo[105] (Figura 3.101).

Botão de Nance modificado

O botão de Nance[70,71] modificado com ganchos na região do primeiro molar permanente superior é indicado para verticalizar molares. Contribui para o aumento do comprimento do arco superior (Figura 3.102).

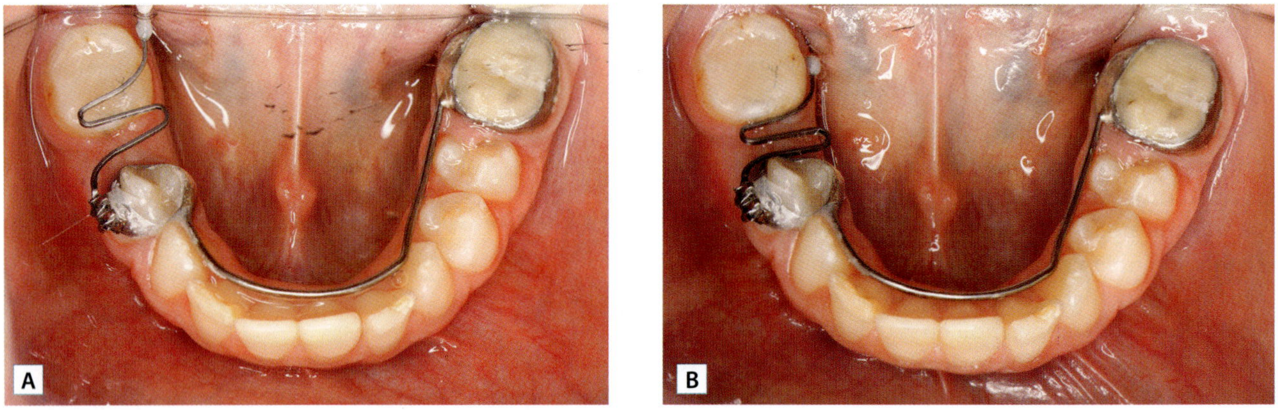

FIGURA 3.101 A e B: arco lingual modificado com molas para verticalizar primeiros molares inferiores.

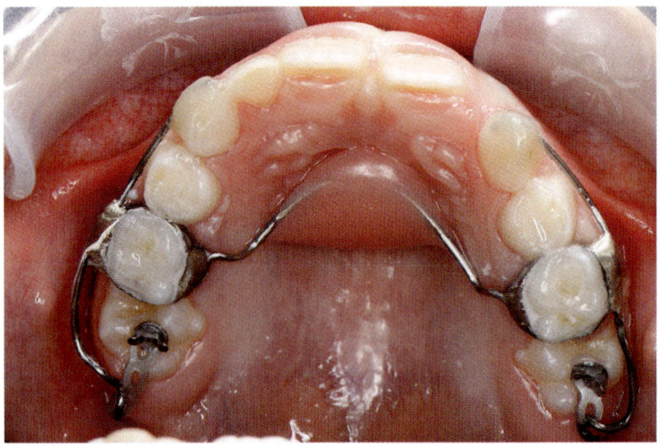

FIGURA 3.102 Botão de Nance modificado para verticalizar primeiros molares superiores.

REFERÊNCIAS

1. Allen TR, Trojan TM, Harris EF. Evidence favoring a secular reduction in mandibular leeway space Angle Orthod. 2017;87:576-82.
2. Almeida RR, Almeida MR, Fuziy A, Henriques JFC. Modificação do aparelho Pendulum/Pend-X: descrição do aparelho e técnica de construção. Rev Dental Press Ortodon Ortop Facial. 1999;4(6):12-9.
3. Andreasen JO, Andreasen FM. Intrusion, general prognosis. In: Essentials of traumatic injuries to the teeth. Copenhagen: Munksgaard, 1994. p.111.
4. Araujo EA, Buschang PH. Recognizing and correcting developing malocclusions: a problem-oriented approach to orthodontics. New Jersey: Wiley Publishers, 2016. p. 255.
5. Baume LJ. Developmental and diagnostic aspects of the primary dentition. Int Dent J. 1959;9:349-66.
6. Baume LJ. Phisiological tooth migration and its significance for the development of occlusion: the biogenetic course of the deciduous dentitions. J Dent Res. 1950;29:123-32.
7. Bell RA, Sonis A. Space supervision and guidance of eruption in management of lower transitional crowding: a non-extraction approach. Semin Orthod. 2014;20:16-35.
8. Bergamo AZN, Itikawa CE, De Almeida LA, Sander HH, Fernandes RMF, Anselmo-Lima WT, et al. Adenoid hypertrophy, craniofacial morphology in apneic children. Pediatric Dental Journal. 2014;24:71-7.
9. Biederman W. The problem of the ankylosed tooth. Dent Clin North Am. 1968;409-24.
10. Bishara S, Ortho D, Jakobsen JR, Treder J, Nowak A. Arch width arches from 6 weeks to 45 years of age maxillary arch. Am J Orthod. 1997;111(4):401-9.
11. Bishara SE. Ortodontia. São Paulo: Santos, 2004. p.593.
12. Black GV. Descriptive anatomy of the human teeth. Philadelphia: Wilmington Dental Manufacturing Co., 1890.
13. Byndayel NA. Clinical evaluation of short term space variation following premature loss of primary second molar, at early permanent dentition stage Saudi Dent J. 2019;31(3):311-5.
14. Brabant H. Comparison of the characteristics and anomalies of the deciduous and permanent dentitions. J Dent Res. 1967;46(5):897-902.
15. Brennan MM, Gianelly AA. The use of the lingual arch in the mixed dentition to resolve incisor crowding. Am J Orthod Dentofacial Orthop. 2000;117:81-5.
16. Broadbent BH. Ontogenic development of occlusion. Angle Orthod. 1941;41:223-41.
17. Brook AH. Dental anomalies of number, form, and size: their prevalence in British school children. J Int Assoc Dent Child. 1974;5(2):37-53.
18. Byrd ED. Incidence of supernumerary and congenitally missing teeth. ASDC J Dent Child. 1943;10:84-6.
19. Carr GE, Mink JR. Ectopic eruption of the first permanent maxillary molar in cleft lip and palate children. ASDC J Dent Child. 1965;32:179-88.
20. Cetlin NM, Hoeve AT. Nonextraction treatment. J Clin Orthod. 1983;17(6);396-413.
21. Chen CY, Hsu KCH, Marghalani AA, Vineet Dhar V, Coll JA. Systematic review and meta-analysis of passive lower lingual arch for resolving incisor crowding and effects on arch dimension. Pediatr Dent. 2019;41(1):9-19.E1-E3.
22. Chintakanon K, Boonpinon P. Ectopic eruption of the first permanent molars: prevalence and etiology factors. Angle Orthod. 1998;68(2):153-60.

23. Coll JA, Sadrian R. Predicting pulpectomy success and its relationship to exfoliation and succedaneous dentition. Pediatr Dent. 1996;18(1):57-63.
24. Dahlquist A, Gebauer U, Ingervall B. The influence of transpalatal arch for the correction of first molar rotation. Eur J Orthod. 1996;18(3):257-67.
25. Dale JG, Dale HC. Interceptive guidance of occlusion with emphasis on diagnosis. In: Graber TM, Vanarsdall RL Jr, Vig KWL (eds.). Orthodontics: current principals and techniques. 4.ed. St. Louis: Mosby, 2005. p.422-39.
26. Domon T, Taniguchi Y, Inoue K, Ushijima N, Taishi Y, Hiramatsu A, et al. Apoptosis of odontoclasts under physiological root resorption of human deciduous teeth. Cell Tissue Res. 2008;331(2):423-33.
27. Ericson S, Kurol J. Radiographic examination of ectopically erupting maxillary canines. Am J Orthod Dentofacial Orthop. 1987;91(6):483-92.
28. Faria PTM, Matsumoto MAN, Ruellas ACO, Lima WTA, Pereira FC. Dentofacial morphology of mouth breathing children. Brazilian Dental Journal. 2002; 3(2);129-32.
29. Ferguson DJ. Growth of the face and dental arches. In: McDonald RE, Avery DR, Dean JA (eds.). Dentistry for the child and adolescent. 8.ed. St. Louis: Mosby, 2004. p.590-6.
30. Fernandes LQP, Almeida RC, de Andrade BMG, Carvalho FAR, Almeida MAO, Artese FRG. Tooth size discrepancy: is the E space similar to the leeway space? Journal of the World Federation of Orthodontists. 2013;2(2):e49-e51.
31. Fernandez E, Bravo LA, Canteras M. Eruption of the permanent upper canine: a radiographic study. Am J Orthod Dentofacial Orthop. 1998;113(4):414-20.
32. Frazier-Bowers AS, Koehler KE, Ackerman JL, Proffit WR. Primary failure of eruption: further characterization of a rare eruption disorder. Am J Orthod Dentofacial Orthop. 2007;131:578. e1-578.e11.
33. Frazier-Bowers AS, Simmons D, Wright JT, Proffit WR, Ackerman JL. Primary failure of eruption and PTH1R: the importance of a genetic diagnosis for orthodontic treatment planning. Am J Orthod Dentofacial Orthop. 2010;137:60.e1-160.e7.
34. Ghafari J. Early treatment of dental arch problems. I. Space maintenance, space gaining Quintessence International. 1986;17(7):423-32.
35. Gianelly AA. Crowding: timing of treatment. Angle Orthod. 1994;64:415-8.
36. Gianelly AA. Leeway space and the resolution of crowding in the mixed dentition. Semin Orthod. 1995;1:188-94.
37. Goshgarian RA. Orthodontic palatal arche wires. United States, Government Patent Office, 1972.
38. Graber LW, Vanarsdall RL, Vig KWL, Huang GJ. Ortodontia: princípios e técnicas atuais. 6.ed. St. Louis: Mosby, 2019. p.1040.
39. Graber TM, Vanarsdall RL. Orthodontics: current principles and techniques. 2.ed. St Louis: Mosby Year Book, 1994.
40. Graber TM. Orthodontics: principles and practice. 2.ed. Philadelphia: W.B. Saunders Co., 1966.
41. Grover P, Lorton L. The incidence of unerupted permanent teeth and related clinical cases. Oral Surg Oral Med Oral Pathol. 1985;59(4):420-5.
42. Guideline on management of the developing dentition and occlusion in pediatric dentistry – American Academy of Pediatric Dentistry. Reference manual. 2009;32(6);10-1;213-25.
43. Hashish DI, Mostafa YA. Effect of lip bumpers on mandibular arch dimensions. Am J Orthod Dentofacial Orthop. 2009;135(1):106-9.
44. Hegde S, Panwar S, Bolar DR, Sanghavi MB. Characteristics of occlusion in primary dentition of preschool children of Udaipur, India. Eur J Dent. 2012;6(1):51-5.
45. Hilgers JJ. the pendulum appliance for class II non-compliance therapy. J Clin Orthod, Boulder. 1992;26(11);706-14.
46. Howard RD. The unerupted incisor: a study of the post-operative eruptive history of incisors delayed in their eruption by supernumerary teeth. Dent Pract Dent Rec. 1967;17(9):332-41.
47. Ismail MQ, Lauridsen E, Andreasen JO, Hermann NV. Ectopic eruption of the second premolar: an analysis of four different treatment approaches. European Archives of Paediatric Dentistry. 2020;21:119-27.
48. Jonathan PT, Sethi HS, Neha, Kirtaniya BC. Semi-fixed functional lingual arch space maintainer: a case report. Int J Oral Health Med Res. 2018;4(5):46-50.
49. Kapala JT. Interceptative orthodontics and management of space problems. In: Braham RL, Morris ME. Texbook of pediatric dentistry. Baltimore. The Williams e Wilkins Company, 1980.
50. Kumar KPS, Tamizharasi S. Significance of curve of Spee: an orthodontic review. J Pharm Bioallied Sci. Medknow Publications and Media Pvt. Ltd. 2012;4(2):S323-8.
51. Langer MR, Valera CPF, Matsumoto MAN, Anselmo-Lima WT, Enoki C. Does rapid maxillary expansion increase nasopharyngeal space and improve nasal airway resistance? International Journal of Pediatric Otorhinolaryngology. 2011;75:122-5.
52. Lessa FCR, Enoki C, Faria G, Ito IY, Matsumoto MAN, Nelson Filho P. In vivo evaluation of the bacterial contamination and disinfection of acrylic baseplates of removable orthodontic appliances. American Journal of Orthodontics and Dentofacial Orthopedics. 2007;131:705.e11-705.e17.
53. Lessa FCR, Enoki C, Feres MFN, Valera FCP, Lima WTA, Matsumoto MAN. Influência do padrão respiratório na morfologia craniofacial. Revista Brasileira de Otorrinolaringologia. 2005;71(2):156-60.
54. Lin YJ, Lin YT. Long-term space changes after premature loss of a primary maxillary first molar. J Dent Sci. 2017;12(1):44-8.
55. Luten JR. The prevalence of supernumerary teeth in primary and mixed dentitions. ASDC J Dent Child. 1967;34(5):346-53.
56. Marañón-Vásquez GA, Matsumoto MAN, Feres MFN, Ferreira JTL, Consolaro A, Romano FL. Early treatment of failure of eruption of a permanent molar. J Dent Child (Chic). 2019;15;86(3):150-3.
57. Matsumoto MAN, Enoki C, Valera FCP, Faria G, Anselmo-Lima WT. Long-term effects of rapid maxillary expansion on nasal area and nasal airway resistance. American Journal of Rhinology & Allergy. 2010;24:161-5.
58. Mattar SEM, Anselmo-Lima WT, Valera FCP, Matsumoto MAN. Skeletal and occlusal characteristics in mouth-breathing pre-school children. The Journal of Clinical Pediatric Dentistry. 2004;28(4):315-8.
59. Mattar SEM, Faria G, Valera CPF, Anselmo-Lima WT, Matsumoto MAN. The effect of adenoidectomy or adenotonsillectomy on occlusal features in mouth-breathing prescholers. Pediatric Dentistry. 2012;34(2):108-12.
60. Mattar SEM, Valera FCP, Faria G, Matsumoto MAN, Anselmo-Lima WT. Changes in facial morphology after adenotonsillectomy in mouth-breathing children. International Journal of Paediatric Dentistry. 2011;21:389-96.
61. Mayne WR. Serial extraction. In: Graber TM Current orthodontic concepts and techniques. Philadelphia: W.B. Saunders, 1969. Chapter 4.
62. McKibben DR, Brearley LJ. Radiographic determination of the prevalence of selected dental anomalies in children. J Dent Child. 1971;28(6):390-8.
63. Monaco A, Ciammella NM, Marci MC, Pirro P, Giannoni M. The anxiety in bruxer child: a case-control study. Minverva Stomatol. 2002;51(6):247-50.
64. Moorrees CF, Gron AM, Lebret LM, Yen PK, Fröhlich FJ. Growth studies of the dentition: a review. Am J Orthod. 1969;55(6):600-16.
65. Moorrees CFA, Chadha JM. Available space for the incisors during dental development: a growth study based on physiological age. Angle Orthod. 1965;35:12.
66. Moorrees CFA, Chadha JM. Crown diameters of corresponding tooth groups in deciduous and permanent dentition. J Dent Res. 1962;41:466.
67. Moorrees CFA. Changes in dental arch dimensions expressed on the basis of the tooth eruption as a measure of biologic age. J Dent Res. 1965;44:161.
68. Moyers RE. Handbook of orthodontics. Year Book Medical Publishers, 1988. p.577.
69. Nakata M, Wei SHY. Guia de oclusão em odontopediatria. São Paulo: Santos, 1995. p.104.

70. Nance HN. The limitations of orthodontic treatment. II. Diagnosis and treatment in the permanent dentition. Am J Orthod Oral Surg. 1947;33:253-301.
71. Nance HN. The limitations of orthodontic treatment. I. Mixed dentition diagnosis and treatment. Am J Orthod Oral Surg. 1947;33:177-223.
72. Ngan P, Alkire RG, Fields HW Jr. Management of space problems in the primary and mixed dentitions. J Am Dent Assoc. 1999;130(9):1330-9.
73. Nickel JC, McLachlan KR, Smith DM. Eminence development of the postnatal human temporo-mandibular joint. J Dent Res. 1988;67(6):896-902.
74. Nolla ACM. The development of the permanent teeth. J Dent Child. 1960;211:1263-4.
75. Nolla ACM. The development of the permanent teeth. J Dent Child. Fulton. 1960;27:254-6.
76. Nouri MR, Kennedy DB. Optimal fit of chairside-fabricated distal shoe space maintainer. Eur Arch Paediatr Dent. 2013;14:351-4.
77. Olive RJ. Orthodontic treatment of palatally impacted maxillary canines. Aust Orthod J. 2002;18(2):64-70.
78. Osborn WS, Nanda RS, Currier GF. Mandibular arch perimeter changes with lip bumper treatment. Am J Orthod Dentofacial Orthop. 1991;99:527-32.
79. Peixoto ITA, Enoki C, Ito IY, Matsumoto MAN, Nelson-Filho P. Evaluation of home disinfection protocols for acrylic baseplates of removable orthodontic appliances: a randomized clinical investigation. American Journal of Orthodontics and Dentofacial Orthopedics. 2011;140:51-7.
80. Petcu A, Bălan A, Haba D, Mârţu Stefanache AM, Savin C. Implications of premature loss of primary molars. Pediatric Dentistry. 2016;20:130-4.
81. Popovich F, Thompson GW, Main PA. The maxillary interincisal diastema and its relationship to the superior labial frenum and intermaxillary suture. Angle Orthod. 1977;47:265-71.
82. Primosch RE. Anterior supernumerary teeth: assessment and surgical intervention in children. Pediatr Dent. 1981;3(2):204-15.
83. Proffit WR, Frazier-Bowers AS. Mehcanism and control of tooth eruption: overview and clinical implications. Orthod Craniofac Res. 2009;12:59-66.
84. Proffit WR, Vig WR. Primary failure of eruption: a possible cause of posterior open-bite. Am J Orthod 1981;80:173-90.
85. Reddy M, Jain S, Raghav P, Mohan S, Wadhawan A. Sequential utilization of E-space for correction of moderate crowding: a case report. Int J Clin Pediatr Dent. 2018;11(6):519-25.
86. Romano FL, Arid J, de Queiroz AM, Bezerra Segato RA, Filho PN. A modified nance palatal arch for the treatment of ectopically erupting permanent first molars. J Dent Child (Chic). 2016;15:83(3):161-6.
87. Romano FL, Tomasin A, Ferreira JTL, Matsumoto MAN, Segato RAB. Protocolo clínico de manutenção de espaço. In: Silva LAB. Protocolos clínicos: tratamento endodôntico em dentes decíduos. Ribeirão Preto, 2015. p.145.
88. Rugh JD, Harlan J. Nocturnal bruxism and temporomandibular disorders. Adv Neurol. 1988;49:329-41.
89. Russell KA, Folwarczna MA. Mesiodens: diagnosis and management of a common supernumerary tooth. J Can Dent Assoc. 2003;69(6):362-6.
90. Sable DL, Woods MG. Growth and treatment changes distal to the mandibular first molar: a lateral cephalometric study. Angle Orthod. 2004;74:367-74.
91. Santana LG, de Campos França E, Flores-Mir C, Abreu LG, Marques LS, Martins-Junior PA. Effects of lip bumper therapy on the mandibular arch dimensions of children and adolescents: a systematic review. Am J Orthod Dentofacial Orthop. 2020;157(4):454-65.e1.
92. Sari S, Sonmez H. The relationship between occlusal factors and bruxism in permanent and mixed dentition in Turkish children. J Clin Pediatr Dent. 2001;25(3):191-4.
93. Shimazaki E, Karakida T, Yamamoto R, Kobayashi S, Fukae M, Yamakoshi Y, et al. TGF-β and physiological root resorption of deciduous teeth. Int J Mol Sci. 2017 Jan;18(1):49.
94. Silva-Filho OG, Garib DG, Lara TS. Ortodontia interceptiva: protocolo de tratamento em duas fases. São Paulo: Artes Médicas, 2013. p.574.
95. Sonis A, Ackerman M. E-space preservation: is there a relationship to mandibular second molar impaction? Angle Orthod. 2011;81:1045-9.
96. Souki BQ. Development of the occlusion what to do and when to do it? In: Araujo EA, Buschang PH. Recognizing and correcting developing malocclusions: a problem-oriented approach to orthodontics. New Jersey: Wiley Publishers, 2016. p.255.
97. Sousa JBR, Matsumoto MAN, Lima WTA, Valera FCP. Cephalometric assessment of the mandibular growth pattern in mouth--breathing children. International J of Pediatric Otorhinolaringology. 2005;69(3):311-7.
98. Stellzi-Eisenhauer A, Decker E, Meyer-Marcotty P, Rau C, Fiebig BS, Kress W, et al. Primary failure of eruption (PFE): clinical and molecular genetics analysis. J Orofac Orthop. 2010;71:6-16.
99. Suri L, Ggari E, Vastardis H. Delayed tooth eruption: pathogenesis, diagnosis, and treatment. A literature review. Am J Orthod Dentofacial Orthop. 2004;126:432-45.
100. Tanaka MM, Johnston LE. The prediction of the size of unerupted canines and pré-molars in a contemporary orthodontic population. J Am Dent Assoc. 1974;1-88:798-801.
101. Tay F, Pang A, Yuen S. Unerupted maxillary anterior supernumerary teeth: a report of 204 cases. ASDC. J Dent Child. 1984;51(4):289-94.
102. Taylor GS. Characteristics of supernumerary teeth in the primary and permanent dentition. Dent Pract Dent Rec. 1972;22(5):203-8.
103. Thurow RC. Atlas of orthodontic principles. St Louis, CV Mosby, 1977.
104. Totti AMG, Ferreira ER, Bernardes LAA, Ferreira JTL, Matsumoto MAN, Romano FL. Verticalização de segundos molares inferiores com arco lingual modificado: relato de caso. Rev Uni Cid São Paulo. 2010;22:254-62.
105. van Der Linden FPGM. Transition of the human dentition. An Arbor: University of Michigan, 1982 (Craniofacial Growth Series, Monograph no 13).
106. van der Linden FPGM. Development of the dentition. Chicago, Quintessence Pub, 1983.
107. Vieira BB, Meng CS, Valera CPF, Anselmo-Lima WT, Enoki C, Mattar SEM, et al. Influence of adenotonsillectomy on hard palate dimensions. International Journal of Pediatric Otorhinolaryngology. 2012;76:1140-4.
108. Viglianisi A. Effects of lingual arch used as space maintainer on mandibular arch dimension: a systematic review. Am J Orthod Dentofacial Orthop. 2010;138:382.e1-382.e4.
109. Villa MP, Rizzoli A, Miano S, Malagola C. Efficacy of rapid maxillary expansion in children with obstructive sleep apnea syndrome: 36 months of follow-up. Sleep and Breathing. 2011;15:179-84.
110. Vyas MB, Hantodkar N. Resolving mandibular arch discrepancy through utilization of leeway space. Contemp Clin Dent. 2011;2(2):115-8.
111. Warren AB. The distal shoe space maintained: chairside fabrication and clinical performance. Pediatr Dent. 2002;24:561-65.
112. Warren JJ, Yonezu T, Bishara SE. Tooth wear patterns in the deciduous dentition. Am J Orthod Dentofacial Orthop. 2002;122(6):614-8.
113. Watt E, Ahmad A, Adamji R, Katsimbali A, Ashley P, Noar J. Space maintainers in the primary and mixed dentition: a clinical guide. British Dental Journal. 2018;225:4.
114. Weideman CL, Bush DL, Yan-Go FL, Clark GT, Gornbein JA. The incidence of parasomnias in child bruxers vs nonbruxers. Pediatr Dent. 1996;18(7):456-60.
115. Wise GE, Fan W. Mechanisms of tooth eruption and orthodontic tooth movement. J Dent Res. 2008;87:414-34.
116. Witsenburg B, Boering G. Eruption of impacted permanent upper incisors after removal of supernumerary teeth. Int J Oral Surg. 1981;10(6):423-31.
117. Woods MG. Mandibular arch dimensional and positional changes in late mixed-dentition class I and II treatment. Am J Orthod Dentofacial Orthop. 2002;122:180-8.

CAPÍTULO 4

Maturação esquelética

Mírian Aiko Nakane Matsumoto

O conhecimento sobre crescimento craniofacial é de fundamental importância para o clínico, uma vez que para realizar o tratamento ortodôntico das más oclusões esqueléticas é necessário redirecionar ou alterar o padrão de crescimento. É importante identificar quando os maiores incrementos de crescimento ocorrerão, para obter resultados ortodônticos mais eficientes, em menor espaço de tempo. Os eventos de crescimento acontecem em uma sequência razoavelmente constante na população, porém sua cronologia é bastante variável devido a diversos fatores, como: genética,[4] ambiente, etnia, clima, hormônios de crescimento, gênero e condição socioeconômica.[6]

Em ortodontia é importante compreender os eventos relacionados ao crescimento, principalmente no que se refere à predição do seu potencial máximo, já que isso influencia de forma decisiva no diagnóstico, no prognóstico e no plano de tratamento. Os melhores resultados do tratamento ortodôntico são obtidos em pacientes com bom potencial de crescimento, especialmente quando a intervenção é realizada no surto de crescimento puberal.

O surto de crescimento puberal refere-se à aceleração do crescimento que ocorre na puberdade. É a época em que a criança atinge seu maior potencial de desenvolvimento e maturação das dimensões corporais e craniofaciais. A determinação do estágio de maturação esquelética e a avaliação do potencial de crescimento são importantes especialmente para prever se o crescimento puberal está em seu início, se está em curso ou se está em estágio final.

A literatura descreve que a melhor resposta em face dos estímulos ortopédicos acontece quando a intervenção é realizada durante a fase de crescimento pré-puberal e puberal. Nessa época ocorrem alterações craniofaciais que podem ser monitoradas com o intuito de minimizar as discrepâncias esqueléticas, favorecendo os resultados do tratamento ortodôntico. Nos pacientes jovens, é imprescindível determinar a época mais adequada para o tratamento, a fim de aproveitar o potencial máximo de crescimento puberal e reduzir o tempo de tratamento ativo.[5]

Em razão da importância de prever o período de crescimento puberal para a resolução das discrepâncias esqueléticas craniofaciais, muitos indicadores biológicos são usados, com o objetivo de reconhecer em que fase do crescimento o paciente se apresenta, a fim de definir o momento ideal para iniciar o tratamento ortodôntico. Os indicadores biológicos são: aumento da estatura corporal, idade cronológica, presença de caracteres sexuais secundários, estágios de desenvolvimento e erupção dentária e determinação da idade esquelética por meio das radiografias de mão e punho e maturação das vertebras cervicais.

▶ Aumento da estatura corporal

A idade em que se inicia o surto de crescimento puberal pode variar de acordo com o sexo, características populacionais e meio ambiente, havendo grande diferença de uma pessoa para outra.

Para Bjork e Helm[5] existe relação entre a idade em que ocorre o surto máximo de crescimento puberal e a estatura corporal. O pico do aumento na estatura corporal durante o crescimento puberal ocorre aproximadamente 18 meses mais cedo nas meninas que nos meninos. Há correlação significativa entre a idade do surto de crescimento puberal, o aumento da estatura corporal, a ossificação do sesamoide e a idade da menarca nas meninas.

Segundo Hagg e Taranger,[17,18] existe forte correlação entre o surto de crescimento puberal e o pico da velocidade de crescimento na estatura corporal. As medidas longitudinais da altura corporal podem ser usadas para avaliar o crescimento facial durante a puberdade.

O início do surto de crescimento puberal e os aumentos nas dimensões craniofaciais podem ser reconhecidos, determinando os aumentos anuais de crescimento em altura observados por um período de tempo prolongado. Infelizmente, observações ou mensurações repetidas anualmente são necessárias. Por essa razão, a estatura não é um indicador de maturidade esquelética eficiente, pois informações adicionais são necessárias para estimar o estágio de maturação do indivíduo.

Idade cronológica

A idade cronológica dos pacientes também não é um indicador preciso do estágio de maturação esquelética, pois geralmente não coincide com a idade biológica. Vários são os fatores que contribuem para essa variação: genéticos, étnicos, condições climáticas, nutricionais, socioeconômicos e tendências de maturação cada vez mais precoces do ser humano ao longo do tempo.

Presença de caracteres sexuais secundários

A menarca e a mudança de voz são indicadores sexuais de crescimento puberal ainda utilizados por alguns clínicos. Hagg e Taranger[16] demonstraram que meninos e meninas atingem o pico máximo de crescimento puberal dois anos após o início do surto de crescimento puberal e a menarca ocorre aproximadamente um ano e um mês após a velocidade máxima de crescimento (VMC).

Bjork e Helm[5] verificaram que a menarca ocorre em média 17 meses ± 2,5 após a VMC, portanto esse parâmetro pode ser um bom indicador de maturação óssea. Porém, não é indicado para estimar se o pico da velocidade de crescimento puberal foi alcançado ou está para acontecer, pois a menarca acontece após o pico da VMC. Há consenso de que a menarca nunca acontece antes da VMC.

Com relação aos meninos, a mudança de voz é o indicador de maturação esquelética mais utilizado. Segundo Hagg e Taranger,[17] os meninos com voz infantil, pré-puberal, ainda não atingiram o pico da velocidade de crescimento. Os meninos que iniciaram a mudança de voz estariam no pico da VMC, e, para os que apresentavam voz madura, a velocidade de crescimento estaria em desaceleração. Atualmente esses indicadores, assim como os anteriores, também não são considerados confiáveis.

Estágios de desenvolvimento e erupção dentária

Na década de 1960, o desenvolvimento dentário foi utilizado como índice de crescimento e maturação durante a infância, uma vez que o desenvolvimento dentário e a erupção eram considerados sequenciais e em idades prováveis. Hunter[19] constatou a correlação entre desenvolvimento dentário e maturação esquelética, devido à grande variabilidade nos estágios de maturação em que os pacientes se encontravam, levando em consideração a idade dentária. Porém, a cronologia de erupção depende de muitos fatores, como alimentação, grupo étnico, clima e gênero. Além disso, a erupção dentária pode sofrer influência de fatores locais, por exemplo, extrações precoces ou esfoliações tardias de dentes decíduos, patologias e fatores ambientais.

Cherktow[8] avaliou a mineralização dentária como indicador do surto de crescimento puberal e verificou que o início da calcificação do osso sesamoide, caninos inferiores no estágio 9 de Nolla[22] (raiz completa com ápice aberto) e segundos molares inferiores com dois terços de raiz formada (estágio 8 de Nolla[22]) coincidem com a fase de desaceleração do surto de crescimento puberal.

Bjork e Helm[5] constataram que a erupção completa dos caninos e pré-molares ocorreu um ano antes do pico de crescimento nos meninos, e nas meninas transcorreu simultaneamente. A erupção completa dos segundos molares inferiores coincidiu com o pico da VMC nos meninos, e, nas meninas, um ano depois. Devido ao fato de a irrupção de caninos e pré-molares ocorrer alguns anos antes do crescimento puberal máximo, nas meninas, o desenvolvimento dentário não é um critério eficiente para determinar a puberdade.

Portanto, considerando os relatos da literatura e as evidências clínicas, pode-se afirmar que o desenvolvimento dentário é um indicador pobre do surto de crescimento puberal.

Determinação dos estágios de maturação esquelética por meio das radiografias de mão e punho

Ao observar os níveis de maturação esquelética de uma criança, é possível fazer uma estimativa de quando ela atingirá a puberdade ou o pico do crescimento puberal. A previsão do potencial de crescimento do complexo craniofacial é muito importante para o sucesso e a previsibilidade do tratamento ortodôntico. Avaliar o estágio de maturação esquelética é o método de escolha para estimar a idade de desenvolvimento fisiológico do indivíduo.[1]

A mão e o punho têm sido as áreas mais frequentemente usadas do esqueleto humano para avaliar o estágio de maturação esquelética. Muitos centros de ossificação estão disponíveis nessa área, e em cada um deles é possível observar modificações distintas, que ocorrem em diferentes épocas ao longo do desenvolvimento. São eficientes para fornecer informações sobre o período de maturação óssea do indivíduo.

A mão é formada por 27 ossos e divide-se em três partes: carpo (punho), metacarpo e falanges (dedos). O carpo ou punho é formado por oito ossos, que se dispõem em duas fileiras. Na fileira distal, próxima dos dedos, estão dispostos quatro ossos: trapézio (1), trapezoide (2), capitato (3) e hamato (4); na fileira proximal, perto do antebraço, estão os outros quatro ossos: pisiforme (5), piramidal (6), semilunar (7) e escafoides (8). O metacarpo, que representa o esqueleto da palma da mão, é formado por cinco ossos iguais, com forma alongada, que se articulam com os ossos do carpo e com as falanges. Os ossos do metacarpo são numerados de 1 a 5, a partir do polegar. As falanges correspondem aos dedos polegar, indicador, médio, anular e auricular. Ao total, são 14 falanges, que se articulam com os ossos do metacarpo. Cada dedo possui três falanges, proximal, média e distal, exceto o polegar, que contém apenas duas falanges, a proximal e a distal. Além dos ossos da mão, são avaliados o rádio e o sesamoide (Figura 4.1).

O estudo das radiografias de mão e punho auxilia o clínico, de maneira simples e precisa, a determinar a idade esquelética de cada paciente, detectando, por meio dos eventos de ossificação, o período do surto de crescimento puberal. São avaliados os estágios de ossificação do sesamoide e de alguns ossos do carpo, além das epífises em relação às diáfises das falanges e do rádio.

Um atlas para estimar o estágio de maturação óssea em crianças americanas utilizando radiografias de mão e punho específicas para cada idade foi publicado por Greulich e Pyle.[15] Mito et al.[21] desenvolveram outro atlas para crianças inglesas, e Green[14] para crianças negras. Comparando a radiografia de mão e punho aos padrões do atlas de Greulich e Pyle,[15] pode-se determinar a idade esquelética de um indivíduo, e prever seu potencial de crescimento.

Estágios de ossificação dos ossos da mão e do punho

Estágio epifisário é o grau de ossificação da cartilagem de crescimento localizada entre epífise e diáfise dos ossos longos. É, portanto, a maneira pela qual a epífise inicia e aumenta sua ossificação até unir-se à diáfise. Há o espessamento progressivo da epífise, atingindo a mesma largura de sua diáfise, seguido pelo capeamento. Nesse estágio, as bordas das epífises convergem em direção a suas diáfises até que, finalmente, iniciam sua fusão, em um processo que se realiza do centro para as laterais. Portanto, antes do período de crescimento puberal, as epífises são menores em largura que as diáfises (Figura 4.2) No início do período puberal, as epífises têm a mesma largura das diáfises (Figura 4.3), e, na VMC ou no pico da velocidade de crescimento puberal, as epífises iniciam o capeamento das diáfises (Figura 4.4). Na fase de desaceleração da VMC,

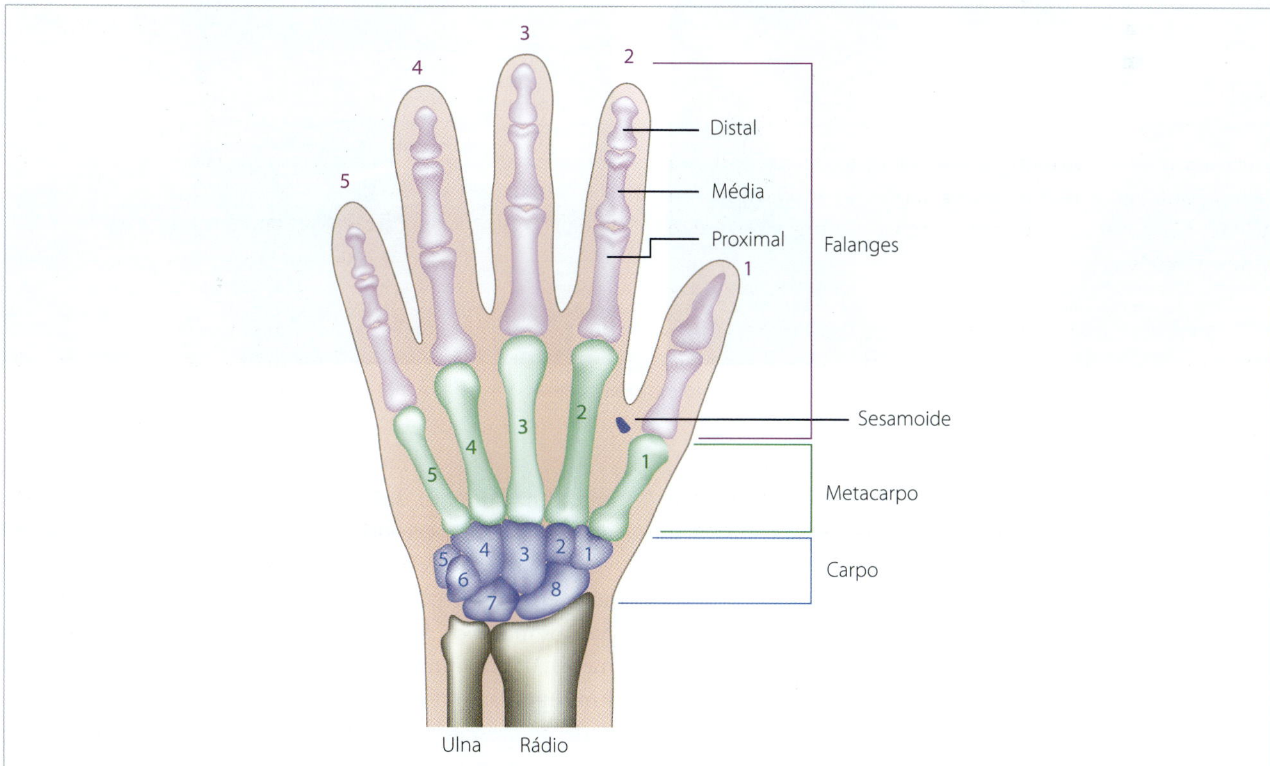

FIGURA 4.1 Ossos da mão avaliados radiograficamente para determinar o estágio maturacional do indivíduo.

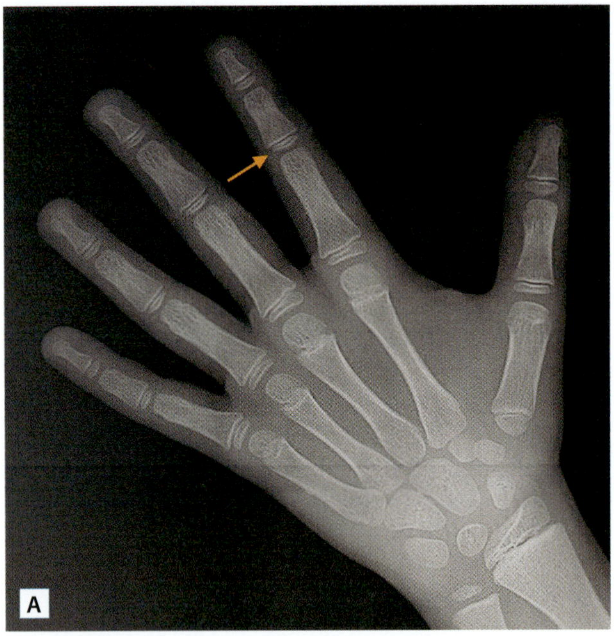

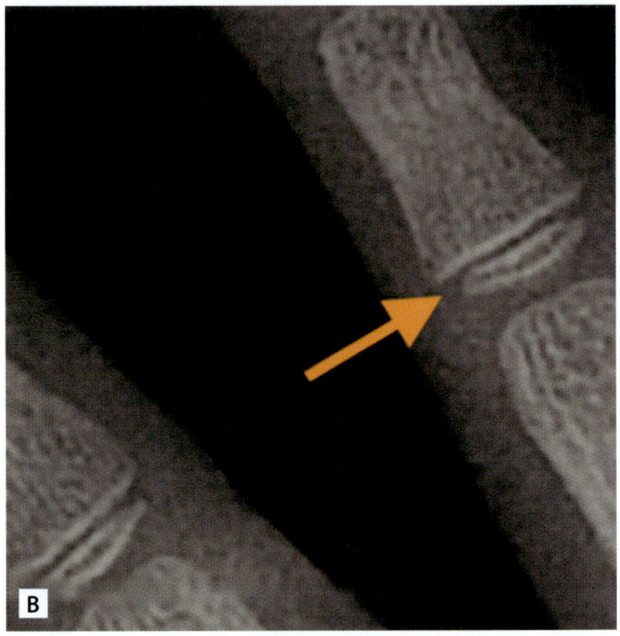

FIGURA 4.2 Estágios de ossificação epifisária. A e B: antes do período puberal.

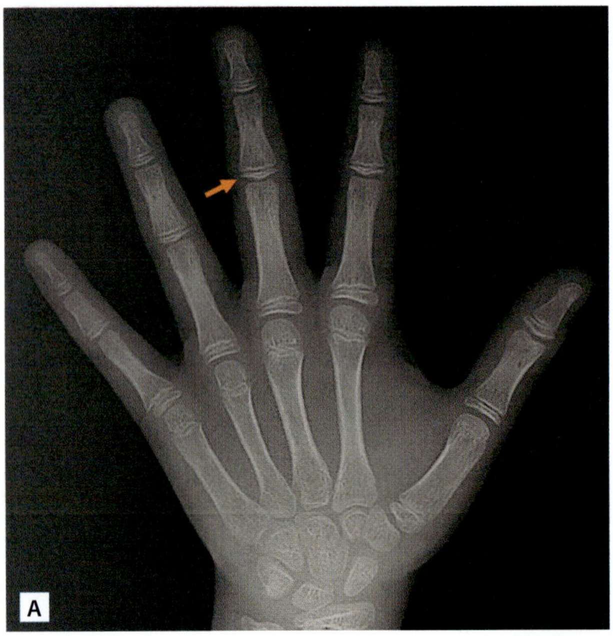

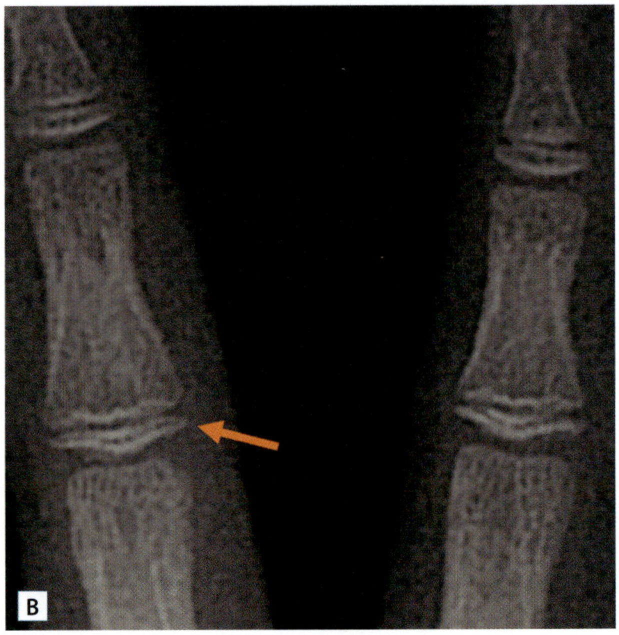

FIGURA 4.3 Estágios de ossificação epifisária. A e B: no início do período puberal.

tem início a união epifisária e as epífises começam a se unir com as diáfises na porção central (Figura 4.5). No final do crescimento, quando o paciente atinge a fase adulta, há fusão completa entre elas (Figura 4.6).

Curva de crescimento e sua correlação com eventos de ossificação da mão e do punho

A curva de crescimento representa o período do surto de crescimento puberal, que, nas meninas, acontece aproximadamente dois anos antes que nos meninos (Figura 4.7). Esse período caracteriza-se pela aceleração da velocidade de crescimento, que inicia em torno dos 9 anos e 6 meses para as meninas e aos 11 anos e 6 meses para os meninos. Atinge a VMC aos 11 anos e 8 meses, em média, nas meninas e aos 13 anos e 8 meses nos meninos. Em seguida, transcorre a fase de desaceleração da velocidade de crescimento, que tem seu final próximo aos 16 anos nas meninas e aos 18 anos nos meninos.[13] Proffit[23] descreve que esse período é mais longo nos meninos,

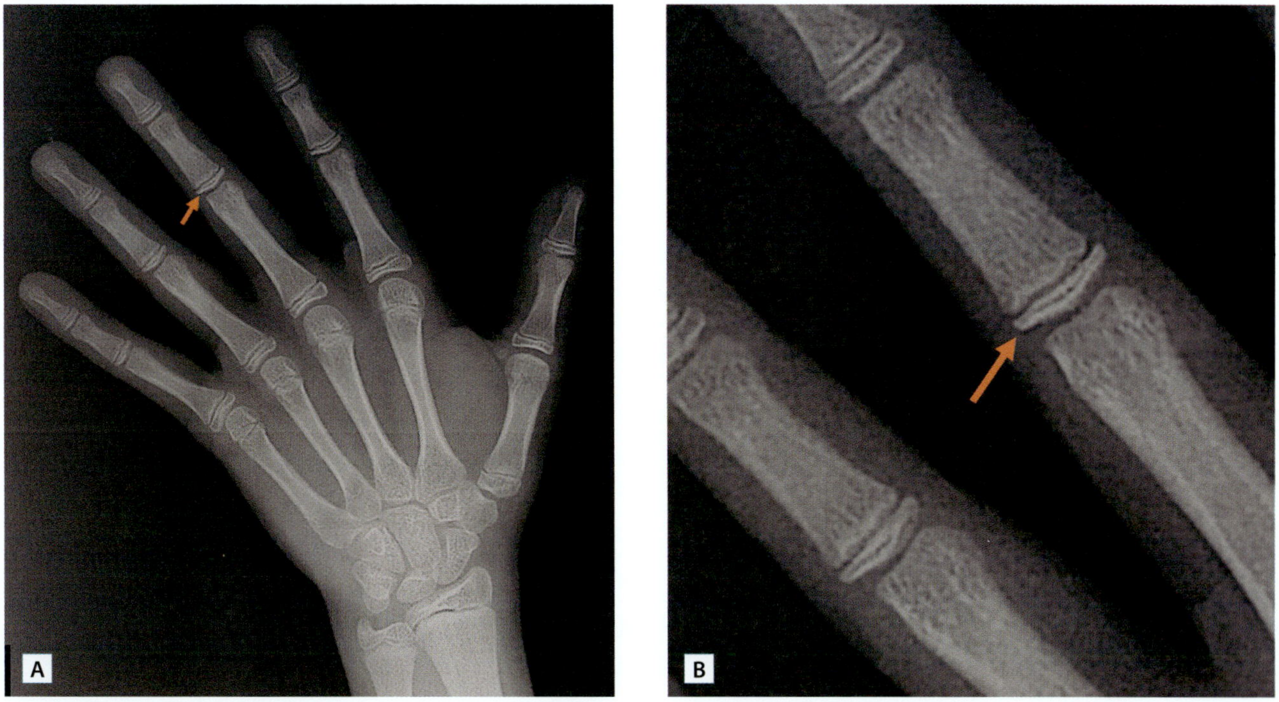

FIGURA 4.4 Estágios de ossificação epifisária. A e B: na velocidade máxima de crescimento (pico do crescimento puberal).

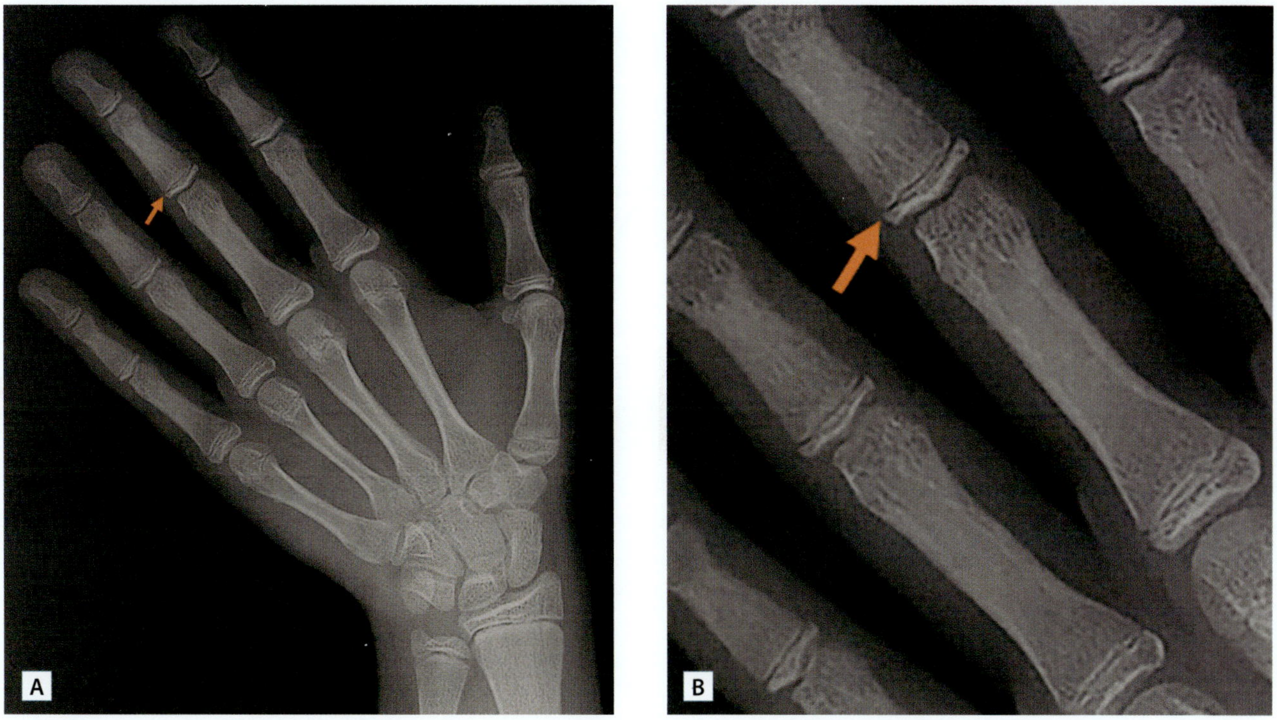

FIGURA 4.5 Estágios de ossificação epifisária. A e B: fase de desaceleração da velocidade máxima de crescimento.

estendendo-se por aproximadamente cinco anos. Nas meninas, estende-se próximo aos 3 anos e meio. O final desse período culmina com as epífises se unindo totalmente às diáfises nos ossos longos. Existem eventos de ossificação nos ossos da mão e do punho que podem ser identificados na maior parte dos indivíduos, antes, durante ou após a velocidade máxima de crescimento puberal (VMCP). Correspondem, respectivamente, à parte ascendente da curva de crescimento, ao topo da curva e à parte descendente da curva de crescimento (Figura 4.7).

Esse período é especialmente relevante no tratamento ortodôntico porque as mudanças ocasionadas pelo

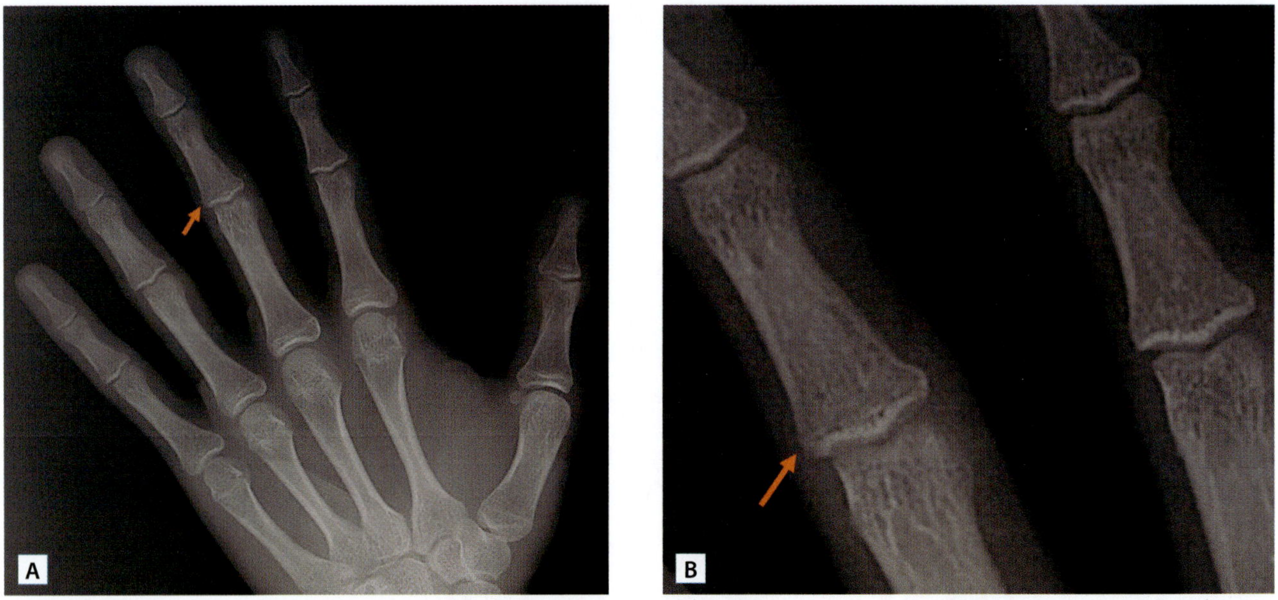

FIGURA 4.6 Estágios de ossificação epifisária. A e B: final do crescimento.

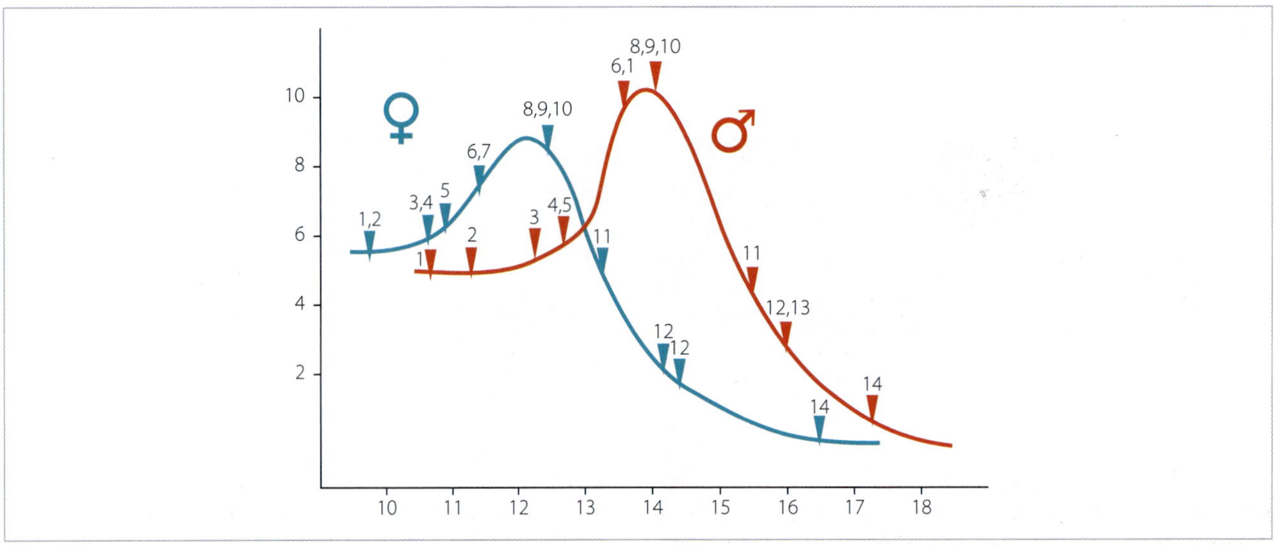

FIGURA 4.7 Curva de crescimento para meninos e meninas.
Fonte: adaptada de Grave e Brown.[13]

crescimento interferem na transição da dentição mista para a permanente devido à aceleração do crescimento da face e ao crescimento diferencial dos maxilares. Portanto, de modo geral, o tratamento ortodôntico das más oclusões esqueléticas deve ser realizado mais cedo nas meninas que nos meninos.

Métodos de avaliação dos eventos de ossificação da mão e do punho

Método de Fishman

O método define 11 indicadores específicos facilmente observados nos ossos da mão e do punho, denominados por Fishman[10,11] **indicadores de maturação esquelética**. Baseia-se em quatro estágios de maturação esquelética encontrados nas falanges proximal, média e distal do terceiro dedo, falange média do quinto dedo, no sesamoide e no rádio. Adicionalmente, o autor calculou a taxa de crescimento relativa de um indivíduo e a porcentagem de crescimento adolescente remanescente. Assim, os indicadores de maturação esquelética são correlacionados com o crescimento puberal remanescente.

A seguir serão descritos os 11 indicadores de maturação esquelética:

- **Largura da epífise igual a da sua respectiva diáfise:**

- Indicador 1: falange proximal do terceiro dedo.
- Indicador 2: falange média do terceiro dedo.
- Indicador 3: falange média do quinto dedo.

- **Ossificação:**
  - Indicador 4: ossificação do sesamoide.
- **Capeamento das epífises:**
  - Indicador 5: falange distal do terceiro dedo.
  - Indicador 6: falange média do terceiro dedo.
  - Indicador 7: falange média do quinto dedo.
- **Fusão das epífises com as diáfises:**
  - Indicador 8: falange distal do terceiro dedo.
  - Indicador 9: falange proximal do terceiro dedo.
  - Indicador 10: falange média do terceiro dedo.
- **Rádio:**
  - Indicador 11: ossificação do rádio.

Os indicadores de maturação esquelética devem ser correlacionados com o crescimento puberal remanescente:

- Indicadores 1 e 2: nestes casos há 85 a 100% de crescimento puberal remanescente (Figura 4.8).
- Indicadores 3 e 4: nesses cenários há 65 a 85% de crescimento puberal remanescente (Figura 4.9).
- Indicadores 5 e 6: pode-se contar com 25 a 65% de crescimento puberal remanescente (Figura 4.10).
- Indicadores 7 e 8: nessas situações é possível esperar 10 a 25% de crescimento puberal remanescente (Figura 4.11).
- Indicadores 9 e 10: 5 a 10% de crescimento puberal remanescente é esperado (Figura 4.12).
- Indicador 11: 0% de crescimento puberal remanescente é esperado (Figura 4.13).

Método de Grave e Brown

Grave e Brown[13] afirmam que o período de crescimento puberal inicia aos 9 anos e meio nas meninas e aos 11 nos meninos. Por outro lado, a VMC (pico do crescimento) ocorre por volta dos 11 anos e 8 meses nas meninas e aos 13 anos e 8 meses nos meninos. Esse período termina aos 16 anos nas meninas e aos 18 nos meninos. Descrevem os eventos de ossificação dos ossos da

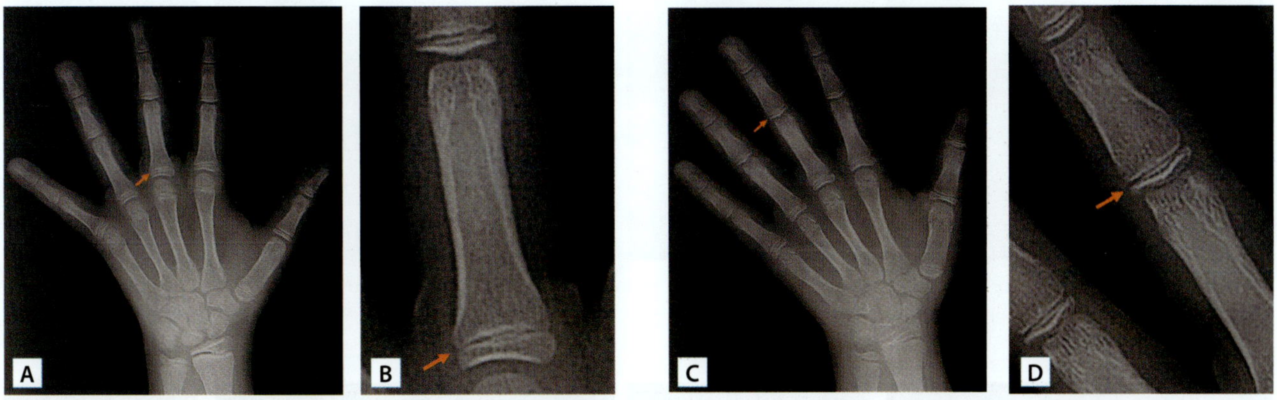

FIGURA 4.8 A e B: indicador 1: epífise = diáfise na falange proximal do terceiro dedo. C e D: indicador 2: epífise = diáfise na falange média do terceiro dedo. 85 a 100% de crescimento puberal remanescente.

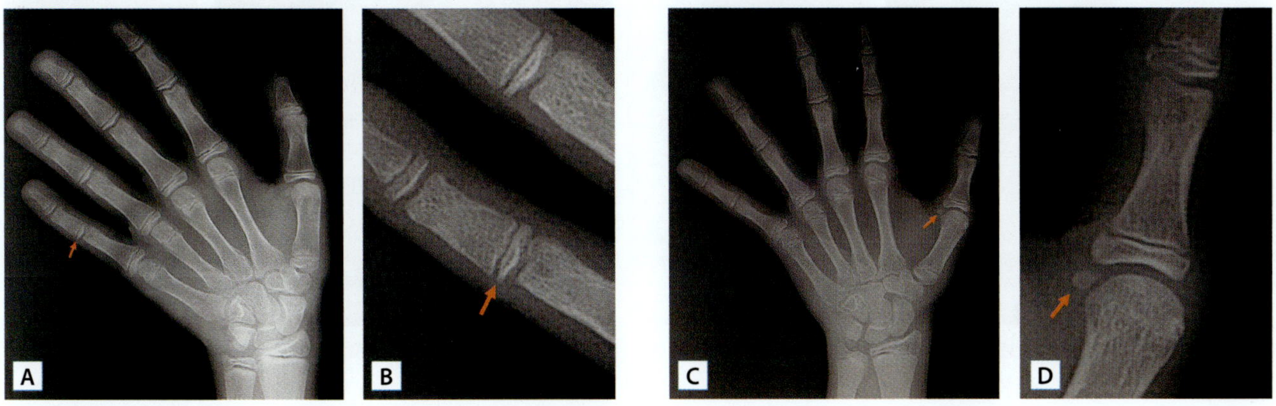

FIGURA 4.9 A e B: indicador 3: epífise = diáfise na falange média do quinto dedo. C e D: indicador 4: ossificação do sesamoide. 65 a 85% de crescimento puberal remanescente.

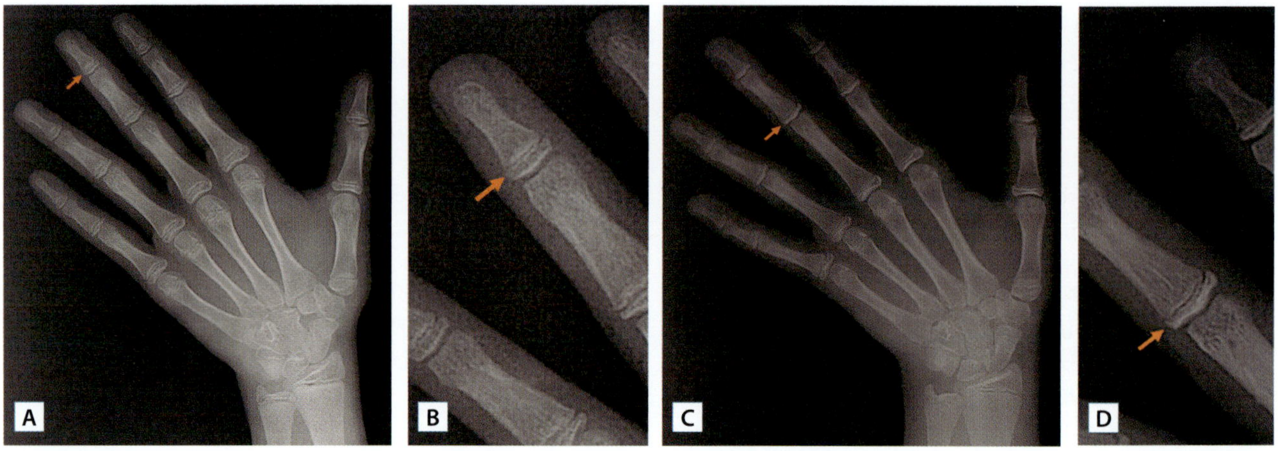

FIGURA 4.10 A e B: indicador 5: capeamento da falange distal do terceiro dedo. C e D: indicador 6: capeamento da falange média do terceiro dedo. 25 a 65% de crescimento puberal remanescente.

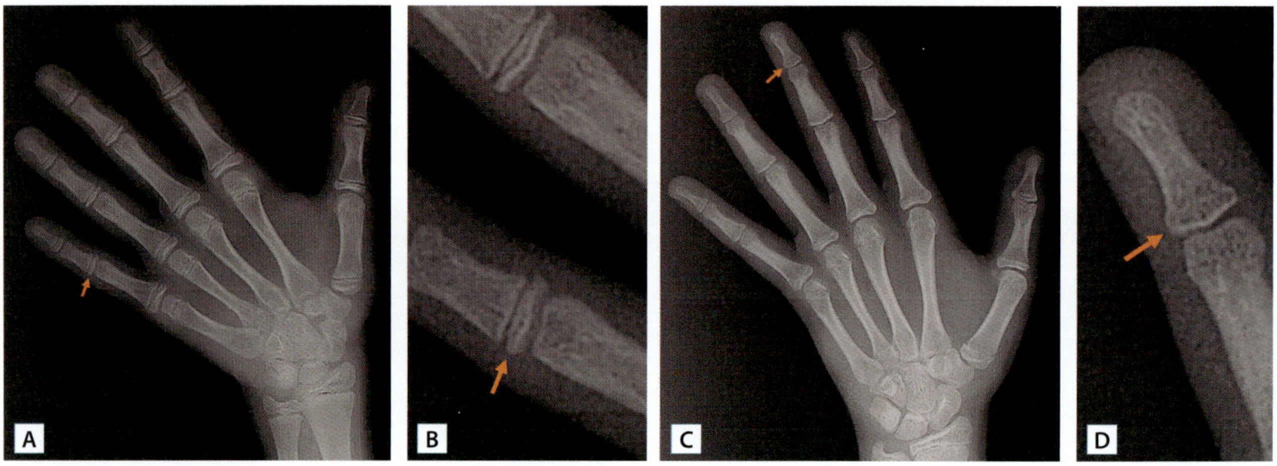

FIGURA 4.11 A e B: indicador 7: capeamento da falange média do quinto dedo. C e D: indicador 8: fusão da falange distal do terceiro dedo. 10 a 25% de crescimento puberal remanescente.

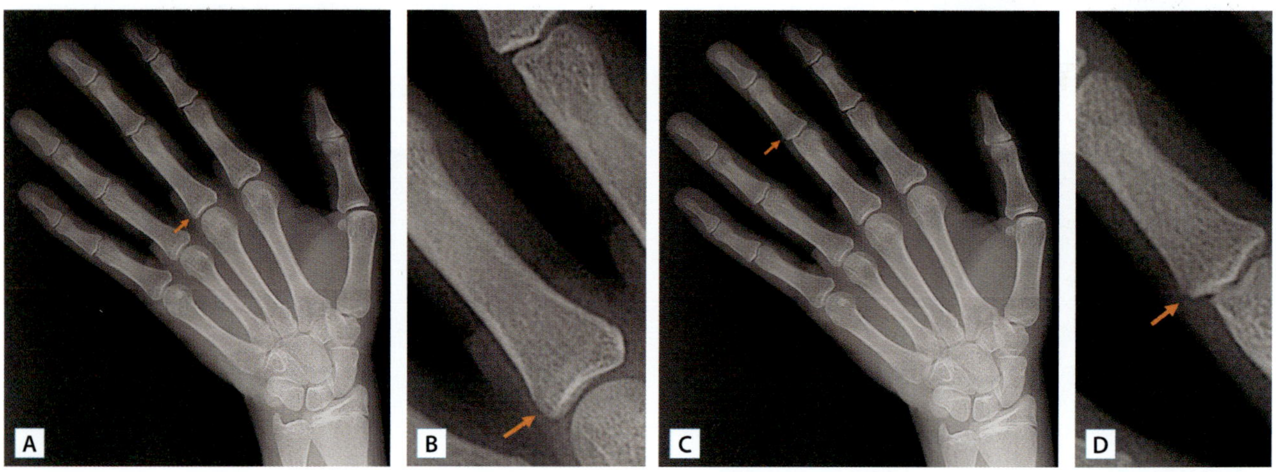

FIGURA 4.12 A e B: indicador 9: fusão da falange proximal do terceiro dedo. C e D: indicador 10: fusão da falange média do terceiro dedo. 5 a 10% de crescimento puberal remanescente.

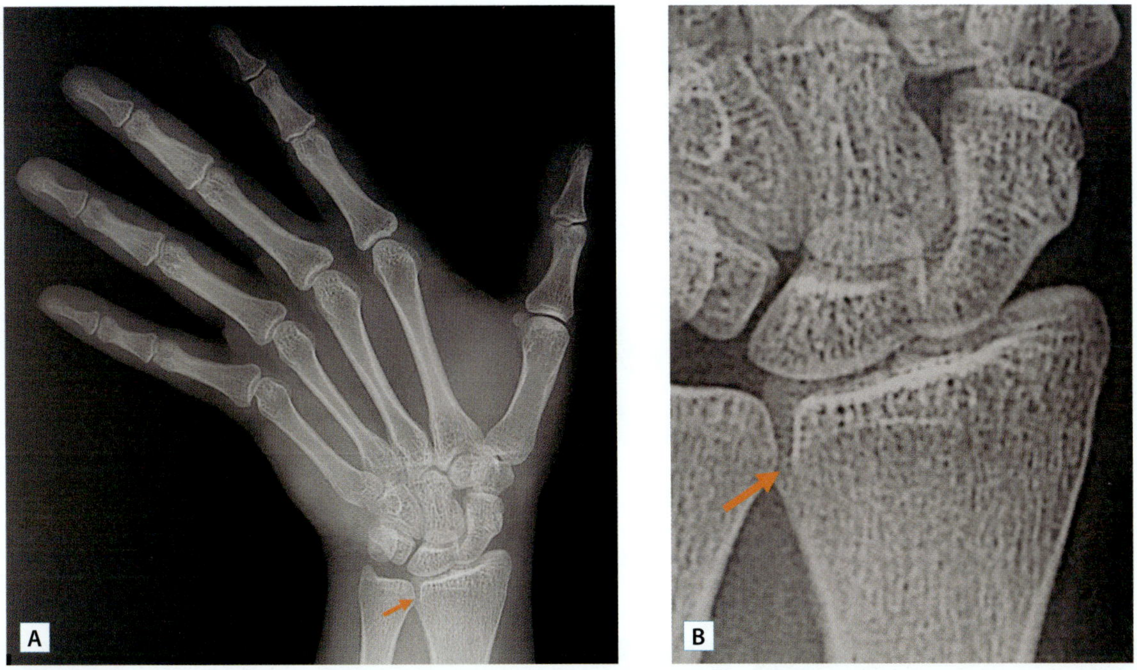

FIGURA 4.13 A e B: indicador 11: fusão do rádio. 0% de crescimento remanescente.

mão e do punho que na maioria das crianças precedem, coincidem ou sucedem a VMCP.

- Eventos de ossificação que antecedem a VMC (Figura 4.14):
  - Largura da epífise igual à da diáfise na falange proximal do segundo dedo.
  - Largura da epífise igual à da diáfise na falange média do terceiro dedo.
  - Largura da epífise igual à da diáfise no rádio.
  - Ossificação inicial do pisiforme.
  - Estágio 1 de ossificação do gancho do hamato.
- Eventos de ossificação que coincidem com a VMC (Figura 4.15):
  - Ossificação do sesamoide.
  - Capeamento da falange média do terceiro dedo.
  - Capeamento da epífise na falange proximal do primeiro dedo.
  - Capeamento da epífise no rádio;
  - Estágio 2 de ossificação do gancho do hamato.
- Eventos de ossificação que sucedem a VMC (Figura 4.16):

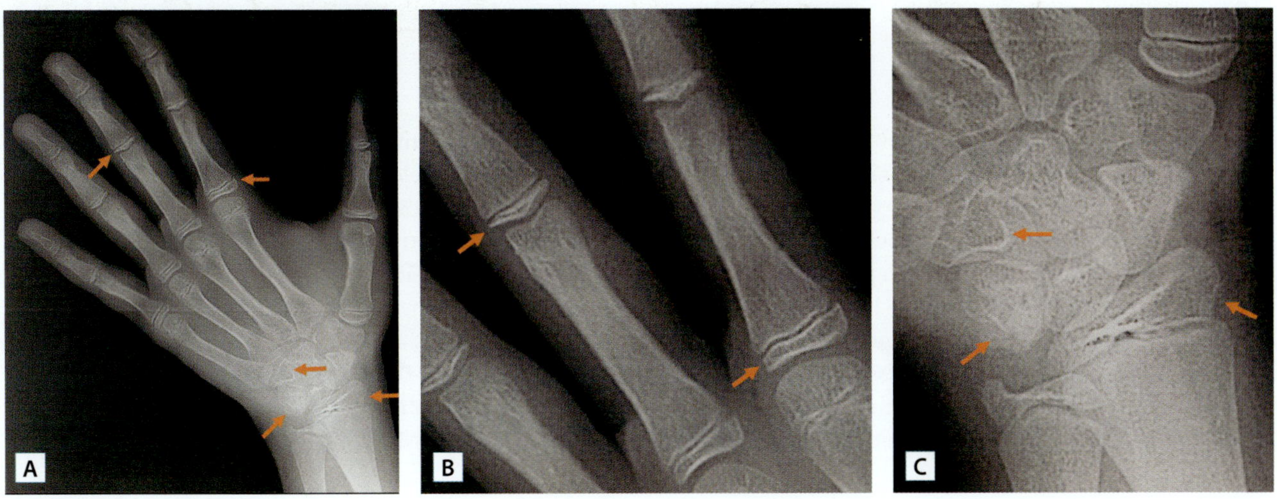

FIGURA 4.14 Eventos que antecedem a velocidade máxima de crescimento. A: epífise = diáfise na falange proximal do segundo dedo, epífise = diáfise na falange média do terceiro dedo, epífise = diáfise no rádio, ossificação inicial do pisiforme; estágio 1 de ossificação do gancho do hamato. B: em visão ampliada, epífise = diáfise na falange proximal do segundo dedo, epífise = diáfise na falange média do terceiro dedo. C: em visão ampliada, epífise = diáfise no rádio, ossificação inicial do pisiforme, estágio 1 de ossificação do gancho do hamato.

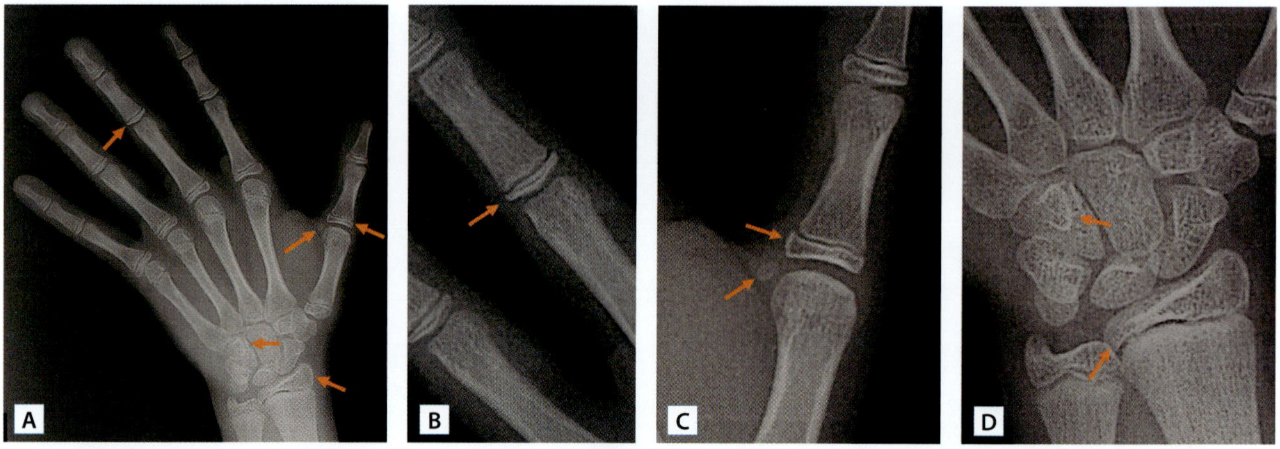

FIGURA 4.15 Eventos que coincidem com a velocidade máxima de crescimento. A: ossificação do sesamoide, capeamento na falange média do terceiro dedo, falange proximal do primeiro dedo, rádio e estágio 2 de ossificação do gancho do hamato. B: em visão ampliada, capeamento na falange média do terceiro dedo. C: em visão ampliada, ossificação do sesamoide, capeamento na falange proximal do primeiro dedo. D: em detalhe, capeamento no rádio e estágio 2 de ossificação do gancho do hamato.

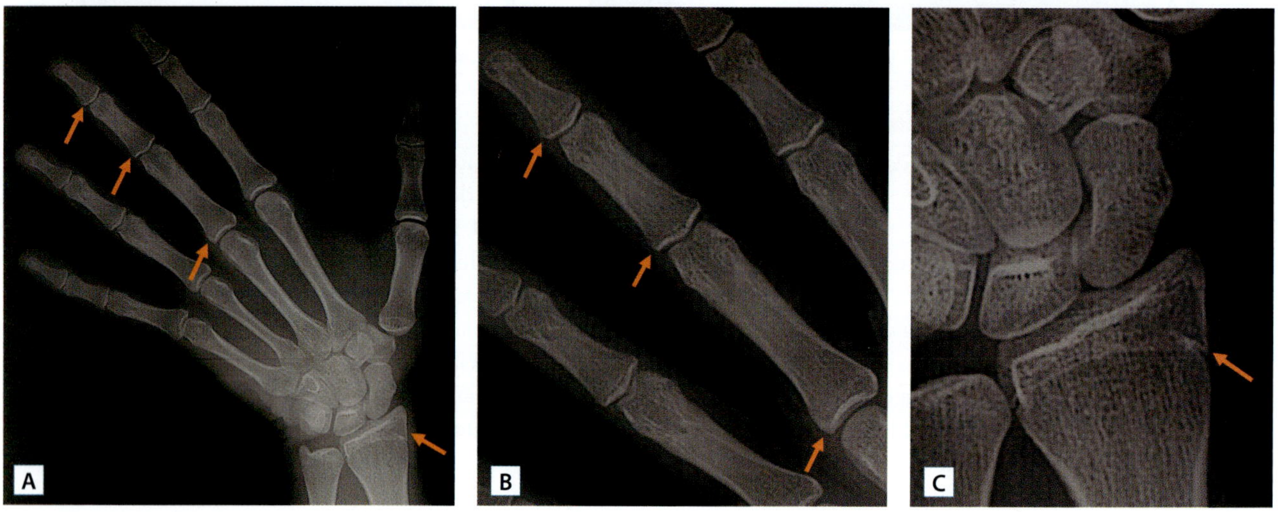

FIGURA 4.16 Eventos que sucedem a velocidade máxima de crescimento. A: união epifisária nas falanges proximal, média e distal do terceiro dedo e no rádio. B: em visão ampliada, união epifisária nas falanges proximal, média e distal do terceiro dedo. C: em visão ampliada, união epifisária no rádio.

- União epifisária nas falanges proximal, média e distal do terceiro dedo e no rádio.

A previsão se o surto de crescimento puberal está terminando ou completo pode interferir no plano de tratamento das más oclusões de classe II e classe III, optando-se pelo tratamento com exodontias, camuflagens ortodônticas ou até mesmo cirurgias ortognáticas. Esse método permite definir se o paciente está na fase de em aceleração, no ápice ou em desaceleração da atividade de crescimento. Por exemplo, um tratamento para redirecionar o maxilar em pacientes com má oclusão esquelética de classe II deve iniciar na fase de aceleração da curva de crescimento, ou antes da ossificação do sesamoide e do estágio 2 de ossificação do gancho do hamato. A montagem completa do aparelho ortodôntico corretivo deve ocorrer na época do pico da VCM, indicado pelo capeamento epifisário do primeiro e do terceiro dedos e do rádio. Portanto, o tratamento ortodôntico corretivo deve ser realizado e concluído na fase de desaceleração do crescimento.

Utilização de radiografias cefalométricas para estimar o surto de crescimento puberal

A radiografia cefalométrica lateral tem sido utilizada para auxiliar na previsão do estágio de maturação óssea, por meio da avaliação das variações morfológicas das vértebras cervicais, desde o nascimento até a fase adulta.

É um método simples, que reduz a dose de radiação ionizante que poderá atingir o paciente,[19] pois se emprega a mesma radiografia cefalométrica lateral, comumente utilizada para o diagnóstico esquelético e dentário das más oclusões.[9,19,20,24]

As vértebras cervicais têm crescimento principalmente vertical, acentuado na infância e diminuindo à medida que se aproxima da adolescência. Da segunda à quinta vértebras há maior aumento no tamanho do seu corpo devido ao incremento da coluna vertebral, do tórax à região lombar. A altura e a largura das vértebras aumentam com a idade, e a relação entre a espessura dos discos intervertebrais e os corpos das vértebras muda com o aumento da idade. A estatura é significantemente correlacionada com a altura e a largura das vértebras, em crianças entre 8 e 11 anos.[3]

A correlação entre crescimento mandibular e desenvolvimento das vértebras cervicais constatada por autores como Franchi et al.,[12] Mito et al.[21] e Chen et al.,[7] revela que a maturação cervical é um método apropriado para avaliar a maturidade mandibular.

Lamparski[20] verificou que as alterações morfológicas das vértebras cervicais durante o crescimento podem ser consideradas para avaliar a idade esquelética para ambos os sexos e propôs seis estágios de maturação das vértebras cervicais: C2, C3, C4, C5 e C6 (Figura 4.17).

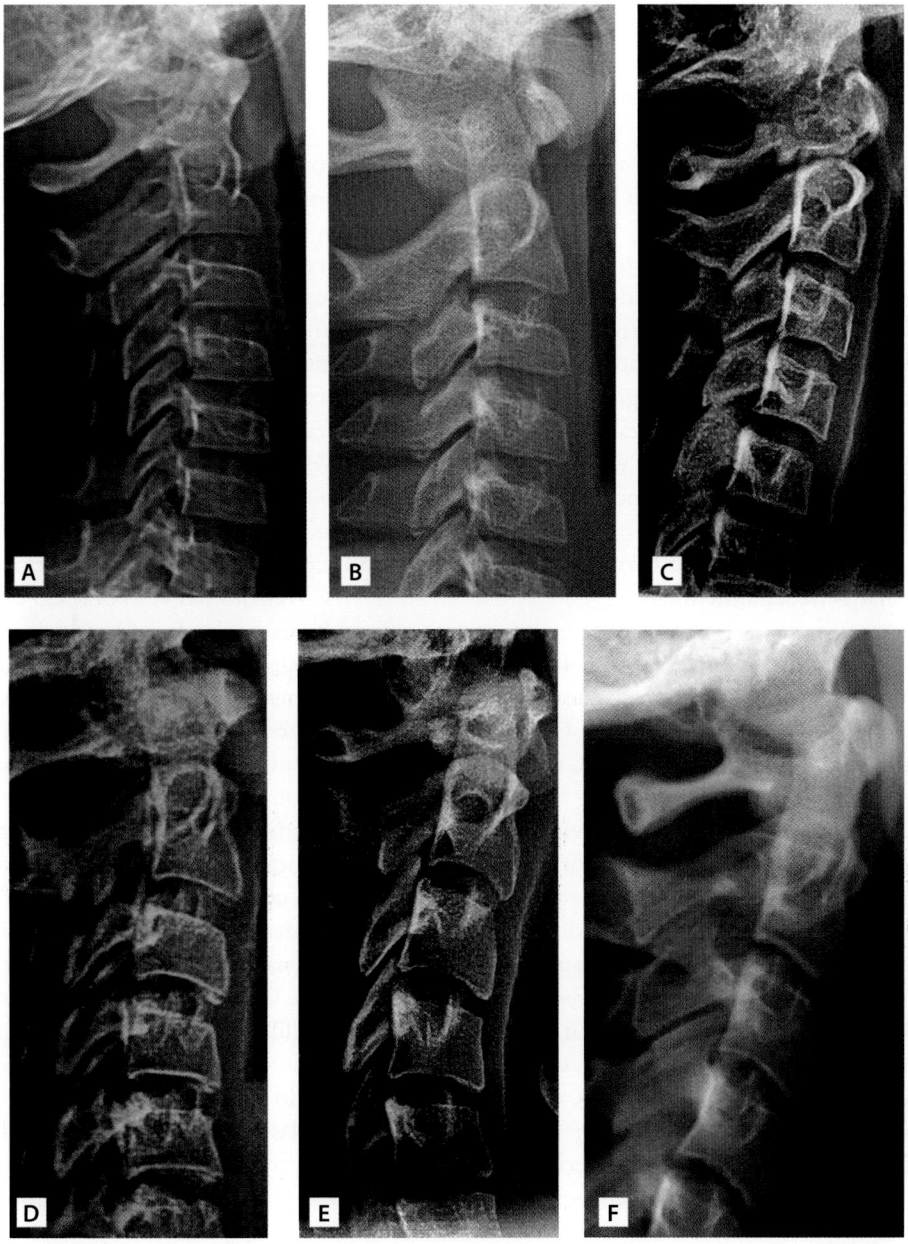

FIGURA 4.17 Estágios de maturação das vértebras cervicais segundo Lamparski.[20] A: estágio 1. B: estágio 2. C: estágio 3. D: estágio 4. E: estágio 5. F: estágio 6.

Os seis estágios de maturação foram divididos da seguinte forma:

- **Estágio 1:** todas as bordas inferiores dos corpos das vértebras estão planas, e as bordas superiores dos corpos estreitam acentuadamente de posterior para anterior.
- **Estágio 2:** concavidade na borda inferior da segunda vértebra cervical e aumento da altura anterior vertical do corpo da vértebra.
- **Estágio 3:** concavidade na borda inferior da terceira vértebra cervical.
- **Estágio 4:** concavidade na quarta vértebra cervical, concavidade da terceira vértebra aumenta, início das concavidades na quinta e sexta vértebras e todos os corpos cervicais estão retangulares.
- **Estágio 5:** concavidades bem definidas nas seis vértebras cervicais, corpos quase quadrados e aumento nos espaços intervertebrais.
- **Estágio 6:** todas as concavidades são acentuadas, e os corpos vertebrais têm mais altura do que largura.

Hassel e Farman[18] modificaram o método original de análise das vértebras cervicais, nominando os estágios propostos por Lamparski[20] da seguinte forma: iniciação (estágio 1), aceleração (estágio 2), transição (estágio 3), desaceleração (estágio 4), maturação (estágio 5) e completo (estágio 6). Consideraram apenas as transformações vertebrais ocorridas na base do corpo das vértebras C2, C3 e C4, e as correlacionaram com os indicadores de maturação esquelética de Fishman.[11]

Segundo a modificação de Hassel e Farman,[18] as categorias foram relatadas da seguinte forma:

- **Iniciação:** bordas inferiores da C2, C3, e C4 planas, vértebras em forma de cunha e bordas superiores bastante inclinadas de posterior para anterior. Corresponde à combinação dos indicadores 1 e 2, na qual 80 a 100% de crescimento é esperado.
- **Aceleração:** concavidades bem desenvolvidas nas bordas inferiores de C2 e C3, borda inferior da C4 plana, forma dos corpos da C3 e C4 quase retangulares. Corresponde à combinação dos indicadores 3 e 4, na qual 65 a 85% de crescimento é esperado.
- **Transição:** concavidades nas bordas inferiores da C2 e C3, início de concavidade na borda inferior da C4. Forma dos corpos da C3 e C4 retangulares. Corresponde à combinação dos indicadores 5 e 6, na qual 25 a 65% de crescimento é esperado.
- **Desaceleração:** concavidades nas bordas inferiores da C2, C3, e C4 e forma mais quadrada dos corpos da C3 e C4. Corresponde à combinação dos indicadores 7 e 8, na qual 10 a 25% de crescimento é esperado.
- **Maturação:** concavidades mais acentuadas nas bordas inferiores da C2, C3, e C4 e forma quadrada dos corpos da C3 e C4. Corresponde à combinação dos indicadores 9 e 10, na qual 5 a 10% de crescimento é esperado.
- **Finalização:** concavidades profundas nas bordas inferiores da C2, C3, e C4, e os corpos da C3 e C4 apresentam forma quadrada ou maiores em altura do que em largura. Corresponde ao indicador 11, no qual pouco ou nenhum crescimento é esperado.

Bacetti et al.[2] também apresentaram um método de avaliação da maturação vertebral cervical para estabelecer a época ideal de tratamento ortodôntico. Basearam-se nos estágios de maturação definidos por Hassel e Farman[19] (Figura 4.18).

- **CS1:** bordas inferiores das vértebras C2, C3 e C4 planas, corpo da C3 e C4 em forma trapezoidal (borda superior inclinada de posterior para anterior). O pico do crescimento mandibular ocorrerá em média, 2 anos após este estágio.
- **CS2:** concavidade na borda inferior da C2, corpo das vértebras C3 e C4 em forma trapezoidal. O pico do crescimento mandibular ocorrerá em média, 1 ano após este estágio.
- **CS3:** concavidade na borda inferior das vértebras C2 e C3, corpo das vértebras C3 e C4 em forma trapezoidal ou retangular na horizontal. O pico do crescimento mandibular ocorrerá durante o ano após esse estágio.
- **CS4:** concavidade na borda inferior das vértebras C2, C3 e C4, corpo das vértebras C3 e C4 em forma retangular na horizontal. O pico do crescimento mandibular ocorreu um a dois anos antes desse estágio.
- **CS5:** concavidade na borda inferior das vértebras C2, C3 e C4, corpo de pelo menos uma das vértebras, C3 ou C4, em forma quadrada e a outra retangular na horizontal. O pico do crescimento mandibular finalizou no mínimo um ano antes desse estágio.
- **CS6:** concavidade na borda inferior das vértebras C2, C3 e C4, corpo de pelo menos uma das vértebras, C3 ou C4, em forma retangular na vertical e a outra vértebra, se não apresentar retangular na vertical, será quadrada. O pico do crescimento mandibular finalizou no mínimo dois anos antes deste estágio.

De acordo com Bacetti et al.,[2] o tratamento da má oclusão de classe II é eficaz quando realizado no pico de crescimento mandibular, entre CS3 e CS4. O surto de crescimento inicia no estágio CS3, aproximadamente um ano após CS2. Quando o tratamento da má oclusão de classe II inicia muito cedo, em CS1, e se conclui antes do

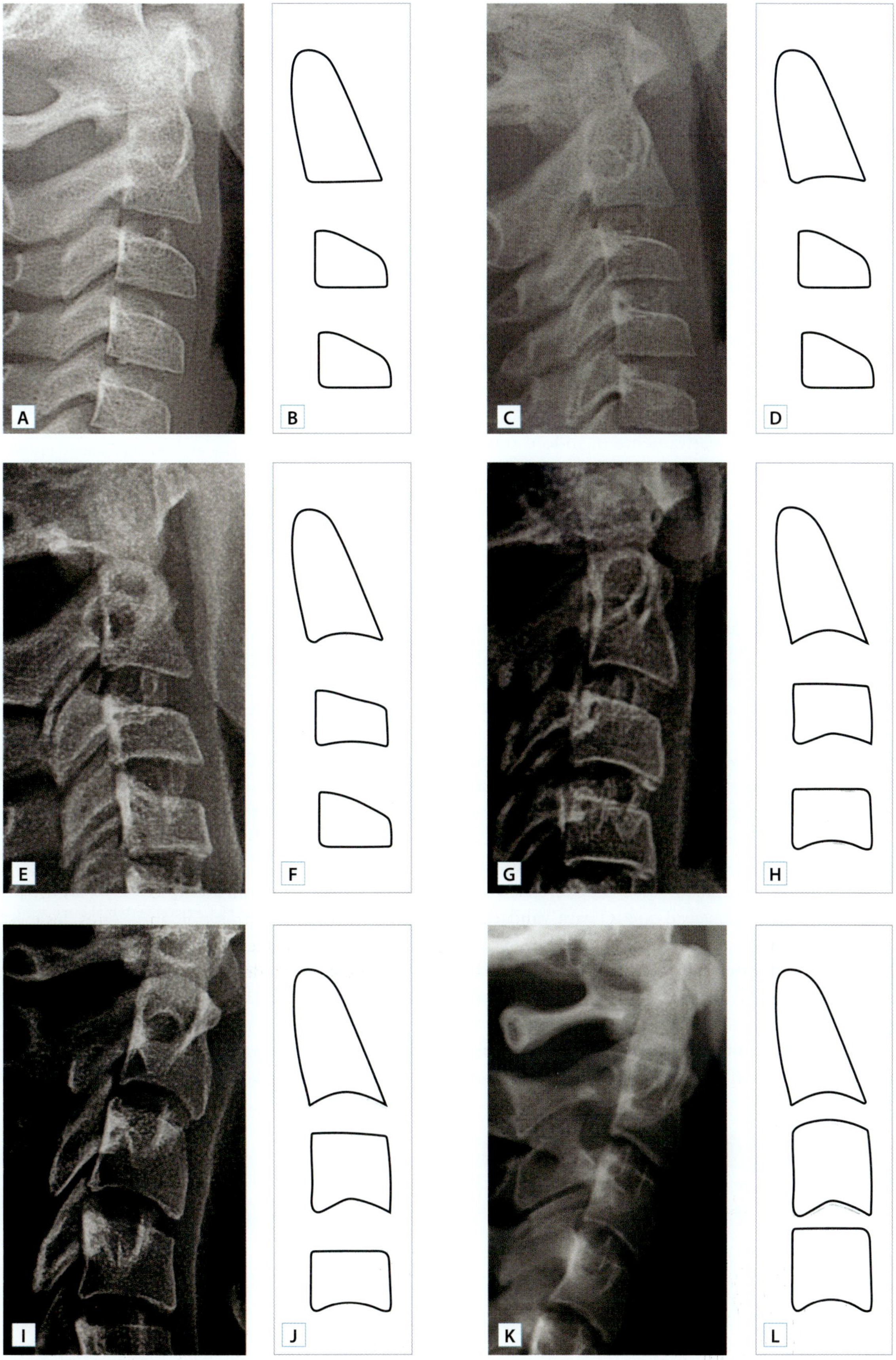

FIGURA 4.18 Método de maturação vertebral cervical para avaliar os estágios de maturação óssea. A e B: CS1. C e D: CS2. E e F: CS3. G e H: CS4. I e J: CS5. K e L: CS6.
Fonte: adaptada de Bacetti et al.[2]

pico no crescimento mandibular, ou seja, antes do estágio CS3, induz um crescimento da mandíbula muito menor.

O momento da intervenção terapêutica tem impacto maior no crescimento da mandíbula que o tipo de aparelho utilizado. Por outro lado, o tratamento da má oclusão de classe III com expansão e protração maxilar é eficaz quando realizado antes do pico (CS1 ou CS2). Nas más oclusões de classe III com excesso mandibular, o tratamento se torna mais eficaz quando realizado durante os estágios pré-puberal e puberal.[2] No que se refere à correção da hipoplasia transversa da maxila, os efeitos esqueléticos da expansão maxilar são maiores nos estágios pré-puberais. Quando esse procedimento é realizado nos períodos puberais ou pós-puberais, ocasiona efeitos mais dentoalveolares. Em indivíduos com dimensão vertical da face aumentada, a altura do ramo mandibular reduzida pode ser aumentada significativamente quando o tratamento ortopédico é realizado no pico do crescimento mandibular (CS3).

Considerações finais

Para atuar com excelência e precisão, é importante enfatizar a necessidade de o ortodontista administrar os indicadores biológicos de maturação óssea para identificar a idade esquelética com maior segurança e, assim, tomar decisões adequadas de quando e como tratar as más oclusões esqueléticas. Iniciar o tratamento ortodôntico das más oclusões que envolvem desarmonias no crescimento em período apropriado traz inúmeras vantagens, como diminuição do tempo de tratamento e maior ganho ortopédico. Dessa forma, recomenda-se avaliar o estágio de maturação óssea do paciente por meio de indicadores confiáveis e que estejam validados e apoiados em evidências clínicas e científicas robustas. A idade esquelética pode ser determinada a partir das alterações nos eventos de ossificação das falanges, ossos do carpo e antebraço, nas radiografias de mão e punho; ou em alterações morfológicas das vértebras cervicais, visualizadas em radiografias.

REFERÊNCIAS

1. Baccetti T, Franchi L, McNamara JA Jr. An improved version of the cervical vertebral maturation (CVM) method for the assessment of mandibular growth. Angle Orthod. 2002 Aug;72(4):316-23.
2. Baccetti T, Franchi L, McNamara JA Jr. The cervical vertebral maturation (CVM) method for the assessment of optimal treatment timing in dentofacial orthopedics. Sem Orthod. 2005;11:119-29.
3. Bench RW. Growth of the cervical vertebrae as related to tongue, face and denture behavior. Am J Orthod. 1963 Mar;49(3):183-214.
4. Bergensen EO. The male adolescent facial growth spurt: its prediction and relation to skeletal maturation. Angle Orthod. 1972;42:319-38.
5. Bjork A, Helm S. Prediction of the age of maximum puberal growth in body height. Angle Orthod. 1967 Apr;37(2):134-43.
6. Bowden BD. Epiphysial changes in the hand/wrist area as indicators of adolescent stage. Aust Orthod J. 1976;4:87-104.
7. Chen F, Terada K, Hanada K. A new method of predicting mandibular length increment on the basis of cervical vertebrae. Angle Orthod. 2004 Oct;74(5):630-4.
8. Chertkow S. Tooth mineralization as an indicator of puberal growth spurt. Am J Orthod. Jan 1980;77(1):79-91.
9. Farman AG, Escobar V. Radiographic appearence of the cervical vertebrae in normal and abnormal development. Br J Oral Surg. 1982 Dec;20(4):264-74.
10. Fishman LS. Chronological versus skeletal, ages and evaluation of craniofacial growth. Angle Orthod. 1979 July;49(3):181-189.
11. Fishman LS. Radiographic evaluation of skeletal maturation. Angle Orthod. 1982;52(2);178-93.
12. Franchi L, Baccetti T, McNamara JA Jr. Mandibular growth as related to cervical vertebral maturation and body height. Am J Orthod Dentofacial Orthop. 2000 Sep;118(3):335-40.
13. Grave KC, Brown T. Skeletal ossification and adolescent growth support. Am J Orthod. June. 1976;69(6):611-9.
14. Green LJ. The interrelation amonh height weight and chronological, dental and skeletal ages. Angle Orthod. July 1961;31(3):189-92.
15. Greulich WW, Pyle SI. Radiographic atlas of skeletal development of hand and wrist. Stanford: Stanford University Press, 1959.
16. Hagg U, Taranger J. Maturation indicators and the puberal growth spurt. Am J Orthod. Oct 1982;82(4):299-308.
17. Hagg U, Taranger J. Skeletal stages of the hand and wrest as indicators of the puberal growth spurt. Acta Odont Scand. 1980;38(3):179-86.
18. Hassel B, Farman AG. Skeletal maturation evaluation using cervical vertebrae. Am J Orthod Dentofacial Orthop. 1995 Jan;107(1):58-66. Erratum in: Am J Orthod Dentofacial Orthop. 1995 Jun;107(6):19.
19. Hunter CJ. The correlation of facial growth with height and skeletal maturation al adolescence. Angle Orthod. 1996 Jan;36(1):44-54.
20. Lamparski D. Skeletal age assessment utilizing cervical vertebrae. [Thesis]. University of Pittsburgh: Pennsylvania, 1972.
21. Mito T, Sato K, Mitani H. Cervical vertebral bone age in girls. Am J Orthod. 2002 Oct;122(4):380-5.
22. Nolla CM. The development of permanent teeth. J Dent Child. 1960 Oct-Dec;27:254-66.
23. Proffit WR, Fields HW, Sarver DM. Contemporary orthodontics. 5.ed. St. Louis: Elsevier, 2013. p.19:685-724. Published online. 2019:10.1016/j.sdentj.2019.03.002.
24. San Román P, Palma JC, Oteo MD, Nevado E. Skeletal maturation determined by cervical vertebrae development. Eur J Orthod. 2002 Jun;24(3):303-11.

CAPÍTULO 5

Identificação e tratamento dos problemas transversais

Fábio Lourenço Romano

▶ Conceito

Os principais problemas transversais entre os arcos dentários são as mordidas cruzadas posteriores (MCP) e a hipoplasia transversal da maxila. A MCP ocorre quando um ou mais dentes ocupam posições anormais no sentido vestibulolingual.[16] A MCP vestibular (MCPV) é uma superexpansão de um ou mais dentes posteriores superiores, ou uma linguoversão acentuada dos dentes posteriores inferiores, especificamente é quando as cúspides linguais dos dentes posteriores superiores estão em topo a topo ou ultrapassam para vestibular as cúspides vestibulares dos inferiores (Figura 5.1A). Esta última classificação, quando acomete todos os dentes posteriores bilateralmente, é chamada de síndrome de Brodie. O arco dentário maxilar é mais largo, ou o arco mandibular é mais estreito que o normal, ou, ainda, ambos os arcos são anormais em largura. A síndrome de Brodie atinge 1 a 1,5% da população.[22,24] Por outro lado, a MCP lingual (MCPL) é caracterizada pelo posicionamento lingual das cúspides vestibulares de um ou mais dentes posteriores superiores em relação às cúspides vestibulares dos inferiores (Figura 5.1B).

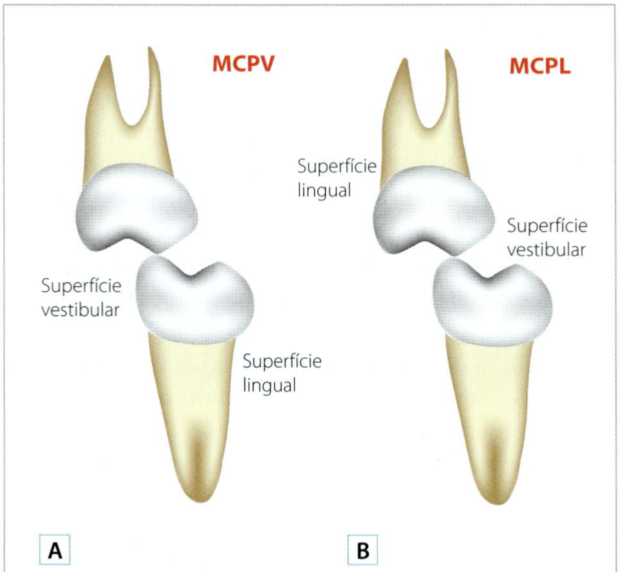

FIGURA 5.1 A: mordida cruzada posterior vestibular. B: mordida cruzada posterior lingual.

A hipoplasia transversal da maxila ocorre quando esse osso apresenta largura diminuída, normalmente com palato ogival e maxila em formato triangular. Em alguns casos, mesmo com a maxila apresentando largura deficiente, o paciente não apresenta MCP. Nestes casos, a ausência de MCP ocorre porque há compensação dos molares inferiores que se encontram excessivamente inclinados para lingual, adaptando-se ao pequeno tamanho transversal da maxila. Nessas situações, a maxila deve ser expandida, apesar da ausência de MCP para também permitir o movimento vestibular dos molares inferiores (Figura 5.2).

▶ Qual a prevalência das mordidas cruzadas posteriores?

A MCP é uma das anomalias mais comumente encontradas nos arcos dentários, atingindo à prevalência de 8, 23 e 10% nas dentições decídua, mista e permanente (Figura 5.3), respectivamente.[7,26] A MCPL é bem mais prevalente que a MCPV, sendo encontrada na grande maioria dos pacientes que apresentam essa má oclusão. Por isso, será abordada primordialmente neste capítulo.

▶ Quais as causas dos problemas transversais?

Muitos fatores podem causar a MCP, como: retenção prolongada e perda precoce de dentes decíduos, discrepância dentoalveolar negativa, displasias esqueléticas

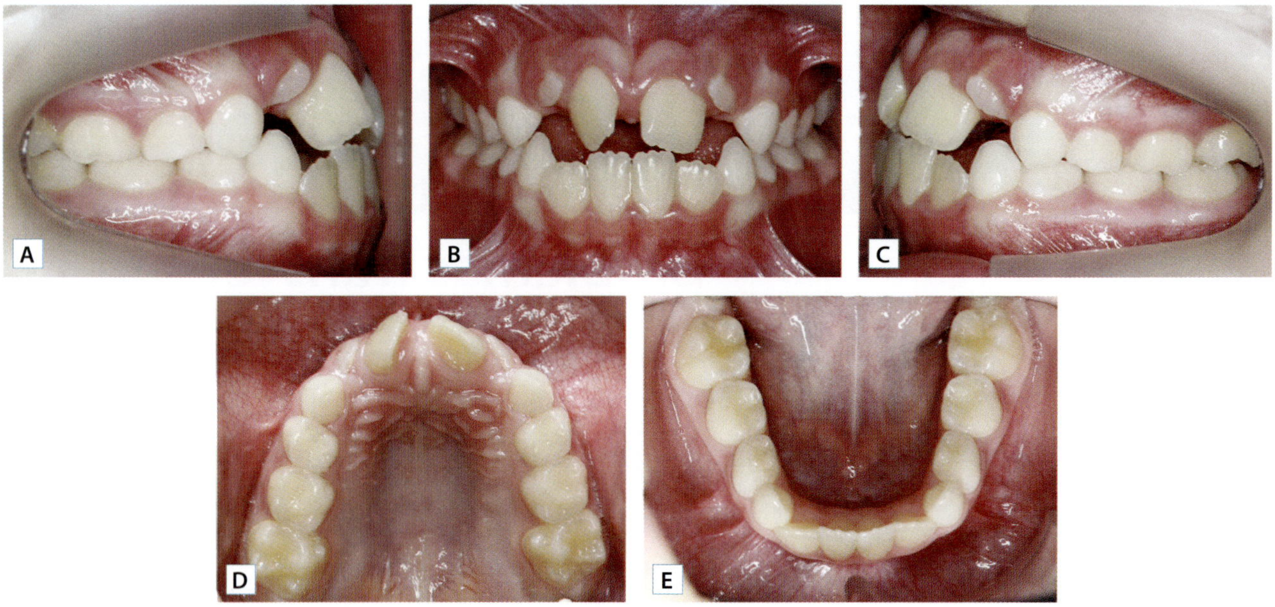

FIGURA 5.2 A, B e C: vista lateral direita, frontal e lateral esquerda evidenciando ausência de mordida cruzada posterior. D: vista oclusal superior mostrando hipoplasia transversal da maxila, palato ogival, falta de espaço para alinhamento dos dentes. E: arco inferior contraído transversalmente e com inclinação acentuada dos dentes posteriores para lingual.

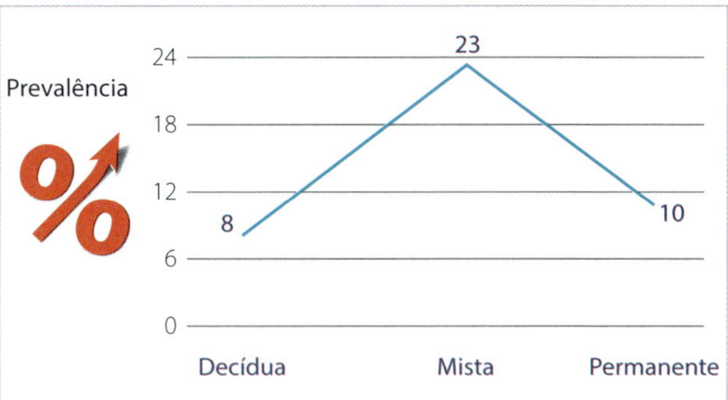

FIGURA 5.3 Prevalência de mordida cruzada posterior nas três dentições.

anteroposteriores, hábitos bucais deletérios, fissuras labiopalatinas e traumas faciais (Figura 5.4).

Quando há inversão da sequência favorável de erupção, devido à perda precoce de dentes decíduos, poderá ocorrer mudança na posição do germe do dente permanente, que desvia a trajetória de erupção e se posiciona de forma inadequada no sentido transversal. De modo geral, os dentes inferiores irrompem antes dos dentes superiores e servem como guia para a irrupção destes últimos. Se o contrário acontecer, o dente superior perde a referência e pode se posicionar para lingual ou para vestibular, ocasionando a MCP. Outro fator causal é a alteração da trajetória de erupção dos molares. Os molares superiores, durante seu trajeto eruptivo, deslocam-se para oclusal e palatino e os inferiores para oclusal e vestibular. Quando há inversão, com os molares superiores irrompendo antes dos molares inferiores, os superiores podem apresentar inclinação acentuada em direção ao palato e causar MCP. O apinhamento dentário é achado bastante comum nas dentições, principalmente nas regiões anteroinferior e anterossuperior. Entretanto, a falta de espaço também pode se manifestar na região posterior, principalmente em casos de contração dentária do arco superior. Quando isso acontece, os dentes posteriores podem se posicionar para lingual ou vestibular e causar MCP.

Outro fator etiológico da MCP é a má relação anteroposterior entre maxila e mandíbula. Em casos de pacientes com má oclusão esquelética de classe III e classe II severas, pode ocorrer MCPL e MCPV, respectivamente. A primeira situação é mais comumente encontrada, e ambas são chamadas de MCP relativa. Usa-se essa nomenclatura porque a relação transversal dos arcos dentários pode estar "mascarada" pelo posicionamento inadequado anteroposterior entre as bases ósseas. Para realizar o diagnóstico diferencial entre MCP verdadeira e relativa, deve-se manipular os modelos de gesso ou resina do paciente ou os modelos virtuais no computador no sentido de corrigir a má oclusão esquelética anteroposterior, levando-os em classe I. Se, após a manipulação, a MCP se mantiver, ela é verdadeira, caso contrário é relativa.

Os hábitos bucais deletérios têm papel preponderante no estabelecimento da MCP. Esses fatores etiológicos serão abordados com maior ênfase no Capítulo 6, referente à mordida aberta anterior (MAA). A prevalência de hábitos bucais deletérios em crianças de 3 a 6 anos de idade aumenta a severidade das más oclusões, e a respiração bucal

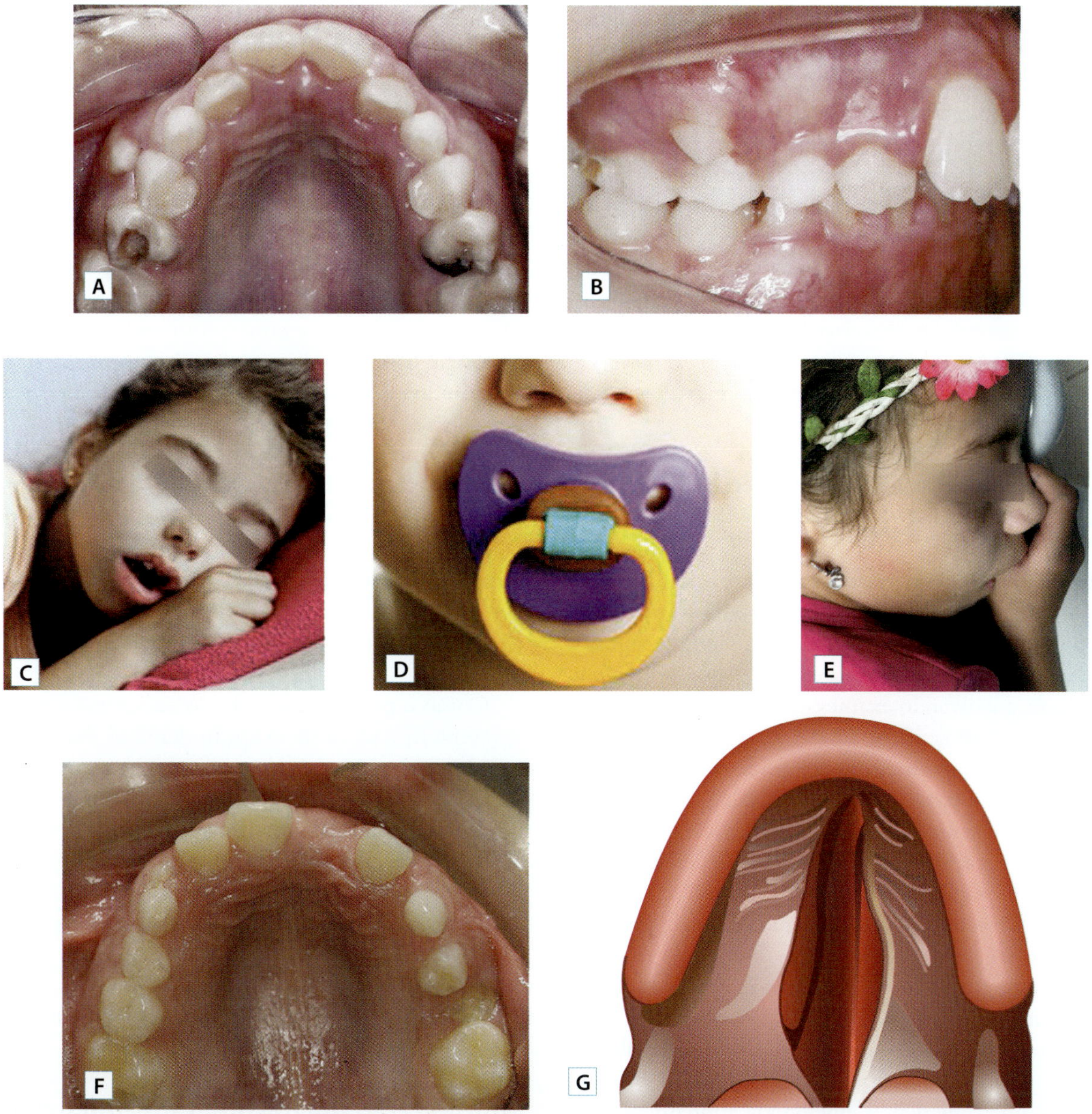

FIGURA 5.4 Alguns fatores etiológicos da mordida cruzada posterior. A e B: retenção prolongada de dentes decíduos. C, D e E: hábitos bucais deletérios. F: perda precoce de dentes decíduos. G: fissuras labiopalatinas.

(RB) está intimamente relacionada com a MCP.[41] Em especial, pode-se considerar dois hábitos que são grandes fatores causais: a RB e o hábito de dormir com a mão sob o rosto. O paciente que respira predominantemente pela boca apresenta a língua posicionada no assoalho bucal. Esse posicionamento faz com que ocorra a quebra do "mecanismo do bucinador". Como a língua se posiciona inferiormente, não exerce pressão no palato. Ocorre simultaneamente maior pressão desse músculo (bucinador) sobre as paredes laterais da maxila, impedindo o crescimento transversal e consequentemente ocasionando hipoplasia transversal maxilar e MCP. Pacientes respiradores bucais apresentam alta porcentagem de MCP e necessitam de tratamento interdisciplinar, envolvendo especialidades médicas como a otorrinolaringologia, neurologia, pediatria, além de fonoaudiologia e, obviamente, a ortodontia. Crianças com RB são mais acometidas por desvios oclusais como MAA, palato estreito e MCP, além de outras alterações, como menor região retropalatal e retrolingual e alongamento da faringe, que são de risco para a síndrome da apneia obstrutiva do sono (SAOS).[17] Menos prevalente, porém maléfico, é o hábito da criança de dormir com a mão sob o rosto. Se essa parafunção apresentar frequência, intensidade e duração prolongadas, conforme a tríade de Graber,[16] pode ocasionar achatamento ósseo do lado onde a criança apoia a mão e, consequentemente, MCP esquelética unilateral.

As fissuras labiopalatinas também contribuem maciçamente para o desenvolvimento da MCP. As cirurgias de correção são oportunas e necessárias, entretanto geram cicatrizes que interferem no crescimento e o desenvolvimento transversal normal da maxila, causando hipoplasia esquelética. Crianças com 5 anos de idade que apresentavam fissura de lábio e palato apresentaram maior tamanho da fissura na região posterior, e, assim, maior ocorrência de MCP.[44] Quase a totalidade dos pacientes com essa anomalia craniofacial necessita de enxertos ósseos, expansão rápida da maxila (ERM) para corrigir a hipoplasia transversal maxilar, além de outras correções ortodônticas.[51]

Como classificar as mordidas cruzadas posteriores?

Para classificar a MCP, é necessário correto diagnóstico para que posteriormente seja elaborado plano de tratamento condizente com a má oclusão apresentada pelo paciente. Sendo assim, essa etapa deve ser minuciosa e detalhada, envolvendo exames extrabucais, intrabucais, radiográficos, tomográficos e funcionais.

A análise facial por meio de exame clínico e a avaliação das fotografias é o passo inicial do processo de diagnóstico. Região infrazigomática pouco desenvolvida associada a perfil côncavo pode ser sinal clínico de deficiência maxilar tanto anteroposterior quanto transversal, indicando provável MCP e, muitas vezes, mordida cruzada anterior. Assimetrias faciais são sugestivas de hipoplasia maxilar unilateral esquelética ou desvio funcional da mandíbula e, consequentemente, MCP.

Com maior ou igual importância, o exame intrabucal deve ser amplo, e, após diagnosticada a MCP, deve-se avaliar o número de dentes envolvidos, alinhamento do arco dentário superior, quantidade de rebordo alveolar na vestibular dos dentes posteriores superiores, coincidência entre as linhas medianas superior e inferior, profundidade do palato, tamanho do corredor bucal, simetria do sorriso, formato do arco maxilar, inclinação axial dos caninos decíduos superiores e inclinação axial do molares superiores e inferiores. Para verificar todas essas características, não basta somente avaliar clinicamente, é preciso também examinar os modelos de gesso, resina ou digitais do paciente. Palato ogival, formato triangular da maxila, pouca espessura de osso na superfície vestibular dos dentes posteriores superiores, bom alinhamento, correta inclinação dos caninos decíduos superiores e grande número de dentes envolvidos são características de hipoplasia esquelética transversal da maxila. Por outro lado, poucos dentes superiores cruzados, falta de alinhamento dentário, caninos decíduos superiores inclinados para lingual e grande quantidade de osso alveolar presente na região vestibular dos dentes posteriores superiores são sinais clínicos de contração dentária maxilar.

No exame funcional, pacientes com interferências oclusais, desvio funcional da mandíbula na abertura e fechamento, falta de coincidência entre as linhas medianas superior e inferior e alterações musculares e articulares são evidências de MCP funcional.

Outros exames podem auxiliar no diagnóstico da MCP, e entre eles podemos citar a radiografia posteroanterior (frontal) e a tomografia computadorizada de feixe cônico (TCFC). Esses dois exames, principalmente a TCFC, mostrarão com precisão a contração esquelética da maxila, a expansão da mandíbula ou ambas as situações, além do grau de assimetria da MCP.

Após o diagnóstico, podemos classificar a MCP em dentária, funcional e esquelética. Essas variações apresentam características específicas, mas também algumas comuns. Para melhor compreensão, será abordado separadamente cada tipo.

Mordida cruzada posterior dentária (MCPD)

Como o próprio nome diz, os pacientes com MCPD apresentam padrão de erupção dentária defeituoso ou sequência de erupção desfavorável que levaram ao surgimento da MCP. Uma causa bastante comum é a inclinação axial acentuada para lingual de um ou dois dentes posteriores superiores ocasionando a MCPL. O inverso também pode acontecer, ou seja, um ou dois molares inferiores se posicionarem mais para vestibular, levando à ocorrência ou acentuação da MCPL.

A MCPD não afeta o tamanho ou o formato do osso basal maxilar e mandibular e não acomete muitos dentes, facilitando a correção (Figura 5.5).

Mordida cruzada posterior funcional (MCPF)

Esse tipo de MCP se caracteriza pelo desvio funcional da mandíbula, normalmente ocasionado por contatos oclusais inadequados. Ao ocluir em relação cêntrica (RC), o paciente sente esses contatos precoces que causam desconforto. Para se adaptar a essa condição não natural e incômoda, automaticamente desloca a mandíbula para um dos lados. A mudança de posição provoca assimetria facial, desvio da linha mediana dentária e MCP unilateral, todas estas características observadas em máxima intercuspidação habitual (MIH). Alterações na posição dos côndilos normalmente ocorrem. Há deslocamento para a frente e para baixo do côndilo do lado não cruzado e para cima e para trás do lado cruzado. Os movimentos mandibulares provocados podem causar dor e desconforto. Apesar da MCPF se mostrar unilateral, pode estar associada à hipoplasia transversal bilateral da maxila, e este achado,

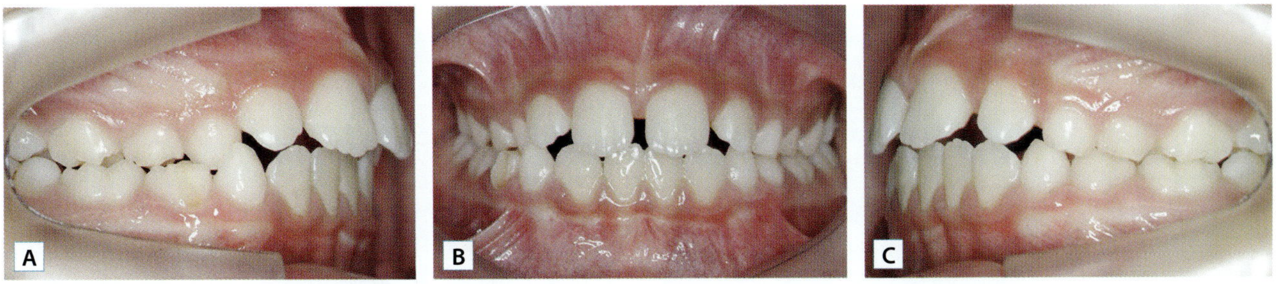

FIGURA 5.5 A: mordida cruzada posterior dentária unilateral direita. B: vista frontal mostrando coincidência entre as linhas medianas superior e inferior. C: ausência de mordida cruzada posterior do lado esquerdo.

quando presente, modifica drasticamente o tratamento. Para melhor entendimento do que ocorre quando os pacientes apresentam MCPF, observe a Figura 5.6.

Mordida cruzada posterior esquelética (MCPE)

De fácil diagnóstico, a MCPE mostra sinais claros de hipoplasia transversal maxilar. Há discrepância estrutural entre maxila e mandíbula, promovendo desarmonia evidente na largura dos arcos dentários. Nesse padrão de MCP, há grande número de dentes envolvidos, a forma da arcada dentária maxilar é achatada transversalmente ou muitas vezes triangular e o osso vestibular dos dentes posteriores superiores não é visível, ou seja, os dentes acompanham a deficiência transversal maxilar (Figura 5.7). Normalmente está associada à falta de espaço no arco maxilar. Pode também estar relacionada a discrepância anteroposterior, como comentado no tópico "Quais as causas dos problemas transversais?".

Como posso tratar os problemas transversais?

A correção dessa má oclusão tornou-se relevante para o clínico, pois apresenta alta prevalência, além disso, o tratamento ortodôntico geralmente se inicia com correção

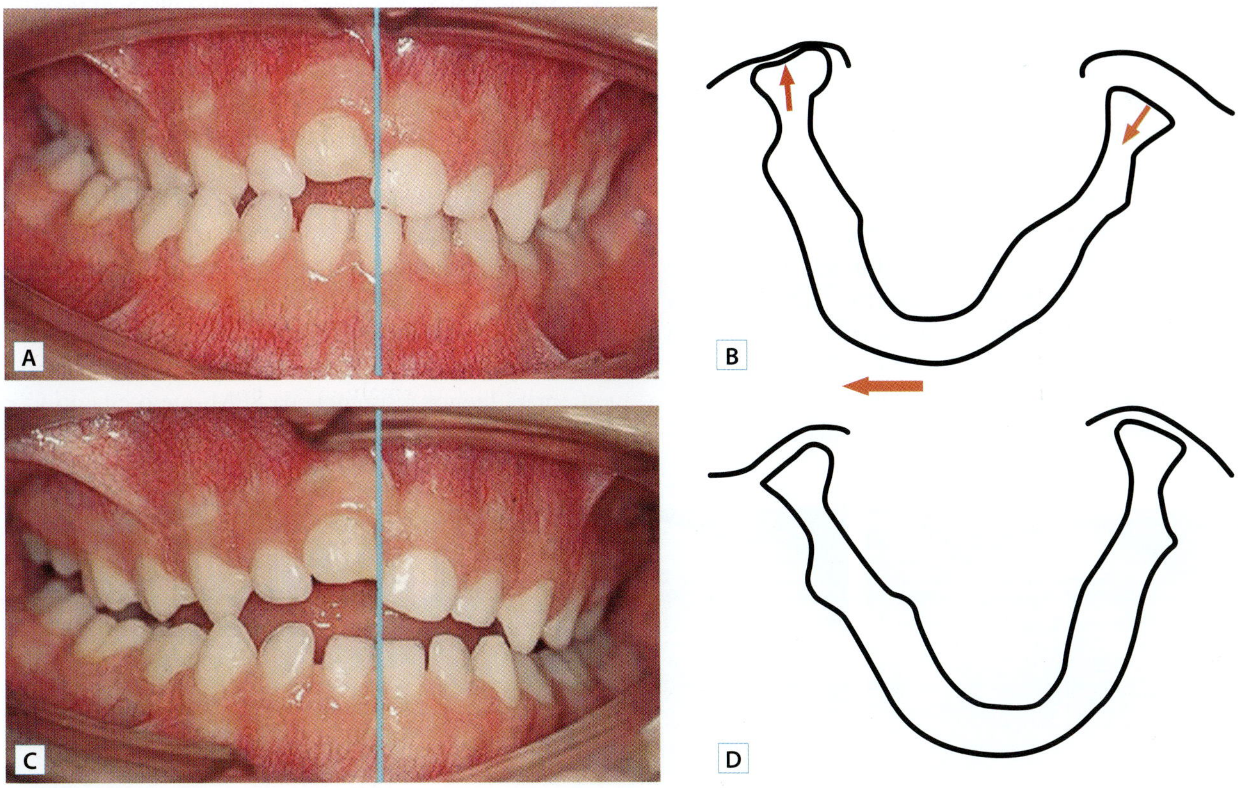

FIGURA 5.6 Mordida cruzada posterior funcional. A e B: desvio funcional da mandíbula evidenciando mordida cruzada posterior do lado direito com deslocamento condilar. C e D: paciente após manipulado com coincidência de linhas medianas evidenciando relação de topo a topo bilateralmente e hipoplasia esquelética transversal maxilar.

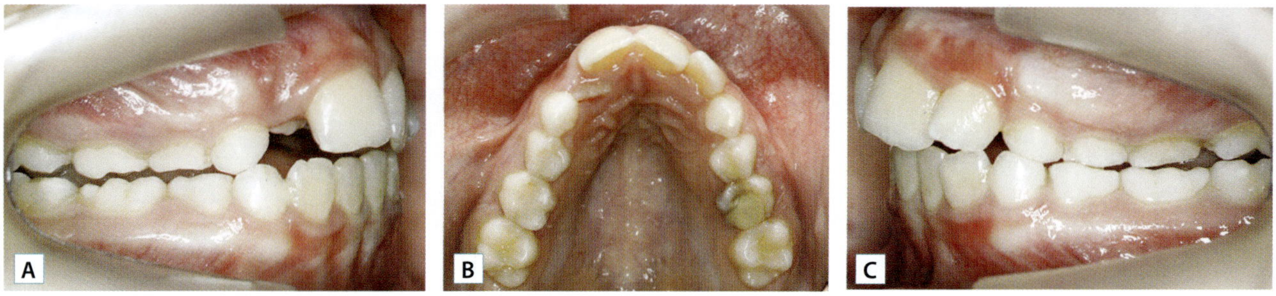

FIGURA 5.7 Mordida cruzada posterior esquelética devido à hipoplasia esquelética transversal maxilar. A: vista lateral direita mostrando mordida cruzada posterior. B: maxila com formato triangular, palato profundo e ogival. C: vista lateral esquerda evidenciando também mordida cruzada posterior.

transversal, dependendo da idade do paciente e do tipo de má oclusão.[7]

Qual a melhor época para correção?

A MCP não se corrige espontaneamente, devendo ser interceptada assim que diagnosticada. São vários os motivos para correção em tenra idade: 1) aproveitar a bioelasticidade óssea; 2) prevenir desordens articulares; 3) propiciar o retorno ao crescimento e desenvolvimento normal; 4) evitar que MCPD se torne MCPE; 5) melhorar o padrão respiratório em crianças com RB e SAOS. Quanto mais jovem for o paciente, mas fácil será a correção da MCP, principalmente em casos de MCPE, pois é necessária a abertura da sutura palatina mediana (SPM) para adequada correção.

A SPM tem um padrão de sobreposição e sinuosidades com três a cinco camadas de tecido conjuntivo espesso interposto entre as margens ósseas. Sua anatomia é composta de três processos: processo palatino da maxila, processo alveolar e lâmina horizontal do osso palatino. É dividida em três segmentos: anterior (antes do forame incisivo), mediano (do forame incisivo até a sutura palatina transversa) e posterior (após a sutura palatina transversa).[45] Logo, o movimento de expansão esquelética da maxila não se restringe à SPM, mas pode também alterar áreas anatômicas vizinhas.[49] Ancorado nessas informações, obviamente que, quanto maior o grau de fusão das suturas, maior será a dificuldade de correção da MCP. O desenvolvimento da SPM pode ser dividido em três estágios. O primeiro estágio ocorre em toda a infância, e nessa fase a SPM é ampla e tem formato de "Y" com o osso vômer, localizado no ápice do "V" entre as duas metades da maxila. Nessa fase do desenvolvimento sutural normalmente não há pontos de fusão (Figura 5.8A). O segundo estágio que ocorre no período juvenil, a SPM é ondulada com alguns pontos de fusão (Figura 5.8B). Finalmente, no terceiro estágio, na adolescência, o trajeto sutural é tortuoso, com aumento das interdigitações (Figura 5.8C).[37]

A SPM foi avaliada em indivíduos de 5 a 58 anos de idade por meio de TCFC. Foi classificada em cinco estágios. No estágio A, a SPM é quase uma linha reta sem ou com poucas interdigitações. No estágio B, assume um formato irregular com linha recortada. No estágio C, aparece como duas linhas paralelas recortadas, de alta densidade, próximas umas das outras, separadas por pequenos espaços de baixa densidade nos ossos maxilar e palatino. Fusão da SPM na altura do osso palatino com maturação progressiva de posterior para anterior caracteriza o estágio D. Finalmente, no estágio E, a SPM está fusionada. Neste último estágio, a sutura real não é visível em pelo menos uma porção da maxila. A densidade óssea é a mesma que em outras regiões do palato. Nos estágios A e B a ERM convencional enfrentará menor resistência da SPM que o estágio C, e assim terá maiores efeitos esqueléticos. Por outro lado, nos

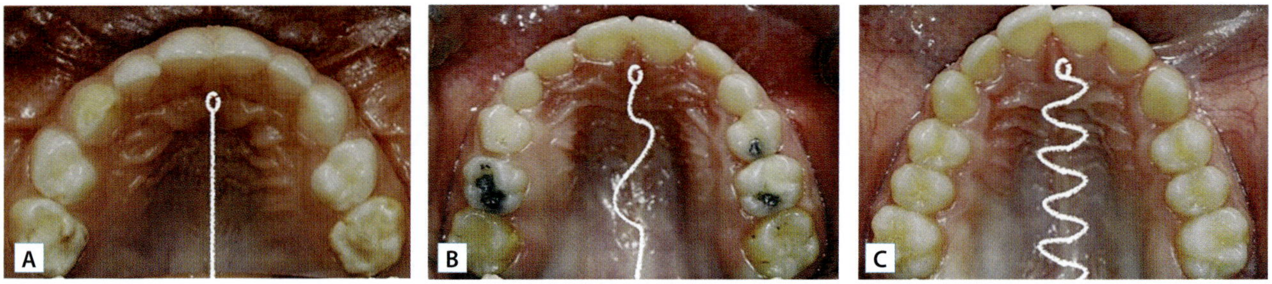

FIGURA 5.8 Fotografias oclusais ilustrando esquematicamente os estágios de desenvolvimento da sutura palatina mediana. A: infância (5 anos de idade). B: juvenil (8 anos de idade). C: adolescência (13 anos de idade).

estágios D e E a resistência na SPM será bem maior. Nesses estágios a ERM convencional pode não ser bem-sucedida devido à fusão total ou parcial da SPM.[1]

Quais as opções de tratamento?

As formas de tratamento que serão abordadas neste capítulo terão aplicabilidade para os casos de MCP lingual que apresentam alta prevalência em relação aos de MCPV.

Inúmeras possiblidades terapêuticas podem ser utilizadas para tratar a MCP, inclusive pode-se utilizar os mesmos tipos de aparelhos para tratar desde casos mais simples (MCPD) até casos mais complexos (MCPE). Outro importante ponto a ser destacado é a colaboração do paciente em face de diferentes modalidades de tratamento que podem ser executadas para correção da MCP. Mesmo em casos de MCP leve, devemos sempre optar por aparelhos fixos, cimentados aos dentes, pois os aparelhos removíveis dependem de grande adesão do paciente ao tratamento e os resultados não são previsíveis. A Figura 5.9 ilustra alguns recursos para o tratamento da MCP de acordo com sua classificação.

Tratamento da mordida cruzada posterior dentária

Entre os tipos de MCP, este, teoricamente, é o de mais fácil tratamento. Como não há envolvimento ósseo, basta simplesmente corrigir a inclinação axial incorreta dos dentes cruzados. É importante, como já salientado, realizar correto diagnóstico, principalmente para identificar se o posicionamento inadequado no sentido vestibulolingual está presente somente em um arco ou em ambos. Exemplo bem prático dessa dúvida clínica é a MCPL restrita aos primeiros molares permanentes. Uma forma de corrigir esse tipo de MCP é com o uso de elásticos intermaxilares apoiados em botões ortodônticos colados na superfície palatina do molar superior e na superfície vestibular do molar inferior (Figuras 5.10 e 5.11). Os elásticos devem ser usados continuamente e trocados a cada dia. Recomenda-se o uso de elástico 1/8, com força média. Em pacientes colaboradores, a correção é realizada em 1 a 2 meses. A análise biomecânica dessa modalidade de tratamento mostra que ocorrerá inclinação vestibular da coroa do molar superior, inclinação lingual da coroa do molar inferior e extrusão de ambos os dentes (Figura 5.10). Se ambos os molares (superior e inferior) previamente ao tratamento estiverem com inclinações inadequadas, a modalidade terapêutica proposta será profícua. Por outro lado, se somente um dos molares estiver mal posicionado, ancoragem no arco do molar bem posicionado deverá ser implementada para evitar efeitos indesejáveis. De modo geral, o molar superior movimenta mais rápido devido ao fato de o osso maxilar ser mais esponjoso, com maiores espaços medulares. Na mandíbula, por apresentar osso mais compacto, o movimento é menor. Cabe salientar que o uso do elástico deve ser evitado durante a mastigação, pois pode extruir acentuadamente os molares, principalmente os superiores. Como recurso de ancoragem, podemos utilizar na dentição mista aparelhos mantenedores de espaço fixos, como arco lingual, botão de Nance e até aparelhos removíveis com bom sistema de retenção. O uso do elástico cruzado para correção da MCPD preferencialmente deverá ocorrer quando os molares permanentes estão irrompendo e para corrigir no máximo a má posição de dois dentes.

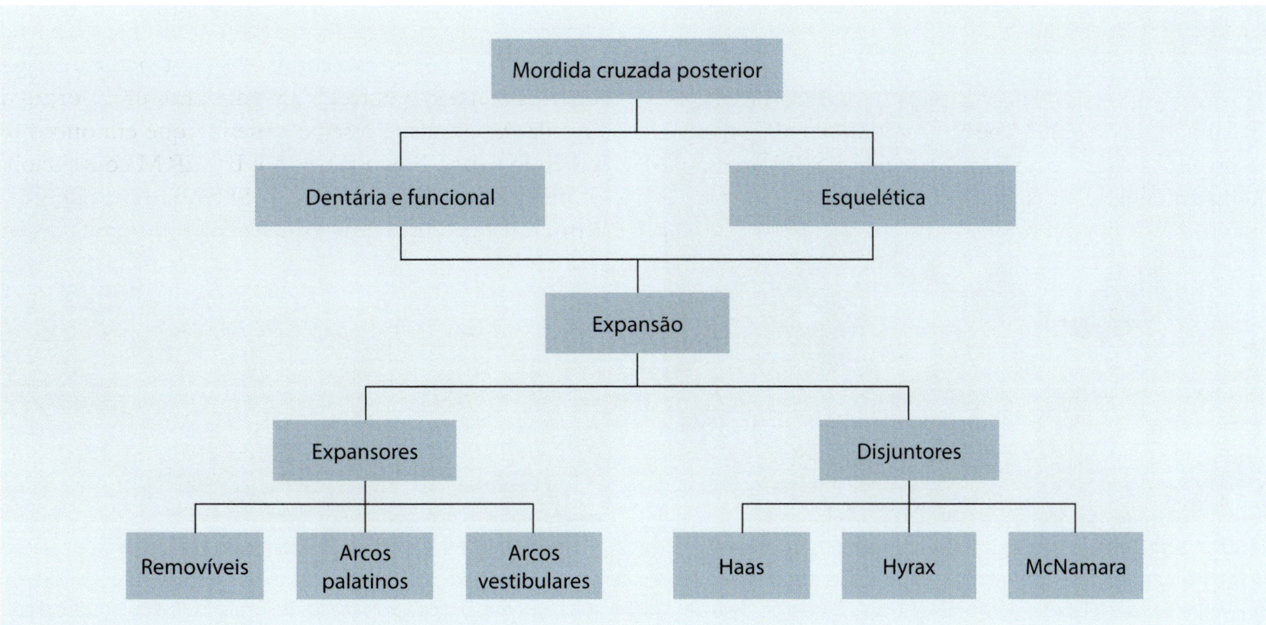

FIGURA 5.9 Algumas opções de tratamento para mordida cruzada posterior na dentição mista.

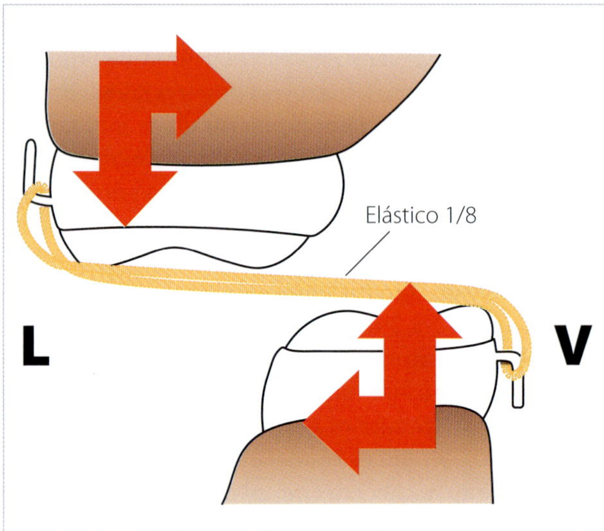

FIGURA 5.10 Correção da mordida cruzada posterior dentária com o uso de elásticos intermaxilares cruzados.

A MCPD também pode ser interceptada com aparelhos removíveis ou fixos, a depender da colaboração do paciente e da severidade da má oclusão. Dentre os aparelhos removíveis, podemos citar os expansores com parafuso centralizado no palato; os mesmos aparelhos, mas com *splint* oclusal; aparelhos com mola *Coffin*, além de aparelhos removíveis com molas (em "S", com helicoide, dupla) apoiada na superfície palatina dos dentes superiores cruzados. Em pacientes com MCPD associada a MAA causada por hábitos bucais deletérios, podem ser inseridas grades verticais palatinas no aparelho para corrigir o problema transversal em conjunto com o problema vertical (Figura 5.12).

O protocolo de ativação dos aparelhos removíveis varia de acordo com a experiência clínica do profissional, engajamento dos pais ou responsáveis e resposta ao tratamento, ou seja, altamente dependente do uso do aparelho. Um protocolo bastante utilizado é iniciar a ativação duas semanas após a instalação para propiciar a adaptação do

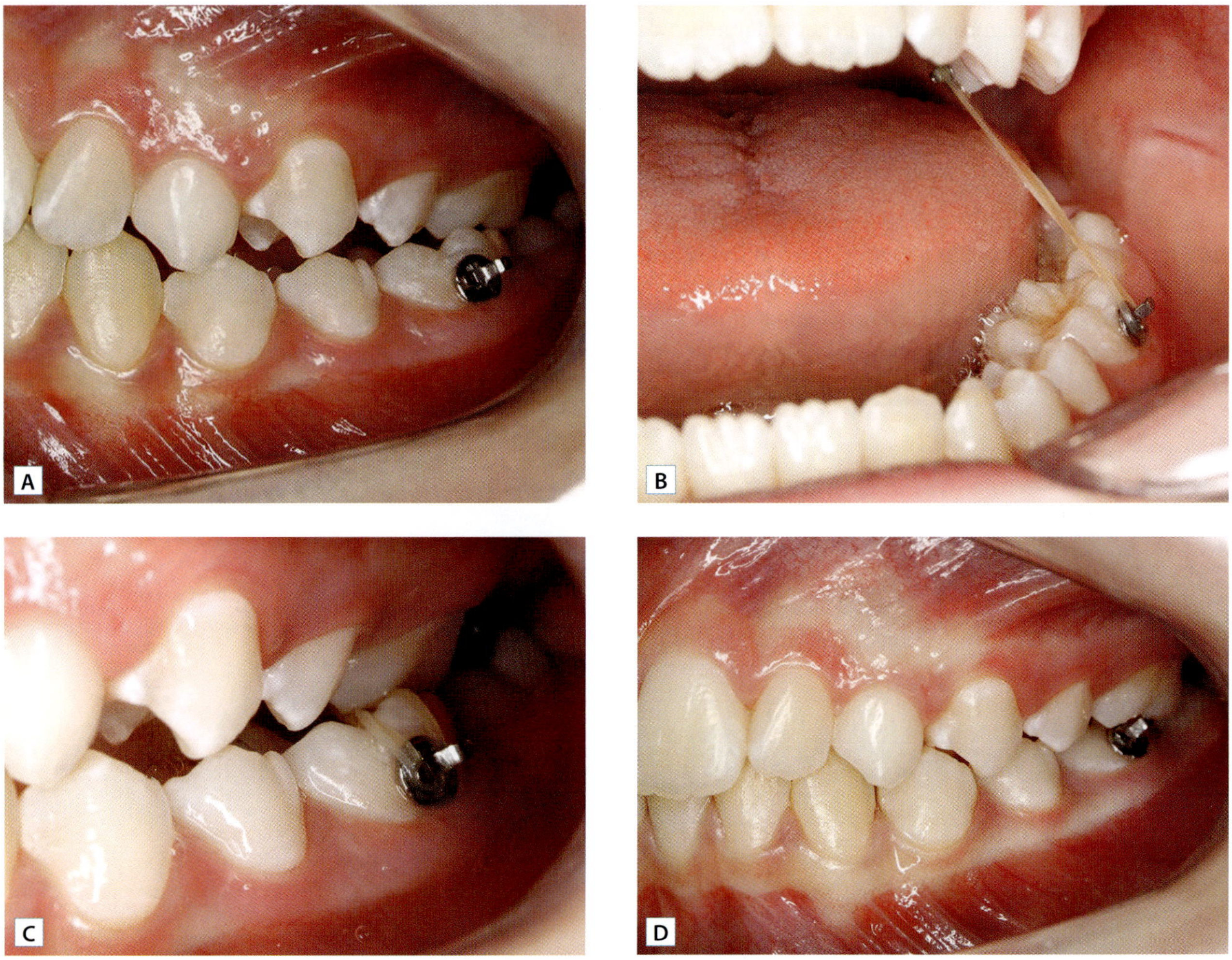

FIGURA 5.11 Mordida cruzada posterior dentária do dente 26. A: início do tratamento. B e C: botões ortodônticos colados na face palatina do primeiro molar permanente superior e na face vestibular do molar inferior. Colocação de elástico 1/8 força média. Uso 24 horas por dia, exceto durante as refeições e para higiene bucal. O elástico deve ser trocado diariamente. D: após dois meses de uso do elástico nota-se a correção da mordida cruzada posterior dentária e a adequada oclusão posterior.

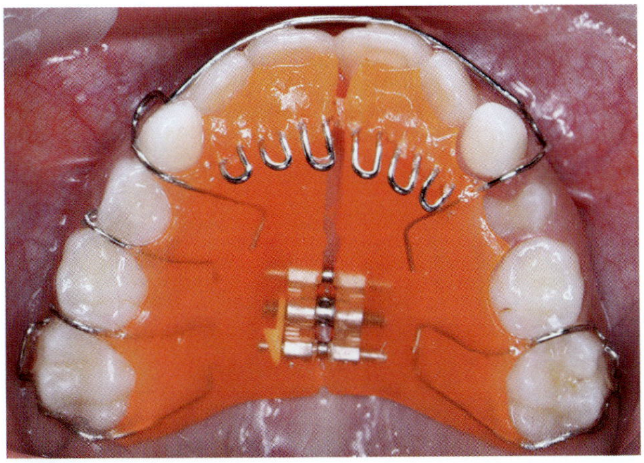

FIGURA 5.12 Aparelho removível superior com parafuso expansor para correção da mordida cruzada posterior dentária e com grade vertical palatina para interceptação e fechamento da mordida aberta anterior.

paciente ao aparelho e em seguida proceder a duas ativações (0,5 mm) a cada quinze dias até a sobrecorreção da MCP. O clínico deve aproveitar as consultas de retorno para verificar a adaptação e retenção do aparelho, pois trará informações sobre a colaboração na utilização deste. Aparelhos sem adaptação podem sinalizar pouco uso. Esse parâmetro servirá de guia para definir o protocolo de ativação a ser adotado na consulta seguinte. Em pacientes colaboradores, de modo geral, na consulta de retorno, os aparelhos estão melhor adaptados aos dentes, devido à maior expansão do arco dentário maxilar e à correção mais rápida e eficiente da MCP. Alguns profissionais orientam ativação em casa pelos pais ou responsáveis a cada 2 ou 3 dias, ou ainda uma vez por semana. Cabe salientar que esse protocolo pode levar a eventuais enganos de ativação, que poderão afetar a evolução do caso, muitas vezes acarretando a perda ou necessidade de substituição do aparelho. Na maioria dos casos a correção da MCP dentária efetuada com os aparelhos removíveis ocorre no mínimo em seis meses, porém o uso deve ser estimulado por mais outros seis meses para contenção.

Aparelhos fixos como arco em "W" de Porter, bi-hélice e quadri-hélice também podem ser empregados na correção da MCPD. Quanto maior o comprimento de fio incorporado ao aparelho, mais fisiológica é a força aplicada para correção. Nesse contexto, o quadri-hélice é o mais indicado, pois apresenta quatro helicoides. Esse aparelho é confeccionado com fio 0,8 mm contornando o palato e tocando as faces palatinas dos dentes posteriores até os caninos. Os helicoides são posicionados na curvatura anterior do palato e na região dos primeiros molares. O aparelho pode ser de encaixe ou soldado às bandas adaptadas nos primeiros molares permanentes superiores. São confeccionados passivos, entretanto, previamente à cimentação, devem ser ativados de acordo com a quantidade da correção desejada. Em média, a ativação é de 4 mm de cada lado, de modo que, quando ativados, a face lingual da banda dos molares fique passando no sulco central dos mesmos dentes (Figura 5.13).

Imediatamente antes da ativação, o aparelho é pressionado para se encaixar nos dentes e possibilitar a cimentação com cimento de ionômero de vidro (CIV). As consultas de controle devem ser realizadas mensalmente para avaliar a quantidade de expansão. Quando nova expansão é requerida, há necessidade de remover o aparelho, ativá-lo fora da cavidade bucal e recimentá-lo. Quando necessário, segunda ativação pode ser executada após sessenta dias, para permitir que a primeira ativação seja finalizada. Ativação intrabucal pode ser realizada utilizando o alicate tridente, porém há pouco controle da quantidade da ativação. Quando a expansão desejada for alcançada, o aparelho deve ser removido da cavidade bucal e cimentado novamente, porém totalmente passivo. O tempo de contenção recomendado é de três a seis meses, com acompanhamento a cada trinta dias.

Tratamento da mordida cruzada posterior funcional

A discrepância transversal entre maxila e mandíbula normalmente se deve à contração bilateral da maxila. Entretanto, devido a contatos prematuros quando o paciente oclui em RC, a mandíbula se desloca para um dos lados para eliminar esses contatos e buscar maior apoio oclusal. Com esse movimento da mandíbula, a MCPF se mostra unilateralmente, levando a falso diagnóstico. Deve-se manipular o paciente e buscar a RC na tentativa de coincidir as linhas medianas previamente à definição do plano de tratamento. A expansão do osso maxilar ou dos dentes possibilita mudanças posturais da mandíbula e correção da assimetria funcional. Mesmo que a MCPF se manifeste unilateralmente, o tratamento mais adequado será expandir as duas hemiarcadas simetricamente para eliminar os contatos prematuros.

O tratamento da MCPF pode variar de simples ajustes oclusais para eliminar os contatos inadequados e evitar o desvio funcional da mandíbula até a ERM. O tratamento de escolha dependerá da severidade do cruzamento e da largura da maxila. Aparelhos removíveis com parafuso expansor (Figura 5.14), com ou sem *splint* oclusal, ou com molas, podem ser utilizados para correção de pequenas discrepâncias transversais ou posicionamentos dentários incorretos.

Aparelhos fixos, como os já citados, arco em "W" de Porter, bi-hélice ou quadri-hélice são indicados para pacientes pouco colaboradores e/ou em casos de contrações moderadas. Finalmente, disjuntores devem ser empregados em casos de maior comprometimento transversal.

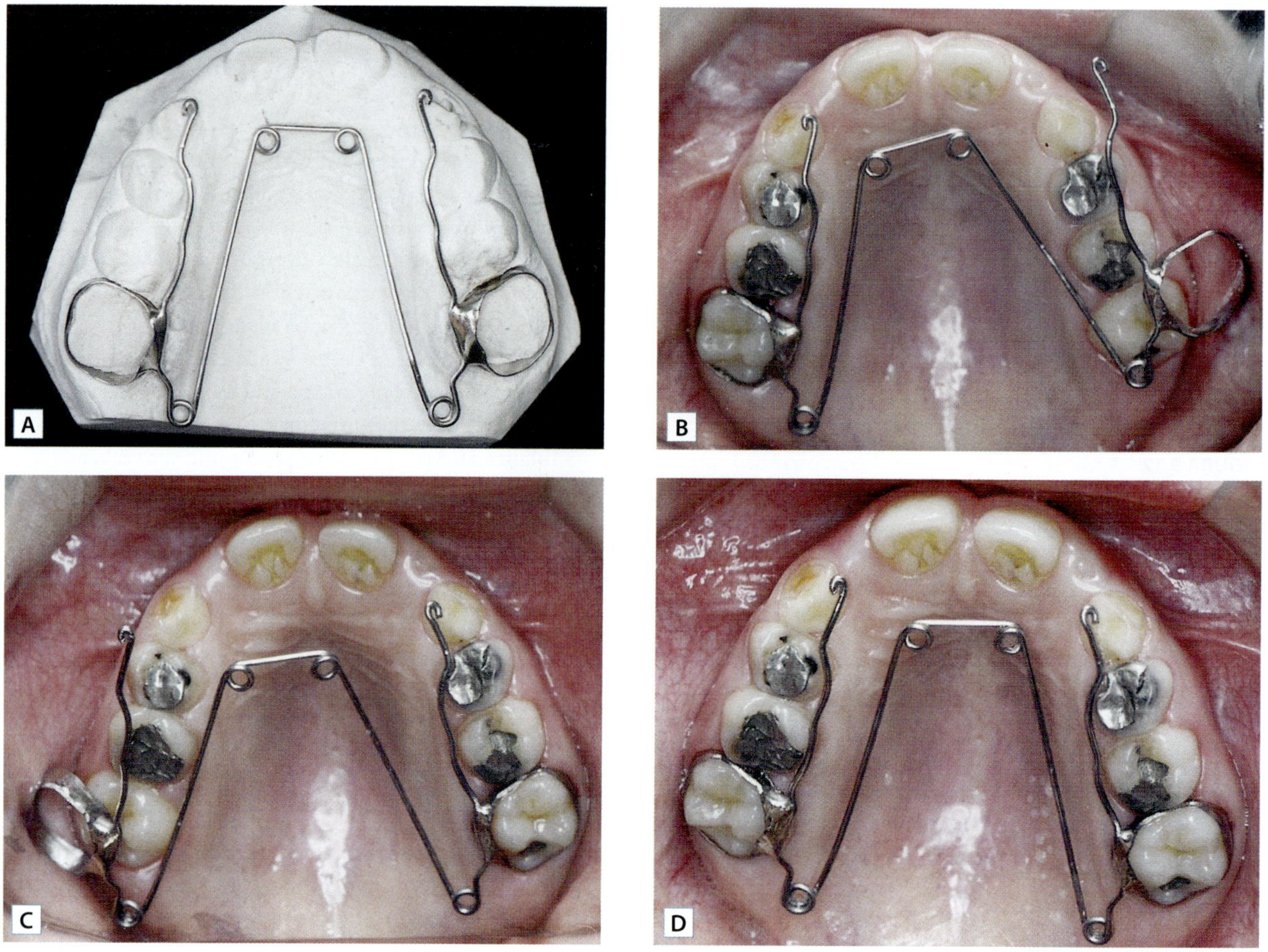

FIGURA 5.13 Ativação do aparelho quadri-hélice. A: aparelho confeccionado passivo no modelo de gesso. B: ativação do lado esquerdo. C: ativação do lado direito. D: aparelho ativado e cimentado com cimento ionômero de vidro.

Tratamento da mordida cruzada posterior esquelética

Para pacientes com hipoplasia esquelética transversal maxilar, a expansão ortopédica maxilar por meio de ERM é o tratamento indicado. Geralmente essa alteração é acompanhada por aumento vertical alveolar, apinhamento, palato profundo e corredor bucal amplo.[3] Além disso, o indivíduo com hipoplasia transversal maxilar comumente apresenta MCP uni ou bilateral.[25] Um bom parâmetro para o diagnóstico de hipoplasia esquelética transversal da maxila é a distância intermolar. McNamara afirmou que, quando essa medida for menor ou igual a 30 mm, expansão ortopédica da maxila por meio de ERM se faz necessária. A distância intermolar deve ser mensurada do ponto mais próximo entre os primeiros molares permanentes superiores na cervical palatina.[36] Valores médios para essa distância na dentição mista variam de 34 a 36 mm (Figura 5.15).

Para o sucesso do procedimento é primordial que a SPM não esteja calcificada. A radiografia oclusal é um bom meio de diagnóstico para essa avaliação. Quando nessa radiografia se verifica linha radiolúcida na SPM, normalmente a ERM ocorre com sucesso. Para maior fidelidade dessa avaliação prévia, a TCFC é o exame mais indicado. Felizmente, poucos pacientes na dentição mista apresentam a SPM calcificada.

Aparelhos disjuntores

A ERM foi descrita inicialmente por Angell[2] como forma de correção da discrepância transversal maxilar. Posteriormente foi estudada por Haas,[19] que demonstrou, por meio de um estudo realizado em porcos, abertura e neoformação óssea na SPM. Com o tempo surgiram outros tipos de disjuntores (Figura 5.16).[5,35]

Independentemente do disjuntor utilizado, o objetivo do procedimento é promover ganho em largura da maxila por meio da separação da SPM. Dentre os disjuntores mais utilizados (Figura 5.16), todos apresentam efeitos dentários e esqueléticos semelhantes após ERM.

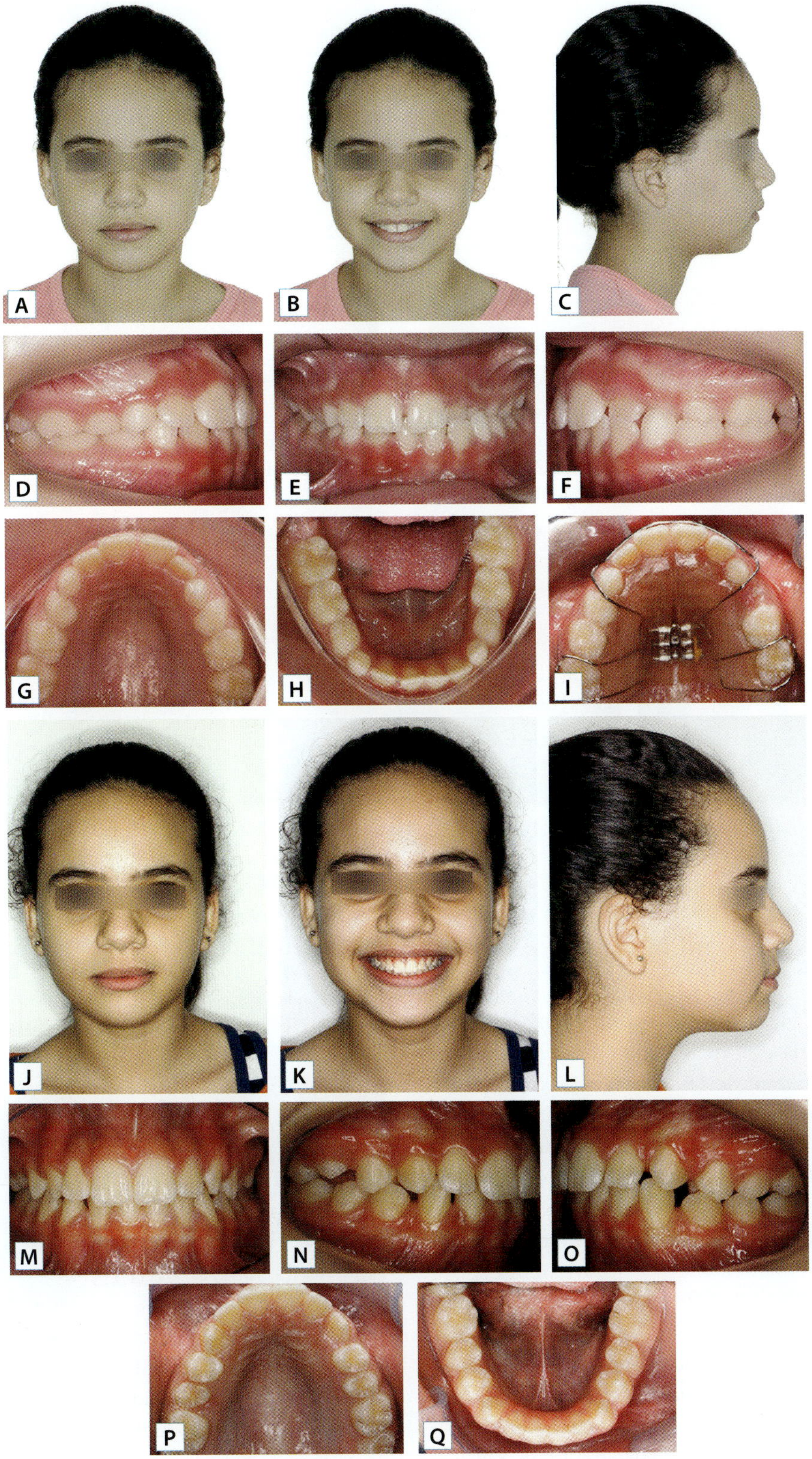

FIGURA 5.14 A, B e C: fotografias extrabucais iniciais. Nota-se assimetria facial nas fotografias de frente e sorrindo devido ao desvio funcional da mandíbula. D: vista lateral direita com ausência de mordida cruzada posterior. E: fotografia frontal com desvio da linha mediana inferior para esquerda. F: mordida cruzada anterior e posterior. G: fotografia oclusal evidenciando contração do arco dentário maxilar bilateralmente. H: arco inferior dentro da normalidade. I: aparelho removível superior com parafuso expansor localizado na região da sutura palatina mediana, grampos de retenção nos molares e arco labial. Foi realizada ativação 2¼ de volta a cada quinze dias até sobrecorreção. J, K e L: fotografias extrabucais mostrando face simétrica após correção da mordida cruzada posterior funcional. M, N e O: expansão dos dentes superiores e bom relacionamento transversal entre os arcos dentários. P: formato adequado do arco superior após a expansão. Q: arco inferior mantendo bom alinhamento dos dentes.

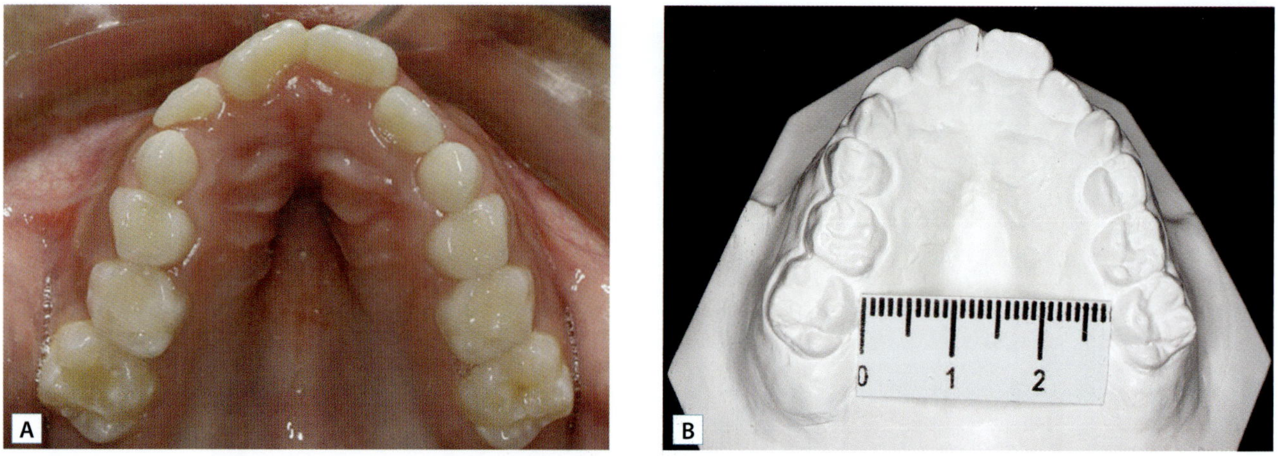

FIGURA 5.15 Vista oclusal mostrando hipoplasia transversal esquelética da maxila. B: distância intermolar do mesmo paciente mensurada no modelo de gesso com valor de 28 mm. Valor este menor que o aceitável para dentição mista.

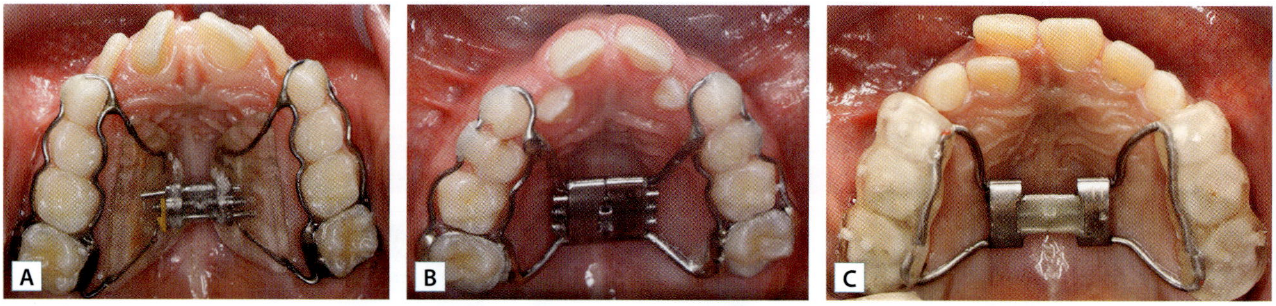

FIGURA 5.16 Exemplos de disjuntores utilizados para expansão rápida da maxila. A. Haas (dentomucossuportado). B: Hyrax (Biederman). C: McNamara. Os disjuntores B e C são dentossuportados.

Disjuntor de Haas

O disjuntor de Haas vem sendo usado há bastante tempo na ortodontia e se mostra bastante eficiente na correção de MCPE. Seu desenho original é composto de bandas nos primeiros pré-molares e primeiros molares e os grampos são confeccionados com fio de aço de 1 mm de espessura, além de acrílico no palato (dentomucossuportado). Esse desenho foi inicialmente idealizado para pacientes em dentição permanente (Figura 5.17).

Disjuntor de Haas modificado

Foram realizadas modificações no disjuntor de Haas para dentição mista.[11] O procedimento clínico e laboratorial envolve separação dos dentes a serem bandados, adaptação de bandas, moldagem com as bandas em posição, transferência das bandas e modelagem. O aparelho é confeccionado em modelo de gesso, no qual fios de aço inoxidável 0,9 mm de diâmetro são contornados às faces vestibulares e palatinas dos primeiros molares permanentes, molares e caninos decíduos de ambos os lados e soldados às superfícies vestibulares e palatinas das bandas adaptadas nos molares permanentes e na lingual dos caninos. Placa de acrílico adaptada ao palato une as estruturas metálicas dos lados direito e esquerdo e mantêm o parafuso expansor (de tamanho 9, 11 ou 13 mm) centralizado na SPM e anteroposteriormente na altura dos segundos molares decíduos. O tamanho do parafuso expansor dependerá da quantidade de expansão desejada. O aparelho deve ser cimentado com CIV nos primeiros molares permanentes,

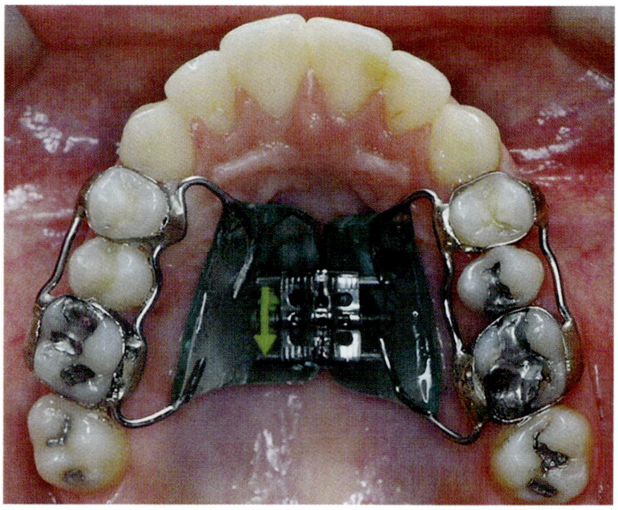

FIGURA 5.17 Disjuntor de Haas original.

e a estrutura metálica deve ser colada com compósito fotopolimerizável às faces vestibulares dos caninos decíduos. Essa configuração do disjuntor de Haas deixa o aparelho mais rígido, o que permite a concentração da força de ativação na SPM, facilitando a abertura e hipoteticamente aumentando os efeitos esqueléticos. Obviamente, por apresentar acrílico no palato, os procedimentos de higiene devem ser cuidadosos (Figura 5.16A).

Disjuntor Hyrax

Descrito inicialmente por Biederman,[5] em 1968, este aparelho ficou popularmente conhecido pelo nome de Hyrax e é dentossuportado. Para confecção e instalação desse disjuntor, também chamado de "disjuntor higiênico", os procedimentos clínicos e laboratoriais são muito semelhantes ao disjuntor de Haas, exceto pelo fato de que esse aparelho não contém acrílico e o de que o parafuso utilizado é desenvolvido especificamente para esse fim, com hastes de adaptação (Figuras 5.16B e 5.18).

Disjuntor de McNamara

O disjuntor de McNamara[35] possui *splint* oclusal envolvendo os primeiros molares permanentes, segundos molares, primeiros molares e caninos decíduos (Figura 5.16C). A finalidade do *splint* é promover o contato entre os arcos dentários, impedindo o deslocamento vertical (para baixo) da maxila e dos dentes posteriores. Em contrapartida, esse aparelho apresenta algumas desvantagens:

1. São necessárias muitas porções de CIV para cimentação.
2. Normalmente o CIV escorre em direção ao tecido gengival, podendo causar inflamações.
3. Dificuldade de visualização da sobrecorreção da expansão.
4. Desconforto para o paciente causado pelo *splint* oclusal.
5. Dificuldade de remoção do aparelho após a expansão, muitas vezes sendo necessário o corte do acrílico com brocas específicas.

Por muito tempo, defendia-se que o disjuntor dentomucossuportado (tipo Haas) produzia maiores efeitos esqueléticos que os disjuntores dentossuportados (Hyrax, McNamara).[20] Entretanto, inúmeros artigos mostraram que os efeitos são similares. Na Figura 5.19 está ilustrado caso de ERM com disjuntor Hyrax evidenciando significativo ganho esquelético transversal.

MARPE

Outro tipo de disjuntor que pode ser utilizado para tratamento na dentição mista é o chamado "híbrido" ou MARPE (*Microimplant-assisted rapid palatal expander*). O disjuntor é apoiado por meio de bandas ortodônticas nos primeiros molares permanentes superiores e fixado no palato com dois ou quatro microparafusos ósseos. Pode ser utilizado em casos de ausência de apoio dentário para o disjuntor convencional e também como ancoragem esquelética para protração maxilar em pacientes em crescimento com má oclusão de classe III.[15,40] Os resultados do disjuntor híbrido associado à máscara facial e de miniplacas associadas a elásticos intermaxilares utilizados em pacientes de 7 a 12 anos de idade com má oclusão de classe III moderada ou severa mostraram protração maxilar sem efeitos dentários com ambos os tipos de tratamento.[54] O uso do expansor híbrido associado a elásticos de classe III apoiados em microparafusos ósseos anteroinferiores foi utilizado em dois casos clínicos. Essa associação promoveu efeitos esqueléticos significativos em pacientes em crescimento com má oclusão esquelética de classe III. O problema esquelético anteroposterior foi corrigido, indicando essa terapêutica para tratamento desses casos. O MARPE utilizado na dentição mista, diferentemente dos outros disjuntores, tem promovido abertura paralela da SPM, o que diminui a possibilidade de recidiva.[38]

Outros disjuntores

Em alguns pacientes, a hipoplasia transversal maxilar encontra-se somente na região anterior. Normalmente ocorre apinhamento anterossuperior com ausência de MCP. A ERM convencional poderia ocasionar sobre-expansão posterior e levar à MCPV. Nesses casos, outra opção de disjuntor pode ser utilizada, como o chamado "expansor em leque", que possui trava posterior. Com esse tipo de disjuntor a expansão será direcionada para a região anterior com menor efeito posterior.[15,47,]

Em outros casos, a necessidade de expansão é tanto posterior quanto anterior, porém com maior necessidade de expansão anterior. Em tais situações, pode-se lançar mão do expansor com abertura diferencial, que apresenta dois parafusos (um anterior e outro posterior) que poderão ser ativados de acordo com a prioridade da expansão.[14,15]

Como devo ativar o disjuntor?

Diante da diminuição da função e calcificação progressiva na SPM, Haas[2] estabeleceu protocolos de ativação de acordo com a idade (Tabela 5.1).

O protocolo de ativação dos disjuntores pode variar de autor para autor ou segundo a preferência individual do ortodontista. Previamente à ERM, é recomendada tomada radiográfica oclusal para identificação da possibilidade de abertura da SPM verificada pela presença de linha radiolúcida. O protocolo de ativação adotado pela disciplina de Ortodontia da Faculdade de Odontologia de Ribeirão Preto da Universidade de São Paulo para

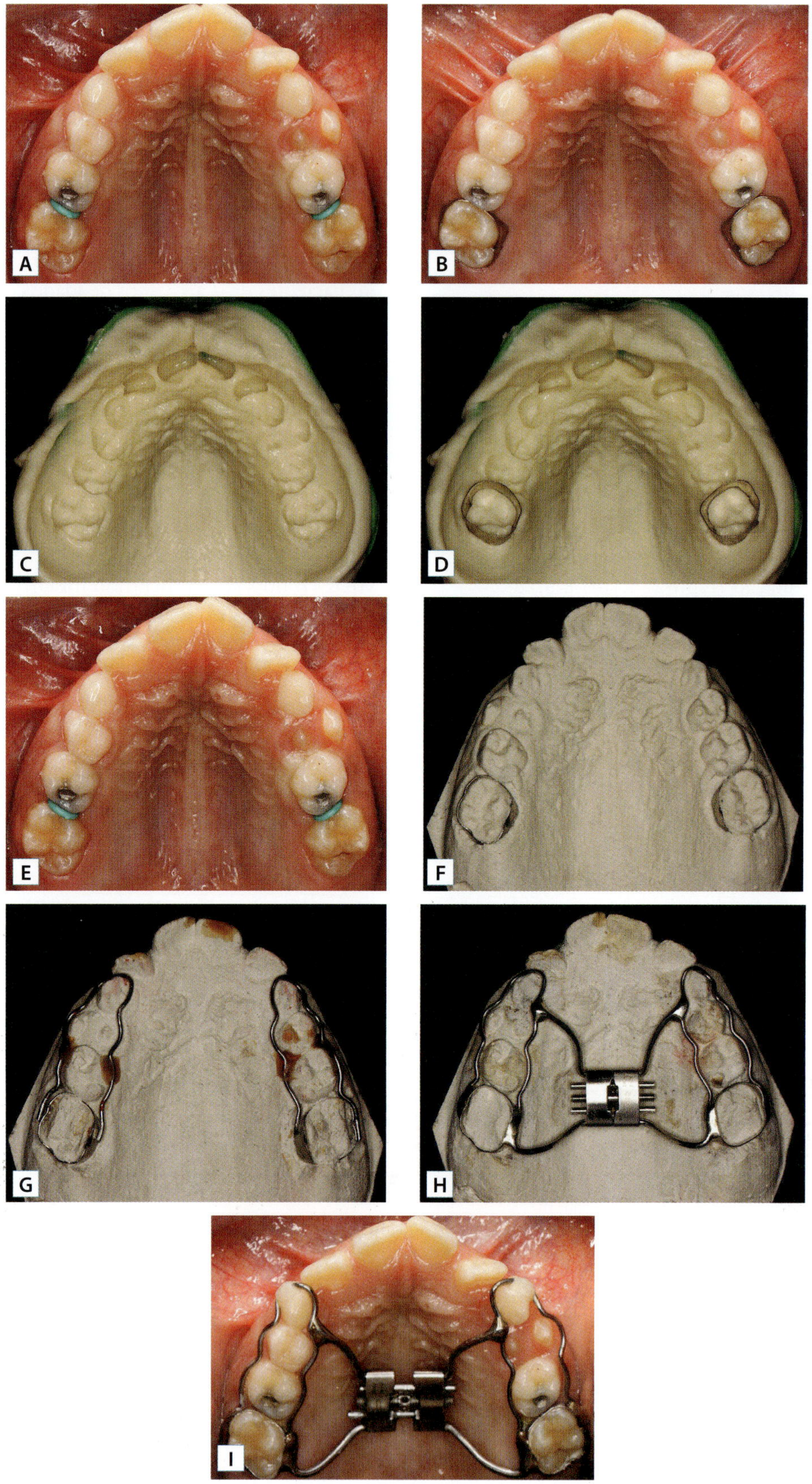

FIGURA 5.18 Etapas clínicas e laboratoriais de confecção e cimentação do disjuntor Hyrax. A: elástico de separação entre os segundos molares decíduos e os primeiros molares permanentes. B: bandagem dos primeiros molares permanentes. C: moldagem. D: transferência das bandas para a moldagem. E: novo elástico de separação entre os molares decíduos e molares permanentes. F: modelo de trabalho. G: confecção dos grampos nos dentes por vestibular e lingual. H: adaptação do parafuso expansor, soldagem e finalização do aparelho. I: cimentação e colagem do aparelho.

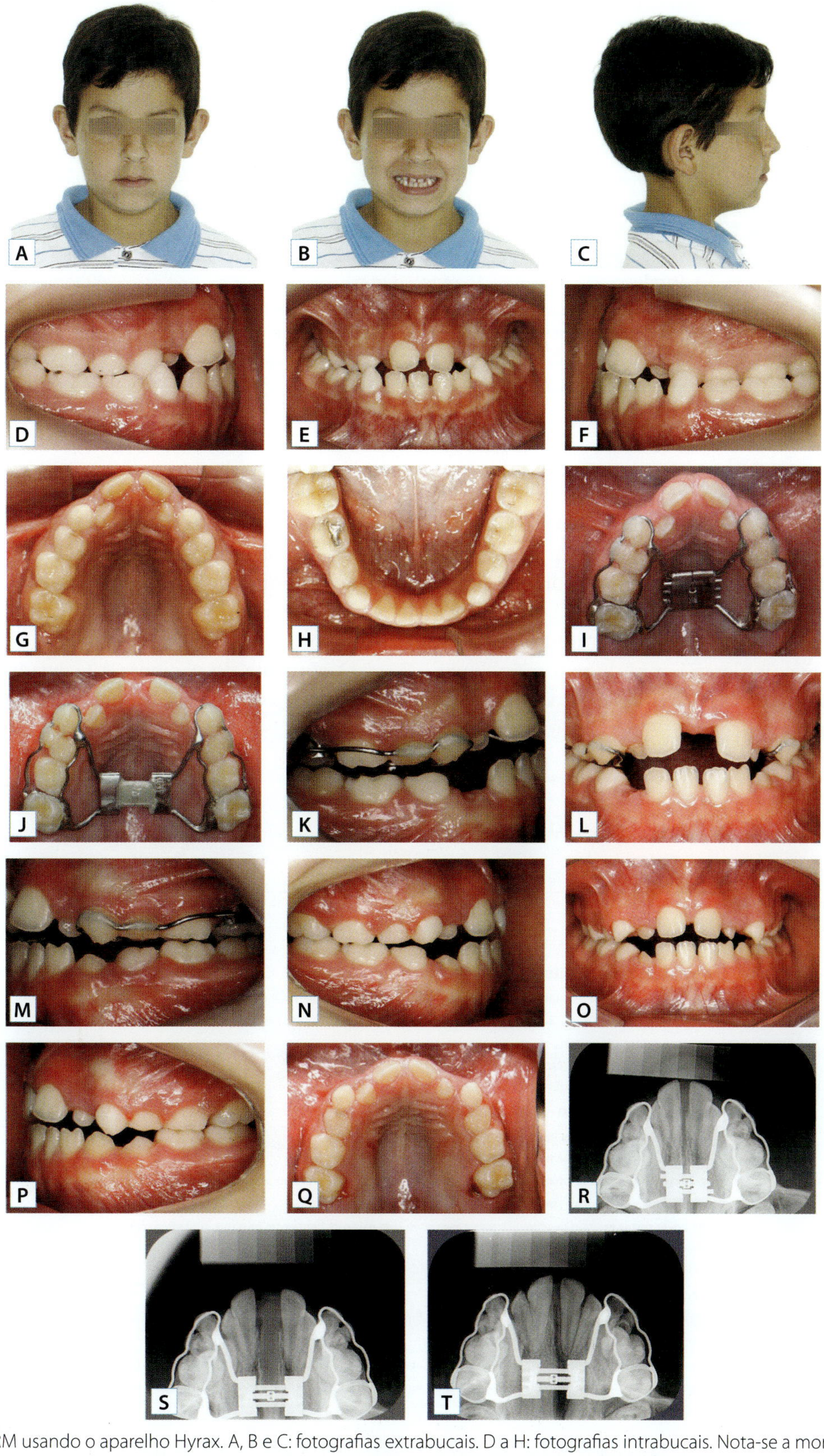

FIGURA 5.19 ERM usando o aparelho Hyrax. A, B e C: fotografias extrabucais. D a H: fotografias intrabucais. Nota-se a mordida cruzada posterior bilateral com hipoplasia transversal esquelética da maxila. I: disjuntor Hyrax no dia da cimentação. J a M: 21 dias de ativação do parafuso expansor. Houve sobrecorreção da mordida cruzada posterior, aumento da largura da maxila e abertura de diastema interincisal. N a Q: remoção do aparelho e fotografias intrabucais seis meses após a imobilização da expansão rápida da maxila. R, S e T: radiografias oclusais, cinco e quinze dias após o início das ativações e seis meses de contenção, respectivamente.

TABELA 5.1 Protocolos de ativação sugeridos por Haas[21]

Até 14 anos de idade	15 a 18 anos de idade	18 a 25 anos de idade	25 anos até senilidade
• 4 quartos de volta na instalação do aparelho • 2 quartos de volta por dia • Retorno semanal – avaliar ativação de 2 a 4 quartos de volta • Duração aproximada de 3 semanas • Parafuso aberto de 12 a 16 mm • Contenção por no mínimo 3 meses, frequentemente 6 meses	• 2 quartos de volta na instalação do aparelho • 1 quarto de volta por dia • Retorno a cada 2 semanas – avaliar ativação de 1 a 2 quartos de volta • Duração aproximada de 6 semanas • Parafuso aberto de 12 a 16 mm • Contenção por no mínimo 3 meses, frequentemente 6 meses. Ajustes ocasionais para dar conforto ao paciente	• 1 quarto de volta na instalação do aparelho • 1 quarto de volta em dias alternados • Retorno mensal • Duração aproximada de 12 a 14 semanas • Parafuso aberto de 12 a 14 mm • Contenção por no mínimo 3 meses, frequentemente 6 meses. Ajustes ocasionais para dar conforto ao paciente	• 1 quarto de volta na instalação do aparelho • 1 quarto de volta em dias alternados (ajustar ao conforto do paciente) • Retorno a cada 6 ou 8 semanas • Duração aproximada de 28 a 40 semanas • Parafuso aberto de 12 a 14 mm • Contenção por no mínimo 3 meses, frequentemente 6 meses

dentição mista é o sugerido por Haas para pacientes até 14 anos de idade (Tabela 5.1), com algumas individualizações. Após a cimentação e a colagem do disjuntor, o parafuso é ativado em uma volta completa, o que corresponde a quatro ativações em uma mesma consulta. Cada ativação de um quarto de volta é realizada com intervalos de 5 a 10 minutos até completar 1 mm de expansão. Duas ativações são realizadas pelo profissional e duas pelos pais ou responsáveis. Após treinamento, os pais ou responsáveis são orientados a ativar o aparelho diariamente, com um quarto de volta (0,25 mm), a cada 12 horas, ou seja, uma ativação de manhã e outra à noite, totalizando 0,5 mm por dia a partir do próximo dia após a cimentação do aparelho (Figura 5.20).

O controle do paciente é realizado semanalmente para avaliar o progresso do tratamento. O paciente e os

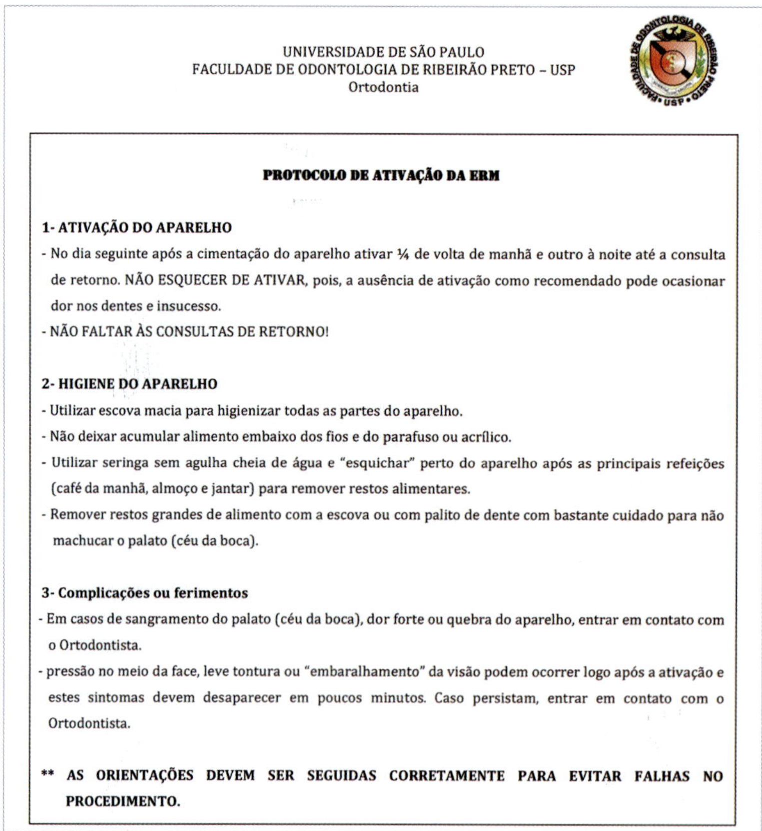

UNIVERSIDADE DE SÃO PAULO
FACULDADE DE ODONTOLOGIA DE RIBEIRÃO PRETO – USP
Ortodontia

PROTOCOLO DE ATIVAÇÃO DA ERM

1- ATIVAÇÃO DO APARELHO

- No dia seguinte após a cimentação do aparelho ativar ¼ de volta de manhã e outro à noite até a consulta de retorno. NÃO ESQUECER DE ATIVAR, pois, a ausência de ativação como recomendado pode ocasionar dor nos dentes e insucesso.
- NÃO FALTAR ÀS CONSULTAS DE RETORNO!

2- HIGIENE DO APARELHO

- Utilizar escova macia para higienizar todas as partes do aparelho.
- Não deixar acumular alimento embaixo dos fios e do parafuso ou acrílico.
- Utilizar seringa sem agulha cheia de água e "esquichar" perto do aparelho após as principais refeições (café da manhã, almoço e jantar) para remover restos alimentares.
- Remover restos grandes de alimento com a escova ou com palito de dente com bastante cuidado para não machucar o palato (céu da boca).

3- Complicações ou ferimentos

- Em casos de sangramento do palato (céu da boca), dor forte ou quebra do aparelho, entrar em contato com o Ortodontista.
- pressão no meio da face, leve tontura ou "embaralhamento" da visão podem ocorrer logo após a ativação e estes sintomas devem desaparecer em poucos minutos. Caso persistam, entrar em contato com o Ortodontista.

** AS ORIENTAÇÕES DEVEM SER SEGUIDAS CORRETAMENTE PARA EVITAR FALHAS NO PROCEDIMENTO.

FIGURA 5.20 Folheto de informações entregue aos pais ou responsáveis.

responsáveis devem ser informados de eventuais problemas clínicos que podem acontecer, como dor e sangramento no palato (mais comum quando disjuntor de Haas é utilizado), visão dupla e vertigem (devem ser restritas até 5 minutos após a ativação) e ferimentos na língua e na mucosa. Diante dessas ocorrências, a ativação deve ser interrompida e o ortodontista, informado. Em casos mais graves, o aparelho deve ser removido até a cicatrização do ferimento. Entretanto, o paciente deve estar ciente de que em momento oportuno novo procedimento deverá ser realizado. A ativação será interrompida após aproximadamente 2 ou 3 semanas ou até a sobrecorreção da relação transversal, ou seja, quando as vertentes vestibulares das cúspides palatinas dos primeiros molares permanentes superiores ocluírem sobre vertentes linguais das cúspides vestibulares dos primeiros molares permanentes inferiores. Ao final da ativação, após a constatação por meio de radiografia oclusal de que a SPM foi aberta, o parafuso do disjuntor é imobilizado com resina acrílica autopolimerizável, fio de amarrilho ou a combinação dos dois métodos. O disjuntor permanece cimentado por 3 a 6 meses como contenção. Ao final desse período o disjuntor é removido, porém radiografia oclusal prévia deve ser realizada para verificar a neoformação óssea na SPM.

Não é raro o paciente necessitar de dois procedimentos de ERM ao longo do desenvolvimento dentário e facial. Nossa experiência clínica mostra que, quando é necessária uma segunda ERM ainda com o paciente em crescimento, o procedimento transcorre normalmente. Porém, suturas que sofreram intervenção mecânica (separação) apresentam características de envelhecimento.[39] Em pouquíssimos casos não ocorre abertura da SPM na segunda ERM no paciente em crescimento.

Quais os efeitos provocados pela expansão rápida da maxila (ERM)?

Com a ERM, a SPM normalmente se separa em formato de "V" com maior abertura anterior que posterior e maior inferior que superior (Figura 5.21).

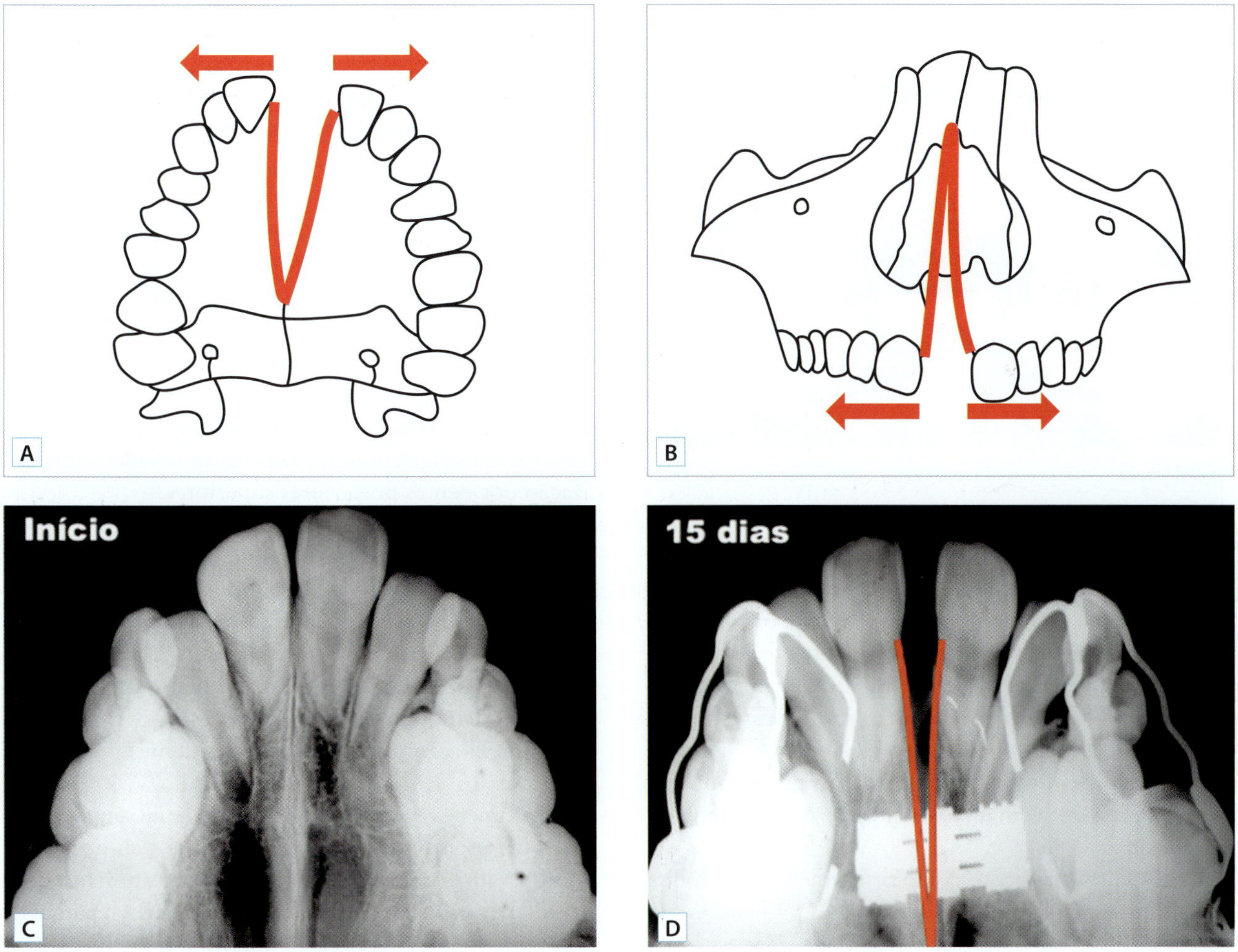

FIGURA 5.21 Abertura da SPM em formato de "V". A e B: desenhos esquemáticos mostrando como ocorre a abertura. C: radiografia oclusal antes da ERM evidenciando linha radiolúcida na SPM. D: abertura da SPM quinze dias após o início das ativações.
SPM: sutura palatina mediana.

Um sinal clínico importante do sucesso da ERM é a abertura do diastema interincisal. Na maioria dos pacientes a abertura do diastema inicia-se a partir do quinto dia de ativação e continua abrindo progressivamente até o final das ativações. Finalizada a fase ativa da ERM, o diastema pode se fechar em aproximadamente 3 a 4 meses, porém com grande variação individual. O fechamento ocorre devido ao estiramento das fibras transeptais que ocorreu durante a fase de ativação e que tendem a retornar à configuração inicial após a interrupção da fase ativa. Esse fechamento ocorre por etapas, primeiramente com a inclinação mesial das coroas dos incisivos centrais e posteriormente com verticalização. Espaço residual pode permanecer ao final do período de contenção. De maneira geral, o tamanho do diastema criado entre os incisivos corresponde à metade da quantidade de ativação do parafuso.[6]

A força aplicada em cada ativação é de aproximadamente 10 a 20 libras (5 a 10 kg), e essa força continua se dissipando algum tempo pós-ativação (Figura 5.22). Essa magnitude de força gera preocupações em relação aos dentes de suporte, que podem sofrer reabsorção radicular[4,28] ou ser acometidos por defeitos alveolares.[13]

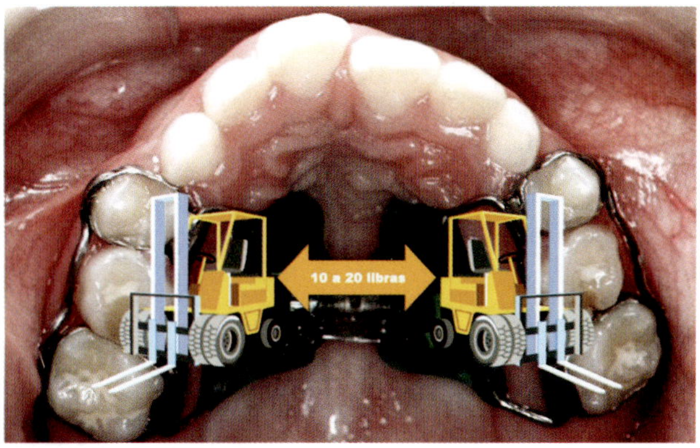

FIGURA 5.22 Forças aplicadas na sutura palatina mediana a cada ativação do parafuso expansor.

Foram encontradas reabsorções radiculares em todos dentes de apoio do disjuntor, principalmente na superfície vestibular. Apesar de o reparo ter sido constante, evidências de reabsorção radicular foram visualizadas nove meses após o procedimento.[4] Resultados semelhantes foram encontrados em outro estudo, porém os autores afirmaram que em dentes humanos a fixação periodontal se mostrou presente, além de haver reparação das superfícies reabsorvidas.[28]

A ERM realizada com disjuntor Haas e Hyrax produz inclinação vestibular de coroa dos dentes posteriores superiores (*tipping*). Esse movimento aumenta a espessura da tábua óssea palatina e diminui a da tábua óssea vestibular. Deiscências podem ser visualizadas na superfície vestibular de pré-molares e na superfície mesiovestibular de molares, especialmente em pacientes com osso vestibular diminuído. Nos primeiros pré-molares, o disjuntor dentossuportado (Hyrax) promove maior redução da crista óssea vestibular que o disjuntor dentomucossuportado (Haas).[13] Como existem poucos trabalhos de longo prazo, torna-se difícil afirmar que esses efeitos serão permanentes, tampouco que levarão a alterações gengivais clinicamente visíveis.

Os efeitos esqueléticos e dentários produzidos pelo disjuntor de Haas em comparação com o Hyrax, avaliados em TCFC, mostraram aumento da inclinação dos dentes posteriores superiores para vestibular. Inclinação mais pronunciada de segundos pré-molares foi observada com o uso do Hyrax e de primeiros pré-molares com o uso do Haas.[12] O posicionamento vertical e sagital da maxila também foi comparado entre os dois aparelhos, e novamente os resultados foram similares com deslocamento anterior e inferior desse osso após disjunção.[46] O deslocamento anterior da maxila torna a eminência zigomática mais evidente, e muitas vezes isso é observado positivamente pelo paciente e/ou responsáveis. Quando os disjuntores de Haas, Hyrax e McNamara foram comparados, as alterações esqueléticas e dentárias foram semelhantes, com aumento na largura nasal e maxilar. Entretanto, as alterações foram mais evidentes nos pacientes tratados com o disjuntor de Haas.[48]

A correção da MCPE com ERM é bastante eficiente, porém pode provocar efeitos dentários e posturais reversíveis e irreversíveis. Com esse procedimento, além da abertura da SPM, expansão esquelética e dentária, ocorre também extrusão e inclinação dos dentes posteriores. Esses movimentos promovem deslocamento para baixo e para trás da mandíbula e abertura do plano mandibular. Dessa forma, há diminuição da SM ou até mesmo criação de MAA logo após a ERM. Entretanto, essas alterações são transitórias e o relacionamento vertical retorna à situação anterior após o período de contenção devido à verticalização dos dentes posteriores superiores.[6]

Outro importante efeito da ERM é o ganho de espaço nos arcos dentários. Estima-se que o perímetro do arco sofra aumento de em média 3 mm após ERM. Esse aumento pode ser útil na resolução de pequenas discrepâncias de espaço na arcada superior (Figura 5.23). Em muitos pacientes com MCPE, há acentuada inclinação lingual da coroa dos dentes posteriores inferiores. Após a expansão, com a inclinação para vestibular dos dentes posteriores superiores, os dentes posteriores inferiores acompanham esse movimento e normalmente verticalizam, propiciando ganho de espaço no arco inferior. Alguns clínicos mais otimistas afirmam que após ERM ocorre aumento de 2 mm do perímetro do arco inferior. Entretanto, o aumento provocado pela ERM no arco inferior é insignificante na maioria dos pacientes, podendo atingir no máximo 1 mm naqueles casos cujos molares inferiores estão acentuadamente inclinados para lingual.[18]

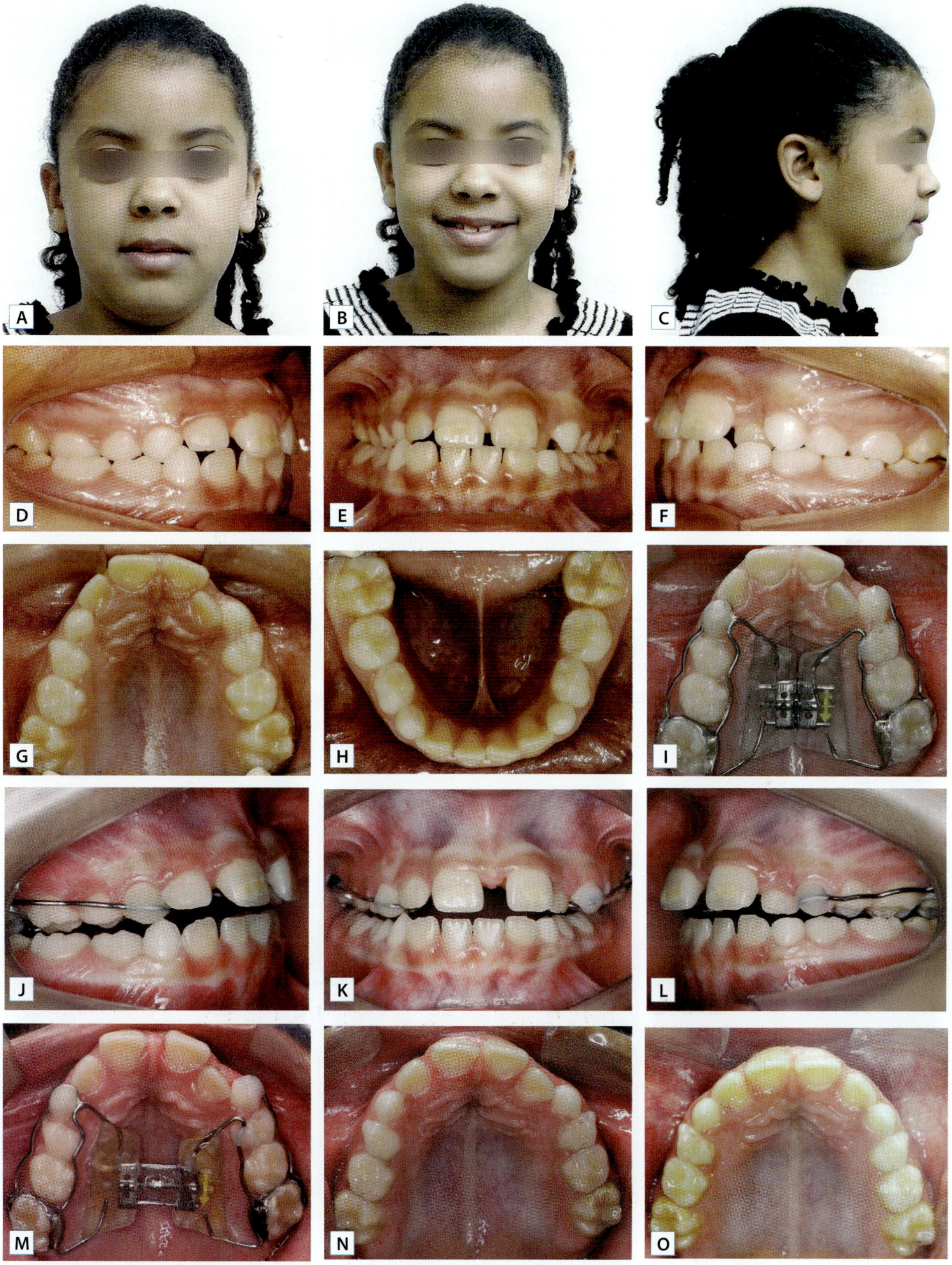

FIGURA 5.23 A, B e C: fotografias extrabucais. D, E e F: MCPE bilateral; G: hipoplasia esquelética transversal maxilar com distâncias intermolares de 29 mm e falta de espaço para o alinhamento do incisivo lateral superior esquerdo (dente 22). H: arco inferior normal. I: ERM com disjuntor de Haas modificado no dia da cimentação. J, K e L: 21 dias após o início das ativações evidenciando sobrecorreção posterior e abertura de diastema entre os incisivos centrais. M: disjuntor imobilizado com resina acrílica e verificação de ganho em largura da maxila. N: seis meses após a paralisação das ativações com o disjuntor removido. O: doze meses após o procedimento de ERM com o dente 22 alinhado no arco dentário. MCPE: mordida cruzada posterior esquelética; ERM: expansão rápida da maxila.

Paralelamente aos efeitos já apresentados anteriormente, com o procedimento de ERM haverá aumento da cavidade nasal e redução na resistência da passagem de ar. Entretanto, essas alterações não são uniformes e dependem da causa e localização dos problemas respiratórios, além, obviamente, da severidade da MCPE. Esses efeitos serão discutidos com maiores detalhes posteriormente neste capítulo, quando for abordado a ERM em pacientes com RB e com SAOS.

Como realizar a contenção da ERM?

Uma dúvida clínica muito comum refere-se à contenção da ERM. Segundo Haas,[19] o disjuntor deve permanecer na maxila por no mínimo três meses, frequentemente seis meses (Tabela 5.1). O tempo de contenção é necessário para que ocorra nova formação óssea na SPM, e isso pode variar de indivíduo para indivíduo e também em relação à quantidade de separação óssea. Em alguns pacientes, esse processo acontece em curto espaço de tempo, mas em outros pacientes pode consumir mais tempo. A Figura 5.24 ilustra formação óssea na SPM avaliada por meio de radiografias oclusais digitais em diferentes períodos de tempo. Observe que a formação na SPM ainda não estava completa três meses após a imobilização do parafuso (Figura 5.24D).[31] Quanto mais maduro o osso recém-formado na SPM, maior a estabilidade da expansão transversal.

Finalizado o tempo de contenção, o disjuntor deve ser removido e um aparelho removível deve ser instalado para estabilização adicional. O desenho e as funcionalidades desse aparelho contensor podem variar de acordo com a má oclusão presente, podendo conter grade palatina vertical, molas para correção de cruzamentos anteriores e posicionamentos dentários incorretos. O tempo total de uso desse aparelho vai depender de sua finalidade. Haas[20] preconiza aparelho removível somente com acrílico, sem grampos de retenção. Entretanto, esse modelo dificulta seu uso em razão da baixa capacidade de retenção. Sendo assim, sugerimos a inserção de grampos para melhor aproveitamento do aparelho. No final da dentição mista, em casos em que, na sequência, o paciente será submetido a tratamento ortodôntico corretivo, bráquetes e fios podem ser usados para dar maior estabilidade à correção. O disjuntor também pode servir de apoio para aparelhos extrabucais, tracionamento de dentes, molas e suporte para protração maxilar (Figuras 5.25, 5.26, 5.27 e 5.28). A incorporação de grade palatina vertical diretamente ao disjuntor, por intuição, poderia corrigir simultaneamente a MCP e a MAA (Figura 5.29). Apesar de essa associação ser utilizada por muitos clínicos, a grade vertical inserida no disjuntor atrapalha as funções bucais, pois dificulta os movimentos laterais da mandíbula e diminui o espaço para língua, induzindo ao agravamento do quadro funcional. Além disso, essa grade não cumprirá totalmente seus requisitos, que são: posicionamento o mais próximo

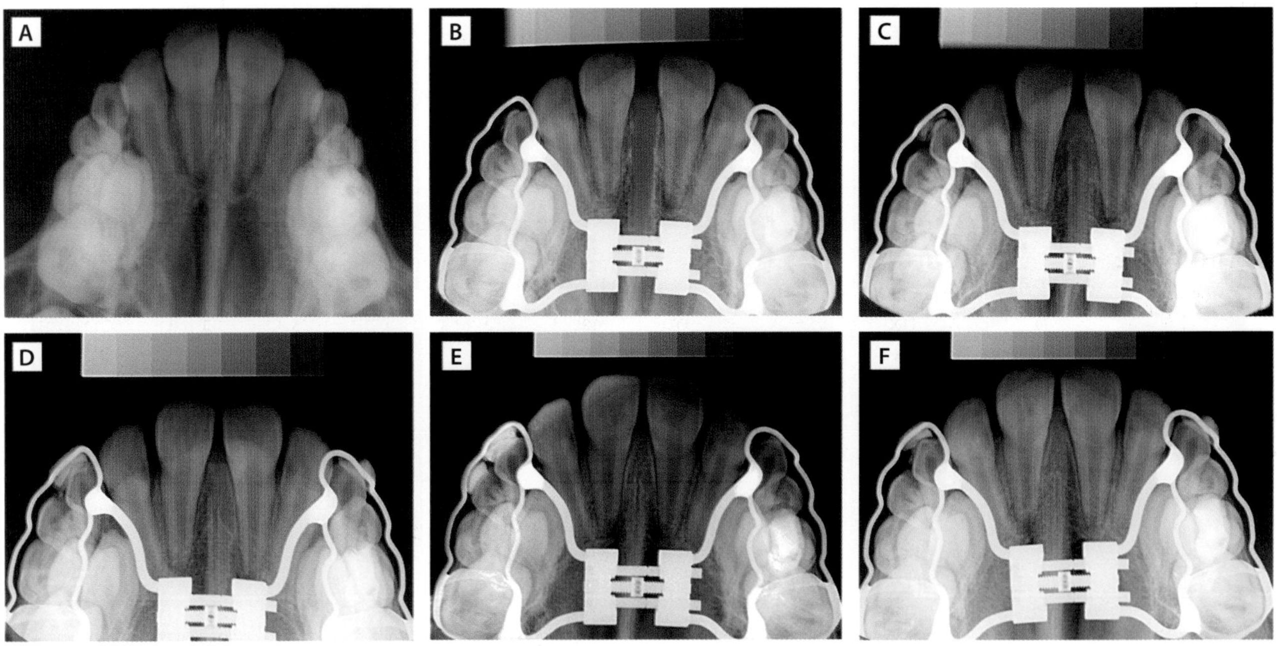

FIGURA 5.24 Radiografias oclusais antes e após ERM. A: avaliação da SPM na qual é possível visualizar linha radiolúcida entre as duas metades da maxila. B: abertura da SPM após quinze dias de ativação. Observar área radiolúcida entre as hemimaxilas. C, D e E: avaliação da nova formação óssea na SPM com um, três e quatro meses, respectivamente. Observe que a SPM não está totalmente radiopaca ao final de três meses. F: seis meses após a interrupção da ativação, nota-se formação óssea completa.
ERM: expansão rápida da maxila; SPM: sutura palatina mediana.

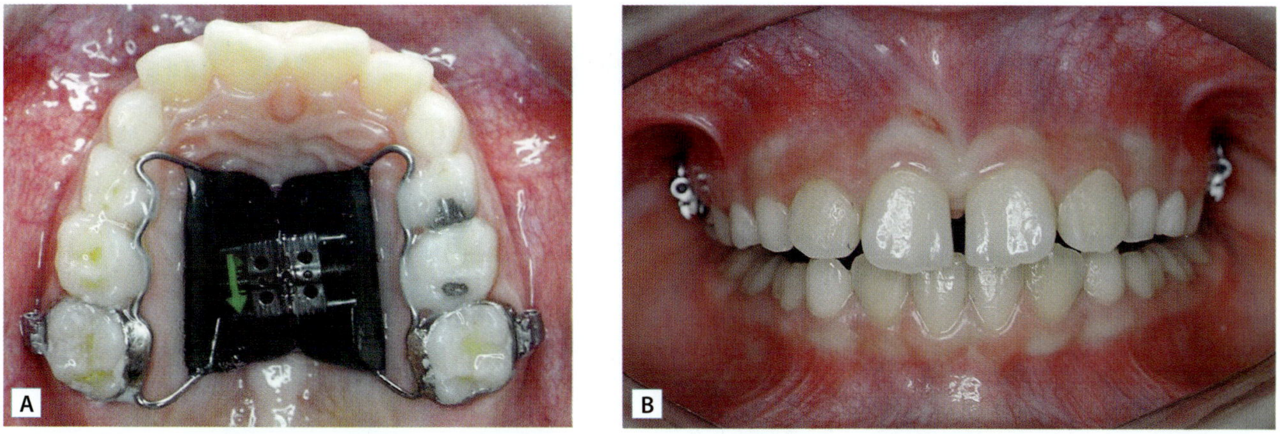

FIGURA 5.25 A: vista oclusal do disjuntor de Haas modificado sem os grampos vestibulares e com tubo duplo no vestibular da banda dos primeiros molares permanentes. B: vista frontal mostrando os tubos onde após a ERM será adaptado o arco extrabucal.

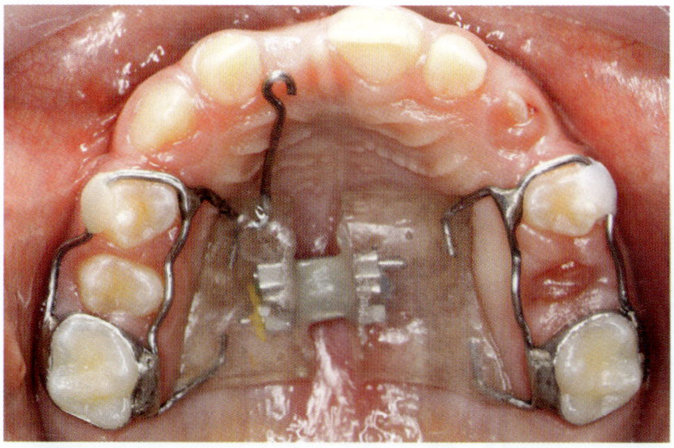

FIGURA 5.26 A: disjuntor de Haas com gancho para tracionamento do dente 11 (incluso) após abertura do espaço com ERM.

possível da lingual dos incisivos inferiores, altura da grade atingindo a cervical da superfície lingual dos incisivos inferiores e ausência de espaço extra entre as alças.

Como higienizar o disjuntor?

Os disjuntores são aparelhos fixos que, em maior ou menor proporção, causam retenção de alimentos. O modelo Hyrax é de fácil limpeza. Em contrapartida, o tipo Haas, por ter acrílico apoiado no palato, acumula alimento e deve ser higienizado regularmente com passa-fio e fio dental, além de complementação com bochechos antissépticos (Figura 5.30).

Expansão rápida da maxila (ERM) em pacientes com respiração bucal (RB) e síndrome da apneia obstrutiva do sono (SAOS)

A MCP e a hipoplasia esquelética transversal de maxila são ocorrências frequentes em pacientes com RB e SAOS. O tratamento da RB e da SAOS infantil é multifatorial e envolve especialidades médicas e odontológicas. Crianças entre 3 e 6 anos com RB que foram submetidas a adenoidectomia ou adenotonsilectomia apresentaram normalização da direção de crescimento mandibular, diminuição da inclinação da mandíbula e aumento da altura facial anterior inferior (AFAI).[34] Independentemente dos efeitos esqueléticos e dentários provocados pela ERM, ventila-se nos meios científicos que as alterações morfológicas e anatômicas causadas pelo procedimento podem contribuir para melhora do quadro respiratório. Crianças com RB têm tendência a apresentar padrão de crescimento vertical, hipoplasia transversal maxilar e distância intermolar reduzida, quando comparadas a crianças que respiram pelo nariz.[33] Estudo realizado em crianças de 7 a 10 anos de idade com RB e submetidas a ERM concluiu não haver aumento do espaço aéreo nasofaríngeo e em sua relação com resistência a passagem de ar.[27] Em outro estudo do mesmo grupo de pesquisa foi encontrado aumento da largura maxilar e nasal, mas os efeitos na mucosa nasal foram leves. Relataram também que a influência da ERM sobre a resistência nasal não foi estável e os aumentos encontrados retornaram a valores próximos aos iniciais ao final de um período de trinta meses de avaliação.[32] Por outro lado, Ramires et al.,[43] em revisão não sistemática da literatura, encontraram aumento da cavidade nasal por meio de avaliação cefalométrica após ERM.

Pacientes com SAOS apresentam, na grande maioria dos casos, RB e diminuição da largura maxilar. A SAOS acomete entre 3 e 10% das crianças em todo o mundo.[23] Essa síndrome pode causar hipoplasia transversal e retrognatia maxilar, afetando estruturas com lábios, língua e musculatura peribucal, além de alterações neuropsicomotoras.[9] Os tratamentos de escolhas têm sido adenotonsilectomia,[42] *continuous positive airway pressure* (CPAP),[30] ERM,[29] aparelhos removíveis e terapia miofuncional.[52] Como a

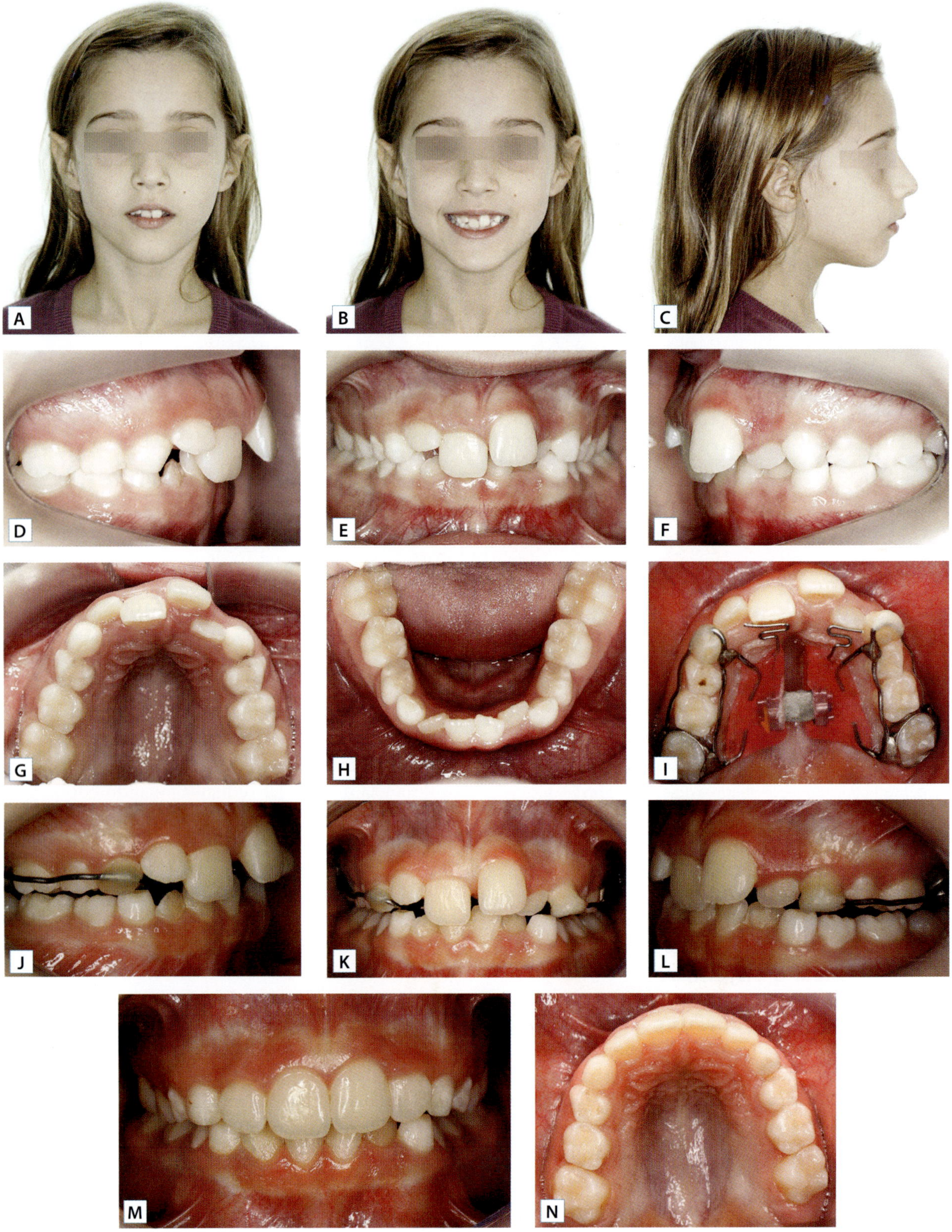

FIGURA 5.27 A, B e C: fotografias extrabucais evidenciando perfil convexo, ausência de selamento labial e sorriso mostrando falta de alinhamento e nivelamento dos incisivos. D, E e F: fotografias intrabucais mostrando degrau distal entre os segundos molares decíduos, classe II de caninos, sobremordida profunda, mordida cruzada do dente 22, sobressaliência aumentada dos dentes 12 e 21. G: hipoplasia esquelética transversal maxilar com falta de espaço para alinhamento do dente 22, palato ogival, distância intermolar diminuída (27 mm). H: arco inferior com apinhamento moderado. I: disjuntor de Haas modificado com molas em "S" para labioversão dos dentes 11 e 22 após a ERM. As molas somente foram ativadas após a paralisação das ativações. J, K e L: quinze dias após o início das ativações com abertura de diastema e sobrecorreção da MCPE. M e N: doze meses após ERM com melhora significativa do alinhamento e nivelamento.

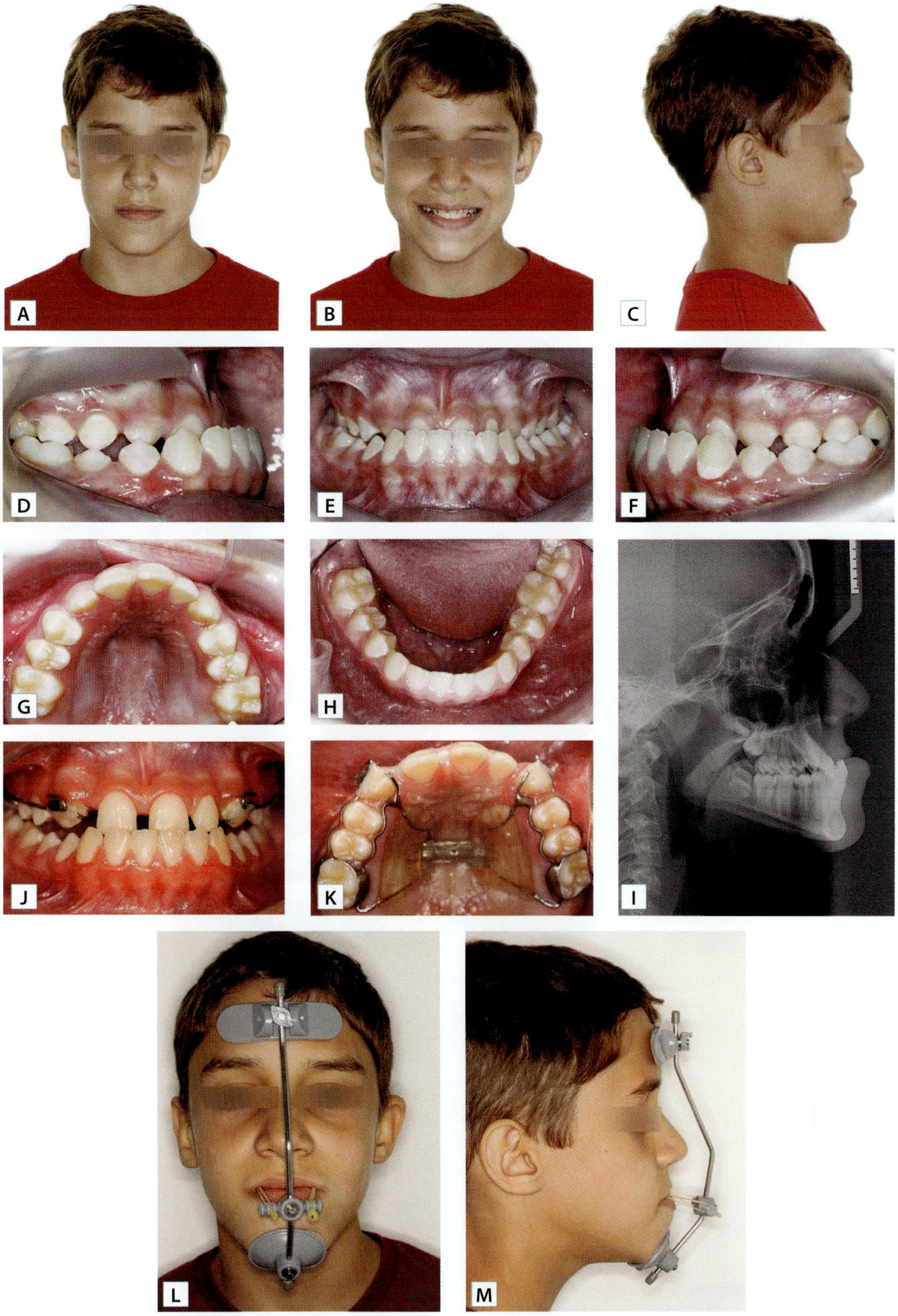

FIGURA 5.28 A, B e C: fotografias extrabucais evidenciando perfil côncavo, deficiência maxilar e prognatismo mandibular. D, E e F: mordida cruzada anterior, classe III de molares e caninos; sobremordida de 90%. G: arco superior com leve hipoplasia transversal e agenesia do dente 12. H: arco inferior amplo compatível com a má oclusão de classe III. I: radiografia cefalométrica evidenciando a má oclusão esquelética de classe III. J e K: quinze dias após o início das ativações com abertura de diastema entre os incisivos centrais superiores e melhora na sobremordida devido à extrusão e inclinação dos dentes posteriores superiores para vestibular e rotação da mandíbula no sentido horário. Observem que no disjuntor foram adicionados ganchos à face vestibular dos caninos para apoio dos elásticos. L e M: máscara facial de Petit (vista frontal e perfil, respectivamente) instalada logo após a paralisação das ativações com 500 gF de cada lado e recomendação de uso de 24 horas/dia por doze meses, exceto durante as refeições e no período escolar. O disjuntor permaneceu cimentado durante todo o tratamento de protração maxilar. *(continua)*

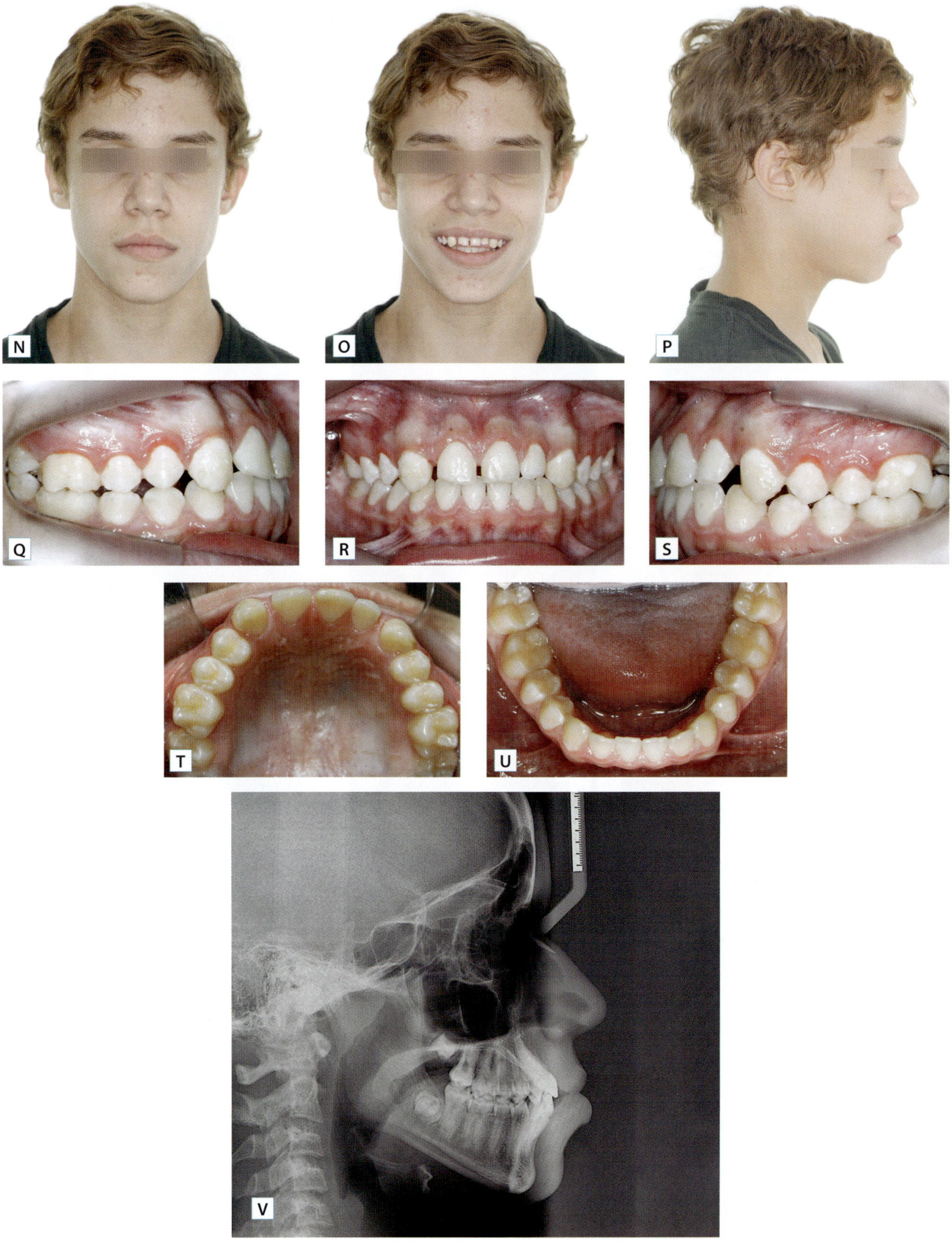

FIGURA 5.28 (*continuação*) N, O e P: fotografias extrabucais após doze meses de uso da máscara facial com significativa mudança no perfil facial. Q a U: fotografias intrabucais mostrando a correção da má oclusão de classe III e correção da sobressaliência negativa. A relação molar do lado direito está em classe II devido à agenesia do incisivo lateral superior direito (dente 12) e migração dos dentes posteriores superiores desse mesmo lado para mesial. V: radiografia cefalométrica evidenciando a correção da má oclusão esquelética de classe III.

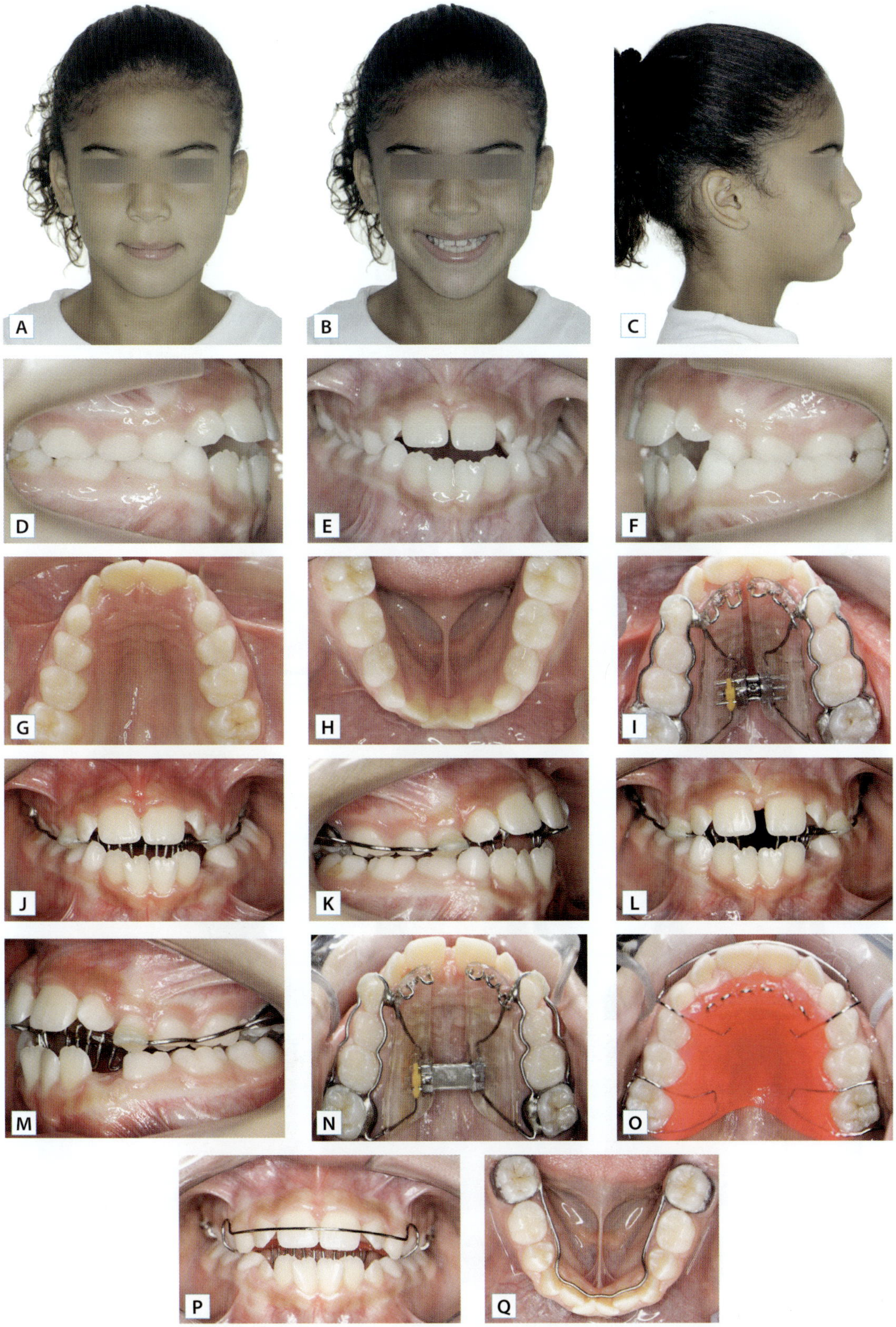

FIGURA 5.29 A, B e C: fotografias extrabucais iniciais mostrando face equilibrada e selamento labial passivo. D: ausência de mordida cruzada posterior. E: mordida aberta anterior. F: mordida cruzada posterior esquelética unilateral. G: hipoplasia esquelética maxilar com distância intermolar de 27 mm. H: foto oclusal do arco inferior com apinhamento leve. I e J: disjuntor de Haas com grade vertical no dia da cimentação, vista oclusal e frontal, respectivamente. K a N: dezoito dias após o início das ativações. É possível observar sobrecorreção da mordida cruzada posterior esquelética e aumento da largura transversal da maxila. O e P: seis meses após a remoção do disjuntor, foi instalado aparelho removível superior com grade vertical. Q: paralelamente à instalação do aparelho removível superior, foi confeccionado e cimentado arco lingual no arco inferior. (*continua*)

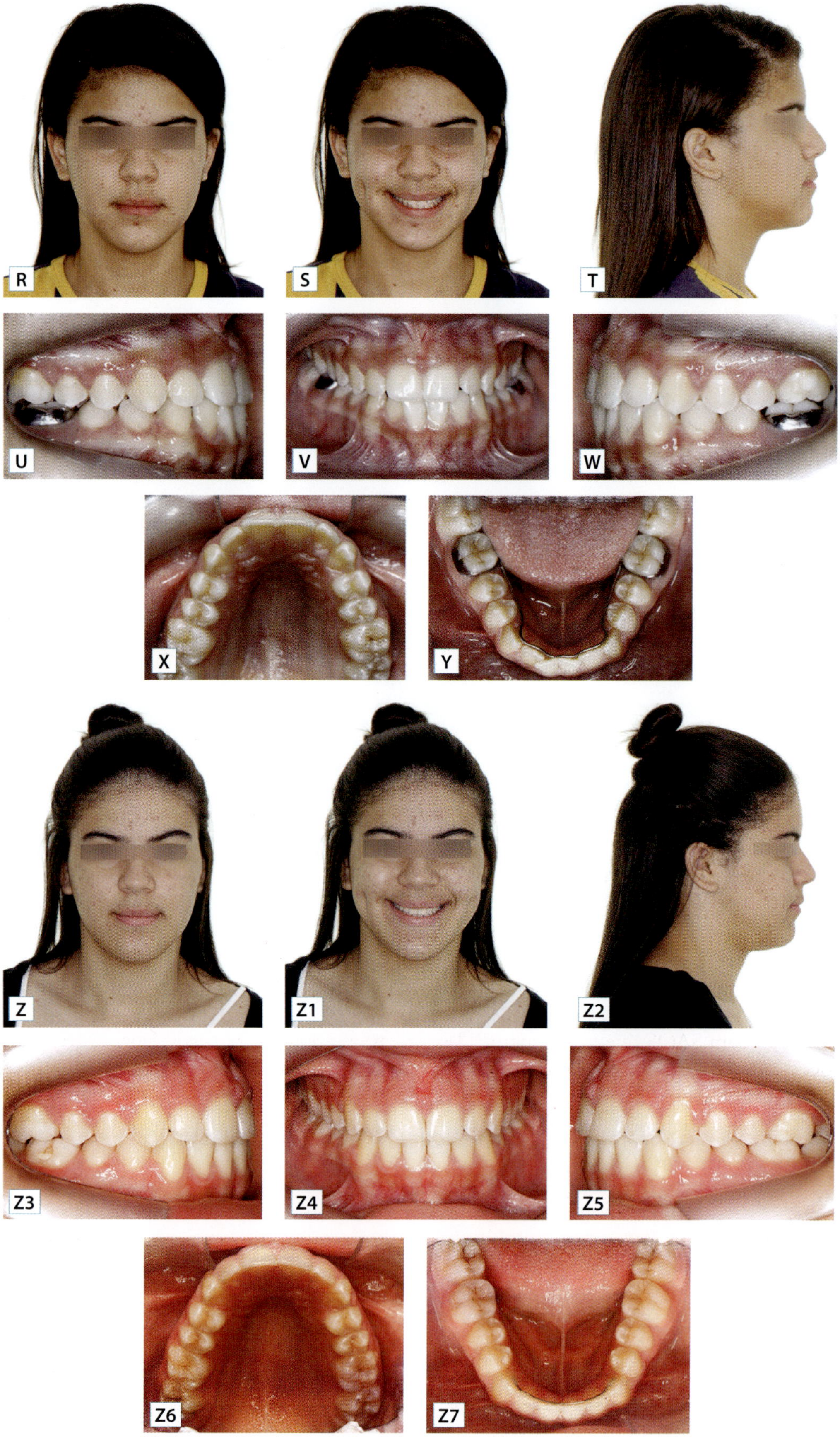

FIGURA 5.29 (*continuação*) R a Y: fotografias extrabucais e intrabucais ao final do tratamento interceptor. Z a Z7: fotografias extra e intrabucais após tratamento ortodôntico corretivo.

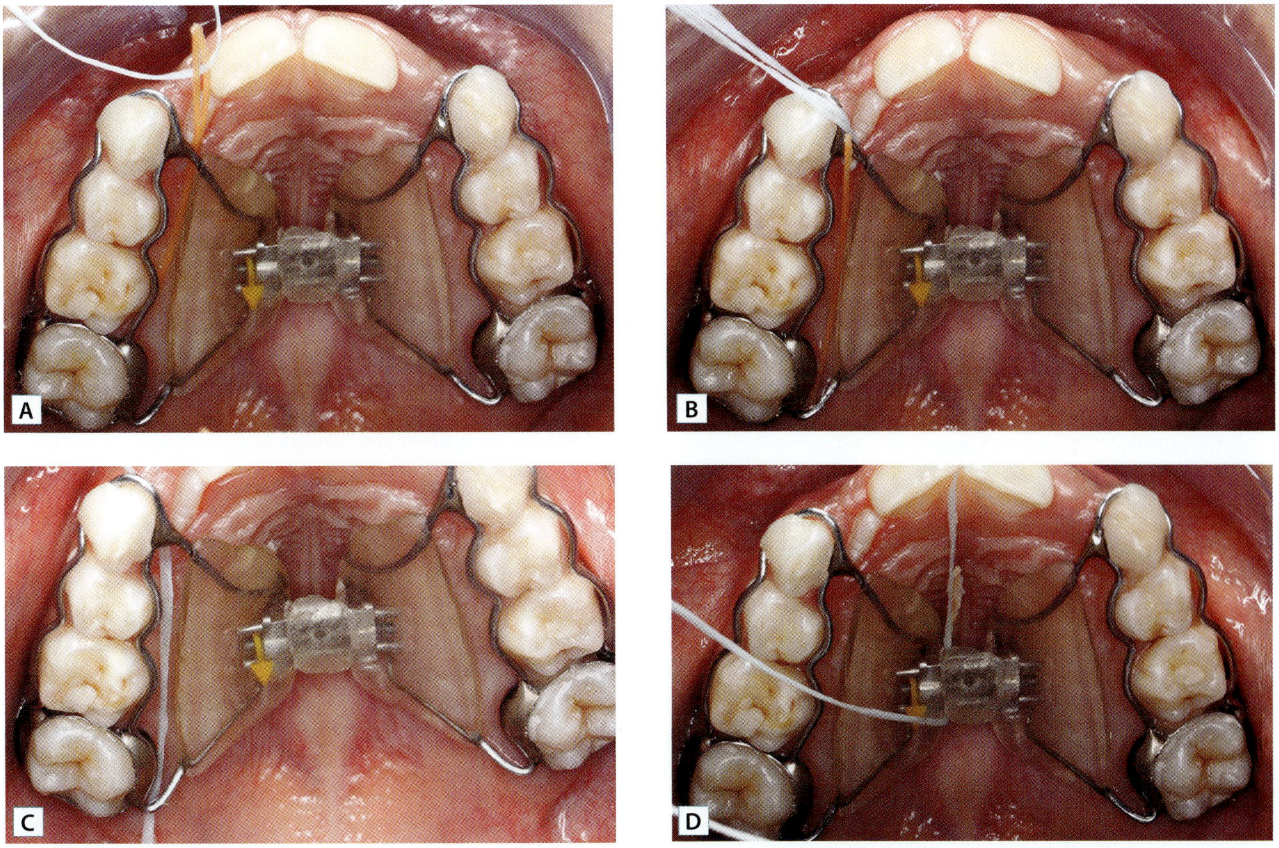

FIGURA 5.30 Higienização do disjuntor de Haas com fio dental e passa-fio. A e B: introdução do fio dental com passa-fio de anterior para posterior passando embaixo do grampo. C: fio dental passado até a região posterior. D: remoção do passa-fio e movimento do fio dental dos dentes em direção a sutura palatina mediana (abertura do acrílico). Note os restos alimentares que estavam embaixo do acrílico sendo removidos pelo fio dental.

ERM aumenta as dimensões transversais do arco maxilar, ampliando o espaço na cavidade bucal, sua aplicação tem se mostrado um método terapêutico auxiliar para tratamento e prevenção da SAOS.[53] Em avaliações de curto prazo (em menos de três anos), ocorre diminuição do índice de apneia/hipopneia (IAH) e também da saturação de oxigênio em crianças com SAOS que foram submetidas a ERM. Por outro lado, os estudos em longo prazo ainda são escassos para comprovar esta redução.[10,50] Estudo clínico com onze pacientes com média de idade de 6,9 anos encontrou redução de 6,09 para 2,36 do IAH doze meses após ERM.[8] Apesar do número reduzido de pacientes do estudo acima e dos resultados ainda incipientes mostrados pela literatura, a ERM tem se apresentado como boa opção para pacientes que necessitam de expansão ortopédica maxilar e apresentam SAOS.[8]

Take home message (mensagem para casa)

A correção da MCP geralmente é bem-sucedida na dentição mista, mas algumas diretrizes clínicas devem ser seguidas para evitar problemas e insucessos. São elas: 1) monitore regularmente o paciente; 2) em casos de ERM, acompanhe a SPM com radiografias oclusais; 3) imobilize o parafuso após a ERM; 4) respeite o tempo de contenção; 5) informe corretamente o paciente; 6) utilize técnicas de confecção de aparelho e ativação consagradas, não tente inventar a roda. Com essas informações podemos evitar os sete erros mais comuns que levam à falha do procedimento: 1) alteração no desenho do aparelho; 2) expansão insuficiente; 3) tempo de contenção reduzido; 4) utilização de parafusos pequenos, menores que a expansão desejada; 5) sobreposição de procedimentos; 6) pouca experiência com a técnica; 7) buscar somente movimentos ortodônticos em casos de hipoplasia esquelética transversal maxilar.

É de fundamental importância realizar correto diagnóstico para identificar o tipo de MCP e planejar o tratamento mais adequado. O tratamento deve ser instituído o mais breve possível, pois a má oclusão causa impactos negativos no crescimento e desenvolvimento craniofacial, podendo levar a alterações esqueléticas permanentes. Quanto mais jovem for o paciente, mais fácil será a correção da MCPE, pois com o avançar da idade ocorre ossificação da SPM, dificultando a expansão esquelética.

REFERÊNCIAS

1. Angelieri F, Cevidanes LHS, Franchi L, Gonçalves JR, Benavides E, McNamara Jr. J. Midpalatal suture maturation: classification method for individual assessment before rapid maxillary expansion. Am J Orthod Dentofacial Orthop. 2013;144:759-69.
2. Angell E. Treatment of irregularity of the permanent or adult teeth. Part. 2. Dental Cosmos.1860;1:599-600.
3. Araújo MT, Bolognese AM, Rossi RRP. Expansão maxilar em adultos e adolescentes com maturação esquelética avançada. Dental Press Ortodon Ortop Facial. 2009;14:43-52.
4. Barber AF, Sims MR. Rapid maxillary expansion and external root resorption in man: a scanning electron microscope study. 1981;79:630-52.
5. Biederman W. A hygienic appliance for rapid expansion. JPO J Pract Orthod. 1968;2:67-70.
6. Bishara SE, Staley RN. Maxillary expansion: clinical implications. Am J Orthod Dentofacial Orthop. 1987;91:3-14.
7. Brunelle JA, Bhat M, Lipton JA. Prevalence and distribution of selected occlusal characteristics in the US population, 1988-1991. J Dent Res. 1996;75:706-13.
8. Buccheri A, Chinè F, Fratto G, Manzon L. Rapid maxillary expansion in obstructive sleep apnea in young patients: cardio-respiratory monitoring. J Clin Pediatr Dent. 2017;41:312-6.
9. Camacho M, Certal V, Abdullatif J, Zaghi S, Ruoff CM, Capasso R, et al. Myofunctional therapy to treat obstructive sleep apnea: a systematic review and meta-analysis. Sleep. 2015;38:669-75.
10. Camacho M, Chang ET, Song SA, Abdullatif J, Zaghi S, Pirelli P, et al. Rapid maxillary expansion for pediatric obstructive sleep apnea: a systematic review and meta-analysis. Laryngoscope. 2017;127:1712-9.
11. Capelozza Filho L, Reis SAB, Neto JC. Expansão rápida da maxila na dentadura: uma variação no desenho do aparelho expansor rápido da maxila no tratamento da dentadura decídua ou mista precoce. R Dental Press Ortodon Ortop Facial. 1999;4:69-74.
12. Garib DG, Henriques JF, Janson G, Freitas MR, Coelho RA. Rapid maxillary expansion: tooth tissue-borne versus tooth-borne expanders: a computed tomography evaluation of dentoskeletal effects. Angle Orthod. 2005;75:548-57.
13. Garib DG, Henriques JFC, Janson G, Freitas MR, Fernandes AY. Periodontal effects of rapid maxillary expansion with tooth-tissue-borne and tooth-borne expander: a computed tomography evaluation. Am J Orthod Dentofacial Orthop. 2006;129:749-58.
14. Garib DG, Garcia LC, Pereira V, Lauris RC, Yen S. A rapid maxillary expander with diffential opening. J Clin Orthod. 2014;48:430-5.
15. Garib DG, Massaro C, Miranda F. Expansão rápida da maxila na dentadura mista. In: Expansão rápida da maxila: uso clínico em adultos. Nova Odessa: Napoleão. 2020. Cap.5. p.100-21.
16. Graber LW, Vanarsdall RL, Vig KWL, Huang GJ. Ortodontia: princípios e técnicas atuais. 6.ed. St. Louis: Mosby, 2019.
17. Grippaudo C, Paolantonio EG, Antonini G, et al. Association between oral habits, mouth breathing and malocclusion. Acta Otorhinolaryngol Ital. 2016;36:386-94.
18. Gryson JA. Changes in mandibular interdental distance concurrent with rapid maxillary expansion. Angle Orthod. 1977;47:186-92.
19. Haas AJ. Rapid expansion of the maxillary dental arch and nasal cavity by opening the mid palatal suture. Angle Orthod. 1961;31:73-90.
20. Haas AJ. Palatal expansion: just the beginning of dentofacial orthopedics. Am J Orthod. 1970;57:219-55.
21. Haas AJ. Protocolo de expansão rápida da maxila: indicações e estabilidade. 7° Encontro Internacional de Ortodontia. Bauru, 2001.
22. Harper DL. A case report of a Brodie bite. Am J Orthod Dentofacial Orthop. 1995;108:201-6.
23. Holty JEC, Guilleminault C. Surgical options for the treatment of obstructive sleep apnea. Med Clin North Am. 2010;94:479-515.
24. Inata E, Saitoh I, Ishitani N, Iwase Y, Yamasaki Y. Normalization of masticatory function of a scissors-bite child with primary dentition: a case report. Cranio 2008;26:150-3.
25. Janson, G. et al. Introdução à ortodontia. São Paulo: Artes Médicas, 2013.
26. Kutin G, Hawes RR. Posterior cross-bites in the deciduous and mixed dentitions. Am J Orthod. 1969;56:491-504.
27. Langer MR, Itikawa CE, Valera FC, Matsumoto MA, Anselmo-Lima WT. Does rapid maxillary expansion increase nasopharyngeal space and improve nasal airway resistance? Int J Pediatr Otorhinolaryngol. 2011;75:122-5.
28. Langford SR, Sims MR. Root surface resorption, repair, and periodontal attachment following rapid maxillary expansion in man. Am J Orthod. 1982;81:108-15.
29. Machado-Júnior AJ, Zancanella E, Crespo AN. Rapid maxillary expansion and obstructive sleep apnea: a review and meta-analysis. Med Oral Patol Oral Cir Bucal. 2016;21:e465-9.
30. Manickam PV, Shott RS, Boss EF, Cohen AP, Meinzen-Derr JK, Amin RS, Ishman SL. Systematic review of site of obstruction identification and non-CPAP treatment options for children with persistent pediatric obstructive sleep apnea. Laryngoscope. 2016;126:491-500.
31. Matos DS. Avaliação in vivo da formação óssea na sutura palatina mediana após irradiação com laser de baixa potência em pacientes submetidos a expansão rápida da maxila (ERM). [Tese]. Faculdade de Odontologia de Ribeirão Preto, Universidade de São Paulo, 2016.
32. Matsumoto MA, Itikawa CE, Valera FC, Faria G, Anselmo-Lima WT. Long-term effects of rapid maxillary expansion on nasal area and nasal airway resistance. Am J Rhinol Allergy. 2010;24:161-5.
33. Mattar SE, Anselmo-Lima WT, Valera FC, Matsumoto MA. Skeletal and oclusal characteristics in mouth-breathing pre-school children. J Clin Pediatr Dent. 2004;28:315-8.
34. Mattar SE, Valera FC, Faria G, Matsumoto MA, Anselmo-Lima WT. Changes in facial morphology after adenotonsillectomy in mouth-breathing children. Int J Paediatr Dent. 2011;21:389-96.
35. McNamara Jr. JA, Brudon WL. Bonded rapid maxillary expansion appliances. In: McNamara Jr. JA, Brudon WL. Orthodontic and orthopedic treatment in the mixed dentition. 2.ed. Ann Arbor: Needham Press, 1993. Cap.8, p.145-9.
36. McNamara Jr. JA. Early intervention in the transverse dimension: is it worth the effort? Am J Orthod Dentofacial Orthop. 2002;121:572-4.
37. Melsen B. Palatal growth studied on human autopsy material: a histologic microradiography study. Am J Orthod. 1975;68:42-64.
38. Miranda F, Bastos JCC, Santos AM, Vieira LS, Castillo AA, Janson G, Garib DG. Miniscrew-anchored maxillary protraction in growing class III patients. doi: 10.1177/1465312520910158.
39. Nascimento lEAG, Bolognese AM. Maturação da sutura palatina mediana em primatas Cebus apella. Rev SBO. 1996;53:61-7.
40. Nienkemper M, Wilmes B, Franchi L, Drescher D. Effectiveness of maxillary protraction using a hybrid hyrax-facemask combination: a controlled clinical study. Angle Orthod. 2015;85:764-70.
41. Paolantonio EG, Ludovici N, Saccomanno S, La Torre G, Grippaudo C. Association between oral habits, mouth breathing and malocclusion in Italian preschoolers. Eur J Paediatr Dent. 2019;20:204-8.
42. Quante M, Wang R, Weng J, Rosen CL, Amin R, Garetz SL, et al. The effect of adenotonsillectomy for childhood sleep apnea on cardiometabolic measures. Sleep 2015;38:1395-403.
43. Ramires T, Maia RA, Barone JR. Nasal cavity changes and the respiratory standard after maxillary expansion. Braz J Otorhinolaryngol. 2008;74:763-9.
44. Reiser E, Skoog V, Gerdin B, Andlin-Sobocki A. Association between cleft size and crossbite in children with cleft palate and unilateral cleft lip and palate. Cleft Palate Craniofac J. 2010;47:175-81.
45. Salgueiro DG, Rodrigues VHLO, Tieghi Neto V, Menezes CC, Gonçales ES, Ferreira Júnior O. Evaluation of opening pattern and bone neoformation at median palatal suture area in patients submitted to surgically assisted rapid maxillary expansion (SARME) through cone beam computed tomography. J Appl Oral Sci. 2015;23:397-404.
46. Scanavini MA, Reis SAB, Simões MM. Avaliação comparativa dos efeitos maxilares da expansão rápida da maxila com os aparelhos de Haas e Hyrax. R Dental Press Ortodon Ortop Facial. 2006;11:60-71.

47. Silva Filho OG, Andrade LAB, Salomão YML, Ferrari Jr. FM. Aplicação do parafuso expansor com efeito "em leque" na expansão do arco dentário superior. Rev Clin Ortod Dental Press. 2003;37:490-5.
48. Siqueira DF, Almeida RR, Henriques FC. Estudo comparativo, por meio de análise cefalométrica em norma frontal dos efeitos dentoesqueléticos produzidos por três tipos de expansores palatinos. R Dental Press Ortodon Ortop Facial. 2002;7:27-47.
49. Suzuki H, Moon W, Previdente LH, Suzuki SS, Garcez AS, Consolaro A. Miniscrew-assisted rapid palatal expander (MARPE): the quest for pure orthopedic movement. Dental Press J Orthod. 2016;21:17-23.
50. Vale F, Albergaria M, Carrilho E, Francisco I, Guimarães A, Caramelo F, Maló L. Efficacy of rapid maxillary expansion in the treatment of obstructive sleep apnea syndrome: a systematic review with meta-analysis. J Evid Based Dent Pract. 2017;17:159-68.
51. Vettore MV, Sousa Campos AE. Malocclusion characteristics of patients with cleft lip and/or palate. Eur J Orthod. 2011;33:311-7.
52. Villa MP, Rizzoli A, Miano S, Malagola C. Efficacy of rapid maxillary expansion in children with obstructive sleep apnea syndrome: 36 months of follow-up. Sleep and Breathing. 2011;15:179-84.
53. Villa MP, Rizzolia A, Rabasco J, Vitelli O, Pietropaoli N, Cecili M, et al. Rapid maxillary expansion outcomes in treatment of obstructive sleep apnea in children. Sleep Medicine. 2015;16:709-16.
54. Willmann JH, Nienkemper M, Tarraf NE, Wilmes B, Drescher D. Early class III treatment with Hybrid-Hyrax Facemask in comparison to Hybrid-Hyrax Mentoplate: skeletal and dental outcomes. Prog Orthod. 2018;22:42-50.

CAPÍTULO 6

Interceptação e correção da mordida aberta

José Tarcísio Lima Ferreira
Fábio Lourenço Romano
Maria Bernadete Sasso Stuani

Apresentando a mordida aberta

A respeito deste tema a literatura é vasta, apresentando informações conflitantes e controversas. Identificam-se grupos distintos de autores definindo esse tipo de má oclusão: 1. quando o transpasse vertical é menor que a sobremordida considerada normal; 2. quando as relações incisais apresentam-se na condição de topo a topo e 3. quando ocorre a falta de contato incisal.[10] De maneira geral, a mordida aberta é resultante do desenvolvimento vertical insuficiente, ocasionando, portanto, a falta de contato de um ou mais dentes com seus respectivos antagonistas do arco dentário oposto.[84]

A mordida aberta anterior (MAA) é uma condição clínica caracterizada pela ausência de sobreposição vertical dos dentes anteriores superiores sobre os inferiores, quando os posteriores estão em oclusão.[20,71] É responsável por grande comprometimento funcional na mastigação e na fala, além do envolvimento estético, podendo afetar a autoestima do paciente.[52,105,112,122]

A etiologia é multifatorial,[20,71] e tanto fatores hereditários quanto ambientais são determinantes para o início e a progressão dessa condição. Para identificá-los é mister realizar anamnese criteriosa aliada aos exames clínicos, radiográficos e de modelos de gesso ou digitais. Os principais fatores causais são: 1. Hereditários: 1.1. padrões de crescimento craniofacial desfavoráveis e 1.2. síndromes genéticas; 2. Ambientais: 2.1. obstrução das vias aéreas que induz respiração bucal, com consequente alteração na posição da língua, dos lábios e da mandíbula; 2.2. forças oclusais e eruptivas; 2.3. anquilose dental; 2.4. hábitos bucais deletérios como sucção do polegar e outros dedos e uso prolongado da chupeta podem ocasionar discrepâncias dentoalveolares e esqueléticas, concomitantes com problemas verticais.[6,20,23,28,57,76,116,130] Hábitos de sucção prolongados e características faciais hiperdivergentes são fatores de risco significativos para MAA na dentição mista.[24] Devido à maior incidência, abordaremos a MAA.

A prevalência da MAA é influenciada por etnia e idade.[48,142] Na dentição decídua, varia de 31,1 a 36,8%,[21] impacta potencialmente a qualidade de vida da criança[42,66,101] e pode produzir distúrbios da fala.[39,42] Na dentição mista a prevalência diminui, de 13,5 a 18,6%,[105,133,142] sendo relativamente frequente nos pacientes em crescimento.[4,57]

Na literatura é possível identificar várias classificações relacionadas às MAA.[6,17,27,86,103,142] Nahoum[86] apresenta duas situações distintas: 1. mordia aberta dentária, na qual somente os dentes estão envolvidos, apresentando, portanto, desenvolvimento normal da base óssea (Figura 6.1), e 2. mordida aberta esquelética, na qual, além da má oclusão dentária, há o envolvimento das bases apicais associadas às displasias craniofaciais (Figura 6.2). Moyers[84] classifica assim a MAA: a) simples, relacionada aos dentes e processos alveolares; e b) complexa, relacionada a displasia esquelética grave.

Sistemas de avaliação e classificação conflitantes frequentemente resultam em diagnóstico parcial e inadequado, causando problemas durante e após o tratamento.[9] Portanto, a precisão no diagnóstico é necessária para o planejamento adequado do tratamento, que, combinado com mecânicas específicas aplicadas a cada caso, produzirão resultados estáveis.[87]

A cefalometria pode auxiliar, com alto grau de confiança, no diagnóstico diferencial entre mordida aberta dentária e esquelética. Diferentes grandezas para avaliar o componente vertical predominante relacionado à mordida aberta podem ser utilizadas. Citamos, em especial, três ângulos: SN.GoGn: indica a direção de crescimento do paciente (vertical, equilibrado ou horizontal); NSGn: expressa o sentido de rotação da mandíbula; e eixo facial: mostra o tipo morfológico facial do paciente. Já na MAA esquelética, as medidas SN.GoGn e NSGn são

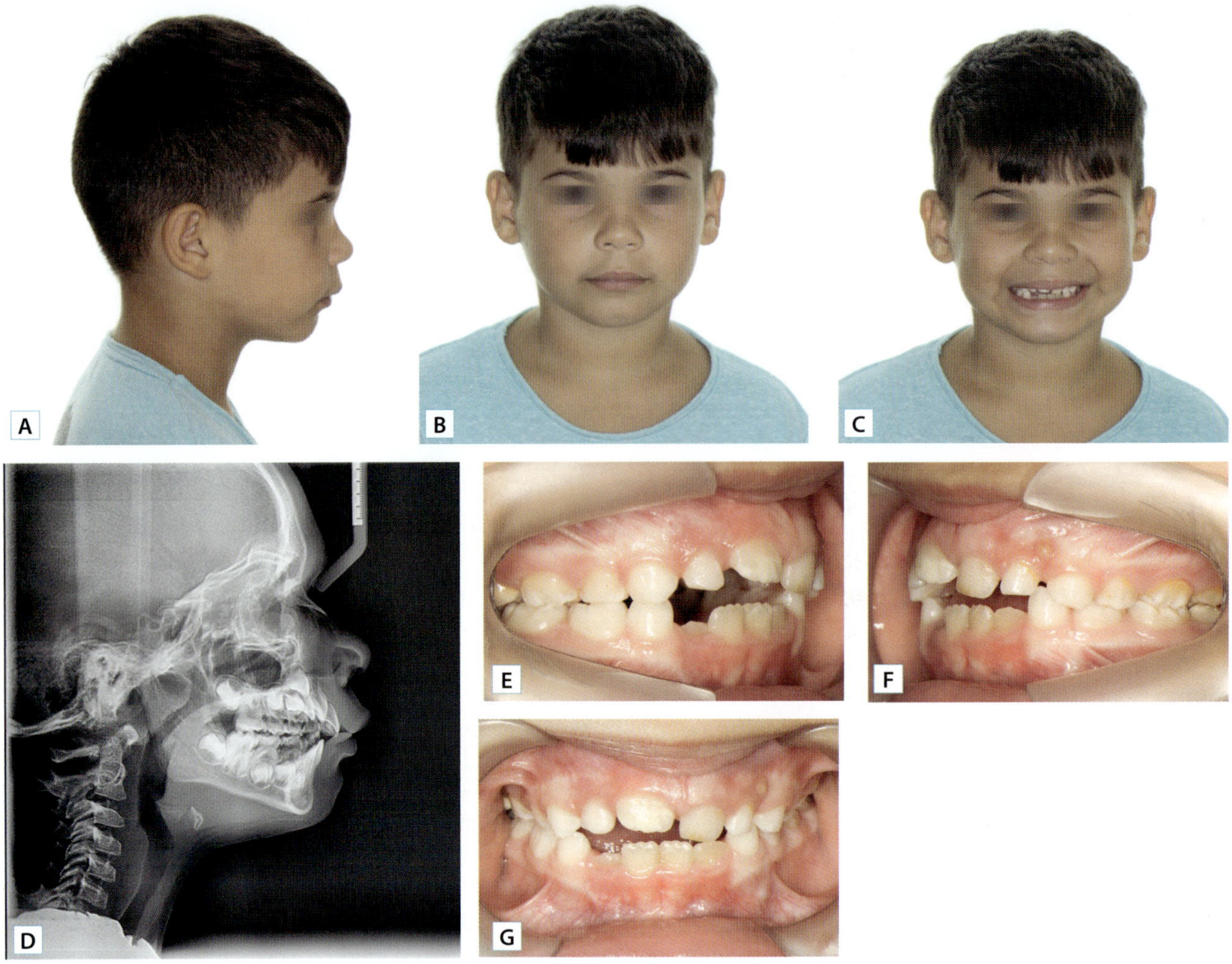

FIGURA 6.1 Mordida aberta dentária: A, B e C: fotografias extrabucais evidenciando equilíbrio facial com proporcionalidade dos terços faciais, apesar da assimetria facial evidente. D: radiografia cefalométrica confirmando o equilíbrio entre o padrão de crescimento vertical e horizontal. E, F e G: MAA, leve hipoplasia transversal da maxila, sem mordida cruzada posterior.
MAA: mordida aberta anterior.

aumentadas e do eixo facial reduzido, na mordida aberta dentária esses valores geralmente estão próximos da norma.[3] Adicionalmente, apontamos a medida do ângulo do Eixo Y,[36] determinada pela interseção do eixo Y com o plano horizontal de Frankfort, expressando a direção de crescimento da face e altura facial anteroinferior (AFAI),[77] distância entre os pontos ENA (espinha nasal anterior) e Me (mentoniano), indicando a altura do terço inferior da face. Valores aumentados indicam MAA esquelética e, quando reduzidos, indicam comprometimento dentário.

Embora o termo "mordida aberta" se refira à má oclusão dentária, pode ser decorrente de alteração dentária, esquelética ou da combinação de ambas as situações,[87] sendo importante também considerar o envolvimento da musculatura orofacial. A mordida aberta dentária deve ser diferenciada das mordidas abertas que envolvem a morfologia e a posição de maxila ou mandíbula (ou ambas).[25,86,103,109] Aquelas relacionadas às causas dentárias são autocorrigidas em tenra idade, ou respondem prontamente ao tratamento miofuncional e à mecanoterapia.[25,86,89,100] A autocorreção pode ocorrer com a descontinuação dos hábitos orais deletérios e o desenvolvimento emocional do paciente[48] nas crianças que apresentam bom padrão de crescimento facial.[48,70]

As características dentárias e esqueléticas identificadas na má oclusão de mordida aberta podem ser assim destacadas: 1. obstrução da erupção normal dos dentes anteriores, podendo ou não apresentar envolvimento do processo alveolar; 2. inclinação condilar para distal; 3. ramo mandibular curto; 4. incisura antigoníaca; 5. ângulo goníaco obtuso; 6. altura maxilar excessiva; 7. sínfise estreita e longa; 8. altura facial anterior aumentada; 9. altura facial posterior diminuída; 10. plano mandibular aberto; 11. planos palatino e mandibular divergentes; 12. supraerupção dos dentes posteriores superiores; e 13. aumento na altura facial anteroinferior.[14,87,89] Dentre todas

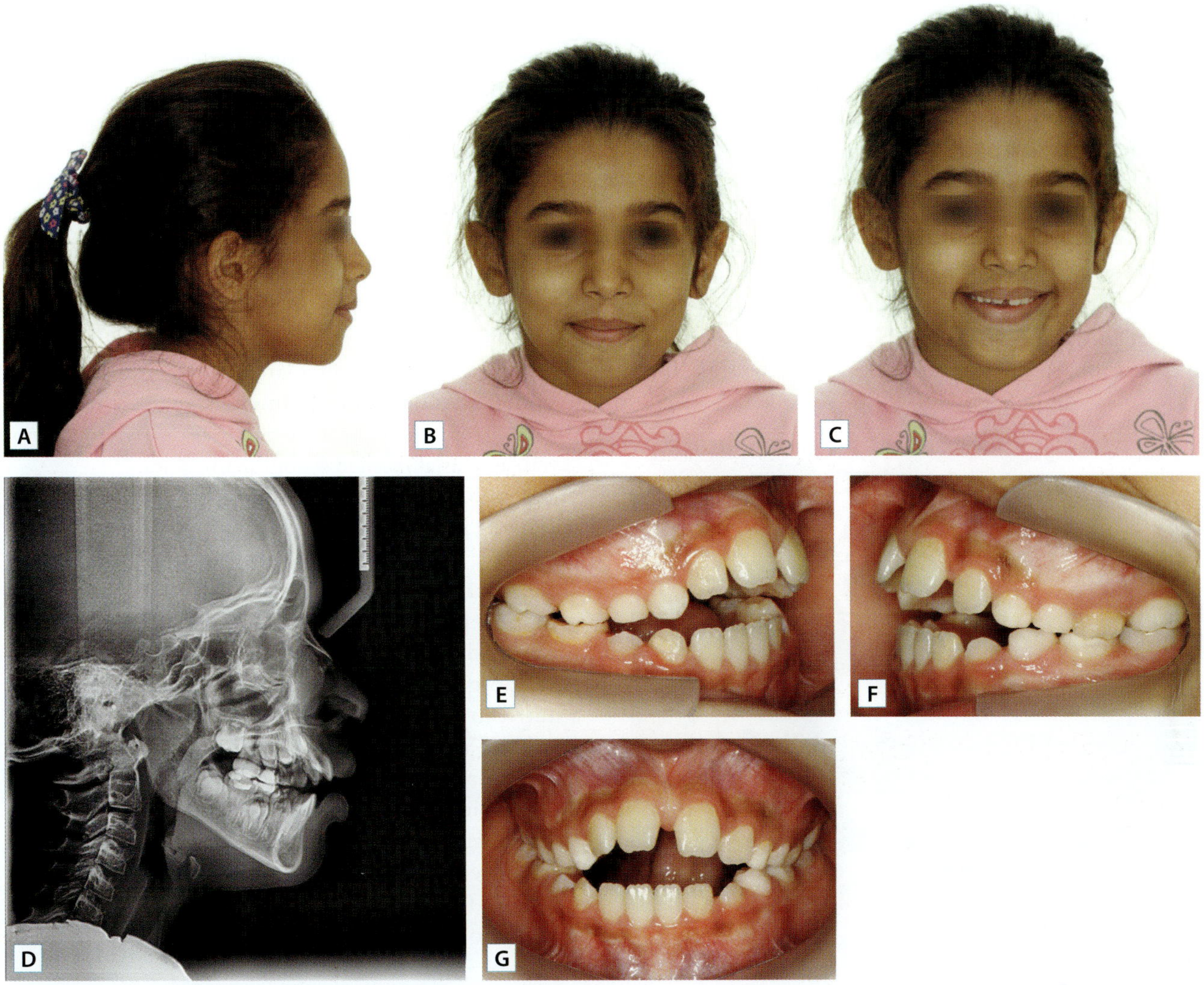

FIGURA 6.2 Mordida aberta esquelética e mordida cruzada posterior unilateral direita. A, B e C: perfil levemente convexo, terço inferior da face aumentado. D: radiografia cefalométrica evidenciando o predomínio de crescimento vertical. E, F e G: MAA, mordida cruzada posterior unilateral direita, classe II, divisão 1, subdivisão direita.
MAA: mordida aberta anterior.

as características acima, o plano mandibular aumentado é considerado fundamental na identificação de displasias esqueléticas.[87,134]

A maioria das mordidas abertas esqueléticas apresenta função anormal da musculatura orofacial.[28,43] Nelas, identificam-se displasias craniofaciais caracterizadas por rotação no sentido anti-horário do processo palatino, associada com altura facial anteroinferior acentuada, ângulo goníaco obtuso, ramo mandibular curto e hiperplasia dentoalveolar maxilar e mandibular.[5,6,28]

Investigações cefalométricas demonstram que a maioria dos indivíduos com MAA apresenta aumento nas dimensões verticais dentoalveolares e esqueléticas.[18,85,102] Do ponto de vista clínico, mordidas abertas associadas a dimensões esqueléticas verticais excessivas são de difícil tratamento e tendem a recidivar.[10,19,46,78,100]

Influência dos hábitos bucais na mordida aberta anterior

A amamentação natural é uma importante experiência para o bebê, devido à interação com a mãe, que representa o primeiro contato emocional dos seres humanos com o mundo, bem como a estimulação favorável para o desenvolvimento do complexo craniofacial.[15,135] Além de alimentar, o ato de sugar acalma os bebês, proporcionando conforto durante situações estressantes, enquanto exercita os músculos orofaciais, tais como os dos lábios, língua e bochechas.[7,131]

Um recém-nascido a termo geralmente tem capacidade de realizar a sucção, porque o sistema nervoso alcança o nível de maturação necessário para sugar, respirar e deglutir antes mesmo do nascimento.[12,33]

A ocorrência de hábitos bucais deletérios pode ser uma resposta à necessidade biológica, e a amamentação materna pode ser a melhor prevenção.[34] Crianças amamentadas exclusivamente no peito parecem ter menor incidência de má oclusão em idades posteriores, quando comparadas àquelas alimentadas com mamadeira. Estudos revelaram que a amamentação natural exclusiva tem correlação inversa com a MAA,[34,104] mordida cruzada posterior, sobressaliência aumentada e outras más oclusões. Quanto mais as crianças são amamentadas de forma natural, melhor para o desenvolvimento dos ossos da face e o posicionamento dos dentes (Figura 6.3).[34,73,79,97,98]

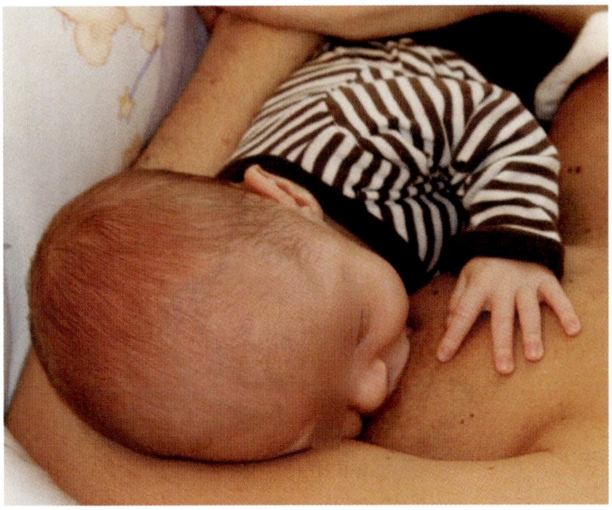

FIGURA 6.3 Amamentação natural do bebê.

Crianças amamentadas no peito por seis meses apresentaram menor incidência de sobressaliência e demonstraram maiores larguras intercaninos e intermolares.[34,120] Pela amamentação natural, quando adequada, a criança irá satisfazer as necessidades orgânicas e afetivas relacionadas com a sucção, reduzindo a incidência de hábitos prolongados de sucção não nutritiva. Por sua vez, crianças alimentadas pela mamadeira podem satisfazer a necessidade de sucção instintiva utilizando chupeta (Figura 6.4).[125]

A amamentação reduz as chances de a criança desenvolver desordens respiratórias durante o sono. Um estudo de crianças em idade escolar identificou que aquelas amamentadas de forma natural por apenas dois meses desenvolveram distúrbio respiratório do sono menos severo que as alimentadas com mamadeira.[34,82]

Com o tempo, o ato de sugar perde sua função nutritiva e se torna prejudicial se continuado durante longo período.[7,131] A necessidade de sugar diminui quando a alimentação sólida é introduzida. Com a erupção dos primeiros dentes, a criança retrai a língua, iniciando o processo de deglutição sem sucção que deve ser estabelecido gradualmente. A importância da sucção para a nutrição do bebê decresce à medida que ele passa a consumir alimentos pastosos e, posteriormente, sólidos. Para que a transição alimentar aconteça, é necessário desenvolvimento do sistema digestivo, bem como a maturação neuromuscular, o crescimento/desenvolvimento ósseo e a erupção dos dentes.[7]

Vários fatores, principalmente ambientais e distúrbios miofuncionais orofaciais, que englobam prejuízos nos

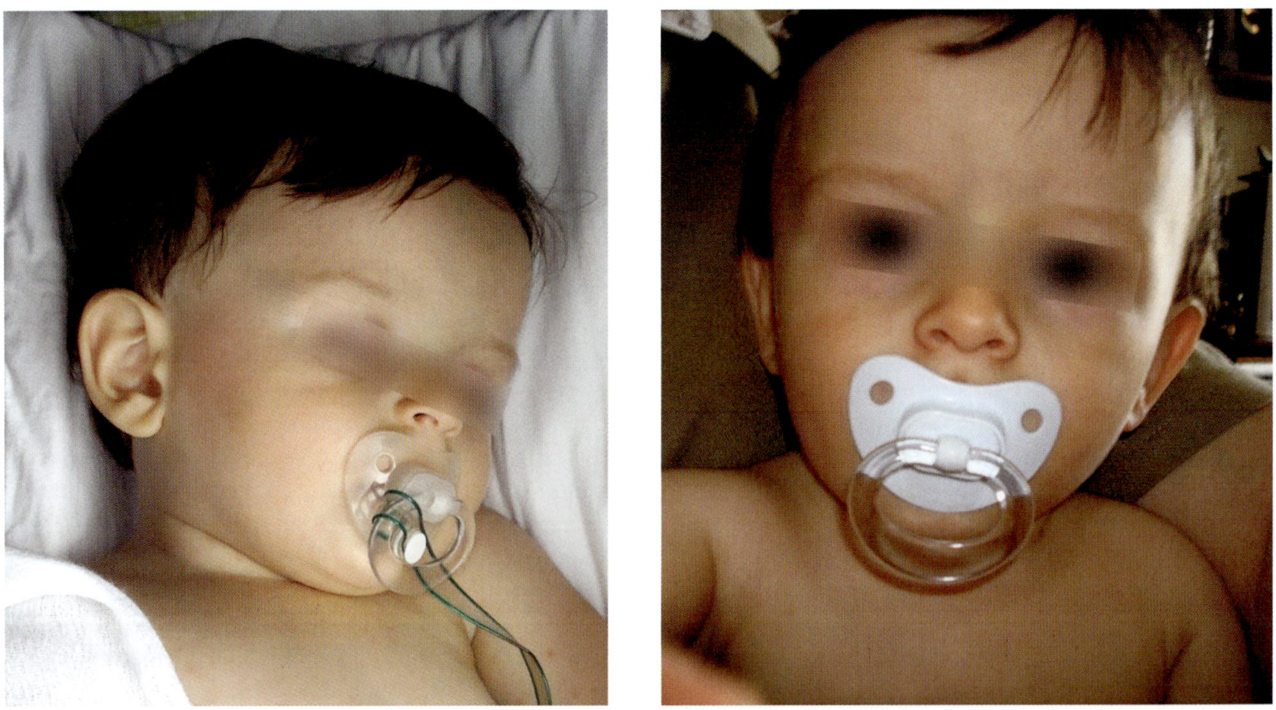

FIGURA 6.4 Sucção de chupeta.

músculos e às funções estomatognáticas, estão associados às alterações dentofaciais da criança em crescimento desde os primeiros anos de vida. Os problemas mais comumente citados são os mioesqueléticos e miofuncionais, que podem influenciar a atividade muscular do indivíduo em crescimento, que, por sua vez, interage com a dentição e o esqueleto facial subjacente e pode levar ao surgimento da MAA.[64,119]

Hábitos bucais deletérios

O equilíbrio na distribuição de forças entre estruturas bucais e peribucais precisa ser mantido para o desenvolvimento harmonioso do esqueleto craniofacial e da dentição. Quaisquer alterações nas atividades musculares craniofaciais que controlem as funções bucais podem influenciar o desenvolvimento das estruturas ósseas e dentárias.[64,100] Hábitos de sucção de chupeta (Figura 6.4), sucção digital (Figura 6.5), morder objetos (Figura 6.6) e lábios (Figura 6.7), onicofágica associada à ansiedade são comportamentos anormais. O efeito desses hábitos sobre o desenvolvimento da oclusão e das funções orofaciais depende da duração, frequência e intensidade (tríade de Graber).[2,7,37,47,125] Tanto a MAA quanto a mordida cruzada posterior são alterações oclusais ocasionadas pelo hábito de sucção, porém esta última não é autocorrigida, mesmo que o hábito tenha sido interrompido.[44,63]

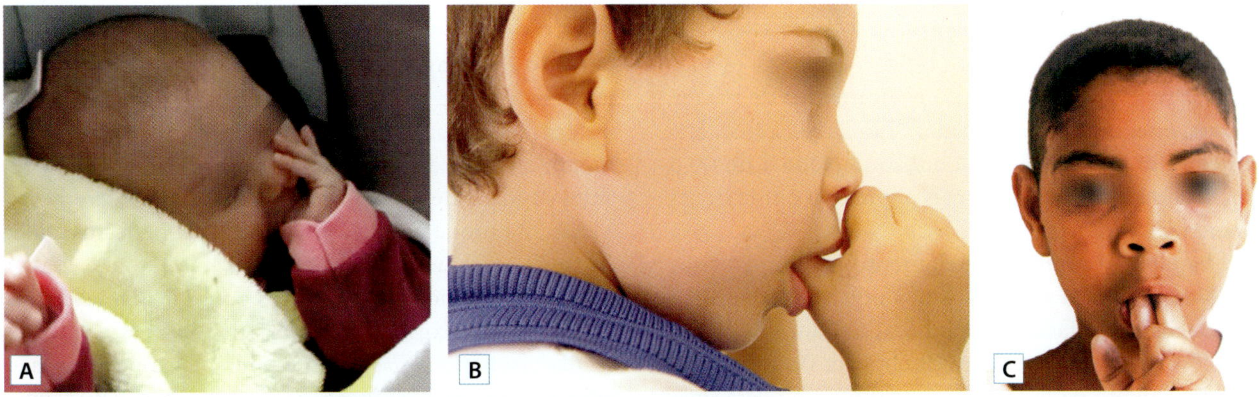

FIGURA 6.5 Hábito de sucção digital. A: criança de 2 meses. B: criança de 5 anos. C: criança de 7 anos.

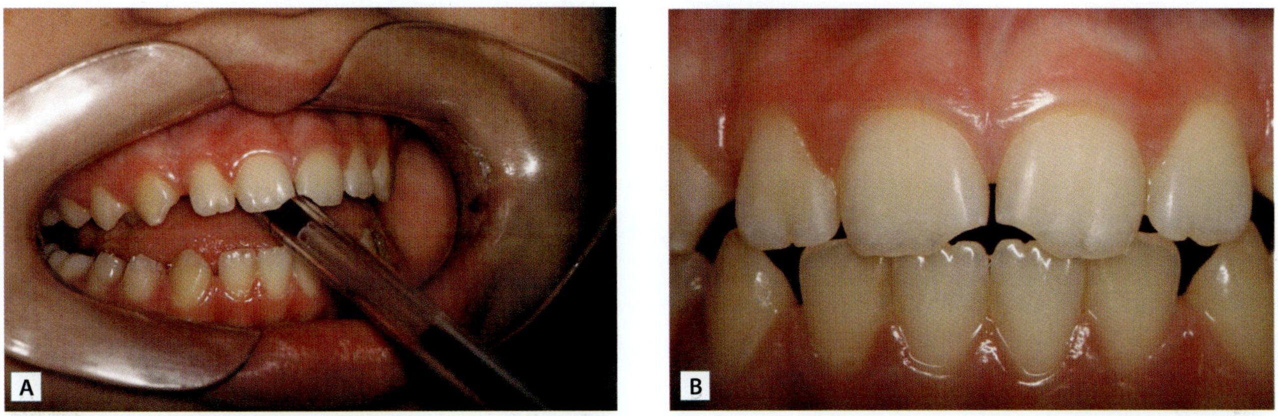

FIGURA 6.6 Hábito de morder objetos. A: posicionamento do objeto (caneta) entre os dentes. B: desgaste dos dentes no formato do objeto e na região onde ele se apoia.

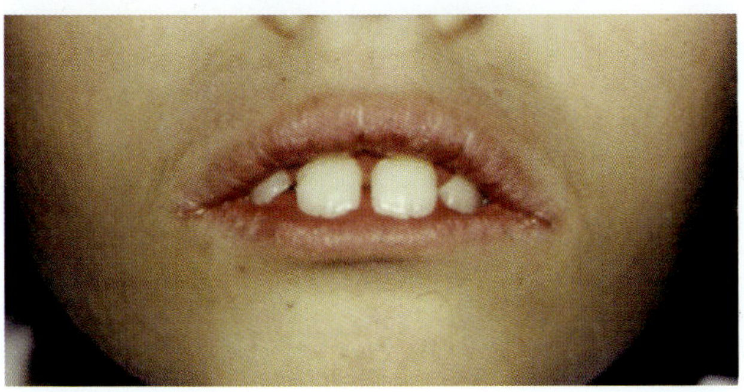

FIGURA 6.7 Hábito de posicionar o lábio inferior atrás dos incisivos superiores. Esse posicionamento causa labioversão dos incisivos superiores e linguoversão dos inferiores. Os movimentos podem causar mordida aberta anterior.

O objeto sugado afasta a língua de sua posição adequada, que assume posição mais inferior, sem contactar, portanto, os dentes superiores posteriores. Devido às contrações dos músculos bucinadores no ato de sugar, a força predominante será de fora para dentro, ocasionando contração da arcada maxilar, resultando em mordida cruzada posterior unilateral verdadeira ou funcional e/ou MAA (Figura 6.8).[44,63,125]

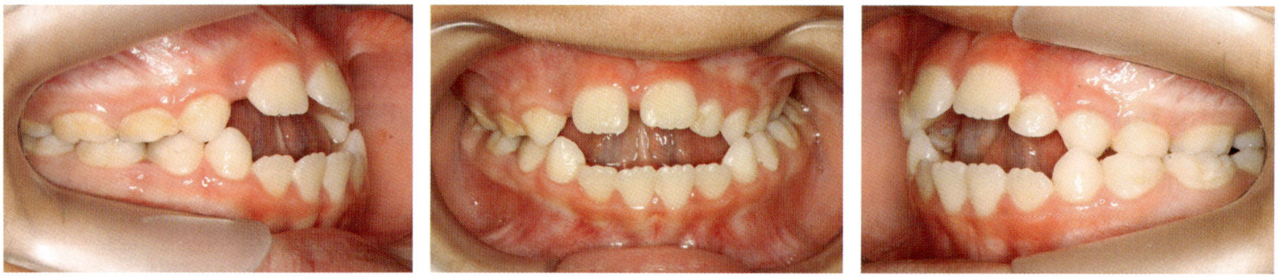

FIGURA 6.8 Mordia aberta anterior e mordida cruzada posterior funcional unilateral esquerda decorrente do hábito de sucção do polegar.

Os hábitos bucais deletérios estão associados a estados emocionais e psicológicos, como momentos de prazer, angústia, insegurança e ansiedade.[37] No Brasil, a frequência deles durante a fase de dentição decídua é de 60 a 70%, sendo sua prevalência mais expressiva em crianças alimentadas artificialmente.[44,63]

É bastante comum o oferecimento de chupetas aos recém-nascidos para acalmá-los. Sua utilização é também relacionada à satisfação psicoemocional durante a fase bucal.[115] Os riscos e benefícios da chupeta são discutidos minuciosamente na literatura científica, que relata opiniões contrastantes sobre se ela deve ou não ser oferecida. Sua utilização pode ser prejudicial ao desenvolvimento normal da oclusão (Figura 6.9), favorecendo o desmame precoce[88] e distúrbios na articulação da fala.[137] Portanto, é importante estimular a amamentação materna, que fornece tudo de que a criança precisa naturalmente.[7,138]

Os bebês que começam a usar chupeta logo após o nascimento podem manter esse hábito por 4 a 5 anos. Observa-se que a persistência desse hábito por um longo período de tempo está correlacionada a fatores como idade materna e nível de escolaridade,[138] aumentando o potencial para o surgimento de más oclusões, especialmente a MAA. Acredita-se que a remoção da chupeta antes da idade de 3 ou 4 anos favoreça a autocorreção da MAA,[125] porque o padrão de contração neuromuscular ainda não foi concluído.[72]

Sucção do polegar ou outros dedos (Figura 6.5) são hábitos mais propensos a persistir por anos em idade escolar, causando más oclusões. Terapias específicas são necessárias para a remoção desses hábitos.[90,138] O tipo e a intensidade da má oclusão que se desenvolverá dependerá de variáveis como posição do dedo, tipo e número de dedos, contrações musculares bucofaciais associadas, posição da mandíbula durante a sucção, tipo morfológico facial, força aplicada aos dentes e ao processo alveolar, duração, frequência e intensidade da sucção.[125] Dentre os efeitos dos hábitos de sucção observam-se abóbada palatina mais profunda (Figura 6.10), assoalho nasal estreito; lábios superior hipoativo e inferior hiperativo (Figura 6.11A);

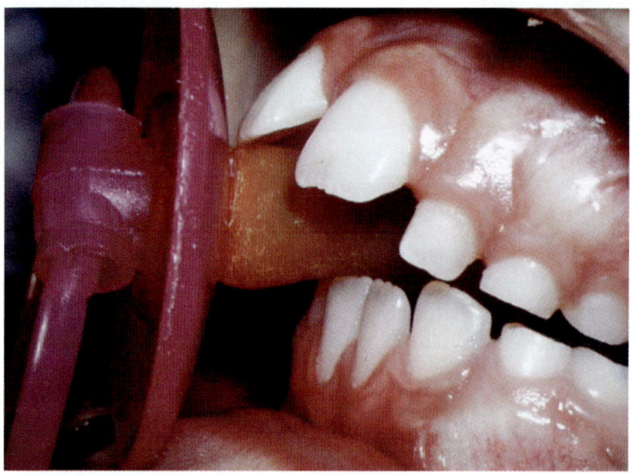

FIGURA 6.9 Hábito de sucção de chupeta.

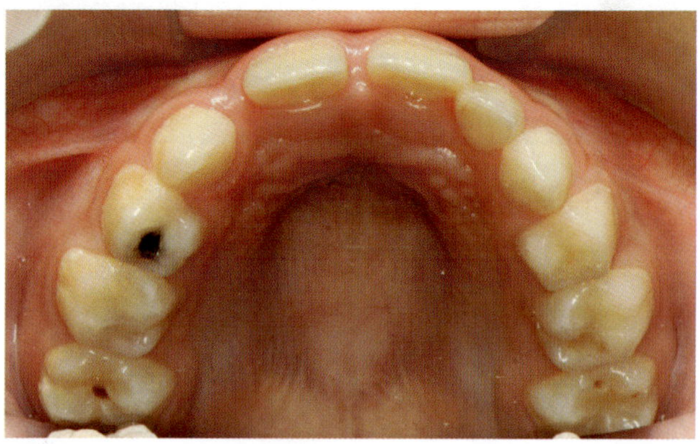

FIGURA 6.10 Abóbada palatina profunda decorrente da sucção do polegar.

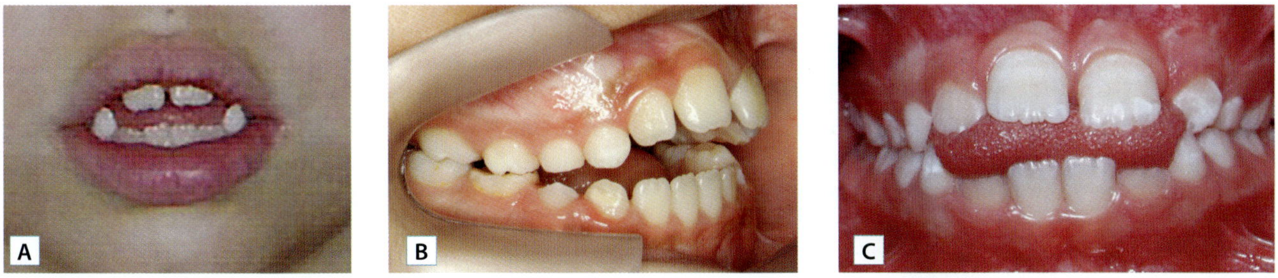

FIGURA 6.11 Efeitos do hábito de sucção: A: lábios abertos, sendo o superior hipoativo e o inferior hiperativo. B: incisivos superiores com inclinação vestibular e os inferiores com inclinação lingual decorrentes da sucção do polegar. C: interposição da língua entre os arcos.

inclinação vestibular dos incisivos superiores e lingual dos incisivos inferiores, sobressaliência acentuada (Figura 6.11B); projeção de língua durante a deglutição (Figura 6.11C).[125] A MAA é a alteração mais frequente ocasionada pelo hábito de sucção.[90,125,138] Pode estar localizada na parte central, do lado direito ou esquerdo, dependendo da posição em que a sucção é realizada.[7,51,96]

Mais raro que o hábito de sucção digital e o de chupeta é a sucção dos lábios. Sua ocorrência ocasionará retroinclinação dos incisivos inferiores e inclinação axial aumentada dos incisivos superiores. Assim, a sobressaliência será aumentada mesmo nos casos em que o paciente apresenta relação sagital normal entre os arcos dentários, ou seja, de classe I esquelética.[44]

Deglutição com interposição da língua

A língua pode originar ou perpetuar a MAA, no repouso ou durante a deglutição, quando se interpõe entre os dentes superiores e inferiores na região anterior. Os principais fatores que levam a língua a atuar como causadora da MAA são: 1) hipertrofia da tonsila faríngea (adenoide), preenchendo a rinofaringe (Figura 6.12); 2) tonsilas palatinas hipertróficas (Figura 6.13); 3) macroglossia e 4) distúrbios neuromusculares relacionados a algumas síndromes, todas levando a um posicionamento mais anterior da língua, que promoverá pressão nos dentes anteriores, aumentando sua inclinação axial, podendo resultar em MAA, dependendo da pressão exercida pela língua. Como perpetuadora, a língua irá ocupar o espaço existente entre as arcadas dentárias originado por hábitos bucais deletérios para promover o vedamento da boca durante a deglutição, mantendo-a também na posição de repouso. Dessa forma, a língua projetada manterá ou agravará a MAA já existente (Figura 6.11C).[44,125] A deglutição atípica se desenvolve como um padrão de movimento compensatório, quando o movimento normal é inibido de alguma maneira. A projeção de língua

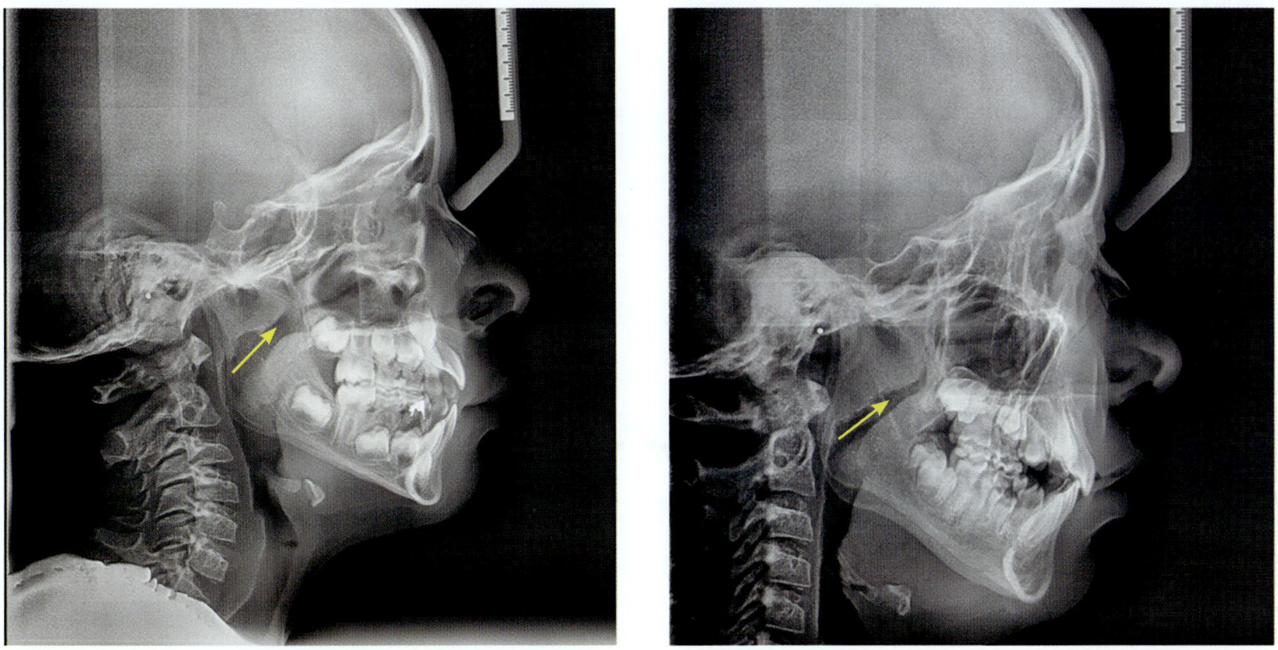

FIGURA 6.12 Radiografia cefalométrica ilustrando hipertrofia da tonsila faríngea. A: tonsila faríngea hipertrofiada reduzindo o espaço aéreo. B: tonsila faríngea muito hipertrofiada, quase obstruindo a passagem aérea.

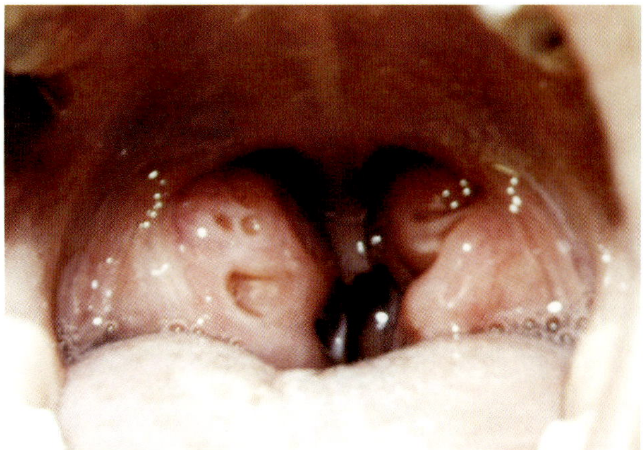

FIGURA 6.13 Hipertrofia das tonsilas palatinas (amígdalas hipertrofiadas).

na deglutição reduz seu efeito expansor no palato duro e, geralmente, envolve esforço peribucal excessivo, para conter o alimento que está sendo deglutido, e a língua exerce pressão frontal e/ou lateral nos dentes, em vez de pressão vertical no palato duro com um movimento de frente para trás.[34,75] Em razão da pressão negativa, a língua não é pressionada, mas sim sugada durante o máximo contato de seu dorso contra o palato duro, e sua função não é apenas empurrar o bolo, mas contribuir para a elevação da laringe.[41] Isso reforça a postura de repouso baixa da língua, contribuindo para um palato profundo e estreito, mordida cruzada posterior e outras más oclusões, principalmente MAA.[34,68] A estabilização da língua no palato durante a deglutição é muito mais fraca em crianças com mordida cruzada posterior.[34,91]

Interposição do lábio inferior

Em más oclusões incipientes ocasionadas por hábitos de sucção digital ou de chupeta, a persistência do hábito causa o aumento da protrusão dos incisivos superiores e da inclinação lingual dos incisivos inferiores, acentuando a sobressalência. Consequentemente, o selamento dos lábios torna-se difícil, prejudicando a pressão negativa necessária para a deglutição normal. Para tornar a deglutição possível, uma atividade muscular compensatória ocorre, ou seja, o lábio inferior acomoda-se atrás dos incisivos superiores e é forçado contra as faces palatinas desses dentes para produzir o vedamento anterior da boca, porém isso acentua a deformidade (Figura 6.8). Essa característica também pode ser identificada em pacientes com má oclusão de classe II, divisão 1 (Figura 6.14).[125]

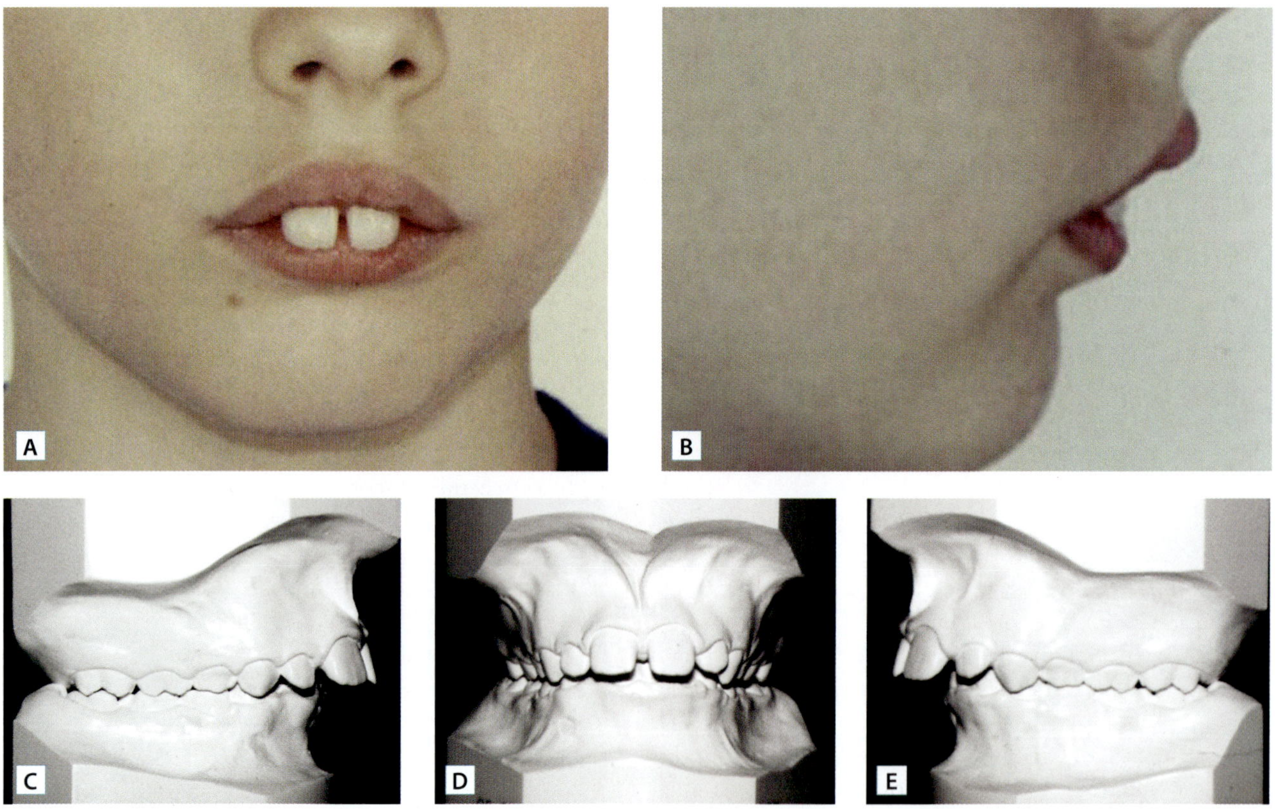

FIGURA 6.14 Classe II, divisão 1, interpondo o lábio inferior atrás dos incisivos superiores. A e B: vista frontal e lateral, respectivamente, do lábio inferior interposto atrás dos incisivos superiores. C: vista lateral direita do modelo ortodôntico, evidenciando relação molar em classe II e incisivos superiores protruídos. D: vista frontal do modelo ortodôntico. E: vista lateral esquerda do modelo ortodôntico, evidenciando relação molar em classe II e incisivos superiores protruídos.

Respiração bucal e a mordida aberta anterior

Uma criança muito jovem normalmente respira calmamente com os lábios fechados. Durante o crescimento e o desenvolvimento, mudanças estruturais são originadas por alterações funcionais de longo prazo no crânio, face, pescoço e língua, a fim de manter uma via aérea sem obstáculos durante o sono.[34,99] Os seios da face experimentam seu maior crescimento na primeira infância, e a respiração nasal ativa o crescimento das articulações occipitais, nasais e suturas dos ossos da face.[34,74] Existem vários fatores que podem interromper esse processo e mudar a orientação do crescimento craniofacial. A obstrução das vias aéreas não é incomum na primeira infância[34] e apresenta muitas etiologias: 1. hipertrofia das tonsilas faríngea e palatina (Figuras 6.12 e 6.13); 2. tumefação inflamatória da mucosa nasal representadas pelas rinites e sinusites; 3. desvio do septo nasal de origem congênita ou por trauma; 4. atresia das coanas; 5. pólipos nasais; 6. tumores nasais e 7. fossas nasais estreitas (Figura 6.15).[49,50,125]

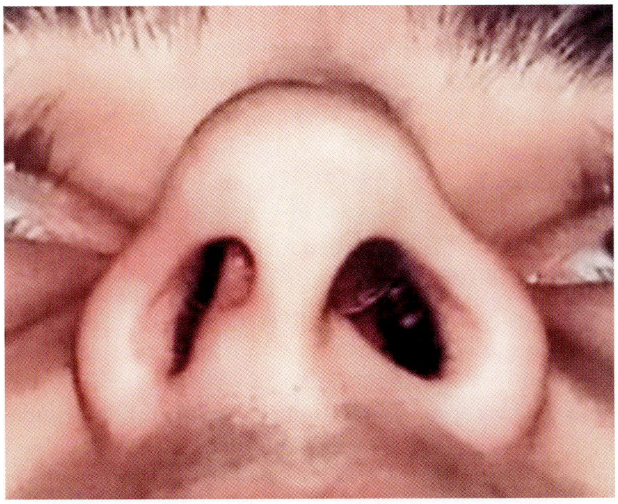

FIGURA 6.15 Nariz de respirador bucal por obstrução das vias aéreas. Narina atrésica do lado direito.

Dentre as características identificadas em respiradores bucais crônicos, as mais marcantes são: face estreita e longa; olheiras; nariz pequeno e afilado; lábios separados e ressecados, com o superior curto e elevado e o inferior evertido; língua volumosa e flácida, normalmente posicionada no assoalho bucal, determinando a *facies adenoideana* (Figura 6.16).[49,50,125]

O diagnóstico da respiração bucal (RB) deve ser realizado por equipe interdisciplinar, constituída de ortodontistas, otorrinolaringologistas, imunologistas, pediatras e fonoaudiólogos para identificar os fatores etiológicos e os envolvimentos musculares e funcionais para estabelecer o adequado planejamento do tratamento.[125]

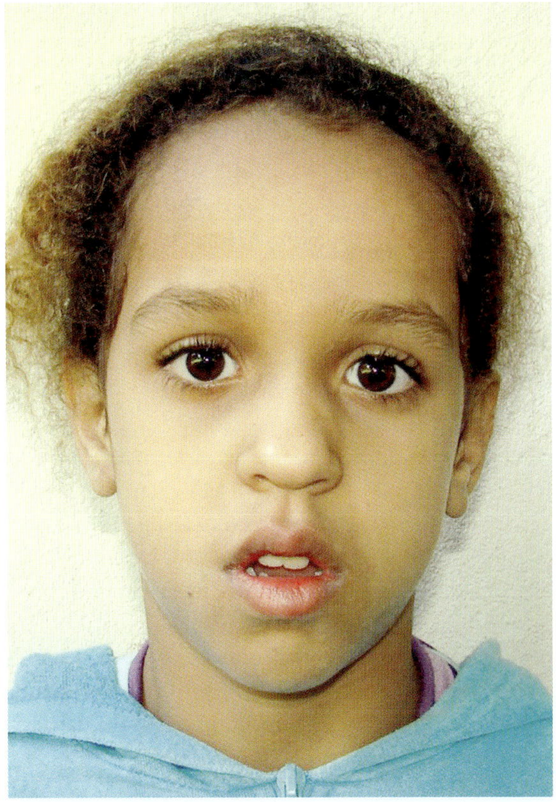

FIGURA 6.16 Criança respiradora bucal que apresenta *facies adenoideana*.

Na presença da RB crônica, o padrão de crescimento predominante é vertical, já que a mandíbula é deslocada para baixo e para trás, resultando em rotação no sentido horário, modificando, dessa forma, a arquitetura facial e determinando aumento na altura anterior e diminuição da altura posterior da face. Está associada com palato profundo e estreito, mordida cruzada posterior, MAA, labioversão de incisivos superiores e linguoversão de incisivos inferiores e arco inferior pequeno.[38,125,141] Para que a RB ocorra é necessário separar os lábios, abaixar a mandíbula e a língua, além de inclinar a cabeça para trás, favorecendo a ocorrência de MAA (Figura 6.17).[125]

Na criança respiradora bucal é possível detectar: posição inadequada da cabeça em relação ao pescoço, ombros posicionados para a frente, deformidades torácicas, alterações dos órgãos fonoarticulatórios e das funções do sistema estomatognático.[40,125] Adicionalmente, constatam-se distúrbios de crescimento e desenvolvimento, bem como défice de atenção escolar.[22,125]

D'Onofrio[34] descreveu as áreas relacionadas à função bucal que impactam o desenvolvimento facial e oclusal, a saber: amamentação, obstrução das vias aéreas, restrição de tecidos moles, respiração bucal, postura da mandíbula em repouso, hábitos bucais, deglutição, mastigação, impacto dos distúrbios miofuncionais orofaciais ao longo do tempo.

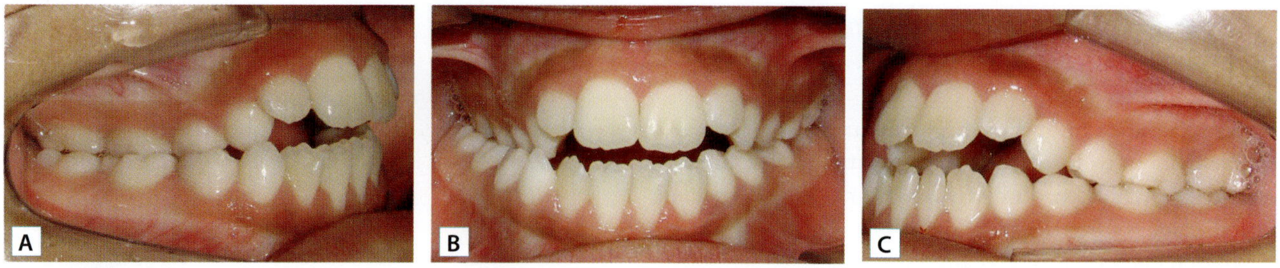

FIGURA 6.17 MAA e mordida cruzada posterior direita unilateral funcional, resultante da respiração bucal. A: vista lateral direita, evidenciando a mordida cruzada posterior. B: vista frontal, onde podem ser observadas, com maior detalhe, a extensão da MAA e a da mordida cruzada posterior. C: vista lateral esquerda com a oclusão dos dentes sem presença de mordida cruzada posterior e mostrando a mordida aberta até o canino. MAA: mordida aberta anterior.

A RB altera a forma das vias aéreas orofaríngeas. Assim, as áreas retroglossal e retropalatal são menores, podendo ocorrer também alongamento da faringe, um fator de risco para síndrome da apneia obstrutiva do sono (SAOS). Dessa forma, uma pequena coluna aérea estará disponível (Figura 6.12B).[34,61,69]

O distúrbio miofuncional orofacial influencia o crescimento e a função das estruturas bucais e vice-versa. Respiração bucal noturna, incluindo o ronco, constitui fator de risco para apneia obstrutiva do sono (SAOS).[29,30,34,56] Crianças que roncam são mais propensas a ter palato profundo, hipoplásico e mordida cruzada posterior.[34,56]

Crianças com SAOS geralmente apresentam más oclusões e dismorfias extremas, como sobressaliência significativamente aumentada; MAA; arcadas dentárias (superior e inferior) mais estreitas quando comparadas com os controles. Há mais crianças com MAA e com classe II (ou relação molar assimétrica), bem como sujeitos que roncam nos grupos com SAOS, do que em grupos que não apresentam qualquer obstrução.[34,99]

Importância da fonoaudiologia no tratamento da mordida aberta anterior

A terapia miofuncional orofacial (TMO) é baseada em exercícios e outras estratégias que favorecem a sensibilidade, propriocepção, mobilidade, coordenação e força das estruturas orofaciais, além de promover um desempenho adequado da respiração, mastigação, deglutição e fala.[30] Os principais objetivos são o tratamento de distúrbios do sistema estomatognático, como anormalidades orofaciais, padrão de respiração bucal, incompetência labial, desvio da mandíbula e padrões inadequados de articulação da fala, mastigação e deglutição, bem como assistência na correção de hábitos bucais deletérios, como sucção do polegar e chupeta.[26,32,54,65,67,107,121]

O objetivo de várias abordagens preconizadas para tratar disfunção orofacial e problemas mioesqueléticos é proporcionar equilíbrio funcional e ambiental para as estruturas bucais e peribucais em desenvolvimento. As opções de tratamento variam desde instruções para se abster e descontinuar o hábito bucal, terapia auxiliar psicológica, até várias combinações de aparelhos intrabucais fixos ou removíveis, com o objetivo de gerenciar a MAA.[55,64,126] Entre estas está a combinação de ortodontia e TMO, realizada pelo fonoaudiólogo, que é eficaz na estabilidade da correção da MAA e no tratamento dos distúrbios miofuncionais orofaciais associados.[54,62,114,129] A interação interdisciplinar resulta em melhorias na capacidade e no desempenho miofuncional, permitindo crescimento e desenvolvimento satisfatório dos maxilares e auxiliando na adaptação da dentição ao novo padrão oclusal.[54,62,123,143]

Vários protocolos de TMO têm sido utilizados, e todos têm em comum a necessidade de esclarecer a importância da prática dos exercícios aos pacientes e familiares.[45,64] Nossa experiência mostra que esse tratamento auxiliar deve começar pouco tempo após iniciado o tratamento ortodôntico interceptativo. Considerando crianças em desenvolvimento, é preciso que o paciente tenha se tornado proativo ao tratamento ortodôntico para que a terapia miofuncional seja implementada. Contudo, a criança deve ser avaliada pelo fonoaudiólogo antes da instalação de qualquer aparelho ortodôntico.

O tratamento MAA na dentição mista tardia, com projeção de língua severa ou problema de postura, pode ser malsucedido, dependendo da gravidade da má oclusão e da possibilidade de compensação dentoalveolar.[28,48,102] Assim, longa fase de contenção é necessária, aliada à TMO, para que a função muscular anormal possa ser reduzida ou até mesmo corrigida.[28]

Intervenção precoce nas mordidas abertas anteriores

Com o aumento crescente no interesse em detectar e tratar precocemente as más oclusões, e com ênfase nos procedimentos preventivos, é fundamental coletar informações sobre os pacientes em idades mais jovens.[91] O tratamento de displasias verticais durante o desenvolvimento das dentições decídua e mista é defendido para reduzir o ônus da intervenção na dentição permanente,[13,17,91,100,108] quando a cirurgia, muitas vezes, é a única opção em casos severos.[23]

A intervenção precoce com aparelhos de interceptação de hábitos pode resolver ou melhorar a MAA nos pacientes em crescimento,[20,58,94,140] tornando-os menos propensos a apresentar más oclusões irreversíveis,[42,81] reduzindo o tempo de tratamento necessário para correção total da má oclusão na dentição permanente.[8,31,43,108] Quando essa intervenção não ocorre, 38% dos tratamentos podem recidivar na dentição permanente.[70,111]

Objetivando alcançar ótimos resultados e estabilidade no tratamento da MAA, recomenda-se como melhor momento para realizá-lo o final da dentição decídua e o início da dentição mista.[55,105,142] Além de interferir no crescimento facial, o tratamento precoce melhora a aparência facial e a autoestima da criança e reduz a possibilidade de recidiva.[28,93]

Várias abordagens de terapias ortodônticas podem ser recomendadas para o tratamento da MAA: grade palatina (removível e fixa), Thurow modificado, aparelho extrabucal (AEB) de tração combinada ou alta, mentoneira vertical, quadri-hélice associado à grade palatina, *bite-block, bite-block* associado a magnetos, regulator de Fränkel-4, Bionator e aparelhos de expansão maxilar associados à mentoneira de tração vertical.[8,23,35,80,110,139] Essas modalidades de tratamento incluem principalmente aparelhos funcionais ou fixos, com o objetivo de impedir que fatores mecânicos como os hábitos bucais deletérios e o crescimento vertical excessivo dos componentes craniofaciais mantenham a MAA.[23]

A seguir serão descritas algumas modalidades que atuam positivamente no tratamento da MAA.

Aparelhos com grade palatina

A grade palatina atua passivamente como obstáculo mecânico à sucção não nutritiva e mantém a língua em posição mais retruída. Dessa forma, impede sua interposição entre os incisivos,[16,70] permitindo a continuidade do crescimento do processo alveolar e o restabelecimento do transpasse vertical normal dos dentes envolvidos com a má oclusão.[1]

Em revisão sistemática, Borrie et al.[16] mostraram que aparelho ortodôntico com grade vertical foi benéfico para interromper o hábito de sucção e corrigir a MAA quando comparado a casos que não receberam nenhuma intervenção. Huang et al.[55] mostraram que pacientes com MAA que utilizaram grade palatina apresentaram estabilidade satisfatória na correção da MAA um ano após o final do tratamento.[55,70]

Vários estudos foram realizados para avaliar a efetividade da grade palatina fixa (GPF) e grade palatina removível (GPR), relatando seus efeitos pós-tratamento por meio de mensurações realizadas em cefalogramas ou manualmente em modelos de gesso.[23,55,92,95,113,126,127,136] Slaviero et al.[113] mostraram que ambos os tratamentos foram igualmente eficazes na correção da MAA.

Aparelhos removíveis com grade palatina vertical

Esses aparelhos são compostos por grade palatina, grampos de retenção nos primeiros molares permanentes superiores, arco labial e placa palatina de acrílico em contato com a superfície palatina de todos os dentes (Figura 6.18). Preconiza-se utilizar em tempo integral, exceto durante refeições e higiene bucal,[105] para incentivar a descontinuidade dos hábitos, facilitando as mudanças dentoalveolares na região anterior.[55,57,70,118,126,136]

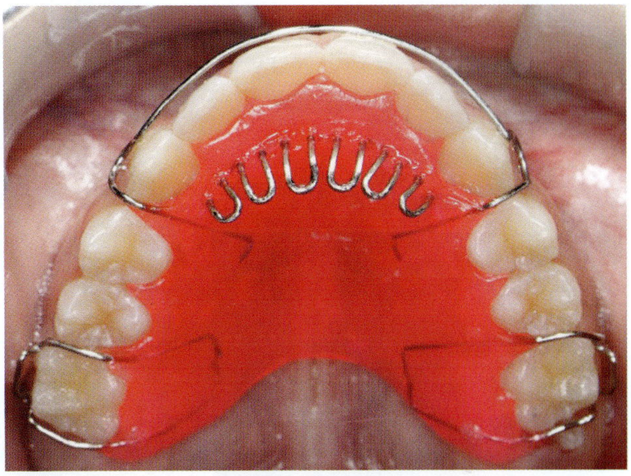

FIGURA 6.18 Aparelho removível superior com grade palatina vertical.

No que se refere ao tamanho, a grade deve ter a mesma extensão da mordida aberta ao longo da região dos incisivos e caninos; no sentido vertical, do palato até o terço cervical dos incisivos inferiores por lingual, não devendo ultrapassar esse limite. Em sua porção mediana, deve ser curvada para lingual a fim de facilitar a acomodação da língua, devendo ser longa o suficiente para impedir que a língua a ultrapasse. Deve ser colocada o mais anterior possível para evitar a redução do espaço intrabucal necessário ao posicionamento adequado da língua, desde que não interfira no fechamento mandibular. Caso contrário, a língua será retraída, tornando-se mais volumosa no restrito espaço existente para seu posicionamento. Portanto, se a língua for forçada a se posicionar mais para trás, invadindo o espaço aéreo posterior, um mecanismo de defesa do organismo promoverá sua protrusão e, consequentemente, será reposicionada entre a grade e os dentes inferiores. Com isso, o efeito de fechamento da MAA pretendido com a grade será prejudicado e impedirá que as funções bucais sejam melhoradas.

Uma MAA dentária incipiente que apresenta caninos superiores cruzados e deglutição atípica pode ser tratada com aparelho com GPR adicionando parafuso expansor e *splint* oclusal (Figuras 6.19 e 6.20).

A escolha do melhor tratamento a ser implementado dependerá do planejamento criterioso, devendo todos os fatores etiológicos ser considerados. Aliado a isso, as prioridades apresentadas por cada caso precisam ser pontuadas. Dessa forma, uma MAA dentária com canino decíduo superior direito cruzado, deglutição adaptada resultando em excessiva inclinação dos incisivos superiores e inferiores para vestibular e hipoplasia transversal maxilar em paciente classe II, divisão 1, subdivisão direita, também pode apresentar no tratamento inclusão de aparelho com GPR (Figuras 6.21 e 6.22).

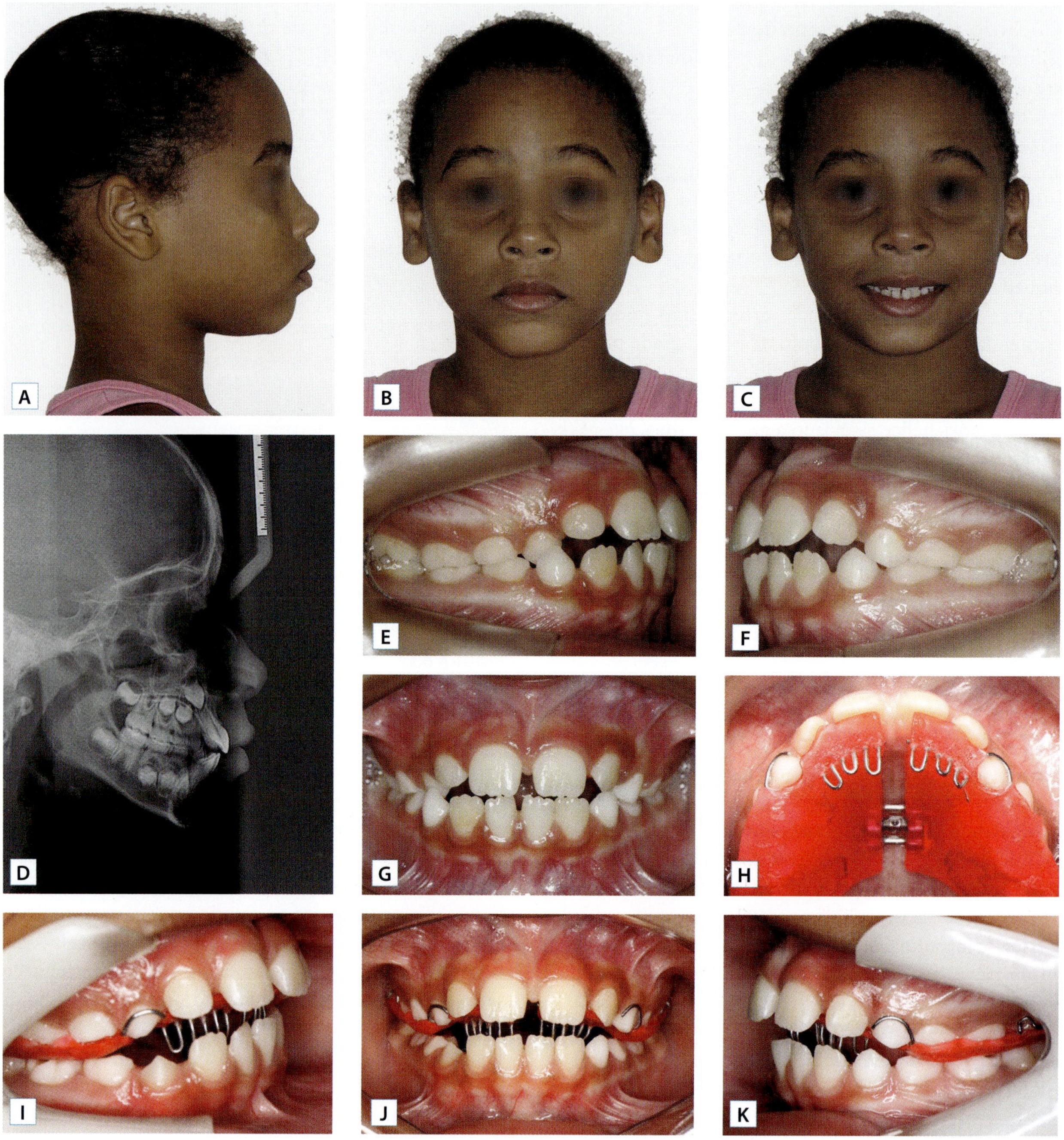

FIGURA 6.19 Paciente de 8 anos de idade com MAA dentária, hipoplasia transversal da maxila, inclinação excessiva dos incisivos superiores e inferiores para vestibular e diastemas anteriores em ambos os arcos. A, B e C: fotografias extrabucais evidenciando perfil convexo, terços faciais proporcionais e assimetria facial. D: radiografia cefalométrica confirmando equilíbrio no padrão de crescimento. E, F e G: MAA com caninos decíduos cruzados e classe I dentária. H: aparelho GPR com parafuso expansor, *splint* oclusal e grampos de retenção posicionados na maxila. I, J e K: vistas lateral direita, frontal e lateral esquerda, respectivamente.
MAA: mordida aberta anterior; GPR: grade palatina removível.

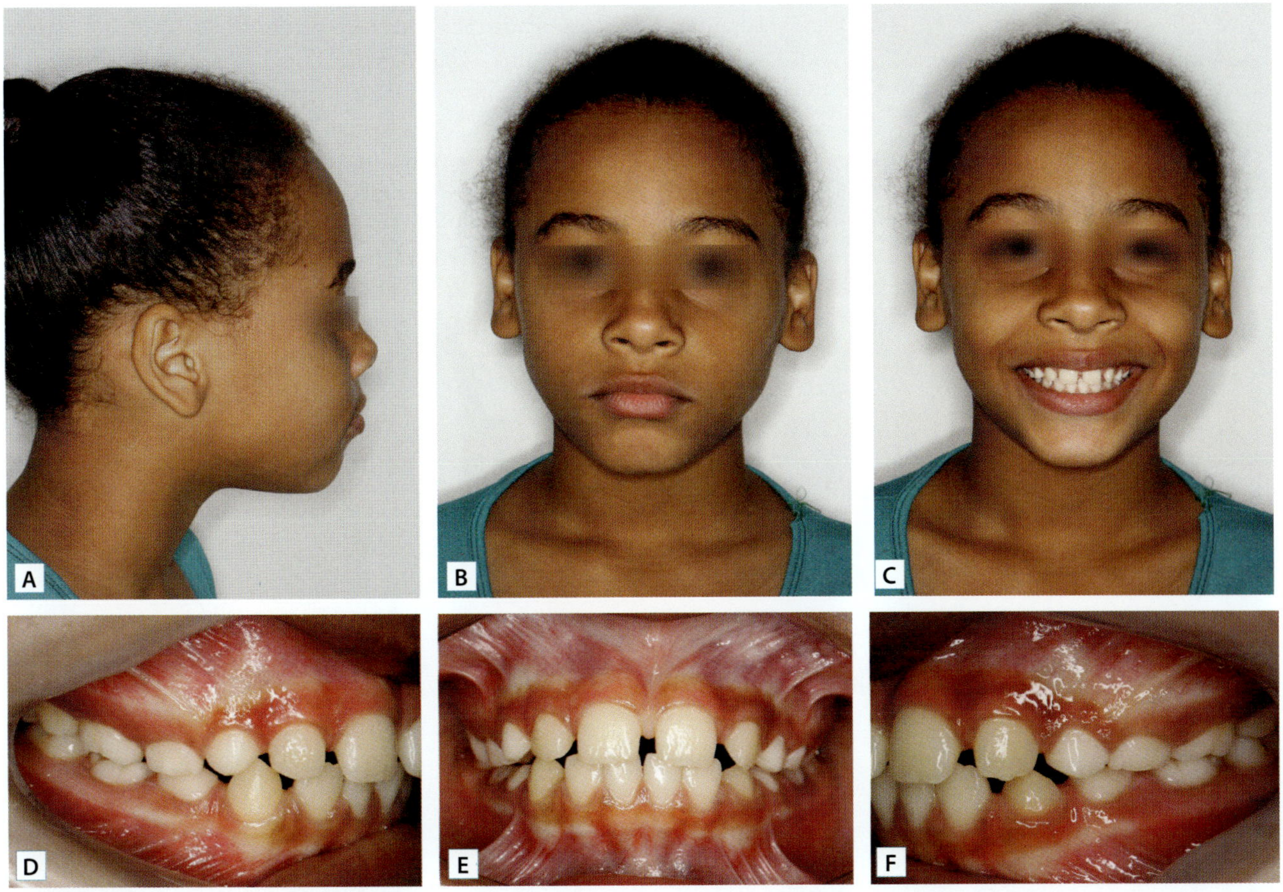

FIGURA 6.20 Paciente após doze meses de uso do GPR e correção da MAA dentária. A, B e C: bom posicionamento da musculatura peribucal, harmonia facial com selamento labial, manutenção da proporcionalidade dos terços faciais e assimetria facial. D, E e F: boa relação entre os arcos dentários no sentido vertical e transversal com os caninos decíduos descruzados pela ativação do parafuso expansor.
GPR: grade palatina removível; MAA: mordida aberta anterior.

Grade palatina vertical fixa

O aparelho com GPF inclui arco palatino de aço inoxidável de 0,9 mm e grade palatina soldada às bandas cimentadas nos primeiros molares permanentes superiores. A grade confeccionada em fio de aço inoxidável 0,8 mm deve se estender de canino a canino, e, no sentido vertical, até o terço cervical lingual dos incisivos inferiores.[105] Pode-se adicionar acrílico à grade palatina após sua soldagem, na região próxima à mucosa palatina, para evitar que a grade lesione a mucosa (Figura 6.23). Entretanto, irritações no palato podem ocorrer devido ao acúmulo de alimento sob o acrílico. Se essa opção for escolhida, orientações de higiene bucal devem ser passadas ao paciente e também realizada limpeza pelo profissional nas consultas de retorno. Moore[83] realizou uma análise crítica sobre o uso da grade palatina fixa para o tratamento de hábitos de sucção não nutritiva e concluiu que, caso não seja confeccionada com o alívio de acrílico, poderia causar dor e sofrimento desnecessários no tratamento desse hábito.

Sinem et al.[112] verificaram que a pressão inicial da língua em repouso sobre o molar superior aumentou após a inserção da GPF, diminuindo ao longo de doze meses. Sobre os incisivos superior e inferior, a pressão da língua em repouso permaneceu abaixo dos valores iniciais ao final de doze meses.

Quando a GPF for a escolha do tratamento, é importante ressaltar a necessidade de envolvimento da criança e pais ou responsáveis para adesão ao tratamento. Assim, o paciente precisa aceitar a instalação do aparelho, caso contrário o hábito se mantém, ocasionando grande desconforto e até mesmo lesão na mucosa palatina (Figura 6.24).

No tratamento da MAA, a GPF é tida como opção nos casos em que o profissional necessita ter maior controle do tratamento e nos casos de pacientes que não participem do tratamento de maneira assídua. Dessa forma, uma MAA esquelética, classe I dentária, deglutição adaptada, anquilose dental e hipoplasia transversal maxilar leve, pode ter a GPF inserida no tratamento. A primeira fase do tratamento consistiu na colocação de aparelho fixo

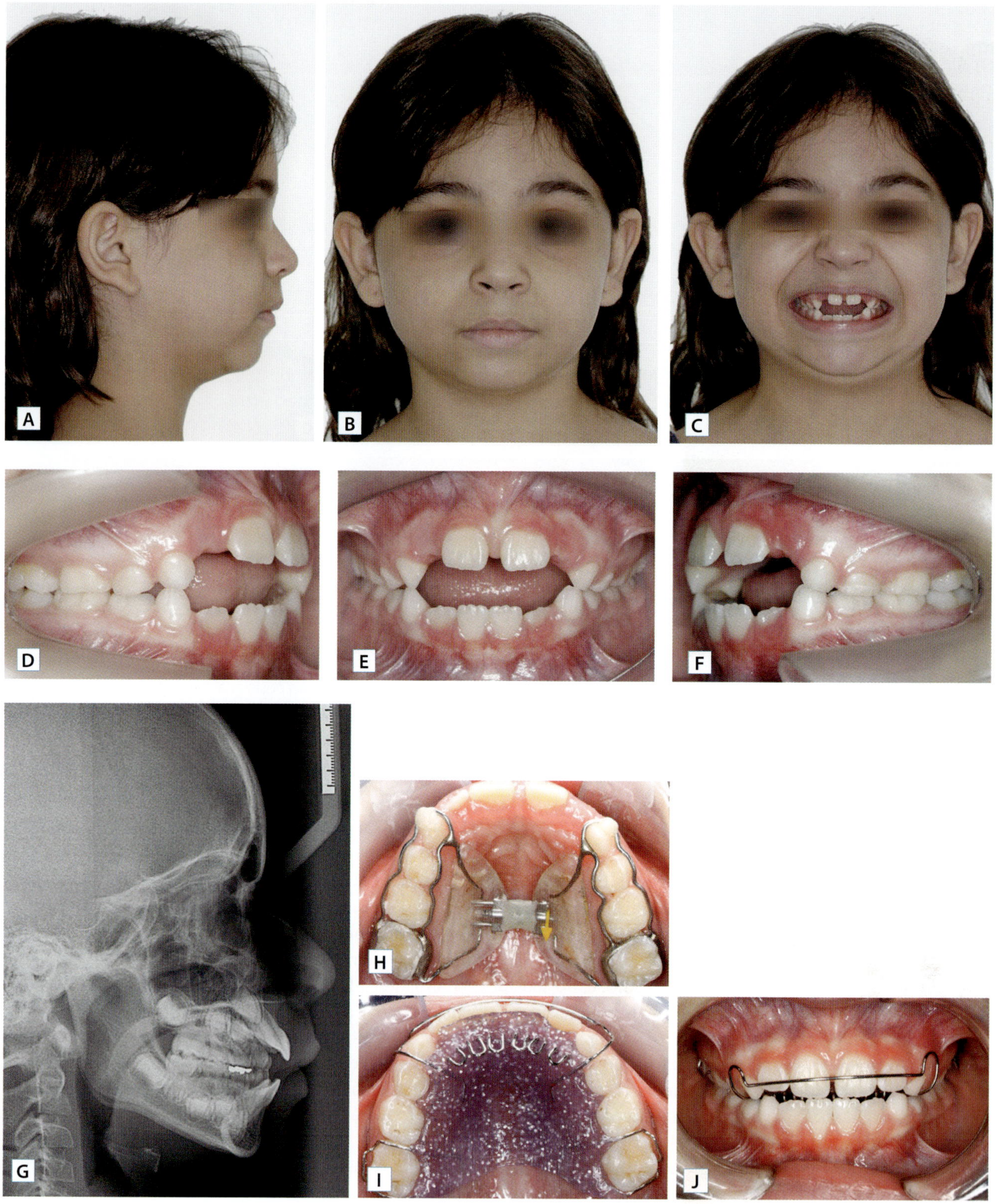

FIGURA 6.21 Paciente de 7 anos com MAA dentária, hipoplasia transversal do arco maxilar. A, B e C: assimetria facial, perfil convexo, terço inferior levemente aumentado e sorriso deficiente mostrando a MAA. D, E e F: classe II, divisão 1, subdivisão direita e MAA acentuada, de aproximadamente 9 mm. G: radiografia cefalométrica evidenciando equilíbrio de crescimento e confirmando MAA causada pelo hábito de interposição lingual. H: disjuntor de Haas modificado para expansão rápida da maxila. I e J: após seis meses, remoção do disjuntor e instalação de aparelho removível superior com GPR.
MAA: mordida aberta anterior; GPR: grade palatina removível.

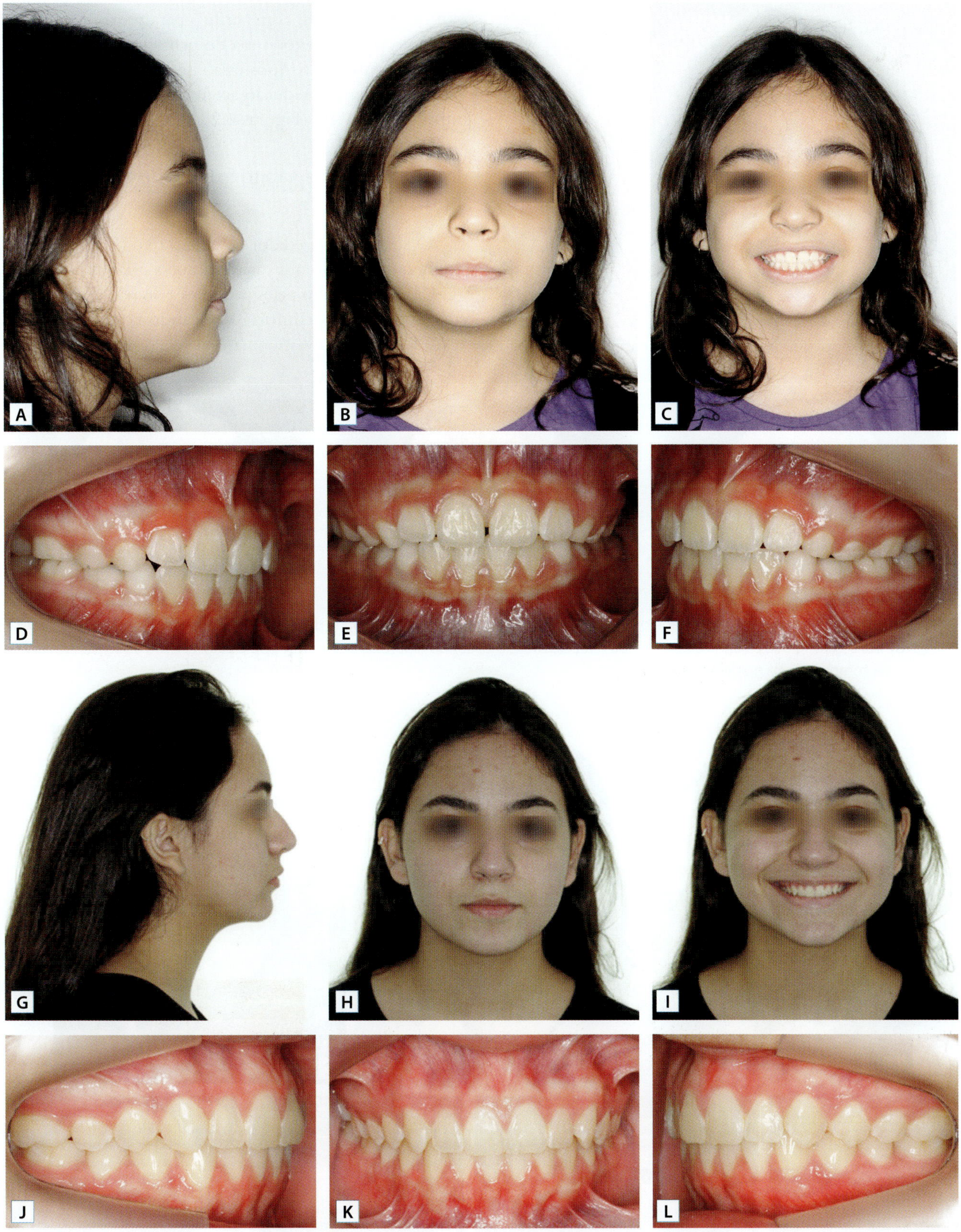

FIGURA 6.22 Paciente com a MAA e a hipoplasia transversal da maxila corrigidas. A, B e C: bom posicionamento da musculatura perioral, terços faciais proporcionais e bom selamento labial. D, E e F: adequada relação dos arcos dentários com molares em Classe I. G, H e I: face harmônica aos 14 anos de idade. J, K e L: ótima relação dos arcos dentários com molares em chave de oclusão, caninos em classe I, corretas sobremordida e sobressaliência, seis anos após o tratamento interceptor e sem realização de nenhum outro tratamento ortodôntico.
MAA: mordida aberta anterior.

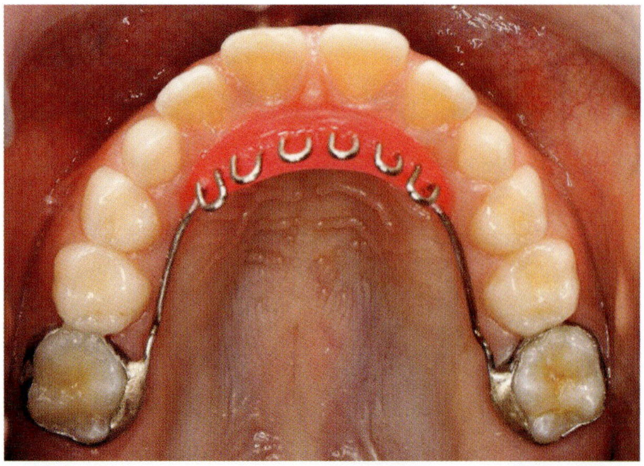

FIGURA 6.23 Aparelho superior com grade palatina vertical fixa.

com GPF recoberta com acrílico para proteger o tecido mole no palato e exodontia do primeiro molar inferior direito anquilosado. Após essa fase do tratamento a paciente apresentou redução acentuada da MAA devido à utilização da GPF (Figuras 6.25 a 6.27).

Interceptador de hábito fixo: grade palatina horizontal fixa

O aparelho impedidor de hábito fixo (IHF) é principalmente indicado nos casos em que a criança faz sucção digital. É bem aceito pelos pacientes, pois não fica aparente, além de ser mais confortável quando comparado com a GPF. Sua inconveniência está relacionada à fala que

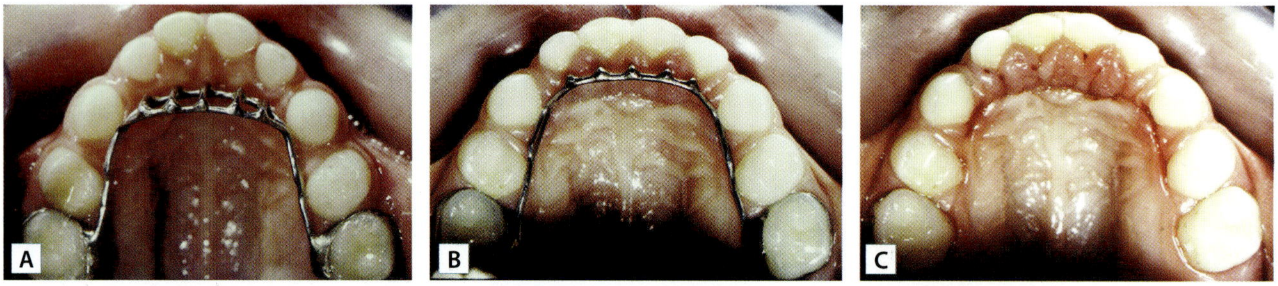

FIGURA 6.24 Aparelho superior com grade palatina vertical fixa e lesão da mucosa palatina devido a manutenção do hábito. A: grade palatina após instalação. B: grade palatina comprimindo o tecido mole, mostrando hiperplasia da mucosa do palato. C: lesão do tecido mole ocasionada pela compressão da grade no palato.

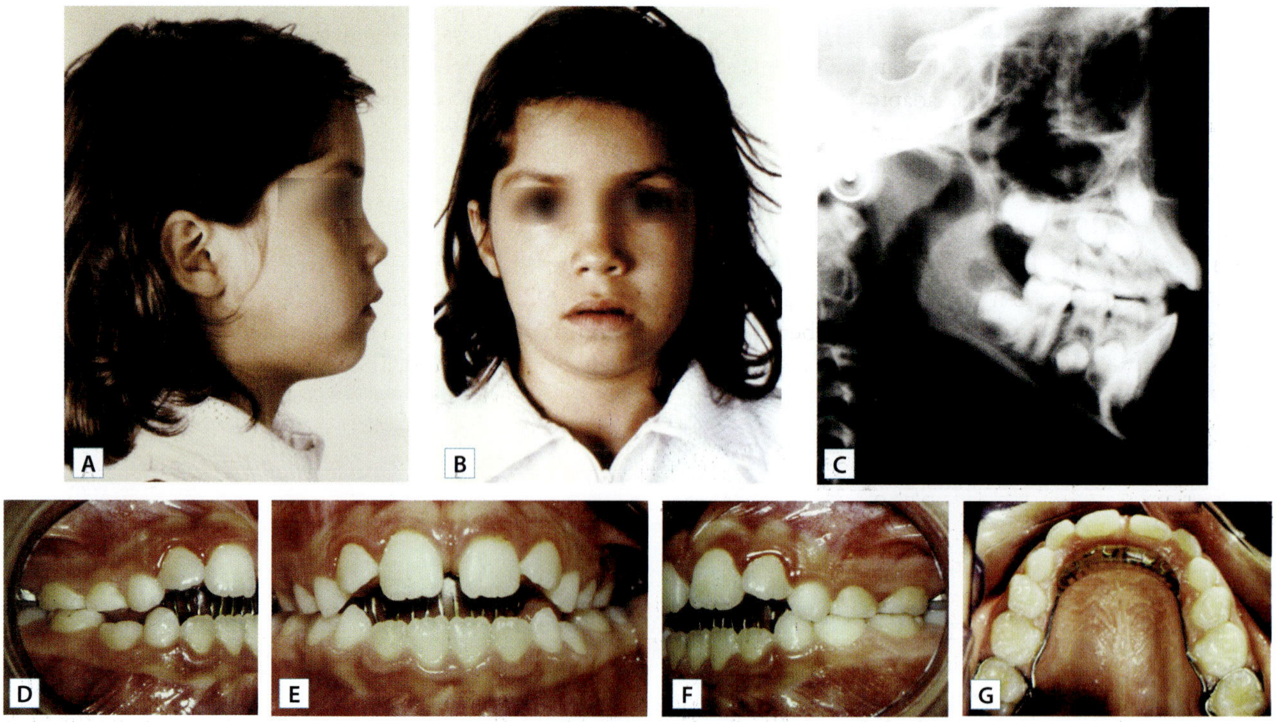

FIGURA 6.25 Paciente de 7 anos e 8 meses de idade com aparelho interceptador GPF. A e B: terço inferior aumentado, assimetria facial e perfil convexo. C: radiografia cefalométrica evidenciando ângulo do plano mandibular aumentado e padrão de crescimento vertical. D, E, F e G: classe I dentária, e MAA moderada, aproximadamente de 4,5 mm, utilizando GPF coberta de resina acrílica.
GPF: grade palatina fixa; MAA: mordida aberta anterior.

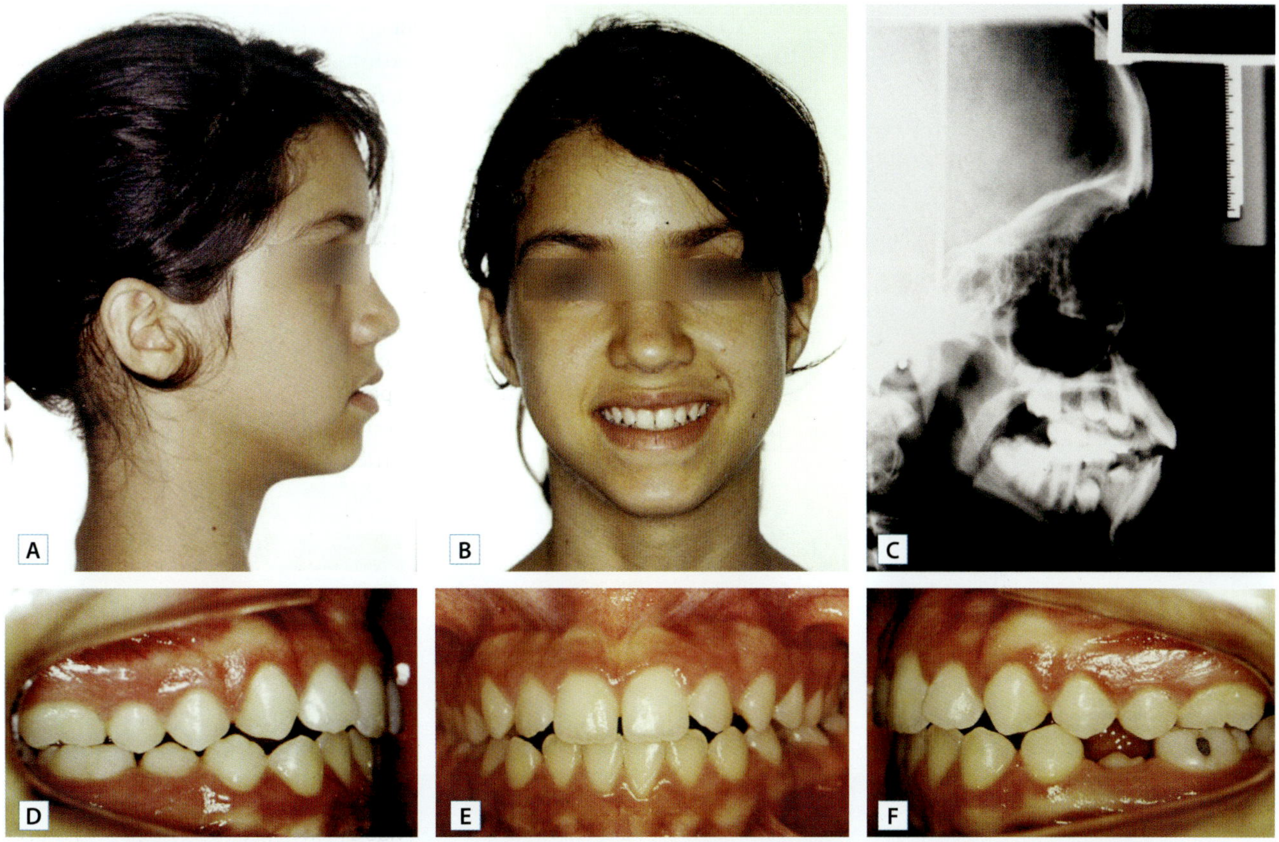

FIGURA 6.26 Paciente após tratamento da primeira fase mostrando boa redução da MAA. A e B: sorriso harmônico e terço inferior da face levemente aumentado. C: radiografia cefalométrica. D, E e F: chave de oclusão molar e leve MAA apesar de já apresentar leve trespasse vertical.
MAA: mordida aberta anterior.

inicialmente fica prejudicada. Entretanto, após uma semana com o aparelho, a criança já se adaptou a sua presença na cavidade bucal e a fala está próxima ao apresentado na consulta inicial. Sua confecção inclui arco palatino de aço inoxidável de 0,9 mm soldado às bandas cimentadas nos primeiros molares permanentes superiores. Nesse arco serão soldados, no sentido transversal, de dois a quatro segmentos de fio de aço inoxidável 0,7 mm para impedir a sucção digital (Figura 6.28). Mordidas abertas com ou sem sucção de dedos respondem bem a esse aparelho. O paciente é acompanhado na primeira semana após a instalação do IHF e, *a posteriori*, mensalmente até seis meses de utilização.

A criança, com ciência dos pais ou responsáveis, deve ser orientada a não realizar pressão com a língua no aparelho, pois naturalmente marcações da grade podem ser observadas no dorso da língua, que desaparecem ao final do tratamento (Figura 6.29). Em pacientes que não conseguem controlar a pressão lingual, a grade aproxima-se paulatinamente da mucosa palatina, podendo causar lesão. Uma vez verificada a proximidade da grade com o palato, é necessário afastá-la da mucosa utilizando o alicate *trident* (ajuste intrabucal) ou removendo o aparelho e fazendo ajuste com alicate 139 (ajuste extrabucal).

Durante o período de seis meses de acompanhamento, nenhuma terapia fonoaudiológica é realizada, e a mordida aberta, na maioria das vezes, diminui espontaneamente, devido à interrupção do hábito bucal deletério, quando presente (Figuras 6.30 a 6.32). O IHF impede a protrusão da língua entre os dentes anteriores, permitindo a extrusão dos dentes e do processo alveolar, fechando a MAA. O IHF é instalado a partir da idade de 6 anos, e, quanto mais próximo da puberdade, menor a possibilidade de resolução total da MAA, principalmente se a criança apresentar comprometimento esquelético.

Nossa experiência com a utilização nos casos de sucção digital mostra que após a instalação do aparelho o paciente não consegue manter o hábito por limitação do espaço bucal para que a sucção seja realizada. Para isso, o aparelho deve se estender próximo aos incisivos superiores. Salienta-se a importância dos reforços nas orientações e estímulos para que o hábito seja removido durante o tratamento e não retorne após a remoção do IHF.

Aparelho de Thurow modificado

Más oclusões de classe II, quando associadas à hiperdivergência e à MAA, provaram ser um desafio para os

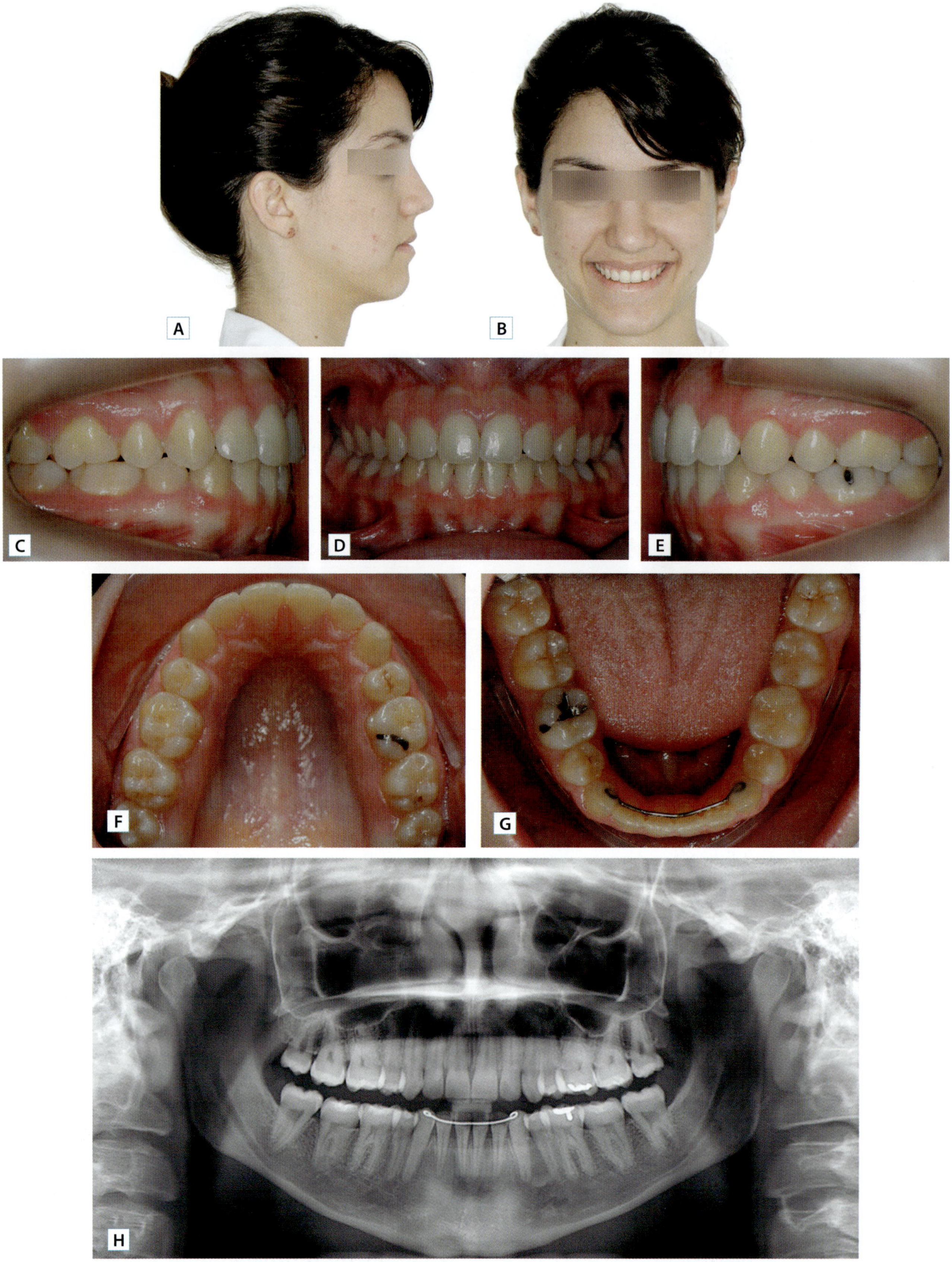

FIGURA 6.27 Paciente após tratamento ortodôntico corretivo, mostrando correção da MAA. A e B: sorriso harmônico e terços faciais proporcionais. C, D e E: chave de oclusão molar bilateral com transpasse vertical adequado e correto relacionamento entre os arcos dentários. F: arco maxilar. G: arco mandibular com contenção colada de canino a canino. H: radiografia panorâmica evidenciando discreto arredondamento de raiz em alguns dentes, compatível com o tratamento ortodôntico corretivo realizado.
MAA: mordida aberta anterior.

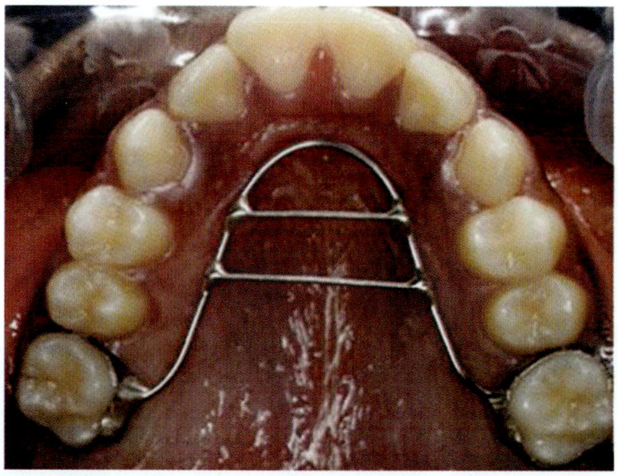

FIGURA 6.28 Aparelho impedidor de hábito fixo.

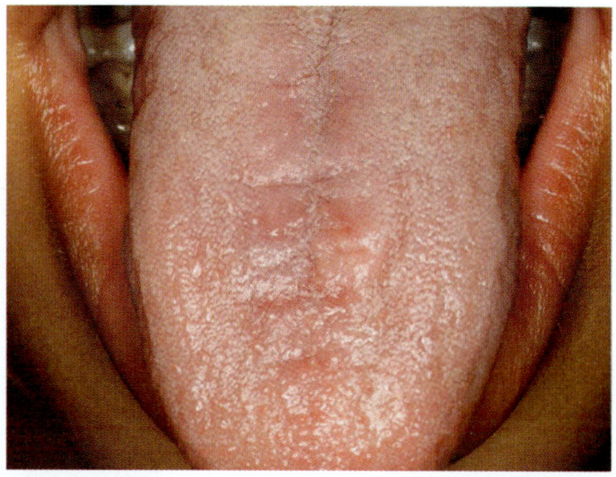

FIGURA 6.29 Marcações na língua causadas pelo aparelho impedidor de hábito fixo.

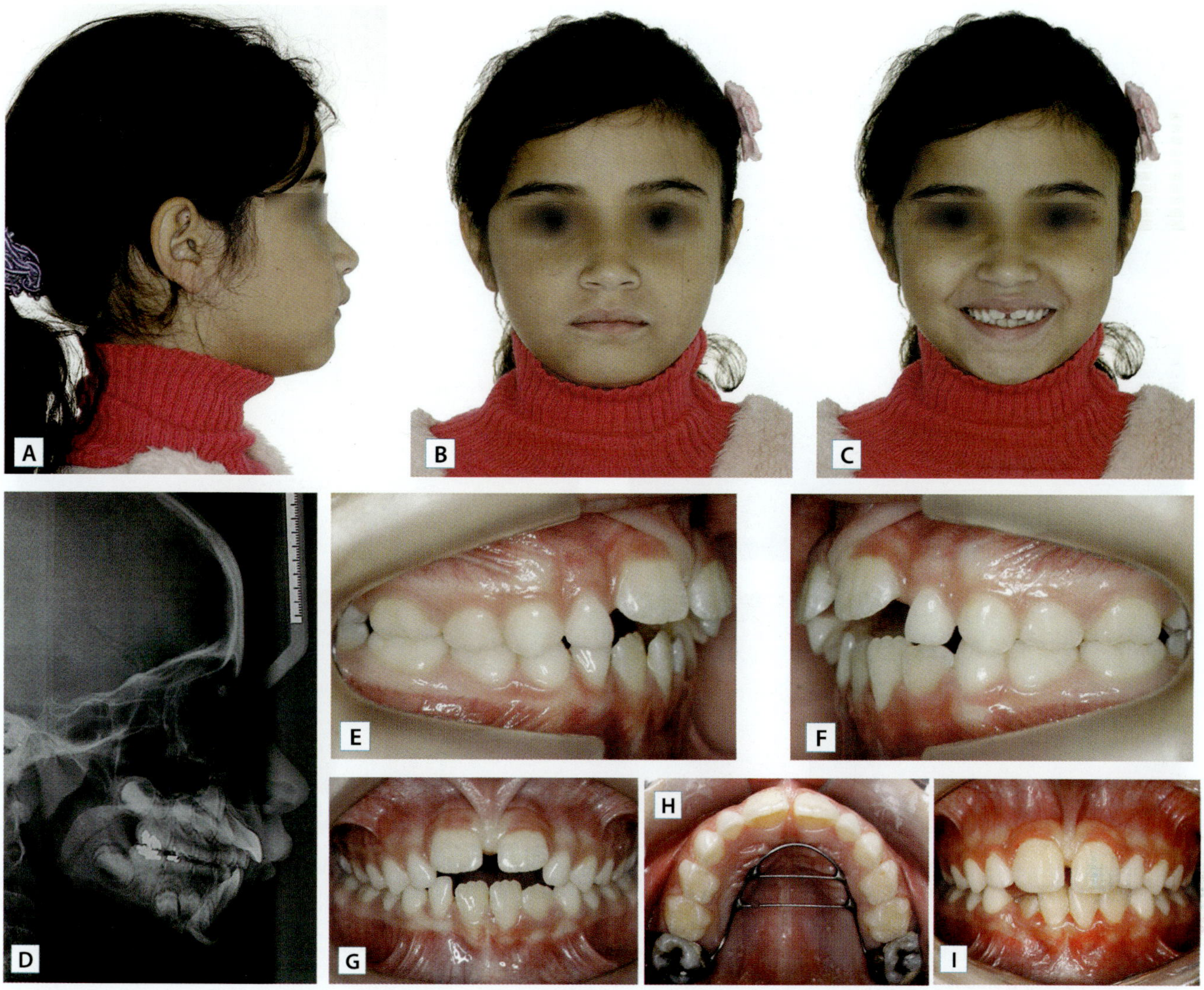

FIGURA 6.30 Paciente de 7 anos de idade, que apresentava deglutição adaptada e MAA tratadas com IHF. A, B e C: perfil convexo, terços faciais equilibrados, sorriso deficiente, mostrando MAA. D: radiografia cefalométrica evidenciando bom padrão de crescimento. E, F e G: MAA mais pronunciada nos incisivos centrais e de menor magnitude nos incisivos laterais. H: arco maxilar com o aparelho IHF instalado com barras horizontais para interceptar o hábito de sucção do polegar. I: sobremordida adequada após o término da correção.
MAA: mordida aberta anterior; IHF: impedidor de hábito fixo.

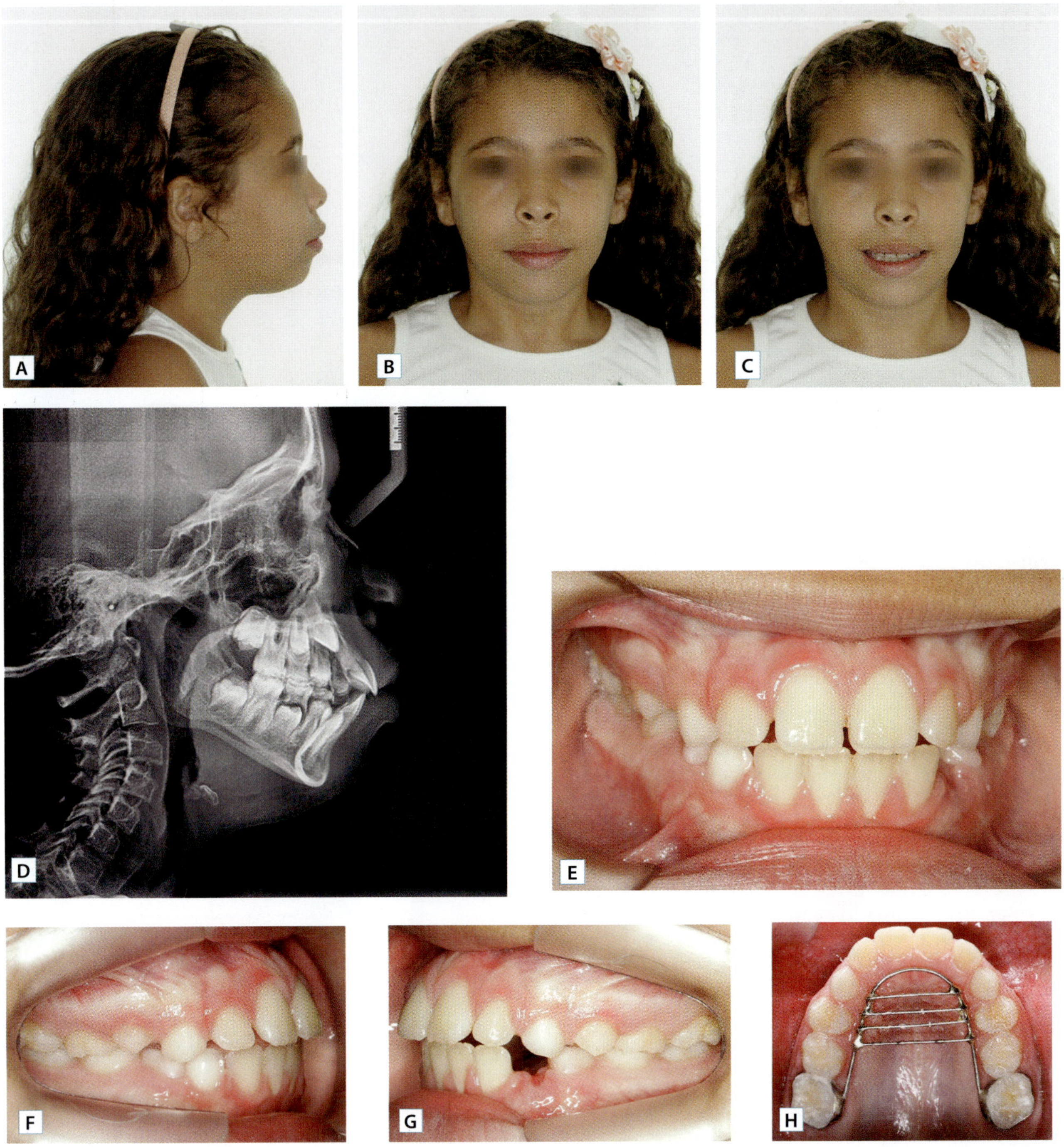

FIGURA 6.31 Paciente de 9 anos e 2 meses de idade com leve MAA esquelética e com deglutição adaptada, por isso a primeira fase do tratamento foi fechar a MAA. A, B e C: perfil convexo, terço inferior da face levemente aumentado. D: radiografia cefalométrica evidenciando ângulo do plano mandibular aumentado, compatível com a mordida aberta esquelética. E, F e G: leve MAA com inclinação axial aumentada dos incisivos superior e relação molar em chave de oclusão. H: aparelho IHF instalado com barras horizontais para interceptar o hábito de sucção do polegar.
MAA: mordida aberta anterior; IHF: impedidor de hábito fixo.

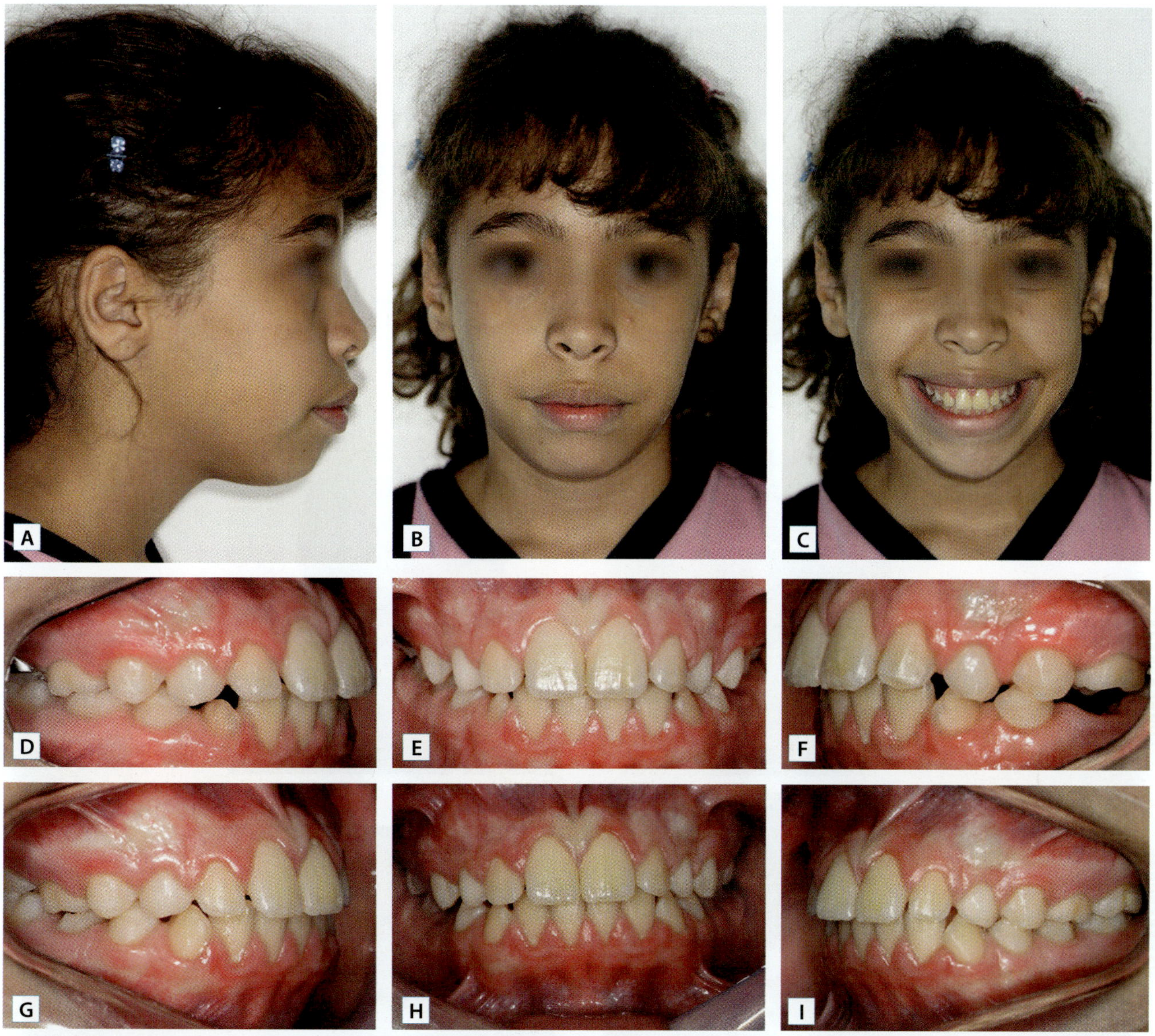

FIGURA 6.32 Evolução da sobremordida após remoção do aparelho IHF. A, B e C: perfil convexo, sorriso harmônico. D, E e F: vista intrabucal dois meses e meio após a instalação do aparelho, evidenciando trespasse vertical adequado. G, H e I: vista intrabucal cinco meses e meio quando o aparelho IHF foi removido, estando a inclinação axial dos incisivos superiores reduzida e a MAA totalmente corrigida.
IHF: impedidor de hábito fixo; MAA: mordida aberta anterior.

ortodontistas. Indivíduos com mordida aberta esquelética apresentam alturas dentoalveolares anterior e posterior que tendem a ser excessivas, menor crescimento em altura do ramo e da cabeça da mandíbula, determinado pela deposição óssea mais posterior desta última estrutura. Esse padrão de maior crescimento alveolar vertical que o condilar, associado ao padrão morfológico e de inserção da musculatura elevadora da mandíbula, favorece a rotação da mandíbula no sentido horário.[14,17,59,87,89] Para tratar essa má oclusão nos pacientes em crescimento, é necessário limitar o deslocamento maxilar e intruir os molares superiores, com a finalidade de rotacionar a mandíbula no sentido anti-horário,[53,59,117] usando aparelho extrabucal de ancoragem combinada ou alta, como o aparelho de Thurow modificado.[117]

O período ideal para iniciar o tratamento é no final da dentição mista, preferencialmente na época de irrupção dos pré-molares. O principal efeito esperado é o de restrição do crescimento alveolar vertical, sendo a época de erupção dos dentes o período de sua maior expressão.[106] Se a má oclusão for corrigida durante a dentição decídua, poderá ocorrer recidiva devido a mudanças contínuas no crescimento e desenvolvimento.[100,117]

O aparelho de Thurow modificado é confeccionado com *splint* oclusal em acrílico, sem inclusão dos incisivos superiores, associado ao arco facial, sem grampos de retenção, com parafuso expansor posicionado na região de segundos molares decíduos superiores (Figura 6.33); essa modificação se apoiou no aparelho recomendado

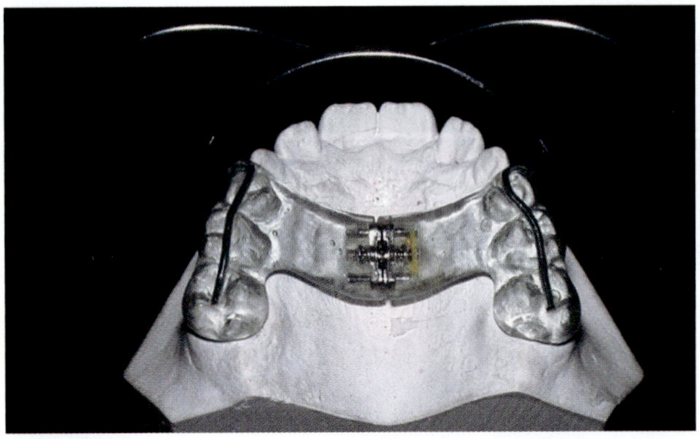

FIGURA 6.33 Aparelho Thurow modificado.

por Thurow[132] para correção da classe II. Esse aparelho direciona a força vertical contra os dentes posteriores e processos alveolares. O objetivo é produzir um efeito ortopédico na maxila, corrigindo totalmente a MAA de origem esquelética (Figuras 6.34 a 6.36).[117]

A ativação do parafuso expansor deve ocorrer de forma contínua para permitir o ajuste lateral dos segmentos posteriores a fim de evitar mordida cruzada durante o uso do aparelho, pois haverá controle do crescimento da maxila enquanto os dentes são movidos distalmente.[117]

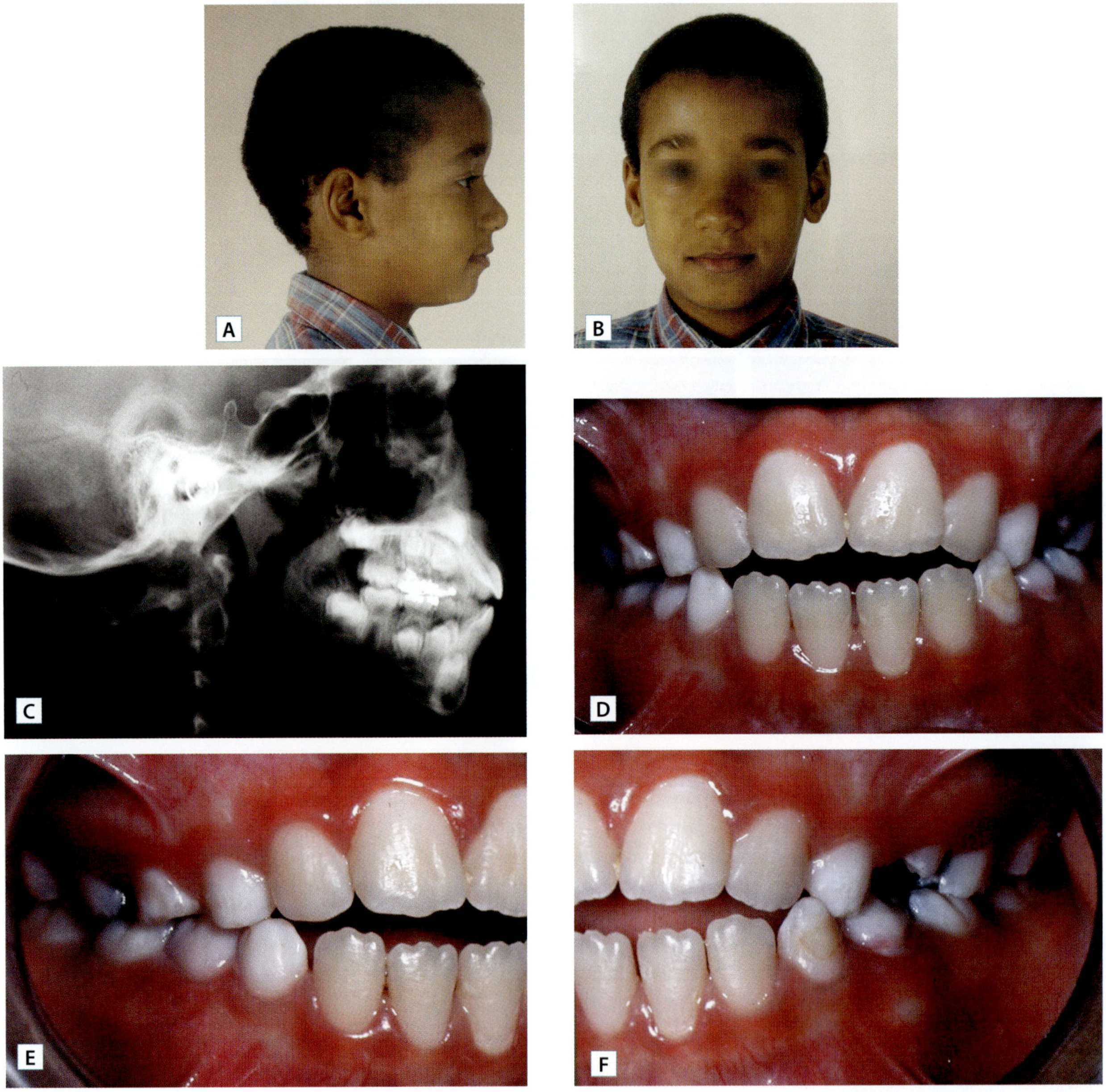

FIGURA 6.34 Paciente de 10 anos e 3 meses de idade com MAA esquelética, classe I dentária e leve hipoplasia transversal da maxila. A e B: perfil convexo, terços faciais proporcionais. C: radiografia cefalométrica evidenciando ângulo do plano mandibular aumentado, compatível com MAA esquelética. D, E e F: MAA e leve hipoplasia transversal da maxila.
MAA: mordida aberta anterior.

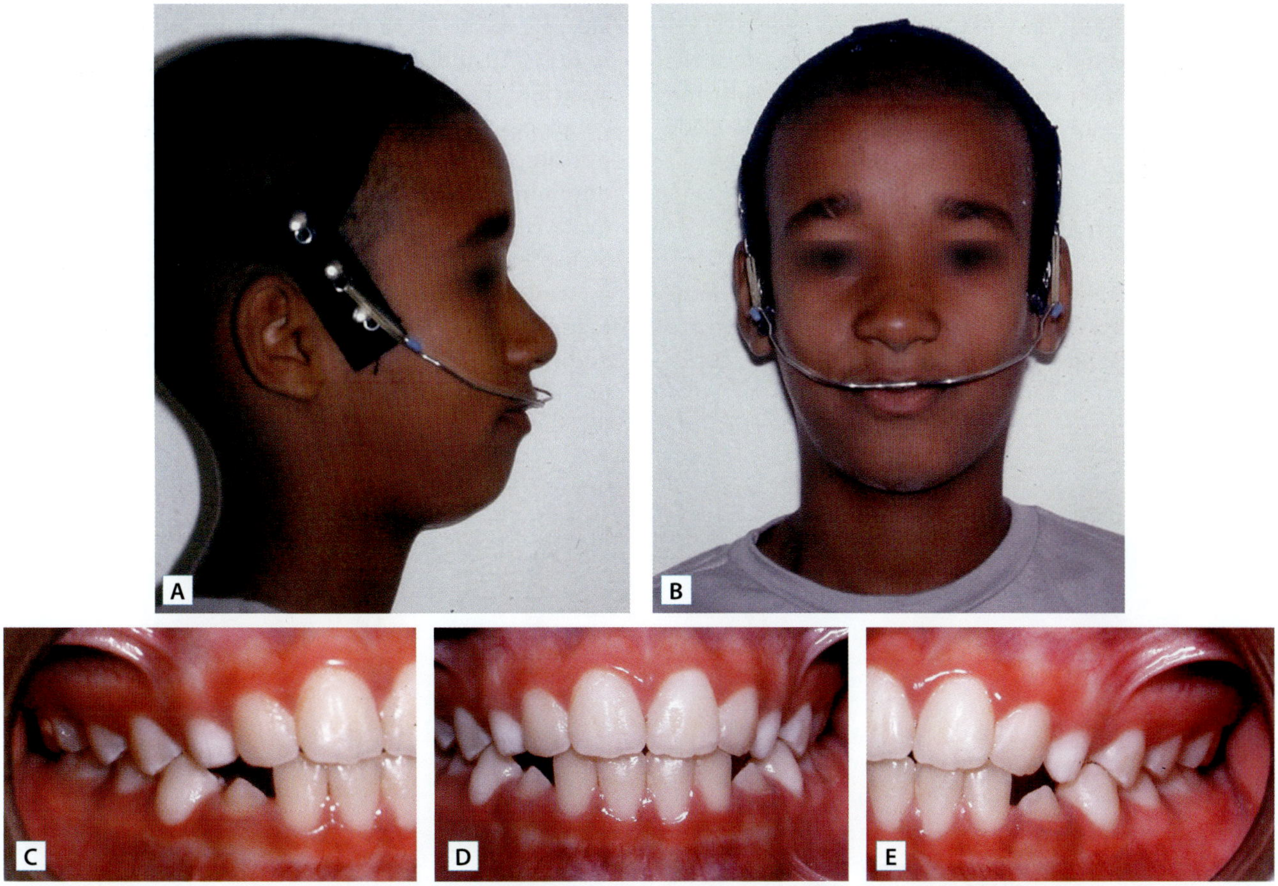

FIGURA 6.35 Paciente com aparelho de Thurow modificado. A e B: vista extrabucal, evidenciando o tipo de força trativa utilizada. C, D e E: vistas intrabucais após a correção da mordida aberta, com leve trespasse vertical.

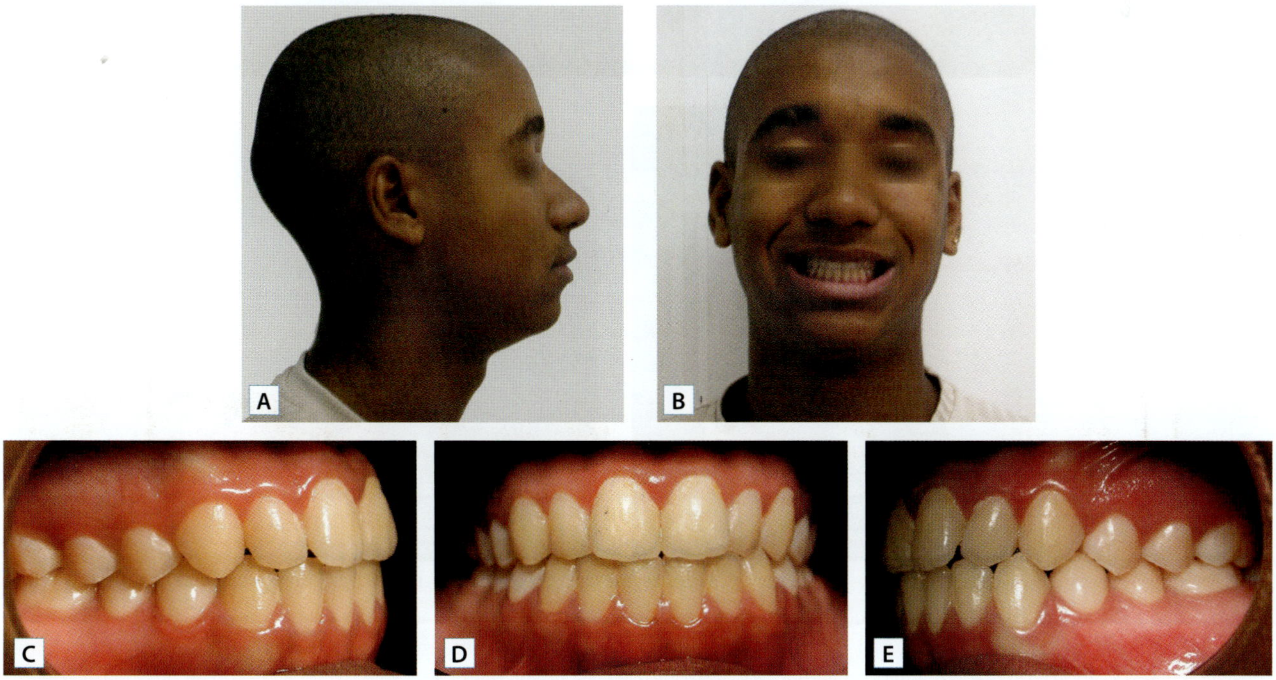

FIGURA 6.36 Paciente cinco anos pós-contenção. A e B: perfil convexo, terços faciais proporcionais. C, D e E: leve trespasse vertical, mostrando estabilidade do tratamento.

A força aplicada deve passar através do centro de resistência da maxila para minimizar momentos de inclinação nesta, sendo recomendados 500 gF por lado, por um período de 12 horas por dia, dependendo da idade do paciente.[117]

Aparelho extrabucal de tração alta

O aparelho extrabucal (AEB) de tração alta é indicado para pacientes que possuem padrão de crescimento vertical, decorrentes de hábitos bucais deletérios, características genéticas ou ambos. O crescimento alveolar representa a maior parte do crescimento vertical da face, e a tração alta é principalmente indicada quando se tem a finalidade do controle vertical. Dessa forma, atuar no crescimento alveolar significa proporcionar condições para que o plano mandibular possa ter comportamento favorável, mantendo sua inclinação ou diminuindo-a (Figuras 6.37 e 6.38). Com a utilização dos AEB, tração alta, pode ocorrer manutenção ou fechamento do plano mandibular devido à inibição do crescimento alveolar vertical, favorecendo a rotação da mandíbula no sentido anti-horário. Para efeito ortopédico, preconiza-se utilizar de doze a catorze horas por dia, preferencialmente no período noturno, com valores de força acima de 400 gF.[106]

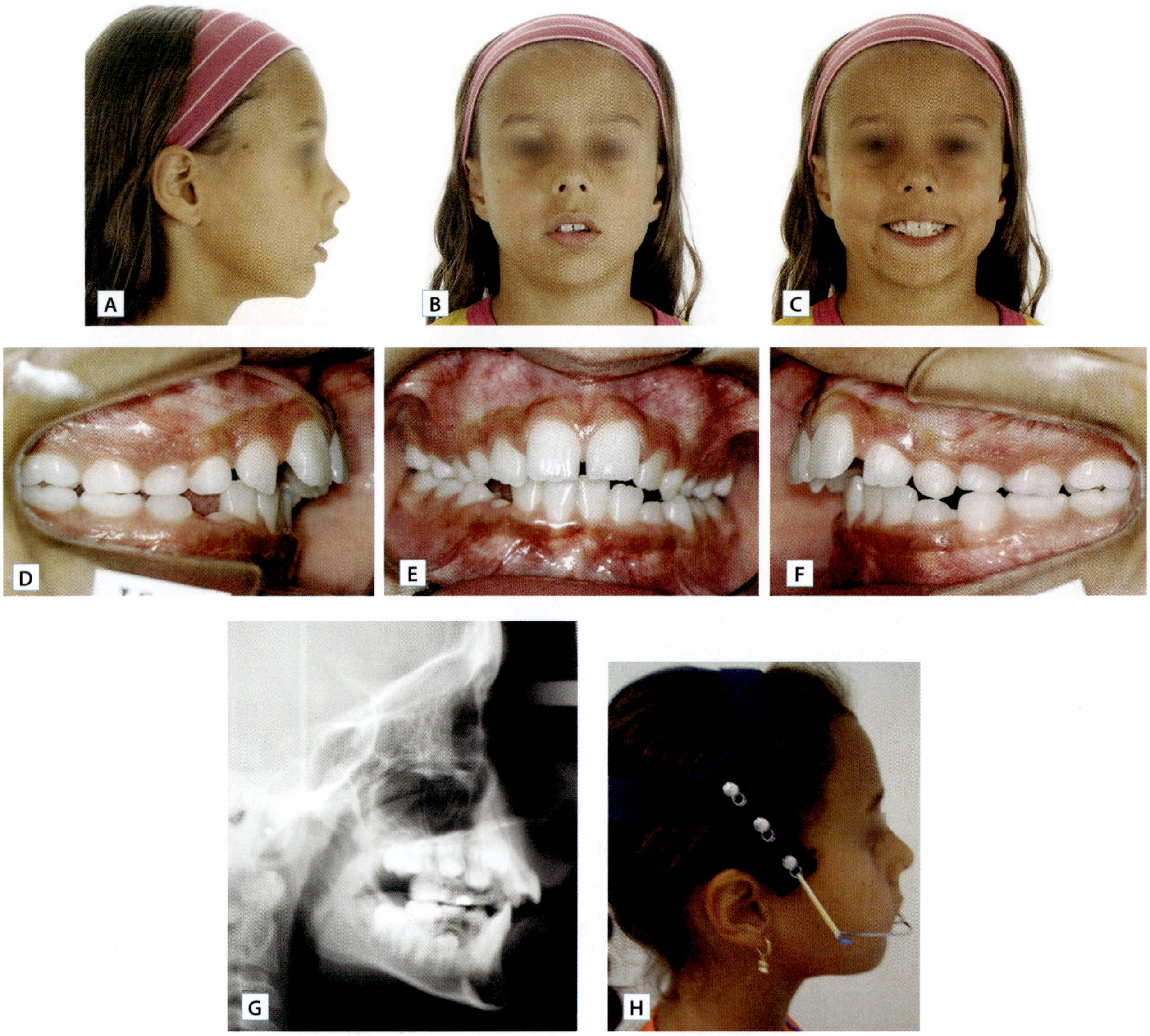

FIGURA 6.37 Paciente de 9 anos e 3 meses com MAA esquelética com leve trespasse vertical anterior do lado direito, porém mordida topo a topo do lado esquerdo, classe II, divisão 1, subdivisão esquerda, e classe II esquelética, ausência de selamento labial. A, B e C: assimetria facial, terço inferior aumentado e perfil convexo. D, E e F: vistas intrabucais evidenciando desarmonia oclusal anterior. G: radiografia cefalométrica evidenciando ângulo do plano mandibular aumentado e padrão de crescimento vertical. H: AEB tração alta, com recomendação de uso de dezesseis horas por dia, com 350 gF de cada lado.
AEB: aparelho extrabucal.

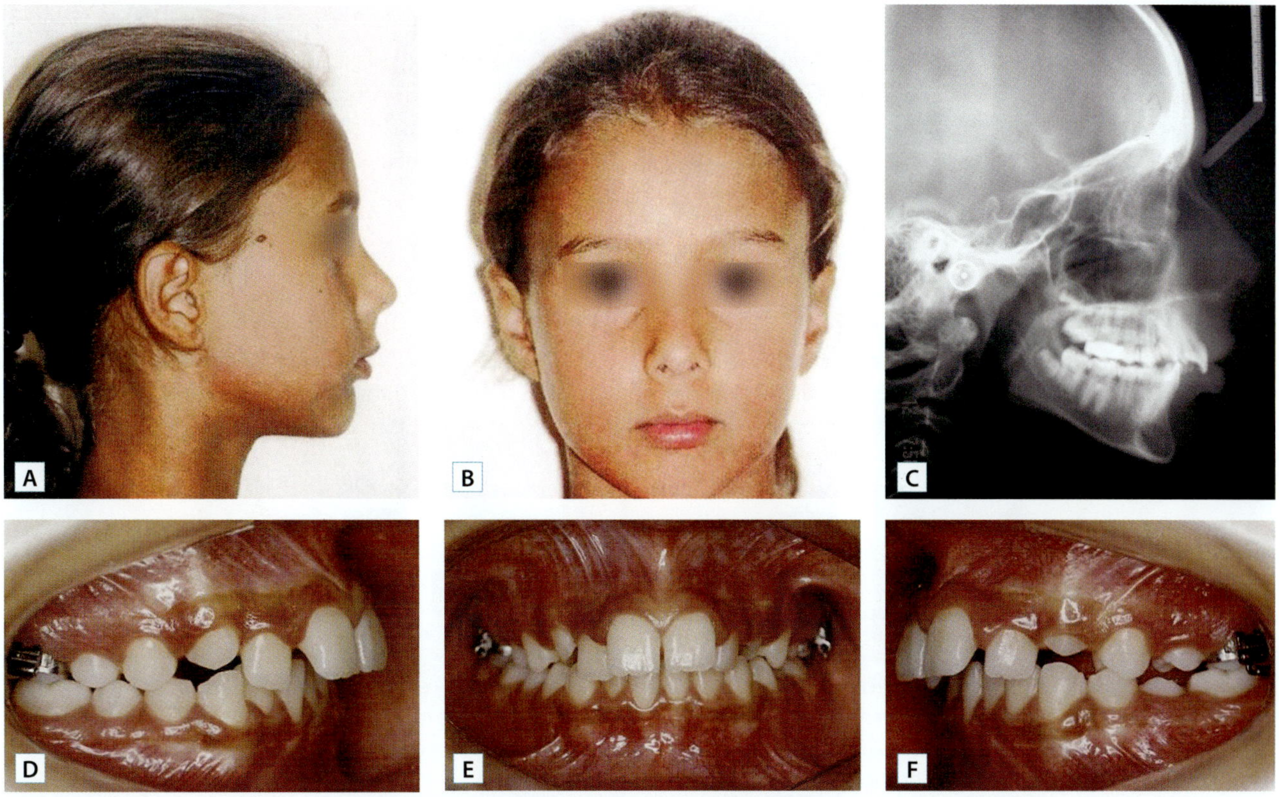

FIGURA 6.38 Paciente de 10 anos e 8 meses de idade após correção da MAA esquelética, correção da classe II dos molares, selamento labial passivo. A e B: terço inferior levemente aumentado, perfil convexo. C: radiografia cefalométrica evidenciando melhora na inclinação do plano mandibular. D, E e F: vistas intrabucais evidenciando trespasse vertical adequado, ausência de MAA e relação molar em chave de oclusão.
MAA: mordida aberta anterior.

Tran et al.,[128] em pesquisa envolvendo pacientes com padrão hiperdivergente, verificaram que o tratamento com AEB de tração alta aliado a exercícios mastigatórios leves para o controle vertical diminuiu o ângulo goníaco e o ANB, sem causar hipertrofia dos músculos mastigatórios.

Mentoneira vertical

A mentoneira de tração alta ou vertical anterior é utilizada para controle vertical do crescimento em pacientes classe I ou classe III leve, excessivamente verticais. O casquete deve ser individualizado e adaptado para cada paciente de forma que o vetor de força resultante passe 45 graus acima do plano oclusal (Figuras 6.39 a 6.41), devendo a mentoneira ser utilizada de 14 a 16 horas por dia.[57,105] Para melhor controle do crescimento alveolar, o aparelho deve ser associado a placa removível superior com *splint* oclusal. Orienta-se que seja utilizado inclusive no período noturno, com força de 500 gF por lado, controlada mensalmente com dinamômetro.[106]

Em revisão sistemática realizada por Feres et al.,[42] os autores afirmaram que, no caso de pacientes na puberdade, a mentoneira de puxada alta (oblíqua) reduziu efetivamente a inclinação do plano mandibular,[11] quando comparações foram realizadas contra controles não tratados. No entanto, Schulz et al.[110] não observaram efeitos significativos da mentoneira de puxada vertical (MPV) em crianças de idades semelhantes.[110] Feres et al.[42] reforçaram que nem mesmo durante o surto de crescimento puberal a mentoneira de puxada alta (oblíqua) parece se apresentar efetiva.[42] Apenas Içcan et al.[58] detectaram resultados positivos da mentoneira de puxada vertical, sendo efetiva na redução da inclinação do plano mandibular.[42] De modo geral, a literatura considera os efeitos reais da mentoneira vertical questionáveis, quando usadas isoladamente na dentição mista, em pacientes com MAA.[57,60]

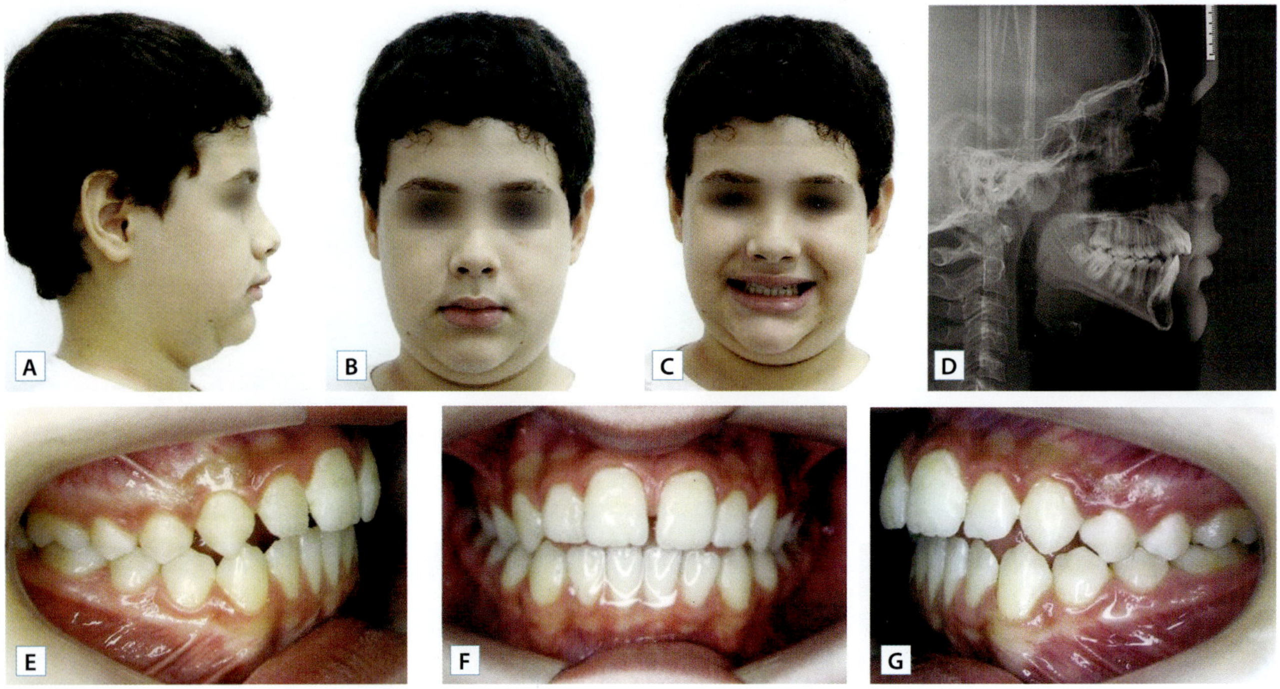

FIGURA 6.39 Paciente de 10 anos de idade portador de classe I dentária e esquelética, MAA esquelética com deglutição atípica e leve hipoplasia transversal do arco maxilar. A, B e C: terço inferior levemente aumentado, perfil convexo. D: radiografia cefalométrica mostrando tendência de crescimento vertical e inclinação aumentada do plano mandibular. E, F e G: vista intrabucal evidenciando MAA esquelética, relação molar em chave de oclusão e ausência de mordida cruzada posterior.
MAA: mordida aberta anterior.

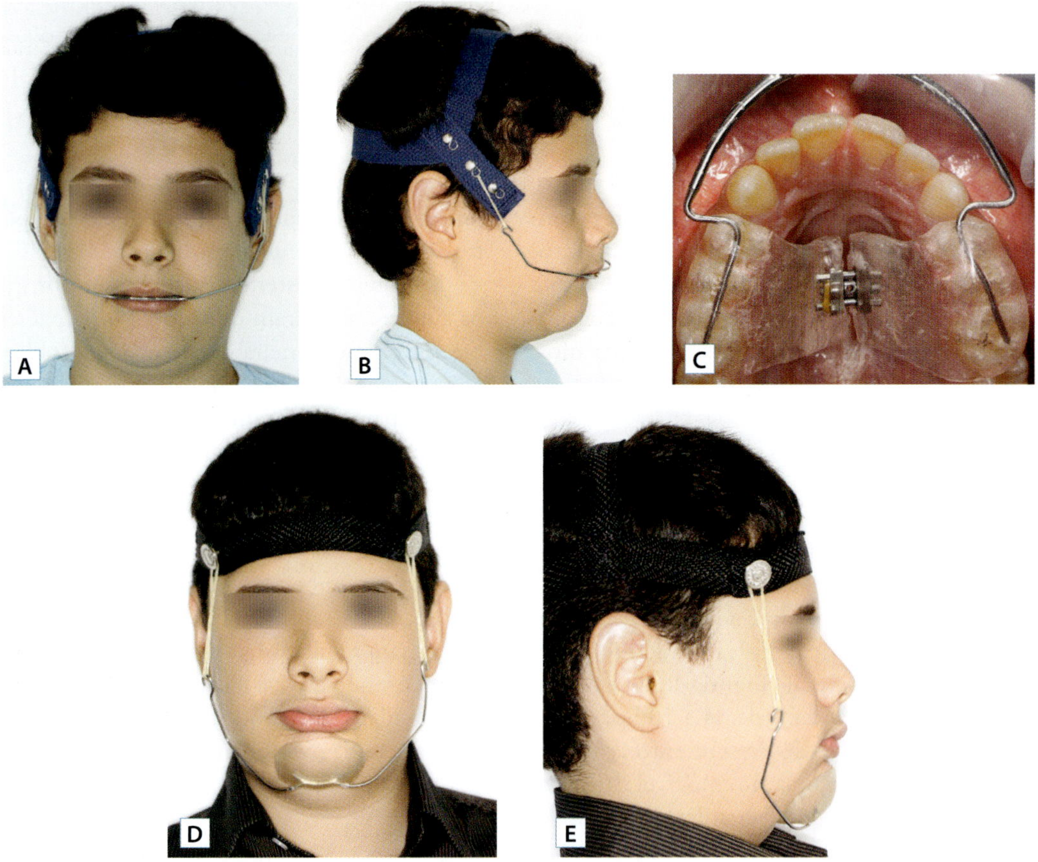

FIGURA 6.40 Paciente iniciou o tratamento com Thurow modificado e, devido à pouca colaboração no uso do aparelho, ele foi substituído pela mentoneira vertical. O protocolo de uso do aparelho foi de treze horas por dia, com 400 gF de cada lado. A e B: vista extrabucal evidenciando tração oblíqua do Thurow modificado. C: vista intrabucal do aparelho Thurow modificado. D e E: vista extrabucal lateral da tração vertical da mentoneira.

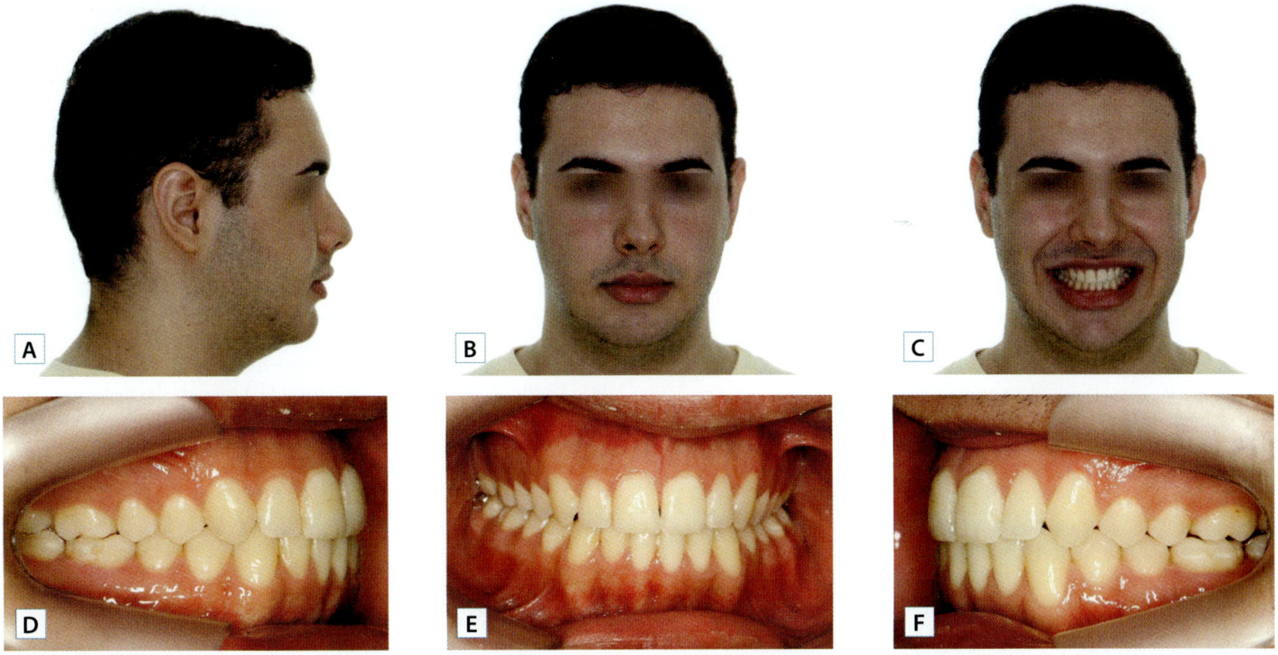

FIGURA 6.41 Paciente após o uso da mentoneira vertical e conclusão do tratamento ortodôntico corretivo. A, B e C: face harmônica com terços faciais proporcionais. D, E e F: vista intrabucal evidenciando correto relacionamento entre os arcos dentários, molares em chave de oclusão, apresentando sobremordida e sobressaliência adequadas.

▶ Considerações finais

A mordida aberta, de fato, é um problema desafiador para o ortodontista, pela etiologia multifatorial, mas também pelo impacto que traz nos pacientes que a apresentam, considerando, principalmente, o tipo morfológico dolicofacial. Tanto a mordida aberta dentária quanto a esquelética são merecedoras de avaliação criteriosa, e ambas podem apresentar o tecido muscular envolvido. Assim, a precisão no diagnóstico garantirá correto planejamento, pois nenhum fator envolvido como causa dessa má oclusão pode deixar de ser considerado. Sua correção deve ser iniciada assim que diagnosticada, observando a maturidade do paciente e o estágio de crescimento e desenvolvimento, minimizando, dessa forma, agravamento da má oclusão e diminuindo a possibilidade de eventual cirurgia ortognática na dentição permanente.

Agradecimento

Agradecemos à Profa. Dra. Cláudia Maria de Felicio pela parceria e pelo apoio com as terapias miofuncionais orofaciais, sem as quais não atingiríamos o grau de excelência alcançado nos casos tratados de mordida aberta anterior.

REFERÊNCIAS

1. Abrão J, Moro A, Horliana RF, Shimizu RH. Ortodontia preventiva: diagnóstico e tratamento. São Paulo: Artes Médicas, 2014. p.130.
2. Adair SM. Pacifier use in children: a review of recent literature. Pediatr Dent. 2003;25:449-58.
3. Alimeri HC, Thomazinho A, Felício CM. Anterior open bite: a formula for the differential diagnosis. Pró-Fono R Atual Cient. 2005;17:367-74.
4. Almeida MR, Pereira ALP, Almeida RR, Almeida-Pedrin RR, Silva Filho OG. Prevalence of malocclusion in children aged 7 to 12 years. Dent Press J Orthod. 2011;16:123-31.
5. Almeida RR, Almeida-Pedrin RR, Almeida MR, Ferreira FPC, Pinzan A, Insabralde CMB. Displasias verticais: mordida aberta anterior - tratamento e estabilidade. Rev Dental Press. 2003;8:91-119.
6. Almeida RR, Ursi W. Anterior open-bite, etiology and treatment. Oral Health. 1990;80:27-31.
7. Alves FB, Wambier DS, Alvarez JH, da Rocha JC, Kummer TR, de Castro VC, et al. Children using day nurseries' facilities can be associated with more risk to nonnutritive sucking habits. J Contemp Dent Pract. 2016;17:721-27.
8. Arat M, Iseri H. Orthodontic and orthopedic approach in the treatment of skeletal open bite. Eur J Orthod. 1992;14:207-15.
9. Arat ZM, Akcam MO, Elçin E, Arat FE. Inconsistencies in the differential diagnosis of open bite. Angle Orthod. 2008;78:415-20.
10. Artese A, Drummond S, Nascimento JM, Artese F. Criteria for diagnosing and treating anterior open bite with stability. Dental Press J Orthod. 2011;16:136-61.
11. Baccetti T, Franchi L, Schulz SO, McNamara JA Jr. Treatment timing for an orthopedic approach to patients with increased vertical dimension. Am J Orthod Dentofacial Orthop. 2008;133:58-64.
12. Barlow S, Lee J, Wang J, Oder A, Oh H, Hall S, et al. Effects of oral stimulus frequency spectra on the development of non-nutritive suck in preterm infants with respiratory distress syndrome or chronic lung disease, and preterm infants of diabetic mothers. J Neonatal Nurs. 2014;20:178-88.
13. Basciftci FA, Karaman AI. Effects of a modified acrylic bonded rapid maxillary expansion appliance and vertical chin cap on dentofacial structures. Angle Orthod. 2002;72:61-71.
14. Bjork A. Prediction of mandibular growth rotation. Am J Orthod. 1969;55(6):585-99.
15. Boiron M, Nobrega LD, Roux S, Henrot A, Saliba E. Effects of oral stimulation and oral support on non-nutritive sucking and

feeding performance in preterm infants. Dev Med & Child Neurol. 2007;49:439-44.
16. Borrie FRP, Bearn DR, Innes NPT, Iheozor-Ejiofor Z. Interventions for the cessation of non-nutritive sucking habits in children. Cochrane Database Syst Rev. 2015;31:CD008694.
17. Buschang PH, Sankey W, English JD. Early treatment of hyperdivergent open-bite malocclusions. Semin Orthod. 2002;8:130-40.
18. Cangialosi TJ. Skeletal morphologic features of anterior open bite. Am J Orthod. 1984;85:28-36.
19. Carvalho AC, Paiva SM, Scarpelli AC, Viegas CM, Ferreira FM, Pordeus IA. Prevalence of malocclusion in primary dentition in a populationbased sample of Brazilian preschool children. Eur J Paediatr Dent. 2011;12:107-11.
20. Cerruto C, Cozzani P, Cozzani M. Compliance-free and non invasive treatment of an anterior open bite in a 11-year-old girl. Eur J Paediatr Dent. 2018;19:282-6.
21. Chevitarese ABA, Valle DD, Moreira TC. Prevalence of malocclusion in 4-6 years old Brazilian children. J Clin Pediatr Dent. 2002;27:81-85.
22. Cintra CFSC, Castro FFM, Cintra PPVC. As alterações orofaciais apresentadas em pacientes respiradores bucais. Rev Bras Alerg Imunopatol. 2000;23:78-83
23. Cozza P, Baccetti T, Franchi L, McNamara JA Jr. Treatment effects of a modified quad-helix in patients with dentoskeletal open bites. Am J Orthod Dentofacial Orthop. 2006;129:734-9.
24. Cozza P, Baccetti T, Franchi L, Mucedero M, Polimeni A. Sucking habits and facial hyperdivergency as risk factors for anterior open bite in the mixed dentition. Am J Orthod Dentofacial Orthop. 2005;128:517-9.
25. Cozza P, Mucedero M, Baccetti T, Franchi L. Early orthodontic treatment of skeletal open-bite malocclusion: a systematic review. Angle Orthod. 2005;75:707-13.
26. Das UM, Beena JP. Effectiveness of circumoral muscle exercises in the developing dentofacial morphology in adenotonsillectomized children: an ultrasonographic evaluation. J Indian Soc Pedod Prev Dent. 2009;27:94-103.
27. Dawson PE. Solving anterior open-bite problem: evaluation, diagnosis and treatment of occlusion problems. Saint Louis: Mosby, 1974.
28. de Almeida MR, de Almeida RR, Conti AC, Navarro Rde L, Correa Gde O, de Oliveira CA, et al. Long-term stability of an anterior open-bite malocclusion treated in the mixed dentition: a case report. J Appl Oral Sci. 2006;14:470-5.
29. de Felício CM, da Silva Dias FV, Folha GA, et al. Orofacial motor functions in pediatric obstructive sleep apnea and implications for myofunctional therapy. Int J Pediatr Otorhinolaryngol. 2016;90:5-11.
30. de Felício CM, da Silva Dias FV, Trawitzki LVV. Obstructive sleep apnea: focus on myofunctional therapy. Nat Sci Sleep. 2018;10: 271-86.
31. Defraia E, Marinelli A, Baroni G, Franchi L, Baccetti T. Early orthodontic treatment of skeletal open-bite malocclusion with the open-bite bionator: a cephalometric study. Am J Orthod Dentofacial Orthop. 2007;132:595-8.
32. Degan VV, Puppin-Rontani RM. Prevalence of pacifiersucking habits and successful methods to eliminate them: a preliminary study. J Dent Child. 2004;71:148-51.
33. Delaney AL, Arvedson JC. Development of swallowing and feeding: prenatal through first year of life. Dev Disabil Res Rev. 2008;14:105-17.
34. D'Onofrio L. Oral dysfunction as a cause of malocclusion. Orthod Craniofac Res. 2019;22(Suppl 1):43-8.
35. Doshi UH, Bhad WA. Spring-loaded bite-blocks for early correction of skeletal open bite associated with thumb sucking. Am J Orthod Dentofacial Orthop. 2011;140:115-20.
36. Downs WB. Variations in facial relationship: their significance in treatment and prognosis. Am J Orthod. 1948;34:812-40.
37. Duncan K, McNamara C, Ireland AJ, Sandy JR. Sucking habits in childhood and the effects on the primary dentition: findings of the Avon longitudinal study of pregnancy and childhood. Int J Paediatr Dent. 2008;18:178-88.
38. Faria PTM, Ruellas AC, Matsumoto MAN. Dentofacial morphology of mouth breathing children. Braz Dent J. 2002;13:129-32.
39. Farronato G, Giannini L, Riva R, Galbiati G, Maspero C. Correlations between malocclusions and dyslalias. Eur J Paediatr Dent. 2012;13:13-8.
40. Felício CM. Fonoaudiologia aplicada a casos odontológicos: motricidade oral e audiologia. São Paulo: Pancast, 1999. Cap.1. p.17-48.
41. 41 Felicio CM, Trawitzki LVV. Interfaces da medicina, odontologia e fonoaudiologia no complexo cérvico-cranio facial. Barueri: ProFono, 2009.
42. Feres MF, Abreu LG, Insabralde NM, Almeida MR, Flores-Mir C. Effectiveness of the open bite treatment in growing children and adolescents: a systematic review. Eur J Orthod. 2016;38:237-50.
43. Fränkel R, Fränkel C. A functional approach to treatment of skeletal open bite. Am J Orthod. 1983;84:54-68.
44. Garib DG, Silva-Filho OG, Jason G. Etiologia das maloclusões. In: Ortodontia interceptativa: protocolo de tratamento em duas fases. São Paulo: Artes Médicas, 2013. p.180-8.
45. Garliner D, Gables C. Treatment of the open bite, utilizing myofunctional therapy. Fortschr Kieferorthop. 1982;43:295-307.
46. Góis EG, Vale MP, Paiva SM, Abreu MH, Serra-Negra JM, Pordeus IA. Incidence of malocclusion between primary and mixed dentitions among Brazilian children: a 5-year longitudinal study. Angle Orthod. 2012;82:495-500.
47. Graber LW. Chin cup therapy for mandibular prognathism. Am J Orthod. 1977;72:23-41.
48. Graber TM, Rakosi T, Petrovic AG. Dentofacial orthopedics with functional appliances. Saint Louis: Mosby, 1997.
49. Grippaudo C, Paolantonio EG, Antonini G, Saulle R, Torre GLa, Deli R. Association between oral habits, mouth breathing and malocclusion. Acta Otorhinolaryngol Ital. 2016;36:386-94.
50. Harari D, Redlich M, Miri S, Hamud T, Gross M. The effect of mouth breathing versus nasal breathing on dentofacial and craniofacial development in orthodontic patients. Laryngoscope. 2010;120:2089-93.
51. Hebling SR, Cortellazzi KL, Tagliaferro EP, Hebling E, Ambrosano GM, Meneghim MC, et al. Relationship between malocclusion and behavioral, demographic and socioeconomic variables: a cross-sectional study of 5-yearolds. J Clin Pediatr Dent. 2008;33:75-9.
52. Henriques JFC, Janson G, Almeida RR, Dainesi EA, Hayasaki SM. Mordida aberta anterior: a importância da abordagem multidisciplinar e considerações sobre etiologia, diagnóstico e tratamento. Rev Dental Press Ortodon Ortop Facial. 2000;5:29-36.
53. Henriques JFC, Martins DR, Almeida GA, Ursi WJS. Modified maxillary splint for class II, division 1 treatment. J Clin Orthod. 1991;25:239-45.
54. Homem MA, Vieira-Andrade RG, Falci SGM, Ramos-Jorge ML, Marques LS. Effectiveness of orofacial myofunctional therapy in orthodontic patients: a systematic review. Dental Press J Orthod. 2014;19:94-9.
55. Huang GJ, Justus R, Kennedy DB, Kokich VG. Stability of anterior openbite treated with crib therapy. Angle Orthod. 1990;60:17-24.
56. Hultcrantz E, Löfstrand Tideström B. The development of sleep disordered breathing from 4-12 years and dental arch morphology. Int J Pediat Otorhinolaryngol. 2009;73:1234-41.
57. Insabralde NM, Almeida RR, Henriques JFC, Fernandes TMF, Flores-Mir C, Almeida MR. Dentoskeletal effects produced by removable palatal crib, bonded spurs, and chincup therapy in growing children with anterior open bite. Angle Orthod. 2016;86:969-75.
58. Işcan HN, Dinçer M, Gultan A, Meral O, Taner-Sarisoy L. Effects of vertical chincap therapy on the mandibular morphology in open-bite patientes. Am J Orthod Dentofacial Orthop. 2002;122:506-11.
59. Jacob HB, dos Santos-Pinto A, Buschang PH. Dental and skeletal components of class II open bite treatment with a modified Thurow appliance. Dental Press J Orthod. 2014;19:19-25.
60. Karthickeyan SS. Bonded spurs with high-pull chincup therapy for anterior open bite. Am J Orthod Dentofacial Orthop. 2013;143:2.
61. Kim EJ, Choi JH, Kim KW, Kim TH, Lee SH, Lee HM, et al. The impacts of open-mouth breathing on upper airway space in obstructive sleep apnea: 3D MDCT analysis. Eur Arch Otorhinolaryngol. 2011;268:533-9.

62. Klocke A, Korbmacher H, Kahl-Nieke B. Influence of orthodontic appliances on myofunctional therapy. J Orofac Orthop. 2000;61:414-20.
63. Kobayashi HM, Scavone H Jr, Ferreira RI, Garib DG. Relationship between breastfeeding duration and prevalence of posterior crossbite in the deciduous dentition. Am J Orthod Dentofacial Orthotop. 2010;137:54-8.
64. Koletsi D, Makou M, Pandis N. Effect of orthodontic management and orofacial muscle training protocols on the correction of myofunctional and myoskeletal problems in developing dentition: a systematic review and meta-analysis. Orthod Craniofac Res. 2018;21:202-15.
65. Korbmacher HM, Schwan M, Berndsen S, Berndsen S, Bull J, Kahl-Nieke B. Evaluation of a new concept of myofunctional therapy in children. Int J Orofacial Myology. 2004;30:39-52.
66. Kramer PF, Feldens C, Ferreira SH, Bervian J, Rodrigues PH, Peres MA. Exploring the impact of oral diseases and disorders on quality of life of preschool children. Community Dent Oral Epidemiol. 2013;41:327-35.
67. Kumar TV, Kuriakose S. Ultrasonographic evaluation of effectiveness of circumoral muscle exercises in adenotonsillectomized children. J Clin Pediatr Dent. 2004;29:49-55.
68. Kurabeishi H, Tatsuo R, Makoto N, Kazunori F. Relationship between tongue pressure and maxillofacial morphology in Japanese children based on skeletal classification. J Oral Rehabil. 2018;45:684-91.
69. Lee SH, Choi JH, Shin C, Lee HM, Kwon SY, Lee SH. How does open-mouth breathing influence upper airway anatomy? Laryngoscope. 2007;117:1102-6.
70. Leite JS, Matiussi LB, Salem AC, Provenzano MG, Ramos AL. Effects of palatal crib and bonded spurs in early treatment of anterior open bite: a prospective randomized clinical study. Angle Orthod. 2016;86:734-9.
71. Lentini-Oliveira DA, Carvalho FR, Rodrigues CG, Ye Q, Carvalho LBC, Prado LB, et al. Orthodontic and orthopaedic treatment for anterior open bite in children. Cochrane Database Syst Rev. 2014;24:CD005515.
72. Levine RS. Briefing paper: oral aspects of dummy and digit sucking. Br Dent J. 1999;186:108.
73. Limeira AB, Aguiar CM, de Lima Bezerra NS, Câmara AC. Association between breast-feeding duration and posterior crossbites. J Dent Child. 2014;81:122-7.
74. Lorkiewicz-Muszynska D, Kociemba W, Rewekant A, Sroka A, Jończyk-Potoczna K, Patelska-Banaszewska M, et al. Development of the maxillary sinus from birth to age 18: postnatal growth pattern. Int J Pediatr Otorhinolaryngol. 2015;79:1393-400.
75. MacAvoy SK, Jack HC, Kieser J, Farella M. Effect of occlusal vertical dimension on swallowing patterns and perioral electromyographic activity. J Oral Rehabil. 2016;43:481-7.
76. Matsumoto MA, Romano FL, Ferreira JT, Valério RA. Open bite: diagnosis, treatment and stability. Braz Dent J. 2012;23:768-78.
77. McNamara JA Jr. A method for cephalometric evaluation. Am J Orthod. 1984;86:449-69.
78. McNamara JA Jr, Brudon WL. Orthodontics and dentofacial orthopedics. Ann Arbor, Mich: Needham Press, 2001.
79. Medeiros APM, Ferreira JTL, Felicio CM. Correlação entre métodos de aleitamento, hábitos de sucção e comportamentos orofaciais. Pró-Fono (Online). 2009;21:315-9.
80. Melsen B, McNamara JA Jr, Hoenie DC. The effect of bite blocks with and without repelling magnets studied histomorphometrically in the rhesus monkey (Macaca mullata). Am J Orthod Dentofacial Orthop. 1995;108:500-9.
81. Moimaz SA, Garbin AJ, Lima AM, Lolli LF, Saliba O, Garbin CA. Longitudinal study of habits leading to malocclusion development in childhood. BMC Oral Health. 2014;14:96.
82. Montgomery-Downs HE, Crabtree VM, Sans Capdevila O, Gozal D. Infant-feeding methods and childhood sleep-disordered breathing. Pediatrics. 2007;120:1030-5.
83. Moore NL. Suffer the little children: fixed intraoral habit appliances for treating childhood thumbsucking habits: a critical review of the literature. Int J Orofacial Myology. 2002;28:6-38.
84. Moyers RE. Ortodontia. 4.ed. Rio de Janeiro: Guanabara Koogan, 1991.
85. Nahoum HI. Vertical proportions and the palatal plane in anterior open-bite. Am J Orthod. 1971;59:273-82.
86. Nahoum H. Anterior open-bite: a cephalometric analysis and suggested treatment procedures. Am J Orthod. 1975;67:523-1.
87. Nanda R. Estratégias biomecânicas e estéticas na clínica ortodôntica. São Paulo: Santos, 2007.
88. Newman J. Breastfeeding problems associated with the early introduction of bottles and pacifiers. J Human Lact. 1990;6:59-63.
89. Nielsen IL. Vertical malocclusions: etiology, development, diagnosis, and some aspects of treatment. Angle Orthod. 1991;61:247-60.
90. Ogaard B, Larsson E, Lindsten R. The effect of sucking habits, cohort, sex, intercanine arch widths, and breast- or bottlefeeding on posterior cross-bite in Norwegian and Swedish 3-year-old children. Am J Orthod Dentofacial Orthop. 1994;106:161-6.
91. Ovsenik M. Incorrect orofacial functions until 5 years of age and their association with posterior crossbite. Am J Orthod Dentofacial Orthop. 2009;136:375-81.
92. Parker JH. The interception of the open bite in the early growth period. Angle Orthod. 1971;41:24-44.
93. Pearson LE. Vertical control in treatment of patients having backward-rotational growth tendencies. Angle Orthod. 1978;48:132-40.
94. Pearson LE. Treatment of a severe openbite excessive vertical pattern with an ecletic non-surgical approach. Angle Orthod. 1991;61:71-6.
95. Pedrin F, Almeida RR, Almeida-Pedrin RR, Almeida MR, Torres FC. A prospective study of the treatment effects of a removable appliance with palatal crib combined with high-pull chincup therapy in anterior open-bite patients. Am J Orthod Dentofacial Orthop. 2006;129:418-23.
96. Peres KG, Barros AJ, Peres MA, Victora CG. Effects of breastfeeding and sucking habits on malocclusion in a birth cohort study. Rev Saúde Pública. 2007;41:343-50.
97. Peres KG, Cascaes AM, Nascimento GG, Victora CG. Effect of breastfeeding on malocclusions: a systematic review and metaanalysis. Acta Paediatr. 2015;104:54-61.
98. Peres KG, Cascaes AM, Peres MA, Demarco FF, Santos IS, Matijasevich A, Barros AJD. Exclusive breastfeeding and risk of dental malocclusion. Pediatrics. 2015;136:e60-e67.
99. Pirilä-Parkkinen K, Pirttiniemi P, Nieminen P, Tolonen U, Pelttari U, Löppönen H. Dental arch morphology in children with sleep-disordered breathing. Eur J Orthod. 2009;31:160-7.
100. Proffit WR, Fields HW. Contemporary orthodontics. 4.ed. St Louis: C.V. Mosby, 2007.
101. Ramos-Jorge J, Motta T, Marques LS, Paiva SM, Ramos-Jorge ML. Association between anterior open bite and impact on quality of life of preschool children. Braz Oral Res. 2015;29:46.
102. Richardson A. Skeletal factors in anterior open-bite and deep overbite. Am J Orthod. 1969;56:114-27.
103. Richardson A. A classification of open-bite. Eur J Orthod. 1981;3:289-96.
104. Romero CC, Scavone-Junior H, Garib DG, Cotrim-Ferreira FA, Ferreira RI. Breastfeeding and non-nutritive sucking patterns related to the prevalence of anterior open bite in primary dentition. J Appl Oral Sci. 2011;19:161-8.
105. Rossato PH, Fernandes TMF, Urnau FDA, de Castro AC, Conti F, de Almeida RR, et al. Dentoalveolar effects produced by different appliances on early treatment of anterior open bite: a randomized clinical trial. Angle Orthod. 2018;88:684-91.
106. Ruellas ACO. Biomecânica aplicada à clínica. Maringá: Dental Press, 2013.
107. Ruscello DM. Nonspeech oral motor treatment issues related to children with developmental speech sound disorders. Lang Speech Hear Serv Sch. 2008;39:380-91.
108. Sankey W, Buschang P, English J, Owen A. Early treatment of vertical skeletal dysplasia: the hyperdivergent phenotype. Am J Orthod Dentofacial Orthop. 2000;118:317-27.
109. Sassouni V. A classification of skeletal facial types. Am J Orthod. 1969;55:109-24.
110. Schulz SO, McNamara JA Jr, Baccetti T, Franchi L. Treatment effects of bonded RME and vertical-pull chincup followed by fi-

xed appliance in patients with increased vertical dimension. Am J Orthod Dentofacial Orthop. 2005;128:326-36.

111. Silva Filho OG, Chaves ASM, Almeida RR. Efeitos terapêuticos suscitados pelo uso da grade palatina: um estudo cefalométrico. Rev Soc Par Ortod. 1995;2:9-15.
112. Skidmore KJ, Brook KJ, Thomson WM, Harding WJ. Factors influencing treatment time in orthodontic patients. Am J Orthod Dentofacial Orthop. 2006;129:230-8.
113. Slaviero T, Fernandes TM, Oltramari-Navarro PV, de Castro AC, Conti F, Poleti ML, et al. Dimensional changes of dental arches produced by fixed and removable palatal cribs: a prospective, randomized, controlled study. Angle Orthod. 2017;87:215-22.
114. Smithpeter J, Covell D Jr. Relapse of anterior open bites treated with orthodontic appliances with and without orofacial myofunctional therapy. Am J Orthod Dentofac Orthop. 2010;137:605-14.
115. Soxman JA. Non-nutritive sucking with a pacifier: pros and cons. Gen Dent. 2007;55:59-62; quiz 63, 79-80.
116. Speidel TM, Isaacson RJ, Worms FW. Tongue-thrust therapy and anterior dental open-bite: a review of new facial growth data. Am J Orthod. 1972;62:287-95.
117. Stuani MBS, Stuani AS. Modified Thurow appliance: a clinical alternative for correcting skeletal open bite. Am J Orthod Dentofacial Orthop. 2005;128:118-25.
118. Subtelny JD, Sakuda M. Open-bite: diagnosis and treatment. Am J Orthod. 1964;50:337-58.
119. Subtelny JD, Subtelny JD. Oral habits: studies in form, function, and therapy. Angle Orthod. 1973;43:349-83.
120. Sum FHKMH, Zhang L, Ling HTB, Yeung CPW, Li KY, Wong HM, Yang Y. Association of breastfeeding and three-dimensional dental arch relationships in primary dentition. BMC Oral Health. 2015;15:30.
121. Tallgren A, Christiansen RL, Ash M Jr, Miller RL. Effects of a myofunctional appliance on orofacial muscle activity and structures. Angle Orthod. 1998;68:249-58.
122. Tanny L, Huang B, Naung NY, Currie G. Non-orthodontic Intervention and non-nutritive sucking behaviours: a literature review. Kaohsiung J Med Sci. 2018;34:215-22.
123. Tartaglia GM, Grandi G, Mian F, Sforza C, Ferrario VF. Non-invasive 3D facial analysis and surface electromyography during functional pre-orthodontic therapy: a preliminary report. J Appl Oral Sci. 2009;17:487-94.
124. Taslan S, Biren S, Ceylanoglu C. Tongue pressure changes before, during and after crib appliance therapy. Angle Orthod. 2010;80:533-9.
125. Thomazinho A, Ferreira JTL, Stuani MBS, Romano FL, Matsumoto MAN, Enoki C. Ortodontia preventiva e interceptora. In: Bezerra da Silva LA. Tratado de odontopediatria. 2.ed. Caracas: Amolca. t.2. p.1117-266.
126. Torres F, Almeida RR, Almeida MR, Almeida-Pedrin RR, Pedrin F, Henriques JFC. Anterior open bite treated with a palatal crib and high-pull chin cup therapy: a prospective randomized study. Eur J Orthod. 2006;28:610-17.
127. Torres FC, Almeida RR, Almeida-Pedrin RR, Pedrin F, Paranhos LR. Dentoalveolar comparative study between removable and fixed cribs, associated to chincup, in anterior open bite treatment. J Appl Oral Sci. 2012;20:531-7.
128. Tran M, English JD, Throckmorton G, Bushang P. The adjunctive treatment effects of light mastigatory muscle training on hyperdivergent open bite patients: a pilot study. Dallas (Tex): Baylor College of Dentistry, Texas A&M University, 2001.
129. Trawitzki LV, Dantas RO, Elias-Júnior J, Mello-Filho FV. Masseter muscle thickness three years after surgical correction of class III dentofacial deformity. Arch Oral Biol. 2011;56:799-803.
130. Tulley WJ. A critical appraisal of tongue-thrusting. Am J Orthod. 1969;55:640-50.
131. Turgeon-O'Brien H, Lachapelle D, Gagnon PF, Larocque I, Maheu-Robert LF. Nutritive and nonnutritive sucking habits: a review. ASDC J Dent Child. 1996;63:321-7.
132. Thurow RC. Craniomaxillary orthopedic correction with en masse dental control. Am J Orthod. 1975;68:601-24.
133. Urzal V, Braga AC, Ferreira AP. The prevalence of anterior open bite in Portuguese children during deciduous and mixed dentition: correlations for a prevention strategy. International Orthodontics. 2013;11:93-103.
134. Vaden JL. Nonsurgical treatment of the pacient with vertical discrepancy. Am J Orthod Dentofacial Orthop. 1998;113:567-82.
135. Viggiano D, Fasano D, Monaco G, Strohmenger L. Breast feeding, bottle feeding, and non-nutritive sucking; effects on occlusion in deciduous dentition. Arch Dis Child. 2004;89:1121-3.
136. Villa NL, Cisneros GJ. Changes in the dentition secondary to palatal crib therapy in digit-suckers: a preliminary study. Pediatr Dent. 1997;19:323-6.
137. Wadsworth SD, Maul CA, Stevens FJ. The prevalence of orofacial myofunctional disorders among children identified with speech and language disorders in grades kindergarten through six. Int J Orofac Myol. 1998;24:1-19.
138. Warren JJ, Bishara SE, Steinbock BS, Yonezu T, Nowak AJ. Duration of nutritive and non-nutritive sucking behaviors and their effects on the dental arches in the primary dentition. Am J Orthod Dentofacial Orthop. 2002;121:347-56.
139. Weinbach JR, Smith RJ. Cephalometric changes during treatment with the open bite bionator. Am J Orthod Dentofacial Orthop. 1992;101:367-74.
140. Woods MG, Nanda RS. Intrusion of posterior teeth with magnets: an experiment in nongrowing baboons. Am J Orthod Dentofacial Orthop. 1991;100:393-400.
141. Woodside DG, Linder-Aronson S, Lundstrom A, McWilliam. Mandibular and maxillary growth after changed mode of breathing. Am J Orthod Dehtofacial Orthop. 1991;100:1-18.
142. Worms FW, Meskin LH, Isaacson RJ. Open-bite. Am J Orthod. 1971;59:589-95.
143. Yagci A, Uysal T, Kara S, OkkeYes S. The effects of myofunctional appliance treatment on the perioral and masticatory muscles in class II, division I patients. World J Orthod. 2010;11:117-22.

CAPÍTULO 7

Entendimento e tratamento da sobremordida

Fábio Lourenço Romano

Maria Bernadete Sasso Stuani

Sobremordida (SM) se refere ao trespasse vertical dos incisivos superiores sobre os incisivos inferiores quando os dentes estão em oclusão.[27] Especificamente, é representada pela magnitude em que a borda incisal do incisivo superior trespassa (cobre verticalmente) a superfície vestibular do incisivo inferior, quando o paciente está em máxima intercuspidação habitual (MIH) ou relação cêntrica (RC).[12]

A SM é dinâmica, e suas características variam de acordo com os períodos de desenvolvimento da dentição. Sendo assim, para classificá-la como patológica, é necessário avaliar cuidadosamente o crescimento e o desenvolvimento do paciente, o que torna essa característica oclusal um interessante tópico dentro da ortodontia.

Como diferenciar os tipos de sobremordida e qual sua prevalência

São encontradas várias classificações para SM. Entretanto, para fins clínicos e para avaliação da necessidade de tratamento, a SM pode ser dividida singularmente em leve (suave), moderada (média) e profunda (acentuada).[17] A SM é leve quando a borda incisal dos incisivos superiores cobre verticalmente até o final do terço incisal da superfície vestibular dos incisivos inferiores (Figura 7.1A). É moderada quando a borda incisal dos incisivos superiores trespassa verticalmente além do terço incisal, sem ultrapassar o final do terço médio da superfície vestibular dos incisivos inferiores (Figura 7.1B). Finalmente, quando a borda incisal do incisivo superior ultrapassa o terço médio e atinge o terço cervical ou mais da coroa dos incisivos inferiores, a SM é classificada como profunda (Figura 7.1C). Nesta última situação, dependendo da intensidade da sobressaliência (SS), pode ocorrer oclusão das bordas incisais dos incisivos inferiores no cíngulo dos incisivos superiores ou até mesmo contato dessas bordas com o tecido gengival da papila incisiva. Nessas situações, a SM pode ser chamada de exagerada.[4,5]

A SM também pode ser classificada de acordo com a inclinação axial dos incisivos. Quando os incisivos superiores estão inclinados para labial e os incisivos inferiores entram em contato com a mucosa palatina, de forma que o trespasse vertical dos incisivos superiores é total sobre os incisivos inferiores, a SM é do tipo 1. Normalmente esse tipo de SM acomete pacientes que apresentam má oclusão de classe II, divisão 1 de Angle. Por outro lado, quando os incisivos superiores e inferiores se apresentam verticalizados, gerando aumento acentuado do trespasse vertical (SM profunda), classifica-se como tipo 2. Esse padrão de SM é encontrado na maioria dos casos de classe II, divisão 2 de Angle.[3,14]

A SM profunda apresenta alta prevalência, podendo atingir 60% das crianças na dentição mista. De modo geral, é mais prevalente em indivíduos com má oclusão de classe II (57%) do que em classe I (41%) e classe III (0,6%). Acomete, principalmente, meninas e indivíduos leucodermas. Especificamente, a SM leve pode atingir 32,2%, a moderada 57,5% e a profunda 10,3%. É encontrada com maior frequência na dentição permanente jovem, porém sem diferença estatística significante em relação a outras idades. A má oclusão de classe I apresenta maior percentual de SM leve (80 a 96%), independentemente do tipo de dentição na qual o paciente se encontra. A má oclusão de classe II, divisão 1, apresenta maior prevalência de SM moderada na dentição permanente. Em contrapartida, na dentição mista a SM profunda alcança o maior número de casos. Nos pacientes com má oclusão de classe II, divisão 2, normalmente não há SM leve na dentição mista e permanente, sendo que a SM profunda sobressai nesse tipo de má oclusão.[28]

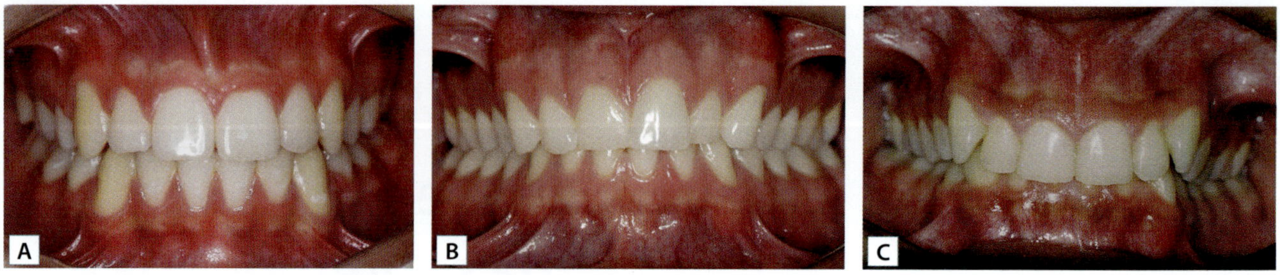

FIGURA 7.1 A, B e C: sobremordida leve, moderada e profunda, respectivamente.

A SM profunda muitas vezes pode causar diminuição da SS e ocasionar problemas periodontais pela alteração da limitação funcional. Pode também estar associada a vários tipos de má oclusão, e sua intensidade pode variar conforme a idade (crescimento e desenvolvimento), o tipo morfológico facial e o tamanho dos dentes. A SM pode ser quantificada em milímetros ou em porcentagem. Para sua visualização automática, a quantificação em porcentagem é opção clínica interessante.[10]

Desenvolvimento da sobremordida da dentição decídua até a permanente

A SM apresenta variações antagônicas ao longo do crescimento e do desenvolvimento craniofacial, alternando-se de topo a topo até profunda, e essas modificações são consideradas dentro da normalidade. As alterações estão marcadamente divididas em fases. As fases que serão descritas se enquadram em padrões normais de crescimento e desenvolvimento, porém são aceitas pequenas variações decorrentes de características individuais. É importante ressaltar que as mudanças não ocorrem da mesma forma em todos os indivíduos e não necessariamente levam a desvios oclusais significantes.

A primeira fase ocorre no início da dentição decídua, entre 6 e 8 meses de idade, com o irrompimento dos incisivos decíduos. Nesse período, devido à ausência dos dentes posteriores, haverá maior trespasse vertical dos incisivos superiores sobre os inferiores, ocasionando SM moderada ou profunda. Com o irrompimento dos primeiros molares decíduos ocorre o primeiro levantamento da mordida, ou seja, aumento da dimensão vertical (DV), e com os contatos oclusais, o relacionamento vertical anterior dos incisivos, que anteriormente era aumentado, torna-se diminuído, evidenciando SM leve ou topo a topo (Figura 7.2A). Essa segunda fase acontece aproximadamente em crianças com 1 a 1,5 ano de idade. Na maioria delas esse padrão de SM se mantém até o início da dentição mista. Entretanto, no final da dentição decídua, a SM poderá diminuir devido aos desgastes fisiológicos dos dentes decíduos posteriores e à verticalização dos incisivos, podendo atingir relação de topo a topo.

Com a irrupção dos primeiros molares permanentes (aproximadamente aos 6 anos de idade), ocorre o segundo levantamento da mordida e a SM apresenta-se leve, pois o crescimento vertical do processo alveolar que ocorre com a irrupção dos incisivos permanentes é compensado pelo contato oclusal dos primeiros molares permanentes. Nesse período do desenvolvimento, os incisivos superiores trespassam verticalmente aproximadamente 1/3 da coroa dos incisivos inferiores (terceira fase) (Figura 7.2B). Posteriormente, no período intertransitório, especificamente na "fase do patinho feio", com o término do irrompimento dos incisivos, haverá aumento da SM, que poderá atingir 40 a 50%, caracterizando SM moderada ou até profunda (quarta fase) (Figura 7.2C). No início da dentição permanente ocorrerá irrupção de pré-molares e crescimento vertical do ramo mandibular, que ocasionará diminuição da SM (quinta fase). Finalmente, aproximadamente aos 12 anos de idade, irrompem os segundos molares permanentes nos arcos dentários e os contatos oclusais provocam redução da SM, levando-a ao patamar de normalidade na dentição permanente, ou seja, os incisivos superiores trespassam verticalmente até 1/3 da coroa dos incisivos inferiores (sexta fase) (Figura 7.2D).

Fatores que podem interferir no desenvolvimento normal da sobremordida

A etiologia da SM profunda pode envolver fatores dentários, esqueléticos e musculares.[34] Esses fatores contribuem para seu aumento com notável diferença entre os tipos morfológicos faciais e as más oclusões.

Fatores dentários

Os fatores dentários se manifestam principalmente em pacientes com equilíbrio de crescimento no sentido vertical (mesocefálicos) com oclusão normal ou má oclusão de classe I de Angle. O comprimento aumentado dos incisivos no sentido cervicoincisal e o ângulo entre os longos

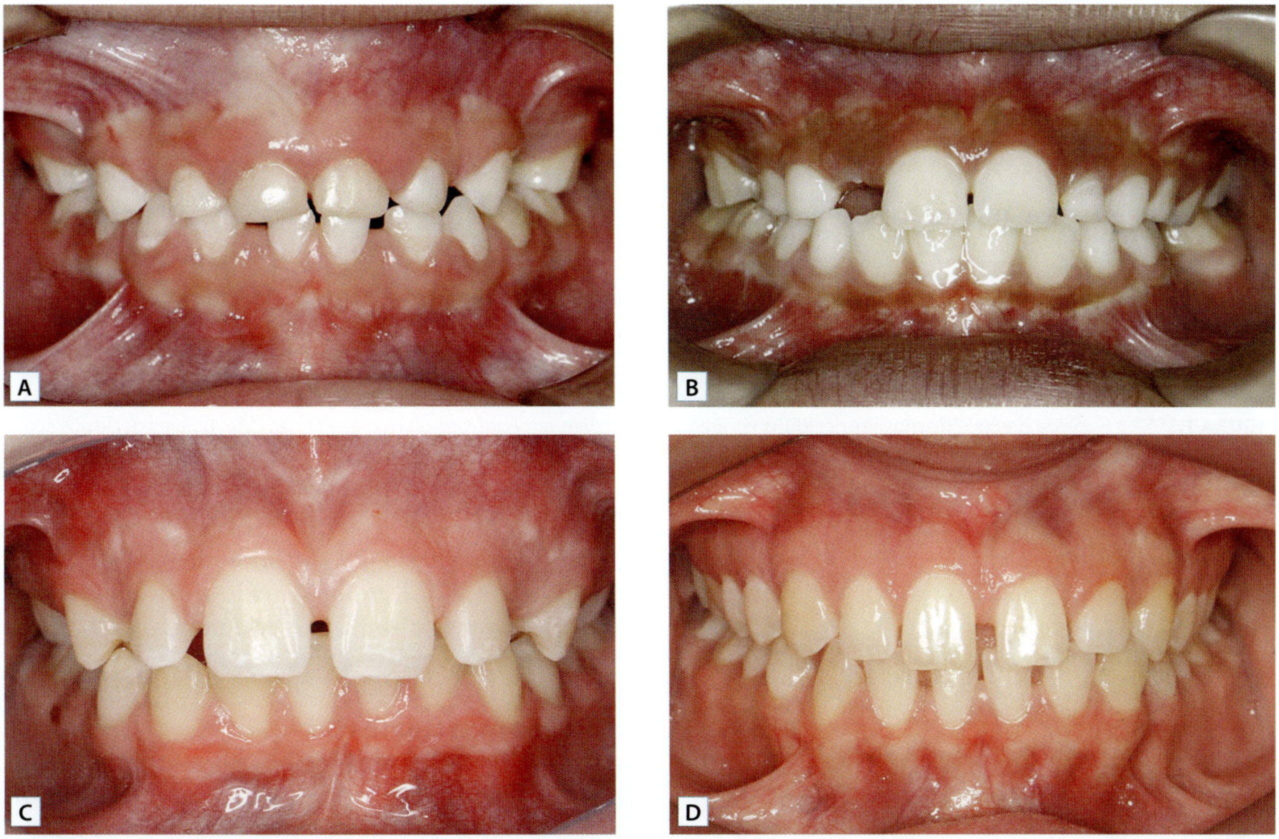

FIGURA 7.2 Algumas variações que ocorrem com a sobremordida durante o crescimento e o desenvolvimento. A: ilustra a segunda fase, quando ocorre a irrupção dos primeiros molares decíduos, que provoca o primeiro levantamento da oclusão e a diminuição da sobremordida. B: início da dentição mista (terceira fase). C: na "fase do patinho feio" notamos o aumento da sobremordida e a inclinação para distal da coroa dos incisivos laterais superiores (quarta fase). D: sobremordida leve na dentição permanente provocada pela irrupção dos segundos molares permanentes (sexta fase).

eixos dos incisivos centrais superiores e inferiores é causa frequente de SM profunda. A proporção ideal entre a altura e a largura da coroa dos incisivos centrais superiores pode variar de indivíduo para indivíduo. Entretanto, considera-se ideal que o diâmetro mesiodistal desses dentes corresponda a 80% da medida cervicoincisal,[13] embora tenham sido relatadas variações entre 66 e 80%.[11] Dentes mais alongados no sentido vertical estão fortemente associados à SM profunda. Outro fator que pode provocar o aumento da SM é a inclinação palatina dos incisivos superiores. Esse posicionamento desloca a mandíbula para uma posição mais retrusiva quando se movimenta da posição de repouso para buscar oclusão (MIH ou RC). Ambos, incisivos superiores e inferiores, com inclinação lingual também podem causar aumento da SM. Esse achado é comumente encontrado na má oclusão de classe II, divisão 2.

Extrusão dos dentes anteriores, tanto superiores quanto inferiores, pode ser fator etiológico de aumento da SM. Alguns parâmetros clínicos podem ser utilizados para verificar se há ou não extrusão de dentes anteriores. Entre eles, podemos citar a exposição de incisivos em repouso e sorrindo, o tamanho do lábio superior, a presença de curva de *Spee* reversa no arco superior e acentuada no arco inferior e desnível oclusal e gengival entre os dentes anteriores e posteriores.

A SM profunda em pacientes com tipo morfológico mesofacial (equilíbrio entre largura e altura da face) também pode ser causada por crescimento excessivo do rebordo alveolar anterior. Quando essa condição está presente, a SM profunda se manifesta em todos os dentes anteriores, podendo envolver também os caninos.

Perda dentária, infraoclusão ou inclinação lingual excessiva dos dentes posteriores contribuem para diminuição da dimensão vertical posterior e podem causar SM profunda (Figura 7.3).

O "efeito tesoura", tão abordado em reabilitações protéticas e correções ortodônticas, manifesta-se quando os problemas dentários acima mencionados estão presentes. Perdas de dimensão vertical posterior acarretam aumento do trespasse vertical anterior (Figura 7.4). Diante da perda precoce de caninos decíduos inferiores, normalmente ocorre inclinação lingual dos incisivos, ocasionando diminuição do perímetro do arco e aumento da SM. A oclusão incompleta dos dentes posteriores e mordida cruzada

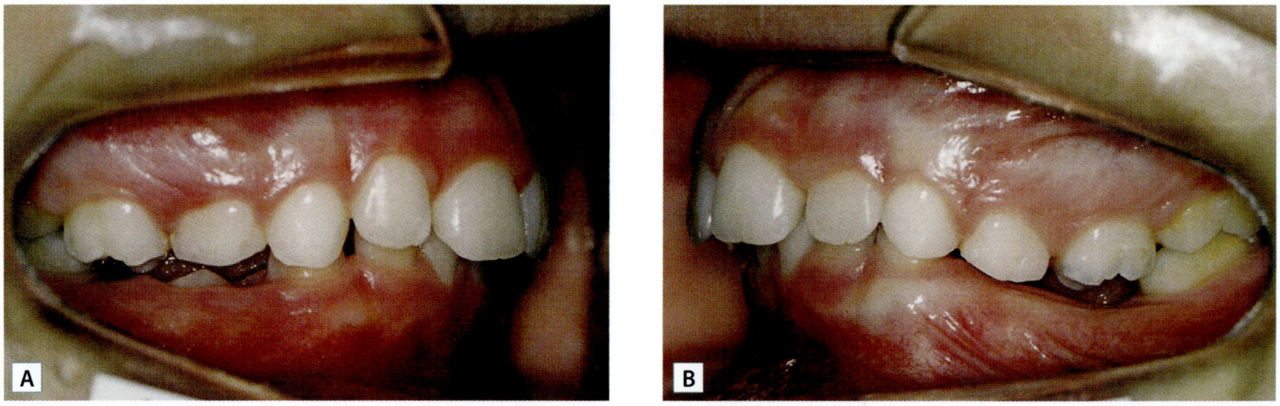

FIGURA 7.3 A e B: perda precoce de molares decíduos no arco inferior bilateralmente, permitindo a extrusão dos molares decíduos superiores e do rebordo alveolar, diminuindo o contato posterior e causando sobrmordida profunda.

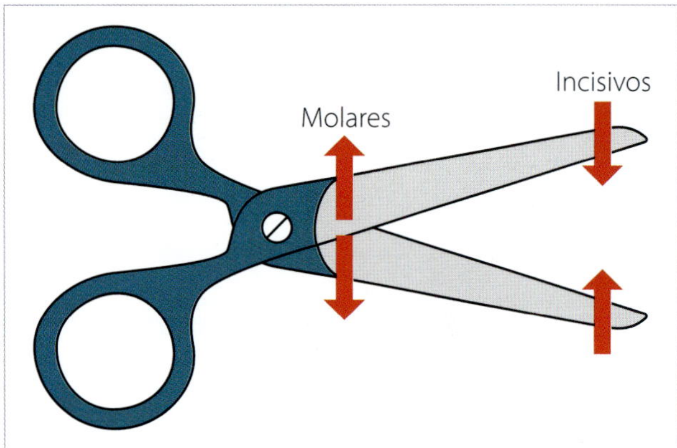

FIGURA 7.4 Desenho ilustrativo explicando o "efeito tesoura". Quando há diminuição do contato posterior, ocorre rotação da mandíbula no sentido anti-horário e aumento da sobremordida. A recíproca também é verdadeira: quanto mais forte o contato posterior, menor o trespasse vertical anterior, podendo causar mordida aberta anterior (MAA).

posterior vestibular (síndrome de Brodie) também podem causar SM profunda devido à falta de contato posterior.[20]

Fatores esqueléticos

Por outro lado, a SM profunda pode ser causada por fatores esqueléticos, inerentes à morfologia dentária. Obviamente, sua prevalência depende das características verticais, ou seja, do tipo morfológico facial apresentado pelo paciente, que pode ser meso, braqui ou dolicofacial (ver, no Capítulo 2, o tópico "Análise cefalométrica utilizada pela área de ortodontia da Forp-USP"). Más oclusões de classe II ou classe III esquelética, com terço inferior da face diminuído, ramo mandibular longo, ângulo goníaco fechado, sínfise mandibular larga, ausência de incisura antegoníaca são características estruturais que predispõem ao aparecimento da SM profunda (Figura 7.5). Esse tipo de morfologia esquelética está presente em pacientes portadores da "síndrome da face curta". Sendo assim, a SM profunda pode ser ocasionada por fatores de desenvolvimento esquelético, além de causas dentárias e adquiridas.

Fatores musculares

Esses fatores estão representados pelos hábitos bucais deletérios e tonicidade muscular. Hábitos de sucção e mordedura de objetos interferem diretamente no posicionamento dentário e podem causar SM profunda, apesar de serem fatores etiológicos mais comuns em pacientes com MAA. A falta de contato da língua com as paredes laterais do palato induz a contração dentária e esquelética maxilar, e muitas vezes esse posicionamento dentário superior causado por compensação da inclinação lingual dos dentes posteriores inferiores resulta em menor contato oclusal e aumento da SM. Morder objetos (lápis e caneta) na região posterior pode impedir a erupção dentária posterior e produzir aumento da SM. Para que isso aconteça, esse hábito deve ser frequente, intenso e duradouro (tríade de Graber). Fibras musculares espessas e encurtadas, principalmente dos músculos masseter e bucinador, são encontradas em tipos morfológicos braquifaciais que apresentam fortes contatos oclusais posteriores, e como consequência SM moderada ou até profunda (Figura 7.5).

Como diagnosticar alterações na sobremordida

A SM moderada ou profunda frequentemente não é detectada por alguns profissionais, pois muitas vezes os dentes apresentam bom alinhamento, o que disfarça o desvio oclusal. A SM profunda (alteração vertical), ao contrário da SS aumentada (alteração horizontal), é menos notada, reforçando a importância de conhecer o processo

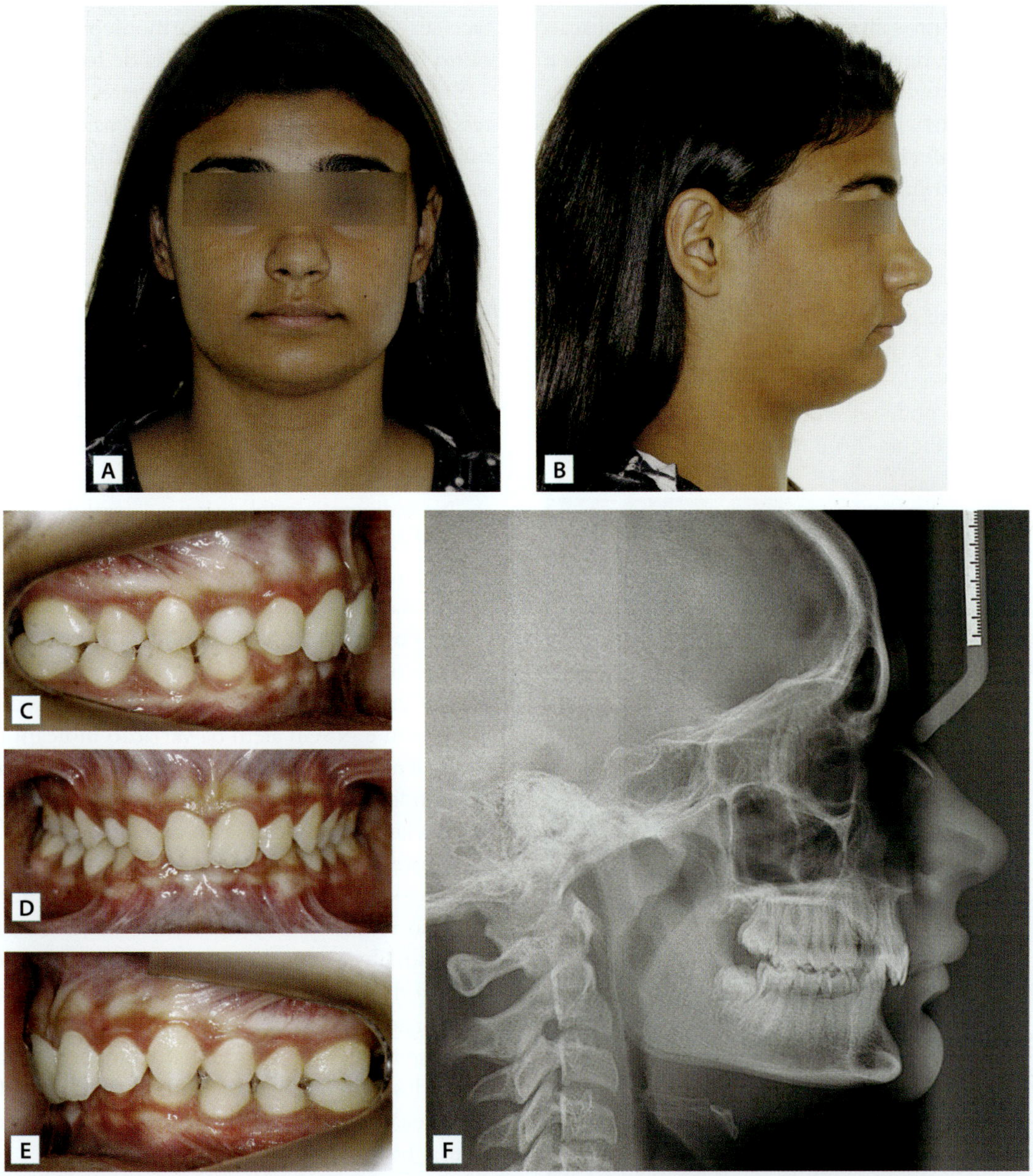

FIGURA 7.5 Paciente com "síndrome da face curta". Esse tipo de paciente geralmente apresenta o terço inferior da face diminuído, tipo morfológico braquifacial, muscultara facial hipertônica (A e B), além de sobremordida profunda, característica comum da má oclusão de classe II, divisão 2, presente nesta paciente (C, D e E). F: radiografia cefalométrica ilustrando as características ósseas do tipo morfológico braquifacial.

de crescimento e desenvolvimento e os fatores etiológicos causadores das más oclusões. O diagnóstico consiste em identificar os possíveis componentes dentários, esqueléticos e musculares. Deve ser realizado por meio de exame clínico, análise das fotografias, radiografias e modelos de gesso, resina ou virtuais.

O correto diagnóstico determina o tratamento e evita ou elimina problemas decorrentes da SM profunda como alterações periodontais, retrusão funcional da mandíbula, que podem gerar má oclusão de classe II, disfunções na ATM (estalos, crepitação, dores) acompanhadas de bruxismo, traumas dentários, limitação de movimentos e até mesmo trismo.

No exame clínico e em fotografias da face deve-se observar os terços faciais, a distância interlabial, a relação entre o ponto mais inferior do lábio superior e a borda incisal dos incisivos superiores, à exposição dos incisivos superiores sorrindo (ver Capítulo 2, tópico "Exame clínico propriamente dito"). Analisando a face de frente, sorrindo e de perfil, e complementando os achados obtidos com análise cefalométrica, podemos obter informações importantes sobre o tipo morfológico facial do paciente, que está diretamente relacionado com a ocorrência da SM aumentada. Os terços faciais devem ser divididos em superior (mensurado da linha do cabelo à glabela), médio (da glabela ao filtro do nariz) e inferior (do filtro do nariz ao ponto mais inferior do mento). Essa avaliação, preferencialmente, deve ser realizada na face de frente e de perfil ou nas fotografias correspondentes. Em pacientes equilibrados (mesofaciais), esses terços são proporcionais. Ainda, o terço inferior deve ser subdividido em dois terços: do filtro do nariz até a junção dos lábios (1/3) e desse ponto ao mento (2/3). Como dito anteriormente, deve-se avaliar a exposição dos incisivos em repouso e no sorriso. Para mensurar a exposição dos incisivos em repouso, solicita-se ao paciente que abra levemente os lábios e se verifica o quanto a borda incisal do incisivo superior está abaixo do contorno do lábio superior. Essa avaliação também pode ser efetuada na radiografia cefalométrica lateral (Figura 7.6).

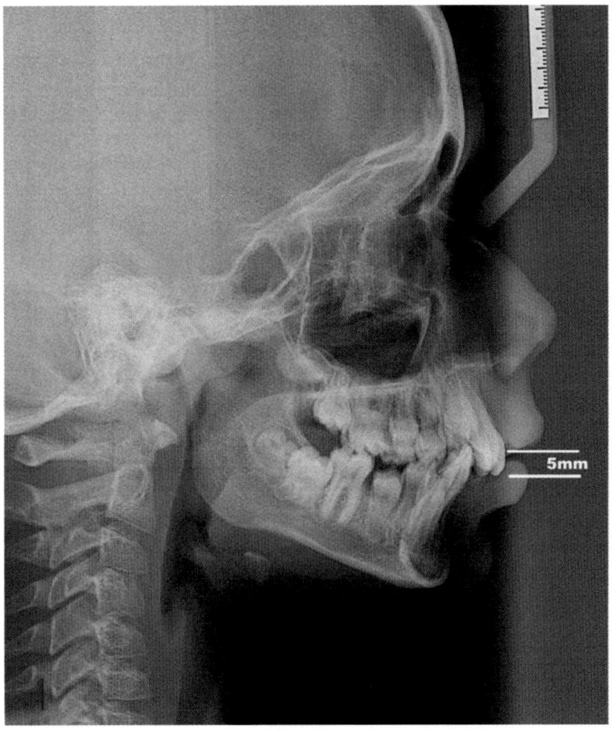

FIGURA 7.6 Radiografia cefalométrica evidenciando exposição aumentada dos incisivos superiores em repouso. O ideal para essa idade seria que a borda incisal do incisivo superior estivesse entre 3 e 4 mm abaixo do contorno inferior do lábio superior. Essa avaliação também deve ser visualizada no exame clínico.

Para quantificar a exposição dos incisivos no sorriso, o paciente deve sorrir amplamente, preferencialmente em seu sorriso máximo. Ações de descontração podem ser utilizadas pelo profissional para facilitar a obtenção de sorriso amplo do paciente. A exposição de incisivos varia de acordo com a idade e o sexo. Considera-se adequada a exposição dos incisivos em repouso quando a borda incisal do incisivo superior está de 2 a 3 mm e de 3 a 4 mm abaixo do contorno inferior do lábio superior, para homens e mulheres, respectivamente. Da mesma forma, no sorriso, expor a coroa dos incisivos superiores até a face cervical é considerado harmônico para homens. Por outro lado, mostrar pequena faixa de tecido gengival (1 a 1,5 mm) torna o sorriso das mulheres agradável.[16] Cabe ressaltar que a exposição dos incisivos tanto em repouso quanto sorrindo diminui com a idade em virtude do aumento da flacidez e da ação da gravidade sobre a musculatura labial superior. Esses problemas estéticos podem ser maiores quando acompanhados por protrusão, presença de diastemas ou apinhamento de dentes anteriores, os quais frequentemente se encontram associados a SM profunda.

Além dos fatores mencionados acima, alterações na estética facial do paciente como tamanho reduzido da distância do nariz até o mento, sulco mentoniano acentuado, lesões nas comissuras labiais como queilites crônicas podem ser sinais diagnósticos de SM profunda.

Na radiografia cefalométrica lateral da face por meio da análise do padrão esquelético no sentido vertical é possível confirmar a causa da SM profunda. Várias grandezas cefalométricas podem ser utilizadas, dentre as quais citamos os ângulos SN.GoGn, NSGn e eixo facial (NaBa.PtGn) com valores de normalidade de 32, 67 e 90° (+ ou – 3°), respectivamente. Valores diminuídos dos ângulos SN.GoGn e NSGn além da variação indicam padrão de crescimento no sentido horizontal e rotação da mandíbula no sentido anti-horário. Valores acima de 93° do eixo facial evidenciam tipo morfológico braquifacial. Essas variações são fatores causais da SM profunda.[29]

No exame clínico das arcadas dentárias, nos modelos de gesso, resina ou modelos virtuais 3D, a morfologia dos processos alveolares, a inclinação labiolingual dos dentes, a altura das coroas clínicas e o padrão da curva de Spee direcionam o diagnóstico de SM aumentada ou profunda. Deve-se também avaliar cuidadosamente o espaço livre interoclusal, medir a distância interoclusal no cefalograma e a direção do movimento da mandíbula até a posição oclusal habitual.

O diagnóstico clínico da face e da oclusão usando o terço inferior como parâmetro inicial auxilia na identificação das causas da SM e na elaboração de um plano de tratamento mais adequado. Esse modelo de diagnóstico[22] está descrito na Figura 7.7.

Em pacientes com terço inferior da face diminuído, deve-se identificar se a SM está sendo causada por falta de extrusão posterior, excesso de extrusão anterior ou a combinação de ambas as situações. O diagnóstico clínico consiste na colocação de rolete de cera de aproximadamente 1 cm na região posterior bilateralmente, pedindo-se para o paciente ocluir até que o terço inferior fique proporcional ao terço médio. Para maior precisão da equivalência entre os terços faciais, deve-se utilizar um compasso de Willis. Após os terços estarem iguais, verifica-se a SM. Se estiver normal, o problema é falta de extrusão posterior. Se a SM ainda permanecer aumentada, o problema é posterior (falta de extrusão) e também

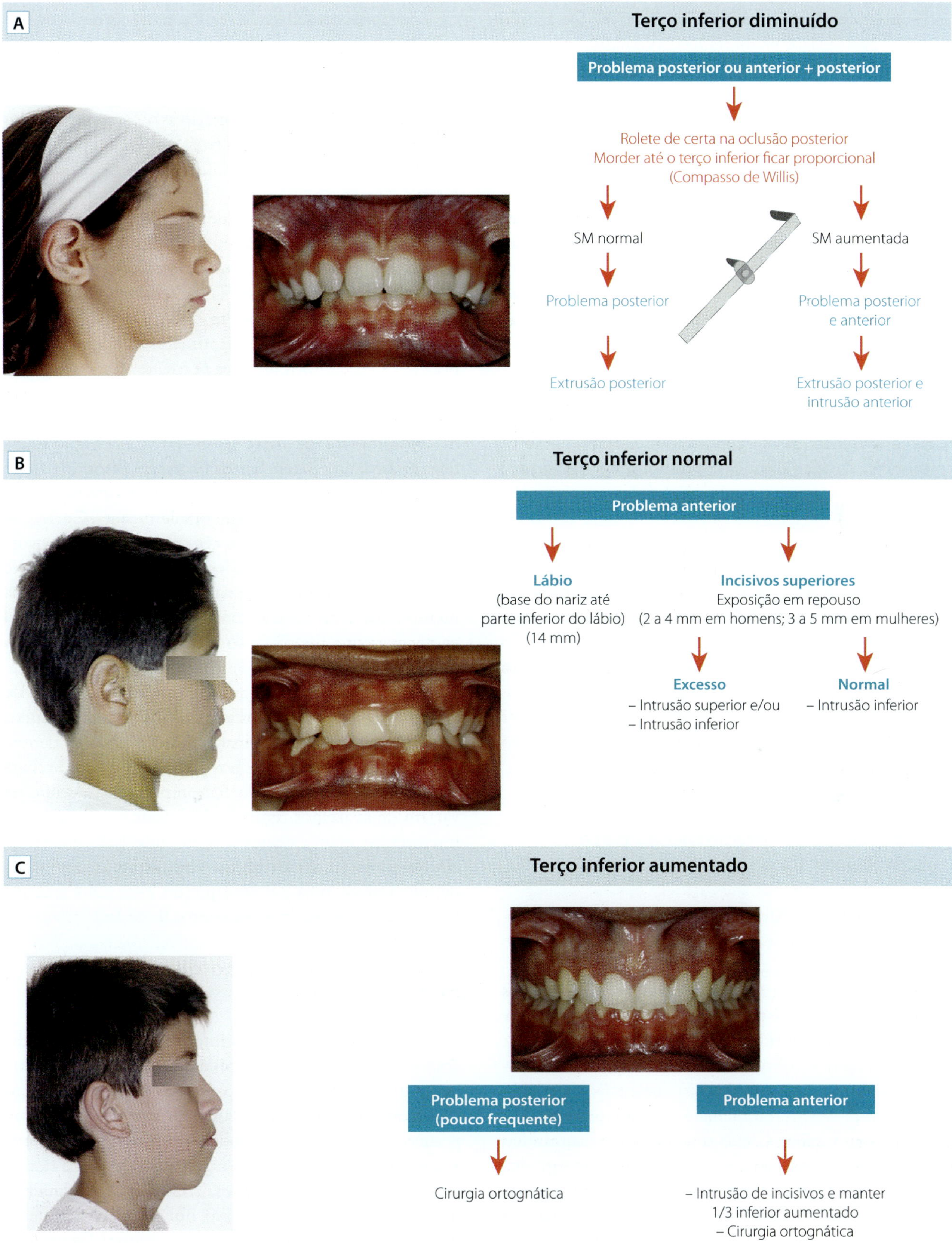

FIGURA 7.7 Diagnóstico de sobremordida profunda por meio de características faciais e dentárias usando como premissa o terço inferior da face. A: terço inferior diminuído. B: terço inferior normal. C: terço inferior aumentado.

anterior (excesso de extrusão) (Figura 7.7A). De acordo com o(s) problema(s) encontrado(s), o tratamento deverá ser realizado por extrusão posterior ou extrusão posterior e intrusão anterior.

Em pacientes com terço inferior proporcional ao terço médio e presença de SM aumentada, há inevitavelmente excesso de extrusão anterior. Dessa forma, deve-se avaliar o tamanho do lábio superior (média de 14mm) e a exposição dos incisivos superiores em repouso (2 a 4 mm para os homens e 3 a 5 mm para as mulheres). Se o lábio superior apresentar tamanho adequado e a exposição dos incisivos for maior que o normal, constata-se extrusão anterior superior. Assim, os incisivos superiores devem ser intruídos. Por outro lado, se tanto o tamanho do lábio quanto a exposição dos incisivos superiores estiverem corretos, a SM profunda está sendo causada por extrusão dos incisivos inferiores, que devem ser intruídos. Alguns sinais clínicos identificam a extrusão dos incisivos inferiores, como curva de Spee acentuada, desnível gengival e oclusal entre a região anterior e posterior. Em algumas situações, ambos os incisivos (superiores e inferiores) estão extruídos, e, assim, mecânica de intrusão deve ser instituída na região anterior da arcada superior e inferior (Figura 7.7B).

Menos comum, porém encontrada em alguns pacientes, é a presença de SM profunda em pacientes com terço inferior da face aumentado. Nesses casos, quando há falta de extrusão posterior, normalmente é necessário tratamento envolvendo cirurgia. Quando o problema é anterior, pode-se optar por intruir os incisivos e manter o terço inferior aumentado, ou ainda, por tratamento ortocirúrgico (Figura 7.7C).

Abordagens terapêuticas para sobremordida

O tratamento da SM moderada ou profunda está associado às características individuais do paciente. Quanto maior o envolvimento esquelético, mais complexa a correção. Por outro lado, corrigir as alterações da SM causadas por fatores dentários é tarefa menos árdua, com melhor prognóstico e maior índice de sucesso. Antes de instituir qualquer tratamento é de fundamental importância verificar a localização do(s) problema(s) que está(ão) causando a SM. Muitas vezes o problema é anterior, posterior ou afeta ambas as regiões. Como já salientado, o diagnóstico dependerá de avaliação clínica, fotográfica, radiográfica e de modelos de gesso, resina ou virtuais. É importante ressaltar que, em muitas situações, o tratamento da SM deverá ser adiado devido às limitações mecânicas e/ou ao período de desenvolvimento oclusal em que o paciente se encontra. Exemplo clássico é de tratamento da SM profunda por meio de intrusão de incisivos superiores quando ainda estão em processo eruptivo.

É sempre aconselhável executar sobrecorreção da SM e prolongar o tempo de contenção, visto que a recidiva não é rara. Geralmente, em pacientes com SM profunda, a dimensão vertical de oclusão (DVO) é anormal. Em outras palavras, o sistema dentário e o ósseo, envolvidos na função mastigatória, não estão em harmonia com o sistema muscular. Quando há função anormal, devemos estabelecer harmonia entre DVO e dimensão vertical de repouso (DVR), eliminando também interferências oclusais. Na maioria dos casos de SM moderada, um dos objetivos é estimular a erupção dos dentes posteriores para reduzir o trespasse vertical anterior, e muitas vezes isso acontece espontaneamente com os levantamentos de mordida durante a erupção de primeiros molares decíduos, primeiros e segundos molares permanentes. Tratamento ortodôntico corretivo com bráquetes e fios atua satisfatoriamente nessa correção, entretanto não deve ser realizado na dentição decídua e deve ser evitado na dentição mista, ficando essa abordagem restrita a alguns casos.

É importante pontuar que o tratamento interceptor na dentição mista é uma janela de oportunidades. Corrige as más oclusões aproveitando o crescimento e o desenvolvimento, eliminando atividades anormais da musculatura peribucal e estimulando o processo de erupção. O tratamento pode ser iniciado tanto na dentição mista quanto na permanente. Essa decisão depende da localização do agente causador da SM e das possibilidades mecânicas.[17] Na dentição decídua a SM aumentada, fora dos padrões de normalidade, é condição rara; entretanto, quando ocorre, normalmente é de origem esquelética.

Diversos tipos de aparelhos podem ser indicados para o tratamento da SM moderada ou profunda. As opções variam de aparelhos removíveis, ortodontia corretiva e tratamentos ortocirúrgicos. Serão abordados prioritariamente neste capítulo alguns tratamentos para SM na dentição mista, pois é o enfoque do livro. Obviamente, há restrições de alguns tratamentos nessa fase.

Tratamento da sobremordida por meio de extrusão posterior

Em pacientes com terço inferior da face diminuído, com tipo morfológico braquifacial, com bom posicionamento vertical de incisivos superiores e inferiores, o tratamento da SM aumentada requer extrusão dos dentes posteriores. Essa mecânica pode ser realizada durante toda a dentição mista. Entretanto, no segundo período transitório, consegue-se aproveitar o crescimento da maxila e do processo alveolar para baixo, que atingem em média 0,7 e 0,9 mm por ano, respectivamente.[24] Durante o movimento irruptivo de caninos e pré-molares é possível estimular o crescimento alveolar vertical por meio de placa de mordida (placa com batente anterior), arco extrabucal com tração cervical e elásticos verticais.

Placa com batente anterior

Essa placa é muito utilizada e apresenta bons resultados em pacientes colaboradores. É confeccionada no arco superior e indicada para pacientes em crescimento. Apresenta batente próximo à face palatina dos incisivos superiores, resina acrílica em todo o palato e grampos de retenção anterior e posterior. Quando instalada, os incisivos inferiores ocluem no batente de resina acrílica, provocando desoclusão posterior e consequentemente extrusão progressiva dos molares, promovendo a diminuição da SM (Figura 7.8). Apesar de a retenção ser necessária nesse tipo de aparelho, ela deve ser amenizada na região dos dentes posteriores superiores para possibilitar efetiva extrusão. Desgastes no acrílico na superfície palatina dos dentes posteriores e o uso de grampos menos retentivos auxiliam nesse processo. Além dos efeitos dentários, ocorrerá rotação da mandíbula no sentido horário e aumento do terço inferior da face. O diagnóstico com rolete de cera na região posterior determinará o tamanho do batente anterior e da quantidade de extrusão para tornar o terço inferior proporcional ao terço médio. Normalmente se inicia com 2 mm de desoclusão posterior, porém, em casos de SM profunda mais severa, incrementos de resina acrílica para reativar a desoclusão posterior são adicionados ao batente, durante o tratamento, sem a necessidade de troca do aparelho. Controle criterioso da extrusão e das alterações faciais deve ser realizado para evitar aumentos excessivos do terço inferior da face. A sobrecorreção da SM moderada ou profunda é sempre recomendada. Em raros casos a placa com batente anterior causa pequena intrusão dos incisivos inferiores. Tratamento fonoaudiológico auxiliar em pacientes com musculatura peribucal muito desenvolvida deve ser indicado para diminuir a tonicidade muscular e aumentar a estabilidade da correção.

Guia de mordida

"Guias de mordida" (Figura 7.9) fixados com compósito na superfície palatina dos incisivos superiores (um guia em cada incisivo) atuam de maneira similar à placa com batente anterior, promovendo extrusão dos dentes posteriores e diminuição da SM. Entretanto, a fim de evitar traumas oclusais nos incisivos, é necessário rigoroso ajuste para obtenção de contatos bilaterais simultâneos dos bordos incisais dos incisivos inferiores com os guias de mordida. Esse dispositivo apresenta como vantagem rápida instalação sem a necessidade de etapas laboratoriais, porém causa desconforto, é traumático e se não for bem ajustado pode desnivelar os incisivos. Além disso, descolagens são frequentes, atrapalhando o andamento do tratamento.

Aparelho extrabucal

Arco extrabucal com tração cervical (baixa) com força ortopédica (entre 300 e 400 gF) pode ser utilizado em pacientes em crescimento com má oclusão de classe II com prognatismo maxilar (ângulo SNA > 84°), padrão de crescimento horizontal e SM profunda.[29] O uso desse aparelho promoverá resultantes de força nos molares para distal e para inferior (extrusão), e isso contribuirá para a correção da SM profunda. Dessa forma, o tratamento atuará na correção da má oclusão anteroposterior e vertical, simultaneamente. Vale lembrar que a participação do paciente está diretamente relacionada ao sucesso do tratamento, sendo essa modalidade de tratamento indicada para pacientes colaboradores.

Elásticos intermaxilares, expansão rápida da maxila (ERM) e ortodontia corretiva

Menos utilizado, mas também efetivo para correção da SM profunda por meio de extrusão posterior, é o uso de elásticos intermaxilares verticais apoiados em bráquetes ou botões ortodônticos colados na superfície vestibular dos dentes posteriores. Haverá extrusão desses dentes, rotação da mandíbula no sentido horário e melhora no relacionamento vertical anterior.

Outros tratamentos para correção da mordida cruzada posterior, como a ERM e os elásticos cruzados, também causam extrusão posterior e contribuem de forma indireta para a diminuição da SM. Entretanto, essa melhora é transitória, pois, com a verticalização natural dos dentes posteriores após o período de contenção, normalmente a SM retorna à condição pré-tratamento. Se o espaço livre interoclusal não é suficiente para permitir a correção da SM profunda pela extrusão dos dentes posteriores, então se deve combinar a extrusão dos dentes posteriores com a intrusão dos anteriores em uma ou em ambas as arcadas dentárias, a depender do diagnóstico.

Como informação adicional, na dentição permanente, aparelho ortodôntico corretivo associado a arcos de intrusão, a dobras nos arcos, como *step-up* na região posterior do arco inferior e *step-down* também na região posterior do arco superior e uso de elásticos intermaxilares de classe II ou III, também provocam extrusão dos dentes posteriores. Nivelamento da curva de Spee, projeção de incisivos superiores e inferiores são mecânicas que também favorecem a correção da SM profunda.[6] O alinhamento e nivelamento em arcos sem espaço e sem o devido controle mecânico também levarão à diminuição da SM, pois irão causar projeção dos incisivos, entretanto, esses efeitos nem sempre são desejáveis.

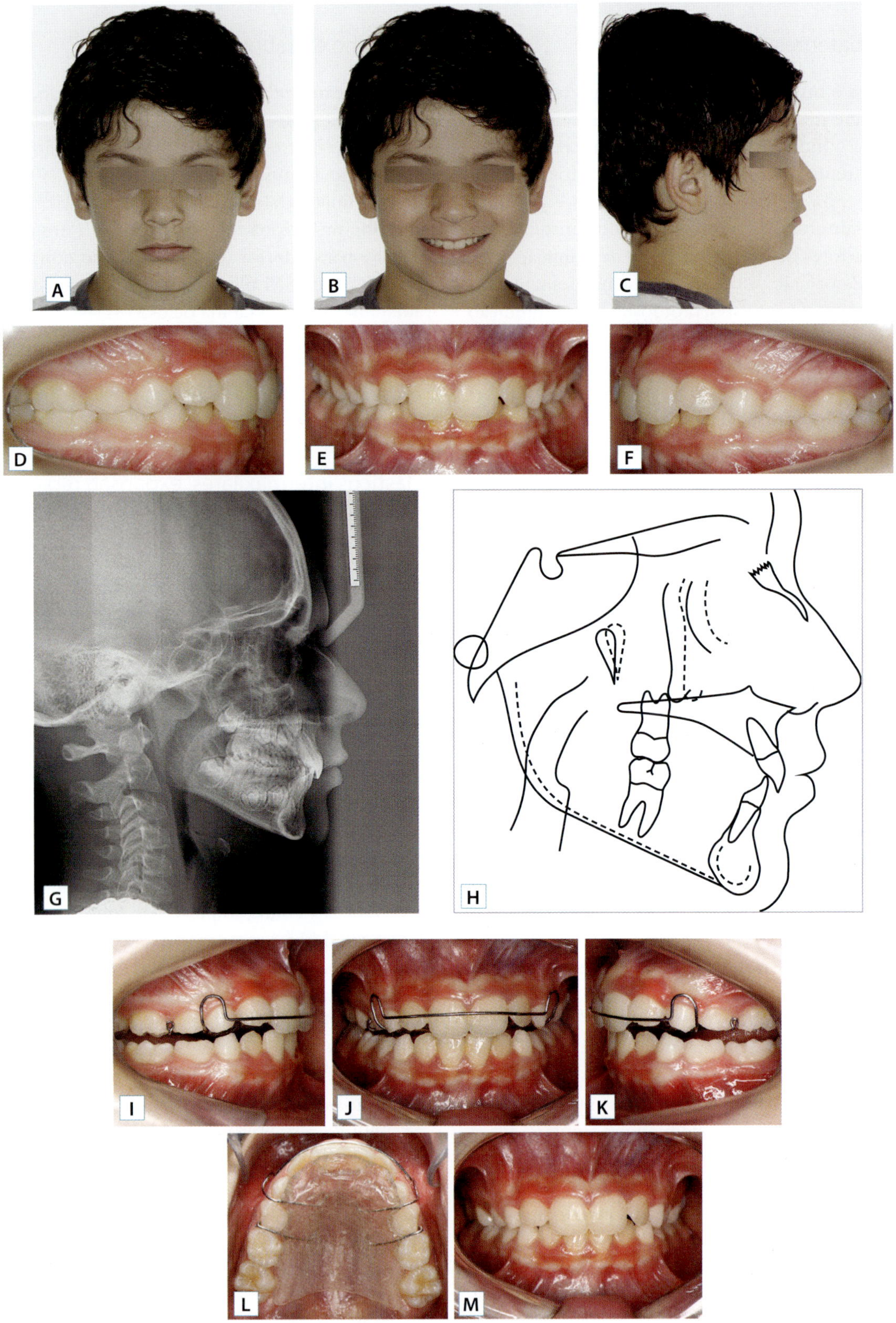

FIGURA 7.8 Correção da sobremordida profunda por meio de placa com batente anterior. A, B e C: fotografias extrabucais evidenciando o terço inferior diminuído, bom selamento labial e adequada exposição de incisivos no sorriso. D, E e F: fotografias intrabucais nas quais se nota classe I de molares e caninos, coincidência de linhas médias e sobremordida profunda. G e H: radiografia e traçado cefalométrico mostrando padrão de crescimento horizontal, tipo morfológico braquifacial. I, J e K: placa com batente anterior instalada, oclusão da borda incisal dos incisivos inferiores no batente de resina acrílica e desoclusão posterior de aproximadamente 3 mm para permitir a extrusão dos dentes posteriores. L: vista oclusal da placa na qual é possível visualizar alívio na região palatina e ausência de grampos de retenção nos molares para facilitar o movimento extrusivo. M: oclusão final após seis meses de uso do aparelho mostrando sobremordida adequada para a idade (40%).

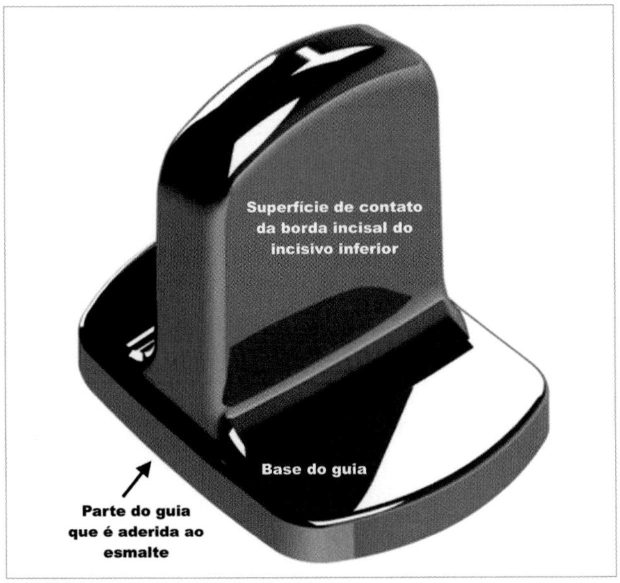

FIGURA 7.9 Guia de mordida (Morelli, Sorocaba, SP, Brasil) para desoclusão posterior.

Tratamento da sobremordida por meio de intrusão anterior

Extrusões de dentes anteriores podem ser causas frequentes de SM profunda. Em alguns indivíduos, somente os incisivos superiores estão extruídos; em outros, os inferiores, ou, ainda, as extrusões podem acometer ambos os arcos. Podem estar presentes em diferentes tipos morfológicos faciais, porém, são mais comuns em pacientes mesofaciais, nos quais o fator esquelético não está presente. O correto diagnóstico de quais dentes, anteriores, estão extruídos é parte fundamental desse processo (Figura 7.7).

Em muitos casos, os tratamentos para intruir os incisivos podem ser adiados até a dentição permanente sem maiores prejuízos ao crescimento e ao desenvolvimento. Casos de extrusão severa dos dentes anteriores que levam a ferimentos graves no palato causados pelo contato da borda incisal dos incisivos inferiores devem ser corrigidos assim que diagnosticados para evitar piora das lesões e melhorar o desconforto do paciente.

A intrusão dos incisivos pode ser realizada por meio de tratamento ortodôntico corretivo (bráquetes e fios) e dispositivos de ancoragem temporária (DATs), principalmente os mini-implantes, na dentição permanente. Arcos de intrusão como o de Ricketts, Burstone, Nanda (Connecticut – CIA) e o de três peças são comumente utilizados.[7,18,21,23] Para o uso desses arcos, é realizada colagem de bráquete nos quatro incisivos e cimentação de banda ou colagem de tubo duplo nos primeiros molares. Esse modelo de aparelho corretivo é conhecido como "aparelho 4×2". Os desenhos dos arcos de intrusão são semelhantes, entretanto modificações foram adicionadas ao longo dos anos para facilitar sua confecção e diminuir os efeitos colaterais, que são muitas vezes indesejáveis.

Arco de Ricketts

O arco de intrusão de Ricketts foi desenvolvido e começou a ser utilizado pelo autor em 1960.[21] O arco original propriamente dito é confecionado com fio elgilloy azul 0,016" × 0,016" encaixado nos *slots* do bráquetes dos incisivos e no tubo dos molares. Porém, outras ligas (aço inoxidável e TMA – *titanium molybdenum alloy*) e espessuras (0,018" × 0,025"; 0,019" × 0,025") podem ser utilizadas com efeitos similares, porém com maior magnitude de força. O arco possui alívio para cervical a partir da distal do incisivo lateral até a mesial do molar, bilateralmente. A ativação acontece por meio de dobra (*tip back*) nas extremidades distais do arco, que encaixam no tubo dos molares. Para ativar, no arco inferior dobra-se a extremidade distal que será encaixada no tubo para baixo e no arco superior para cima. A magnitude dessa dobra pode variar de 15 a 30° a depender do diâmetro do fio e da quantidade desejada de intrusão. O arco, após ativado, deverá passar na altura da cervical da coroa dos incisivos, e, em seguida, deverá ser encaixado no *slot* dos bráquetes. Os movimentos esperados serão intrusão e inclinação labial dos incisivos, inclinação distal e extrusão dos molares. Exceto o movimento de intrusão, os outros deslocamentos são na maioria das vezes indesejáveis. A projeção dos incisivos ocorre porque a força é aplicada anteriormente ao centro de resistência (CR) desses dentes. Para evitar esse efeito colateral, deverá ser incorporado torque resistente (vestibular de raiz) na região anterior do arco.

Arco Connecticut

O arco de Conncecticut – CIA, proposto por Nanda et al.,[18] também é bastante utilizado e originalmente é confeccionado de liga de níquel-titânio (NiTi) com diâmetro 0,016" × 0,022" ou 0,017" × 0,025". Justifica-se o uso da liga de NiTi por liberar forças leves e contínuas, permitir grandes ativações devido à alta relação entre carga e deflexão com consequente diminuição do número de consultas. Segundo os autores, além da intrusão dos incisivos, esse arco pode ser usado para corrigir relação molar de classe II por meio de *tip back*, preparo de ancoragem, controle da inclinação dos incisivos, correção de assimetrias verticais dos dentes (*cant*) e finalização.

Posteriormente, Almeida et al.[2] sugeriram padronização do arco de intrusão de CIA substituindo a liga de NiTi pela de TMA. Essa modificação permite aplicar magnitudes de força diferenciadas devido à sua formabilidade e propicia controlar a intensidade da força. A liga de TMA apresenta baixo custo em face do arco pré-fabricado de NiTi e apresenta a mesma efetividade clínica.

Arco de Burstone

Intrusão bastante efetiva de incisivos também pode ser obtida com o arco de intrusão de Burstone.[7] O objetivo é o mesmo desejado pelo arco de Ricketts[21], entretanto o *design* modificado leva à diminuição dos efeitos colaterais. Para esse arco também se utiliza montagem de aparelho 4×2. O arco é construído com fio TMA 0,019" × 0,025" com helicoide na mesial do tubo dos primeiros molares e alívio para cervical na região de caninos e pré-molares. Diferentemente do arco de Ricketts, fio retangular passivo segmentado é inserido no *slot* dos bráquetes dos incisivos, e esses dentes são unidos em amarrilho conjugado. O arco de intrusão, após ativado por meio de *tip back,* é tracionado e amarrado ao arco passivo. O ponto de união dos arcos dependerá da inclinação inicial dos incisivos. Para incisivos inclinados para lingual, a amarração será entre os incisivos centrais e assim promoverá labioversão. Para incisivos bem posicionados ou inclinados para labial, a amarração será bilateral entre o incisivos centrais e laterais ou na distal dos incisivos laterais, respectivamente. Esses efeitos acontecem porque o CR do bloco de incisivos após unidos em amarrilho conjugado deixa de ser individual aos dentes e se desloca para os lados próximo aos incisivos laterais. Para evitar inclinação da coroa do molar para distal e extrusão, recomenda-se a utilização de aparelhos para ancoragem como arco lingual no arco inferior e barra transpalatina, botão de Nance ou arco extrabucal com tração parietal no arco superior. Se for desejada a extrusão de dentes posteriores e intrusão de dentes anteriores, os aparelhos de ancoragem podem ser suprimidos. Na dentição permanente, recomenda-se também colar bráquetes em pré-molares em ambos os lados, alinhá-los até o fio retangular 0,019" × 0,025" segmentado, além de conjugá-los com fio de amarrilho (Figura 7.10).

Mini-implantes ortodônticos

Com a união dos preceitos da tradicional mecânica ortodôntica e a evolução tecnológica que acompanha a prática contemporânea, houve expansão no procedimento de ancoragem esquelética.[8] A nomenclatura desses dispositivos de ancoragem varia de acordo com os autores, sendo também conhecidos como mini-implantes, miniparafusos, microparafusos ou dispositivos de ancoragem temporária (DAT). Os mini-implantes usados como ancoragem absoluta têm sido extensivamente avaliados nos últimos anos, trazendo maior eficiência e controle da mecânica ortodôntica.[15] As principais indicações dos mini-implantes são intrusão de molares e incisivos, correção de linha mediana, mesialização e distalização de dentes, fechamentos de mordidas abertas, correção de mordida cruzada e SM profunda. Apresentam vantagens como não comprometimento estético, biocompatibilidade, fácil instalação e remoção após a movimentação ortodôntica, baixo custo em relação aos implantes dentários e possibilidade de carga imediata.[9,19]

Com essa evolução clínica e tecnológica, é possível intruir incisivos superiores e inferiores com mini-implantes ortodônticos. Para esse fim, são etapas obrigatórias a colagem de bráquetes nos incisivos, a inserção de fio retangular segmentado e a união dos incisivos com amarrilho conjugado. Dessa forma, a correção da SM profunda acontecerá exclusivamente por intrusão anterior e não por extrusão posterior, pois essa mecânica isola o segmento anterior. Mini-implantes autoperfurantes podem ser implantados entre as raízes dos dentes anteriores, e a intrusão é realizada por meio de elásticos em cadeia do mini-implante até o arco segmentado inserido nos bráquetes dos incisivos. Os elásticos devem ser substituídos a cada 15 dias para manutenção da força, e a intrusão dos dentes poderá ser de corpo, ou com inclinação labial, ou ainda com inclinação lingual dos incisivos, dependendo da localização da tração (Figura 7.11). Se a correção da SM necessitar de intrusão de incisivos superiores e inferiores, será difícil colar bráquetes nos incisivos inferiores em um primeiro momento, devendo o procedimento ser iniciado pelo arco superior. A quantidade de força intrusiva aplicada deverá ser de aproximadamente 10 a 15 gF por incisivo no arco

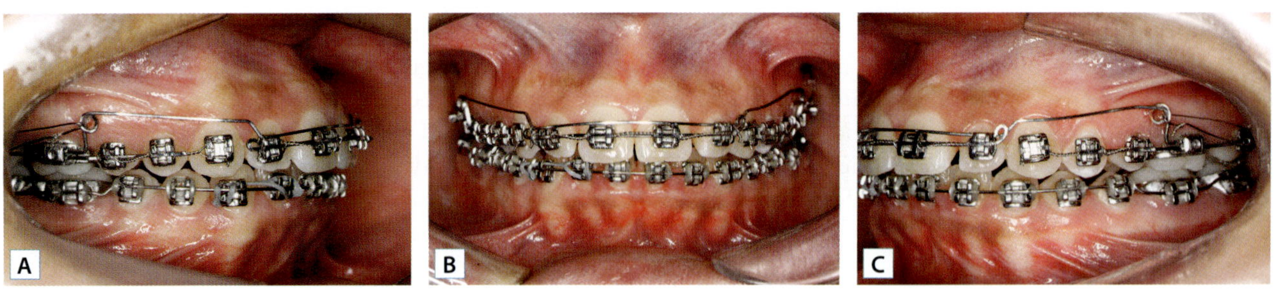

FIGURA 7.10 A, B e C: arco de intrusão de Burstone para o arco superior confeccionado com fio TMA 0,019" × 0,025". Observe que o arco dentário foi segmentado em três partes (uma anterior e duas posteriores) para minimizar os efeitos colaterais e potencializar o efeito intrusivo nos incisivos. Como os incisivos superiores estavam bem posicionados no início do tratamento, o arco de intrusão foi amarrado na distal dos incisivos laterais superiores, próximo ao centro de resistência do bloco de dentes anterior, para evitar a inclinação labial das coroas. Os segmentos posteriores e os incisivos superiores foram estabilizados com fio de aço inoxidável 0,019" × 0,025".

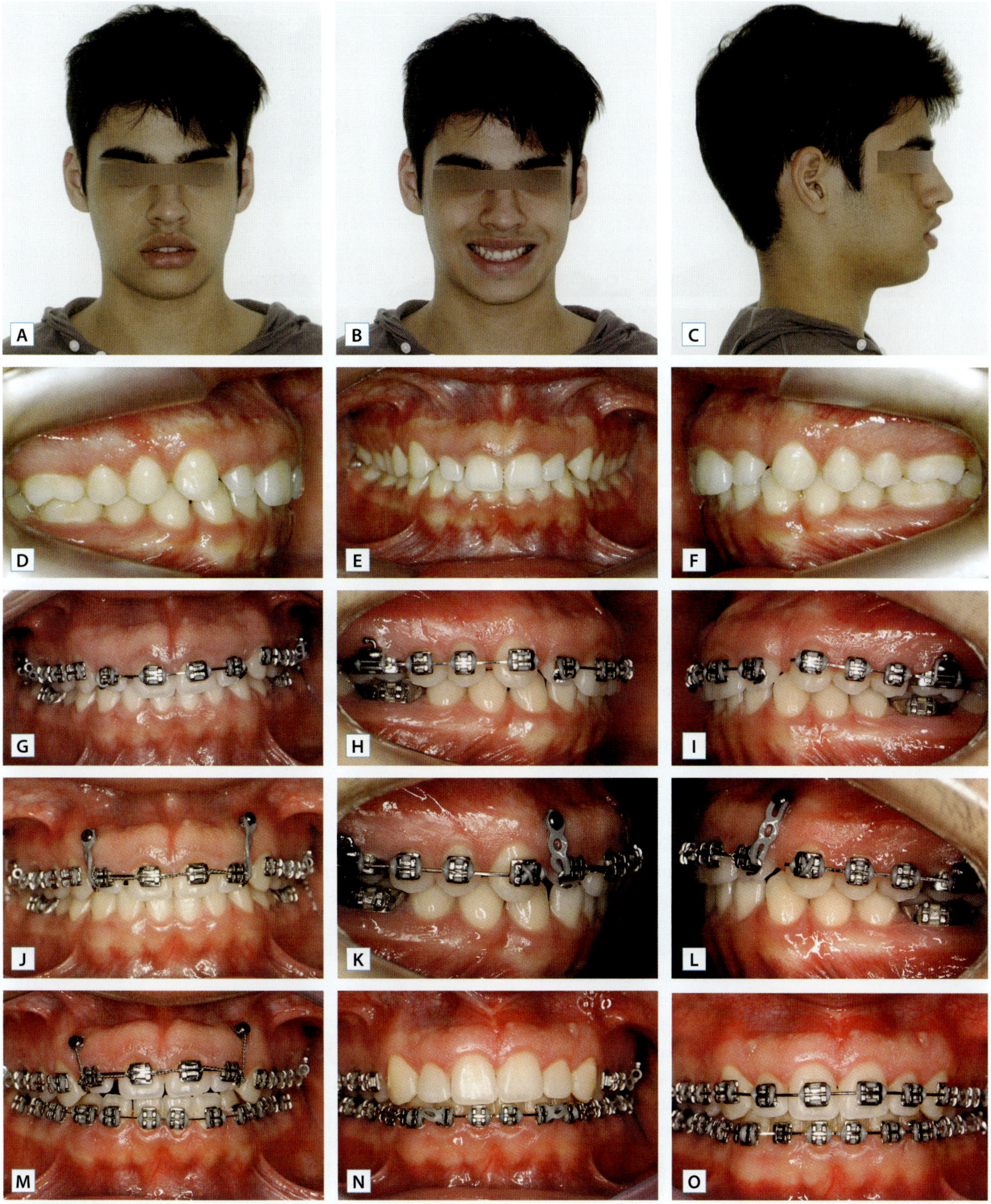

FIGURA 7.11 A, B e C: fotografias extrabucais iniciais mostrando perfil convexo, ausência de selamento labial e terço inferior normal. D, E e F: fotografias intrabucais iniciais nas quais se pode notar classe I de molares e caninos, sobremordida profunda causada por extrusão dos incisivos superiores, desnível oclusal e gengival entre a região posterior e a anterior no arco superior e anomalia de tamanho nos incisivos centrais e laterais superiores. G, H e I: aparelho corretivo com arcos segmentados em fio retangular 0,019" x 0,025" para ancoragem. J, K e L: intrusão de incisivos com mini-implantes inseridos entre incisivos laterais e caninos e elásticos em cadeia unindo-os ao arco segmentado. M: após três meses de tratamento, nota-se intrusão dos incisivos e o nivelamento da região anterior com a posterior do arco. N e O: após três meses de contenção, os bráquetes dos incisivos superiores foram removidos e foi realizada restauração estética e gengivoplastia para aumento e recontorno. Na sequência os bráquetes foram recolocados para finalização do tratamento. (*continua*)

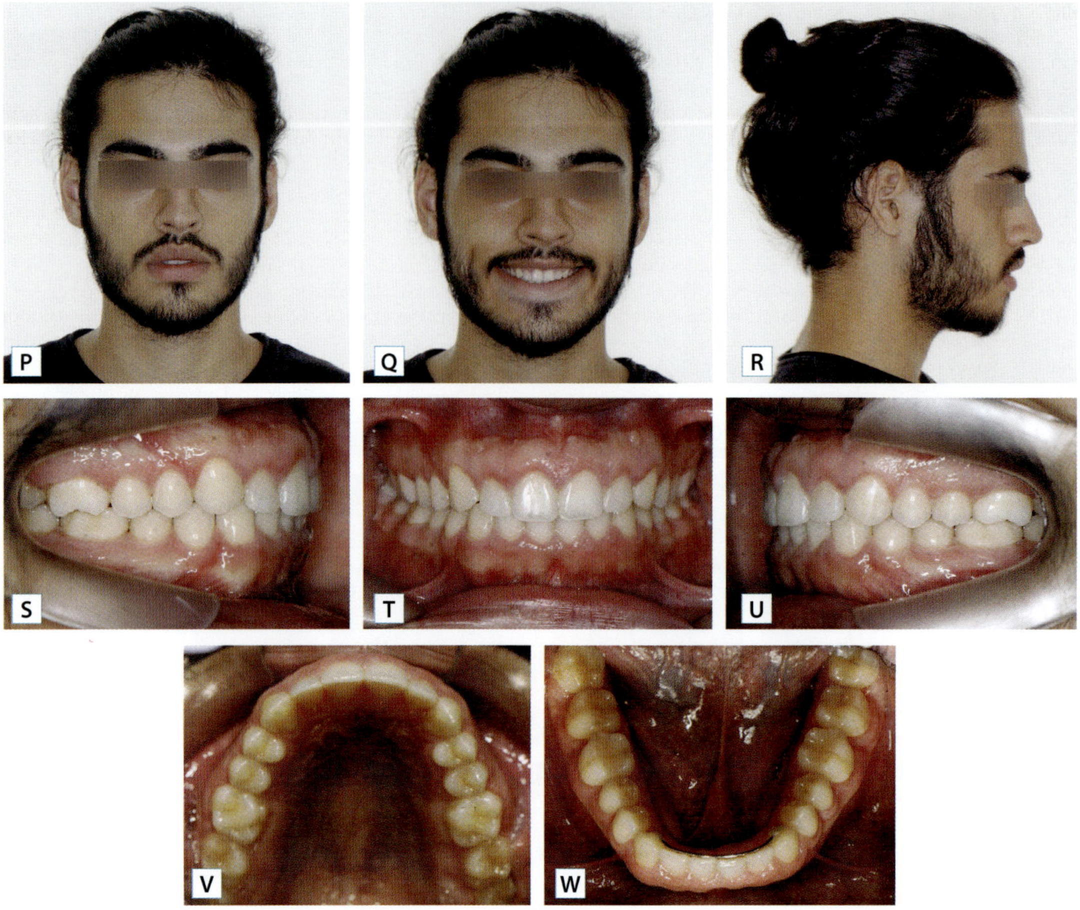

FIGURA 7.11 (*continuação*) P a W: fotografias extra e intrabucais ao final do tratamento ortodôntico corretivo, evidenciando boa estética facial, adequada oclusão com excelente intercuspidação, além de correção da sobremordida profunda.

inferior e de 20 a 25 gF para cada incisivo superior, independentemente da mecânica utilizada.

A intrusão de incisivos se mostra um procedimento bastante estável. Al-Buraiki et al.[1] investigaram a estabilidade após 12 anos de correções de SM de pelo menos 4 mm. A recidiva em longo prazo foi clinicamente insignificante (0,7 mm). Apesar de estável, como ressaltado anteriormente, para o sucesso do tratamento deve ser realizada sobrecorreção. De modo geral, em indivíduos dolicofaciais a recidiva é menos frequente devido ao arcabouço ósseo e à inserção mais vertical das fibras musculares. Por outro lado, em padrões braquifaciais, o tempo de contenção deve ser prolongado para evitar recidivas e insatisfações.

Considerações finais

É importante para o clínico geral, o odontopediatra e o ortodontista conhecer as variações da SM durante o crescimento e o desenvolvimento. Para o diagnóstico das alterações da SM, é necessário avaliar a face, a dentição e o tipo morfológico facial do paciente para estabelecer o plano de tratamento mais adequado. Estratégia individualizada deve ser adotada para cada paciente. Mesmo com correto diagnóstico e condução adequada do caso, a recidiva se mostra presente em muitos tratamentos. Por isso, corrigir não é suficiente: é necessário sobrecorrigir e conter. Com esses cuidados, as chances de sucesso aumentam, assim como a satisfação do paciente com o sorriso e com a estética facial.

REFERÊNCIAS

1. Al-Buraik H et al. The effectiveness and long-term stability of overbite correction with incisor intrusion mechanics. Am J Orthod. Dentofacial Orthop. 2005;127:47-55.
2. Almeida MR, Almeida-Pedrin RR, Almeida RR, Pedrin F, Insabralde CM, Guimarães CH. Padronização na confecção do arco de intrusão. Rev Clin Ortodon Dental Press. 2007;6:30-7.
3. Anderson GM. Practical orthodontics. 7.ed. St. Louis: Mosby, 1948.
4. Baume LJ. Physiologica tooth migration and its significance for the development of occlusion. IV – The biogenesis of overbite. J Dent Res. 1950;29:440-7.
5. Baume LJ. Developmental and diagnostic aspects of the primary dentition. Int Dent J. 1959;9:349-66.
6. Bennett JC, McLaughlin RP. As mecânicas do tratamento ortodôntico e o aparelho pré-ajustado. São Paulo: Artes Médicas, 1994.
7. Burstone CJ. Deep overbite correction by intrusion. Am J Orthod. 1977;72:1-22.

8. Ciantelli T, Miranda F, Bastos JC, Santos A, Janson G, Henriques F, et al. Tratamento do padrão III/classe III com protração maxilar ancorada em mini-implantes. Rev Odontol Unesp. 2019;48:118-23.
9. Costa A, Raffainl M, Melsen B. Miniscrews as orthodontic anchorage: a preliminary report. Int J Adult Orthodon Orthognath Surg. 1998;13:201-9.
10. Gil LM, Maia CJA. Sobremordida exagerada. R Bras Odontol. 1999;56:303-5.
11. Gillen RJ, Schwartz RS, Hilton TJ, Evans DB. An analysis of selective tooth proportions. Int J Prosthodont. 1994;7:410-7.
12. Graber LW, Vanarsdall RL, Vig KWL, Huang GJ. Ortodontia: princípios e técnicas atuais. 6.ed. St. Louis: Mosby, 2019.
13. Gurel G. The science and art of porcelain laminate veneers. New Malden, Surrey, United Kingdom: Quintessence, 2003.
14. Interlandi S. Sobremordidas profundas. Rev Ass Paul Cirurg Dent. 1960;14:3-11.
15. Kanomi R. Mini-implant for orthodontic anchorage. J Clin Orthod. 1997;31:763-67.
16. Maulik C, Nanda R. Dynamic smiles analysis in young adults. Am J Orthod Dentofacial Orthop. 2007;132:307-15.
17. Moyers RE. Ortodontia. 4. ed. Rio de Janeiro: Guanabara Koogan, 1991.
18. Nanda R, Marzban R, Kuhlberb A. The Connecticut intrusion arch. J Clin Orthod. 1998;32:708-15.
19. Proffit WR, Fields HW, Sarver DM. Contemporary orthodontics. 5.ed. St. Louis: Elsevier, 2013. Ch.19. p.685-724.
20. Rakosi T, Jonas I, Graber T. Ortodontia e ortopedia facial: diagnóstico. Porto Alegre: Artmed, 1999.
21. Ricketts RM. The wisdom of the bioprogressive philosophy. Semin Orthod. 1998;4:201-9.
22. Ruellas ACO. Biomecânica aplicada à clínica. Maringá: Dental-Press, 2013.
23. Shroff B, Lindauer SJ, Burstone CJ. Segmented approach to simultaneous intrusion and space closure: biomechanics of the tree-piece base arch appliance. Am J Orthod Dentofacial Orthop. 1995;107:136-43.
24. Stöckli PW, Teuscher UM. Ortopedia combinada con activador y casquete. In: Graber TM, Swain B. Ortodoncia: principios generales y técnicas. Buenos Aires: Panamericana, 1988. Cap.7. p.464-553.
25. Stöckli PW, Teuscher UM. Ortopedia combinada com ativador e extrabucal. In: Graber TM, Vanarsdall RL. Ortodontia: princípios e técnicas atuais. Rio de Janeiro: Guanabara Koogan, 1996. Cap.8, p.400-65.
26. Strang RHW. An analysis of the overbite problem inmalocclusion. Angle Orthod. 1934;4:65-84.
27. Strang TM. A textbook of orthodontic. 3.ed. Philadelphia: Lea & Febiger, 1950.
28. Tenório Filho MJ. Incidência de sobremordida exagerada na dentição mista e permanente. [Dissertação]. Rio de Janeiro: Faculdade de Odontologia, UFRJ, 1975.
29. Thomazinho A, Ferreira JTL, Stuani MBS, Matsumoto MAN. Ortodontia preventiva e interceptora. In: Odontopediatria: bases para a prática clínica. Porto Alegre: Artes Médicas, 2005. Cap.25. p.879-992.

CAPÍTULO 8

Classe II: tratar ou adiar?

Murilo Fernando Neuppmann Feres

Introdução

Definição e características

A classe II foi originalmente definida por Edward Hartley Angle[7] para caracterizar os casos em que o corpo da mandíbula e seu correspondente arco dentário encontram-se em posição distal em relação à maxila. Nessa má oclusão, o primeiro molar permanente superior oclui sua cúspide mesiovestibular anteriormente ao sulco vestibular do primeiro molar permanente inferior, localizado entre as cúspides mesiovestibular e mediana desse dente.[7]

Segundo Angle, a primeira divisão dessa má oclusão (classe II, divisão 1) se caracteriza, dentre outros aspectos, pela inclinação axial aumentada dos incisivos superiores, enquanto a segunda divisão (classe II, divisão 2) é caracterizada pela inclinação diminuída dos incisivos superiores.[7] As subdivisões esquerda e direita se referem aos casos em que a relação de molar de distoclusão está presente em apenas um dos lados, sendo este o correspondente à designação da subdivisão.[7]

A perspectiva esquelética da classe II – e também de outras más oclusões – só se tornou evidente mais adiante na linha da história da ortodontia, com o advento do cefalostato.[24,53] Esse dispositivo de posicionamento viabilizou a tomada de registros radiográficos cranianos laterais de maneira padronizada e reprodutível. Diversas tentativas foram engajadas a partir de então no sentido de melhor compreender as características esqueléticas das más oclusões que Angle já havia identificado e descrito sob o ponto de vista intrabucal e facial.[7]

Atualmente, após anos de conhecimento produzido e acumulado,[13,54,88,98] já sabemos, quase por senso comum, o padrão esquelético que pacientes adultos portadores de classe II, divisão 1 geralmente apresentam. Este é assim descrito:

- Maxila bem posicionada no sentido sagital ou ocasionalmente protruída.
- Menor dimensão do corpo mandibular.
- Mandíbula retruída no sentido sagital.
- Perfil ósseo convexo.
- Características verticais semelhantes com as de portadores de má oclusão de classe I (sem especificidade vertical).
- Mandíbula ligeiramente rotacionada em sentido horário, sendo esta uma característica menos consistentemente demonstrada.
- Altura facial superior ligeiramente aumentada.

Por outro lado, pacientes adultos e portadores de má oclusão de classe II, divisão 2, geralmente demonstram características esqueléticas distintas,[16,40,46,80,88] tais como:

- Maxila bem posicionada no sentido anteroposterior.
- Mandíbula bem posicionada ou levemente retruída.
- Perfil tegumentar reto.
- Ângulo goníaco reduzido.
- Ângulo do plano mandibular reduzido.
- Braquicefalia.
- Menor altura facial inferior.

É importante ressaltar, porém, que o grupo de más oclusões de classe II é fundamentalmente definido pela desarmonia no sentido horizontal. Dessa forma, embora os padrões descritos acima possam ser comumente observáveis, a classe II pode apresentar mais variações no que se refere à severidade de alguns dos componentes listados e à presença de diversos outros desvios no sentido transversal (mordida cruzada lingual ou vestibular), intra-arco (apinhamento, diastemas) ou posicionamentos dentários individuais incorretos. Muito embora tratemos de assuntos que contemplem prioritariamente o desvio horizontal (classe II), tais particularidades não serão negligenciadas ao longo deste capítulo.

Prevalência

Globalmente, estima-se prevalência média de más oclusões de classe II seja de 19,5%, (de 2 a 63%), considerando populações de diversos continentes e de todas as idades.[3]

As frequências com que identificamos más oclusões de classe II em crianças e adolescentes em desenvolvimento é também bastante variável, e podem compreender uma amplitude que varia de 14,9 a 50,9% de acometimentos ao redor do mundo.[1,2,29,93,111] Particularmente no Brasil (Tabela 8.1), os números que representam os portadores de má oclusão de classe II acompanham as variadas taxas colhidas em outras regiões do planeta, e contemplam frequências de diversas intensidades (18 a 38%).

Consequências

A má oclusão de classe II pode trazer relevantes impactos negativos aos indivíduos que a portam, sejam eles de ordem funcional, estética ou psicossocial. Dentre estes, destacam-se:

- Aumento da suscetibilidade de trauma de incisivos superiores, principalmente em casos de sobressaliência excessiva e ausência de selamento labial passivo,[10,31] sendo esses achados mais comuns em casos de classe II, divisão 1.
- Menor *performance* na mastigação, em decorrência de reduzida área de contatos oclusais e de pequena força mastigatória.[15,37,50]
- Aumentado grau de insatisfação com a aparência pessoal, principalmente em casos de sobressaliência excessiva.[4,58,65,96]

Manifestação do crescimento de indivíduos portadores de classe II

Neste capítulo, abordaremos tópicos que contemplam a má oclusão de classe II esquelética por se tratar de desvio mais complexo e, assim, permitir o debate de abordagens terapêuticas diversas (Figura 8.1).

No entanto, antes de adentrar os detalhes que envolvem o diagnóstico e o tratamento da classe II esquelética, é preciso tecer alguns comentários acerca do padrão de crescimento desses pacientes, tendo em vista sua íntima interdependência em relação às modalidades de tratamento ortopédico normalmente preconizadas.

Estudos que avaliam o crescimento de pacientes portadores de má oclusão de classe II são quase unânimes em afirmar que esse padrão morfológico é precocemente instalado e não tende à autocorreção com o desenvolvimento craniofacial,[9,12,13,16,95,98,105,109] mesmo com o ritmo de crescimento comparável ao de indivíduos "normais".

TABELA 8.1 Estudos brasileiros que avaliaram a prevalência da má oclusão de classe II

Estudo	Amostra	Abrangência	Prevalência de classe II
Ribas et al.[87]	n = 1.550 6 a 8 anos	Curitiba (PR)	18 a 30%
Schwertner et al.[92]	n = 358 7 a 11 anos	Foz do Iguaçu (PR)	23,5%
Grando et al.[48]	n = 959 8 a 12 anos	GO	21,71%
Dias e Gleiser[34]	n = 407 9 a 12 anos	Nova Friburgo (RJ)	19,1%
Bittencourt e Machado[21]	n = 4.776 6 a 10 anos	Nacional	21,73%
Almeida et al.[5]	n = 3.466 7 a 12 anos	Lins, Promissão (SP)	38%
Boeck et al.[23]	n = 1.446 5 a 12 anos	Araraquara (SP)	25,66%
Góis et al.[47]	n = 241 8 a 11 anos	Juiz de Fora (MG)	28,3%
Thomaz et al.[101]	n = 2.060 12 a 15 anos	Nordeste	19,3%
Bauman et al.[17]	n = 6.855 5 anos	Nacional	16,3% (relação canino)

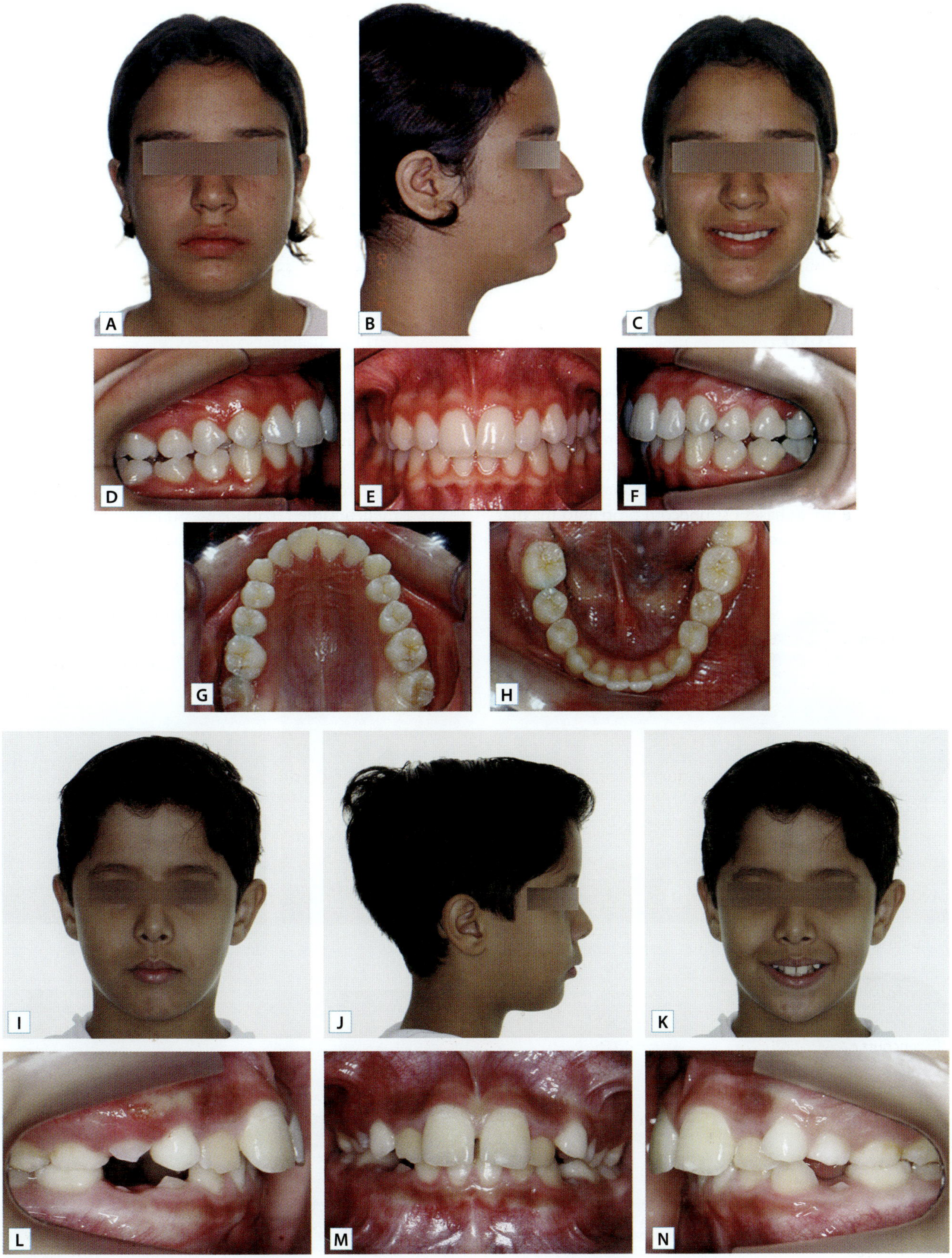

FIGURA 8.1 Pacientes ortodônticos portadores de classe II dentária (A-H) e esquelética (I-N).
Fonte: registros gentilmente cedidos pelos professores Fábio Lourenço Romano e Mírian Aiko Nakane Matsumoto.

Há, inclusive, características esqueléticas específicas, identificáveis ao longo do crescimento, que podem indicar um prognóstico ainda pior no que se refere ao crescimento mandibular esperado para determinados pacientes portadores de classe II. São estas: inclinação aumentada do plano mandibular, ângulo goníaco aberto e altura facial anterior excessiva.[61] Isso significa que pacientes portadores de classe II e traços de hiperdivergência apresentam chances ainda menores de crescimento compensatório e correção espontânea de padrões de classe II, além de oferecerem maior grau de dificuldade para o tratamento (Figura 8.2).

Diagnóstico

Em se tratando de classe II, é importante realizar a identificação das más oclusões de origem esquelética e de origem dentária. A classe II dentária apresenta relação de molar de distoclusão e bases ósseas bem relacionadas entre si, enquanto a classe II esquelética apresenta relação inadequada entre as bases ósseas (com protrusão maxilar e/ou retrusão mandibular) e relação molar geralmente de distoclusão. O paciente com relação molar de classe II pode ou não apresentar o componente esquelético da má oclusão. Entretanto, raramente a classe II esquelética deixará de se caracterizar por distoclusão do molar.

Em termos faciais, a classe II esquelética pode comumente apresentar características próprias, tais como aparente protrusão maxilar e/ou retrusão mandibular, perfil convexo e linha mentocervical curta. Outras características faciais específicas de cada divisão (1 ou 2) ainda podem estar presentes em portadores da má oclusão esquelética de classe II (Figura 8.3):

- Classe II, divisão 1:
  - perfil tegumentar convexo;
  - lábio superior protruído com ângulo nasolabial agudo (principalmente em casos de projeção dos incisivos);
  - lábio inferior evertido com ângulo labiomentoniano agudo (quando o lábio inferior estabelece contato com incisivos superiores projetados);
  - mento mole retruído; e
  - ocasional ausência de selamento labial.

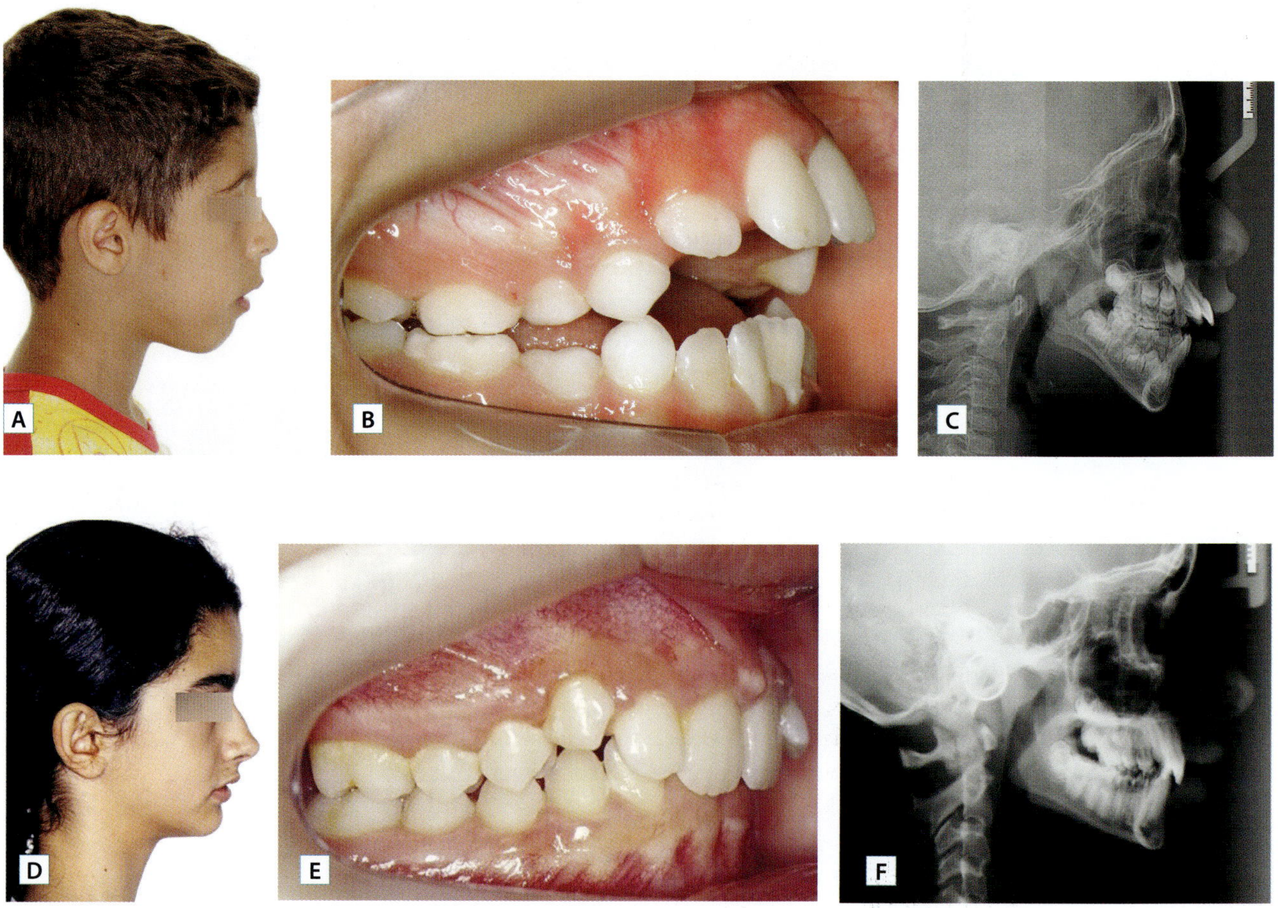

FIGURA 8.2 Pacientes ortodônticos portadores de classe II com traços de hiperdivergência (A-C), com padrão de crescimento e prognóstico desfavoráveis, e hipodivergência (D-F), com padrão de crescimento e prognóstico favoráveis.
Fonte: registros gentilmente cedidos pela professora Mírian Aiko Nakane Matsumoto.

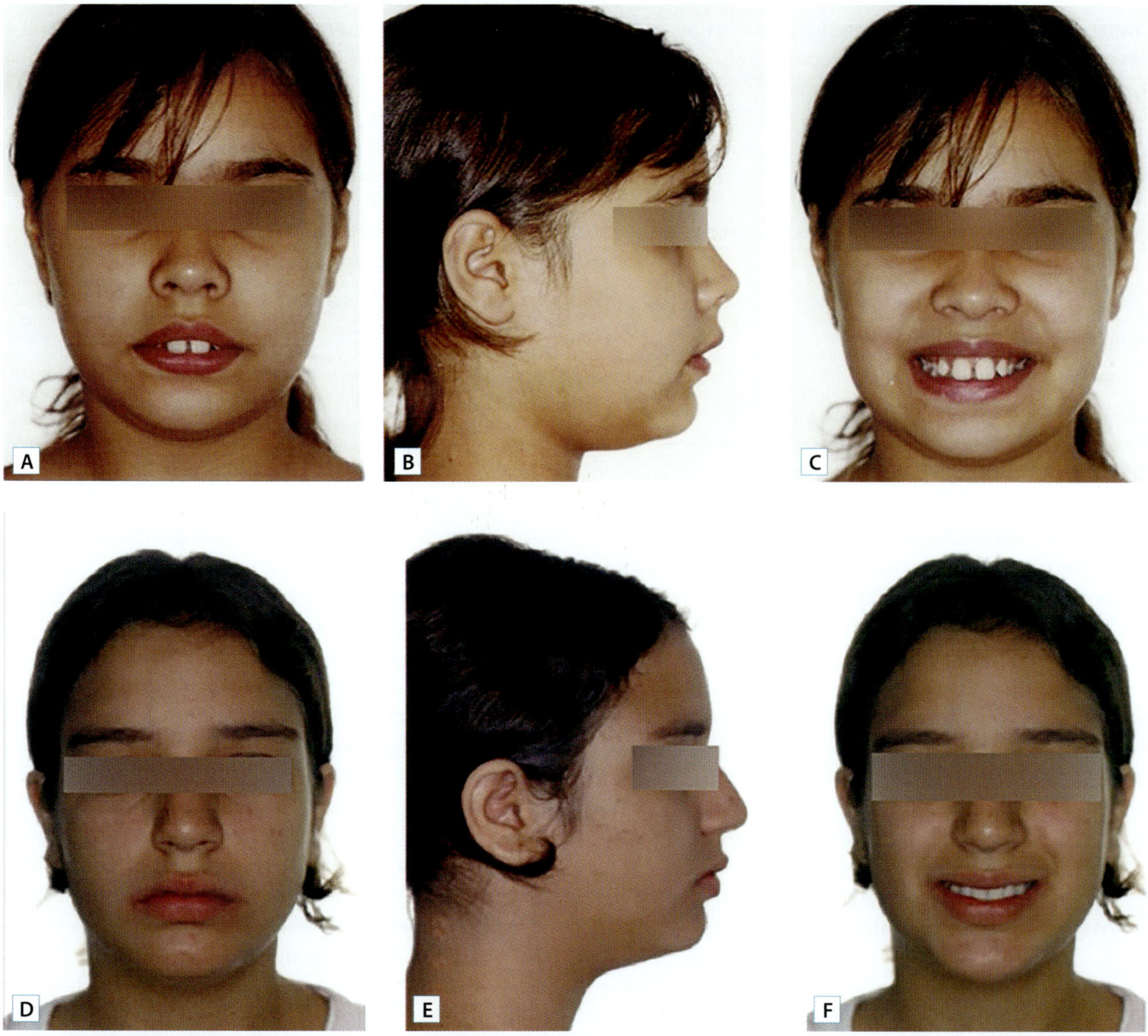

FIGURA 8.3 Pacientes ortodônticos portadores de classe II, divisão 1 (A-C) e divisão 2 (D-E), com características faciais específicas. Fonte: registros gentilmente cedidos pelos professores Fábio Lourenço Romano e Mírian Aiko Nakane Matsumoto.

- Classe II, divisão 2:
  - perfil tegumentar levemente convexo ou reto;
  - terço facial inferior reduzido;
  - projeção mentoniana compensatória com ângulo labiomentoniano agudo.

Entretanto, a diferenciação definitiva entre a má oclusão de natureza dentária e a esquelética, bem como se uma eventual displasia óssea é decorrente de desproporções mandibular e/ou maxilar, baseia-se na aferição de medidas cefalométricas, principalmente as anteroposteriores. A seguir, retomam-se as medições mais utilizadas para a devida obtenção do diagnóstico diferencial, mais detalhadas no Capítulo 2 desta obra.

Muito embora a dimensão esquelética vertical não seja utilizada para determinar categorização em classes I, II ou III, esta não pode ser negligenciada, principalmente em se tratando da classe II. Por exemplo, um desenvolvimento excessivamente vertical maxilar – caracterizado pelo crescimento vertical acentuado na região dentoalveolar dos dentes superiores posteriores, com consequente rotação da mandíbula no sentido horário – pode ter participação frequente em más oclusões esqueléticas de classe II.[85,88,91]

E, como já mencionado anteriormente, pacientes hiperdivergentes apresentam tendência de crescimento desfavorável para o tratamento da classe II, enquanto pacientes hipodivergentes oferecem desafios significativamente menores. Pode-se, então, lançar mão de um grande número de mensurações cefalométricas para a segura identificação do padrão de crescimento do paciente classe II no sentido vertical, tais como os ângulos

TABELA 8.2 Medidas cefalométricas horizontais utilizadas para o diagnóstico diferencial entre a classe II dentária e a esquelética

Grandeza cefalométrica		Normas	Valores indicativos de classe II esquelética
Posicionamento anteroposterior da maxila	SNA	82° ± 2°	≥ 84° (protrusão maxilar)
Posicionamento anteroposterior da mandíbula	SNB	80° ± 2°	≤ 78° (retrusão mandibular)
Inter-relação maxilomandibular no sentido anteroposterior	ANB	2° ± 2°	≥ 4°
Wits	AO-BO	♂: 1 ± 2 mm	♂: ≥ 4 mm
		♀: 0 ± 2 mm	♀: ≥ 3 mm
Ângulo de convexidade	NAPog	0° ± 2°	≥ 3°
Comprimento efetivo da maxila	Co-A	Valores normativos e indicativos de classe II esquelética devem ser avaliados em conjunto entre si e em relação à aferição da altura facial anteroinferior.[69]	
Comprimento efetivo da mandíbula	Co-Gn		

SN.GoGn, NSGn eixo facial (BaN.PtGn), entre outros. Outros parâmetros de avaliação esquelética vertical se encontram detalhados no Capítulo 2.

Em linhas gerais, pacientes com tendência de crescimento e desenvolvimento predominantemente vertical, com piores prognósticos para tratamento ortopédico da má oclusão de classe II, apresentam o seguinte padrão:[102]

- Ângulo goníaco obtuso.
- Alturas dos processos dentoalveolares dos dentes posteriores relativamente maiores.
- Ramo mandibular mais curto.
- Maior inclinação do plano mandibular.

Outro aspecto a ser considerado tendo em vista o diagnóstico de pacientes portadores de classe II esquelética diz respeito à definição da idade biológica e sua relação com o surto de crescimento puberal, questão essencial que detalhamos anteriormente neste livro (Capítulo 4). Um dos métodos mais confiáveis[27] para a definição de fases de crescimento craniofacial é apresentado no trabalho original de Baccetti et al.,[11] e toma como referência o grau de maturação de vértebras cervicais.

Tratamento

Em uma ou duas fases?

O tratamento da classe II esquelética deve ser realizado durante o crescimento craniofacial,[12] porque, uma vez instalada – o que acontece precocemente –, não se autocorrige, e é mantida durante o crescimento puberal até a fase adulta.[9,12,13,14,16,98,105,109]

Quando em crescimento, o paciente pode então ser abordado de duas formas: com o tratamento iniciado antes do surto máximo de crescimento puberal (em duas fases) ou com o tratamento iniciado durante o surto de crescimento puberal (em fase única).

O tratamento em duas fases inicia-se nos estágios iniciais da dentição mista, quer no primeiro período transitório, quer no período intertransitório. Considera-se o primeiro estágio de tratamento a "fase ortopédica", em que se tenta a possibilidade de remodelação esquelética. O segundo estágio é conhecido como "fase ortodôntica", em que se realiza a finalização e as correções das más posições dentárias individuais. Idealmente, entre as duas fases há a suspensão temporária da execução de mecânicas ativas de tratamento, com a contenção dos resultados ortopédicos, adquiridos na fase inicial, além do monitoramento do crescimento.

Por outro lado, o tratamento em fase única inicia-se mais adiante no tempo, ou seja, ao final da dentição mista ou logo no início da permanente. Esta modalidade de tratamento, mesmo que iniciado relativamente mais tarde que a abordagem terapêutica em duas fases, deve ser executada desde que haja crescimento remanescente, e que o paciente esteja atravessando seu surto de crescimento puberal.

A literatura é extensa no que se refere ao debate sobre a preferência por uma ou outra abordagem. Profissionais com inclinação favorável ao tratamento em duas fases normalmente suportam sua posição sobre os seguintes argumentos, ao indicarem início precoce da terapia ortopédica:

- Pronta redução da displasia esquelética.
- Promoção de alívio psicossocial a paciente e pais que buscaram tratamento.
- Restabelecimento mais imediato da autoestima do paciente.
- Disponibilidade de maior período de crescimento craniofacial e desenvolvimento da oclusão, o que indica maior número de oportunidades de intervir.

- Disponibilidade de níveis de cooperação relativamente maiores por parte de pacientes mais jovens.
- Possibilidade de diminuição do risco do traumatismo de incisivos superiores.
- Possibilidade de diminuição do período de tempo de tratamento ortodôntico corretivo.
- Possibilidade de redução da necessidade de tratamentos radicais futuros, ou seja, exodontias e cirurgias ortognáticas.
- Reforço da imagem do profissional atento às demandas mais imediatas do paciente e seus pais.

Por outro lado, a condução do tratamento em duas fases pode oferecer as seguintes desvantagens:

- Necessidade de monitoração de resultados obtidos na primeira fase, bem como do crescimento e desenvolvimento craniofacial.
- Manutenção da necessidade de abordagem terapêutica corretiva, para ajustes finais da oclusão.
- Desgaste do potencial de cooperação dos pacientes jovens ao iniciarem o tratamento precoce, com eventual instalação de um estado de "esgotamento" do paciente, o que poderia ser decisivo no momento crucial do surto de crescimento puberal.
- Sobretudo, maior tempo de tratamento total, o que pode resultar em maiores custos para o profissional, para o paciente (custo biológico) e seus pais.

Diante das argumentações favoráveis e desfavoráveis à abordagem precoce, os clássicos estudos realizados nas Universidades da Carolina do Norte e na Universidade da Flórida[35,60,78,86,102,103,107] já apontavam para a ausência de provas conclusivas da manutenção dos bons resultados alcançados com o uso de aparelhos ortopédicos em fase pré-surto de crescimento puberal. Ao demonstrarem a comparação de tratamentos aplicados em uma e em duas fases, os seguintes aspectos não diferiram entre os grupos de pacientes tratados:

- Grau de correção esquelética.
- Alterações faciais.
- Qualidade de tratamento.
- Estabilidade.
- Frequência de tratamentos radicais.

Em outras palavras, segundo os estudos apresentados, parece não haver vantagens em iniciar precocemente o tratamento da classe II esquelética sob o ponto de vista clínico, uma vez que os resultados esqueléticos, faciais ou oclusais obtidos, tanto em curto quanto em longo prazo, são similares. Além disso, iniciar o tratamento da classe II antes do surto de crescimento tampouco parece ter sido capaz de reduzir o risco da necessidade de tratamentos corretivos compensatórios (envolvendo exodontias) ou de cirurgias ortognáticas. E, ainda mais importante, embora a introdução de uma fase ortopédica antecipada possa ter diminuído o tempo de tratamento corretivo na segunda fase, o tempo de tratamento total (incluindo o período de uso de aparelhos ortopédico e ortodôntico corretivo) foi considerado significativamente mais longo para pacientes que iniciaram mais cedo.

Ora, qual seria então a razão de submeter o paciente a uma modalidade de tratamento mais longa (em duas fases) se não há nenhuma vantagem clínica sobre o tratamento mais curto (em uma fase)? Ou, ainda, se ambas as abordagens são igualmente efetivas do ponto de vista clínico, qual a vantagem envolvida em optar por um tratamento que geraria maior custo? Alguns estudos apontam, inclusive, para efeitos oclusais relativamente superiores[73] e efeitos esqueléticos em longo prazo mais relevantes para pacientes que fizeram uso de aparelhos funcionais durante a puberdade do que aqueles observados para pacientes tratados em período pré-púbere.

A maioria dos estudos mais recentes vem ratificando essa posição,[45,68,73,99,100] que favorece a intervenção terapêutica em momento único. No entanto, antes de conclusões absolutamente definitivas a esse respeito, é preciso dispensar um olhar mais cauteloso às posições diversas. Apesar de os dados científicos, analisados em bloco, refletirem resultados "médios" que favorecem o tratamento em uma fase, muitos dos estudos observaram variabilidade considerável em seus resultados. Isso significa dizer que, apesar de termos indicativos médios que favoreçam a abordagem em uma fase, parece não haver uma tendência suficientemente homogênea dos resultados em face da aplicação de uma ou outra modalidade de tratamento.

Dessa maneira, em nossa prática clínica diária, não devemos deixar de considerar a individualidade de cada paciente em sua má oclusão específica, no impacto que esta provoca em sua vida particular e, sobretudo, em suas queixas singulares. Apesar da ausência de vantagens clínicas em iniciar um tratamento precocemente, alguns pacientes, individualmente, podem se beneficiar muito da abordagem em duas fases.

Em conclusão, adota-se, sempre que possível, a abordagem mais eficiente para o tratamento da classe II esquelética, ou seja, em uma fase somente. Esta deve ser iniciada com o surto de crescimento puberal, o que geralmente coincide com o período compreendido entre os estágios de dentição mista tardia e permanente precoce. Entretanto, alguns aspectos devem ser considerados para aventar intervenções mais precoces, como a presença de grandes discrepâncias esqueléticas, retrognatia mandibular associada à síndrome da apneia obstrutiva do sono,[18] impacto psicossocial significativo,[19] e, sobretudo, pacientes com histórico ou cujos incisivos superiores estejam sujeitos a traumatismos,[30,57,68,100,106] como em casos de ausência de cobertura e selamento labiais. A Tabela 8.3 traz, de maneira resumida, as ponderações aqui elencadas acerca do tratamento da má oclusão esquelética de classe II em uma ou duas fases.

A despeito da condução terapêutica eleita, é fundamental que, em todos os casos, um diálogo franco seja estabelecido entre o profissional, pacientes e pais. A decisão por determinada conduta específica deve se basear não só nas evidências científicas – que majoritariamente favorecem a intervenção em fase única –, mas também na experiência do profissional que irá executar o tratamento e nas preferências de cada paciente. Este, assim como seus pais, deverá necessariamente consentir após ser devidamente informado das vantagens e desvantagens de cada opção de tratamento.

Tendo a questão do *timing* sido suficientemente debatida, o clínico pode optar pelo tipo de aparelho e mecânica a ser implementada de acordo com as particularidades da má oclusão apresentada pelo seu paciente. Em resumo, para pacientes com deficiência de crescimento mandibular, aparelhos ativadores seriam indicados. Por outro lado, para pacientes com excesso maxilar, a preferência seria dada aos aparelhos de redirecionamento do crescimento maxilar. Nesse contexto, serão abordadas a seguir algumas das opções mais utilizadas e com comprovada efetividade clínica.

Arcos extrabucais

Um dos aparelhos comumente utilizados, priorizando ações mecânicas de redirecionamento sobre a maxila, é o arco extrabucal (AEB). Trata-se de um aparelho removível contendo dois arcos soldados entre si, medianamente. O primeiro, interno, é encaixado em tubos nas bandas dos primeiros molares permanentes superiores; e o outro, externo, possui ganchos de onde partem as trações extraorais.[81]

Trata-se de um aparelho efetivo e versátil, que permite diferentes configurações e variações de tração (parietal, occipital ou cervical), com diferentes angulações (alta, média ou baixa) e tamanhos do braço externo (pequeno, médio ou grande). Tais variações permitem o direcionamento do vetor de força especificamente adequado para cada caso. São influenciados assim o tipo de movimentação resultante do molar (translação ou inclinação, extrusão ou intrusão) e os efeitos sobre o osso maxilar.[56,90]

Para efeitos ortopédicos, o AEB deve aplicar força de 400 a 500 g em cada lado de tração, e sua efetividade depende altamente da cooperação do paciente. A utilização

TABELA 8.3 Considerações acerca do tratamento ortodôntico da má oclusão esquelética de classe II em uma ou duas fases

	Modalidade de tratamento	
	Em fase única	Em duas fases
Quando iniciar?	Início do surto de crescimento puberal	Antes do surto de crescimento puberal
	• Segundo período transitório; ou • Início da dentadura permanente	• Primeiro período transitório; ou • Período intertransitório
Fase de contenção?	NÃO	SIM
Vantagens	• Mais eficiente • Menor custo biológico • Menor custo financeiro • Não necessidade de monitoração de resultados da primeira fase • Efeito esquelético em menor tempo de tratamento • Preservação do potencial de cooperação do paciente	• Pronta redução de displasia esquelética • Pronta promoção de alívio psicossocial • Maior número de oportunidades de intervenção • Utilização de maior potencial cooperativo • Potencial redução de risco de traumatismo • Potencial redução de tempo de tratamento corretivo • Reforço da imagem do profissional "atento"
Desfechos similares	• Grau de correção esquelética • Alterações faciais • Qualidade do tratamento • Estabilidade do tratamento • Frequência de tratamentos radicais	
Indicações	Primária	Excepcionalidades: • Retrognatia mandibular associada à síndrome da apneia obstrutiva do sono • Impacto psicossocial significativo • Histórico de traumatismo ou aumento significativo do risco

do AEB cervical, embora atue com maior componente de força de distalização do molar, sempre provoca extrusão deste.[52,62] Com isso, observa-se rotação da mandíbula no sentido horário, dificultando a correção da classe II. Esse tipo de tração é indicado para pacientes com tipo morfológico braquifacial ou mesofacial sob supervisão, com o intuito de monitorar eventuais pioras de seu padrão vertical.

A utilização do AEB parietal garante, por sua vez, maior controle vertical,[39,51] que pode ser interessante para a correção da classe II esquelética com rotação no sentido horário da mandíbula, mas emprega menor componente de força horizontal ao primeiro molar e maior componente intrusivo. A tração parietal ou alta deve ser preferencialmente utilizada em pacientes com tipo morfológico dolicofacial.

A tração intermediária do AEB occipital, por sua vez, permite direcionamento da linha de ação de forças para distalização do molar com poucos componentes extrusivos ou intrusivos.[25] Idealmente, o tipo de paciente para essa modalidade de tração é mesofacial ou dolicofacial. Para tração cervical usa-se a tala, para a parietal o casquete, e para a occipital deve-se usar a associação de ambos.

De modo geral, o AEB produz os seguintes efeitos:[8,25,49,52,59,66,73,77,84]

- Redirecionamento do crescimento da maxila, com restrição do deslocamento anterior.
- Redução de ANB.
- Distalização dos molares superiores (com maior ou menor grau de inclinação).
- Rotação da mandíbula no sentido horário (especialmente nos casos de puxada parietal).

A seguir, ilustra-se esse aparelho com apresentação de caso clínico tratado com o AEB de tração cervical (Figuras 8.4 e 8.5).

O aparelho Thurow pode ser considerado outra variação do AEB, e constitui interessante alternativa para a correção de más oclusões esqueléticas de classe II maxilares com componente vertical aumentado. O desenho desse aparelho difere do original no sentido de acoplar ao arco interno um *splint* de acrílico recobrindo os dentes superiores. Quando recobre apenas os dentes posteriores, recebe a designação de Thurow modificado.

Seu uso deve ser regular com forças ortopédicas de tração parietal. O objetivo é restringir, além do componente anterior, o vetor de crescimento vertical da maxila pelo controle do crescimento do processo alveolar superior, favorecendo, assim, a rotação mandibular no sentido anti-horário.

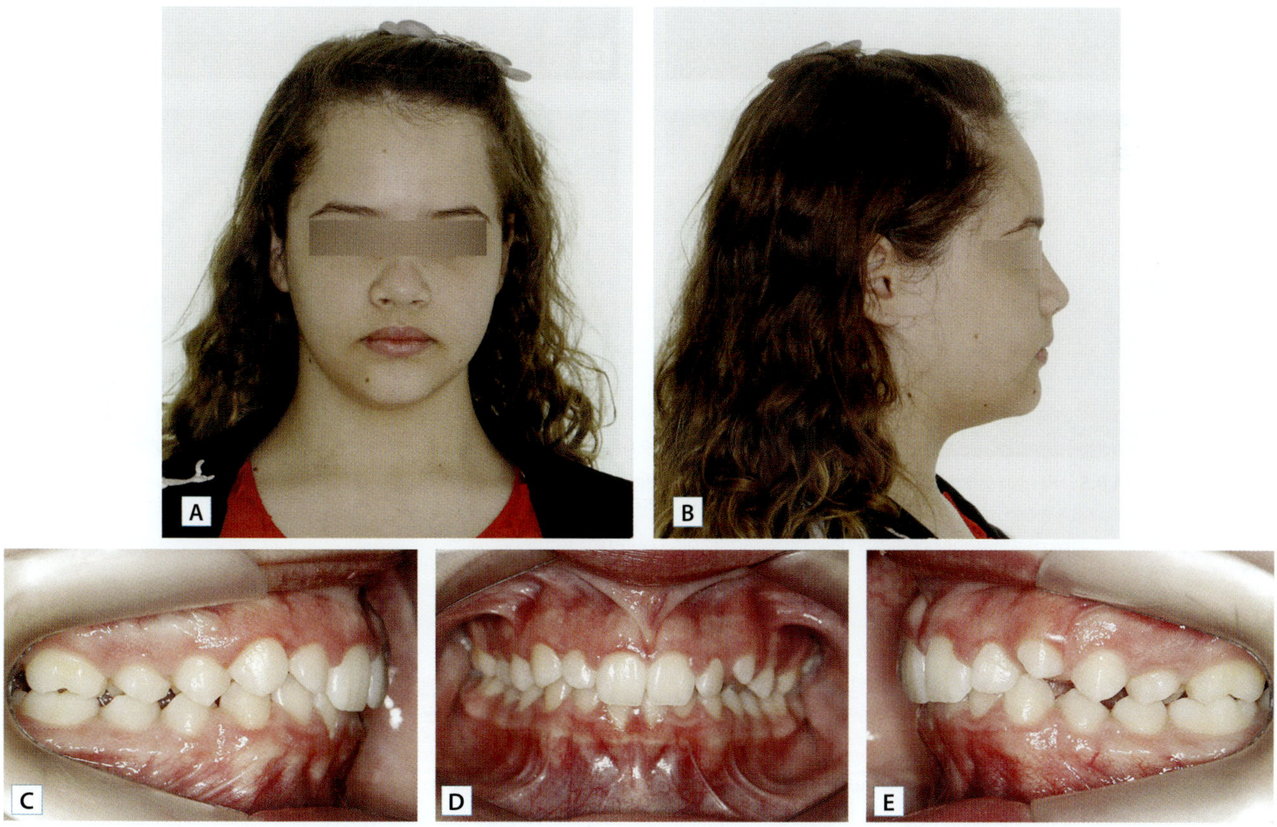

FIGURA 8.4 Registros iniciais de fotografias faciais frontal (A), de perfil (B) e intraorais frontal (D), laterais direita (C) e esquerda (E).
Fonte: registros gentilmente cedidos pelo professor Fábio Lourenço Romano.

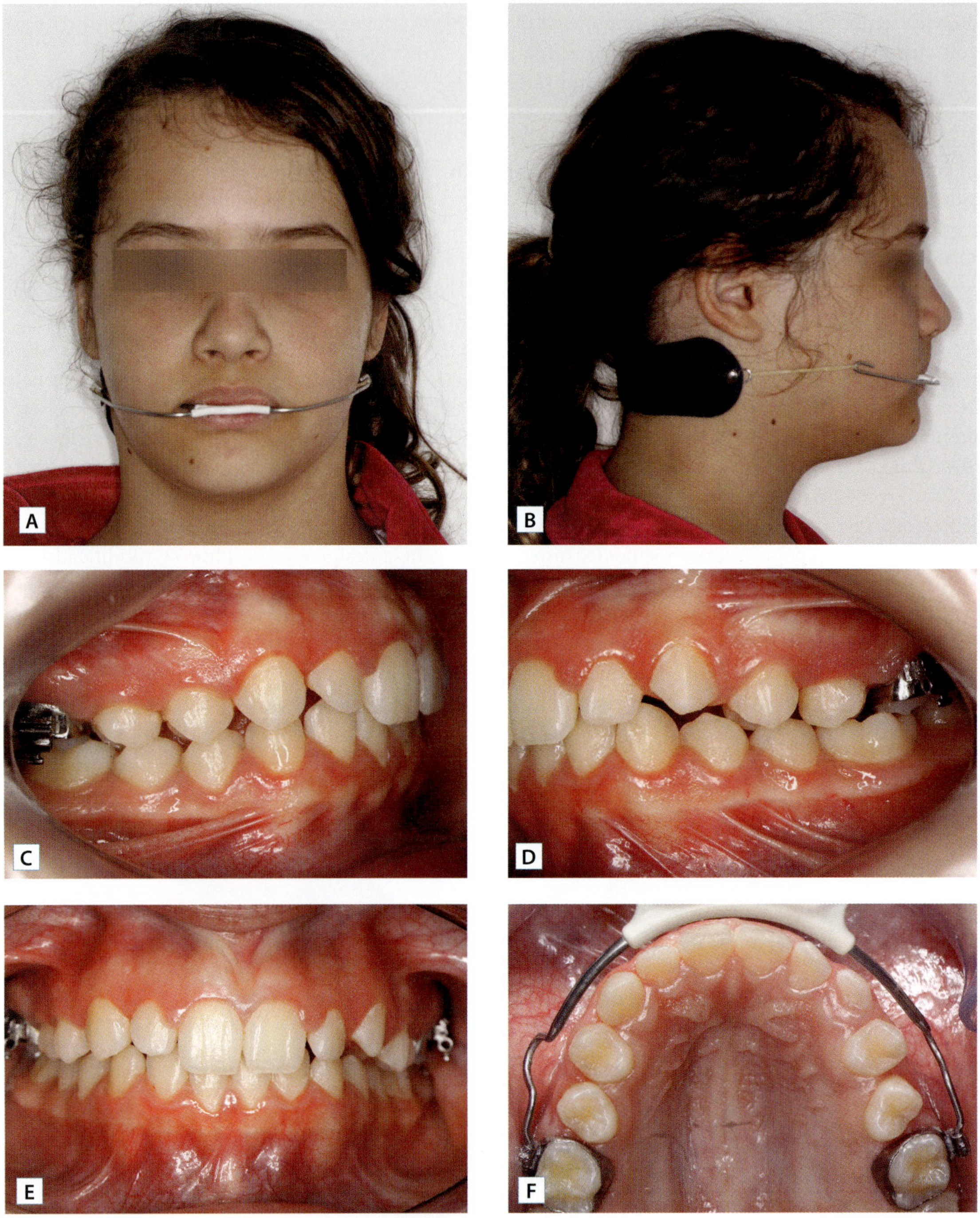

FIGURA 8.5 Registros intermediários de fotografias faciais frontal (A), de perfil (B) e intraorais frontal (E), laterais direita (C) e esquerda (D) e oclusal (F).
Fonte: registros gentilmente cedidos pelo professor Fábio Lourenço Romano.

Além destes, outros efeitos são verificáveis:[14,83,97]

- Rotação horária do plano maxilar.
- Rotação anti-horária do plano mandibular.
- Redução da sobremordida.
- Redução da sobressaliência.
- Distalização e intrusão dos molares superiores.

A seguir, ilustra-se o aparelho Thurow com apresentação de caso clínico (Figuras 8.6, 8.7 e 8.8).

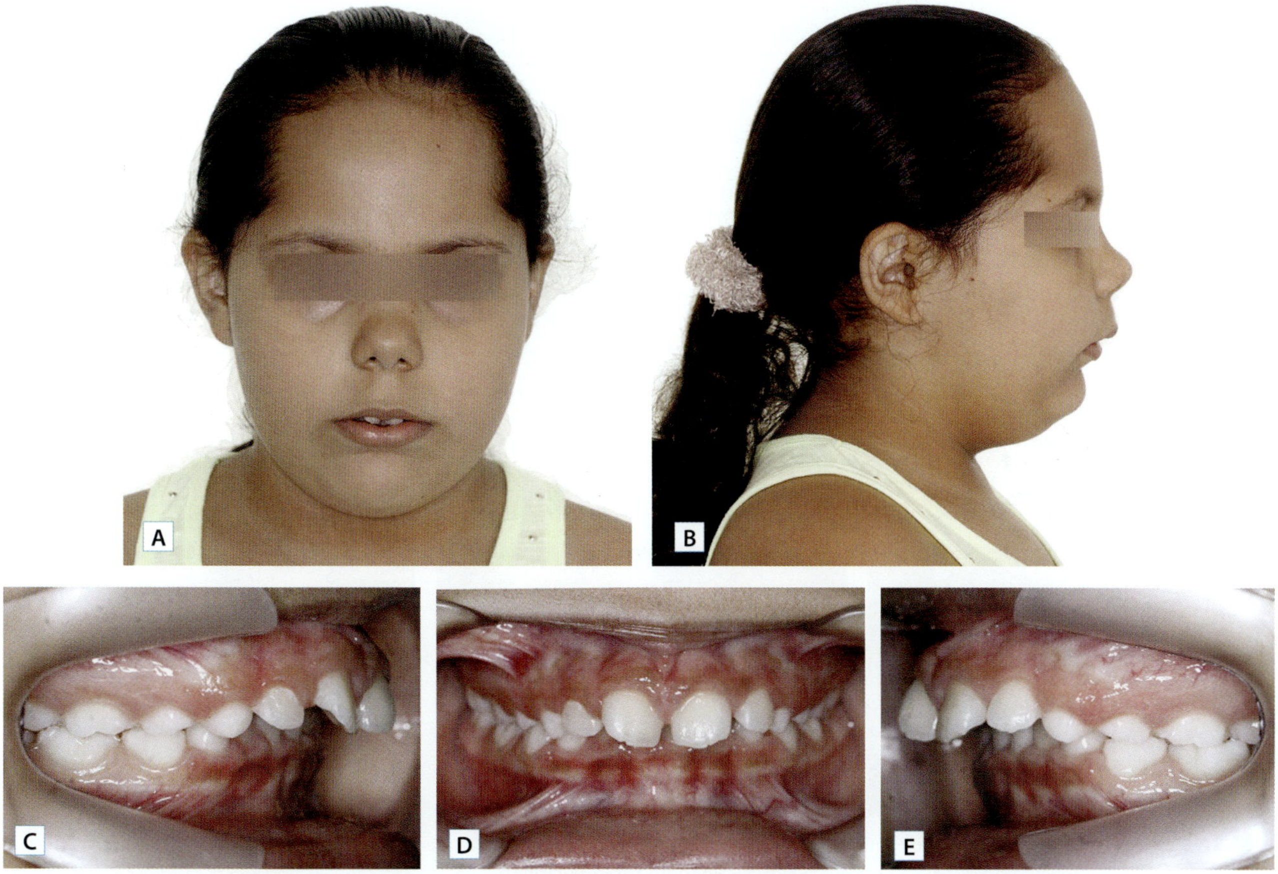

FIGURA 8.6 Registros iniciais de fotografias faciais frontal (A), de perfil (B) e intraorais frontal (D), laterais direita (C) e esquerda (E).
Fonte: registros gentilmente cedidos pela professora Maria Bernadete Sasso Stuani.

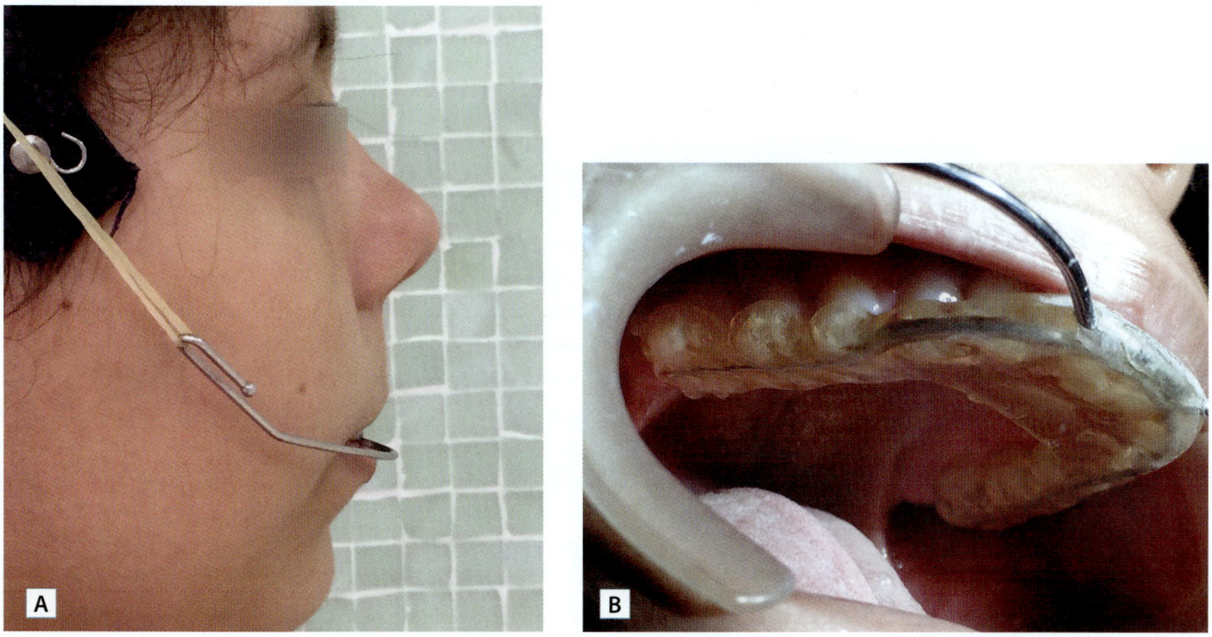

FIGURA 8.7 Registros iniciais com aparelho em posição em fotografias faciais de perfil (A) e intraoral lateral direita (B).
Fonte: registros gentilmente cedidos pela professora Maria Bernadete Sasso Stuani.

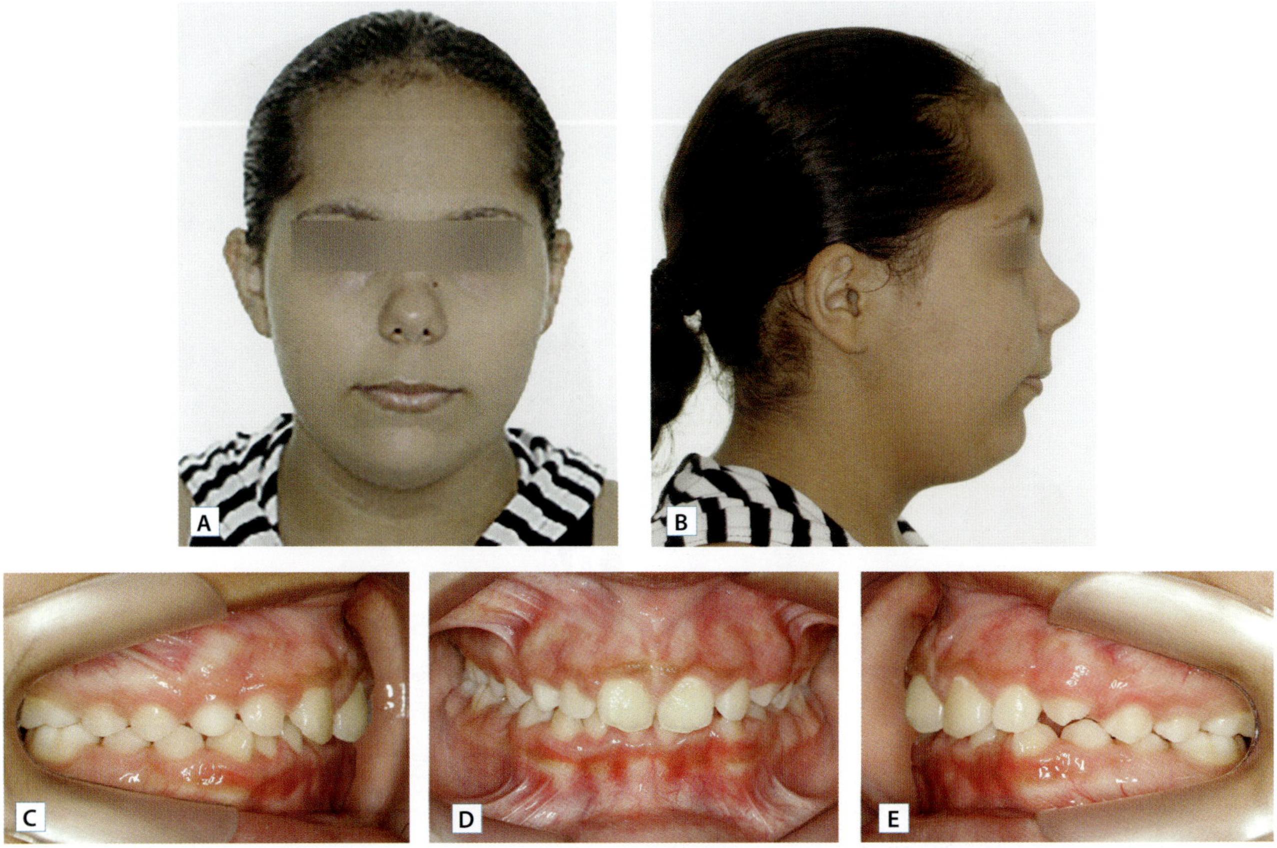

FIGURA 8.8 Registros intermediários de fotografias faciais frontal (A), de perfil (B) e intraorais frontal (D), laterais direita (C) e esquerda (E). Fonte: registros gentilmente cedidos pela professora Maria Bernadete Sasso Stuani.

Aparelhos funcionais removíveis

Em casos de necessidade de correção da classe II esquelética de origem mandibular, pode ser recomendável que se lance mão de aparelhos funcionais de reposicionamento anterior da mandíbula. Dentre as inúmeras variações de desenhos disponíveis, podemos citar alguns dos mais comumente utilizados, como o bionator de Balters, o regulador de Função Fränkel II, o ativador de Andresen e o Twin-block.

Via de regra, o princípio terapêutico desses aparelhos se baseia na adoção de uma postura anteriorizada da mandíbula obtida durante seu uso, com a "construção" de uma nova mordida. Em teoria, essa nova postura protrusiva mandibular, viabilizada pelo aparelho em posição, seria responsável pelo estímulo de seu crescimento e pela compensação da desarmonia esquelética decorrente de sua retrusão mandibular inicial.

Dentre seus efeitos, destacam-se:[6,20,42,44,63,67,71,89,108]

- Restrição do movimento anterior da maxila (em menor grau que o AEB).
- Crescimento mandibular.
- Diminuição de ANB.
- Inclinação lingual dos incisivos superiores.
- Inclinação para labial dos incisivos inferiores.
- Diminuição da sobressaliência.

A seguir, ilustra-se essa classe de aparelhos com a apresentação de caso clínico tratado com o ativador (Figuras 8.9, 8.10 e 8.11).

Os efeitos terapêuticos sobre o padrão esquelético, embora já documentados, ainda são matéria de certa controvérsia na literatura.[36] A esse propósito, ainda se discute a magnitude do efeito de aparelhos funcionais removíveis sobre o crescimento mandibular, que pode ser considerado irrelevante clinicamente, sob a visão de alguns,[32,67] ou, quando significativos, não evidentes em longo prazo.[26] Alguns autores[64,67] sustentam, assim, que a maior parte da correção da classe II esquelética se dá por movimentações dentárias compensatórias em detrimento de efeitos ortopédicos.

Tendo em vista que aparelhos dessa natureza também promovem "efeitos colaterais" (rotação horária mandibular com consequente aumento da altura facial anterior), não são normalmente indicados para casos de classe II esquelética com padrão morfológico de hiperdivergência.[43] Portanto, a indicação ideal para esse tipo de aparelho se

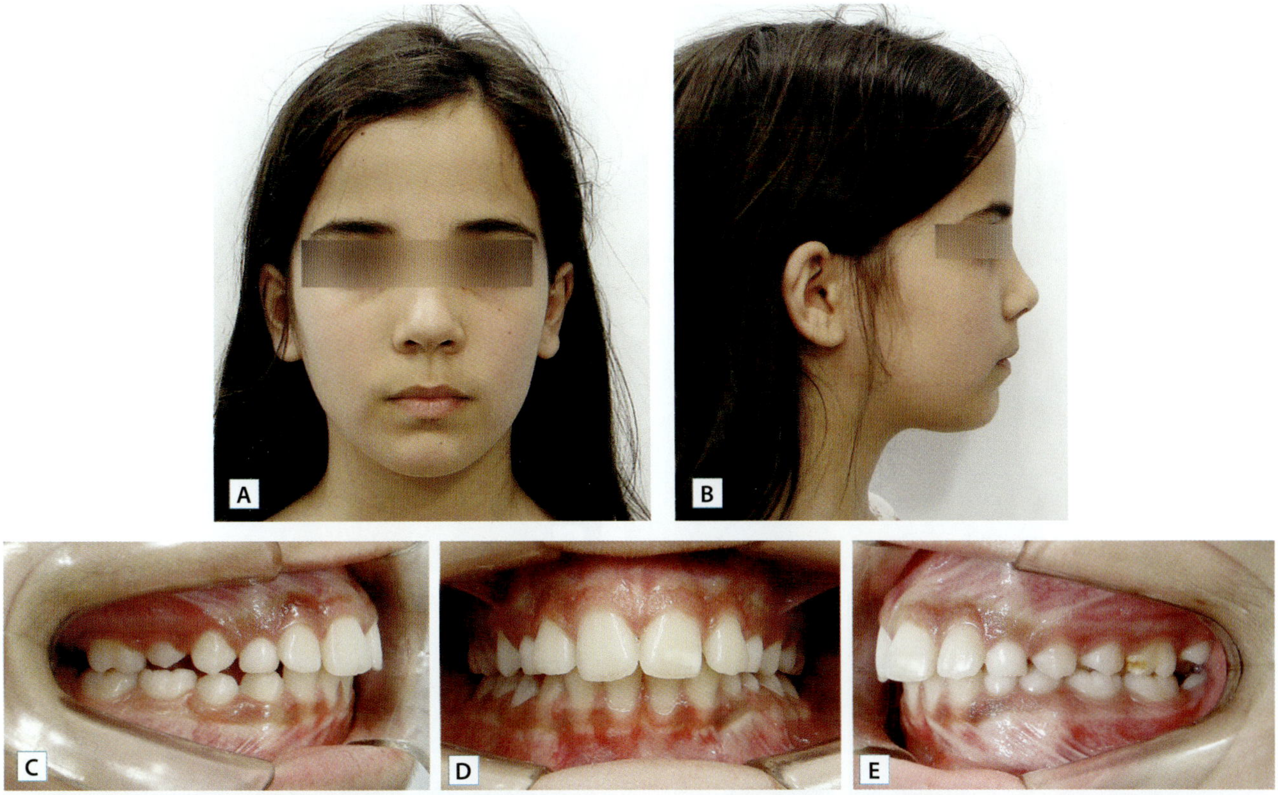

FIGURA 8.9 Registros iniciais de fotografias faciais frontal (A), de perfil (B) e intraorais frontal (D), laterais direita (C) e esquerda (E). Fonte: registros gentilmente cedidos pelo Dr. Cassio Rocha Sobreira.

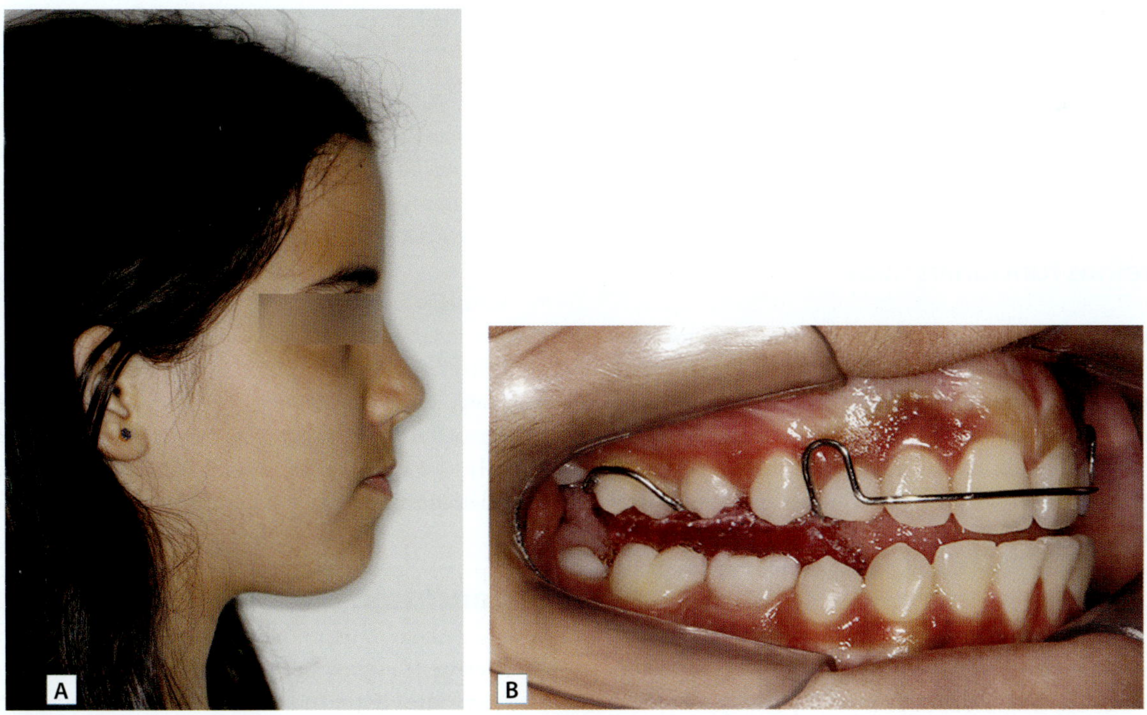

FIGURA 8.10 Registros iniciais com aparelho em posição em fotografias faciais de perfil (A) e intraoral lateral direita (B). Fonte: registros gentilmente cedidos pelo Dr. Cassio Rocha Sobreira.

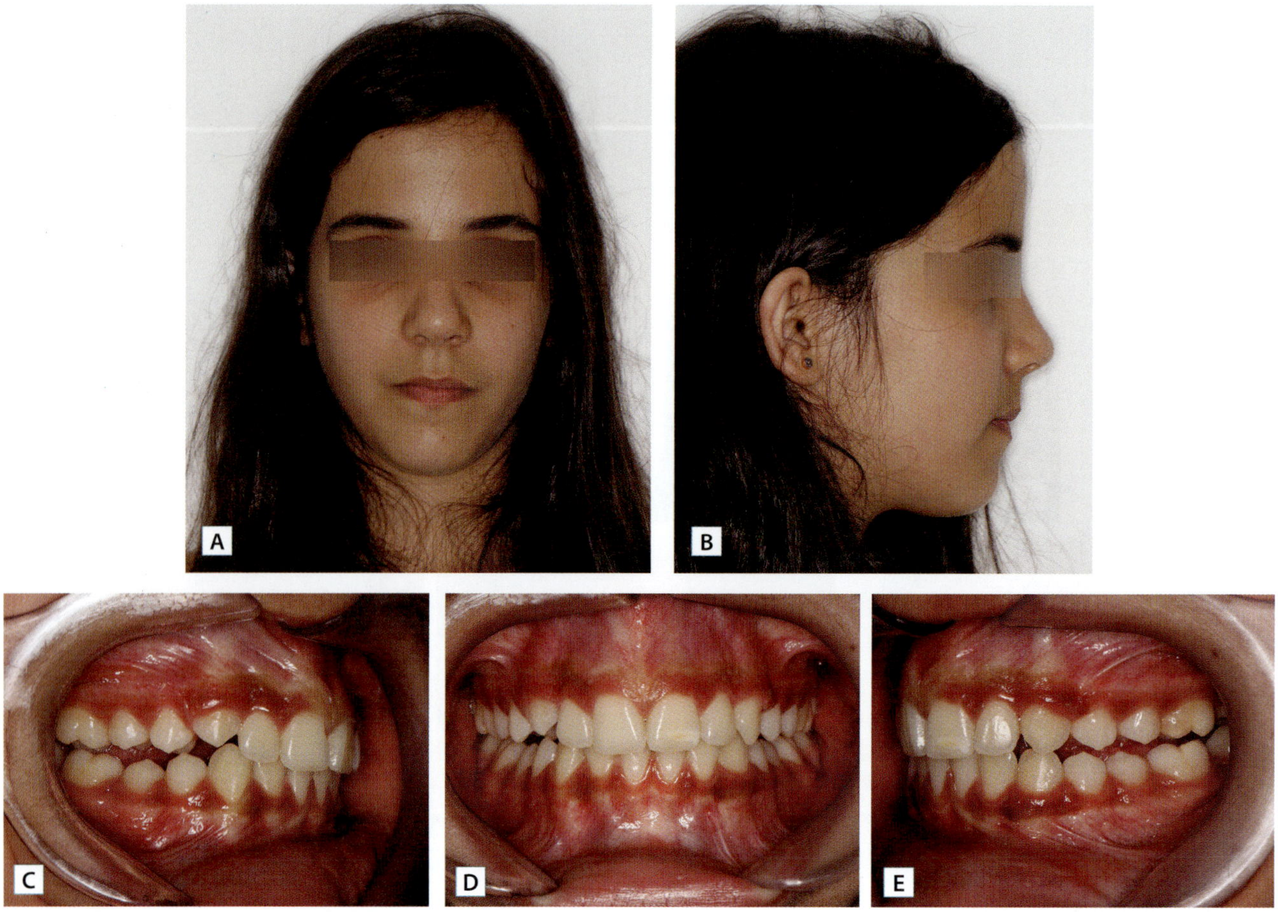

FIGURA 8.11 Registros intermediários de fotografias faciais frontal (A), de perfil (B) e intraorais frontal (D), laterais direita (C) e esquerda (E). Fonte: registros gentilmente cedidos pelo Dr. Cassio Rocha Sobreira.

refere àqueles pacientes portadores de classe II, divisão 1, de origem mandibular, braquifaciais que apresentam inclinação lingual dos incisivos inferiores.

Aparelhos funcionais fixos

Dentre os aparelhos que compõem essa classe, destaca-se sobre todos os outros o aparelho de Herbst,[74,75,76] com um mecanismo telescópico par formado por tubo e pistão que, ao encaixados, mantêm a mandíbula constantemente projetada. Os tubos são fixados na região de molares superiores, e os pistões são fixados na região de pré-molares ou molares decíduos inferiores. A ancoragem superior pode ser feita pelo aparelho de Haas modificado para Herbst, enquanto a ancoragem inferior é realizada por um arco lingual de Nance modificado (com acréscimo de fio por vestibular).[94]

Dos aparelhos funcionais, o Herbst já foi considerado um dos mais efetivos,[32] e seus principais efeitos são:[22,41,82,111]

- Diminuição da protrusão maxilar.
- Aumento do comprimento mandibular.
- Aumento vertical do ramo mandibular.
- Relativo melhor controle de altura facial anterior.
- Inclinação lingual dos incisivos superiores.
- Inclinação vestibular dos incisivos inferiores.
- Restrição vertical e distalização dos molares superiores.
- Extrusão e mesialização dos molares inferiores.

Entretanto, a exemplo dos aparelhos funcionais removíveis, parece haver maior evidência de que os efeitos dentários são os maiores responsáveis pela correção da classe II,[111] e a estabilidade e a relevância clínica dos efeitos esqueléticos ainda são discutíveis.[22,33]

Conclusão

A classe II esquelética pode se manifestar em frequências relevantes entre indivíduos em crescimento. Principalmente quando mais severa, pode resultar em efeitos funcionais e psicossociais significativos para o indivíduo que a porta. Por se estabelecer precocemente e por não apresentar potencial de autocorreção, deve ser interceptada. Preferencialmente, opta-se pela abordagem em fase única, iniciada com o surto de crescimento puberal. Variações de aparelhos e mecânicas devem ser aventadas como opções de tratamento, considerando principalmente as especificidades morfológicas da má oclusão instalada.

REFERÊNCIAS

1. Akbari M, Lankarani KB, Honarvar B, Tabrizi R, Mirhadi H, Moosazadeh M. Prevalence of malocclusion among Iranian children: a systematic review and meta-analysis. Res J (Isfahan). 2016;13(5):387-95.
2. Alajlan SS, Alsaleh MK, Alshammari AF, Alharbi SM, Alshammari AK, Alshammari RR. The prevalence of malocclusion and orthodontic treatment need of school children in Northern Saudi Arabia. J Orthod Sci. 2019 23;8:10.
3. Alhammadi MS, Halboub E, Fayed MS, Labib A, El-Saaidi C. Global distribution of malocclusion traits: a systematic review. Dental Press J Orthod. 2018;23(6):40.e1-40.e10.
4. Almeida AB, Leite ICG, Melgaço CA, Marques LS. Dissatisfaction with dentofacial appearance and the normative need for orthodontic treatment: determinant factors. Dental Press J Orthod. 2014;19(3):120-6.
5. Almeida MR, Pereira ALP, Almeida RR, Almeida-Pedrin RR, Silva Filho OG. Prevalência de má oclusão em crianças de 7 a 12 anos de idade. Dental Press J Orthod. 2011;16(4):123-31.
6. Angelieri F, Franchi L, Cevidanes LHS, Scanavini MA, McNamara Jr JA. Long-term treatment effects of the FR-2 appliance: a prospective evalution 7 years post-treatment. Eur J Orthod. 2014;36(2):192-9.
7. Angle EH. Classification of malocclusion. Dent Cosmos. 1899;41(3):248-64.
8. Antonarakis GS, Kiliaridis S. Treating class II malocclusion in children. Vertical skeletal effects of high-pull or low-pull headgear during comprehensive orthodontic treatment and retention. Orthod Craniofac Res. 2015;18(2):86-95.
9. Antonini A, Marinelli A, Baroni G, Franchi L, Defraia E. Class II malocclusion with maxillary protrusion from the deciduous through the mixed dentition: a longitudinal study. Angle Orthod. 2005;75(6):980-6
10. Arraj GP, Rossi-Fedele G, Doğramacı EJ. The association of overjet size and traumatic dental injuries: a systematic review and meta-analysis. Dent Traumatol. 2019;35(4-5):217-32.
11. Baccetti T, Franchi L, McNamara JA Jr. An improved version of the cervical vertebral maturation (CVM) method for the assessment of mandibular growth. Angle Orthod. 2002;72(4):316-23.
12. Baccetti T, Franchi L, Kim LH. Effect of Timing on the outcomes of 1-phase Nonextraction therapy of class II malocclusion. Am J Orthod Dentofacial Orthop. 2009;136(4):501-9.
13. Baccetti T, Franchi L, McNamara Jr JA, Tollaro I. Early dentofacial features of class II malocclusion: a longitudinal study from the deciduous through the mixed dentition. Am J Orthod Dentofacial Orthop. 1997a;111(5):502-9.
14. Baccetti T, Stahl F, McNamara Jr JA. Dentofacial growth changes in subjects with untreated class II malocclusion from late puberty through young adulthood. Am J Orthod Dentofacial Orthop. 1997b;111(5):502-9.
15. Bae J, Son WS, Kim SS, Park SB, Kim YI. Comparison of masticatory efficiency according to Angle's classification of malocclusion. Korean J Orthod. 2017;47(3):151-7.
16. Barbosa LAG, Araujo E, Behrents RG, Buschang PH. Longitudinal cephalometric growth of untreated subjects with class II division 2 malocclusion. Am J Orthod Dentofacial Orthop. 2017;151(5):914-20.
17. Bauman JM, Souza JGS, Bauman CD, Flório FM. Epidemiological pattern of malocclusion in Brazilian preschoolers. Cien Saude Colet. 2018;23(11):3861-8.
18. Behrents RG, Shelgikar AV, Conley RS, Flores-Mir C, Hans M, Levine M, et al. Obstructive sleep apnea and orthodontics: an American Association of Orthodontists White Paper. Am J Orthod Dentofacial Orthop. 2019 Jul;156(1):13-28.e1.
19. Bernabé E, Sheiham A, Oliveira CM. Condition-specific impacts on quality of life attributed to malocclusion by adolescents with normal occlusion and class I, II and III malocclusion. Angle Orthod. 2008;78(6):977-82.
20. Bishara SE, Ziaja RR. Functional appliances: a review. Am J Orthod Dentofacial Orthop. 1989;95(3):250-8.
21. Bittencourt MAV, Machado AW. An overview of the prevalence of malocclusion in 6 to 10-year-old children in Brazil. Dent Press J Orthod. 2010;15(6):113-22.
22. Bock NC, von Bremen J, Ruf S. Stability of Class II fixed functional appliance therapy: a systematic review and meta-analysis. Eur J Orthod. 2016;38(2):129-39.
23. Boeck EM, Pizzol KEDC, Navarro N, Chiozzini NM, Foschini ALR. Prevalência de maloclusão em escolares de 5 a 12 anos de rede municipal de ensino de Araraquara. Rev CEFAC. 2013;15(5):1270-80.
24. Broadbent BH. A new X-ray technique and its application to orthodontia. Angle Orthod. 1931;1(2):45-66.
25. Burke M, Jacobson A. Vertical changes in high-angle class II, division 1 patients treated with cervical or occipital pull headgear. Am J Orthod Dentofacial Orthop. 1992;102(6):501-8.
26. Cacciatore G, Ugolini A, Sforza C, Gbinigie O, Plüddemann A. Long-term effects of functional appliances in treated versus untreated patients with class II malocclusion: a systematic review and meta-analysis. PLoS One. 2019 6;14(9):e0221624.
27. Cericato GO, Bittencourt MA, Paranhos LR. Validity of the assessment method of skeletal maturation by cervical vertebrae: a systematic review and meta-analysis. Dentomaxillofac Radiol. 2015;44(4):20140270.
28. Chen DR, McGorray SP, Dolce C, Wheeler TT. Effect of early class II treatment on the incidence of incisor trauma. Am J Orthod Dentofacial Orthop. 2011;140(4):e155-60.
29. Cirulli N, Cantore S, Ballini A, Perillo L, Giannico OV, Tafuri S, De Vito D. Prevalence of caries and dental malocclusions in the apulian paediatric population: an epidemiological study. Eur J Paediatr Dent. 2019;20(2):100-4.
30. Clauser GZ. Are There any advantages of early class II treatment? Am J Orthod Dentofacial Orthop. 2009;135(4):420.
31. Corrêa-Faria P, Martins CC, Bönecker M, Paiva SM, Ramos-Jorge ML, Pordeus IA. Clinical factors and socio-demographic characteristics associated with dental trauma in children: a systematic review and meta-analysis. Dent Traumatol. 2016;32(5):367-78.
32. Cozza P, Baccetti T, Franchi L, De Toffol L, McNamara JA Jr. Mandibular changes produced by functional appliances in class II malocclusion: a systematic review. Am J Orthod Dentofacial Orthop. 2006;129(5):599.e1-12.
33. D'Antò V, Bucci R, Franchi L, Rongo R, Michelotti A, Martina R. Class II functional orthopaedic treatment: a systematic review of systematic reviews. J Oral Rehabil. 2015;42(8):624-42.
34. Dias PF, Gleiser R. Orthodontic treatment need in a group of 9-12-year-old Brazilian schoolchildren. Braz Oral Res. 2009;23(2):182-9.
35. Dolce C, McGorray SP, Brazeau L, King GJ, Wheeler TT. Timing of class II treatment: skeletal changes comparing 1-phase and 2-phase treatment. Am J Orthod Dentofacial Orthop. 2007;132(4):481-9.
36. Ehsani S, Nebbe B, Normando D, Lagravere MO, Flores-Mir C. Short-term treatment effects produced by the twin-block appliance: a systematic review and meta-analysis. Eur J Orthod. 2015;37(2):170-6.
37. English JD, Buschang PH, Throckmorton GS. Does malocclusion affect masticatory performance? Angle Orthod. 2002;72(1):21-7.
38. Faissol MAL, Sigilião LCF, Assunção PS. Alterações dentoesqueléticas em pacientes com maloclusão classe II de Angle tratados com aparelho de Thurow modificado. Rev Naval Odont On Line. 2009;3(1):5-9.
39. Firouz M, Zernik J, Nanda R. Dental and orthopedic effects of high-pull headgear in treatment of class II, division 1 malocclusion. Am J Orthod Dentofacial Orthop. 1992;102(3):197-205.

40. Fischer-Brandies H, Fischer-Brandies E, König A. A cephalometric comparison between angle class II, division 2 malocclusion and normal occlusion in adults. Br J Orthod. 1985;12(3):158-62.
41. Flores-Mir C, Ayeh A, Goswani A, Charkhandeh S. Skeletal and dental changes in class II division 1 malocclusions treated with splint-type Herbst appliances: a systematic review. Angle Orthod. 2007;77(2):376-81.
42. Franchi L, Pavoni C, Faltin K Jr, McNamara JA Jr, Cozza P. Long--term skeletal and dental effects and treatment timing for functional appliances in class II malocclusion. Angle Orthod. 2013;83(2):334-40.
43. Freeman CS, McNamara Jr JA, Baccetti T, Franchi L, Graff TW. Treatment effects of the Bionator and High-Pull Facebow combination followed by fixed appliances in patients with increased Vertical dimensions. Am J Orthod Dentofacial Orthop. 2007;131(2):184-95.
44. Freeman DC, McNamara Jr JA, Baccetti T, Franchi L, Fränkel C. Long-term treatment effects of the FR-2 appliance of Fränkel. Am J Orthod Dentofacial Orthop. 2009;135(5):570.e1-6.
45. Ghafari J, Shofer FS, Jacobsson-Hunt U, Markowitz DL, Laster LL. Headgear versus function regulator in the early treatment of class II, division 1 malocclusion: a randomized clinical trial. Am J Orthod Dentofacial Orthop. 1998;113(1):51-61.
46. Godiawala RN, Joshi MR. A cephalometric comparison between class II, division 2 malocclusion and normal occlusion. Angle Orthod. 1974;44(3):262-7.
47. Góis EG, Vale MP, Paiva SM, Abreu MH, Serra-Negra JM, Pordeus IA. Incidence of malocclusion between primary and mixed dentitions among Brazilian children: a 5-year longitudinal study. Angle Orthod. 2012;82(3):495-500.
48. Grando G, Young AA, Vedovello Filho M, Vedovello SA, Ramirez--Yañez GO. Prevalence of malocclusions in a young Brazilian population. Int J Orthod Milwaukee. 2008;19(2):13-6.
49. Haralabakis NB, Sifakakis IB. The effect of cervical headgear on patients with high or low mandibular plane angles and the "myth" of posterior mandibular rotation. Am J Orthod Dentofacial Orthop. 2004;126(3):310-7.
50. Henrikson T, Ekberg EC, Nilner M. Masticatory efficiency and ability in relation to occlusion and mandibular dysfunction in girls. Int J Prosthodont. 1998;11(2):125-32.
51. Henriques RP, Henriques JFC, Almeida RR, Freitas MR, Janson G. Estudo das alterações decorrentes do uso do aparelho extrabucal de tração occipital na correção da má oclusão de classe II, 1ª divisão. R Dental Press Ortodon Ortop Facial. 2007;12(4):72-83.
52. Henriques FP, Janson G, Henriques JF, Pupulim DC. Effects of cervical headgear appliance: a systematic review. Dental Press J Orthod. 2015;20(4):76-81.
53. Hofrath, H. Die Bedeutung der Röntgenfern-und Abstandsaufnahmen für die Diagnostik der Kieferanomalien. Fortschr. Orthodont. 1931;1:232-6.
54. Jacob HB, Buschang PH. Mandibular growth comparisons of class I and class II division 1 skeletofacial patterns. Angle Orthod. 2014a;84(5):755-61.
55. Jacob HB, dos Santos-Pinto A, Buschang PH. Dental and skeletal components of class II open bite treatment with a modified Thurow appliance. Dental Press J Orthod. 2014b;19(1):19-25.
56. Jacobson A. A key to the understanding of extraoral forces. Am J Orthod. 1979;75(4):361-86.
57. Justus R. Are there any advantages of early class II treatment? Am J Orthod Dentofacial Orthod. 2008;134(6):717-8.
58. Kallunki J, Sollenius O, Paulsson L, Petrén S, Dimberg L, Bondemark L. Oral health-related quality of life among children with excessive overjet or unilateral posterior crossbite with functional shift compared to children with no or mild orthodontic treatment need. Eur J Orthod. 2019 29;41(2):111-6.
59. Keeling SD, Wheeler TT, King GJ, Garvan CW, Cohen DA, Cabassa S, McGorray SP, Taylor MG. Anteroposterior skeletal and dental changes after early class II treatment with bionators and headgear. Am J Orthod Dentofacial Orthop. 1998 Jan;113(1):40-50.
60. King GJ, McGorray SP, Wheeler TT, Dolce C, Taylor M. Comparison of Peer Assessment Ratings (PAR) from 1-phase and 2-phase treatment protocols for class II malocclusions. Am J Orthod Dentofacial Orthop. 2003;123(5):489-96.
61. Klocke A, Nanda RS, Kahl-Nieke B. Skeletal class II patterns in the primary dentition. Am J Orthod Dentofacial Orthop. 2002;121(6):596-601.
62. Kloehn SJ. Evaluation of cervical anchorage force in treatment. Angle Orthod. 1961;31(2):91-104.
63. Knösel M, Espinoza-Espinoza GE, Sandoval-Vidal P, Zaror C. Angle class II correction: stepwise mandibular advancement or bite jumping? A systematic review and meta-analysis of skeletal, dental and condylar effects. J Orofac Orthop. 2020 (e-pub ahead of print).
64. Koretsi V, Zymperdikas VF, Papageorgiou SN, Papadopoulos MA. Treatment effects of removable functional appliances in patients with class II malocclusion: a systematic review and meta-analysis. Eur J Orthod. 2015;37(4):418-34.
65. Liu BCL, Lee IC, Lo LJ, Ko EWC. Investigate the oral health impact and quality of life on patients with malocclusion of different treatment needs. Biomed J. 2019 ;42(6):422-29.
66. Mäntysaari R, Kantomaa T, Pirttiniemi P, Pykäläinen A. The effects of early headgear treatment on dental arches and craniofacial morphology: a report of a 2 year randomized study. Eur J Orthod. 2004;26(1):59-64.
67. Marsico E, Gatto E, Burrascano M, Matarese G, Cordasco G. Effectiveness of orthodontic treatment with functional appliances on mandibular growth in the short term. Am J Orthod Dentofacial Orthop. 2011;139(1):24-36.
68. Maspero C, Galbiati G, Giannini L, Guenza G, Farronato M. Class II division 1 malocclusions: comparisons between one – and two--step treatment. Eur J Paediatr Dent. 2018;19(4):295-9.
69. McNamara JA Jr. A method of cephalometric evaluation. Am J Orthod. 1984;86(6):449-69.
70. McNamara JA Jr. Components of class II malocclusion in children 8-10 years of age. Angle Orthod. 1981;51(3):177-202.
71. Nucera R, Lo Giudice A, Rustico L, Matarese G, Papadopoulos MA, Cordasco G. Effectiveness of orthodontic treatment with functional appliances on maxillary growth in the short term: a systematic review and meta-analysis. Am J Orthod Dentofacial Orthop. 2016;149(5):600-611.e3.
72. Nucera R, Militi A, Lo Giudice A, Longo V, Fastuca R, Caprioglio A, et al. Skeletal and dental effectiveness of treatment of class II malocclusion with headgear: a systematic review and meta-analysis. J Evid Based Dent Pract. 2018;18(1):41-58.
73. O'Brien K, Wright J, Conboy F, Appelbe P, Davies L, Connolly I, et al. Early treatment for class II division 1 malocclusion with the twin-block appliance: a multi-center, randomized, controlled trial. Am J Orthod Dentofacial Orthop. 2009 May;135(5):573-9.
74. Pancherz H. The effect of continuous bite jumping on the dentofacial complex: a follow-up study after Herbst appliance treatment of class II malocclusions. Eur J Orthod. 1981;3(1):49-60.
75. Pancherz H. The mechanism of class II correction in Herbst appliance treatment: a cephalometric investigation. Am J Orthod. 1982;82(2):104-13.
76. Pancherz H. Treatment of class II malocclusions by jumping the bite with the Herbst appliance: a cephalometric investigation. Am J Orthod. 1979 Oct;76(4):423-42.
77. Papageorgiou SN, Kutschera E, Memmert S, Gölz L, Jäger A, Bourauel C, Eliades T. Effectiveness of early orthopaedic treatment with headgear: a systematic review and meta-analysis. Eur J Orthod. 2017 1;39(2):176-87.
78. Pavlow SS, McGorray SP, Taylor MG, Dolce C, King GJ, Wheeler TT. Effect of early treatment on stability of occlusion in patients with class II malocclusion. Am J Orthod Dentofacial Orthop. 2008;133(2):235-44.
79. Pavoni C, Lombardo EC, Lione R, Faltin Jr KF, McNamara Jr JA, Cozza P, et al. Treatment timing for functional jaw orthopaedics followed by fixed appliances: a controlled long-term study. Eur J Orthod. 2018 27;40(4):430-6.
80. Peck S, Peck L, Kataja M. Class II division 2 malocclusion: a heritable pattern of small teeth in well-developed jaws. Angle Orthod. 1998;68(1):9-20.

81. Pereira CM, Demito CF. Série aparelhos ortodônticos: extrabucal. S/data:1-12.
82. Perinetti G, Primožič J, Furlani G, Franchi L, Contardo L. Treatment effects of fixed functional appliances alone or in combination with multibracket appliances: a systematic review and meta-analysis. Angle Orthod. 2015;85(3):480-92.
83. Pinto AS, Martins LP, Melo ACM, Paulin RF, Oshiro L. O aparelho extrabucal de Thurow modificado no tratamento da classe II com mordida aberta: caso clínico. Rev Dent Press Ortodon Ortop Max. 2001;6(1):57-62.
84. Pirttiniemi P, Kantomaa T, Mäntysaari R, Pykäläinen A, Krusinskiene V, Laitala T, et al. The effects of early headgear treatment on dental arches and craniofacial morphology: an 8 year report of a randomized study. Eur J Orthod. 2005;27(5):429-36.
85. Plaza SP, Reimpell A, Silva J, Montoya D. Relationship between skeletal class II and class III malocclusions with vertical skeletal pattern. Dental Press J Orthod. 2019 5;24(4):63-72.
86. Proffit WR, Tulloch JFC. Preadolescent class II problems: treat now or wait? Am J Orthod Dentofacial Orthop. 2002;121(6):560-2.
87. Ribas MO, Orellana B, Fronza F, Gasparim GR, Mello GS, Simas Neta MLS, et al. Estudo epidemiológico das maloclusões em escolares de 6 a 8 anos na cidade de Curitiba-Paraná. Rev Sul-Bras Odontol. 2004;1(1):22-9.
88. Riesmeijer AM, Prahl-Andersen B, Mascarenhas AK, Joo BH, Vig KWL. A comparison of craniofacial class I and class II growth patterns. Am J Orthod Dentofacial Orthop. 2004;125(4):463-71.
89. Santamaría-Villegas A, Manrique-Hernandez R, Alvarez-Varela E, Restrepo-Serna C. Effect of removable functional appliances on mandibular length in patients with class II with retrognathism: systematic review and meta-analysis. BMC Oral Health. 2017 1;17(1):52.
90. Schimizu RH, Ambrosio AR, Shimizu IA, Godoy-Bezerra J, Ribeiro JS, Staszak KR. Princípios biomecânicos do aparelho extrabucal. R Dental Press Ortodon Ortop Facial. 2004;9(6):122-56.
91. Schudy FF. Vertical growth versus anteroposterior growth as related to function and treatment. Angle Orthod. 1964;34 (2):75-93.
92. Schwertner A, Nouer PRA, Garbui IU, Kuramae M. Prevalência de maloclusão em crianças entre 7 e 11 anos em Foz do Iguaçu, PR. Rev Gau Odontol. 2007;55(2):155-61.
93. Sidlauskas A, Lopatiene K. The prevalence of malocclusion among 7-15-year-old Lithuanian schoolchildren. Medicina (Kaunas). 2009;45(2):147-52.
94. Silva Filho OG, Aiello CA, Fontes MV. Aparelho Herbst: protocolos de tratamento precoce e tardio. R Dental Press Ortodon Ortop Facial. 2005;10(1):30-45.
95. Silva Filho OG, Bertoz FA, Capelozza Filho L, Almada EC. Crescimento facial espontâneo padrão II: estudo cefalométrico longitudinal. R Dental Press Ortodon Ortop Facial. 2009;14(1):40-60.
96. Sousa ET, Silva BF, Maia FBM, Forte FDS, Sampaio FC. Perception of children and mothers regarding dental aesthetics and orthodontic treatment need: a cross-sectional study. Prog Orthod. 2016;17(1):37.
97. Souza MM, Freitas TM, Stuani AS, Stuani AS, Stuani MBS. Uso do aparelho de Thurow no tratamento da má oclusão esquelética de classe II. R Dental Press Ortodon Ortop Facial. 2005;10(4):76-87.
98. Stahl F, Baccetti T, Franchi L, McNamara JA Jr. Longitudinal growth changes in untreated subjects with class II division 1 malocclusion. Am J Orthod Dentofacial Orthop. 2008;134(1):125-37.
99. Sunnak S, Johal A, Fleming PS. Is orthodontics prior to 11 years of age evidence-based? A systematic review and meta-analysis. J Dent. 2015;43(5):477-86.
100. Thiruvenkatachari B, Harrison J, Worthington H, O'Brien K. Early orthodontic treatment for class II malocclusion reduces the chance of incisal trauma: results of a Cochrane systematic review. Am J Orthod Dentofacial Orthop. 2015;148(1):47-59.
101. Thomaz EBAF, Cangussu MCT, Assis AMO. Malocclusion and deleterious oral habits among adolescents in a developing area in Northeastern Brazil. Braz Oral Res. 2013;27(1):62-9.
102. Tulloch JF, Phillips C, Proffit WR. Benefit of early class II treatment: progress report of a two-phase randomized clinical trial. Am J Orthod Dentofacial Orthop. 1998;113(1):62-72.
103. Tulloch JF, Proffit WR, Phillips C. Influences on the outcome of early treatment for class II malocclusion. Am J Orthod Dentofacial Orthop. 1997;111(5):533-42.
104. Thurow RC. Craniomaxillary orthopedic correction with em mass dental control. Am J Orthod. 1975;68(6):601-23.
105. Vásquez MJ, Baccetti T, Franchi L, McNamara Jr JA. dentofacial features of class II malocclusion associated with maxillary skeletal protrusion: a longitudinal study at the circumpubertal growth period. Dentofacial Orthop. 2009;135(5):568.e1-7.
106. Veitz-Keenan A, Liu N. One phase or two phase orthodontic treatment for class II division 1 malocclusion? Evid Based Dent. . 2019;20(3):72-3.
107. Wheeler TT, McGorray SP, Dolce C, King GJ. The timing of class II treatment. Am J Orthod Dentofacial Orthop. 2006;129(4 Suppl):S66-70.
108. Wieslander L, Lagerström L. The effect of activator treatment on class II malocclusions. Am J Orthod. 1979;75(1):20-6.
109. Yoon SS, Chung CH, Comparison of craniofacial growth of untreated class I and class II girls from ages 9 to 18 years: a longitudinal study. Am J Orthod Dentofacial Orthop. 2015;147(2):190-6.
110. Yu X, Zhang H, Sun L, Pan J, Liu Y, Chen L. Prevalence of malocclusion and occlusal traits in the early mixed dentition in Shanghai, China. PeerJ. 2019 2;7:e6630.
111. Zymperdikas VF, Koretsi V, Papageorgiou SN, Papadopoulos MA. Treatment effects of fixed functional appliances in patients with class II malocclusion: a systematic review and meta-analysis. Eur J Orthod. 2016;38(2):113-26.

CAPÍTULO 9

A desafiadora classe III

Maria Bernadete Sasso Stuani

Introdução

A má oclusão classe III refere-se à alteração na relação sagital das arcadas dentárias, na qual a inferior situa-se mesialmente em relação à arcada dentária superior.[38,43,91,108] Nessa má oclusão, a cúspide mesiovestibular do primeiro molar permanente superior oclui distal ao sulco mesiovestibular do primeiro molar permanente inferior (Figura 9.1). Em decorrência da mesialização da arcada dentária inferior, há relação de mordida cruzada na região dos dentes anteriores ou, em casos mais leves, contato topo a topo dos incisivos, conforme a inclinação axial apresentada pelos incisivos superiores e inferiores. Geralmente, a má oclusão classe III pode ser diagnosticada na fase de dentição decídua, com a irrupção dos dentes decíduos, uma vez que a relação sagital entre os arcos dentários se estabelece precocemente. Na dentição mista, torna-se mais evidente devido à erupção dos incisivos permanentes em posições anormais, como reflexo do comportamento esquelético entre as bases apicais.[91,108]

Epidemiologia

A frequência da má oclusão classe III varia de 6,7 a 9,2%, dependendo do grupo étnico, idade das crianças e se a oclusão anterior topo a topo for incluída nos dados.[56,117] Acomete 4 a 5% da população norte-americana, sendo um problema observado com menor frequência que a má oclusão classe II ou classe I.[99] Nas crianças brancas

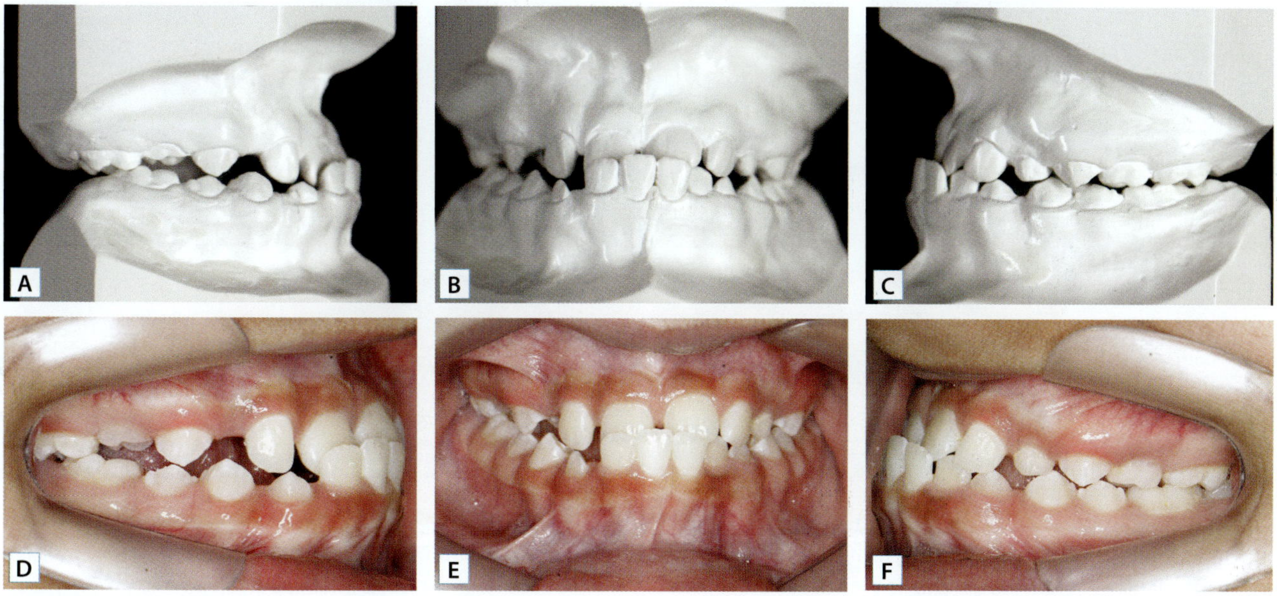

FIGURA 9.1 Fotografias de modelos de estudo (A, B e C) e intrabucais (D, E e F). Vista lateral mostrando relação molar classe III e vista frontal mostrando a mordida cruzada anterior.

brasileiras, essa má oclusão oscila entre 3 e 4%, na fase de dentição decídua e mista, respectivamente.[70,107,108] Nas populações asiáticas, a prevalência é maior, pois estima-se que a má oclusão classe III entre coreanos, japoneses e chineses manifesta-se em 4 a 14%, devido à grande porcentagem de pacientes com deficiência maxilar nessa população.[3,10,61,91,117]

Classificação e etiologia

Sob a denominação de má oclusão classe III incluem-se anomalias dentomaxilares no sentido sagital, de distintas etiologias, prognósticos e tratamentos.[43] Portanto, é importante realizar um diagnóstico adequado para determinar o tipo de má oclusão classe III, apresentada pelo paciente.[43,56] Com o advento da radiologia cefalométrica, em 1931,[17] foi possível aos profissionais discernirem o padrão esquelético das más oclusões. Segundo Moyers,[77] a má oclusão classe III pode ser dividida em: dentária, funcional (pseudoclasse III) e esquelética. A primeira condição é um problema no posicionamento dentário, a segunda, um padrão muscular reflexo adquirido de fechamento mandibular e a terceira refere-se ao padrão de crescimento ósseo anormal entre os maxilares.[91]

Classe III dentária

A classe III dentária é uma alteração no plano anteroposterior, na qual os incisivos inferiores estão em posição anterior à dos incisivos superiores, refletindo em mordida cruzada de um ou mais dentes anteriores.[77] Os dentes superiores podem estar em palatoversão ou os inferiores em labioversão, ou ambas as situações. A relação molar geralmente encontra-se em classe I (Figura 9.2). A origem dessa má oclusão, em muitos casos, é devida ao

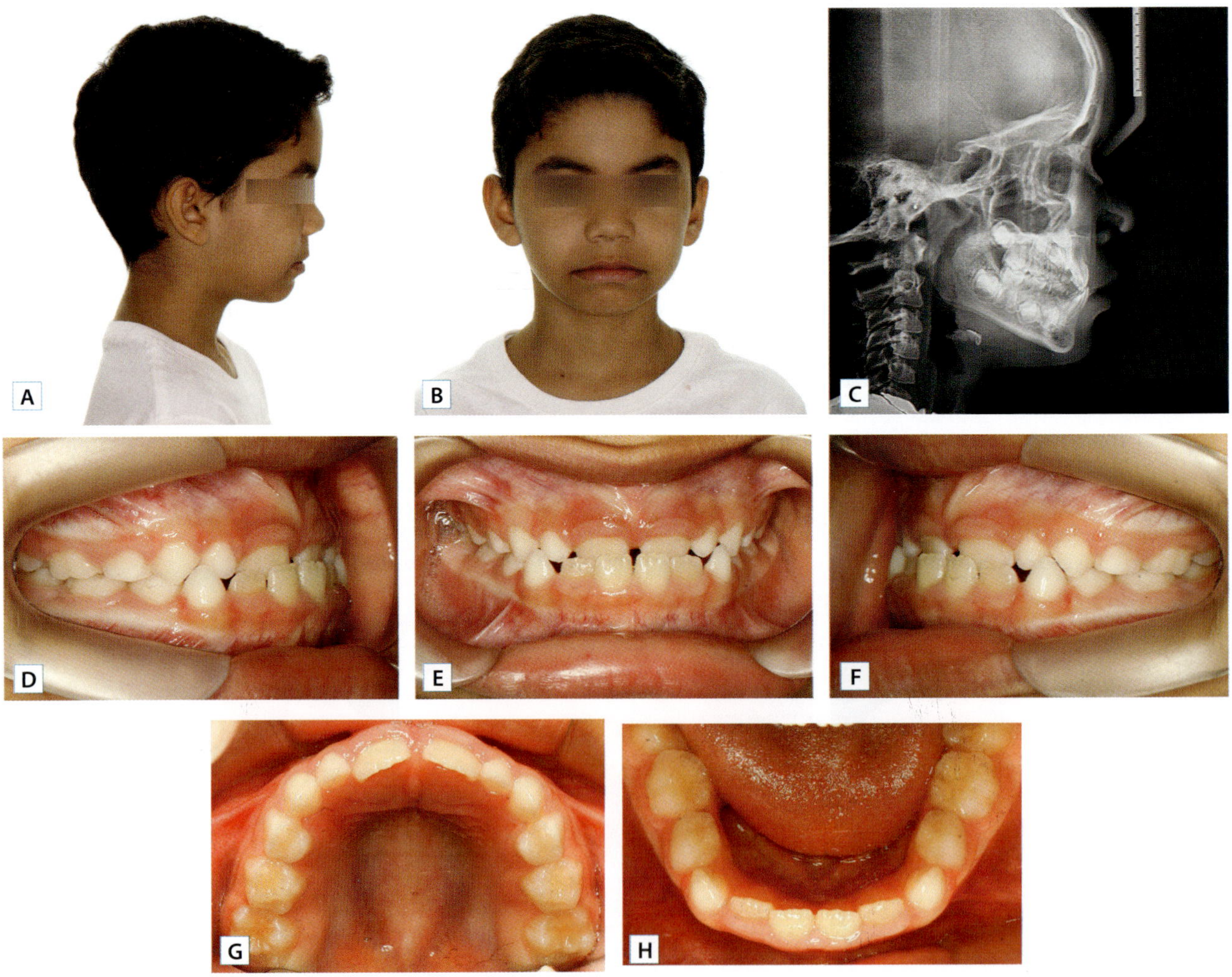

FIGURA 9.2 Fotografias extrabucais (A e B) mostrando terços faciais proporcionais, simetria facial e perfil facial convexo. Radiografia cefalométrica de perfil (C) mostrando um padrão esquelético proporcional (SNA = 80º, SNB = 78º, ANB = 2º). Fotografias intrabucais (D, E e F) mostrando a relação molar de classe I e mordida cruzada anterior dentária, devido a inclinação palatina dos incisivos superiores, enquanto os inferiores se encontram bem posicionados na base apical (G e H).

posicionamento dentário incorreto, em virtude da retroinclinação dos incisivos superiores com ou sem protrusão dos incisivos inferiores.[43,77,96] É importante observar que nesse caso as bases ósseas (maxila e mandíbula) encontram-se bem relacionadas, entre si (0° ≤ ANB ≤ 4°), no sentido anteroposterior.[91]

A etiologia da classe III dentária (mordida cruzada anterior dentária) é multifatorial, tendo como principais fatores:[4,12,120]

- **Trauma nos dentes decíduos:** a intrusão de um incisivo superior decíduo por trauma pode deslocar o germe do dente permanente sucessor para palatina, alterando seu trajeto normal de erupção.
- **Perda prematura dos dentes decíduos, com perímetro inadequado do arco dentário:** os germes dos dentes permanentes posicionam-se por palatina e lingual em relação as raízes dos decíduos. Quando ocorre a perda precoce dos incisivos superiores decíduos, os permanentes perdem o guia de erupção e irrompem em posição mais palatina que o normal, estabelecendo mordida cruzada anterior dentária.
- **Retenção prolongada dos incisivos decíduos:** em decorrência de vários fatores, como processo de necrose pulpar, anquilose, reabsorção anormal e outras causas, os dentes decíduos podem permanecer no arco dentário, alterando a via normal de erupção dentária dos dentes permanentes, que adotam uma posição anteroposterior anormal.
- **Dentes supranumerários ou cistos:** quando um incisivo superior é deslocado sem causa aparente, a possibilidade da presença de um ou mais dentes supranumerários ou cistos deve ser considerada.
- **Falta de espaço nos arcos dentários:** os fatores anteriormente mencionados podem levar à falta de espaço no arco dentário, ocasionando o deslocamento dos incisivos superiores de sua trajetória normal de erupção, causando o cruzamento dos dentes anteriores.

Esses fatores etiológicos podem atuar isolados ou associados ao mesmo tempo, e podem estar relacionados à mordida cruzada anterior dentária unitária (Figura 9.3), ou, envolver todos os incisivos (Figura 9.2). O prognóstico da condição de classe III dentária é favorável, especialmente em crianças jovens.[129,130]

Classe III funcional ou pseudoclasse III

Caracteriza-se por deslizamento protrusivo da mandíbula, desencadeado pela presença de interferência ou contatos oclusais prematuros, presentes durante o padrão de fechamento mandibular.[4,43] A interferência dos contatos oclusais prematuros, sem desgastes fisiológicos, força a mandíbula a projetar-se, para conseguir o fechamento habitual (pseudoclasse III).[4] Nesses casos, quando manipula a mandíbula em relação cêntrica (RC), verifica-se o contato topo a topo dos incisivos e a relação dos molares em classe I. Nessa situação, há o comprometimento apenas da porção dentoalveolar, viabilizando bons resultados com o tratamento ortodôntico interceptor.[1,38,76,130] Assim, quando se corrige a mordida cruzada anterior, geralmente a relação molar torna-se classe I em máxima intercuspidação habitual (MIH) (Figura 9.4).

Os fatores etiológicos são as interferências funcionais, que podem ser causadas pelos contatos oclusais prematuros e pela respiração bucal decorrente da hipertrofia das amígdalas, forçando a criança a projetar a mandíbula durante a deglutição.

As pseudoclasse III apresentam algumas características funcionais, faciais, dentárias e esqueléticas, como: incisivos superiores retruídos e inferiores protruídos ou em posição normal; perfil tegumentar reto, em relação cêntrica ou levemente côncavo, em máxima intercuspidação habitual (MIH); contatos oclusais prematuros; relação molar classe I ou classe III; comprimento mandibular normal; ângulo ANB próximo do valor normal; terço inferior da face proporcional ou levemente diminuído (Figura 9.5). O prognóstico da pseudoclasse III é favorável, especialmente em crianças jovens.[4,56,91,129,130]

Classe III esquelética

Caracteriza-se pela projeção mandibular, retrusão maxilar ou ambas as situações, ou seja, por excesso de crescimento mandibular ou por deficiência de crescimento maxilar, ocasionando o cruzamento dos dentes anteriores. Os dentes anterossuperiores podem apresentar inclinação para labial, enquanto os inferiores geralmente se encontram inclinados para lingual. Nos movimentos mandibulares, tanto em máxima intercuspidação habitual (MIH) como em relação cêntrica (RC), não se observam grandes diferenças quanto à relação dos dentes anteriores. O fechamento da mandíbula se processa sem interferências dentárias. O perfil tegumentar e o esquelético são côncavos, com forte componente genético (Figura 9.6). O ângulo ANB e a medida Wits normalmente são negativos (Tabela 9.1).[91]

O fator etiológico da classe III esquelética depende do crescimento facial, que recebe influência genética, funcional, de deformidades, do tamanho e posição dos ossos.[25,49,119,132] A má oclusão classe III apresenta difícil entendimento, já que o problema não está associado somente à mandíbula ou maxila, mas inclui todo o complexo craniofacial. Em geral, o tamanho da mandíbula é controlado geneticamente. De acordo com Enlow,[38] os ossos faciais que contribuem para o padrão esquelético

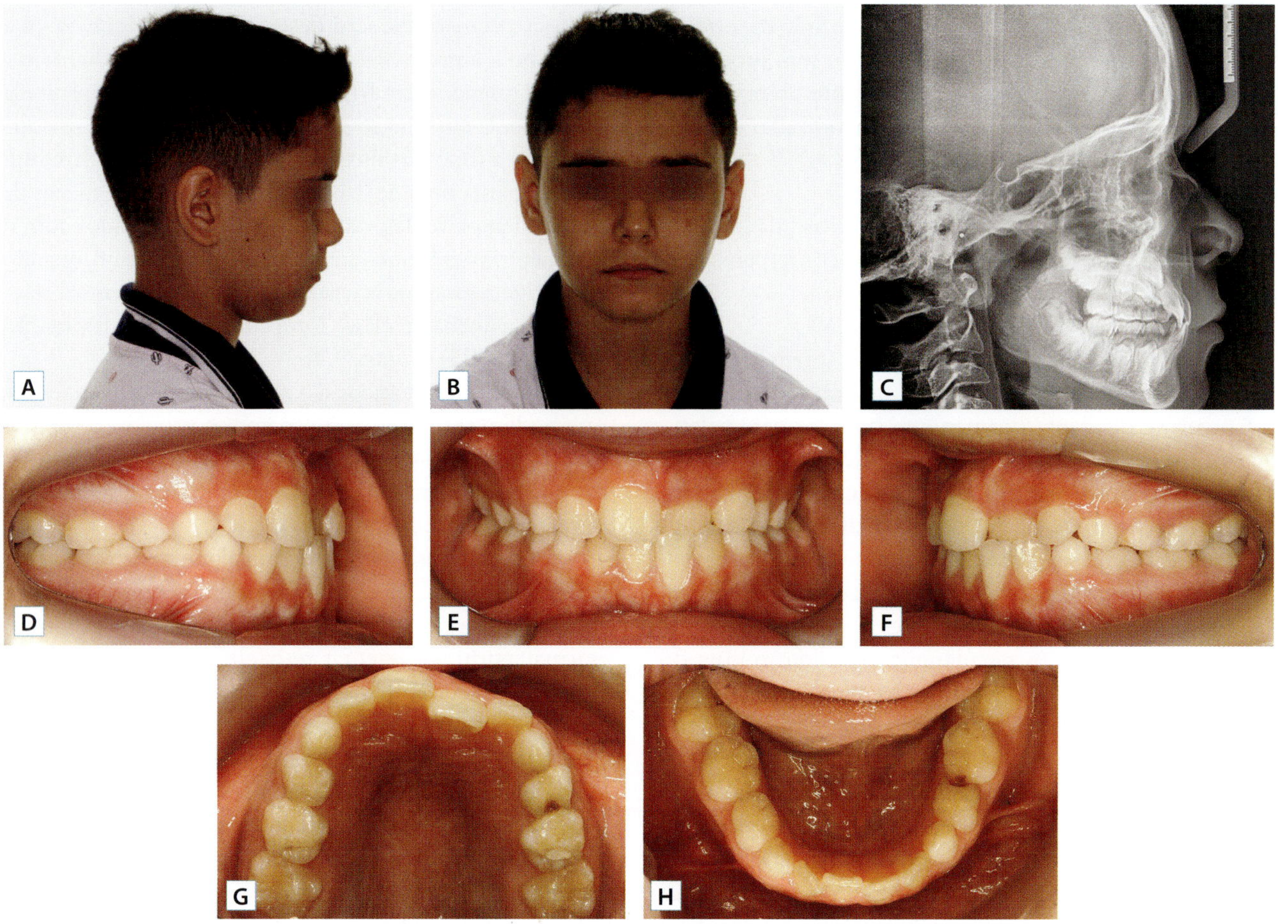

FIGURA 9.3 Fotografias extraorais mostrando terços faciais proporcionais, simetria facial e perfil facial convexo (A e B). Radiografia cefalométrica de perfil (C) mostrando um padrão esquelético proporcional (ANB = 2º). Fotografias intraorais (D a H) mostrando a relação molar classe I, mordida cruzada anterior dentária e inclinação do incisivo central superior direito para palatina.

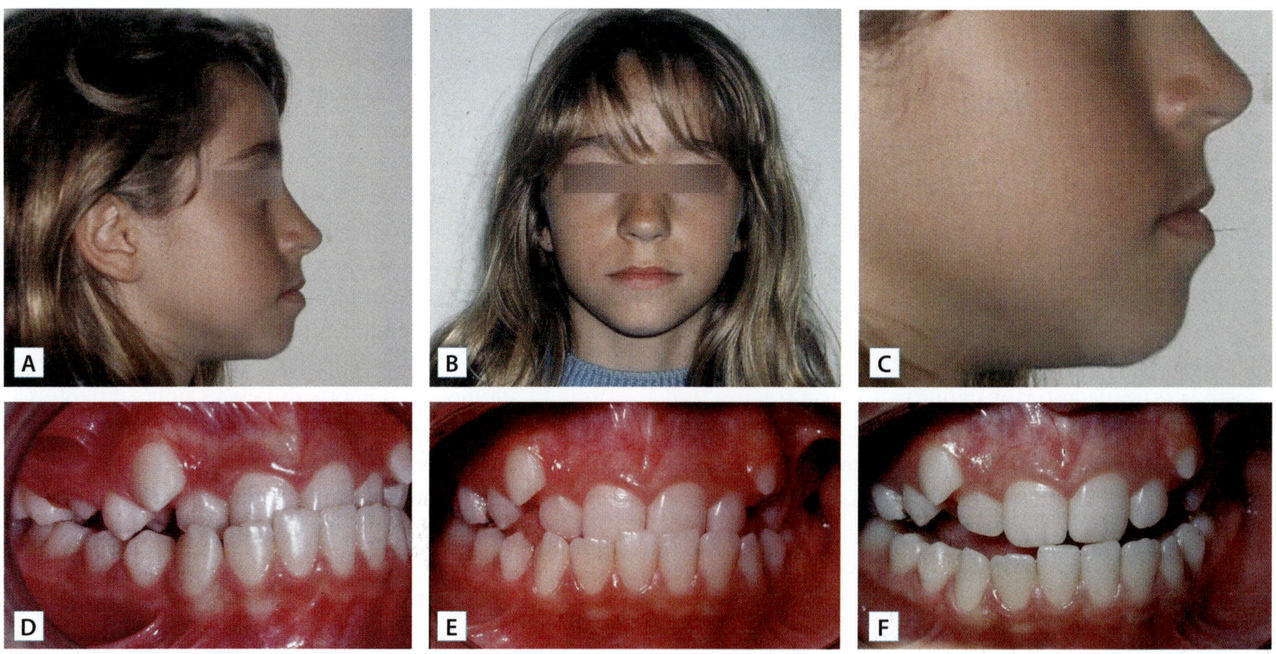

FIGURA 9.4 Fotografias extra (A, B e C) e intrabucais (D, E e F), mostrando: face simétrica com terços faciais proporcionais e projeção do lábio inferior. Relação molar classe I com mordida cruzada anterior em MIH e relação incisal em topo a topo quando a mandíbula é manipulada em RC. MIH: máxima intercuspidação habitual; RC: relação cêntrica.

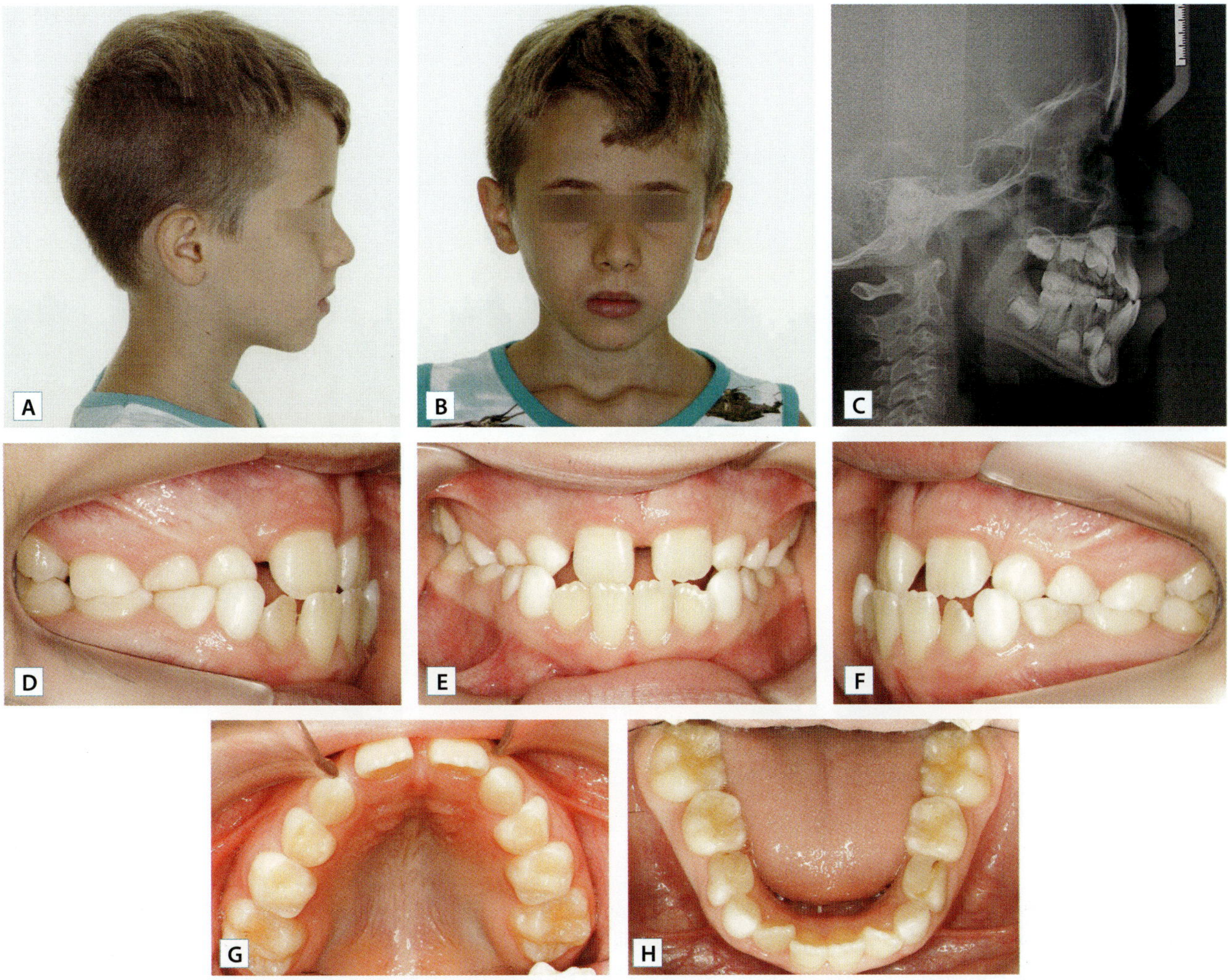

FIGURA 9.5 Fotografias extrabucais (A e B) mostrando o perfil facial reto. Radiografia cefalométrica de perfil (C) mostrando um padrão esquelético classe I (SNA = 81º, SNA = 79º, ANB = 2º). Fotografias intrabucais (D a H) mostrando a relação molar classe I, incisivos bem posicionados na base apical e a mordida cruzada anterior em MIH.
MIH: máxima intercuspidação habitual.

classe III incluem a base anterior e posterior do crânio, o complexo nasomaxilar, o ramo e o corpo da mandíbula. Alguns tipos de má oclusão classe III são causados por desvios no padrão de crescimento, enquanto outros podem ser ocasionados pelos hábitos que interferem no desenvolvimento craniofacial. Assim, indivíduos com hábitos posturais da mandíbula e respiração bucal podem apresentar má oclusão classe III.[101] As interferências na função oclusal, como a sobressaliência negativa, podem alterar a direção de crescimento e forma da mandíbula.[91] A macroglossia (língua grande) ou língua flácida podem ser responsáveis por problemas esqueléticos, produzindo forte prognatismo mandibular, com ou sem mordida aberta, pois a língua pressiona a face anterior e interna da mandíbula, provocando, assim, deslocamento anterior mandibular.[4,76,77,96,103] Os casos mais graves de má oclusão classe III são causados pela combinação de características hereditárias, agravadas por fatores ambientais.[100]

Os pacientes com má oclusão classe III esquelética podem apresentar diversas combinações de outros padrões esqueléticos e dentários anormais. As características esqueléticas mais comuns incluem base anterior do crânio reduzida, ângulo goníaco mais obtuso, fossa mandibular posicionada anteriormente, inclinação diminuída da base do crânio, discrepância sagital da maxila e/ou mandíbula e aumento da altura facial anteroinferior. Os aspectos dentários geralmente incluem molares e caninos em relação classe III de Angle, incisivos inferiores com inclinação axial diminuída, incisivos superiores inclinados para labial e relação topo a topo dos incisivos ou mordida cruzada anterior.[91]

A mordida cruzada anterior esquelética resulta, portanto, da discrepância anteroposterior entre as bases ósseas, dando origem a três tipos específicos de má oclusão classe III, com características genéticas: **classe III associada ao prognatismo mandibular** (crescimento excessivo da mandíbula), **classe III associada à retrusão de**

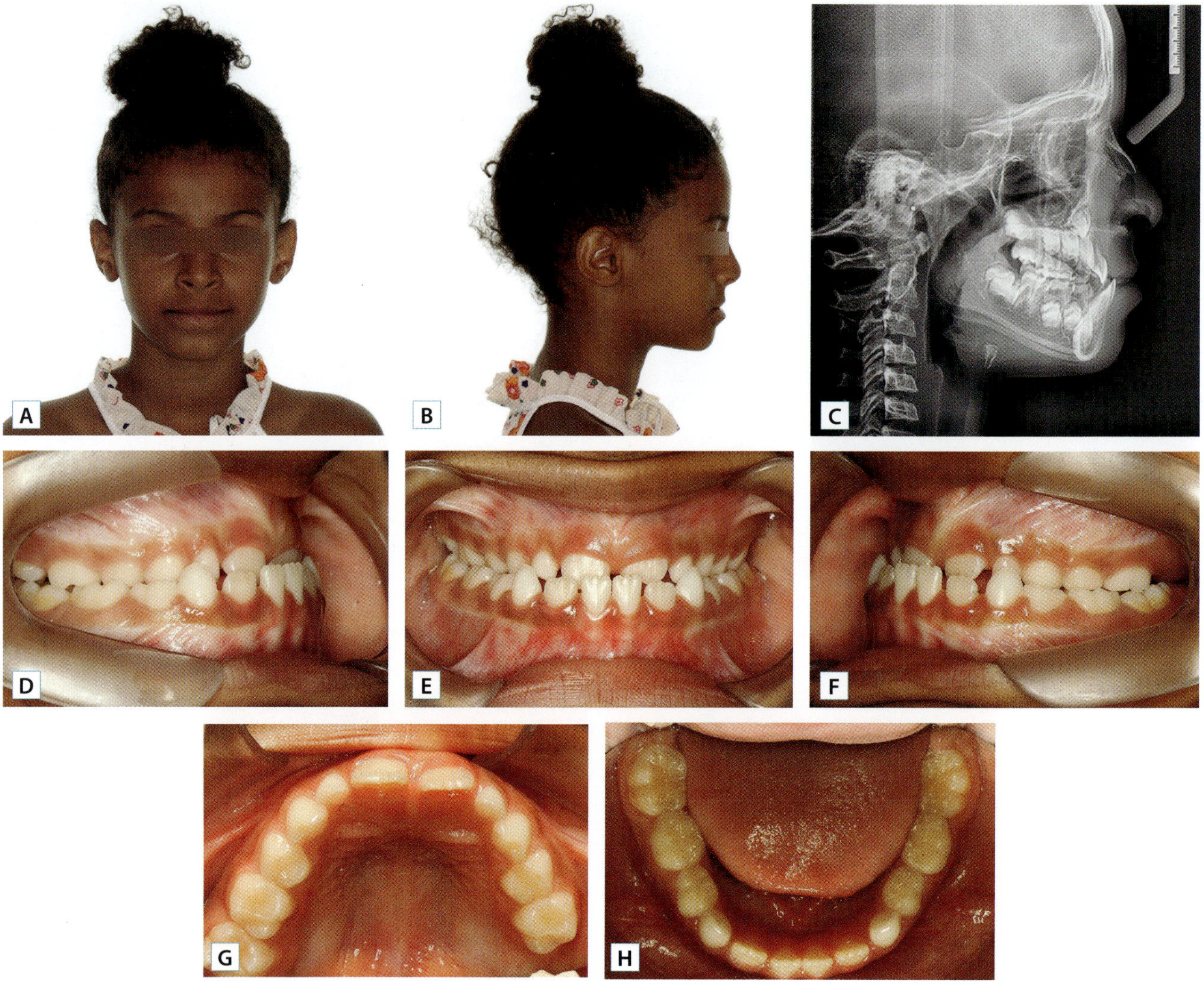

FIGURA 9.6 Fotografias extrabucais (A e B) mostrando perfil facial côncavo com projeção do mento e lábio inferior, e radiografia cefalométrica (C) mostrando a projeção da mandíbula (SNA = 78º, SNB = 81º e ANB = –2º). Fotografias intrabucais (D, E e F) mostrando a relação molar classe III do lado direito e degrau mesial dos segundos molares decíduos esquerdos, além de mordida cruzada anterior. Os incisivos superiores e inferiores (G e H) estão bem posicionados.

maxila (deficiência de crescimento da maxila) e **classe III associada à protrusão de mandíbula e retrusão de maxila**.[4,91]

Classe III associada ao prognatismo mandibular

A literatura[76,77,96,103,132] suporta a hipótese de que existe componente genético hereditário na manifestação da classe III, associada ao prognatismo mandibular (Figura 9.7). A genética influencia o crescimento e o tamanho mandibular, motivo pelo qual o padrão esquelético da face pode ser identificado desde a fase de dentição decídua. A característica morfogenética da configuração facial tem grande importância no diagnóstico ortodôntico, uma vez que a resposta da má oclusão classe III às terapias ortopédicas é questionável. O prognatismo mandibular tende a vir acompanhado de inclinação acentuada do plano mandibular, com um ângulo goníaco aberto e base do crânio menor. [4,53,108]

Classe III associada à retrusão de maxila

As características desse tipo de má oclusão envolvem somente retrognatismo maxilar, inclinação para labial dos incisivos superiores, inclinação lingual dos incisivos inferiores e, em alguns casos, excessiva altura facial anteroinferior (Figura 9.8).

Classe III associada à protrusão de mandíbula e retrusão de maxila

Essa má oclusão apresenta características de ambos os tipos mencionados anteriormente, ou seja, compromete tanto a mandíbula como a maxila (Figura 9.9).

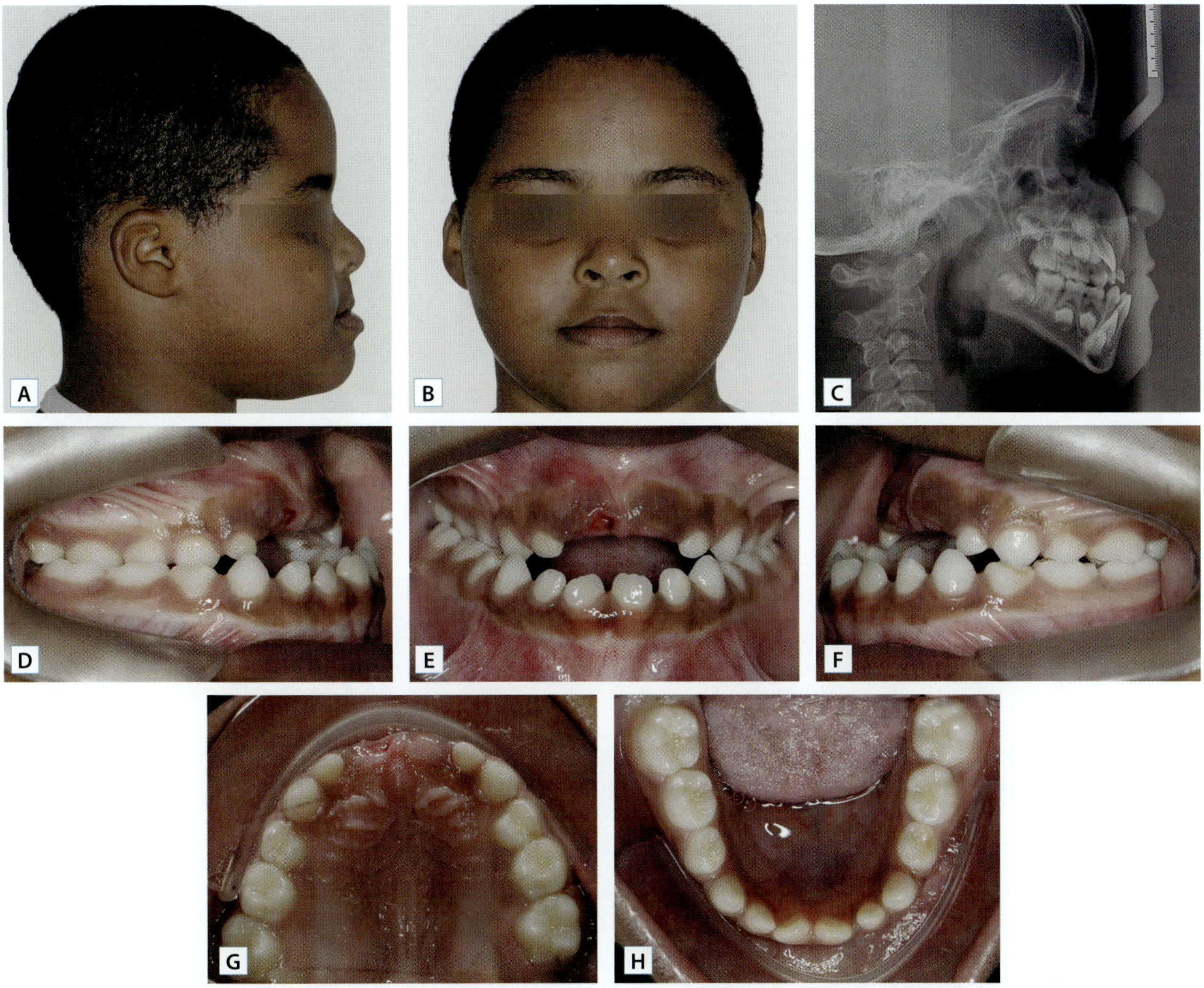

FIGURA 9.7 Fotografias extrabucais (A e B) mostrando perfil facial côncavo com projeção da mandíbula, e radiografia cefalométrica (C) mostrando prognatismo mandibular (SNA = 80º, SNB = 83º e ANB = –4º) e plano mandibular inclinado no sentido horário. Fotografias intrabucais (D, E e F) mostrando a relação molar classe III. As fotografias oclusais (G e H) mostram arcos amplos e bom alinhamento dentário.

O prognóstico da condição de classe III esquelética nem sempre é favorável, pois depende do crescimento dos maxilares, que é controlado pela genética do paciente.

Meios de diagnóstico

O diagnóstico diferencial deve ser realizado para esclarecer dúvidas entre os tipos de classe III, principalmente entre mordida cruzada dentária e esquelética, pois o plano de tratamento está intimamente relacionado à origem da deficiência anteroposterior dos maxilares.[4] As variações na magnitude e expressão da má oclusão classe III podem levar a algumas dificuldades durante o diagnóstico.[18,91]

Assim, antes de iniciar a correção da mordida cruzada anterior, deve-se reconhecer sua etiologia e obter os dados necessários e sintetizá-los em um diagnóstico individual, com o auxílio dos exames clínico e radiográfico e da avaliação da oclusão habitual (MIH) e em relação cêntrica (RC).[4] Os principais meios de diagnóstico são:

A – Exame clínico extrabucal: avaliação clínica extrabucal minuciosa pode ser o exame mais importante para o diagnóstico quando o objetivo do planejamento do tratamento é aperfeiçoar a estética facial.[91] A relação esquelética anteroposterior e as proporções faciais verticais devem ser avaliadas com o paciente sentado ereto e com a cabeça em posição natural. Deve ser registrada qualquer desarmonia no perfil tegumentar e ósseo (Figura 9.7). De modo similar, deve-se avaliar nesse momento as dimensões transversais, juntamente com qualquer assimetria facial e dentária que ele apresente. Também devem ser examinadas as articulações temporomandibulares, musculatura associada e mucosa bucal.[91]

Normalmente na **classe III dentária** o perfil do paciente denota um equilíbrio facial (Figura 9.3). Na

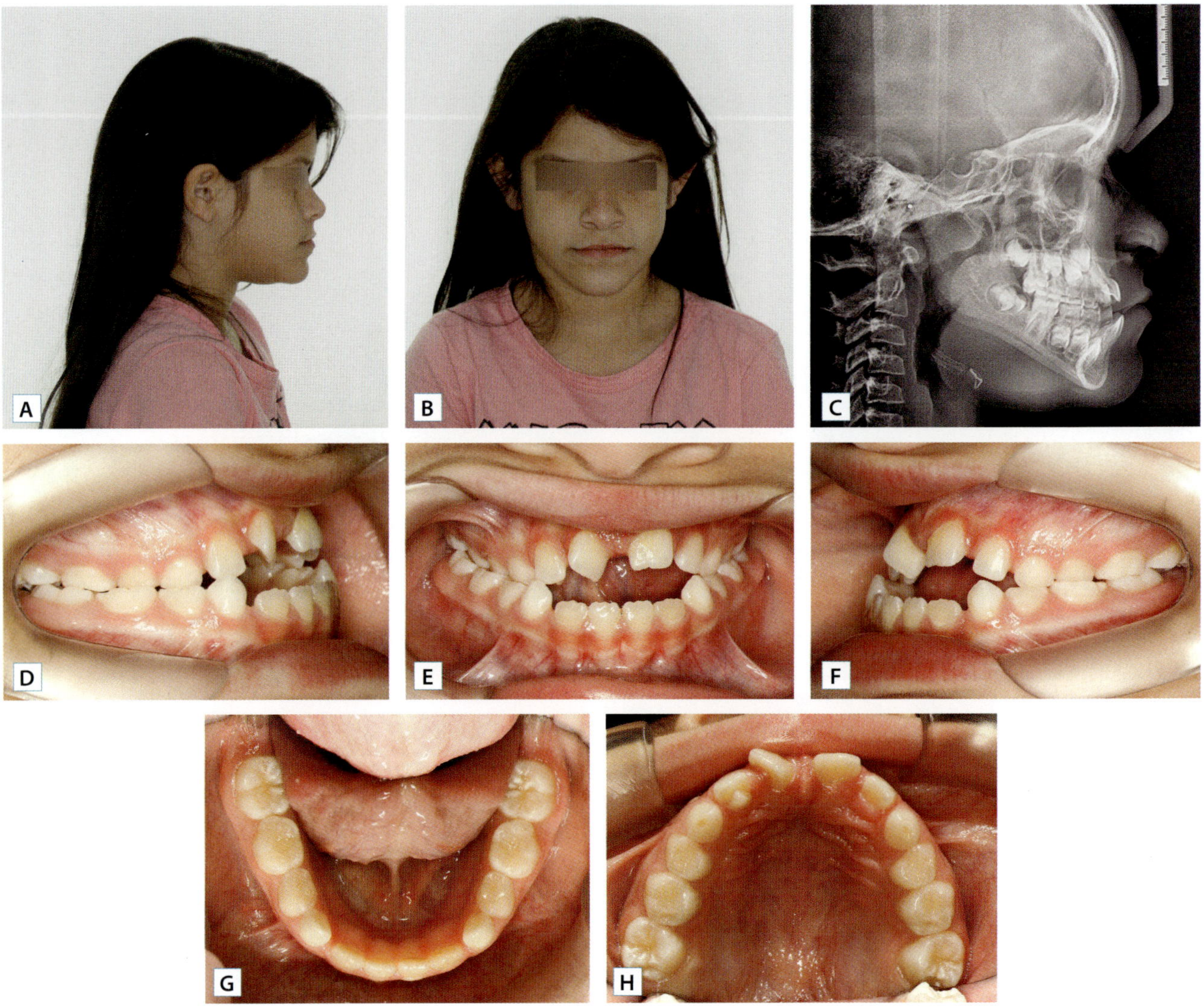

FIGURA 9.8 Fotografias extrabucais (A e B) mostrando perfil facial côncavo com achatamento da região zigomática, com característica de falta de desenvolvimento da maxila, e radiografia cefalométrica (C) mostrando a retrusão da maxila (SNA = 78º, SNB = 80º, ANB = –2º), e mandíbula inclinada no sentido horário. Fotografias intrabucais (D a H) mostrando a relação molar classe III, inclinação dos incisivos superiores para vestibular e inferiores para lingual.

pseudoclasse III o perfil do paciente apresenta-se equilibrado durante a posição de repouso, mas em oclusão ocorre um deslocamento da mandíbula para anterior, modificando-o para levemente côncavo (Figura 9.4).[4,23,117] Nas **classes III esqueléticas**, as característica faciais, em razão do prognatismo mandibular ou da retrusão maxilar (Figura 9.10), normalmente os pacientes apresentam um perfil tegumentar e esquelético côncavo. Podem apresentar aumento vertical do terço inferior da face (dolicofacial), além de mordida aberta (Figura 9.8) ou profunda, ângulo nasolabial fechado e mentolabial aberto ou, também, observar pacientes com terço inferior diminuído (braquifacial), os quais apresentam a musculatura forte e hipertônica (Figura 9.7). Portanto, são pacientes que terão alta tendência à recidiva. Todos esses aspectos devem ser considerados, para definir o plano de tratamento, mas sobretudo a contenção das arcadas após o tratamento ortodôntico.[1,5,6,15,26,56,76,128]

B – Exame clínico intrabucal: na presença de mordida cruzada anterior, a primeira conduta recomendada é avaliar se há desvio funcional da mandíbula. Deve-se observar a relação entre a maxila e a mandíbula para determinar se existe discrepância entre relação cêntrica (RC) e máxima intercuspidação habitual (MIH), pois o reposicionamento anterior da mandíbula pode ser estimulado pelo contato anormal dos dentes ou pelo reflexo muscular, que induz a mandíbula a se projetar anteriormente, buscando uma posição mais confortável ao paciente. Esses pacientes tendem a apresentar má oclusão esquelética classe I, perfil tegumentar e esquelético reto e relação molar classe I em RC. Entretanto, em MIH, podem exibir má oclusão dentária

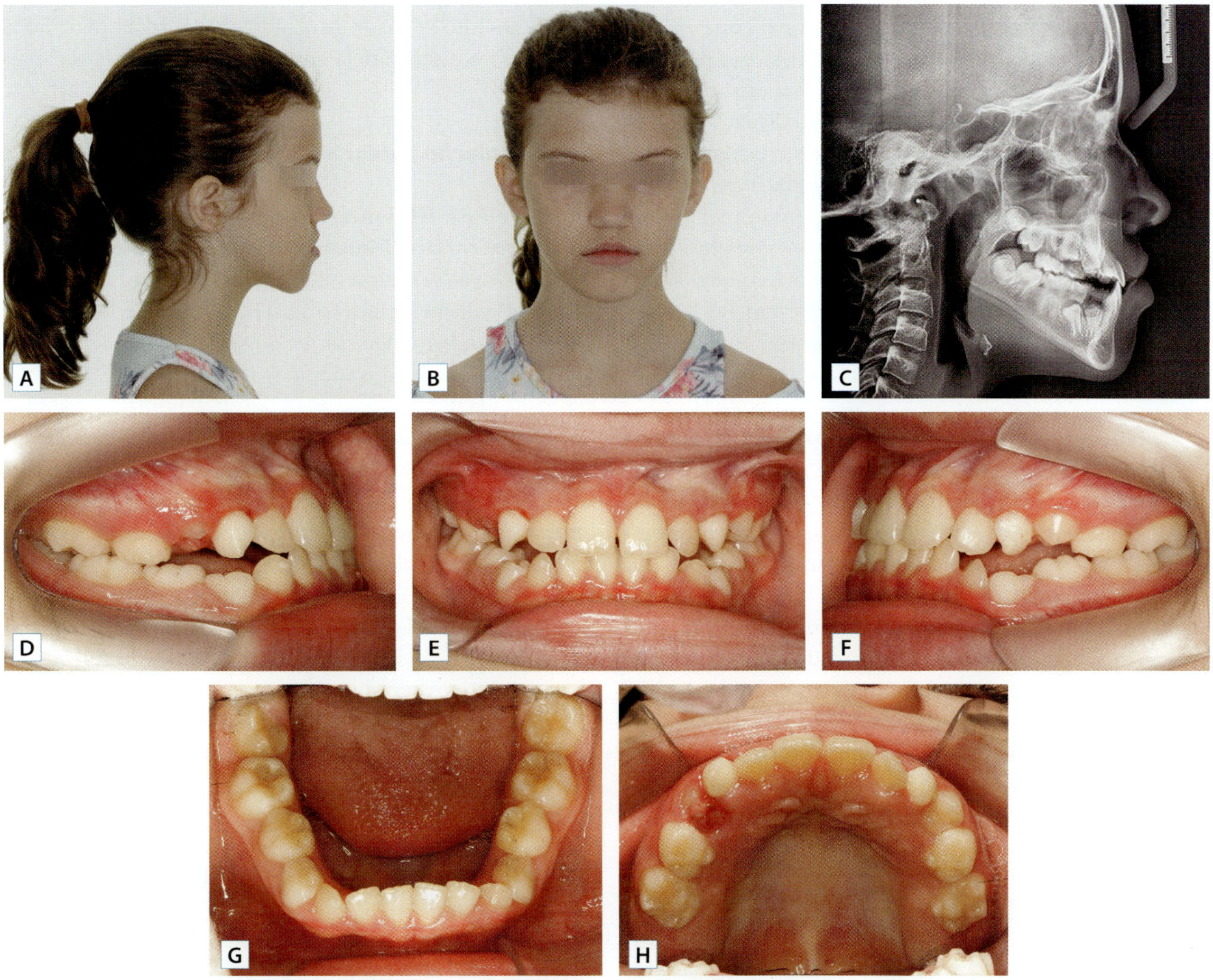

FIGURA 9.9 Fotografias extrabucais (A e B) mostrando perfil facial côncavo com achatamento da região zigomática, com característica de falta de desenvolvimento da maxila, e protrusão mandibular; radiografia cefalométrica mostrando a retrusão da maxila e protrusão mandibular (SNA = 79º, SNB = 82º e ANB = –3º). Nota-se também excessivo padrão de crescimento vertical. Fotografias intrabucais (D a H) mostrando a relação molar classe III, retroinclinação dos incisivos inferiores e inclinação labial dos incisivos superiores.

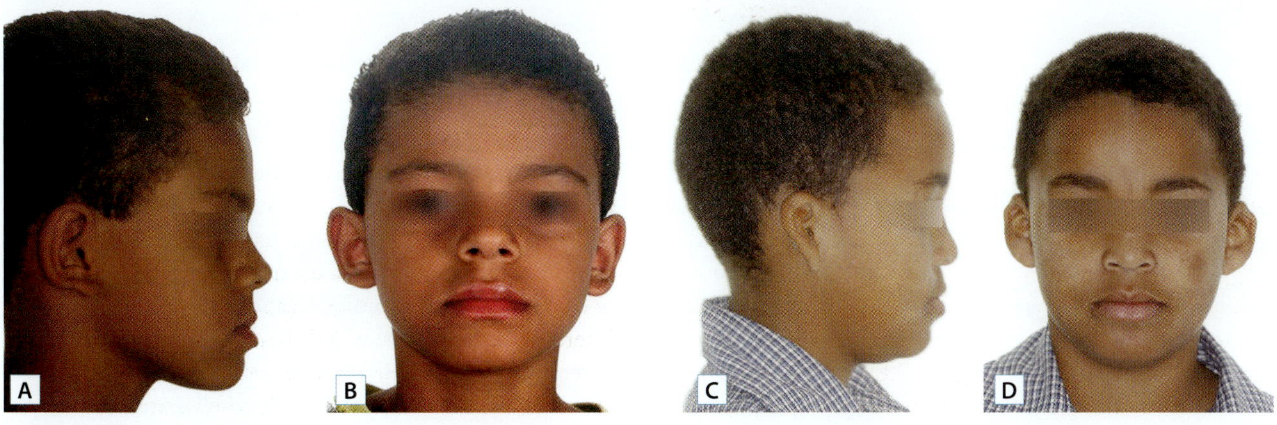

FIGURA 9.10 Fotografias extrabucais (A, B, C e D) nas quais se observa perfil tegumentar côncavo com projeção do mento e lábio inferior, 1/3 inferior aumentado, achatamento na região do osso malar, demonstrando falta de desenvolvimento maxilar.

classe III, perfil tegumentar reto ou côncavo com mento e lábio inferior projetado (Figura 9.4). A correção precoce dessa "pseudo" classe III pode proporcionar um ambiente mais favorável para o crescimento dos maxilares.[91] Diante da presença de mordida cruzada anterior em oclusão habitual, deve-se, portanto, manipular a mandíbula em relação cêntrica. Se a mordida cruzada persistir, provavelmente será de origem esquelética; por outro lado, caso apresente uma mordida topo a topo, possivelmente terá origem dentária.[4] Assim, o padrão de oclusão (em MIH e em RC) é de extrema importância para o planejamento e tratamento adequados, e se baseia nos seguintes fatores:

1. Número de dentes envolvidos: essa observação auxilia o diagnóstico diferencial entre mordida cruzada anterior dentária ou esquelética (Figura 9.11), pois, quanto maior o número de dentes envolvidos, maior a possibilidade de comprometimento esquelético.[4,117]

2. Sobressaliência negativa: a intensidade da sobressaliência negativa reflete a severidade da discrepância esquelética sagital (Figura 9.12). Entretanto, compensações dentoalveolares podem mascarar essa situação, devido à inclinação lingual dos incisivos inferiores e à projeção dos incisivos superiores. Ao contrário, a presença do deslocamento anterior da mandíbula em MIH pode fazer com que a discrepância anteroposterior pareça ser mais severa.[5,6,23,76,115,117]

3. Relação molar e de canino:

Na **classe III dentária**, os molares e caninos apresentam relação classe I quando em repouso ou em oclusão, e os incisivos superiores envolvidos em mordida cruzada anterior exibem inclinação axial diminuída (verticalização). Pode-se, também, algumas vezes, verificar desgaste anormal na face vestibular dos incisivos superiores.[4,5,6,23,76,115,117]

Na **pseudoclasse III**, os molares e caninos apresentam relação classe III quando a mandíbula está em MIH, mas apresentam classe I quando os dentes ocluem em RC. Os incisivos superiores estão em palatoversão e os inferiores, inclinados para labial.[4,23,117]

Na **classe III esquelética**, os molares e caninos exibem relação classe III durante a posição de repouso e em oclusão; os incisivos inferiores podem ou não estar inclinados para lingual, e os incisivos superiores, inclinados para labial, porém continuam em mordida cruzada anterior, tanto em RC como em MIH.[4,5,6,23,76,115]

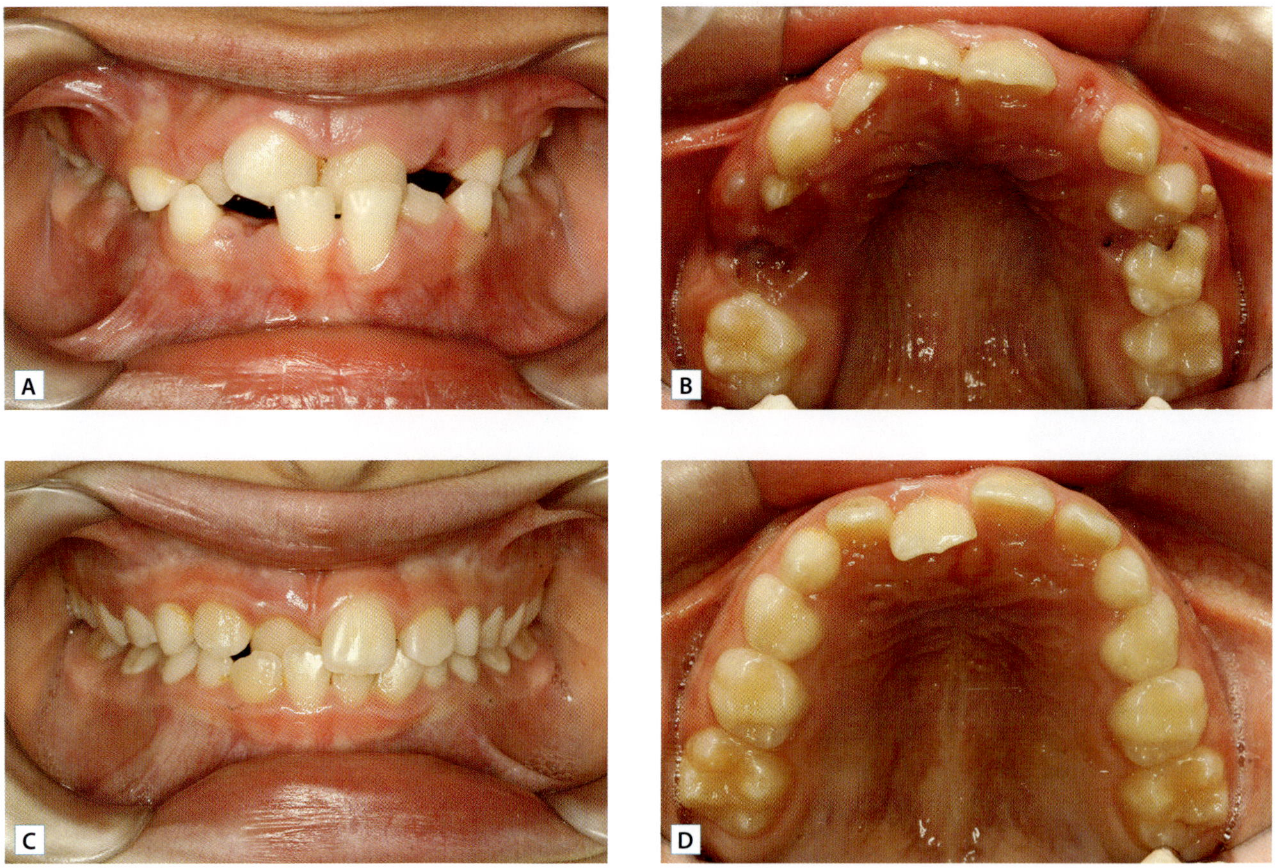

FIGURA 9.11 Mordida cruzada anterior, sendo que todos os incisivos estão envolvidos (A e B), sugerindo mordida cruzada anterior esquelética. Em C e D, apenas um dente envolvido, indicando mordida cruzada anterior dentária.

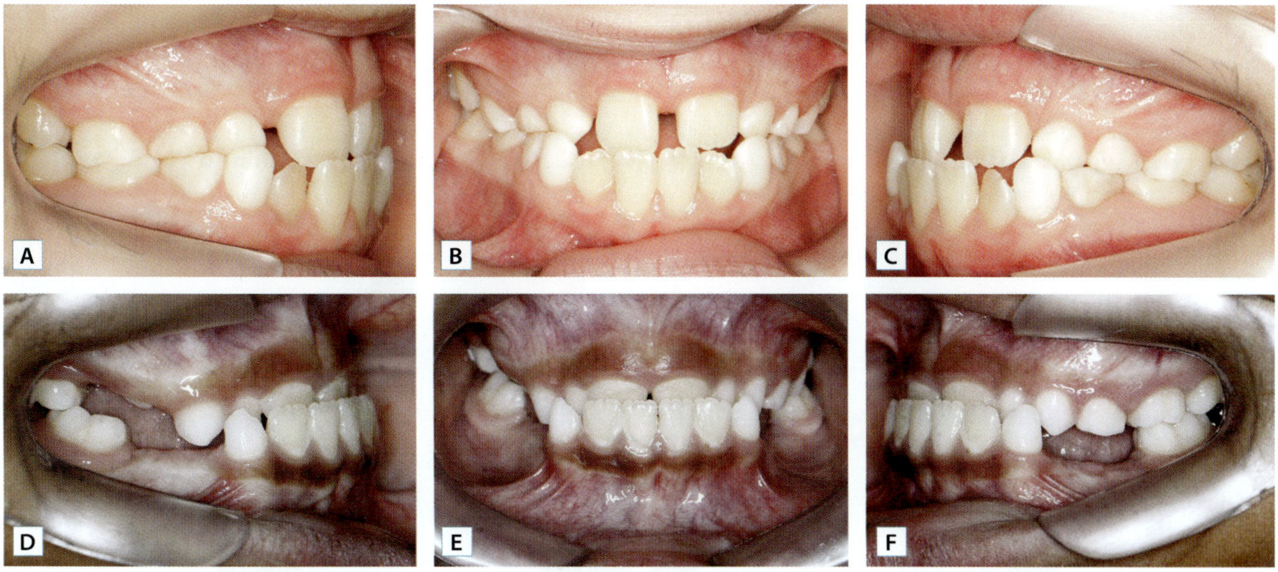

FIGURA 9.12 Mordida cruzada anterior com tendência topo a topo na região incisal (A, B e C) com sobressaliência de –1 mm e mordida cruzada envolvendo toda a arcada dentária (D, E e F) com sobressaliência de –4 mm.

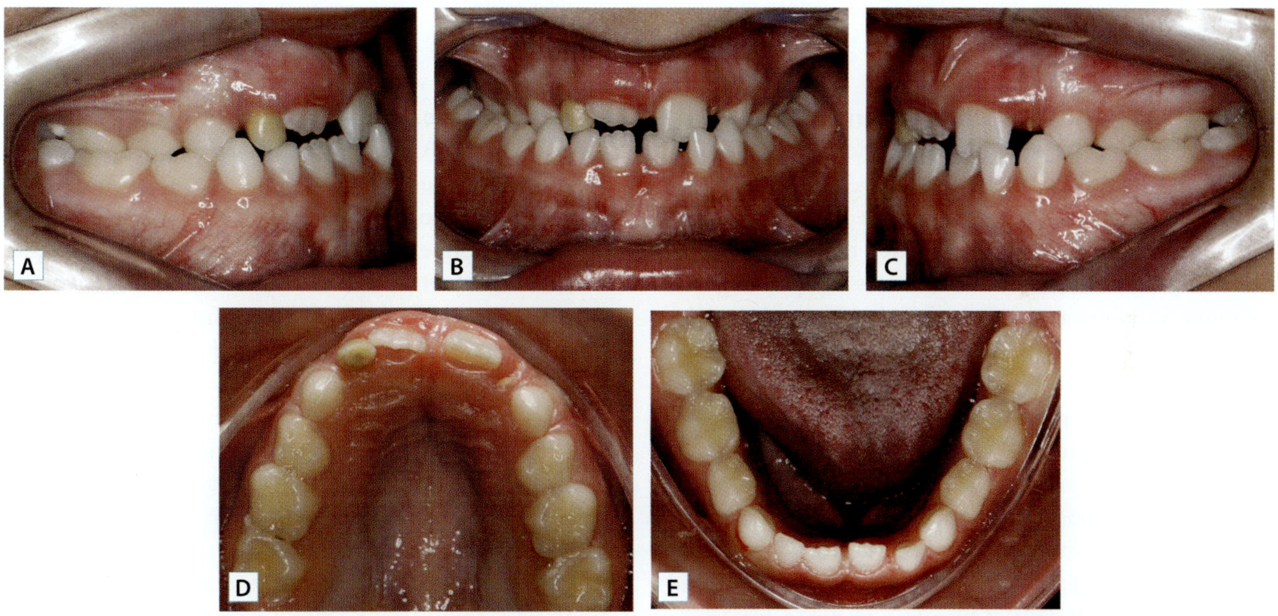

FIGURA 9.13 Mordida cruzada anterior com sobressaliência negativa associada à mordida cruzada posterior esquelética, devido a hipoplasia transversal da maxila (A, B e C). Observe a hipoplasia transversal do arco superior e o inferior com forma parabólica (D e E).

4. Relação transversal e vertical das arcadas dentárias:

Nos casos de classe III esquelética, as mordidas cruzadas posteriores frequentemente estão presentes, devido à deficiência esquelética transversal (hipoplasia) da maxila e à posição relativa anteroposterior da maxila (Figura 9.13). A sobremordida pode ser normal, aumentada ou reduzida, dependendo do padrão de crescimento vertical do paciente. Há tendência a apresentar assimetria facial, principalmente em pacientes que exibem prognatismo mandibular com assimetria no crescimento condilar.[5,6,23,76,115]

C – Avaliação dos modelos de estudo: o exame de modelos de estudo em oclusão mostrará se os incisivos estão em relação topo a topo ou em mordida cruzada anterior (Figura 9.14). Na classe III dentária, geralmente os dentes superiores apresentam inclinação axial diminuída (palatina), enquanto na mordida cruzada anterior esquelética esses dentes superiores exibem inclinação vestibulolingual normal ou inclinação labial. Os molares podem estar em relação de classe I ou classe III de Angle.[117] Essa mesma avaliação pode ser realizada em modelos digitais.

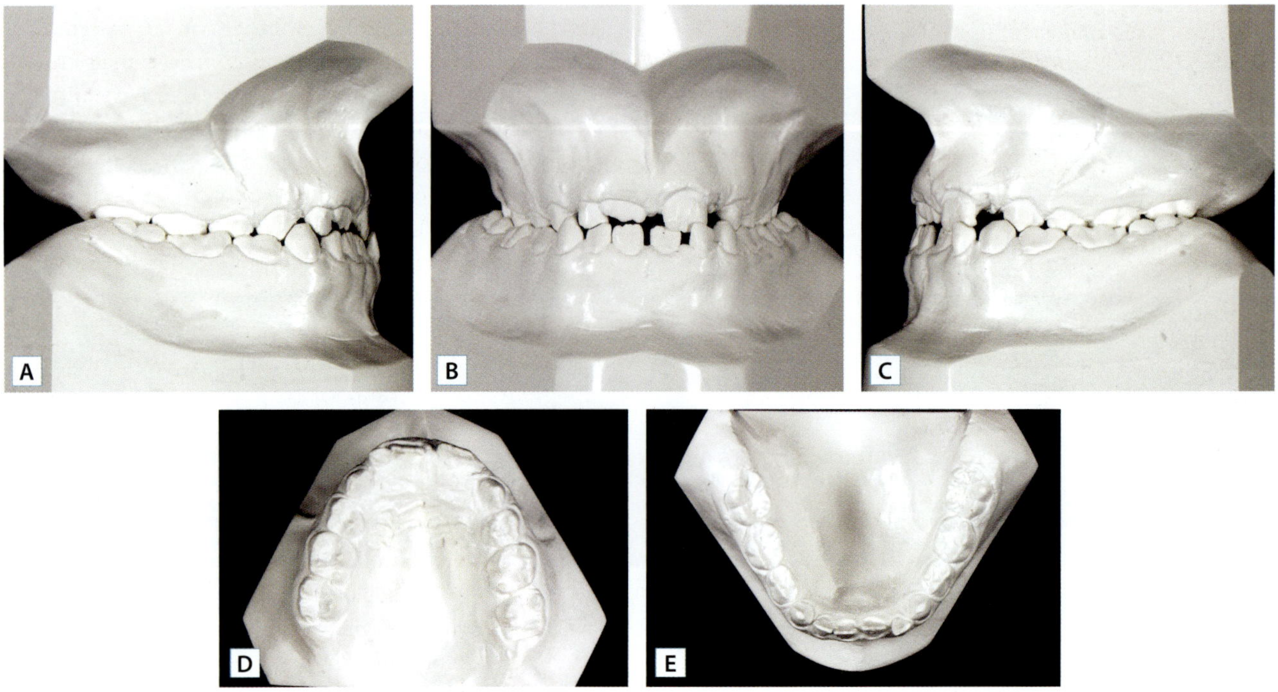

FIGURA 9.14 Fotografias de modelos de estudo mostrando mordida cruzada anterior com sobressaliência negativa associada a mordida cruzada posterior esquelética devido à constrição da maxila.

D – Exame cefalométrico: as informações clínicas e provenientes da análise de modelos precisam ser complementadas pela telerradiografia em norma lateral, da qual se obtêm dados extremamente importantes que interferem diretamente no prognóstico e no plano de tratamento. A análise cefalométrica é necessária para registrar quantitativamente a gravidade da má oclusão classe III e para determinar onde as deformidades estão ocorrendo. As medidas cefalométricas que relacionam a maxila com a mandíbula, por exemplo, as medidas angulares SNA, SNB e ANB, e as lineares, AO-BO (Wits), Co-A (distância entre o côndilo e o ponto A) e Co-Gn (distância entre côndilo-gnátio), são particularmente úteis na quantificação da gravidade da má oclusão anteroposterior (Tabela 9.1).

Segundo Tweed,[124] o ângulo ANB é fundamental para classificar a classe III. Quando o paciente apresentar mordida cruzada anterior e o ângulo ANB for maior que 0°, a má oclusão será classificada como classe III dentária. Porém, quando o paciente apresentar mordida cruzada anterior e o ângulo ANB for menor que 0°, será classificado como classe III esquelética. Dessa forma, de acordo com os parâmetros cefalométricos, a relação esquelética de classe III é definida pelo ângulo ANB negativo (Tabela 9.1).[94]

A medida AO-BO (Wits) é mais efetiva na decisão entre o tratamento de camuflagem ortodôntica ou cirúrgico.[110] Para o tratamento de camuflagem ortodôntica considera-se a média de Wits de –4,6 ± 1,7 mm, e, para o tratamento cirúrgico, –12,1 ± 4,3 mm. Também, é de suma importância analisar o comportamento vestibulolingual dos incisivos superiores e inferiores (1.NA, 1-NA, 1.NB, 1-NB, 1.1, IMPA), ou seja, a relação dos incisivos entre si e em suas respectivas bases apicais, para verificar se há compensação dentária da classe III (Tabela 9.1).[91]

O perfil esquelético é côncavo, revelado pelo ângulo de convexidade da face (NAPog) baixo ou negativo. Em oclusão, o ângulo facial é alto, mas, em repouso, os valores podem estar dentro da normalidade.[95] Outros fatores esqueléticos que contribuem para o desenvolvimento da má oclusão classe III são: base craniana anterior curta, base craniana posterior longa, ângulo da base craniana agudo, maxila curta, retrusiva e pequena e mandíbula protruída e longa, ângulo goníaco obtuso, terço inferior alterado.[5,6,18,23,76,117]

Deve ser salientado ainda que, durante a tomada radiográfica, é importante que o paciente esteja em RC, evitando dessa forma a projeção mandibular, dando um falso diagnóstico de classe III esquelética.

Resumindo, o diagnóstico completo para elaborar o plano de tratamento, bem como para definir o prognóstico, exige análise facial, oclusal e cefalométrica. De certa forma, a presença de compensação dentária na fase de dentição mista pode comprometer o prognóstico do tratamento.[91,108]

Diagnóstico da classe III esquelética

O diagnóstico da má oclusão classe III esquelética desempenha papel importante no sucesso dos resultados

TABELA 9.1 Variáveis cefalométricas e padrão para pacientes classe III esquelética

Variáveis cefalométricas	Valor padrão	Classe III
SNA	82º ± 2º	< 80º
SNB	80o ± 2º	> 82º
ANB	0 a 4º	< 0º
WITS	♀ 0 ±2 mm / ♂ 1 ± 2 mm	< 0 mm
NA-Pog (convexidade)	–8,5 a 10º	< –8,5º
1.NA	22º	< 22º
1-NA	4 mm	< 4 mm
1.NB	25º	> 25º
1-NB	4 mm	> 4 mm
IMPA	90º	< 90º

do tratamento. O momento para realizar o tratamento ortodôntico tem sido bastante discutido, e o prognóstico é sempre duvidoso até o término do crescimento craniofacial. [40,104] Conforme mencionado anteriormente, a classe III esquelética pode apresentar uma combinação de uma ou mais deformidades dentofaciais, tais como prognatismo mandibular verdadeiro, retrognatismo maxilar ou a combinação de ambos.

Assim, a classe III esquelética pode ser classificada em três tipos clínicos, com base na posição dos maxilares em relação ao esqueleto craniofacial:[43,83,91,94,102,123,124]

1. Classe III esquelética com maxila retruída e mandíbula normal: a maxila encontra-se mais curta e posicionada posteriormente em relação à base anterior do crânio, e a mandíbula apresenta uma relação normal. Portanto, o ângulo ANB é negativo (< 0º), o ângulo SNA é menor que a média (82º); o ângulo SNB está dentro da normalidade (80º). Clinicamente, observa-se concavidade na região infraorbitária e a projeção do osso zigomático é pequena, denotando que a maxila está deficiente (Figura 9.15). A mordida cruzada anterior é característica e o trespasse vertical dos incisivos inferiores frequentemente encontrado sobre os superiores pode ser total, caracterizando a sobremordida profunda.

2. Classe III esquelética com maxila normal e mandíbula protruída: essa má oclusão é considerada prognatismo mandibular verdadeiro. A maxila encontra-se bem posicionada em relação à base anterior do crânio, mas o corpo mandibular está aumentado ou posicionado mais anteriormente em relação à base do crânio (Figura 9.16). Portanto, o ângulo ANB é negativo (< 0º); SNA, igual à média (82º) e SNB maior que a média (80º).[53]

3. Classe III esquelética com maxila retruída e mandíbula protruída: retrognatismo maxilar e prognatismo mandibular constituem os desvios esqueléticos sagitais que mais prejudicam a harmonia facial (Figura 9.17). O ângulo ANB é negativo (< 0º), SNA é menor que a média (82º) e SNB maior que a média (80º).

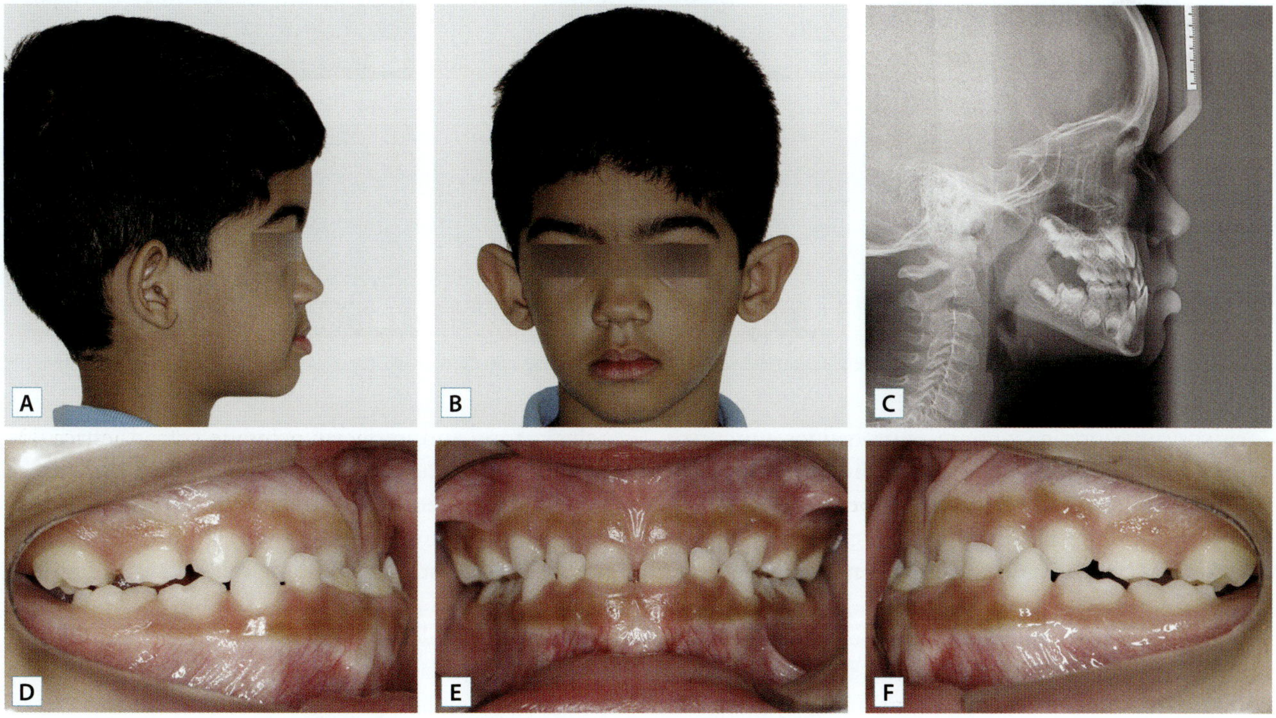

FIGURA 9.15 Classe III esquelética por retrusão de maxila, onde ANB = –3º, SNA = 77º e SNB = 80º.

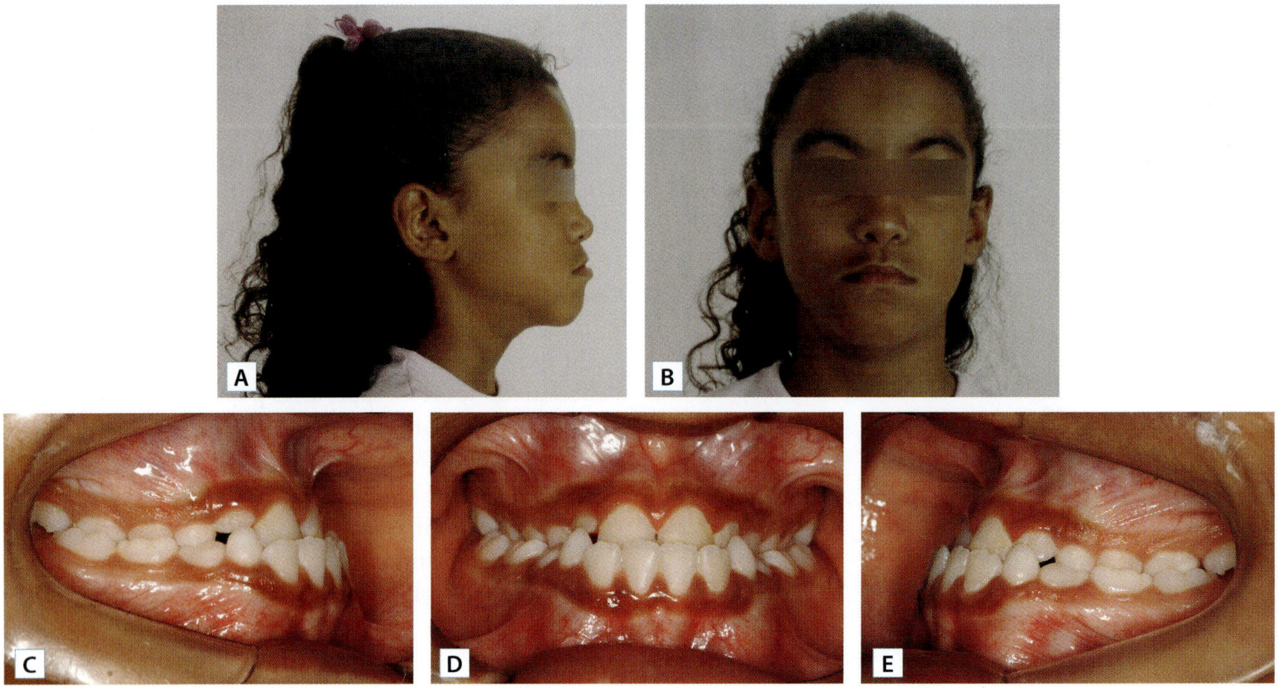

FIGURA 9.16 Paciente portadora de classe III esquelética resultante da protrusão de mandíbula, cujo ANB = –4º, SNB = 85º e SNA = 81º.

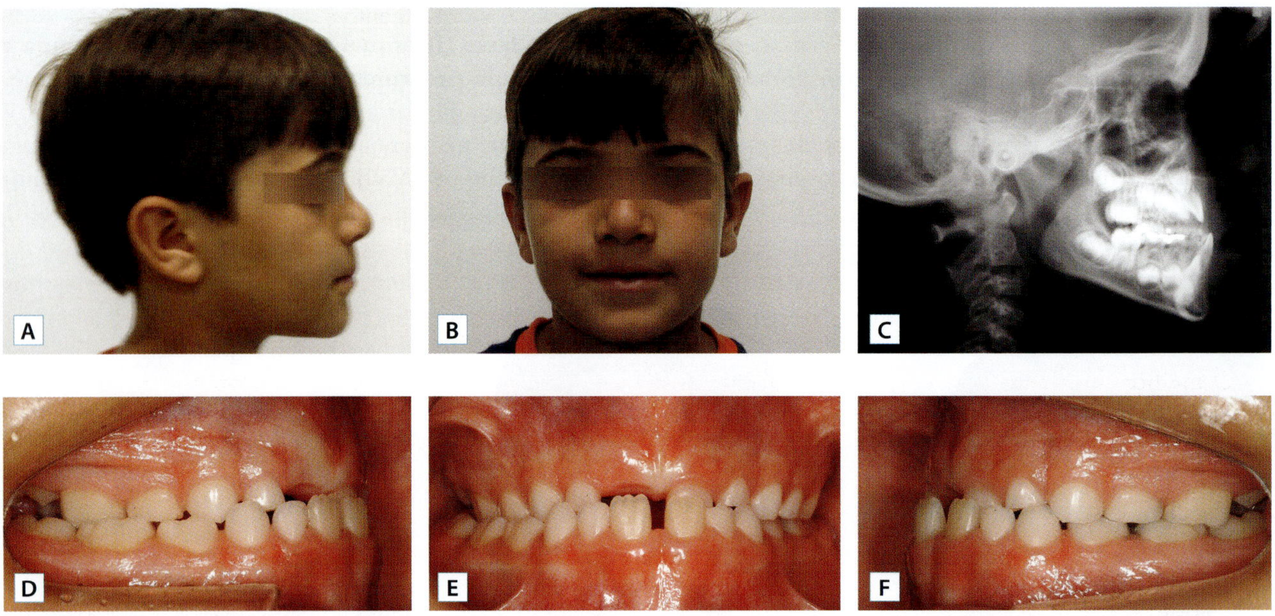

FIGURA 9.17 Caso clínico de classe III esquelética por retrusão de maxila e protrusão de mandíbula, no qual ANB = –4º, SNA = 79º e SNB = 79º.

Incisivos superiores encontram-se protruídos e incisivos inferiores verticalizados. Essas são condições dentárias que sinalizam o distúrbio esquelético, sendo consideradas compensações dentárias naturais. Isso explica a ausência de mordida cruzada anterior, em alguns pacientes, com relação de caninos e molares classe III.[108]

Nesses três tipos mencionados, no exame de perfil, o ortodontista observa mento e lábio inferior projetados, e perfil tegumentar e esquelético côncavo (Figura 9.16). No exame dos modelos em oclusão, os incisivos apresentam oclusão topo a topo ou em mordida cruzada anterior e os molares, normalmente, estão em relação classe III. A análise cefalométrica mostra o ângulo do plano facial (PoOr.NPog) aumentado e o ângulo de convexidade (NA.APog) negativo, exibindo face côncava. Além disso, há alteração das grandezas SNA, SNB e ANB (Figura 9.18). O ângulo goníaco normalmente é obtuso e o comprimento da mandíbula, maior que o normal. As cabeças dos côndilos posicionam-se normalmente acima do plano de Franckfourt.[94]

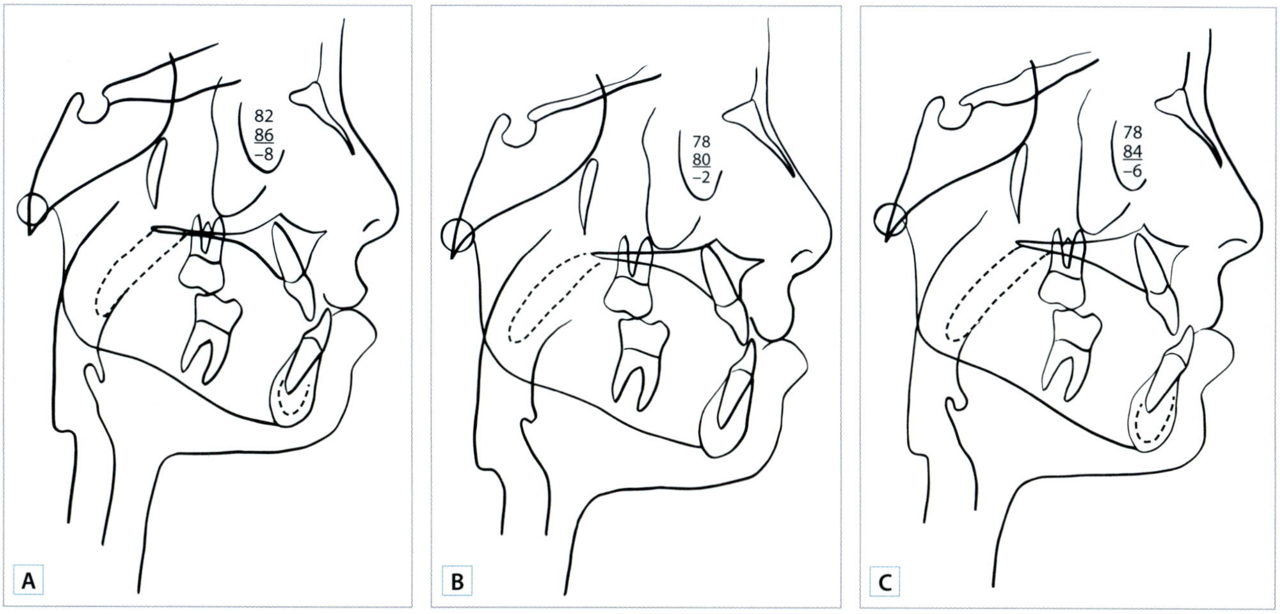

FIGURA 9.18 Traçados cefalométricos mostrando classe III esquelética (ANB < 0º), nos quais: A: classe III por protrusão de mandíbula (SNA = 82º, SNB = 86º, ANB = −8º); B: classe III por retrusão de maxila (SNA = 78º, SNA = 80º, ANB = −2º); e C: classe III por protrusão de mandíbula e retrusão de maxila (SNA = 78º SNB = 84º, ANB = −6º).

Momento ideal para o tratamento

O tratamento no final da fase de dentição decídua e início da dentição mista deve ser considerado em crianças com as seguintes características: classe III funcional ou pseudoclasse III ou classe III esquelética suave; retrusão maxilar; protrusão mandibular suave, altura facial inferior reduzida (braquifacial) ou normal (mesofacial) e deslocamento mandibular em MIH, com desvio mandibular anterior devido à presença de contatos dentários prematuros ou devido à adaptação muscular.[23,129,130]

O melhor momento para iniciar o tratamento nos pacientes portadores de classe III esquelética associada à retrusão maxilar tem sido amplamente discutido em estudos apoiados em observações clínicas. Os períodos da dentição decídua e mista precoce, a partir dos 5 anos de idade, são os mais propícios para iniciar a protração maxilar utilizando a máscara facial, pois os efeitos ortopédicos são mais expressivos com avanços significativos dos pontos A (subnasal), ENA (espinha nasal anterior) e ENP (espinha nasal posterior), e melhoras nos tecidos tegumentares são mais evidentes nessas fases de dentições.[23,68,69,104,108] Nesses períodos, há maior estímulo do deslocamento anterior da maxila incrementando o crescimento nas suturas maxilares e circumaxilares, uma vez que a sutura palatina mediana é ampla e com bordas regulares durante a infância (8 a 10 anos) e se torna mais irregular e justaposta no estágio juvenil (10 a 13 anos).[39,72,73] As suturas circumaxilares são regulares e amplas antes dos 8 anos de vida e se tornam mais fortemente interdigitadas próximo à puberdade.[39,91] Vários estudos sugerem que um maior deslocamento anterior da maxila é alcançado quando o tratamento é iniciado na dentição decídua ou mista precoce.[7,82,86,91] Portanto, o momento ideal para intervir na má oclusão classe III esquelética é durante a irrupção inicial dos incisivos superiores, ou seja, no início da fase de dentição mista, considerando que se obtêm melhores resultados do que em idade avançada. A obtenção de sobremordida/sobressaliência positiva ao final do tratamento parece manter a oclusão dos incisivos após sua correção.[2,87,91,129,130] Em idade mais avançada, próxima ao surto máximo de crescimento puberal, a efetividade da protração maxilar diminui. Porém, Yavuz et al.,[133] utilizando a máscara facial para protração da maxila em adolescentes e adultos jovens (10 a 16 anos), mostraram que essa terapia melhora a má oclusão esquelética classe III nessas fases etárias, e afirmam que, apesar de o tratamento em tenra idade ser mais efetivo, esse protocolo é uma opção viável para crianças mais velhas. Também, nessa época do desenvolvimento, outros recursos terapêuticos, como miniplacas,[29,30] têm se mostrado eficientes para o tratamento dessa má oclusão.

Opções de tratamento

Há consenso na literatura de que a mordida cruzada anterior, na fase de dentição decídua ou mista, não é passível de autocorreção. Portanto, deve ser interceptada assim que diagnosticada. Porém, antes de realizar qualquer tipo de tratamento, é decisivo estabelecer se a má oclusão é dentária, pseudoclasse III ou esquelética.

Tratamento da má oclusão classe III dentária

Várias são as opções de tratamento da má oclusão classe III de origem dentária. Na fase de dentição mista, o paciente deve ser tratado de forma semelhante aos pacientes que se encontram na fase de dentição decídua. Uma abordagem terapêutica para essa má oclusão, nos pacientes em crescimento e desenvolvimento, consiste na utilização de aparelhos removíveis ou fixos. A escolha desses dispositivos fundamenta-se na eficiência aliada à facilidade de confecção e instalação, bem como a aceitação e colaboração do paciente.[4,94] As principais possibilidades terapêuticas são:

1. Aparelho removível superior com parafuso expansor ou molas adicionadas ao acrílico, para movimentar os incisivos superiores para vestibular (Figura 9.19). O aparelho removível pode ser usado para projetar os incisivos superiores corrigindo a mordida cruzada anterior dentária se eles estiverem com inclinação axial diminuída. A obtenção de sobremordida positiva no final do tratamento poderá evitar a recidiva. Corrigir a sobressaliência reduzida ou negativa, com inclinação vestibular dos incisivos superiores, pode ser realizado com os aparelhos removíveis; entretanto, se houver necessidade de movimento de translação do dente ou verticalização dos incisivos inferiores, são necessários aparelhos fixos parciais ou totais (Figuras 9.20 e 9.21). O aparelho removível consiste em placa palatina de acrílico, com grampos de retenção posteriores, arco labial de Hawley e molas digitais ou parafusos expansores na região dos dentes a serem movimentados (unidade ativa), com ou sem *splint* oclusal incorporados aos dentes posteriores. Ressalta-se que o *splint* oclusal facilita o descruzamento dentário na região anterior.[2] As molas podem ter as mais variadas configurações, de acordo com o número de dentes envolvidos no cruzamento, e, são confeccionadas com fio de aço 0,5 ou 0,6 mm. A função dessas molas é movimentar os dentes no sentido vestibular até atingirem o alinhamento correto no arco dentário.[120] Esses aparelhos apresentam ancoragem nos dentes e no palato, sendo a ancoragem intrabucal denominada dentomucossuportada (Figura 9.19). Após a ativação das molas ou dos parafusos expansores, esses aparelhos liberam força suave e intermitente de aproximadamente 30 a 50 g por dente, proporcionando movimentação dentária lenta.[120]

O aparelho removível deve ser, inicialmente, instalado, passivamente, por alguns dias para adaptação inicial do paciente. A ativação do aparelho, com molas digitais, deve ser realizada pelo ortodontista, abrindo as molas 1 mm a cada 21 dias. A ativação do aparelho com parafuso expansor deve ser realizada fora da cavidade bucal. Cada orifício corresponde a 1/4 de volta, de aproximadamente 0,25 mm de ativação. A primeira ativação, de 1/4 a 2/4 de voltas, aproximadamente, deve ser para ajustar o aparelho na cavidade bucal. As ativações seguintes podem ser realizadas pelo próprio paciente, ou seus pais, com a orientação de ativar 1/4 de volta por semana, até a próxima consulta. É necessário boa retenção do aparelho na região posterior.[4,120]

Esses aparelhos removíveis são indicados para corrigir mordida cruzada ocasionada pela inclinação palatina dos dentes anterossuperiores, quando for preciso recuperar algum espaço perdido na região do dente cruzado, quando for necessário corrigir giroversões dos dentes anteriores, quando existirem problemas periodontais nos dentes inferiores, em pacientes colaboradores e em casos que necessitam de um aparelho de contenção após a correção da mordida cruzada anterior. São contraindicados para pacientes pouco colaboradores e quando os dentes possuem coroa clínica curta e expulsiva.[120]

2. Quadri-hélice com extensões na face palatina dos incisivos superiores pode movimentar os incisivos para vestibular e corrigir a mordida cruzada anterior (Figura 9.20). Nos casos em que houver mordida cruzada posterior dentária associada à mordida cruzada anterior também de origem dentária, pode-se também usar esse tipo de aparelho. Deve ser confeccionado com fio de aço 0,8 mm, soldado a bandas nos primeiros molares permanentes superiores ou encaixado em tubos linguais em bandas nos mesmos dentes. É pré-ativado em 1 a 2 mm, antes da adaptação aos molares superiores e, deve ser ativado a cada 40 dias. Caso haja necessidade, pode-se instalar uma placa de mordida inferior para eliminar as interferências oclusais e permitir o movimento dentário dos incisivos superiores para labial, sem traumas oclusais.

3. Aparelho ortodôntico corretivo parcial também pode ser utilizado (Figura 9.21) e consiste em bráquetes e fios de diferentes dimensões (Figuras 9.22). Em algumas situações, pode-se adicionar alças para projeção dos incisivos superiores. As bandas ortodônticas são cimentadas nos primeiros molares, ou bráquetes colados nesses dentes, e nos quatro incisivos superiores (aparelho 4 × 2) para suportar um arco flexível, utilizado para movimentar os incisivos superiores, para labial (Figura 9.22). A ativação desse arco deve ser de no máximo 1 mm/mês para produzir forças suaves e contínuas, evitando dessa forma reabsorções radiculares e recessões gengivais. Se houver necessidade, um levante de mordida (placa de mordida) pode ser utilizado.[23,117]

Os aparelhos ortodônticos corretivos parciais oferecem vantagens sobre os removíveis, como: movimento de translação do dente; não dependem da colaboração do paciente; corrigem a mordida cruzada anterior mais rápido; podem realizar movimentos dentários múltiplos; viabilizam criar espaço para o movimento dentário e permite extrusão dentária para criar sobremordida positiva.[23,117] É importante lembrar que, nessa fase ativa do tratamento, em alguns casos, é necessário placa de mordida

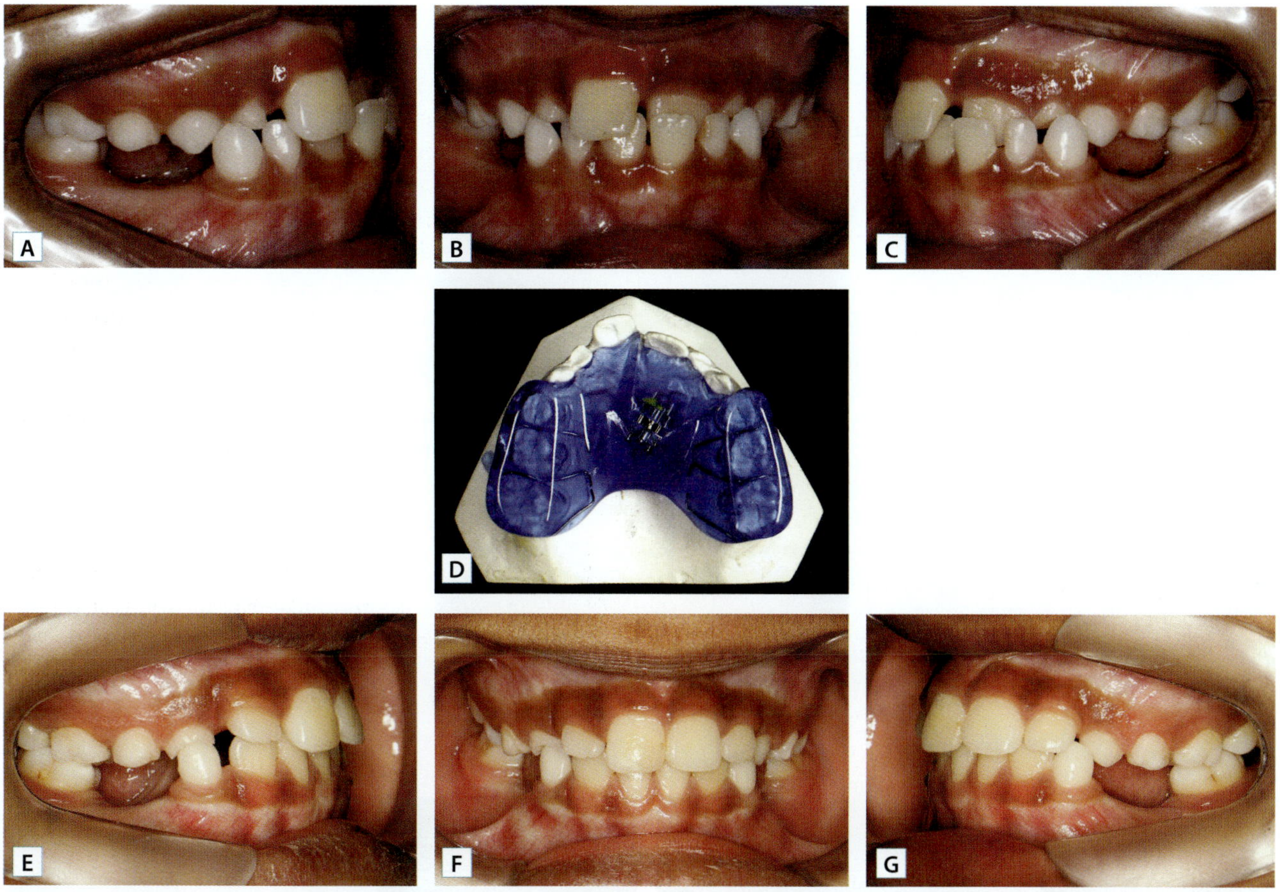

FIGURA 9.19 Caso clínico de classe III dentária, corrigido com aparelho removível com parafuso expansor e levante oclusal posterior. O parafuso foi posicionado no acrílico por palatina dos dentes cruzados e, foi ativado 1/4 de volta por semana durante oito semanas.

inferior (Figura 9.22) para facilitar o movimento anterior dos incisivos.[94] Outra forma de evitar contatos prematuros durante a movimentação dentária é utilizar o cimento ionômero de vidro resinoso colocado na superfície oclusal dos molares. Outros fatores devem ser considerados, como espaço adequado para reposicionar os dentes e sobremordida suficiente para a estabilidade da correção.

Dois estudos randomizados[129,130] com dois anos de observação foram realizados para comparar a eficácia de aparelhos ortodônticos fixos e removíveis na correção da mordida cruzada anterior dentária[129] e funcional[130] durante a fase de dentição mista. Os autores afirmaram que, na dentição mista, a mordida cruzada anterior dentária[129] ou funcional[130] pode ser corrigida com sucesso tanto por aparelhos fixos parciais como por removíveis, com estabilidade semelhante em longo prazo. Assim, ambos os tipos de terapias podem ser recomendados para esse tipo de má oclusão.

Tratamento da má oclusão classe III funcional (pseudoclasse III)

Como descrito anteriormente, o termo pseudoclasse III é frequentemente usado para descrever a má oclusão classe III, em que há um deslocamento anterior da mandíbula, devido a contatos dentários prematuros ou disfunção muscular, entretanto apresenta relação esquelética de classe I ($0° \leq$ ANB $\leq 4°$).[23]

Uma das técnicas de tratamento recomendadas é o desgaste seletivo dos dentes decíduos, caso sejam detectados contatos prematuros, com o objetivo de removê-los, pois eles induzem a mandíbula a se deslocar anteriormente.[76,98] Entretanto, na maioria dos casos é necessário tratamento ortodôntico adicional, com a finalidade de melhorar as condições de oclusão do paciente. Entre eles, podemos citar a expansão rápida da maxila para diminuir os contatos prematuros (Figura 9.23) ou o uso de mentoneira para orientar a mandíbula para posição correta.[78] Se necessário, deve-se corrigir as inclinações axiais dos incisivos superiores e inferiores que, geralmente, estão alteradas.[13] Os aparelhos utilizados para corrigir a mordida cruzada funcional, para movimentar os incisivos superiores para labial, podem ser os mesmos indicados para a correção da mordida cruzada anterior dentária (Figuras 9.20, 9.21, 9.22 e 9.24). A expansão do arco superior, quando indicada, elimina os contatos dentários prematuros, posicionando a mandíbula em uma relação oclusal mais confortável ao paciente, evitando assim a projeção mandibular quando em oclusão (Figuras 9.20 e 9.23).

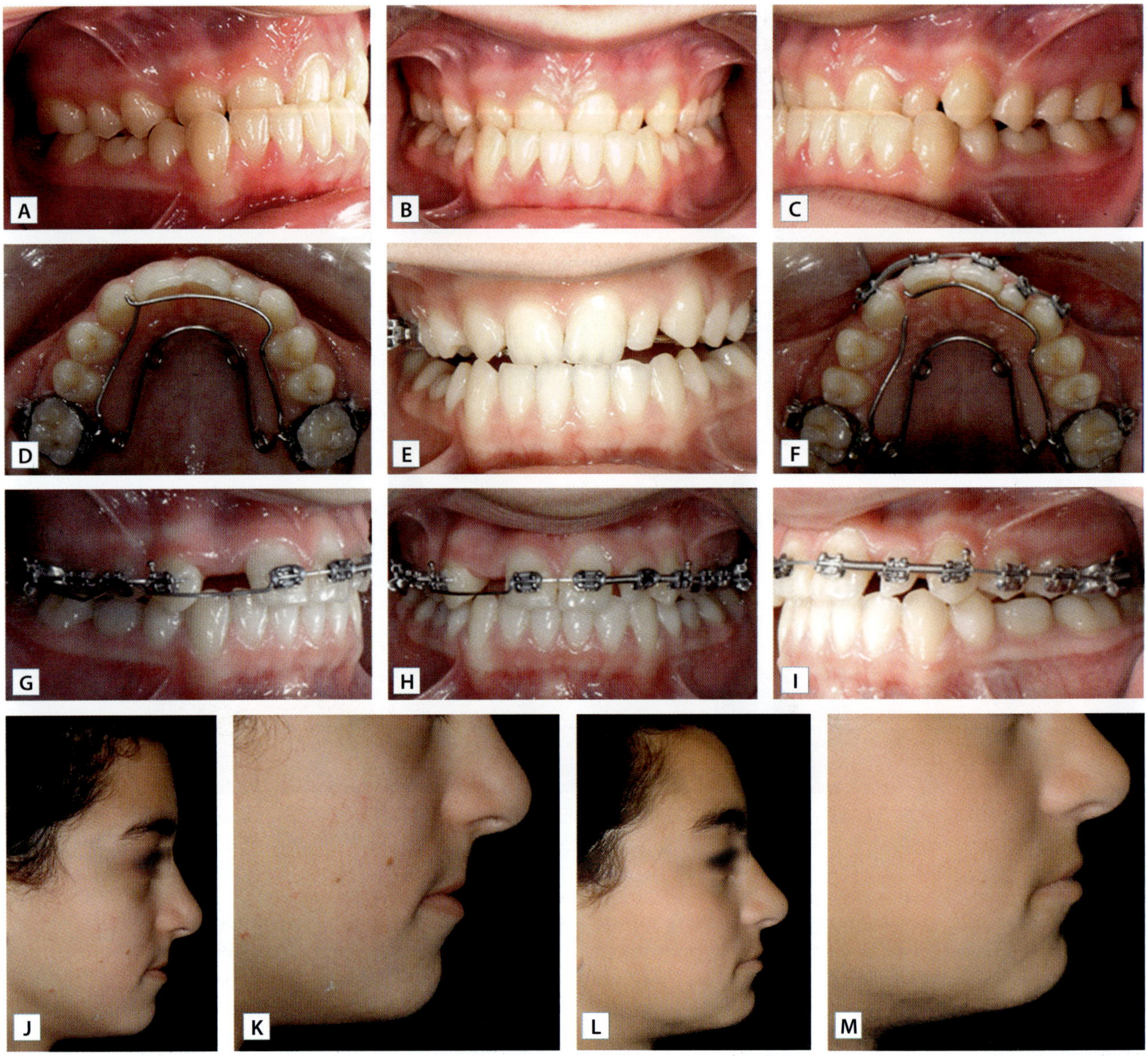

FIGURA 9.20 Caso clínico de classe III dentária (A, B e C), corrigido com quadri-hélice modificado (D, E e F). Após a correção da mordida cruzada dentária anterior foi instalado aparelho ortodôntico fixo (G, H e I), para dar prosseguimento ao tratamento. Houve melhora na posição do lábio superior com a projeção dos incisivos superiores, comparando o perfil tegumentar inicial (J e K) e após a projeção dos incisivos superiores (L e M).

Portanto, pode-se associar os desgastes seletivos a aparelhos ortodônticos corretivos ou removíveis para projetar os incisivos superiores que estejam em mordida cruzada, se houver espaço no arco dentário. Esse movimento de inclinação resultará em diminuição da sobremordida, que pode ser benéfico nos casos de classe III com sobremordida exagerada. Interferências oclusais geralmente precisam ser eliminadas antes da correção da sobremordida, especialmente nos casos de sobremordida profunda. A correção desse tipo de má oclusão classe III deve ser realizada em estágios iniciais da dentição mista, sendo importante finalizar a correção da sobremordida e sobressaliência positiva para evitar recidiva.[23]

Hagg et al.[47] realizaram um estudo com 27 pacientes diagnosticados com pseudoclasse III no início do tratamento e tiveram a má oclusão corrigida com aparelho ortodôntico fixo parcial (2 × 4). Cinco anos após a correção da pseudoclasse III, concluíram que o tratamento precoce dessa má oclusão, com aparelho 2 × 4, manteve os resultados obtidos pós-correção.

Tratamento da má oclusão classe III esquelética

O tratamento das más oclusões classe III com envolvimento esquelético é desafiador, pois o sucesso da correção ortodôntica dependerá da manifestação do crescimento craniofacial. Antes de decidir pela modalidade de tratamento é imprescindível avaliar criteriosamente o tipo morfológico facial do paciente bem como todas as

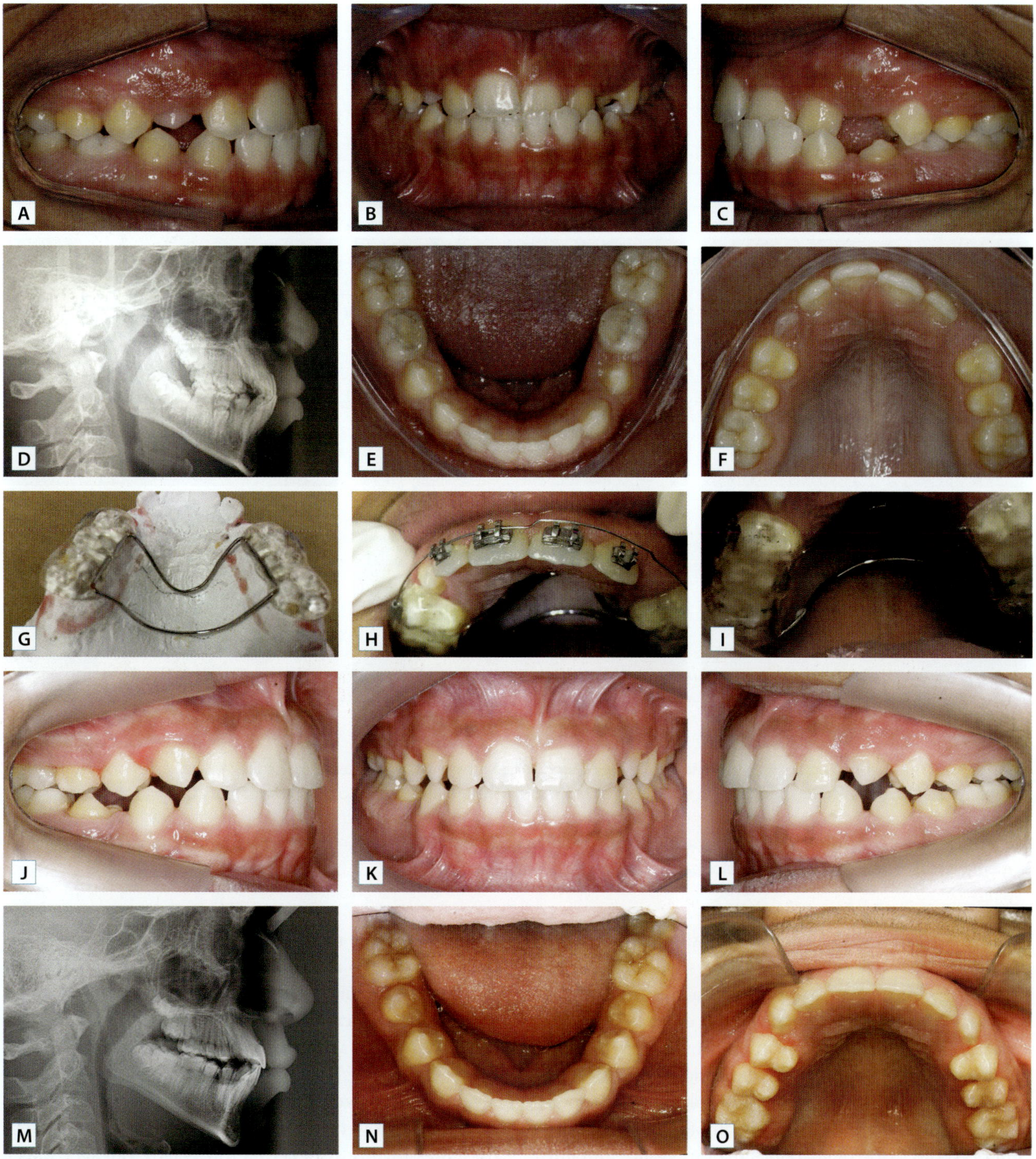

FIGURA 9.21 Caso clínico de classe III dentária envolvendo o incisivo lateral e o central esquerdos (A, B e C). Radiografia cefalométrica (D) mostrando a mordida cruzada anterior dentária (ANB = 2º) e fotos oclusais inferior e superior mostrando a inclinação dos incisivos superiores para palatina (E e F). Foi confeccionado e cimentado um batente superior modificado, com tubos simples incorporados no acrílico na região dos primeiros pré-molares. Fios de aço flexíveis (.014" e .016"), com dobras (of set) foram adaptados a esses tubos e aos bráquetes nos dentes anteriores (G, H e I). A má oclusão foi corrigida em três meses (J, K e L). A radiografia cefalométrica final (M) mostra a correção da mordida cruzada anterior, e as fotos oclusais (N e O) mostram a correção da inclinação dos incisivos superiores.

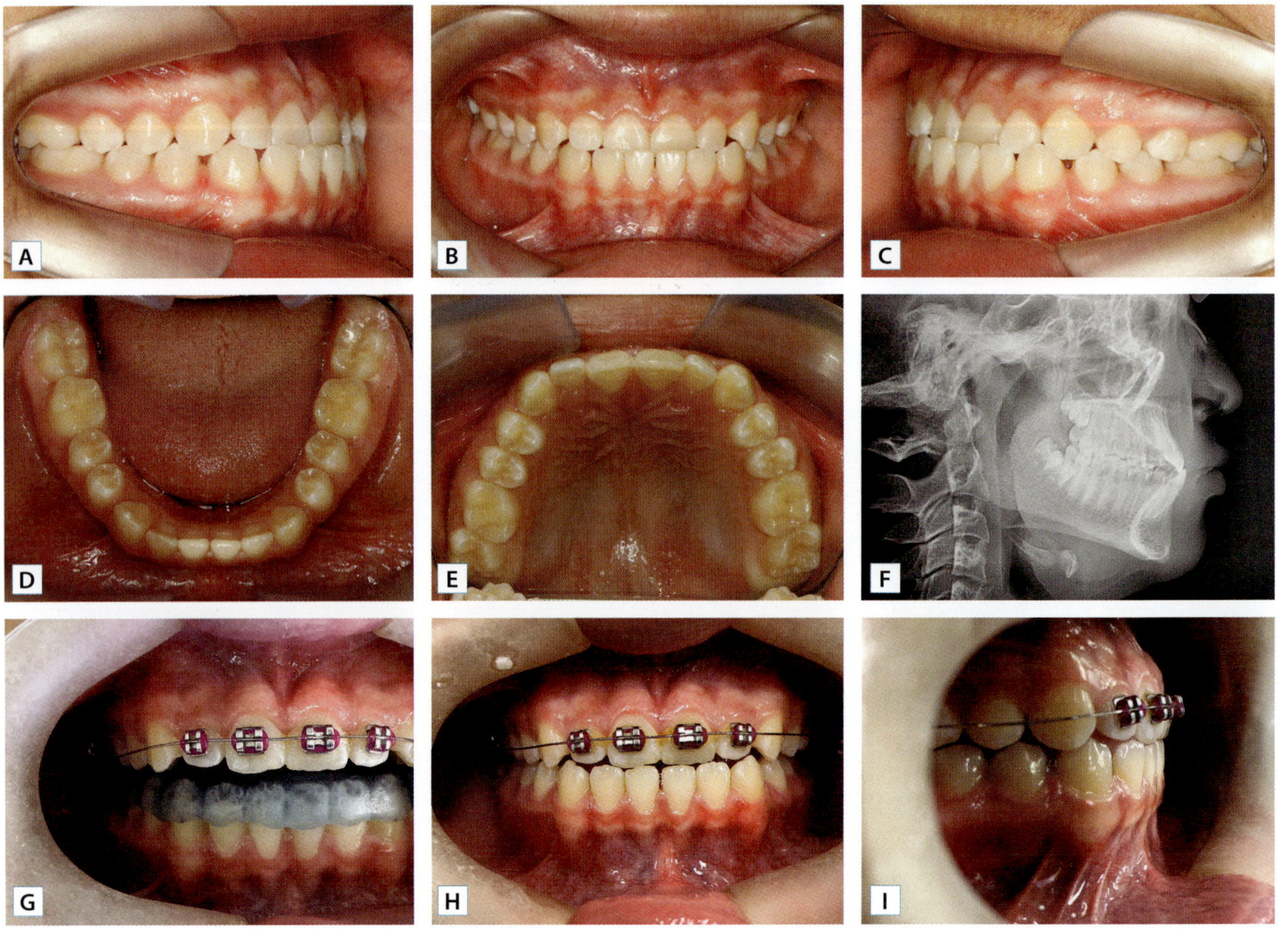

FIGURA 9.22 Caso clínico de classe III dentária, no qual se observa relação molar e canino classe I e mordida cruzada anterior. Em vista oclusal, observa-se um arco inferior parabólico e o superior quadrado, com achatamento na região dos incisivos (A, B, C, D e E). Radiografia cefalométrica (F) mostrando a mordida cruzada anterior dentária (ANB = 2º). Foi instalado aparelho fixo parcial 4×2 e placa de mordida removível inferior (G, H e I). A correção foi realizada em dois meses com fios de aço .014" e .016", ligeiramente expandidos na região anterior. A partir desse momento foi montado aparelho fixo total, para finalizar o tratamento ortodôntico.

variáveis dentárias e esqueléticas que possivelmente estejam envolvidas. Nessa decisão, os pais ou responsáveis devem ser informados quanto ao prognóstico, que, na maioria dos casos, é duvidoso. O ortodontista deverá fazer uma avaliação mais precisa, e o plano de tratamento poderá incluir desde abordagens mais conservadoras até cirurgia ortognática em época oportuna, no final da dentição permanente, quando o crescimento craniofacial estiver concluído. Nesses casos, os aparelhos mais utilizados, durante a fase de dentição decídua ou mista, são: máscara facial ou aparelho de protração maxilar, mentoneira, miniplacas ou até mini-implantes para redirecionar o crescimento maxilar e mandibular.[120] A combinação desses aparelhos tem sido considerada com resultados promissores.[31,74]

A correção da má oclusão esquelética classe III no período inicial da dentição mista permite ao clínico melhorar a relação esquelética maxilomandibular do paciente. Mesmo nos casos cuja etiologia é genética, o tratamento estimula o crescimento da maxila, tornando menos evidente a desarmonia maxilomandibular.[7,76,95] Nos casos menos severos, é recomendado que o tratamento ortopédico comece o mais cedo possível, principalmente se a maxila for o principal problema da má oclusão. O objetivo será destravar o crescimento da maxila e estimular seu crescimento para anterior.[23,94] Entretanto, o tratamento da má oclusão classe III, associada à discrepância esquelética severa, é complexo. Na deficiência maxilar, preconiza-se estimular o movimento anterior da maxila, desde que, em pacientes jovens, associado a forças extrabucais e excelente cooperação. Nos casos de prognatismo mandibular severo, há um limite para retrair os incisivos inferiores, e a cirurgia ortognática, na fase adulta, pode ser uma opção de tratamento.[23] Se a má oclusão é severa, ou se o paciente tem padrão dolicofacial, com ângulo goníaco aberto, é preferível não realizar o tratamento na tentativa de redirecionar o crescimento, porque os efeitos terapêuticos não serão suficientes para manter/modificar o crescimento. Portanto, a cirurgia ortognática pode ser o tratamento mais indicado para corrigir deformidades faciais mais severas, quando o período de crescimento cessar. É essencial que

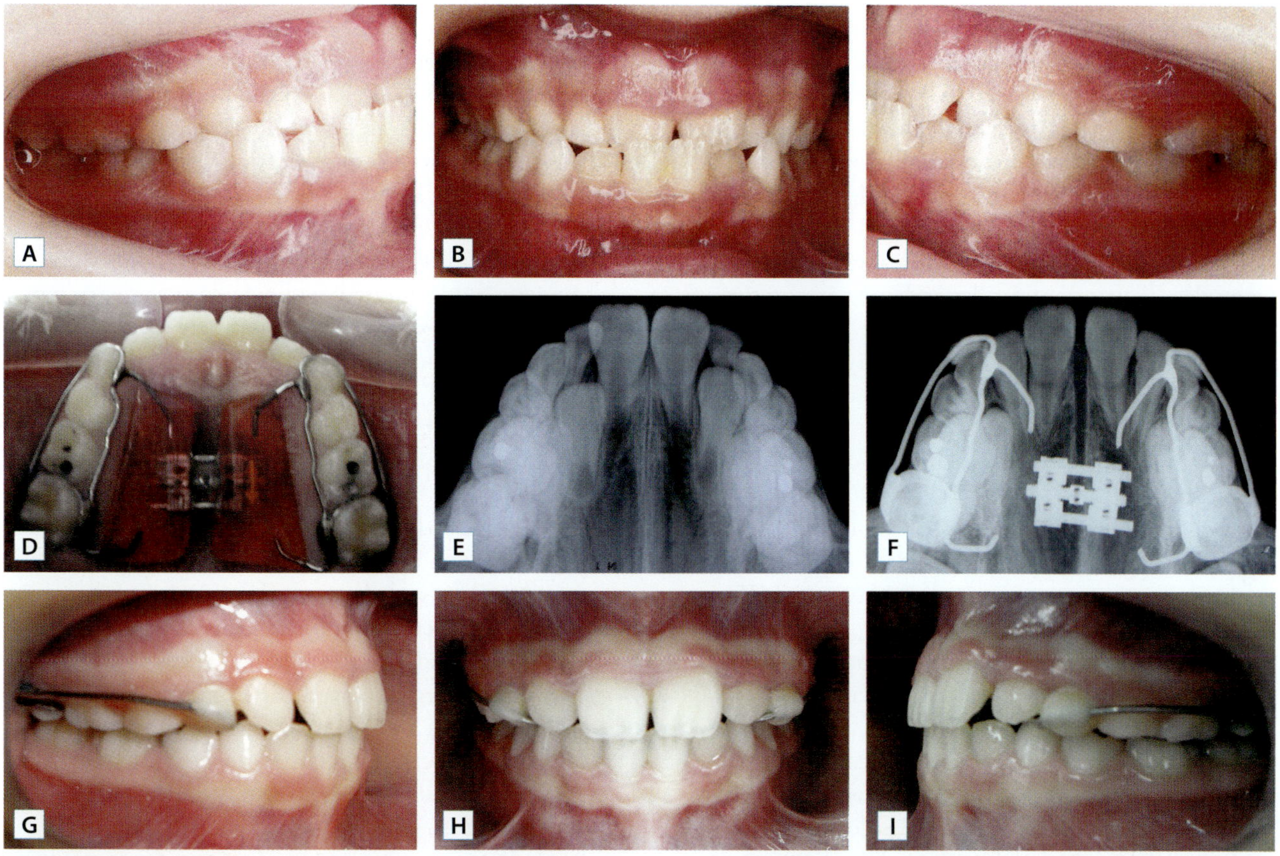

FIGURA 9.23 Pseudoclasse III com mordida cruzada anterior entre os incisivos e também do dente 53 e leve hipoplasia transversal maxilar (A, B e C). Disjuntor de Haas e radiografias oclusais antes da ERM e após uma semana de ativação com o protocolo proposto por Haas. Note a abertura da sutura palatina mediana devido ao curto período de ativação (D, E e F). Correção da mordida cruzada posterior e anterior (G, H e I). Após a ERM houve eliminação dos contatos oclusais prematuros e posicionamento correto da mandíbula.
ERM: expansão rápida da maxila.

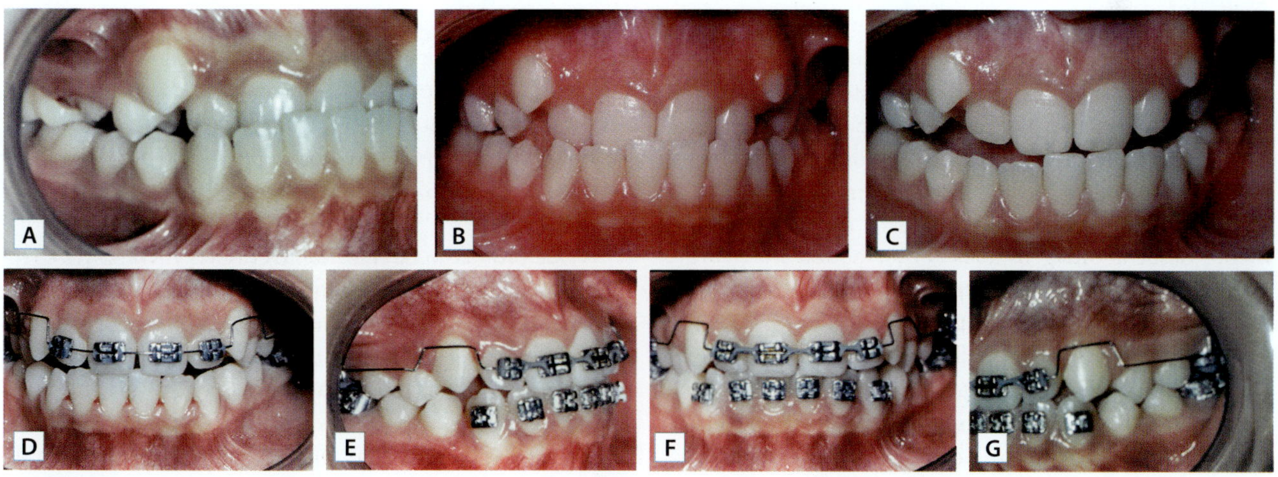

FIGURA 9.24 Caso clínico de classe III funcional, no qual se observa contato incisal topo a topo em RC (A, B e C). Foi instalado aparelho ortodôntico 4×2 (banda com tubos simples nos molares e bráquetes nos incisivos superiores) e fios ortodônticos para projetar os incisivos superiores (D). Após a correção da mordida cruzada anterior, foi montado aparelho fixo inferior para dar continuidade ao tratamento ortodôntico corretivo (E, F e G).
RC: relação cêntrica.

os ortodontistas façam análise cefalométrica detalhada e criteriosa para obter informações sobre as características e intensidade dessa má oclusão.[94] O prognóstico é mais favorável em casos de deficiência maxilar do que quando tratamos um prognatismo mandibular.[23,108]

A decisão se a má oclusão classe III esquelética pode ser corrigida explorando o potencial de crescimento ou por meio do tratamento ortodôntico compensatório (camuflagem ortodôntica) depende de vários fatores:[23]

- Relação molar classe I ou classe III suave.
- Altura facial inferior normal ou reduzida (meso ou braquifacial).
- Sobremordida normal ou aumentada (sobremordida profunda).
- Incisivos inferiores inclinados para labial.
- Incisivos superiores verticalizados.
- Deslocamento anterior da mandíbula em MIH.

Contraindicações para tratamento ortodôntico da má oclusão classe III, aproveitando o crescimento:

- Relação molar de classe III significante.
- Discrepância maxilomandibular classe III severa.
- Altura facial inferior aumentada (dolicofacial).
- Sobremordida reduzida ou mordida aberta.
- Incisivos superiores projetados.
- Nenhum deslocamento da mandíbula em MIH.

Fatores limitantes ao tratamento ortodôntico

Os objetivos e as estratégias do tratamento ortodôntico devem ser muito bem definidos e delineados para que se obtenha o melhor resultado possível com as condutas adotadas. Há várias opções de tratamento, que podem ser consideradas ou não para determinado paciente, incluindo nenhum tratamento durante a fase de dentição mista.[23]

No que se refere ao paciente, alguns fatores limitam o tratamento ortodôntico da classe III esquelética:

- **Idade do paciente:** na má oclusão classe III, o crescimento craniofacial pode acentuar a má oclusão e, portanto, não corrigir o problema esquelético. Em pacientes adultos, o ortodontista pode considerar camuflar a má oclusão com compensação dentária ou também realizar cirurgia ortognática.
- **Colaboração do paciente:** o sucesso do tratamento ortodôntico depende da participação ativa do paciente. Entretanto, é difícil mensurar esse envolvimento no início do tratamento na fase de dentição decídua ou mista, embora a percepção do paciente de sua má oclusão e a relação profissional/paciente possa indicar se haverá comprometimento ou não ao tratamento. É importante que o paciente tenha pleno conhecimento do tratamento que será realizado para que reflita sobre sua disposição em colaborar para os objetivos a serem alcançados. Se aparelhos que necessitam de grande cooperação forem indicados, tais como máscaras faciais, devem ser instalados o mais cedo possível, para verificar o envolvimento do paciente no tratamento. Deve-se também ter em mente que a cooperação do paciente pode diminuir ao longo do tratamento, como resultado de experiências negativas de tratamentos anteriores, cansaço, dor e desconforto.[23]

No que se refere à má oclusão, o principal fator que limita o tratamento ortodôntico é:

- **Severidade da má oclusão:** a discrepância esquelética severa é mais difícil de corrigir com movimentos dentários ortodônticos isolados. A compensação dentária para camuflar a discrepância óssea severa pode ser malsucedida[48] ou resultar em comprometimento dos tecidos tegumentares. Essa premissa vale principalmente para a má oclusão classe III esquelética com crescimento vertical excessivo (dolicofacial), com mordida aberta anterior, uma vez que o crescimento craniofacial nesses casos é desfavorável.[23]

Tratamento da má oclusão classe III esquelética associada à retrusão de maxila

Expansão rápida da maxila (ERM) associada à protração maxilar (PM)

O retrognatismo maxilar acomete uma porcentagem menor da população, sendo conveniente que o tratamento ocorra em suas primeiras etapas de desenvolvimento da dentição mista.[14,15,104] Esses pacientes são tratados por meio de expansão rápida da maxila (ERM) combinada à máscara facial para protração maxilar (PM), procedimento conhecido também como tração reversa da maxila (TRM).[7,34,41,104,117]

Esse protocolo de tratamento (ERM+PM) baseia-se na ortopedia mecânica e consiste em realizar inicialmente o tratamento do problema transversal, utilizando o aparelho expansor fixo dentomucossuportado tipo Haas[16,44,45,46] ou dentossuportado (Hyrax, McNamara), associado à mecânica sagital para protração maxilar (Figura 9.25). Haas utilizava uma mentoneira modificada para a realização da tração reversa da maxila, denominada *sky hook* (Figuras 9.34J e 9.34L). Devido à instabilidade do *sky hook* na face, pois tem apoio apenas no mento, a máscara facial tem substituído o *sky hook* para fazer esse procedimento. A máscara facial mantém-se mais estável durante a aplicação da força extrabucal, a fim de tracionar a maxila, pois possui dois pontos de apoio na face, na região frontal e mento.[108]

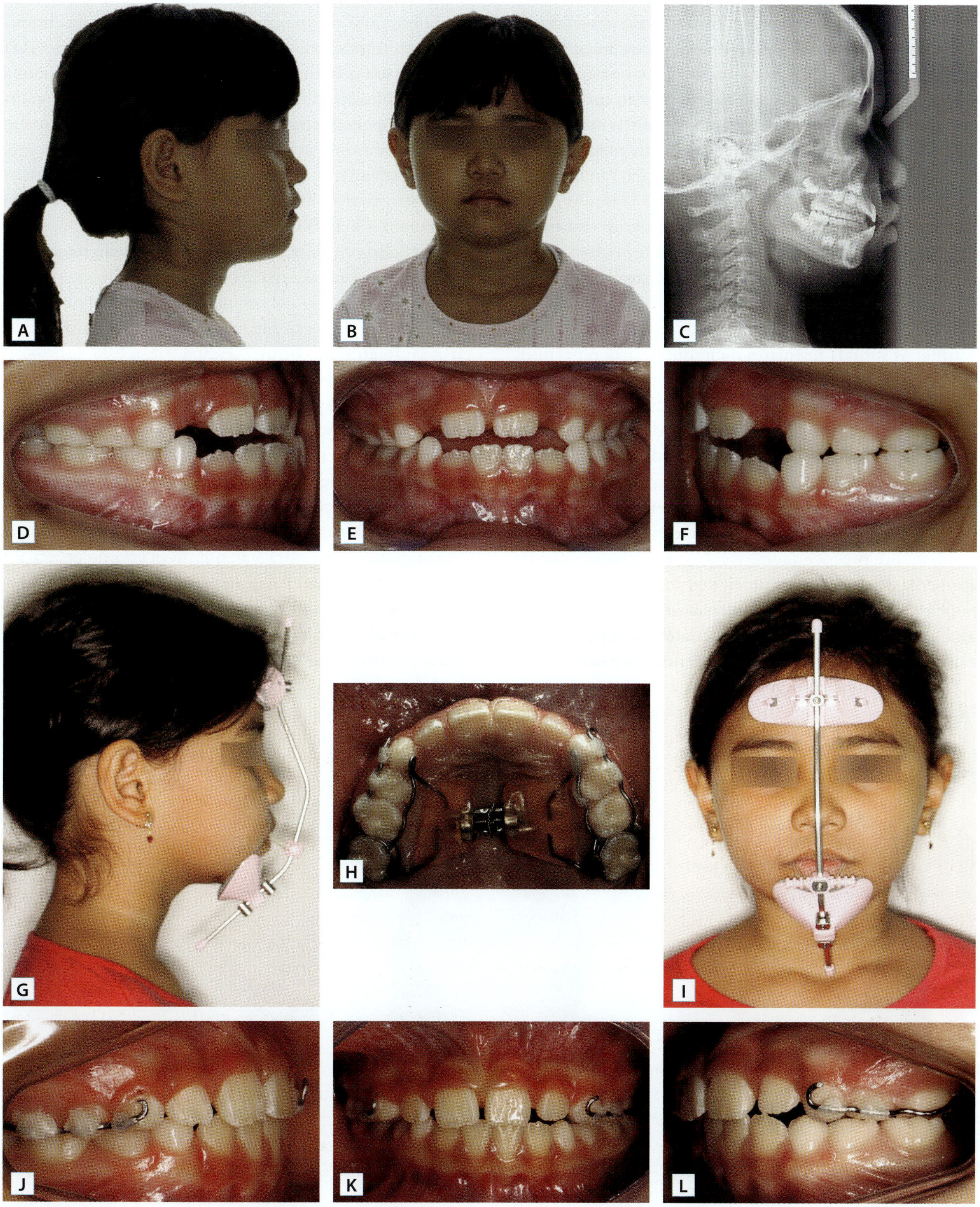

FIGURA 9.25 Paciente portadora de má oclusão classe III esquelética com retrusão da maxila com achatamento na região infrazigomática (A, B e C) (SNA = 78º, SNB = 79º, ANB= –1º) e tendência a mordida cruzada anterior (D, E e F). Protocolo de disjunção maxilar com aparelho disjuntor de Haas e tração reversa da maxila com a máscara facial foi empregado (G a L). *(continua)*

O uso da máscara facial de protração foi descrito pela primeira vez há mais de 100 anos por Potpeschnigg (1875). Delaire[34] reativou o interesse por essa técnica e depois Petit e Davis[96] aumentaram a quantidade de força gerada por esse aparelho, possibilitando a tração reversa da maxila.[121] A protração maxilar com máscara facial utiliza, portanto, força extrabucal, para movimentar a maxila para a frente, após realizar a expansão rápida da maxila.[121] As máscaras faciais têm sido utilizadas com eficiência, para realizar a protração maxilar, no tratamento de pacientes com má oclusão classe III, na fase de dentição decídua ou mista,[83,90,91,97,104,109] Esse protocolo é, teoricamente, mais eficiente associado à ERM,[7,16,23,42,68,69,,117] uma vez que a disjunção maxilar pode romper as suturas maxilares e circumaxilares e permitir maior deslocamento anterior da maxila por meio da força extrabucal da máscara facial (Figura 9.25).

A protração maxilar pode ser aplicada desde o final da fase de dentição decídua, pois essa abordagem terapêutica é mais efetiva quando utilizada em tenra idade.[104] Esse protocolo resulta em deslocamento anterior da maxila em 90% dos pacientes tratados nessa idade. Na fase de dentição permanente precoce (adolescente), a protração maxilar apresenta predominância de efeitos dentoalveolares, com pouco impacto no perfil tegumentar ou esquelético. Vários autores[7,104,108] concordam que o tratamento precoce da classe Ill com deficiência maxilar tende a ser mais eficaz.

A máscara facial repousa sobre a região frontal e o queixo do paciente, que são as áreas de ancoragem, exercendo ao mesmo tempo alguma força retrusiva sobre a mandíbula e força maior para protração maxilar. Possui um sistema ajustável, que permite controlar a tração para baixo e para a frente da maxila, com elásticos de meia polegada pesados (Figuras 9.25 e 9.26). O tracionamento da maxila pode iniciar concomitante ou imediatamente após o término da fase ativa da expansão rápida da maxila. Mecanicamente, as forças originadas a partir dos elásticos que unem o aparelho expansor à máscara facial tendem a tracionar a maxila em direção anterior.

Nos casos de classe III associada à retrusão de maxila, os elásticos intraorais, para o tracionamento da maxila, adaptam-se na região dos caninos superiores,[116] com tração para baixo e para a frente, com inclinação de 30 graus em relação ao plano oclusal (Figura 9.27). Essa disposição dos elásticos permite o avanço maxilar sem a desfavorável rotação do plano palatino. Hickham (1991)[51] comparou os efeitos da tração do elástico intrabucal, quando esta era utilizada em ganchos posicionados na altura de molares e de primeiros pré-molares. Encontrou movimento anterior da maxila e rotação horária da mandíbula em todos os casos, porém a maxila movimentou-se mais anteriormente, e girou para cima e para a frente no grupo de protração nos primeiros molares. Assim, o local de protração intrabucal deve ser selecionado considerando as dimensões das estruturas dentárias e esqueléticas, e a quantidade de deslocamento anterior requerido pela maxila.

A força ortopédica de protração, com a máscara facial, deve ser de aproximadamente 400 a 500 g de cada lado, dependendo da idade do paciente e da severidade da má

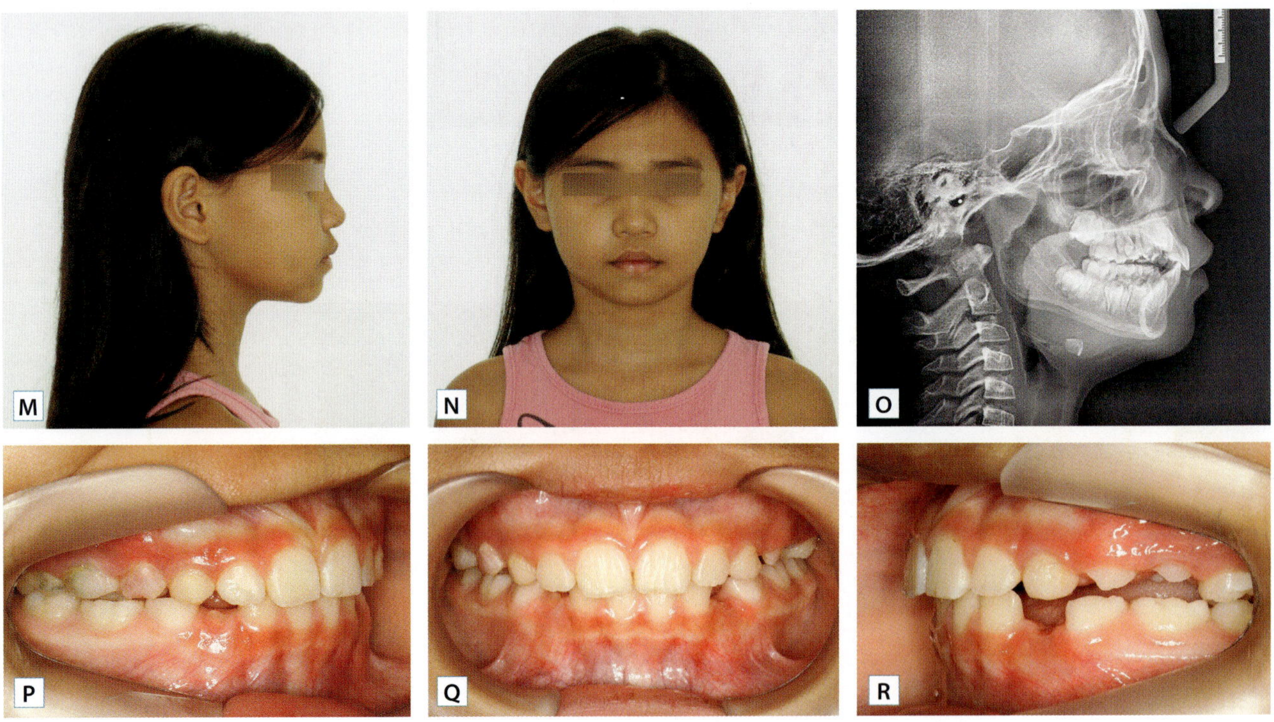

FIGURA 9.25 (*continuação*) Fotografias extrabucais e radiografia cefalométrica oito meses após o tratamento (M, N e O). As fotografias intrabucais mostrando a correção da mordida cruzada anterior e a sobremordida para manter a correção (P, Q e R).

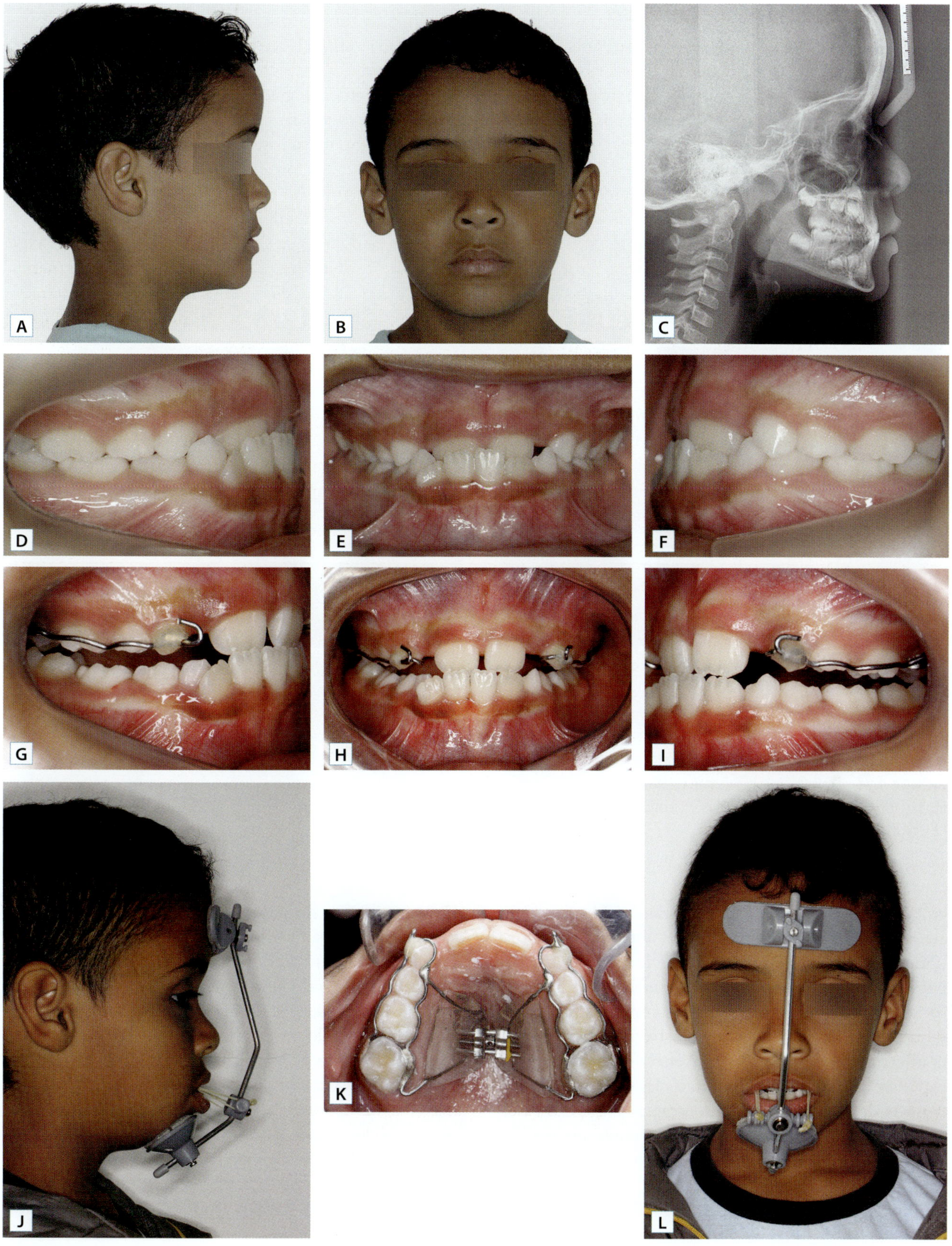

FIGURA 9.26 Fotografias iniciais de caso clínico de classe III esquelética com retrusão da maxila (A a F), corrigido com disjunção maxilar tipo Haas (dentomucossuportado) e tração reversa da maxila com a máscara facial (G a L). *(continua)*

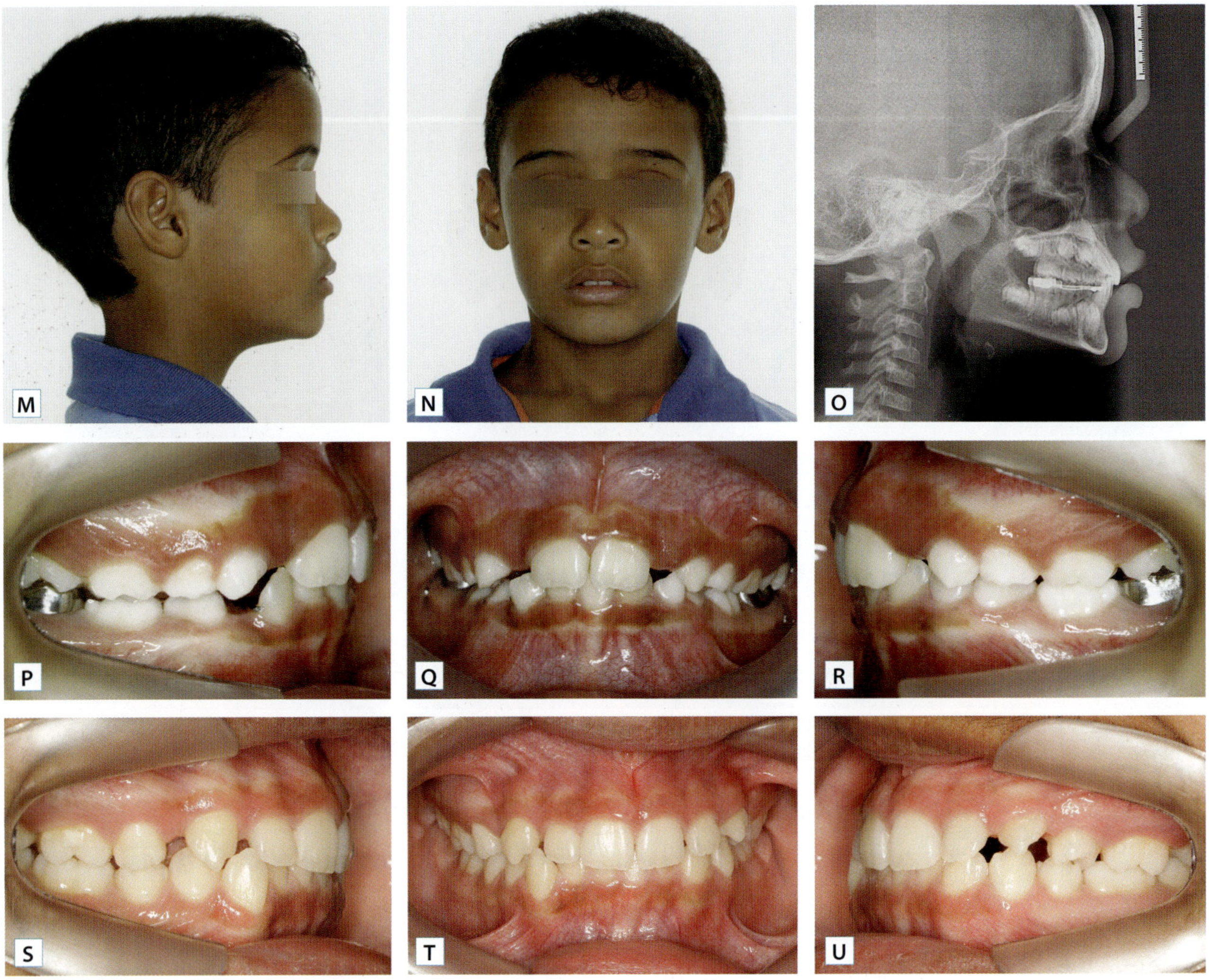

FIGURA 9.26 *(continuação)* Fotografias extrabucais e radiografia cefalométrica (M, N e O) e intrabucais (P, Q e R) logo após o período de contenção (um ano após PM). Fotografias intrabucais cinco anos pós-contenção (S, T e U).
PM: protração maxilar.

oclusão. Recomenda-se utilizar durante 12 horas diárias até a correção da mordida cruzada anterior, e que seja obtida a sobrecorreção do mau relacionamento anteroposterior. A partir dessa correção, a máscara facial passa a ser usada somente para dormir, até completar 12 meses de uso, ou enquanto o paciente estiver comprometido com o tratamento.[7,23,91,108] O sucesso no tratamento ortopédico precoce, da má oclusão classe III, associada à máscara de protração maxilar, ocorre em 70% dos casos, como mostram alguns estudos clínicos randomizados,[68,69] fato também observado em nossos tratamentos analisados em longo prazo (Figuras 9.28 e 9.30).

Na fase de dentição mista, aparelho de expansão rápida da maxila bandado (Haas ou Hyrax) ou colado (McNamara) é utilizado para expansão rápida da maxila e para auxiliar na tração maxilar.[41] O aparelho Hyrax é indicado para a disjunção maxilar, geralmente para pacientes jovens, durante a fase da dentição permanente jovem. Os efeitos são semelhantes ao disjuntor tipo Haas, com algumas vantagens, pois não possui apoio no palato, facilitando a higienização.[4] Entretanto, possui menor ancoragem que o disjuntor tipo Haas. Os pacientes com aumento da altura facial inferior podem se beneficiar do uso de um disjuntor colado, modificado por McNamara Jr.,[71] que proporciona efeito temporário de plano de mordida superior, atuando como *bite block* e evitando o deslocamento vertical da maxila e dos dentes de ancoragem. Esse aparelho também atua como levante de mordida nos pacientes classe III com sobremordida profunda, para facilitar a correção da mordida cruzada anterior.[90,71] Os aparelhos disjuntores (Haas, Hyrax ou McNamara) são ativados duas vezes por dia, pelos pais ou responsáveis, durante aproximadamente 10 a 15 dias ou até a sobrecorreção da hipoplasia da maxila, dependendo da relação transversal entre os maxilares. Em pacientes com maxila mais estreita, a ativação do aparelho é realizada durante três semanas ou mais.[4,91] Para maiores

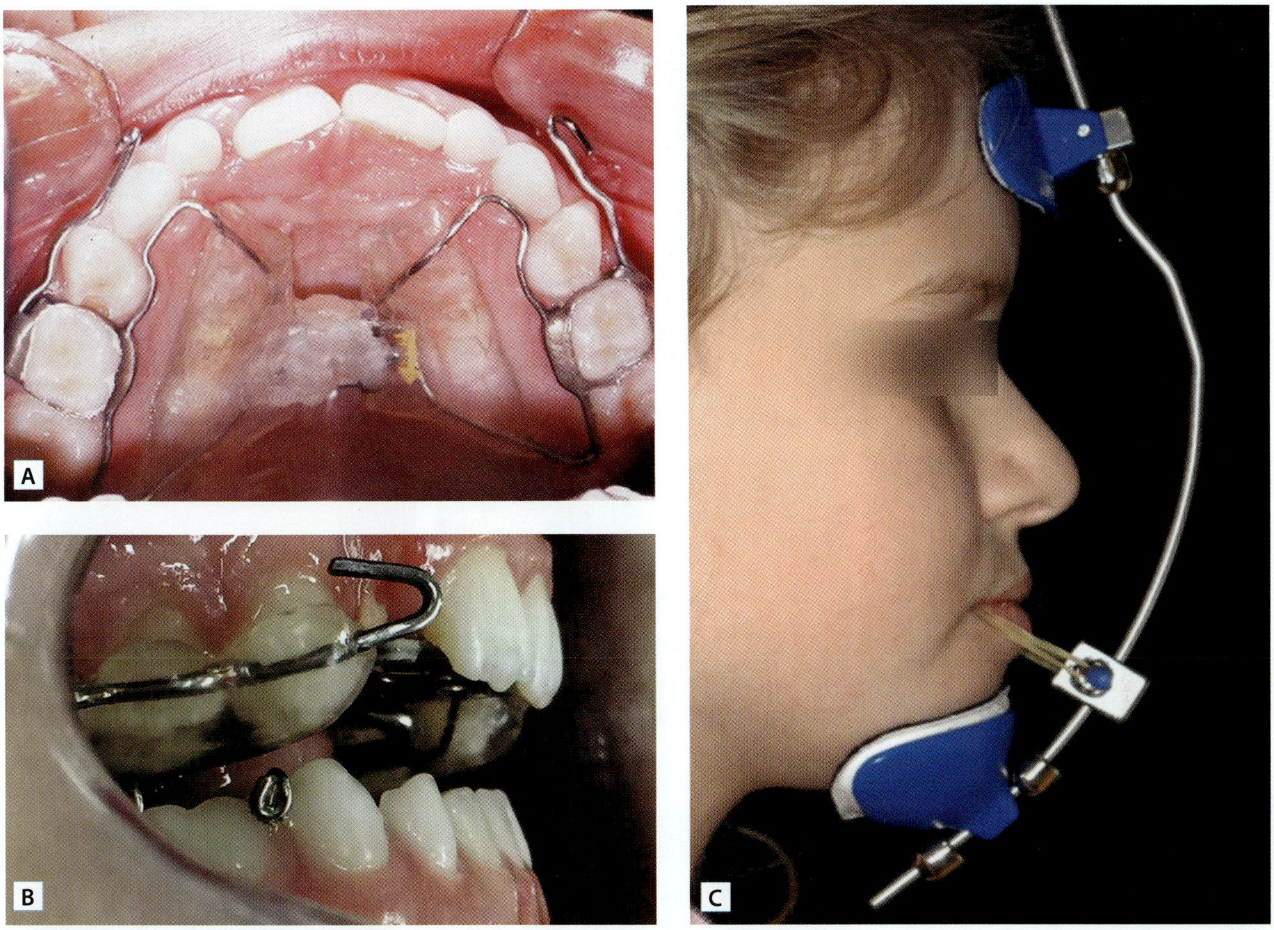

FIGURA 9.27 A: disjuntor de Haas com ganchos para tracionamento na altura dos caninos. B: visão aproximada do gancho para adaptar o elástico extrabucal, na região do canino. C: tração do elástico em 30° para protração maxilar.

informações sobre expansão rápida da maxila, consultar o Capítulo 5.

Ação biomecânica da máscara facial nas suturas faciais

Diversas suturas faciais desempenham papel importante no desenvolvimento do complexo nasomaxilar, incluindo as suturas frontomaxilar, nasomaxilar, zigomático-temporal, zigomático-maxilar, pterigopalatina, intermaxilar, etmomaxilar e lacrimomaxilar. Estudos em animais demonstraram que o complexo maxilar pode ser deslocado anteriormente, levando a mudanças significativas nessas suturas faciais.[52,54,62] No entanto, a protração maxilar nem sempre resulta em movimento para a frente da maxila. Com a mesma linha de ação de força, diferentes ossos da face média são deslocados em direções diferentes, dependendo dos momentos de força (M) gerados nas suturas.[109] O centro de resistência (CR) da maxila está localizado nos contatos distais dos primeiros molares permanentes superiores, a meia distância entre o plano oclusal funcional e a borda inferior da órbita.[60] A aplicação da força abaixo do CR induz à rotação anti-horária da maxila, que pode ser desfavorável para pacientes com tendência a mordida aberta e dolicofacial.[50,91]

Ação dentária e esquelética da protração maxilar

O uso da máscara facial, juntamente com a ERM, leva à correção da mordida cruzada anterior e posterior e da sobressaliência/sobremordida.[41] Clinicamente, a mordida cruzada anterior pode ser corrigida em 3 a 4 meses de tratamento, dependendo da gravidade da má oclusão. Pode-se esperar melhora na sobremordida e na relação molar com tratamento adicional de 4 a 6 meses.[7,21,11,22,59,91] Um estudo clínico prospectivo revelou que a correção da sobressaliência foi decorrente do movimento para a frente da maxila (31%), movimento para baixo da mandíbula (21%), movimento labial dos incisivos superiores (28%) e movimento lingual dos incisivos inferiores (20%).[85] A sobrecorreção da relação dos incisivos e molares é altamente recomendada, para compensar um crescimento residual da mandíbula. A sobremordida melhora com a irrupção dos dentes posteriores, e a altura total da face é aumentada pelo movimento inferior da maxila e rotação para baixo

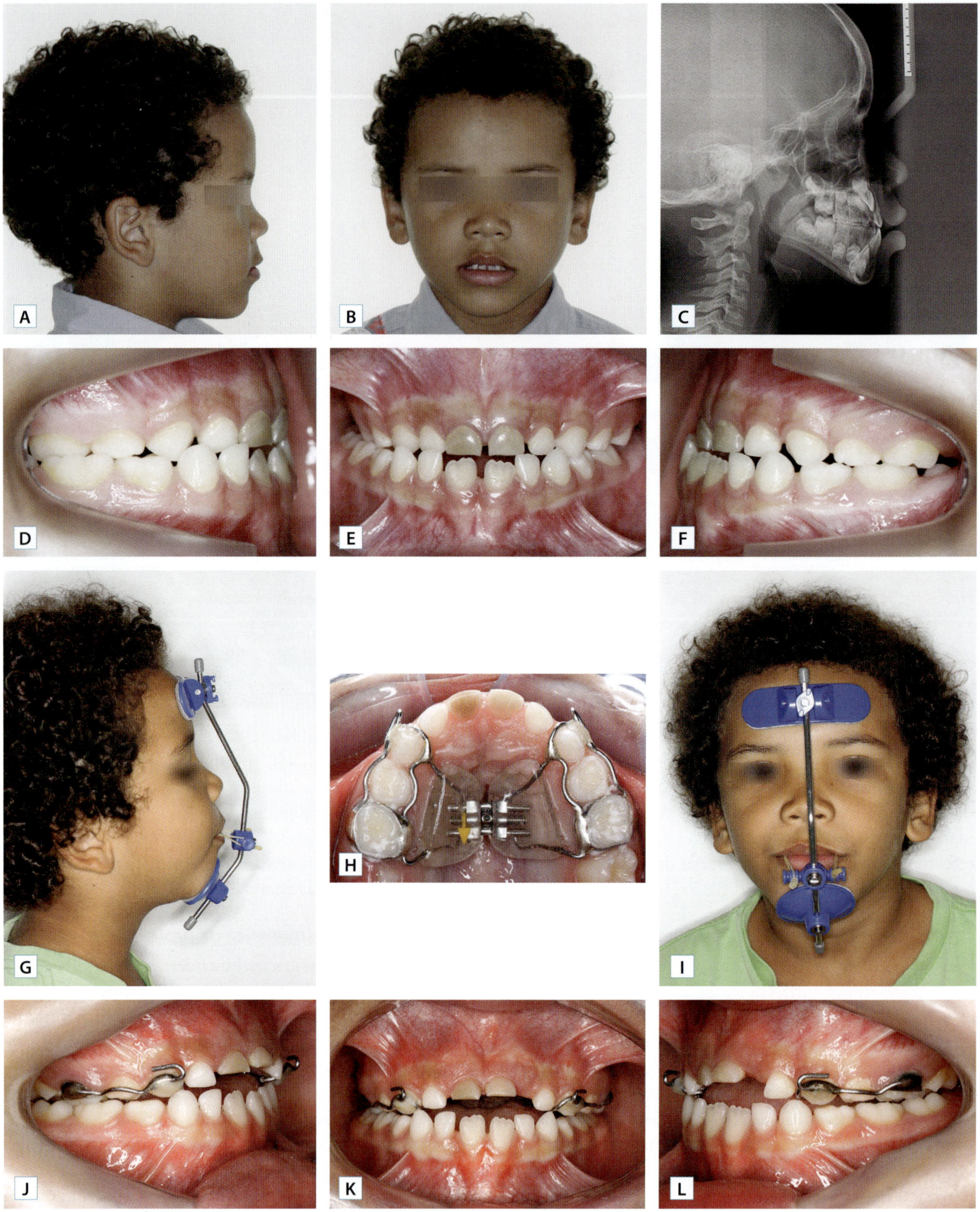

FIGURA 9.28 Caso clínico de classe III esquelética com retrusão da maxila, corrigido com disjunção maxilar com o aparelho disjuntor tipo Haas (dentomucossuportado) e tração reversa da maxila com a máscara facial. Fotografias extrabucais e radiografia cefalométrica inicial, mostrando perfil côncavo com achatamento na região do osso malar e inclinação horária da mandíbula (A, B e C) e as condições clínicas iniciais com mordida cruzada anterior (D, E e F). Fotografias da fase ativa do tratamento com disjunção maxilar e tração reversa da maxila (G, H e I). Fotografias um ano pós-disjunção e uso de tração reversa (J, K e L). *(continua)*

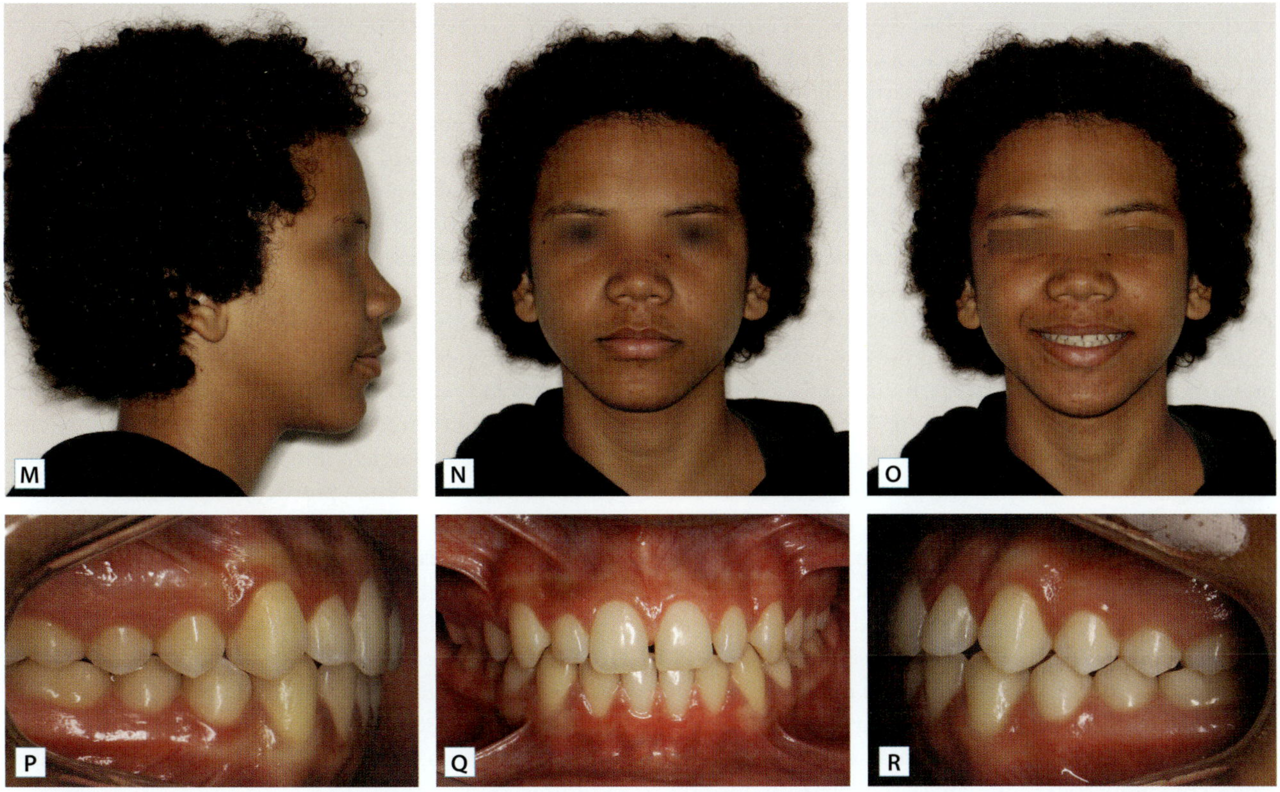

FIGURA 9.28 (*continuação*) Fotografias extra e intrabucais seis anos pós-contenção (M a R).

e para trás da mandíbula.[91] O fato de a protração maxilar estar ancorada no arco dentário superior, e longe do CR da maxila, pode comprometer os propósitos ortopédicos do avanço maxilar. Como resultado, pode ocorrer compensação dentária, representada pela projeção dos incisivos superiores e pela inclinação lingual dos incisivos inferiores. Trata-se de "compensação dentária terapêutica", visto que é produzida pelo tratamento ortopédico.[7,22,108]

As mudanças esqueléticas ocorrem, principalmente, em pacientes pré-adolescentes, que estão na fase da dentição mista. De acordo com vários estudos clínicos,[7,11,27,55,81,97] o avanço médio da maxila é cerca de 1 a 3 mm, em 6 a 8 meses de protração maxilar. Uma metanálise a respeito da eficácia do tratamento com máscara facial de protração constatou que a variação na média da medida Wits foi de 4 a 6 mm, e o movimento horizontal médio do ponto A foi de 1 a 3 mm.[58,91] Nos estágios de dentição decídua e mista, o deslocamento do ponto A para a frente tende a manifestar-se em 90% dos pacientes, o que incentiva o uso dessa abordagem terapêutica. Shanker et al.[106] analisaram o deslocamento do ponto A em pacientes que tiveram protração maxilar, comparada com um grupo controle. Em seis meses de terapia de protração maxilar, observaram um avanço médio, do ponto A, de 2,4 mm, em comparação ao grupo controle (0,2 mm). Desse avanço, 75% foi devido ao deslocamento anterior esquelético da maxila, e 25% foi atribuído ao remodelamento ósseo local. Um movimento significativamente menor para baixo do ponto A foi encontrado no grupo tratado em comparação ao grupo controle, o que pode estar relacionado à direção da aplicação da força. Não foram encontradas diferenças significativas nos movimentos horizontal e vertical do ponto A entre os grupos tratamento e controle durante o período de doze meses após o tratamento (período de conteção), indicando estabilidade da protração maxilar precoce em pacientes com má oclusão classe III.

Entretanto, resultados estáveis, a longo prazo, dependem do crescimento futuro e da cooperação do paciente, considerando que esses aparelhos são os que mais necessitam da participação do paciente.[23,68,69] Deve-se levar em consideração que o padrão de crescimento vertical (dolicofacial) e prognatismo mandibular associados frequentemente tendem a eliminar qualquer efeito positivo da tração reversa da maxila. Os principais efeitos desse tratamento são: protração da maxila, projeção do ponto A, rotação da mandíbula para baixo e para trás (aumento da dimensão vertical), assim como projeção de incisivos superiores e retrusão de inferiores. Embora o objetivo seja promover o deslocamento anterior da maxila, sabe-se que o resultado da protração maxilar é variável e individual, incluindo efeitos ortodônticos.[7,9,108,114] A sobrecorreção é um ponto favorável para a estabilidade a longo prazo.[24,66,67,76,87,88,91,121,122]

Para potencializar a ancoragem e reduzir a compensação dentária terapêutica, a expansão rápida da maxila com vários tipos de disjuntores (Haas, Hyrax, McNamara e MARPE) tem sido utilizada em associação à tração reversa da maxila com o intuito de: a) desarticular a maxila durante o acionamento do parafuso expansor, imediatamente antes da protração maxilar; b) unir dentes e base óssea em uma unidade, sobretudo quando o aparelho é dentomucossuportado, fornecendo uma unidade de ancoragem; c) estabelecer pontos de inserção intrabucais para a ação ortopédica sagital visando potencializar o efeito ortopédico durante a tração reversa da maxila.[7,8,9,40,55,108,] Entretanto, alguns autores[59] sugerem que a protração maxilar, sem a prévia expansão rápida da maxila, induz mudanças esqueléticas semelhantes, durante a fase de dentição decídua e mista, apresentando, porém, maior índice de recidiva, dos resultados obtidos, durante a fase de dentição decídua. Da mesma forma, em um estudo clínico randomizado, de cinco anos de acompanhamento, para quantificar os efeitos da protração maxilar com e sem expansão rápida da maxila, foi demonstrado que as duas terapias de tratamento são efetivas para o tratamento da má oclusão classe III.[123,126] Porém, a literatura tem mostrado que o efeito ortopédico induzido da protração maxilar é mais significativo, quando a expansão rápida da maxila antecede o uso da máscara facial, com redução da compensação dentária, o que está de acordo com nossa experiência clínica, pois obtemos resultados melhores e mais estáveis com a ERM previamente à tração reversa da maxila.

Ação biológica da maxila

O principal objetivo da protração maxilar é promover efeitos ortopédicos, e consiste em estimular o crescimento sutural da face média, para corrigir a discrepância sagital, com o avanço da maxila. A comprovação da possibilidade de obter esse resultado tem origem em estudos com animais.[37,52,54,79,80] Os efeitos histológicos nas suturas circumaxilares assemelham-se aos efeitos que a força ortodôntica induz no ligamento periodontal. Foram constatadas áreas de neoformação óssea nos locais de estiramento das fibras ou abertura da sutura e áreas de reabsorção óssea nos locais de compressão. As suturas com grande atividade celular e com maior separação foram a zigomático-temporal e a palatina. Além das alterações celulares nas suturas circumaxilares, observou-se também proliferação celular na porção superior da sincondrose esfeno-occipital. Os estudos têm comprovado a indução de remodelamento ósseo nas suturas circumaxilares concomitante ao avanço da maxila, e respeitando a direção de crescimento espontâneo da face. Os efeitos provocados pela máscara facial em macacos demonstram avanço da maxila com abertura e remodelação das suturas circumaxilares, ocasionando estiramento das fibras do tecido conjuntivo, remodelação das suturas e neoformação óssea (Figura 9.29). Os modelos fotoelásticos e biomecânicos tornam compreensíveis os efeitos mecânicos imediatos induzidos pela protração maxilar. Admite-se que a abertura das suturas circumaxilares resultante da expansão rápida da maxila potencializa a protração maxilar.[7,8,9,108]

Contenção e prognóstico da protração maxilar

Os efeitos ortopédicos da máscara facial acarretam melhora na oclusão e no perfil tegumentar[55,57,89] em tempo relativamente curto (4 a 12 meses) e, como forma de contenção, dos resultados obtidos, a mentoneira para uso noturno, durante 12 meses pode ser utilizada imediatamente após o término da protração maxilar.[8,9] Contenção significa preservar os efeitos compensatórios adquiridos

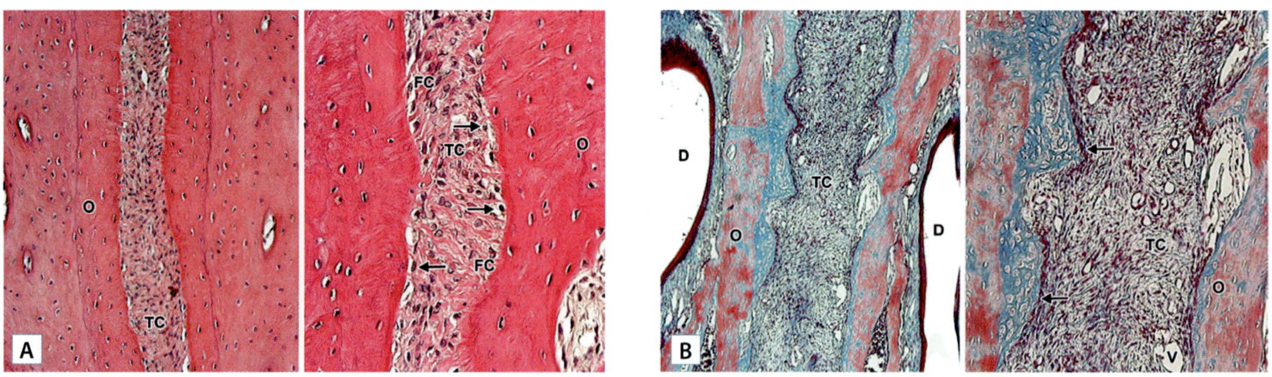

FIGURA 9.29 A: corte histológico da sutura palatina mediana sem ERM, mostrando seus aspectos normais, no qual se observa o tecido ósseo (O), delimitando o tecido conjuntivo sutural, com fibras colágenas (FC) e osteoblastos inativos delimitando as bordas ósseas da sutura. B: corte histológico da sutura paralina mediana sete dias após a ERM, no qual se observa o espaço sutural aumentado com tecido conjuntivo com áreas hemorrágicas (TC) e com vaso sanguíneo dilatado (V), delimitado pelo tecido ósseo sutural (O) e mostrando osteoblastos (seta) recobrindo o tecido ósseo recém-formado (coloração azul-clara). Cortes histológicos de ratos wistar submetidos a ERM.
ERM: expansão rápida da maxila.

com a protração maxilar e favorecer o ajuste interarcos, melhorando a estabilidade oclusal.[23,68,69,108] Sobremordida e sobressaliência positivas ao final do tratamento com máscara facial para protração maxilar mantêm a oclusão dos incisivos após a correção.[2,91]

Esse movimento ortopédico da maxila produz compensação dentária, e o prognóstico do tratamento ortopédico em tenra idade tende a ser mais favorável quando não há compensação dentária natural na má oclusão.[7,8,9,23,68,69,108] Estudo prospectivo realizado por Williams et al.[131] em 28 pacientes acompanhados por dois anos e cinco meses concluiu que a expansão rápida da maxila seguida da protração maxilar produz um pequeno efeito ortopédico com um efeito dentoalveolar moderado que, em conjunto, contribui para a correção da má oclusão classe III. Porém, em alguns casos há necessidade de complementar o tratamento com ortodontia corretiva (Figura 9.30).

Tratamento da má oclusão classe III esquelética associada ao prognatismo mandibular

A classe III esquelética associada à protrusão de mandíbula, também conhecida como classe III verdadeira, caracteriza-se pelo excesso de crescimento mandibular.[94] O prognatismo mandibular é motivo de interesse de vários especialistas como ortodontistas, geneticistas, pediatras, ortopedistas, odontopediatras, cirurgiões bucomaxilofaciais, entre outros. Durante a fase de dentição mista, pode-se tentar modificar a direção do crescimento mandibular, com o uso da mentoneira.

Mentoneira

A probabilidade relativamente alta de intervenção cirúrgica no tratamento da má oclusão classe III decorrente da protrusão da mandíbula causa preocupação nos pais, desde a infância. Porém, ainda que, com resultados nem sempre estáveis, o tratamento precoce não cirúrgico da má oclusão classe III é possivel e está subordinado a vários fatores, como a gravidade da discrepância facial (magnitude do erro esquelético), a expectativa da família em relação à estética facial, à idade de atuação e, finalmente, a presença e a intensidade da chamada compensação dentária natural (tendência dos dentes permanentes a se inclinarem nas bases apicais para camuflar a discrepância esquelética sagital).[108]

Cabe ressaltar que, apesar de muito difícil, a correção da má oclusão classe III resultante da protrusão de mandíbula, é possível realizar a tentativa de interceptá-la, desde a fase de dentição decídua. E uma das abordagens mais tradicionais e controversas para o tratamento da classe III em pacientes em crescimento é a mentoneira.[53,108] O tratamento com a mentoneira propõe-se a restringir ou redirecionar o crescimento mandibular para a frente ou promover a rotação horária da mandíbula mediante forças ortopédicas.[75,112,117] Estudos clínicos realizados por

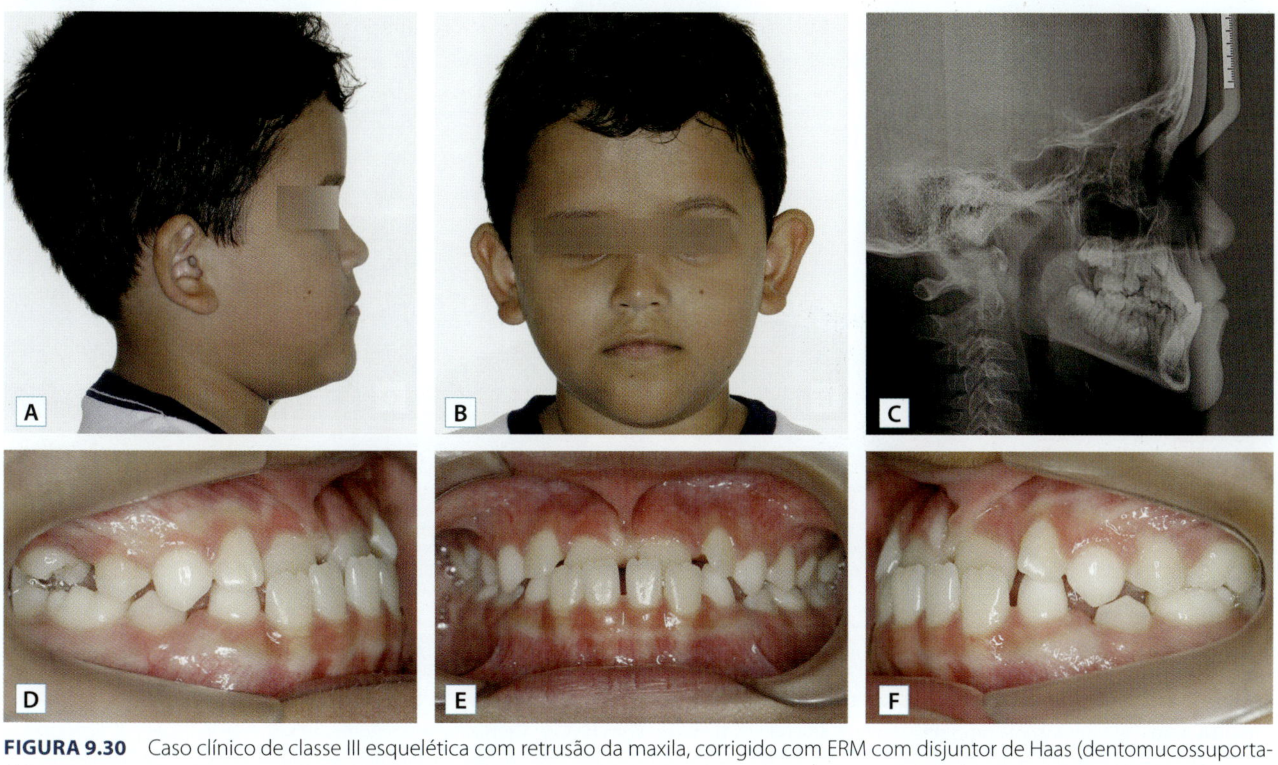

FIGURA 9.30 Caso clínico de classe III esquelética com retrusão da maxila, corrigido com ERM com disjuntor de Haas (dentomucossuportado) e protração maxilar com a máscara facial. Fotografias extrabucais (A e B) mostrando perfil tegumentar côncavo e deficiência na região do osso malar, radiografia cefalométrica inicial (C), mostrando a mordida cruzada anterior e giro da mandíbula no sentido horário. Fotografias intrabucais (D, E e F) mostrando a mordida cruzada anterior esquelética. (*continua*)

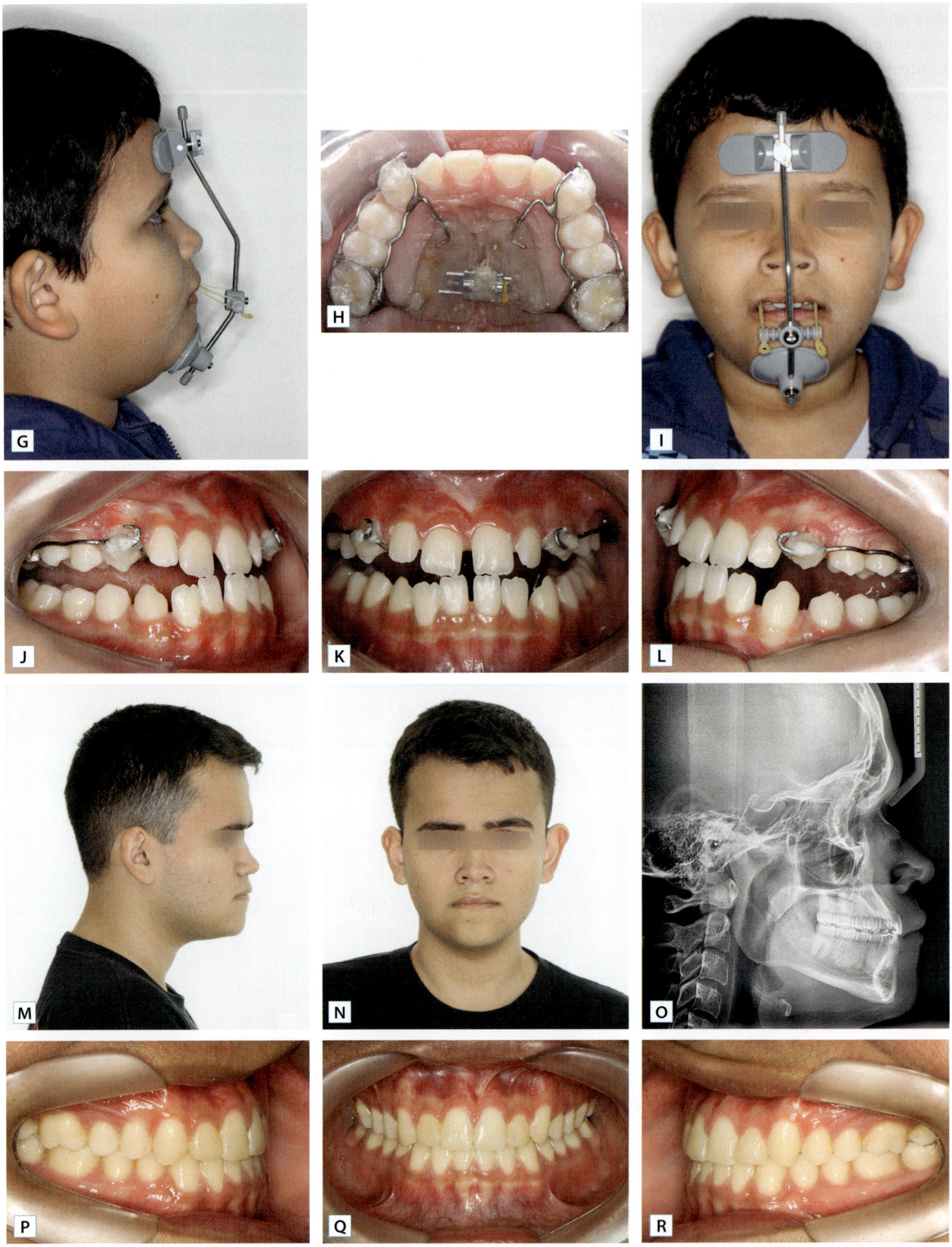

FIGURA 9.30 (*continuação*) Fotografias da fase ativa do tratamento com disjunção maxilar e tração reversa da maxila (G, H e I). Fotografias um ano pós-disjunção e uso de tração reversa (J, K e L). Nesse momento o paciente foi encaminhado para tratamento ortodôntico corretivo. Fotografias extra e intrabucais e da radiografia cefalométrica após tratamento ortodôntico corretivo (M a R).
ERM: expansão rápida da maxila.

diversos pesquisadores[32,33,75,105,111,113,125] mostraram que a mentoneira não impede o crescimento mandibular, mas redireciona a mandíbula para crescer em sentido vertical. Essa mudança no sentido do crescimento mandibular contribui para a correção da má oclusão esquelética classe III (Figura 9.31). Porém, quando indicada, a preocupação principal em face dessa má oclusão é o tipo facial do paciente, que irá interferir no tipo de puxada extrabucal da mentoneira. Em pacientes classe III esquelética por protrusão de mandíbula e dolicofacial deve ser colocada uma puxada alta posterior (Figura 9.32), enquanto pacientes classe III esquelética por protrusão de mandíbula

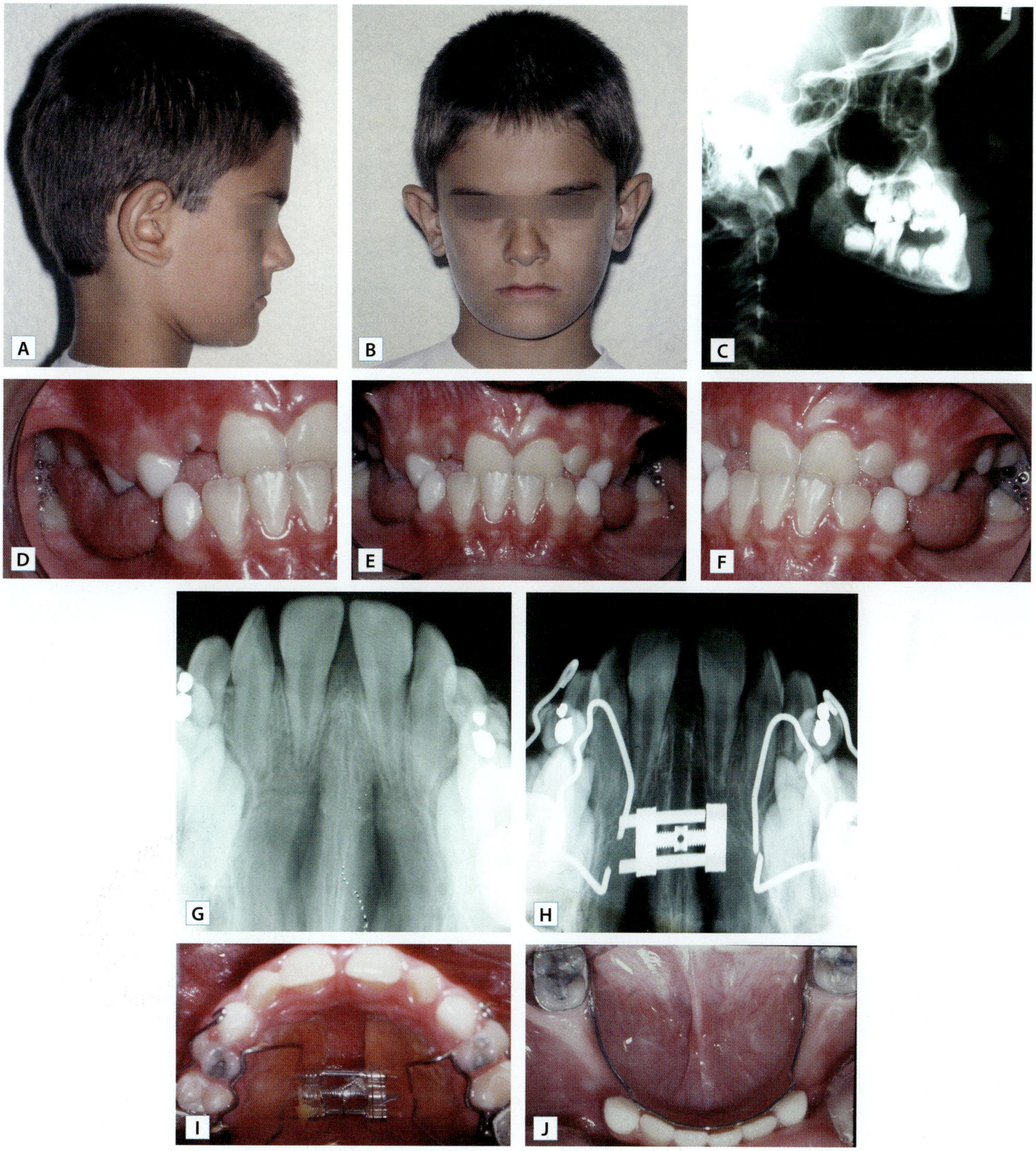

FIGURA 9.31 Caso clínico de classe III esquelética com protrusão da mandíbula, corrigido com expansão rápida da maxila e a mentoneira. Fotografias extrabucais (A e B) e radiografia cefalométrica (C), na qual se observa a protrusão da mandíbula. Fotografias intrabucais (D, E e F) nas quais se observa mordida cruzada anterior. Fotografias da fase ativa do tratamento nas quais se observa a sutura palatina mediana antes da ERM (G) e após a ERM (H) com a abertura da sutura mediana e o aparelho disjuntor tipo Haas (I) e arco lingual inferior (J). *(continua)*

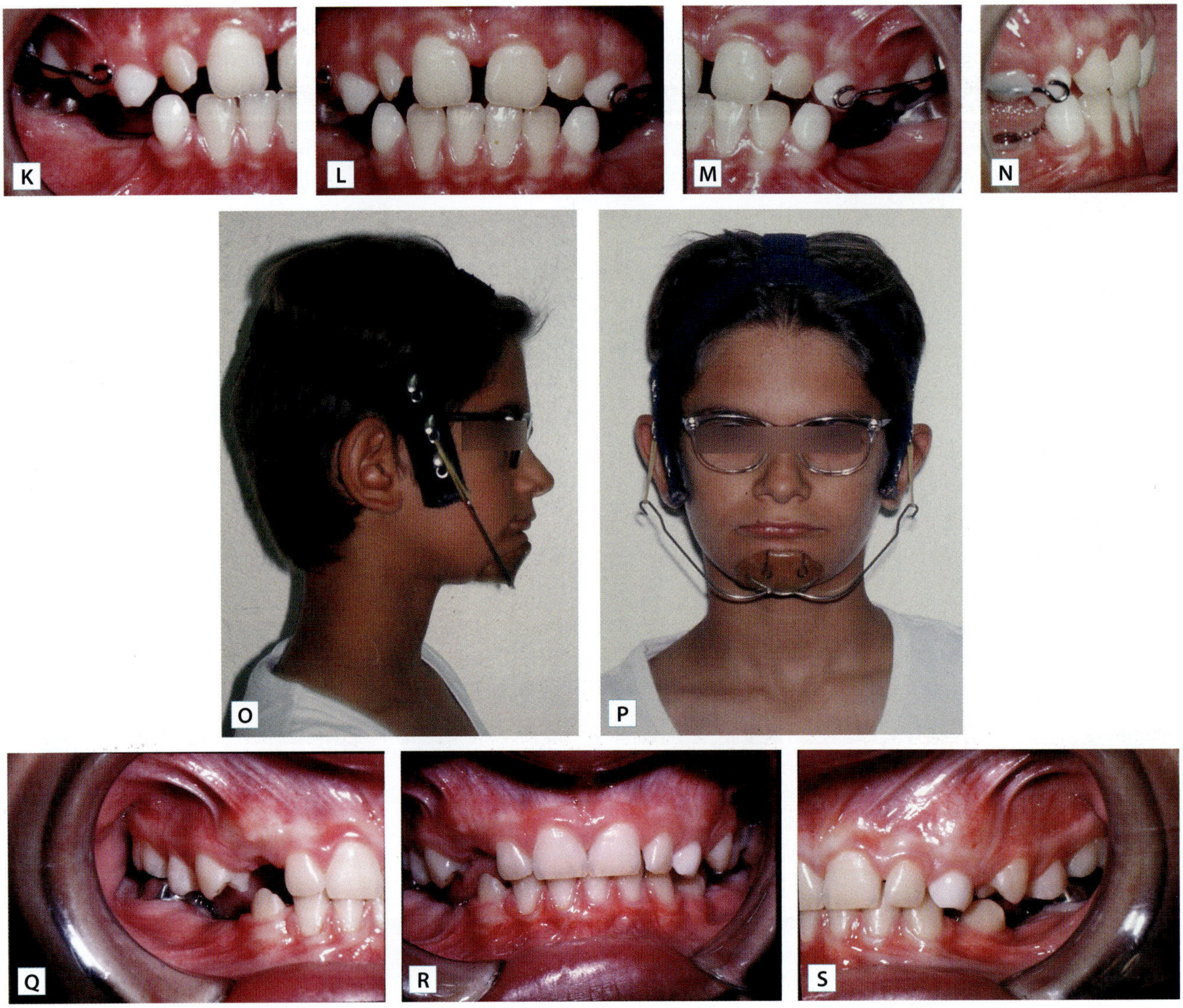

FIGURA 9.31 (*continuação*) As fotografias (K, L, M e N) correspondem aos resultados após a ERM. A partir desse momento, o paciente começou a usar a mentoneira para dormir (O e P). Fotografias finais, com dois anos de uso da mentoneira (Q, R e S).
ERM: expansão rápida da maxila.

e braquifacial a puxada deve ser combinada (alta posterior e cervical) (Figura 9.33).

A direção da força extrabucal aplicada à mentoneira pelos elásticos depende do tipo facial do paciente:

- **Classe III associada à protrusão de mandíbula em paciente dolicofacial:** preconiza-se evitar o giro da mandíbula no sentido horário, ou seja, minimizar a inclinação do plano palatal e oclusal (Figura 9.32). Assim, as forças aplicadas no mento são orientadas ao longo da linha que passa pelo ponto mentoniano ao côndilo mandibular, bilateralmente. Consegue-se essa direção da força utilizando a tração extrabucal alta posterior.
- **Classe III associada à protrusão de mandíbula em paciente braquifacial:** nesse tipo de paciente deseja-se a rotação da mandíbula no sentido horário. Assim, a tração para posterior, direcionada abaixo do côndilo mandibular (Figura 9.33), promove o movimento vertical desejado da mandíbula. As forças aplicadas no mento são orientadas ao longo da linha que passa pelo ponto mentoniano e abaixo do côndilo mandibular, bilateralmente. Consegue-se utilizando a tração extrabucal cervical, associada à alta posterior, também conhecida como tração extrabucal combinada.

A magnitude da força aplicada à mentoneira varia de 400 a 500 g, e o paciente é instruído a usá-la diariamente das 10 às 14 horas. Todo o cuidado deve ser tomado para evitar que a mentoneira pressione o lábio inferior, pois isso poderá provocar linguoversão dos incisivos inferiores e, eventualmente, retração gengival.[81] Caso ocorra, desgastes na região superior do acrílico da mentoneira deverão ser realizados para impedir esses efeitos colaterais.

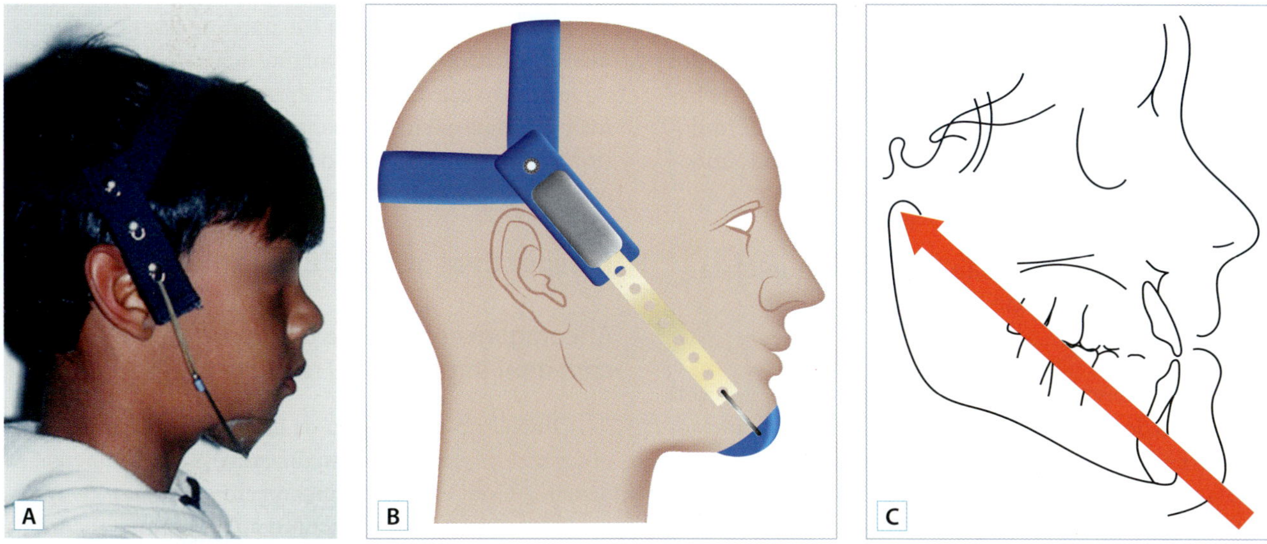

FIGURA 9.32 A e B: mentoneira com puxada alta posterior, utilizada em pacientes mesio e dolicofacial. C: direção da linha de ação da puxada da mentoneira, em direção ao côndilo.

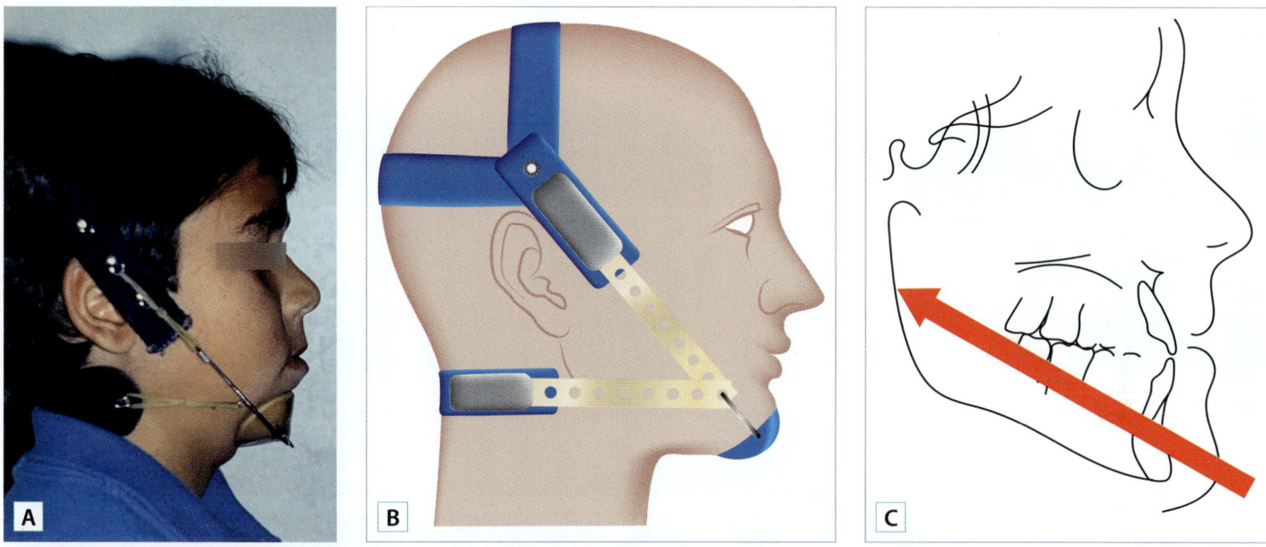

FIGURA 9.33 A e B: mentoneira com puxada combinada (alta posterior e cervical), utilizada em paciente braquifacial. C: direção da linha de ação da tração da mentoneira abaixo do côndilo.

Embora a mentoneira seja indicada para tratar crianças com prognatismo mandibular, o prognóstico do tratamento a longo prazo é imprevisível, porque haverá sempre variações no crescimento mandibular. Alguns estudos demonstram que a mentoneira é efetiva em melhorar a má oclusão classe III com protrusão da mandíbula. Entretanto, outros estudos em longo prazo têm demonstrado que os efeitos ortopédicos da mentoneira são questionáveis, devido a sua instabilidade e ao impacto insignificante na correção da face. Se o tratamento com mentoneira for interrompido antes que o crescimento esteja terminado, a mandíbula retornará ao crescimento original, para a frente e para baixo. Uma vez que o crescimento mandibular persiste por um período mais longo que o crescimento maxilar, é compreensível o motivo pelo qual muitos pacientes com mordida cruzada anterior esquelética retornam a seu padrão de crescimento classe III, depois do tratamento com a mentoneira. Recomenda-se que o paciente use a mentoneira até que o crescimento esteja completo, para manter todos os efeitos alcançados durante o tratamento.[32,75,105,111,112,113,125] Por essas questões, além do longo tempo de uso, estética deficiente e incerteza dos resultados, a mentoneira, não tem sido considerada a melhor opção de tratamento para classe III com prognatismo mandibular.[108] Os responsáveis pelo paciente devem ser bem informados sobre essas limitações, antes que o tratamento seja iniciado, para evitar frustações e descontentamento ao final do tratamento.[81] O prognóstico do tratamento com esse tipo de classe III depende da gravidade da má oclusão, da idade do paciente e do tipo de crescimento mandibular remanescente. Nessa má oclusão, os pacientes podem apresentar crescimento da mandíbula além dos limites normais e necessitar de tratamento ortodôntico-cirúrgico, quando atingirem a idade adulta.[94]

Tratamento da má oclusão classe III esquelética associada à retrusão de maxila e protrusão mandibular

A classe III esquelética por retrusão de maxila associada à protrusão de mandíbula tem seu tratamento voltado aos dois maxilares, ou seja, tentar redirecionar o crescimento da mandíbula e, ao mesmo tempo, efetuar a protração maxilar. Dessa forma, aplica-se força ortopédica tanto na maxila quanto na mandíbula, utilizando mentoneira com ganchos adaptados (*sky hook*) para o tracionamento maxilar (Figura 9.34).

As forças da tração intra e extrabucal devem ser aproximadamente, 300 a 500 g. Durante a fase de dentição mista, pode-se tentar interferir no crescimento mandibular por meio da mentoneira enquanto se traciona a maxila anteriormente. Para a escolha da tração extrabucal também é importante observar o tipo facial do paciente (Figura 9.35).

Perspectivas atuais de tratamento

Ancoragem esquelética para protração maxilar com mini-implantes ou miniplacas

O ideal no tratamento da classe III esquelética seria obter efeitos ortopédicos significativos sem compensação dentária. Com esse fim, a ancoragem com o uso de mini-implantes ou miniplacas, como aqueles posicionados na região dos pilares zigomáticos, têm mostrado resultados promissores.[29,30] Até alguns anos atrás, opções para correção esquelética na dentição mista tardia ou dentição

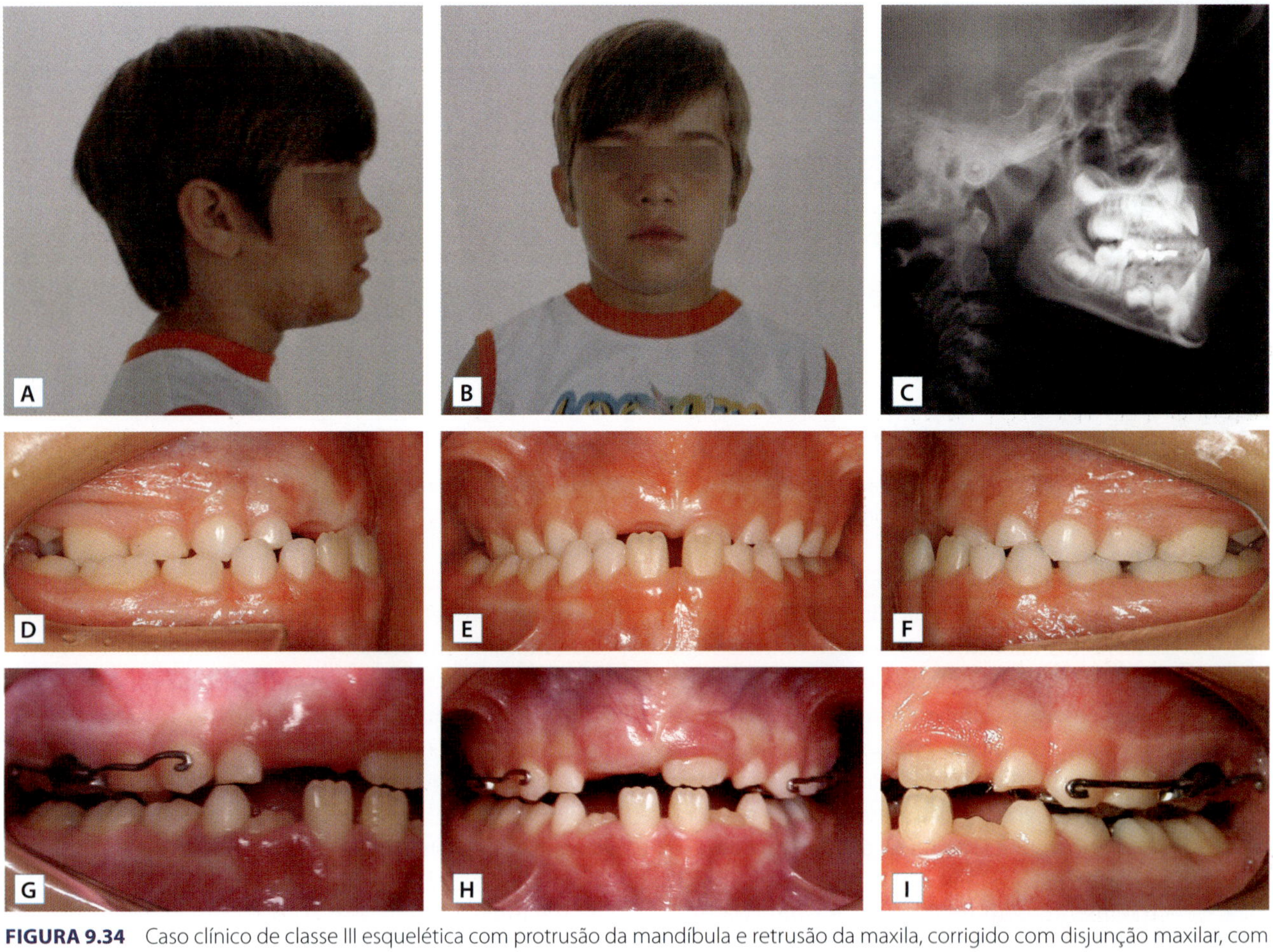

FIGURA 9.34 Caso clínico de classe III esquelética com protrusão da mandíbula e retrusão da maxila, corrigido com disjunção maxilar, com disjuntor de Haas (dentomucossuportado) e tração reversa com mentoneira modificada *(sky hook)*. Fotografias extrabucais (A e B) e radiografia cefalométrica (C) inicial (SNA = 78°, SNB = 81°, ANB = −3°) comprovando mordida cruzada anterior esquelética, e os aspectos clínicos iniciais (D, E e F) mostrando a mordida cruzada anterior esquelética. Fotografias da fase ativa do tratamento com disjunção maxilar e tração reversa da maxila (G, H e I). *(continua)*

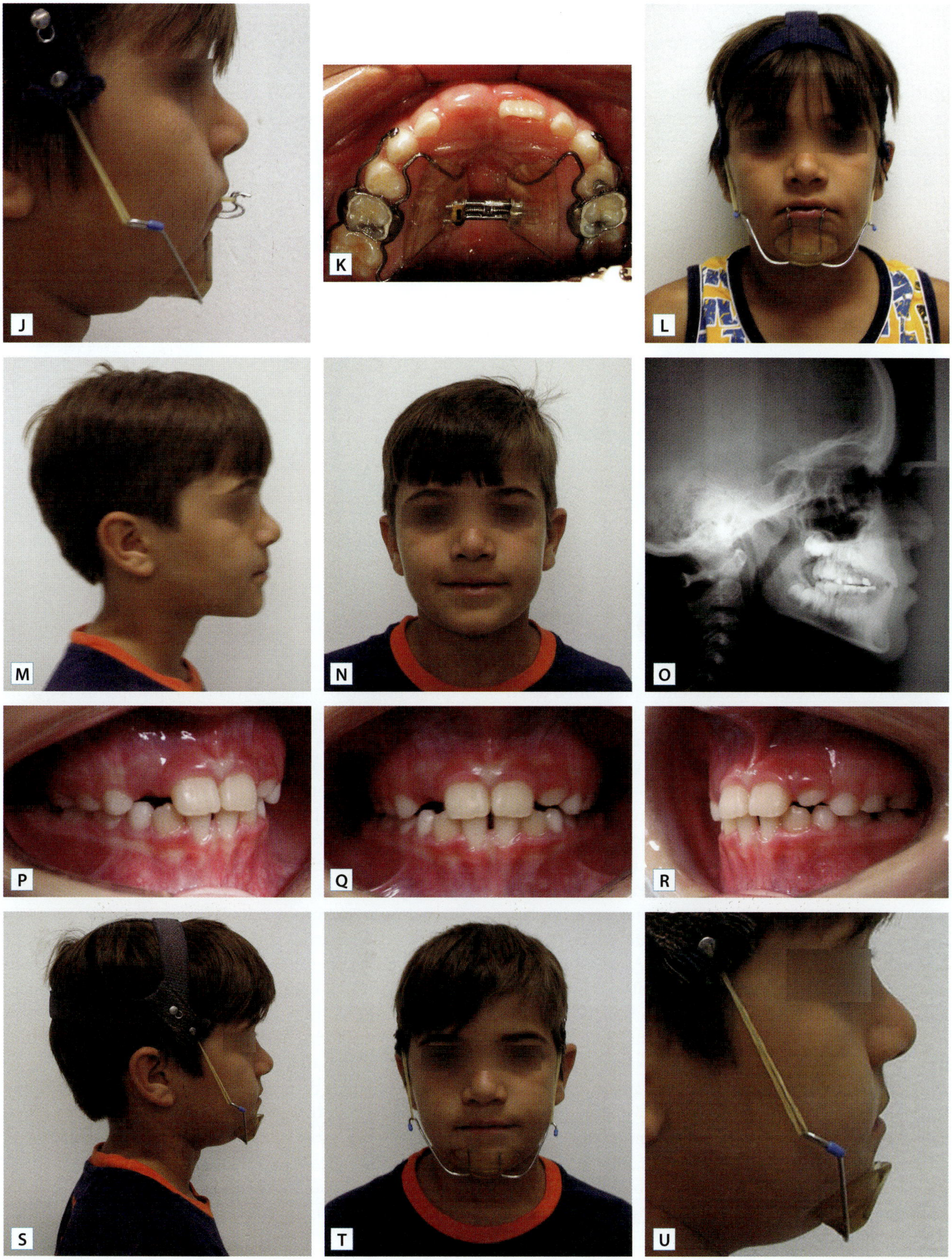

FIGURA 9.34 (*continuação*) Fotografias extrabucais e intrabucal mostrando a tração reversa da maxila apoiada no disjuntor e na mentoneira modificada (*sky hook*) (J, K e L). Fotografias extra e intrabucais e da radiografia cefalométrica após a tração reversa da maxila (M a R). Fotografias extrabucais mostrando a mentoneira com os gancho para tração reversa cortados (S, T e U). Essa mentoneira foi utilizada por mais um ano, uso noturno, como contenção.

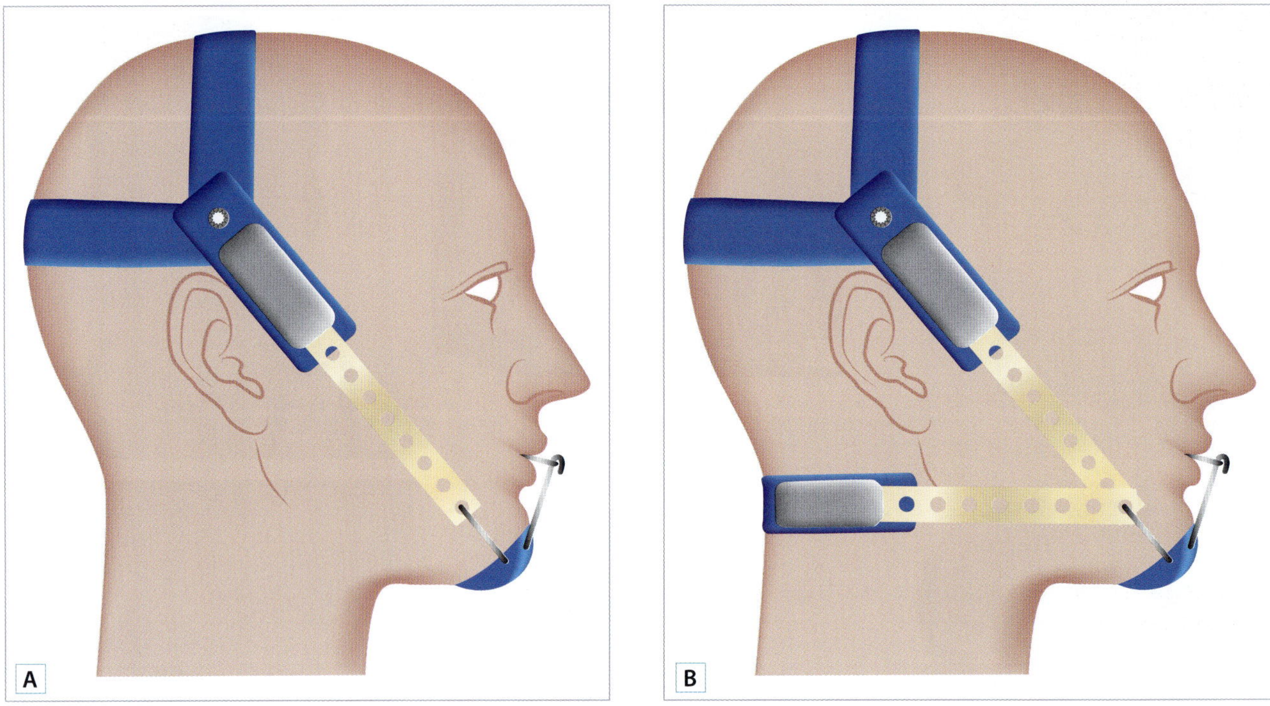

FIGURA 9.35 A: tração reversa e mentoneira com gancho (*sky hook*) com puxada alta posterior, utilizada em pacientes mesio e dolicofacial. B: mentoneira com ganchos anteriores (*sky hook*) para tração reversa da maxila, com puxada alta posterior combinada (alta posterior e cervical) utilizada em pacientes braquifaciais.

permanente precoce não existiam. Entretanto, com o desenvolvimento dos mini-implantes e miniplacas ortodônticas para aumentar a ancoragem, as opções para tratamento da má oclusão classe III esqueléticas foram expandidas.

A ancoragem esquelética com mini-implante ou com miniplacas é indicada na dentição permanente precoce e tem sido utilizada para tratamento, principalmente, da má oclusão classe III com retrusão maxilar.[29,30] A protração maxilar com ancoragem esquelética geralmente envolve a instalação cirúrgica de mini-implantes ou miniplacas inseridos nos pilares zigomático-maxilares (arco superior) e nos pilares caninos (arco inferior). As miniplacas são fixadas com dois parafusos na mandíbula e três parafusos na maxila. Os elásticos de classe III são inseridos entre as miniplacas mandibular e maxilar, bilateralmente, aplicando uma força protrusiva na maxila e retrusiva na mandíbula (Figura 9.36). De Clerk e Swennen[29] analisaram a estabilidade das miniplacas, utilizadas como ancoragem, para protração maxilar em 25 pacientes jovens (média de idade 12 anos e 6 meses) com hipoplasia maxilar. Afirmaram que a ancoragem esquelética, por meio de miniplacas, é eficaz, e que o sucesso da estabilidade dessas miniplacas depende do preparo pré-cirúrgico adequado do paciente, cirurgia minimamente invasiva, boas instruções pós-cirúrgicas e acompanhamento ortodôntico. Nguyen et al.[92] observaram por meio de tomografias as mudanças dimensionais na maxia, tecidos duros e, tegumentares após a protração maxilar apoiada em miniplacas. A maxila apresentou deslocamento médio anterior de 3,7 mm, e os ossos zigomáticos e incisivos superiores avançaram 3,7 e 4,3 mm, respectivamente. Os autores[92] afirmaram que essa abordagem de tratamento produz alterações ortopédicas significativas em pacientes classe III, em crescimento.

Da mesma forma, Cevidanes et al.[20] comparam a protração maxilar com ancoragem óssea (PMAO) com a protração maxilar utilizando máscara facial (ERM/MF) e encontraram avanço maxilar maior com o protocolo PMAO. As alterações sagitais mandibulares foram semelhantes nos dois grupos, enquanto as verticais foram mais bem controladas com PMAO. As relações intermaxilares sagitais melhoraram 2,5 mm mais nos pacientes com PMAO. Resultados favoráveis adicionais do tratamento com PMAO foram a falta de rotação horária da mandíbula e a ausência de retroclinação dos incisivos inferiores. Concluem que o protocolo PMAO produziu avanço maxilar significativamente maior que a terapia ERM/MF. Os resultados atuais das pesquisas[20,23,28,30,31,92,117] são encorajadores, mostrando avanço esquelético efetivo da maxila com esta terapia.

Distração ortopédica da maxila (Alt-RAMEC)

Liou[63,64] e Liou e Tsai[65] relataram a influência do efeito transversal sobre os resultados sagitais ao sugerirem que a

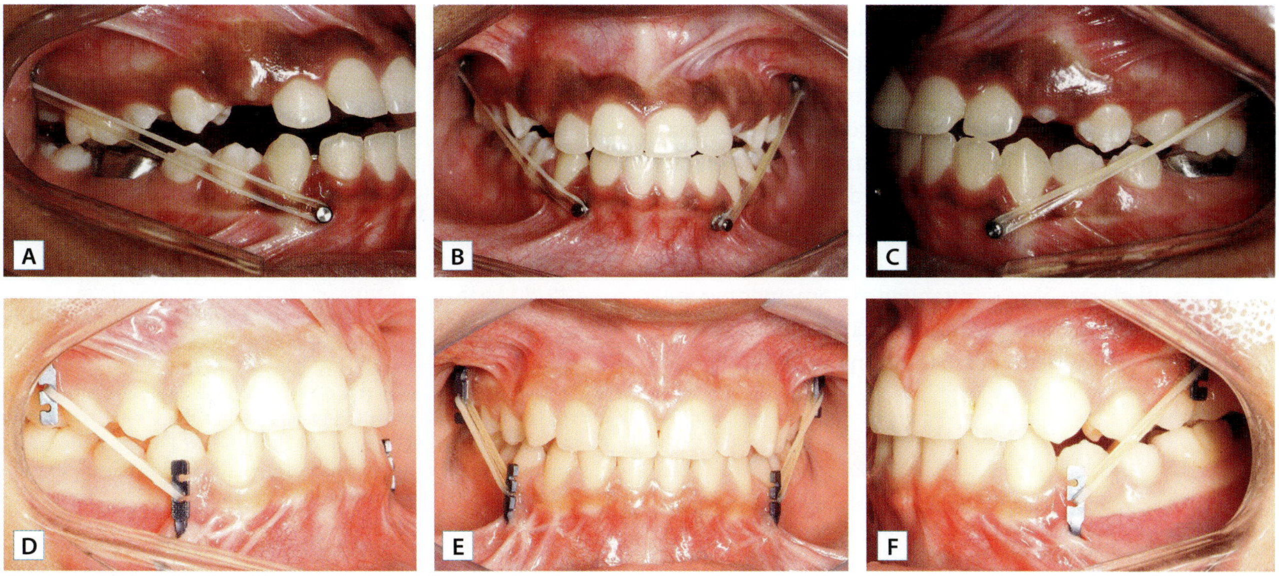

FIGURA 9.36 Protração maxilar com ancoragem esquelética, utilizando mini-implantes (A, B e C) e miniplacas apoiados nos pilares zigomáticos, no arco superior, e pilares caninos, no arco inferior (D, E e F).

abertura insuficiente das suturas circumaxilares limita o deslocamento anterior da maxila. Com base nessa hipótese, Liou[63,64] e Liou e Tsai[65] preconizam o procedimento de distração ortopédica da maxila para movê-la com maior consistência para a frente em um período menor de tratamento, promovendo a protração maxilar de 5 a 6 mm em cinco meses. A explicação para os excelentes resultados foi que o procedimento de distração ortopédica da maxila abre mais extensivamente as suturas circumaxilares do que a expansão rápida da maxila tradicional. A distração ortopédica é obtida adotando protocolo alternado de expansão rápida da maxila seguida pela constrição imediata, durante um período de 7 a 9 semanas (Alt-RAMEC). No final desse período, a maxila torna-se praticamente "solta" nas suturas com os demais ossos da face e da base do crânio. Esse é o motivo pelo qual Liou[63,64] e Liou e Tsai[65] e Dogan e Seckin[36] conseguiram o deslocamento anterior médio do ponto A muito maior quando utilizaram a distração ortopédica, previamente à protração maxilar. Embora apresente resultados cefalométricos promissores, não há ainda evidência científica para que esse protocolo possa ser indicado rotineiramente. Wang, Chang e Liou,[127] utilizando o mesmo protocolo (Alt-RAMEC) para quantificar a abertura da sutura circumaxilar, observaram que, com esse protocolo, houve maior abertura das suturas, entretanto afirmaram que é necessário um período maior que cinco semanas de tratamento ativo para obter um resultado eficiente. Apesar dos resultados promissores, ainda não se pode afirmar que o método de expansão e constrição alternados (Alt-RAMEC) apresente impacto facial importante de forma padronizada, diferente do conseguido com o protocolo convencional, e tampouco se pode garantir estabilidade pós-tratamento.[19,36,108]

Considerações finais

Os fatores que podem influenciar o sucesso do tratamento da má oclusão classe III incluem a idade do paciente, a severidade da deformidade facial e da má oclusão dentária, presença de compensação dentária e hereditariedade. Se o paciente apresentar uma relação incisal topo a topo em relação cêntrica, isso pode melhorar o prognóstico para a correção ortodôntica. Fatores menos favoráveis para o tratamento ortodôntico incluem prognatismo mandibular com ângulo ANB excessivamente negativo, ângulo goníaco aumentado, ângulo da base craniana baixo e incisivos inferiores muito verticalizados.[117]

A estabilidade em longo prazo, especialmente para o tratamento precoce da má oclusão esquelética classe III, é difícil de prever. Em muitos casos, o tratamento precoce pode ter sucesso, com a obtenção da oclusão normal. Entretanto, a estabilidade também dependerá do crescimento residual da mandíbula, uma vez que qualquer aumento do prognatismo mandibular piora a relação incisal classe III.[117] A estabilidade da correção da má oclusão classe III não depende apenas do crescimento, mas também de obter uma sobressaliência e sobremordida positiva no final do tratamento.[9,23,108]

As principais incógnitas, de interesse clínico, em relação à classe Ill esquelética quando diagnosticada e tratada precocemente são: como a face irá se comportar durante o crescimento; se o crescimento residual agrava a discrepância esquelética. É difícil prever, com base apenas nos registros iniciais, como a face irá se comportar ao longo do crescimento. Essas dúvidas em relação à predição do crescimento facial futuro tornam o tratamento precoce duvidoso quanto à estabilidade pós-tratamento, dificultando o controle dessa má oclusão. A predição do crescimento individualizado e acurado por meio de uma única radiografia cefalométrica não é possível. Vários cefalogramas laterais e modelos de estudo, de preferência anuais, podem fornecer melhor panorama do crescimento facial, mas estes não são os meios definitivos. Desse modo, pode-se afirmar que o prognóstico, o tratamento e a estabilidade do tratamento das más oclusões classe III são desafiadores. Novos tratamentos com ancoragem esquelética talvez sejam o caminho para solucionar ou amenizar os efeitos dessa desafiadora má oclusão.[9,23]

REFERÊNCIAS

1. Aki T, Nanda RS, Currier GF, Nanda SK. Assessment of symphysis morphology as a predictor of the direction of mandibular growth. Am J Orthod Dentofacial Orthop. 1994;106:60-9.
2. Al-Sehaibany F, White G. A three dimensional clinical approach for anterior crossbite treatment in early mixed dentition using an ultrablock appliance: case report. J Clin Pediatric Dent. 1998;23:1-8.
3. Allwright WC, Burndred WH. A survey of handicapping dentofacial anomalies among Chinese in Hong Kong. Int Dent J. 1964;14:50559.
4. Almeida RR. Ortodontia preventiva e interceptora: mito ou realidade? Maringá: Dental Press, 2013.
5. Arnett GW, Bergman RT. Facial keys to orthodontic diagnosis and treatment planning: part I. Am J Orthod Dentofacial Orthop. 1993;4:299-312.
6. Arnett GW, Bergman RT. Facial keys to orthodontic diagnosis and treatment planning: part II. Am J Orthod Dentofacial Orthop. 1993;103:395-411.
7. Baccetti T, McGill JS, Franchi L, McNamara JA Jr, Tollaro I. Skeletal effects of early treatment of class III malocclusion with maxillary expansion and face-mask therapy. Am J Orthod Dentofacial Orthop. 1998;113:333-43.
8. Baccetti T, Franchi L, McNamara Jr JA. Treatment and posttreatment craniofacial changes after rapid maxillary expansion and facemask therapy. Am J Orthod Dentofacial Orthop. 2000;118:404-13.
9. Baccetti T, Reyes BC, McNamara Jr, JA. Craniofacial changes in class III malocclusion as related to skeletal and dental maturation. Am J Orthod Dentofacial Orthop. 2007;132:171 e1-171 e12.
10. Baik HS, Kim KH, Park Y. Distribution and trend in malocclusion patients. Kor J Orthod. 1995;25:87100.
11. Baik HS. Clinical results of the maxillary protraction in Korean children. Am J Orthod Dentofacial Orthop. 1995;108:583-92.
12. Battagel JM. The aetiological factors in class III malocclusion. Br J Orthod. 1993;15:34770.
13. Benham NR. Treatment of simple anterior crossbite using a fixed appliances technique. J Dent Child. 1975;42: 87-8.
14. Bishara SE, Chu GW, Jakobsen JR. Stability of the LeFort I one-piece maxillary osteotomy. Am J Orthod Dentofacial Orthop. 1988;94:184-200.
15. Bishara SE. Orthodontia. São Paulo: Ed. Santos, 2004.
16. Braun S, Bottrel JA, Lee KG, Lunazzi JJ, Legan HL. The biomechanics of rapid maxillary sutural expansion. Am J Orthod Dentofacial Orthop. 2000;118:25761.
17. Broadbent BH. A new X-ray technique and its application to orthodontia. Angle Orthod. 1931;1:456.
18. Carlotti AE, George R. Differential diagnosis and treatment planning of the surgical orthodontic class III malocclusion. Am J Orthod. 1981;79:424-36.
19. Çelebi F, Çelikdelen M. Comparison of the changes following two treatment approaches: rapid maxillary expansion versus alternate rapid maxillary expansion and constriction. Turk J Orthod 2020;33:1-7.
20. Cevidanes L, Baccetti T, Franchi L, McNamara JA, Clerck H. Comparison of two protocols for maxillary protraction: bone anchors versus face mask with rapid maxillary expansion. Angle Orthod. 2010;80:799-806.
21. Cha KS. Skeletal changes of maxillary protraction in patients exhibiting skeletal class III malocclusion: a comparison of three skeletal maturation groups. Angle Orthod. 2003;73:26-35.
22. Chong YH, Ive JC, Artun J. Changes following the use of protraction headgear for early correction of class III malocclusion. Angle Orthod. 1996;66:351-62.
23. Cobourne M, DiBiase A. Handbook of orthodontics. 2.ed. Elsevier, 2016.
24. Creekmore TD. Class III treatment planning. J Clin Orthod. 1979;13:835-46.
25. Cruz RM, Krieger H, Ferreira R, Mah J, Hartsfield JJr, Oliveira S. Major gene and multifactorial inheritance of mandibular prognathism. Am J Med Genet A. 2008;146A:71-7.
26. Czarnecki ST, Nanda RS, Currier GF. Perceptions of a balanced facial profile. Am J Orthod Dentofacial Orthop. 1993;104:180-7.
27. Da Silva Filho OG, Magro AC, Capoiozza Filho l. Early treatment of the class III malocclusion with rapid maxillary expansion and maxillary protraction. Am J Orthod Dentofacial Orthop. 1998;113:196203.
28. De Clerck H, Cevidanes L, Baccetti T. Dentofacial effects of bone-anchored maxillary protraction: a controlled study of consecutively treated class III patients. Am J Ortod Dentofacial Orthop. 2010;138:577-81.
29. De Clerck EEB, Swennen GR. Success rate of miniplate anchorage for bone anchored maxillary protraction. Angle Orthod. 2011;81:1010-3.
30. De Clerk H. Interview. Dental Press J Orthod. 2012;17:7-13.
31. de Souza RA, Rino Neto J, de Paiva JB. Maxillary protraction with rapid maxillary expansion and facemask versus skeletal anchorage with mini-implants in class III patients: a non-randomized clinical trial. Prog Orthod. 2019;20:1-11.
32. Deguchi T, Kuroda T, Hunt NP, Graber TM. Long-term application of Chincup force alters the morphology of the dolichofacial class III mandible. Am J Orthod Dentofacial Orthop. 1999;116:610-5.
33. Deguchi T, Kuroda T, Minoshima, Graber TM. Craniofacial features of patients with class III abnormalities: growth-related changes and effects of short-term and long-term chincup therapy. Am J Orthod Dentofacial Orthop. 2002;121:84-92.
34. Delaire J. Manufacture of the "orthopedic mask". Rev Stomatol Chir Maxillofac. 1971;72:579-82.
35. Delaire J. Maxillary development revisited: relevance to the orthopaedic treatment of class III malocclusions. Eur J Orthod. 1997;19:289-311
36. Dogan E, Seckin O. Maxillary protraction in patients with unilateral cleft lip and palate. J Orofac Orthop. 2020;81:209-19.
37. Engstrom C, Thilander B. Premature facial synostosis: the influence of biomechanical factors in normal and hypocalcemic young rats. Eur J Orthod. 1985;78:3547.
38. Enlow HD, Hans MG. Noções básicas sobre crescimento facial. São Paulo: Ed Santos, 1998.
39. Fields HW Jr, Proffit WR. Skeletal problems. In: Proffit WR, Fields HW Jr. Contemporary orthodontics, 3.ed. St Louis: Mosby, 2000. p.511-2.
40. Franchi L, Baccetti T, McNamara JA. Postpubertal assessment of treatment timing for maxillary expansion and protraction therapy followed by fixed appliances. Am J Orthod Dentofacial Orthop. 2004;126:555-68.
41. Gallagher RW, Miranda F, Buschang PH. Maxillary protraction treatment and posttreatment effects. Am J Orthod Dentofacial Orthop. 1998;113: 612-9.
42. Gautam P, Valiathan A, Adhikari R. Skeletal response to maxillary protraction with and without maxillary expansion: a finite element study. Am J Orthod Dentofacial Orthop. 2009;135:723-8.
43. Graber TM, Vanarsdall RL JR. Orthodontics: current principles and techniques. 2.ed. St. Louis: C.V. MosCo, 1994.
44. Haas AJ. Rapid expansion of the maxillary dental arch and nasal cavity by opening the mipalatal suture. Angle Orthod. 1961;31:73-90.
45. Haas AJ. The treatment of maxillary deficiency by opening the midpalatal suture. Angle Orthod. 1965;35:200-17.

46. Haas AJ. Palatal expansion just the beginning of dentofacial orthopedics. Am J Orthod. 1970;57:219-55.
47. Hagg U, Tse A, Bendeus M, Rabie AB. A follow-up study of early treatment of pseudo class III malocclusion. Angle Orthod. 2004;74:46572.
48. Handelman CS. The anterior alveolus: its importance in limiting orthodontic treatment and its influence on the occurrence of iatrogenic sequelae. Angle Orthod. 1996;66:95-110.
49. Harris JE, Kowalski CJ, Watnick SS. Genetic factors in the shape of the craniofacial complex. Angle Orthod. 1973;43:107-11.
50. Hata S, Itoh T, Nakagawa M, Kamogashira K, Ichikawa K, Matsumoto SJ. Biomechanical effects of maxillary protraction on the craniofacial complex. Am J Orthod Dentofacial Orthop. 1987;91:30511.
51. Hickham JH. Maxillary protraction therapy: diagnosis and treatment. J Clin Orthod. 1991;25:102-13.
52. Jackson GW, Kokich VG, Shapiro PA. Experimental and postexperimental response to anteriorly directed extraoral force in young Macaca nemestrina. Am J Orthod. 1979;75:318-33.
53. Jacobson A, Evans WG, Preston CB, Sadowsky PL. Mandibular prognathism. Am J Orthod. 1974;66:140-71.
54. Kambara T. Dentofacial changes produced by extraoral forward force in the Macaca irus. Am J Orthod. 1977;71:249-77.
55. Kapust AJ, Sinclair PM, Turley PK. Cephalometric effects of face mask/expansion therapy in class III children: a comparison of three age groups. Am J Orthod Dentofacial Orthop. 1998;113:204-12.
56. Keski-Nisula K, Lehto R, Lusa V, Keski-Nisula L, Varrela J. Occurrence of malocclusion and need of orthodontic treatment in early mixed dentition. Am J Orthod Dentofacial Orthop. 2003 Dec;124:631-8.
57. Kiliçoglu H, Kirliç Y. Profile changes in patients with class III malocclusions after Delaire mask therapy. Am J Orthod Dentofacial Orthop. 1998;113:453-62.
58. Kim JH, Viana MA, Graber TM, Omerza FF, BeGole EA. The effectiveness of protraction face mask therapy: a meta-analysis. Am J Orthod Dentofacial Orthop. 1999;115:675-85.
59. Lee DY, Kim ES, Lim YK, Ahn S. Skeletal changes of maxillary protraction without rapid maxillary expansion. Angle Orthod. 2010;80:504-10.
60. Lee KG, Ryu YK, Park YC, Rudolph DJ. A study of holographic inferometry on the initial reaction of the maxillofacial complex during protraction. Am J Orthod Dentofacial Orthop. 1997;111:62332.
61. Lin JJ. Prevalence of malocclusion in Chinese children age 915. Clin Dent Chin. 1985;5:5765.
62. Line l. Tissue reactions incident to widening of facial sutures: an experimental study in the Macaca mulatta. Trans Eur Orthod Soc. 1972;48:48797.
63. Liou EJ. Effective maxillary orthopedic protraction for growing class III patients: a clinical application simulates distraction osteogenesis. Prog Orthod. 2005a;6:154-71.
64. Liou EJ. Toothborne orthopedic maxillary protraction in class III patients. J Clin Orthod. 2005b;39:68-75.
65. Liou EJ, Tsa WC. A new protocol for maxillary protraction in cleft patients: repetitive weekly protocol of alternate rapid maxillary expansions and constrictions. Cleft Palate Craniofac J. 2005;42:121-7.
66. Major P, Glover K. Treatment of anterior cross-bites in the early mixed dentition. J Can Dent Assoc. 1992;58:574-75, 578-9.
67. Major PW, elBadrawy HE. Maxillary protraction for early orthopedic correction of skeletal class III malocclusion. Pediatr Dent. 1993;15:203-7.
68. Mandall N, DiBiase A, Littlewood S, Nute S, Stivaros N, McDowall R, et al. Is early class III protraction facemask treatment effective? A multicentre, randomized, controlled trial: 15-month follow-up. J Orthod. 2010;37:149-61.
69. Mandall N, Cousley R, DiBiase A, Dyer F, Littlewood S, Mattick R, et al. Early class III protraction facemask treatment reduces the need for orthognathic surgery: a multi-centre, two-arm parallel randomized, controlled trial. J Orthod. 2016;43:164-75.
70. Martins JCR, Sinimbú CMB, Dinelli TCS, Martins LPM, Raveli DB. Prevalência de má oclusão em pré-escolares de Araraquara: relação da dentição decídua com hábitos bucais e nivel socioeconômico. Rev Dent Press Ortodon Ortop Facial. 1998;3:35-43.
71. McNamara JR JA, Brudon WL. Bonded rapid maxillary expansion appliance. In: Orthodontic and orthopedic treatment in the mixed dentition. 5.ed. Ann Arbor: Needham Press, 1995.
72. Melsen B. Palatal growth studied on human autopsy material: a histologic microradiographic study. Am J Orthod. 1975;68:4254.
73. Melsen B, Melsen F. The postnatal development of the palato-maxillary region studied on human autopsy material. Am J Orthod. 1982;82:32942.
74. Miranda F, Bastos JCDC, dos Santos AM, Vieira LS, Aliaga-Del Castillo A, Janson G, et al. Miniscrew-anchored maxillary protraction in growing class III patients. J Orthod. 2020;47:170-80.
75. Mitani H. Early application of chincap therapy to skeletal class III malocclusion. Am J Orthod Dentofacial Orthop. 2002;121:584-5.
76. Moreno EP, Galuffo AMG, Yánez ER. Classe III. In: Ortodontia contemporânea: diagnóstico e tratamento. 2.ed. Amolca Ed., 2011.
77. Moyers RE. Manual de ortodontia. 4.ed. Ed. Panamaricana, 1992.
78. Nakasima A, Ichinose M, Nakata S. Genetic and environmental factors in the development of so-called pseudo and true mesiocclusions. Am J Orthod Dentofacial Orthop. 1986;90:106-16.
79. Nanda R. Protraction of maxilla in rhesus monkeys by controlled extraoral forces. Am J Orthod. 1978;74:121-41.
80. Nanda R, Hickory W. Zygomaticomaxillary suture adaptations incident to anteriorly directed forces in rhesus monkeys. Angle Orthod. 1984;54:199-210.
81. Nanda R. Aspectos biomecânicos de uma máscara facial modificada para tração reversa. In: Nanda R. Estratégias biomecânicas e estéticas na clínica ortodôntica. São Paulo: Ed. Santos, 2007.
82. Nartallo-Turley PE, Turley PK. Cephalometric effects of combined palatal expansion and facemask therapy on class III malocclusion. Angle Orthod. 1998;68:217-24.
83. Ngan P, Hu AM, Fields HW Jr. Treatment of class III problems begins with differential diagnosis of anterior crossbites. Pediatr Dent. 1997;19:386-95.
84. Ngan P, Hagg U, Yiu C, Wei SH. Treatment response and long-term dentofacial adaptations to maxillary expansion and protraction. Semin Orthod. 1997;3:255-64.
85. Ngan P, Yiu C, Hu A, Hägg U, Wei SH, Gunel E. Cephalometric and occlusal changes following maxillary expansion and protraction. Eur J Orthod. 1998;20:237-54.
86. Ngan P. Treatment of class III malocclusion in the primary and mixed dentitions. In: Bishara SE (ed.). Textbook of orthodontics. Philadelphia: Saunders, 2001. p.375411.
87. Ngan P. Biomechanics of maxillary expansion and protraction in class III patients. Am J Orthod Dentofacial Orthop. 2002a;121:582-3.
88. Ngan P. Maxillary protraction. Am J Orthod Dentofacial Orthop. 2002b;122(2):13A.
89. Ngan P, Wei S. Early treatment of class III patients to improve facial aesthetics and predict future growth. Hong Kong Dent J. 2004;1:2430.
90. Ngan P, Cheung E, Wei S. Comparison of protraction facemask response using banded and bonded expansion appliances as anchorage. Semin Orthod. 2007;13:175-85.
91. Ngan P, He H. Protração maxilar efetiva para pacientes classe III In: Nanda R., Kapila S. Terapias atuais em ortodontia. Rio de Janeiro: Elsevier, 2011.
92. Nguyen T, Cevidanes L, Cornelis MA, Heymann G, de Paula LK, De Clerck H. Three-dimensional assessment of maxillary changes associated with bone anchored maxillary protraction. Am J Orthod Dentofacial Orthop. 2011;140:790-8.
93. Park JU, Baik SH. Classification of Angle class III malocclusion and its treatment modalities. Int J Adult Orthod Orthog Surg. 2001;16:1929.
94. Patti A, Dárc GP. Clinical sucess in early orthodontic treatment. 2.ed. Paris: Quintessence International Books, 2005.
95. Pepicelli A, Woods M, Briggs C. The mandibular muscles and their importance in orthodontics: a contemporary review. Am J Orthod Dentofacial Orthop. 2005;128:774-80.
96. Petit H, Davis W. The role of the tongue in facial development. J Pedod. 1986;10:199-210.
97. Petit H. Adaptations following accelerated facial mask therapy in clinical alteration of the growing face. In: McNamara JA Jr, Rib-

bens KA, Howe RP (eds.). Monograph 14, Craniofacial Growth Series, Ann Arbor: Center for Human Growth and Development, University of Michigan, 1983.

98. Planas P. La réhabilitation neuro-occlusale. Paris: 1992.
99. Proffit WR, Fields HW Jr, Moray LJ. Prevalence of malocclusion and orthodontic treatment need in the united States: estimates from the NHANES III survey. Int J Adult Orthod Orthog Surg. 1998;13:97106.
100. Proffit WR, Fields HW. Contemporary orthodontics. 3.ed. St. Louis: The CV Mosby Company, 2000.
101. Rakosi T, Schilli W. Class III anomalies: a coordinated approach to skeletal, dental, and soft tissue problems. J Oral Surg. 1981;39:86070.
102. Rakosi T, Jonas I, Graber TM. Color atlas of dental medicine: orthodontic-diagnosis. Thiem Ed., 1993.
103. Reitzik M, Barer PG, Wainwright WM, Lim B. The surgical treatment of skeletal anterior open-bite deformities with rigid internal fixation in the mandible. Am J Orthod Dentofacial Orthop. 1990;97:52-7.
104. Saadia M, Torres E. Sagittal changes after maxillary protraction with expansion in class III patients in the primary, mixed, and late mixed dentitions: a longitudinal retrospective study. Am J Orthod Dentofacial Orthop. 2000;117:669-80.
105. Sakamoto T, Iwase I, Uka A, Nakamura S. A roentgenocephalometric study of skeletal changes during and after chin cup treatment. Am J Orthod. 1984;85:341-50.
106. Shanker S, Ngan P, Wade D, Beck M, Yiu C, Hägg U, et al. Cephalometric A point changes during and after maxillary protraction and expansion. Am J Orthod Dentofacial Orthop. 1996;110:423-30.
107. Silva Filho OG, Freitas SF, Cavassan AO. Prevalência de oclusão normal e má oclusão em escolares da cidade de Bauru (São Paulo). Parte I: relação sagital. Rev Odontol Univ São Paulo. 1990;4:130-7.
108. Silva Filho OG, Lara TS. Tratamento ortopédico do padrão III. In: Silva Filho OG, Garib DG, Lara TS. Ortodontia interceptativa: protocolo de tratamento em duas fases. Artes Médicas, 2013.
109. Staggers JA, Germane N, Legan Hl. Clinical considerations in the use of protraction headgear. J Clin Orthod. 1992;26:8791.
110. StellzigEisenhauer A, Lux CJ, Schuster G. Treatment decision in adult patients with class III malocclusion: orthodontic therapy or orthognathic surgery? Am J Orthod Dentofacial Orthop. 2002;122:2738.
111. Sugawara J, Asano T, Endo N, Mitani H. Long-term effects of Chincap therapy on skeletal profile in mandibular prognathism. Am J Orthod Dentofacial Orthop. 1990;98:127-33.
112. Sugawara J, Mitani H. Facial growth of skeletal class III malocclusion and the effects, limitations, and long-term dentofacial adaptations to chincap therapy. Semin Orthod. 1997;3: 244-54.
113. Sugawara J. Diretrizes de prática para a má oclusão classe III em desenvolvimento. In: Nanda R. Estratégias biomecânicas e estéticas na clínica ortodôntica. Ed. Santos, 2007.
114. Sung SJ, Baik HS. Assessment of skeletal and dental changes by maxillary protraction. Am J Orthod Dentofacial Orthop. 1998;114:492-502.
115. Tahmina K, Tanaka E, Tanne K. Craniofacial morphology in orthodontically treated patients of class III malocclusion with stable and unstable treatment outcomes. Am J Orthod Dentofacial Orthop. 2000;117:681-90
116. Takada K, Petdachai S, Sakuda M. Changes in dentofacial morphology in skeletal class III children treated by a modified maxillary protraction headgear and a chin cup: a longitudinal cephalometric appraisal. Eur J Orthod. 1993;15:211-21.
117. Thilander B, Bjerklin K, Bondemark L. Essential orthodontics. Wiley Blackwell, 2018.
118. Thilander B, Myrberg N. The prevalence of malocclusion in Swedish schoolchildren. Scand J Dent Res. 1973;81:12-21.
119. Thilander B. Basic mechanisms in craniofacial growth. Acta Odontol Scand. 1995;53:144-51.
120. Thomazinho A, Ferreira JTL, Stuani MBS, Matsumoto MAN. Ortodontia preventiva e interceptora. In: Assed S. Odontopediatria: bases para a prática clínica. Artes Médicas, 2005.
121. Tollaro I, Baccetti T, Franchi L. Craniofacial changes induced by early functional treatment of class III malocclusion. Am J Orthod Dentofacial Orthop. 1996;109:310-8.
122. Tollaro I, Baccetti T, Franchi L. Mandibular skeletal changes induced by early functional treatment of class III malocclusion: a superimposition study. Am J Orthod Dentofacial Orthop. 1995;108:525-32.
123. Turley PK. Treatment of class III malocclusion with maxillary expansion and protraction. Semin Orthod. 2007;13:14357.
124. Tweed CH. Clinical orthodontic. St Louis: CV Mosby Company, 1966.
125. Uner O, Yüksel S, Uçüncü N. Long-term evaluation after Chincap treatment. Eur J Orthod. 1995;17:135-41.
126. Vaughn GA, Mason B, Moon HB, Turley PK. The effects of maxillary protraction therapy with or without rapid palatal expansion: a prospective, randomized clinical trial. Am J Orthod Dentofacial Orthop. 2005;128:299-309.
127. Wang YC, Chang PM, Liou EJ. Opening of circumaxillary sutures by alternate rapid maxillary expansion and constrictions. Angle Orthod. 2009;79:230-4.
128. Warren DW. Keys to treatment plans for class III patients with skeletal discrepancies. J Clin Orthod. 1990;24:370-4.
129. Wiedel AP, Bondemark L. Stability of anterior crossbite correction: a randomized controlled trial with a 2-year follow-up. Angle Orthod. 2015b;85:189-95.
130. Wiedel AP, Bondemark L. Fixed versus removable orthodontic appliances to correct anterior cross bite in the mixed dentition: a randomized controlled trial. Eur J Orthod. 2015a;37:123-7.
131. Williams MD, Sarver DM, Sadowsky PL, Bradley E. Combined rapid maxillary expansion and protraction facemask in the treatment of class III malocclusions in growing children: a prospective long-term study. Semin Orthod. 1997;3:265-74.
132. Yamaguchi T, Park SB, Narita A, Maki K, Inoue I. Genome-wide linkage analysis of mandibular prognathism in Korean and Japanese patients. J Dent Res. 2005;84:255-9.
133. Yavuz I, Halicioğlu K, Ceylan I. Face mask therapy effects in two skeletal maturation groups of female subjects with skeletal class III malocclusions. Angle Orthod. 2009; 9:842-8.

CAPÍTULO 10

Tratamentos ortodônticos de maior complexidade na dentição mista

Fábio Lourenço Romano

Mírian Aiko Nakane Matsumoto

Maria Bernadete Sasso Stuani

▶ Considerações iniciais

A dentição mista é um período de oportunidades para o tratamento ortodôntico. A grande maioria das más oclusões pode ser atenuada ou até mesmo solucionada por meio de minucioso diagnóstico e da atuação precisa no problema ortodôntico apresentado pelo paciente. Esse período favorável para o tratamento se deve à presença do crescimento craniofacial, que poderá ser controlado e redirecionado e, assim, contribuir para a correção das más oclusões.

Os benefícios da ortodontia preventiva e interceptora são conhecidos para devolver o caráter de normalidade ao crescimento e desenvolvimento dos maxilares e da oclusão. Sob a óptica da relação paciente/profissional, a abordagem ortodôntica na dentição mista ocorre especificamente nas más oclusões apresentadas para aquele período do desenvolvimento, sejam elas transversais, verticais ou anteroposteriores. Outro aspecto importante do tratamento interceptor quando realizado de forma criteriosa é que, se correções subsequentes forem necessárias, cria-se fidelização do paciente com o clínico, e dificilmente ele procurará atendimento com outro profissional. Além dessas vantagens, o tratamento ortodôntico na dentição mista tem grande impacto na solução das más oclusões e atua como fator moderador ou até mesmo impedidor do aparecimento de novos problemas oclusais.[3]

Nesse período do desenvolvimento, geralmente as más oclusões são mais propensas a serem corrigidas devido a inúmeras possibilidades terapêuticas que se apresentam, além de contar com estruturas ósseas e dentárias em constante mudança.[8,9]

Entretanto, algumas más oclusões testam a capacidade de diagnóstico e a habilidade técnica, exigindo do clínico conhecimentos aprofundados sobre mecânica ortodôntica e crescimento e desenvolvimento dentofacial, requisitos fundamentais para o sucesso ou fracasso do tratamento.[6]

Neste capítulo serão apresentados alguns relatos clínicos desafiadores de pacientes que se encontravam na dentição mista. Os casos apresentavam diferentes tipos de más oclusões e receberam distintos tratamentos ortodônticos, muitos deles necessitando da interação com outras especialidades odontológicas e médicas.

▶ Relatos de casos

Caso clínico 1

Descrição e diagnóstico

Paciente E.N.F., com 6 anos de idade, procurou tratamento ortodôntico com queixa principal de "mordida anterior invertida". Após exame clínico e anamnese, foi solicitada documentação ortodôntica para análise completa do caso. A paciente apresentava selamento labial passivo, perfil côncavo, terço inferior da face aumentado, deficiência anteroposterior da maxila, protração da mandíbula e sorriso deficiente (Figura 10.1 A, B e C). Encontrava-se na dentição mista, com relação terminal dos segundos molares decíduos em degrau mesial, mordida cruzada anterior e posterior, hipoplasia transversal da maxila e hábito de sucção de polegar (Figura 10.1 D a H). A classificação de Angle não foi aplicada, pois somente os primeiros molares permanentes inferiores estavam irrompidos.

A radiografia panorâmica evidenciava a presença dos germes de todos os dentes permanentes em formação, exceto os terceiros molares (Figura 10.2). A análise cefalométrica revelava má relação anteroposterior entre maxila e mandíbula (classe III esquelética, ANB = –3°), padrão de crescimento equilibrado (SN.GoGn = 30°, NSGn = 66°) e perfil ósseo (NAPog = –13°) e tegumentar côncavos (Ls-S = –4 mm e Li-S = 0) (Figura 10.3A e B). A

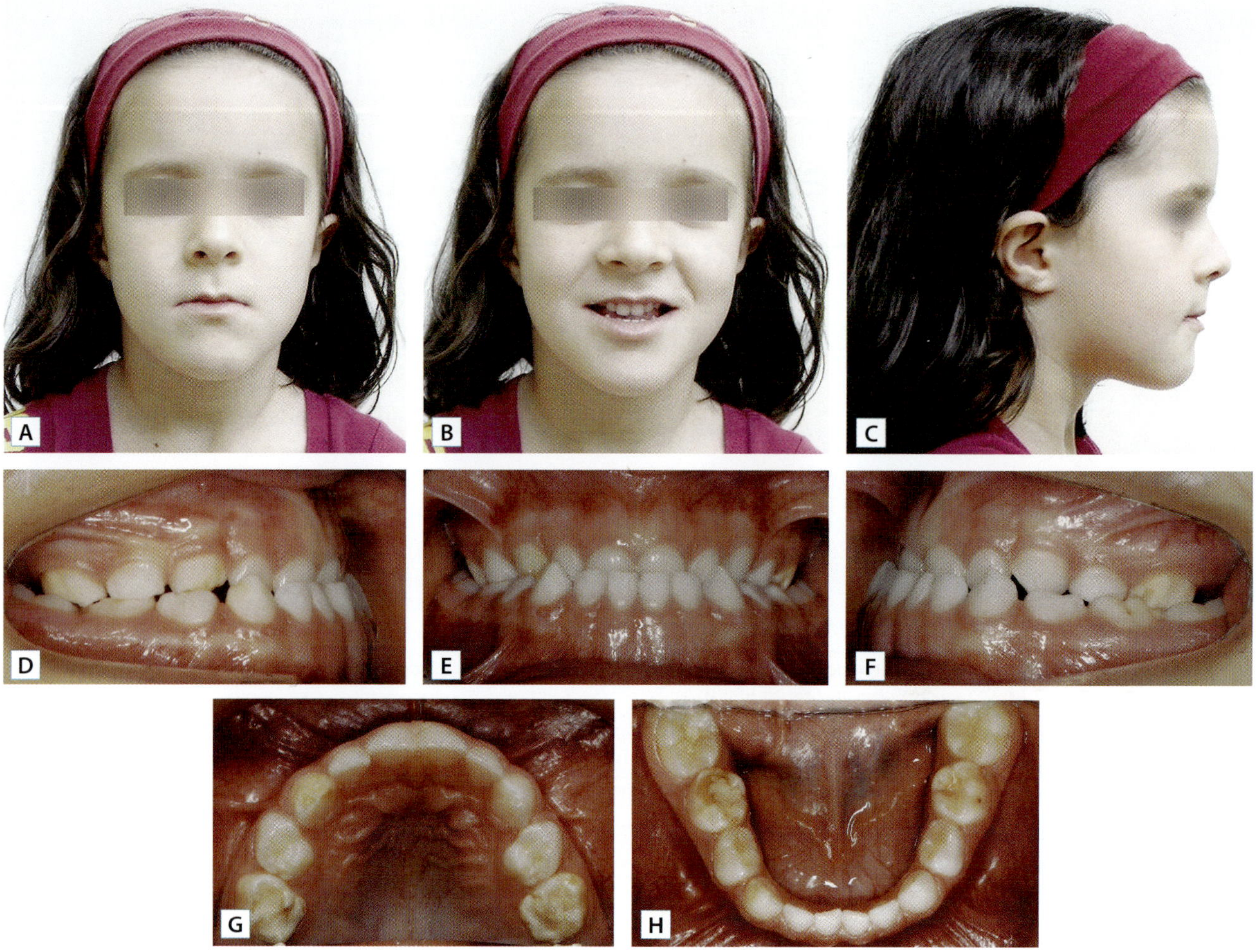

FIGURA 10.1 A, B e C: fotografias faciais evidenciando deficiência maxilar, terços faciais proporcionais e perfil côncavo. D a H: fotografias intrabucais iniciais com a paciente na dentição mista devido à presença dos primeiros molares permanentes inferiores, com mordida cruzada anterior e posterior, e plano terminal em degrau mesial dos segundos molares decíduos.

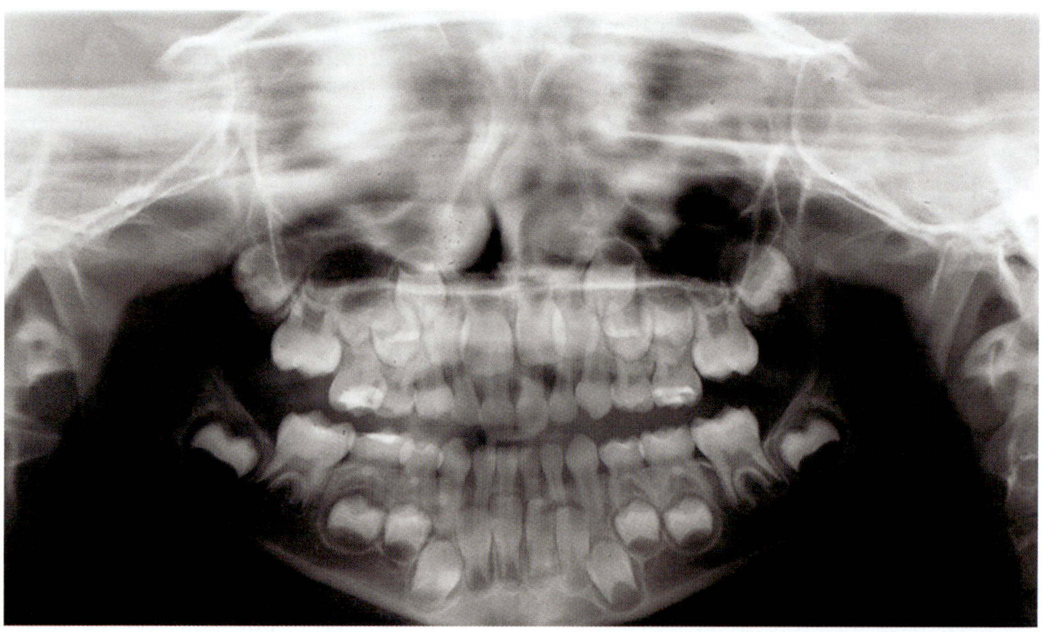

FIGURA 10.2 Radiografia panorâmica inicial com dentes permanentes em formação e erupção, exceto os terceiros molares.

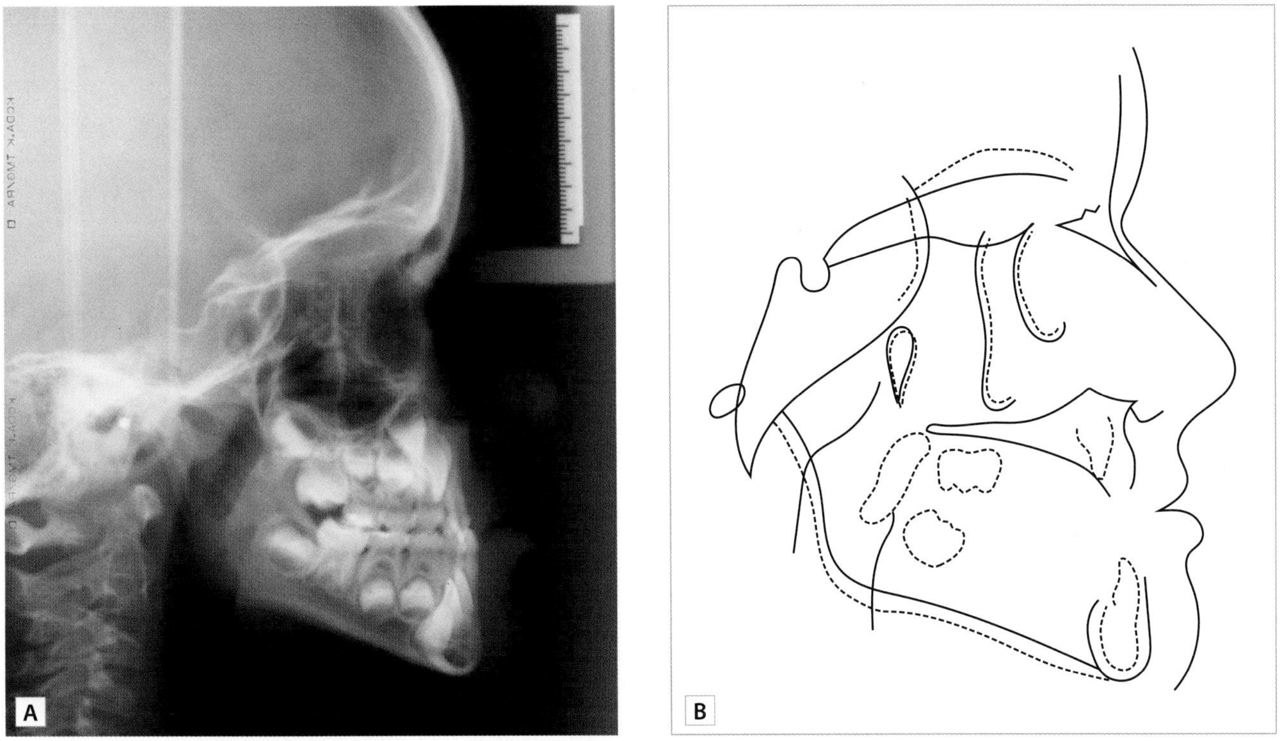

FIGURA 10.3 A: radiografia cefalométrica inicial. B: traçado cefalométrico inicial. Os incisivos superiores e inferiores não foram traçados, pois ainda não estavam irrompidos.

posição cefalométrica dos incisivos superiores e inferiores permanentes não foi mensurada, pois estavam intraósseos.

Objetivos do tratamento

Os objetivos principais do tratamento interceptor foram: corrigir a mordida cruzada posterior e anterior, protrair a maxila, melhorar a relação anteroposterior entre as bases ósseas, promover modificações no perfil facial e remover o hábito de sucção de polegar.

Opções de tratamento

A má oclusão de classe III pode ser causada por fatores dentários (mordida cruzada anterior), esqueléticos (classe III verdadeira) e até mesmo por uma posição postural da mandíbula (pseudoclasse III). Em muitas situações, essa má oclusão é transmitida geneticamente. Em casos de mordida cruzada anterior isolada, aparelhos removíveis com molas helicoidais ou o aparelho de progenia (arco de Eschler) podem ser utilizados para corrigir a má oclusão.

Entretanto, quando há envolvimento ósseo significativo com componente hereditário, o tratamento ortopédico deve ser instituído para promover modificações significativas anteroposteriores nas bases ósseas visando à correção esquelética da má oclusão de classe III. Esta última opção foi adotada para essa paciente por se tratar de uma classe III verdadeira com influência hereditária, pois um membro da família da paciente apresentava o mesmo problema.

Plano de tratamento interceptor

O plano de tratamento adotado foi ERM com disjuntor de Haas modificado que possuía ganchos para protração maxilar. O aparelho foi confeccionado com bandas nos segundos molares decíduos superiores, pois os primeiros molares permanentes superiores não haviam irrompido. O protocolo de ativação da ERM foi de quatro ativações iniciais no dia da cimentação do disjuntor e prescrição de duas ativações diárias (uma de manhã e outra à noite) a partir do dia seguinte à instalação. A paciente e os responsáveis foram orientados sobre a importância das ativações e receberam instruções de como higienizar o aparelho.

O aparelho foi ativado até a sobrecorreção da relação transversal dos dentes posteriores. A mordida cruzada posterior foi corrigida e sobrecorrigida em quinze dias. Houve melhora na relação anterior, que se alterou de uma mordida cruzada anterior para relação de topo a topo (Figura 10.4A). O parafuso expansor foi imobilizado com fio de amarrilho 0,012" (Figura 10.4B). Nesse mesmo dia, foi instalada máscara facial de Petit, como 500 gF de cada lado, com o apoio na região dos lábios posicionado 15 a 20 graus abaixo do plano oclusal (Figura 10.4C). A paciente foi orientada a usar a máscara facial 24 horas por dia, exceto durante as refeições e no período escolar. A protração maxilar foi realizada por meio de elásticos apoiados nos ganchos soldados no próprio disjuntor na região dos caninos por vestibular e inseridos no apoio da máscara na região dos lábios. Para alcançar a força

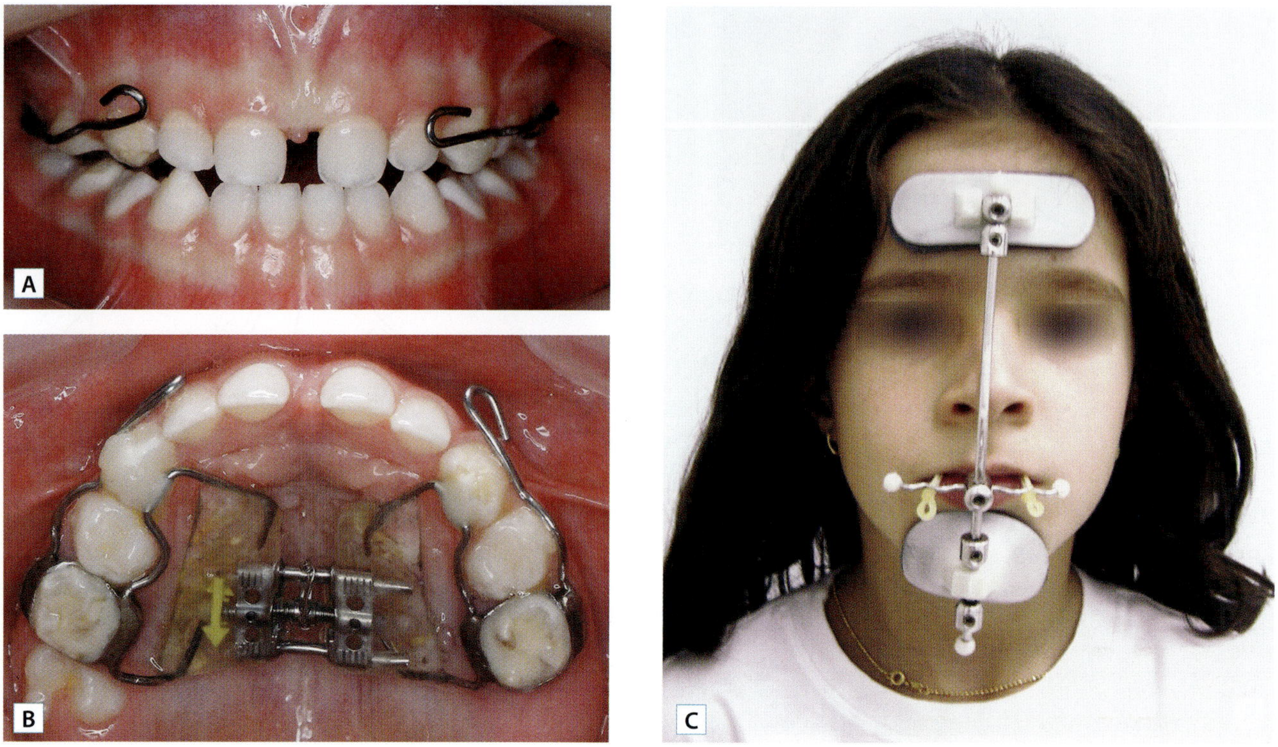

FIGURA 10.4 A: vista frontal quinze dias após a ERM evidenciando mordida anterior topo a topo e mostrando os ganchos inseridos no disjuntor para apoio dos elásticos para protração maxilar. B: disjuntor de Haas modificado e o parafuso expansor imobilizado com fio de amarrilho. C: máscara facial de Petit instalada na paciente.

adequada foi utilizado elástico ½ pesado dividido ao meio com um nó no próprio elástico.

Resultados do tratamento interceptor

Após doze meses, os aparelhos foram removidos. Ocorreu melhora substancial na estética facial, transformando o perfil, que anteriormente era côncavo, em levemente convexo (Figura 10.5A). Observou-se aumento transversal e deslocamento anterior da maxila. A sobressaliência (SS) tornou-se positiva, visualizada pela relação dos incisivos laterais decíduos superiores com os incisivos inferiores. Foi obtida relação de molares de classe I (Figura 10.5B a E).

Nesse ínterim, ocorreu esfoliação dos incisivos centrais superiores e inferiores decíduos e irrupção dos incisivos centrais inferiores e primeiros molares permanentes superiores (Figura 10.5B a E). Em seguida, foi instalado aparelho fixo na arcada superior com arco palatino, grade vertical e barras horizontais para interceptação do hábito de sucção de polegar e interposição lingual (Figura 10.6A a D). O aparelho foi utilizado por seis meses e houve correção da mordida aberta anterior.

Evolução clínica

Com a correção da má oclusão transversal, anteroposterior e vertical, avaliações trimestrais foram realizadas para controle clínico das mudanças dentárias e esqueléticas. Posteriormente, o acompanhamento passou a ser realizado a cada seis meses durante todo o período de crescimento e desenvolvimento.

Em avaliação no início da adolescência, a paciente apresentava alguns problemas oclusais, tais como apinhamento, incorreta intercuspidação e posicionamentos dentários inadequados. Devido ao componente genético imprevisível da classe III, optou-se nesse momento por não iniciar o tratamento ortodôntico corretivo e aguardar o final do crescimento para que novo planejamento fosse realizado. Essa opção levou em consideração a imprevisibilidade do crescimento mandibular evidenciada pela inclinação labial dos incisivos superiores e lingual dos inferiores. A partir dos 12 anos de idade, foram solicitadas radiografias cefalométricas laterais da face a cada dois anos para verificar a evolução do crescimento e possibilitar o planejamento da correção futura. A sobreposição cefalométrica entre radiografias realizadas com 15 e 16 anos de idade mostrou que não havia nenhuma alteração no crescimento facial, indicando estabilidade no tamanho e posição dos ossos maxilares.

Tratamento ortodôntico corretivo

Com a finalização do crescimento, foi solicitada nova documentação ortodôntica, na qual foi observado que a

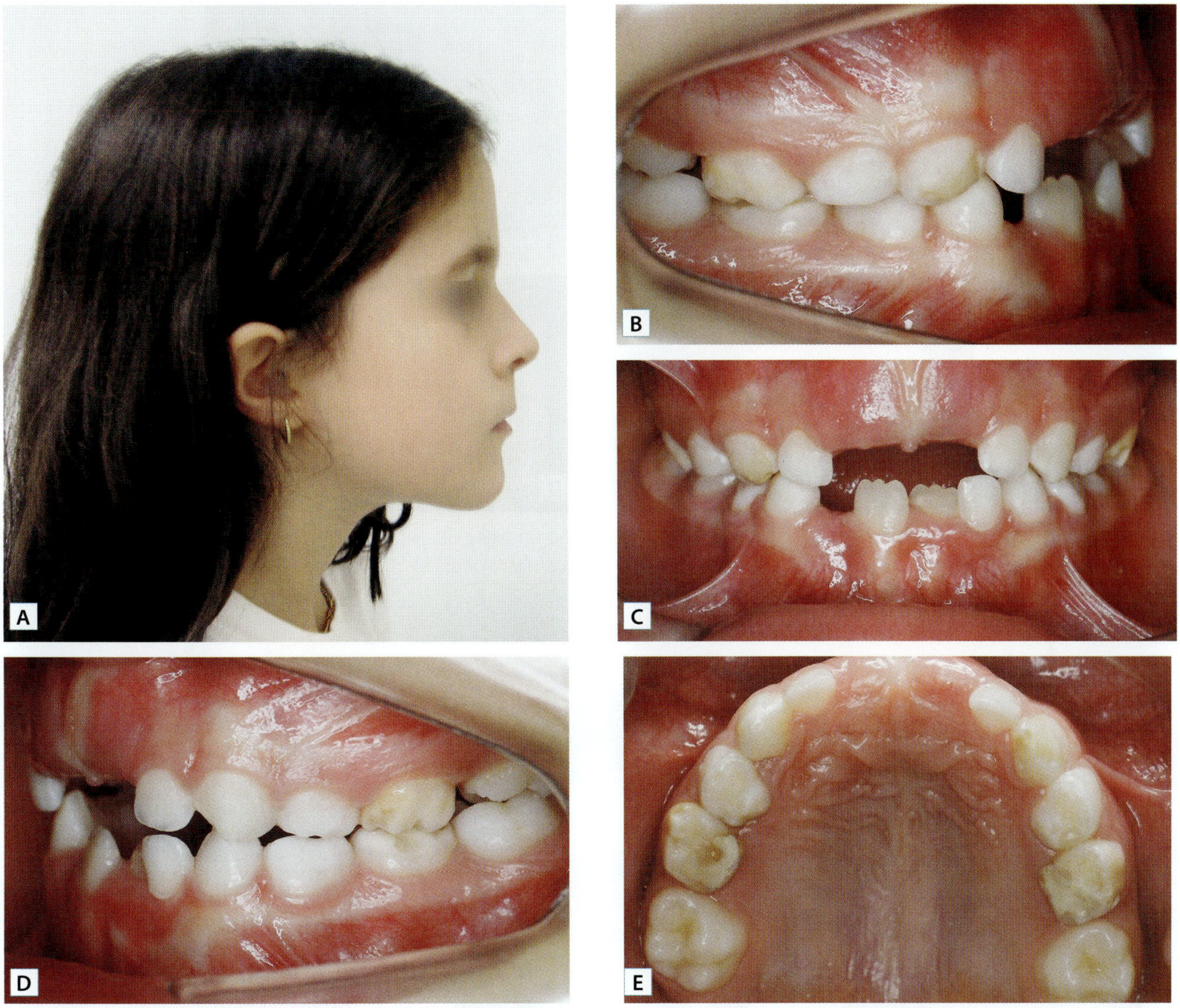

FIGURA 10.5 A: modificação do perfil facial da paciente após doze meses de protração maxilar. B, C e D: oclusão da paciente com correção da mordida cruzada posterior e anterior, e sobressaliência positiva evidenciada pelo posicionamento dos incisivos laterais superiores decíduos. E: melhora da forma do arco superior após ERM.
ERM: expansão rápida da maxila.

paciente apresentava os terços faciais proporcionais, deficiência anteroposterior maxilar, selamento labial passivo, exposição adequada de incisivos superiores, sorriso agradável e perfil côncavo (Figura 10.7A, B e C). Na análise do arcos dentários, apresentava má oclusão de classe III de molares, classe I de caninos, forma adequada da maxila e da mandíbula, sobremordida (SM) e SS normais, linha média superior coincidente e inferior desviada 1,5 mm para esquerda, discrepância de modelo de –2 mm no arco superior e de –3,5 mm no arco inferior (Figura 10.7D a H). A radiografia panorâmica mostrava todos os dentes permanentes irrompidos, exceto os terceiros molares, que ainda estavam em formação (Figura 10.8). As medidas cefalométricas evidenciavam maxila bem posicionada e mandíbula protruída em relação à base anterior do crânio, classe III esquelética (ANB = –4º), padrão de crescimento equilibrado (SN.GoGn = 31º, NSGn = 67º), incisivos superiores protruídos e com inclinação axial aumentada (1.NA = 31º e 1-NA = 8 mm), incisivos inferiores retruídos e com inclinação axial acentuadamente diminuída (1.NB = 4º e 1-NA = 1 mm), perfil ósseo (NAPog = –14º) e tegumentar côncavos (Ls-S = –4 mm e Li-S = –2 mm) (Figura 10.9A e B).

Duas opções terapêuticas foram apresentadas à paciente e aos responsáveis para participarem na decisão de tratamento:

1. Tratamento ortodôntico-cirúrgico.
2. Camuflagem ortodôntica.

A primeira opção foi recusada veementemente pela família. Assim sendo, a camuflagem ortodôntica foi o

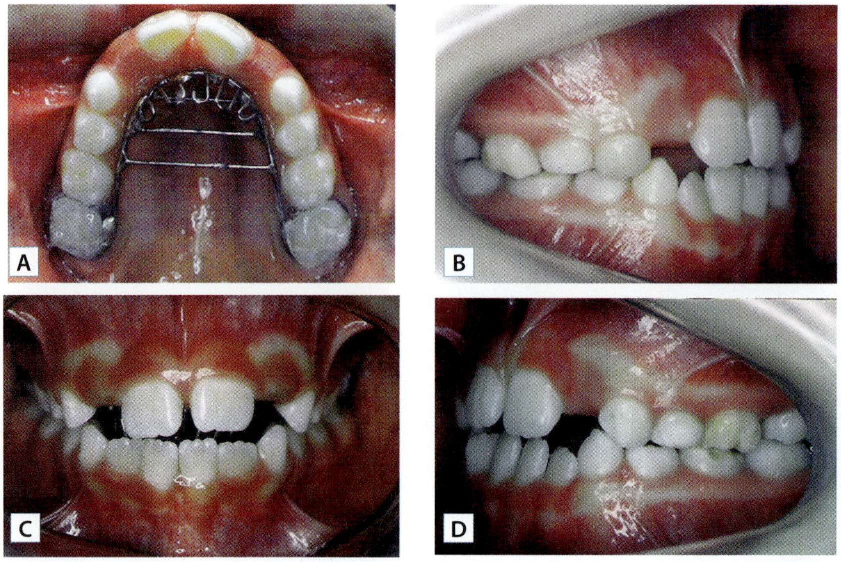

FIGURA 10.6 A: aparelho impedidor de hábito fixo superior com barras horizontais e grade palatina vertical. B e D: após o irrompimento dos incisivos centrais superiores ainda havia boa relação anteroposterior entre os arcos dentários. C: mordida aberta anterior causada pelos hábitos de interposição lingual e sucção de polegar.

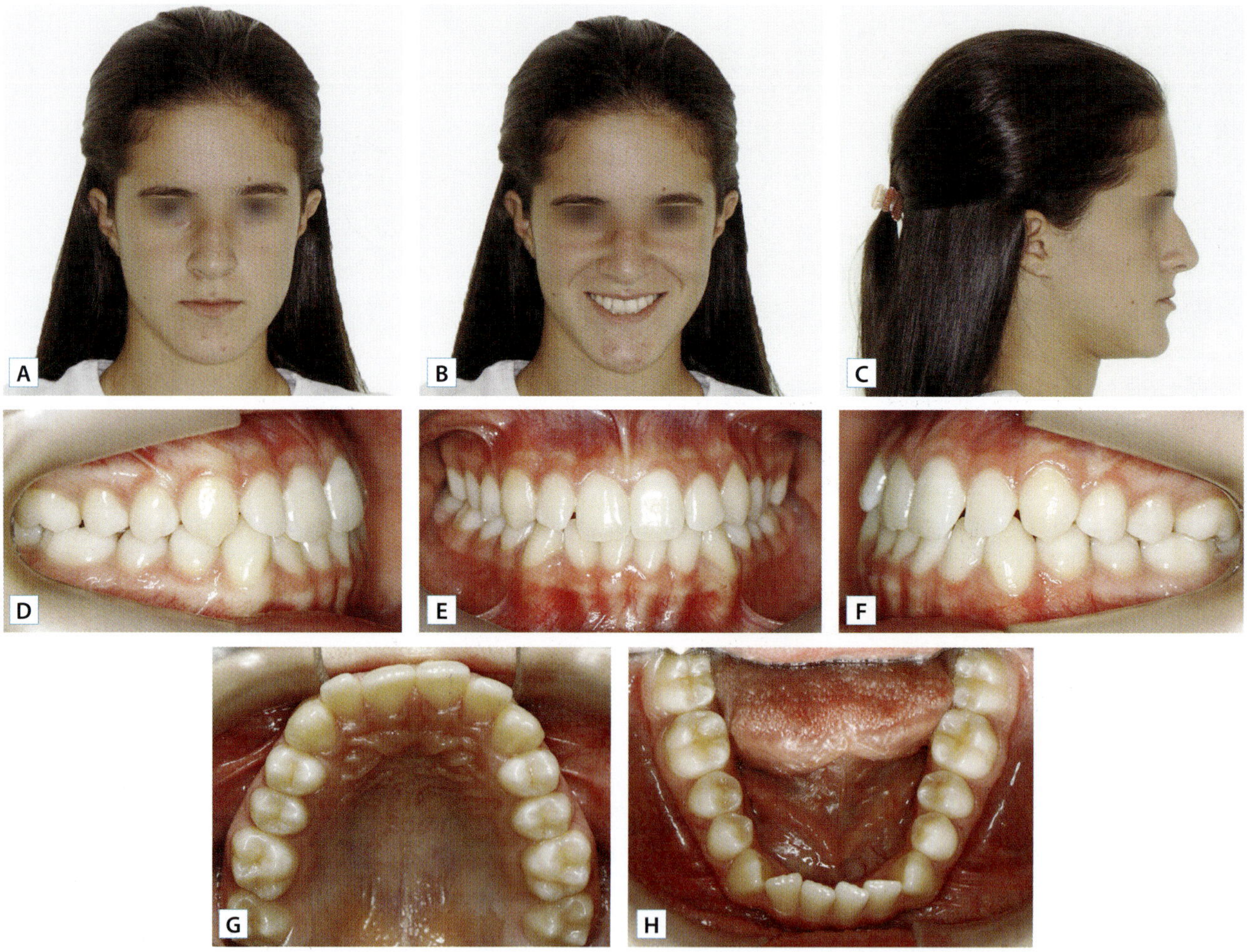

FIGURA 10.7 Registros ao final do crescimento craniofacial. A, B e C: fotografias faciais evidenciando perfil côncavo, deficiência zigomática, nariz médio à grande e proporcionalidade dos terços faciais. D, E e F: fotografias intrabucais mostrando classe III de molares, classe I de caninos, adequadas sobremordida e sobressaliência. G e H: compensação dentária dos incisivos inferiores inclinados para lingual e dos superiores para labial.

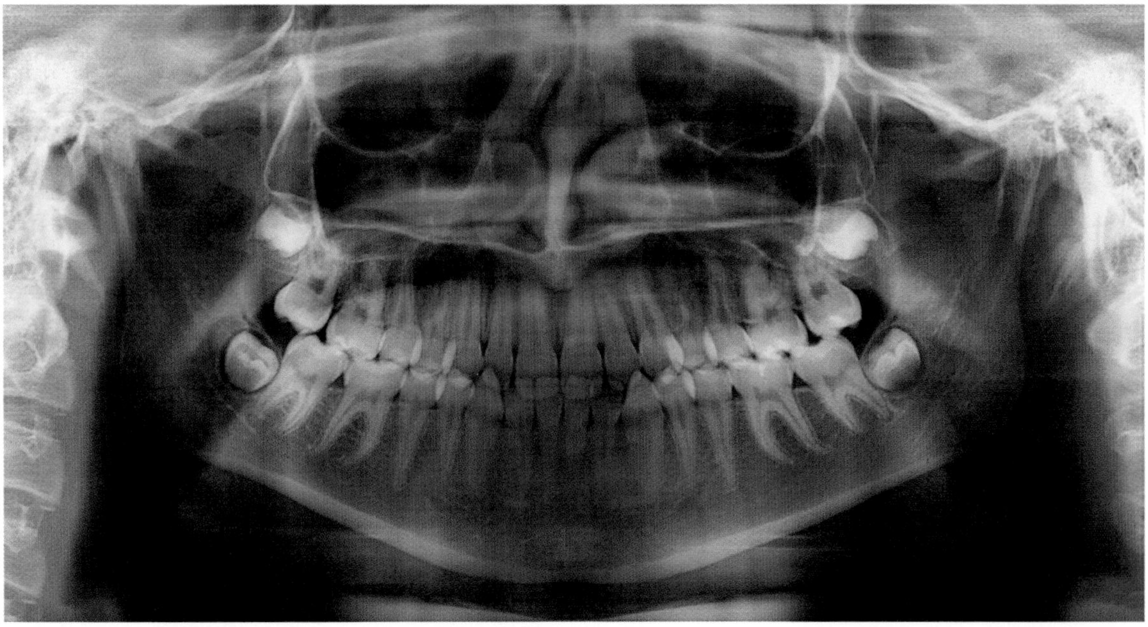

FIGURA 10.8 Radiografia panorâmica ao final do crescimento com todos os dentes em oclusão, exceto os terceiros molares.

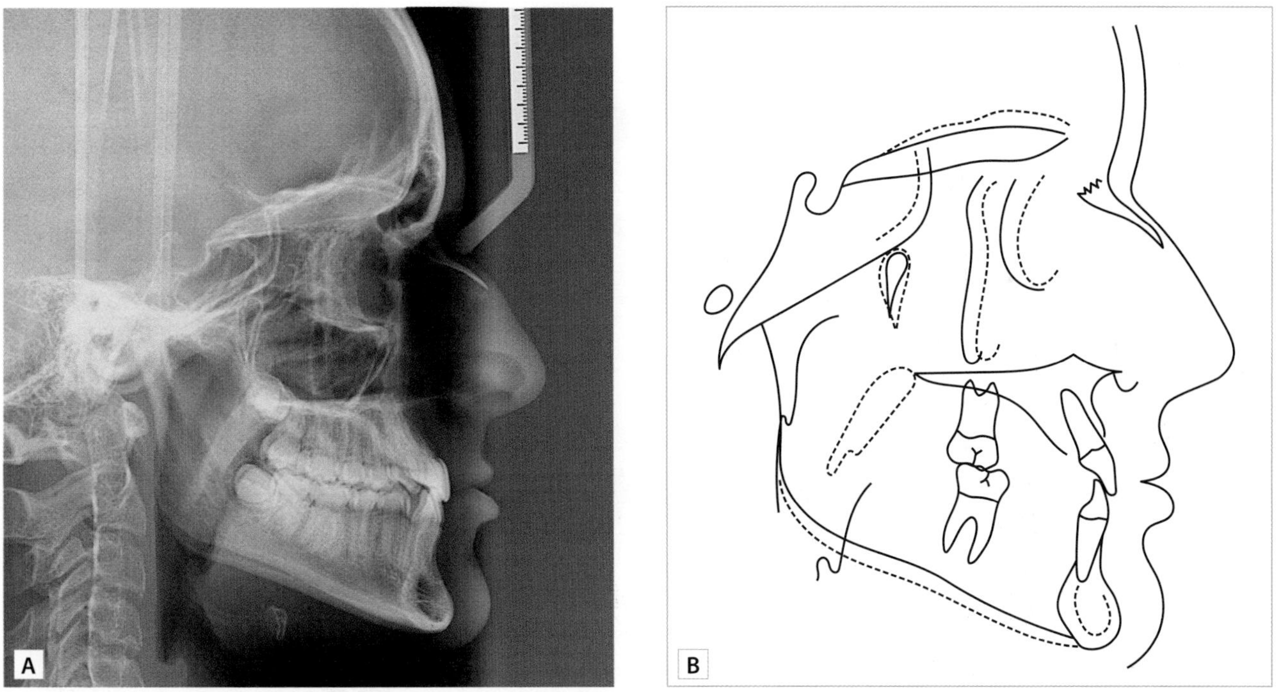

FIGURA 10.9 A: radiografia cefalométrica ao final do crescimento. B: traçado cefalométrico ao final do crescimento mantendo as características faciais da má oclusão de classe III.

tratamento escolhido devido ao pouco comprometimento estético facial, pois o perfil era aceitável e não incomodava a paciente; e também pois seria possível obter um resultado oclusal satisfatório independente da discrepância esquelética.

Para o tratamento ortodôntico corretivo foram utilizados bráquetes *Edgewise*, *slot* 0,022" × 0,028", arcos 0,012", 0,014" de níquel-titânio, 0,016", 0,018" e 0,020", 0,018" × 0,025" e 0,019" × 0,025" de aço inoxidável. O tratamento consistiu em alinhamento e nivelamento, controle da posição dos incisivos inferiores com *tie back* e elásticos de classe III para evitar projeção. Foram inseridos torques linguais de raiz nos incisivos inferiores e vestibulares nos incisivos superiores, *stripping* para ganhar espaço para correção da linha média inferior, intercuspidação e finalização. O tempo de tratamento ortodôntico corretivo foi de treze meses, e após a remoção do aparelho foi observada melhora na estética facial, com discreta mudança no perfil (Figuras 10.10A, B e C e 10.11). Bom alinhamento e nivelamento, classe I de molares e caninos, SS e SM corretas, linhas médias coincidentes, correta intercuspidação (Figura 10.10D a H), além de desoclusão adequada (protrusiva, lateralidade direita e esquerda) foram obtidas após o tratamento. No arco superior foi instalada contenção removível tipo Wraparound e no arco inferior foi colada barra lingual 3 × 3.

Paralelismo radicular e presença dos terceiros molares foram observados na radiografia panorâmica (Figura 10.12), e poucas mudanças nas grandezas cefalométricas visualizadas na sobreposição cefalométrica antes e após o tratamento ortodôntico corretivo (Figuras 10.13A e B e 10.11).

Fotografias extra (Figura 10.14A, B e C) e intrabucais (Figura 10.14D a H) realizadas dois anos após a finalização do tratamento ortodôntico, evidenciaram a estabilidade das correções.

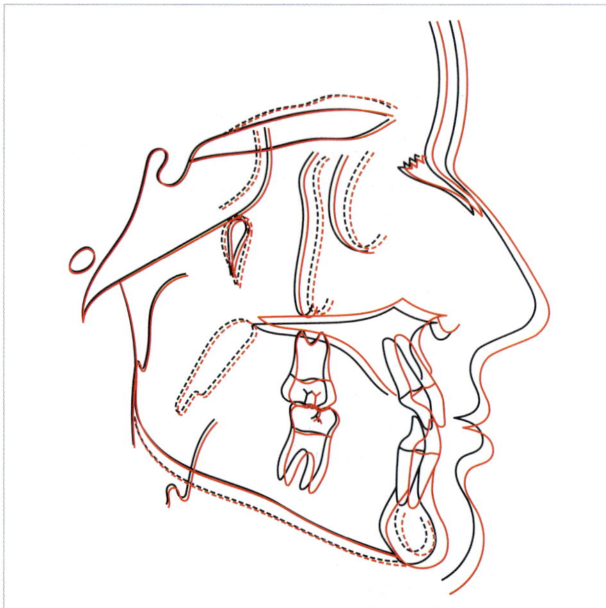

FIGURA 10.11 Sobreposição cefalométrica total entre o início e o final do tratamento ortodôntico corretivo mostrando pequenas alterações esqueléticas, bom controle de torque nos incisivos inferiores e mudança do perfil facial.

Comentários

O tratamento da má oclusão esquelética de classe III é desafiador, pois depende do crescimento, que é

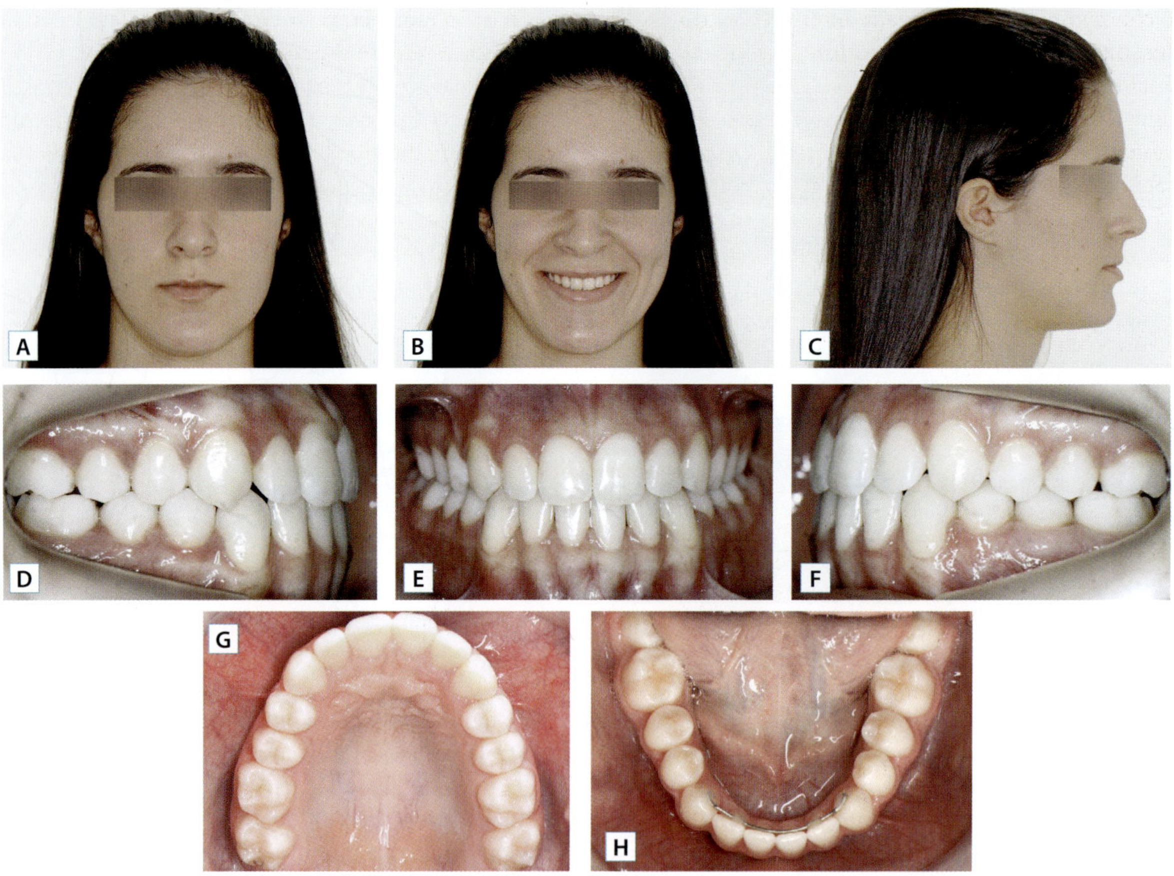

FIGURA 10.10 A, B e C: fotografias faciais ao final do tratamento ortodôntico nas quais se nota harmonia entre os terços faciais, adequado selamento labial. Sorriso agradável com exposição adequada dos incisivos. Pequena melhora no perfil facial. D, E e F: oclusão final com classe I de molares e caninos, linhas médias coincidentes, sobressaliência e sobremordida corretas, bom engrenamento posterior da oclusão. G e H: bom formato dos arcos dentários e alinhamento correto.

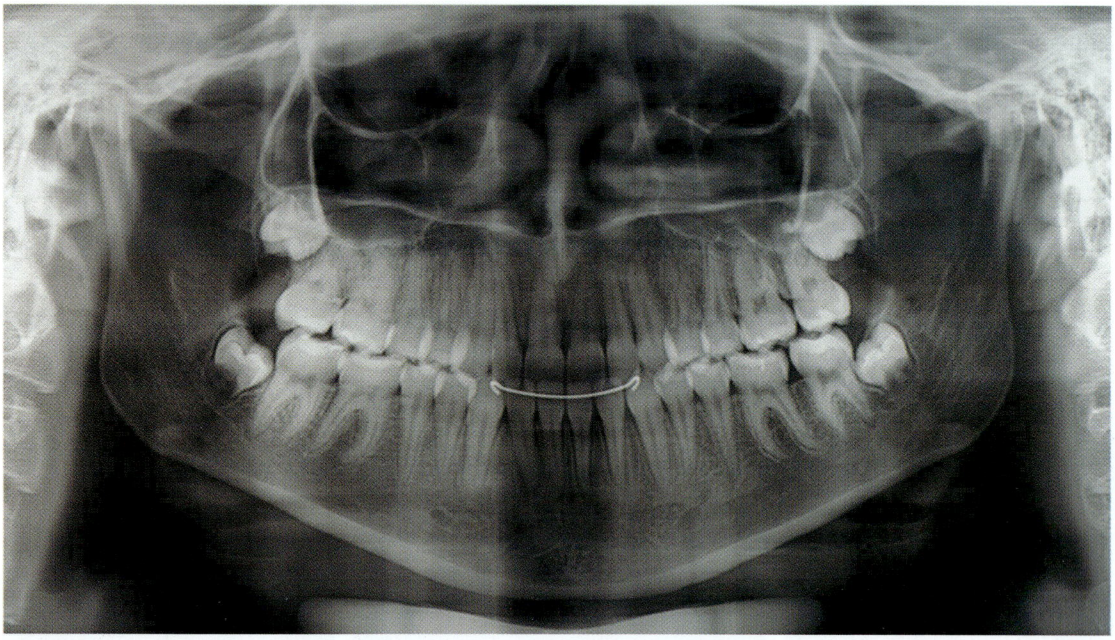

FIGURA 10.12 Radiografia panorâmica final com bom paralelismo radicular.

determinado geneticamente. É uma anomalia dentoesquelética que afeta a estética facial, podendo ocasionar perfil côncavo e mordida cruzada anterior. Devido a esses fatores, muitos tratamentos ortodônticos são iniciados no final da dentição decídua e na dentição mista para corrigir a desarmonia entre as bases ósseas e restituir o crescimento e o desenvolvimento normal. O tratamento em tenra idade tem-se mostrado eficiente, pois, devido a bioplasticidade óssea, a correção torna-se menos complexa viabilizando a correção da mordida cruzada anterior e da relação esquelética anteroposterior, além de melhorar significativamente o perfil.

O caso clínico apresentado foi tratado com ERM e protração maxilar aos 6 anos de idade, seguido por acompanhamento durante todo o período de crescimento e finalizado com camuflagem ortodôntica no final

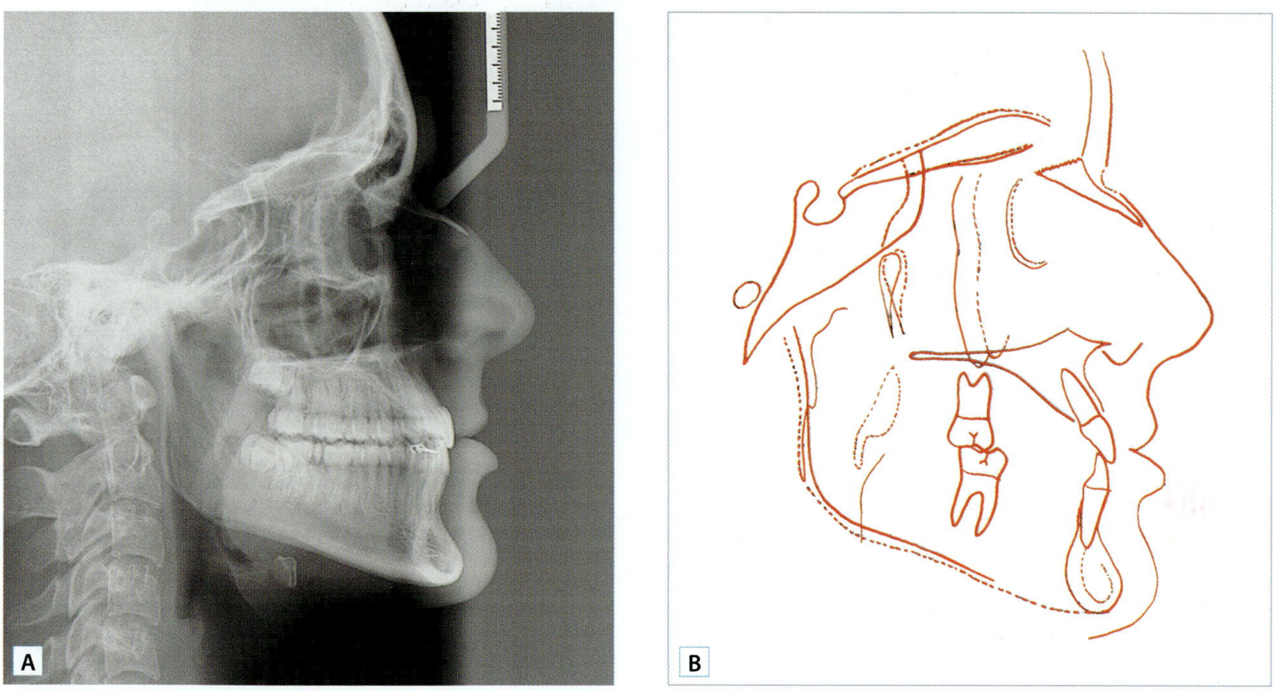

FIGURA 10.13 A: radiografia cefalométrica final. B: traçado cefalométrico final.

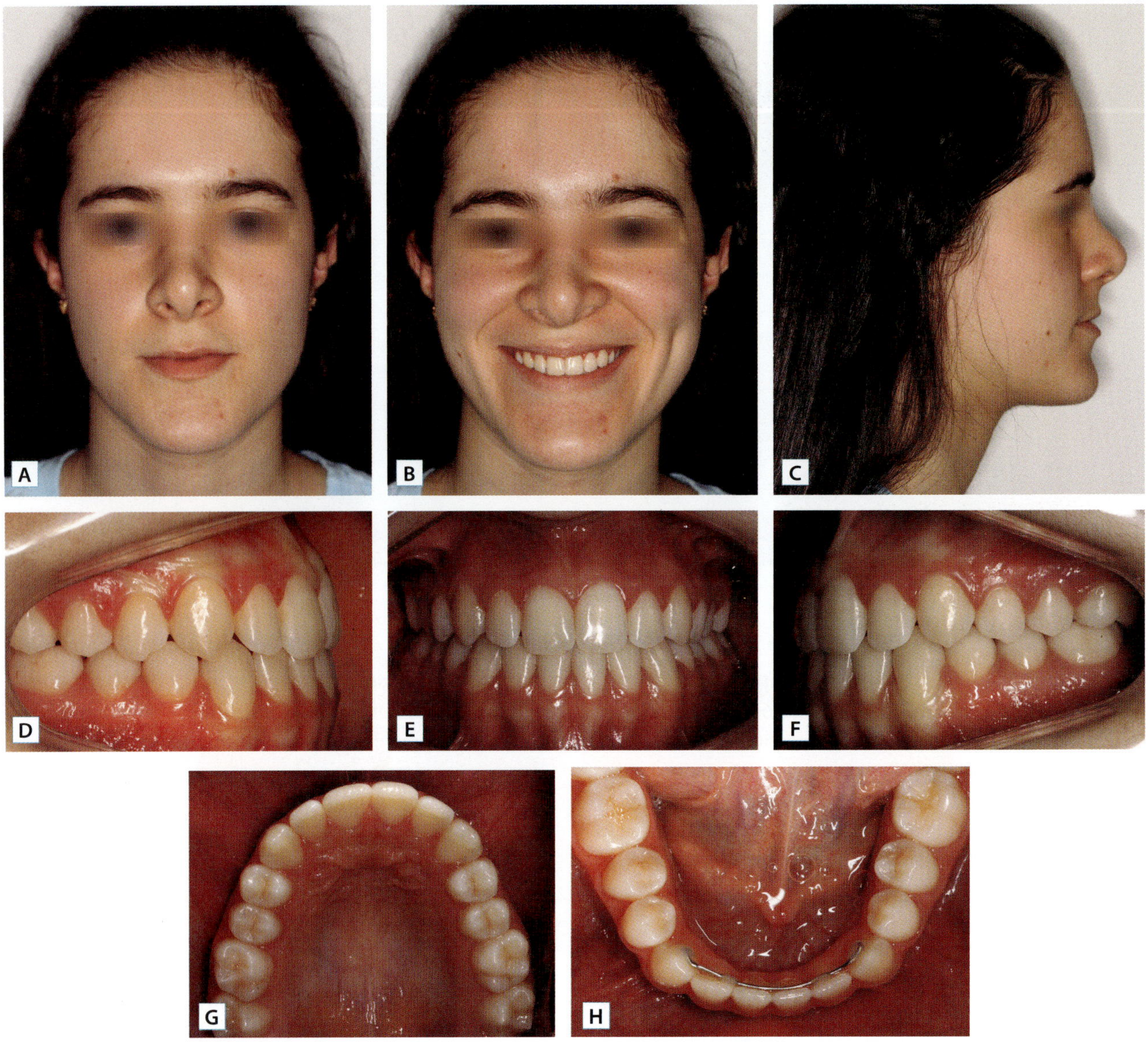

FIGURA 10.14 Dois anos após a remoção do aparelho. A, B e C: fotografias faciais. A paciente realizou rinoplastia. D a H: oclusão evidenciando a estabilidade das correções.

da adolescência. Essas abordagens propiciaram oclusão correta e estável, com estética facial satisfatória, além de estabilidade pós-tratamento.

Caso clínico 2

Descrição e diagnóstico

Paciente J.V.F.G., com 8 anos de idade, procurou atendimento ortodôntico na clínica de graduação da Forp-USP com a queixa principal de "dentes para dentro". Os registros ortodônticos mostravam que o paciente apresentava selamento labial passivo, perfil convexo, terços faciais proporcionais, e quando sorria ficava evidente a ausência de um dente anterior (Figura 10.15A, B e C). Encontrava-se na dentição mista, com os primeiros molares permanentes irrompidos e em classe II, caninos em classe I, relação terminal dos segundos molares decíduos em degrau distal do lado direito e plano terminal reto do lado esquerdo, mordida cruzada posterior do lado direito, hipoplasia transversal da maxila, dente 61 recém-esfoliado e arco inferior com boa forma, porém com apinhamento anteroinferior (Figura 10.15D a H). Em seu aspecto funcional, foi possível constatar deglutição, fala, fonação, amígdalas e adenoides normais, respiração nasal e freios bucais sem alteração patológica.

A radiografia panorâmica evidenciava presença dos germes de todos os dentes permanentes em formação, exceto os terceiros molares (Figura 10.16). Apresentava também desnível vertical entre os dentes 11 e 21, e as bordas

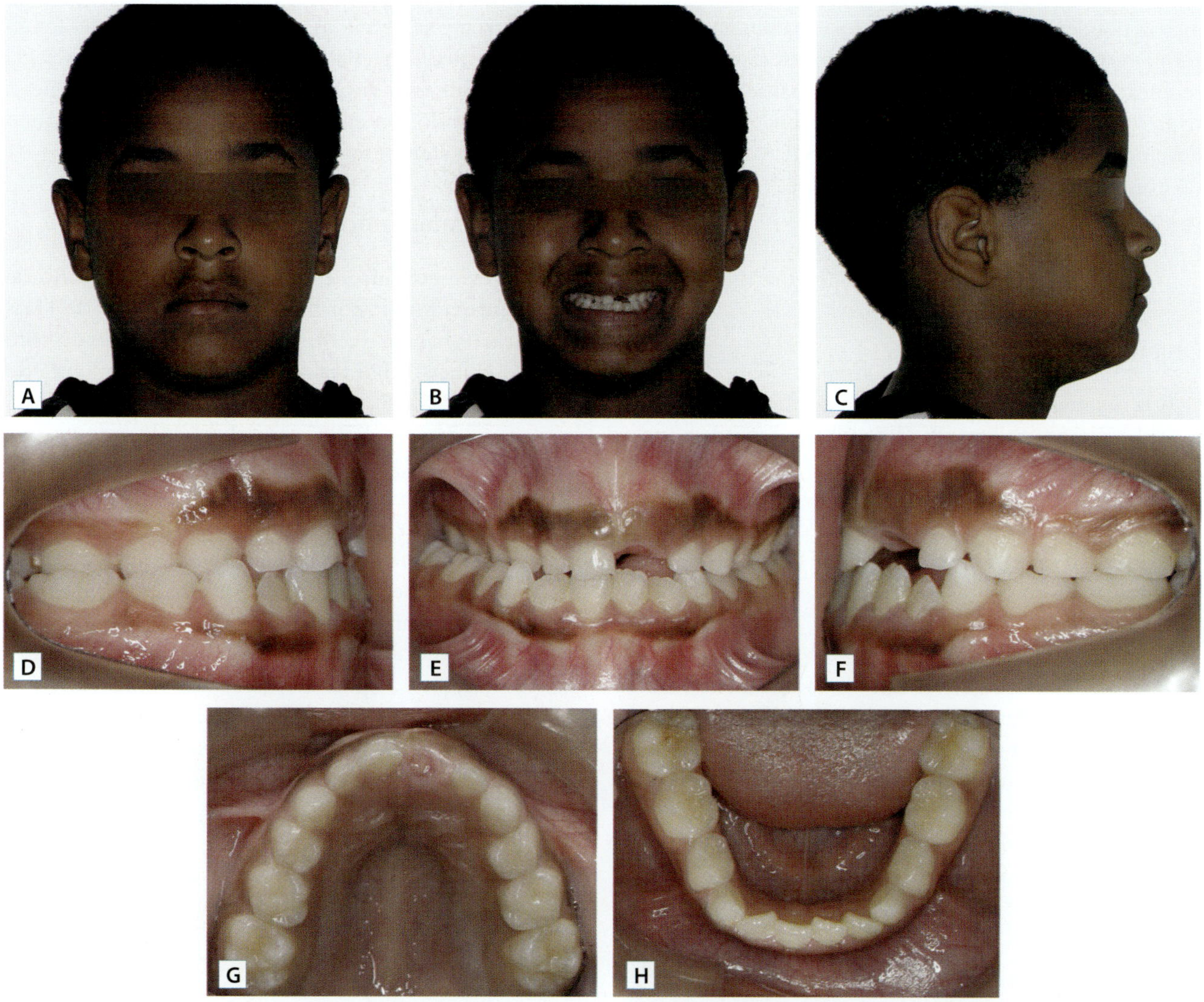

FIGURA 10.15 A, B e C: fotografias extrabucais nas quais se observa equilíbrio facial, sorriso deficiente e perfil convexo. D, E e F: mordida cruzada posterior do lado direito, esfoliação do dente 61 e bom relacionamento transversal e anteroposterior do lado esquerdo. G: hipoplasia transversal maxilar, palato ogival e formato triangular da maxila. H: inclinação lingual aumentada dos dentes posteriores inferiores e leve apinhamento anterior.

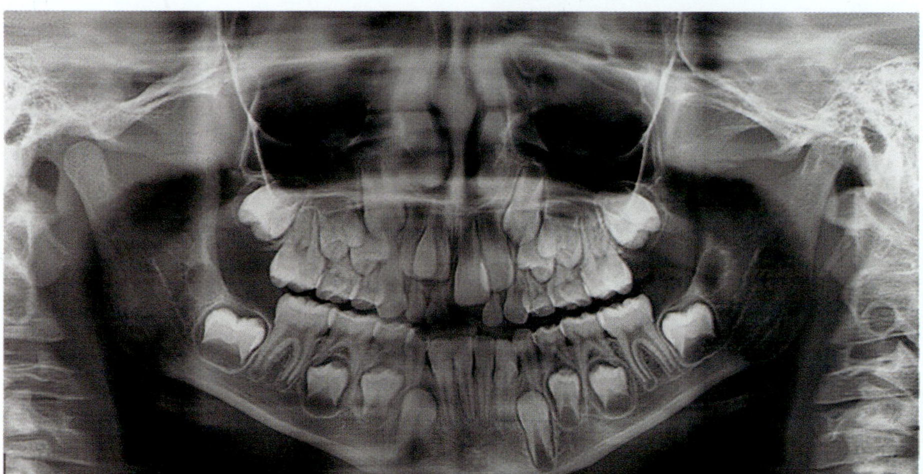

FIGURA 10.16 Radiografia panorâmica inicial com os dentes 11 e 12 com as bordas incisais no mesmo nível vertical e a retenção prolongada do dente 51, pois o dente 11 estava com mais de 2/3 de raiz formada.

incisais dos dentes 12 e 11 (intraósseos) estavam no mesmo plano vertical, ambos os posicionamentos causados pela retenção prolongada do dente 51. A análise cefalométrica revelava boa relação anteroposterior entre maxila e mandíbula (classe I esquelética, ANB = 2°), padrão de crescimento equilibrado (SN.GoGn = 35°, NSGn = 68°), tipo morfológico mesofacial (eixo facial = 87°), perfil ósseo reto (NA.Pog = 6°) e tegumentar levemente convexo (Ls-S = +1 mm e Li-S = 0) (Figura 10.17A e B).

Objetivos do tratamento

Os objetivos iniciais do tratamento foram corrigir a hipoplasia transversal maxilar e a mordida cruzada posterior, propiciar a irrupção do dente 11 e, posteriormente, dos dentes 12 e 22. Novos objetivos foram agregados posteriormente ao caso, respondendo às demandas oclusais apresentadas ao longo do crescimento e desenvolvimento.

Opções de tratamento

Para alcançar os objetivos iniciais do tratamento, além da exodontia do dente 51, que estava com retenção prolongada, poderia ser realizada a ERM por meio de diversos aparelhos disjuntores, como os do tipo Haas, Hyrax ou McNamara. Independentemente da escolha de modelo do disjuntor, seria necessário expandir esqueleticamente a maxila. Sendo assim, aparelhos removíveis com parafuso expansor, aparelhos fixos como bi-hélice, quadri-hélice ou Porter, apesar de usados por muitos clínicos, não foram indicados, pois o efeito de abertura da sutura palatina mediana com esses dispositivos é bastante reduzido nessa idade, causando somente inclinações dentárias e pouco ou nenhum efeito esquelético.

Plano de tratamento interceptor

Para esse período de desenvolvimento, o plano de tratamento adotado foi ERM com disjuntor de Haas modificado (Figura 10.18), seguindo o protocolo descrito no caso clínico 1. Foi realizada também a exodontia do dente 51 (Figura 10.18).

Resultados obtidos

A mordida cruzada posterior foi sobrecorrigida, o parafuso expansor foi imobilizado com resina acrílica autopolimerizável e mantido na cavidade bucal por seis meses para contenção da expansão (Figura 10.19A, B e C). Radiografias oclusais foram realizadas antes do tratamento, após a expansão desejada e ao final do período de contenção. Após seis meses, o disjuntor foi removido e instalado aparelho removível para contenção adicional por mais seis meses.

Evolução clínica e novas abordagens terapêuticas

O paciente foi acompanhado regularmente a cada mês para verificar a adaptação do aparelho de contenção

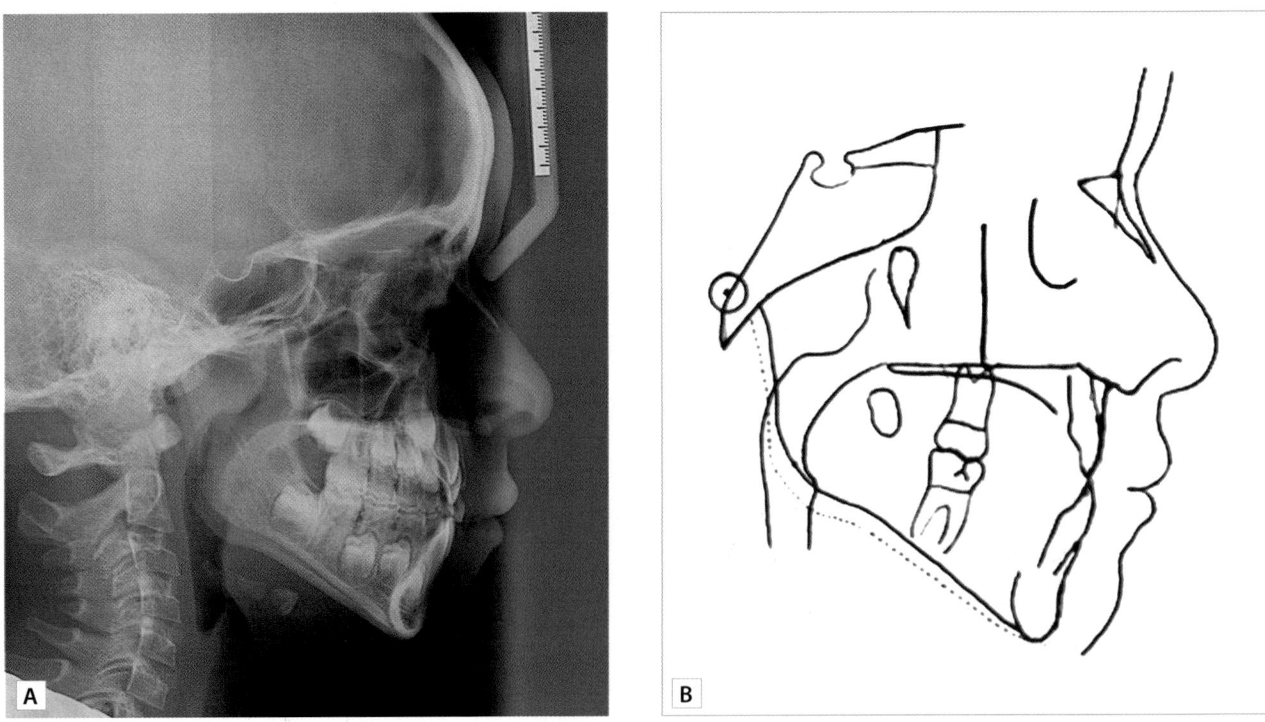

FIGURA 10.17 A: radiografia cefalométrica inicial mostrando equilíbrio entre as bases ósseas tanto no sentido vertical quanto anteroposterior. B: traçado cefalométrico inicial.

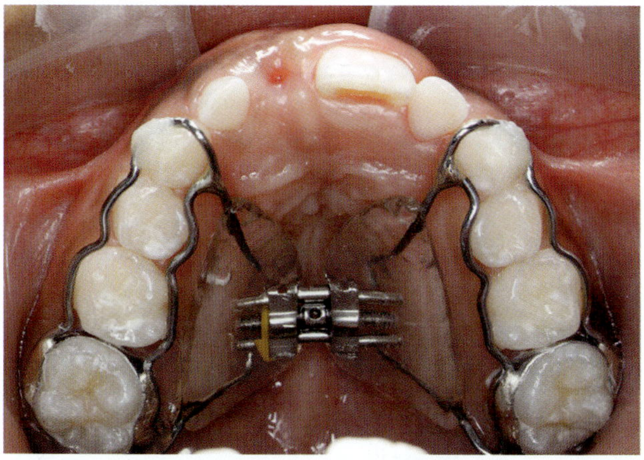

FIGURA 10.18 Disjuntor palatino tipo "Haas modificado", no dia cimentação.

removível e para avaliar a estabilidade da correção transversal. Nesse período, ocorreu a esfoliação do dente 52 e a irrupção do dente 12, previamente ao dente 11, invertendo a sequência favorável de erupção (Figura 10.20A). Foram realizados novos registros ortodônticos, e por meio de radiografias periapicais foi observada a impacção do dente 11, que estava com avançada formação radicular (estágio 9 de Nolla), ou seja, raiz completa com ápice aberto. Com essa informação, optou-se pela exposição cirúrgica e pelo tracionamento do dente 11 (Figura 10.20B e C).

Tracionamento do incisivo central superior

Após o período de cicatrização cirúrgica, foi cimentado arco palatino com barra horizontal e gancho para tracionamento do dente 11. A tração foi realizada com

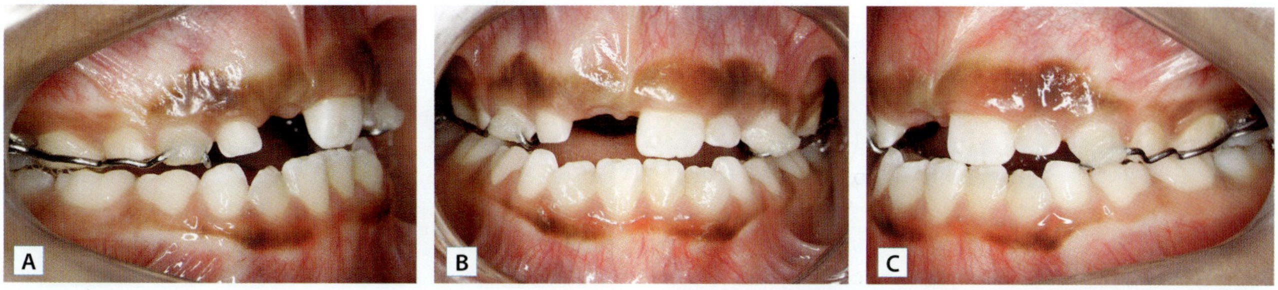

FIGURA 10.19 ERM após dezessete dias de ativação. A: correção e sobrecorreção da mordida cruzada posterior. B e C: aumento em largura da maxila.
ERM: expansão rápida da maxila.

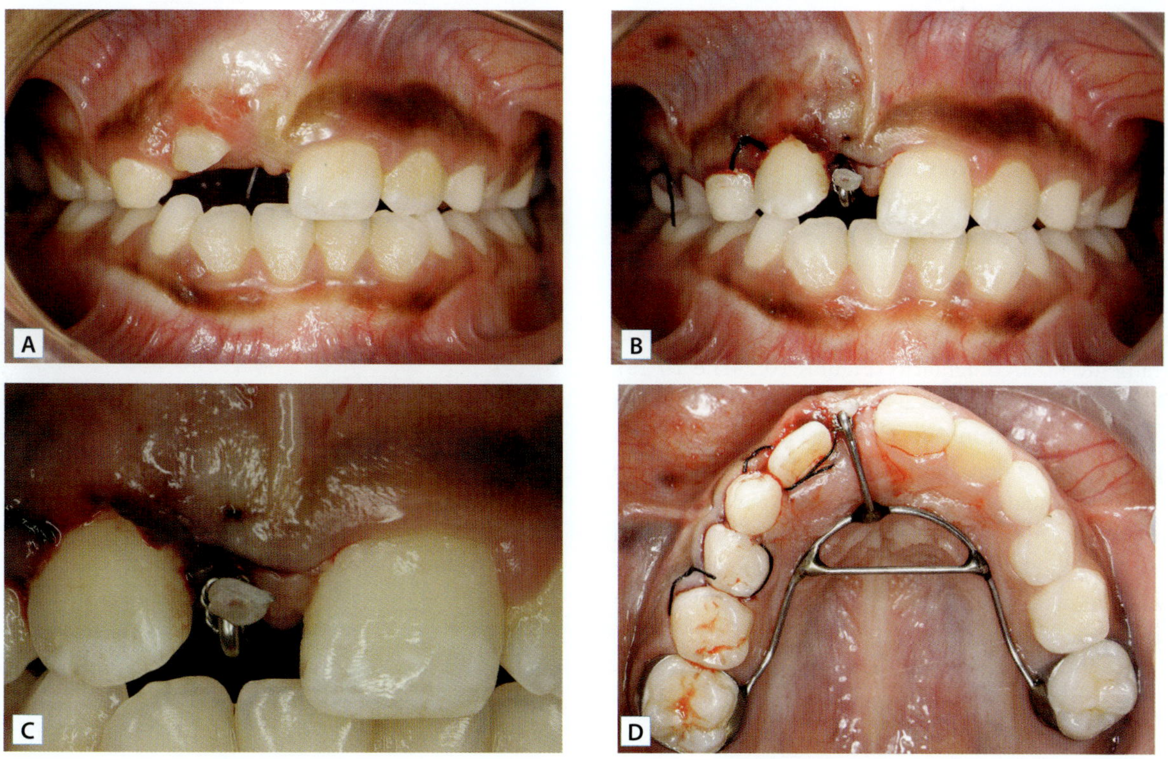

FIGURA 10.20 A: irrupção do dente 12, dificultando a erupção do incisivo central superior direito (dente 11). B, C e D: cirurgia de exposição e colagem de acessório ortodôntico para tracionamento do dente 11 apoiado em arco palatino com gancho.

elástico em cadeia do gancho do aparelho até o fio de amarrilho do acessório ortodôntico colado no dente (Figuras 10.20D e 10.21). O elástico foi substituído a cada quinze dias. Dois meses após o início da mecânica, o arco palatino fraturou e foi substituído por um botão palatino de Nance modificado (BPNm), também com gancho para manutenção do tracionamento (Figura 10.22A e B). Aproximadamente seis meses após o início do tracionamento, o dente 11 irrompeu na cavidade bucal com giroversão, inclinação palatina e não havia espaço suficiente para seu correto alinhamento e nivelamento (Figura 10.23). Avaliação clínica também evidenciou que ocorreu pequena recidiva da expansão maxilar.

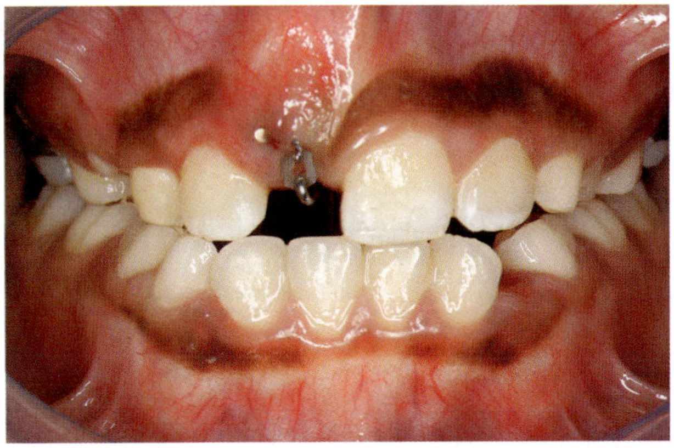

FIGURA 10.21 Após a cicatrização da cirurgia, iniciou-se o tracionamento com elástico em cadeia do gancho do aparelho ao fio de amarrilho do acessório ortodôntico.

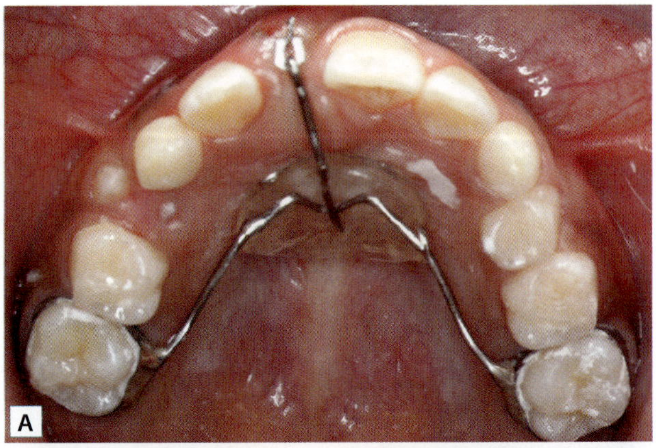

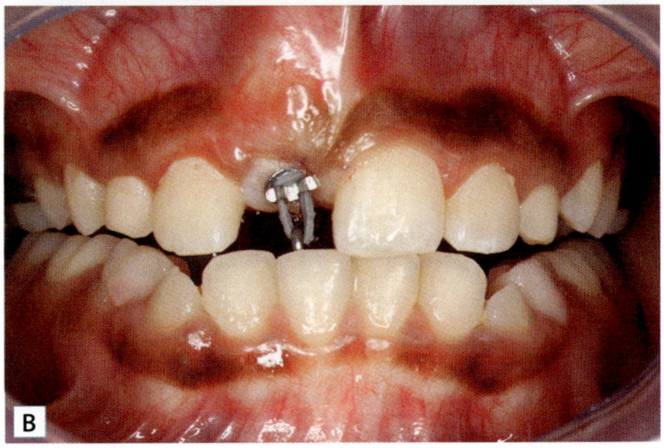

FIGURA 10.22 A: substituição do aparelho superior por um BPNm devido a fratura do arco palatino. B: vista frontal, evidenciando a irrupção do dente 11, remoção do fio de amarrilho e tracionamento sendo realizado direto no acessório ortodôntico.
BPNm: botão palatino de Nance modificado.

Segunda ERM e posicionamento correto do dente

Um reestudo do caso foi realizado, e elaborado plano de tratamento com novo procedimento de ERM com disjuntor de Haas e mola em "S" incorporada ao aparelho para aumentar a largura maxilar e obter espaço na região anterior da maxila (Figura 10.24A). Após ativação de uma semana do parafuso do disjuntor, a mola em "S" foi ativada aproximadamente 2 mm e o dente foi posicionado corretamente no arco dentário (Figuras 10.24B e 10.25).

O aparelho foi removido após seis meses de contenção e o paciente foi acompanhado até o final da dentição mista para planejamento de tratamento ortodôntico corretivo e correção final da oclusão. Nessa fase, o paciente apresentava boa estética facial (Figura 10.26A, B e C) e foi encaminhado para corrigir os desvios oclusais, facilmente sanáveis com pequenos movimentos durante o tratamento ortodôntico corretivo (Figura 10.26D a H).

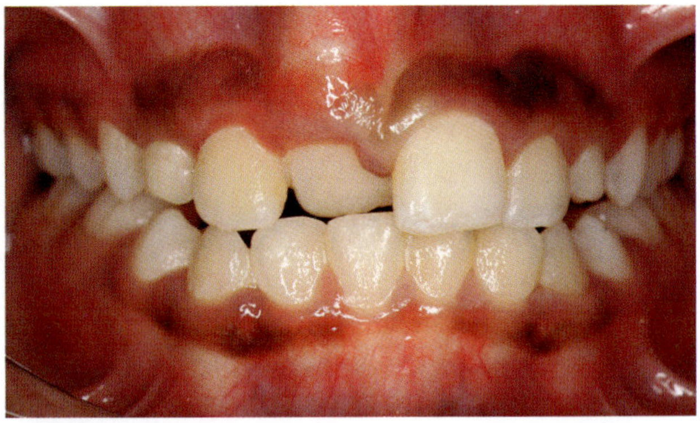

FIGURA 10.23 Após o irrompimento do incisivo central superior direito, o aparelho e o acessório ortodôntico foram removidos. Note que o incisivo está sem espaço para terminar a irrupção e posicionado para palatino, em mordida cruzada anterior.

Comentários

Em especial, neste relato clínico, aos objetivos iniciais do tratamento interceptor, foram incorporadas novas abordagens terapêuticas para solucionar os problemas oclusais que foram surgindo no desenvolvimento da oclusão. A mordida cruzada posterior, que foi corrigida inicialmente, apresentou certo grau de recidiva e novo procedimento de ERM foi realizado. A inversão da sequência favorável

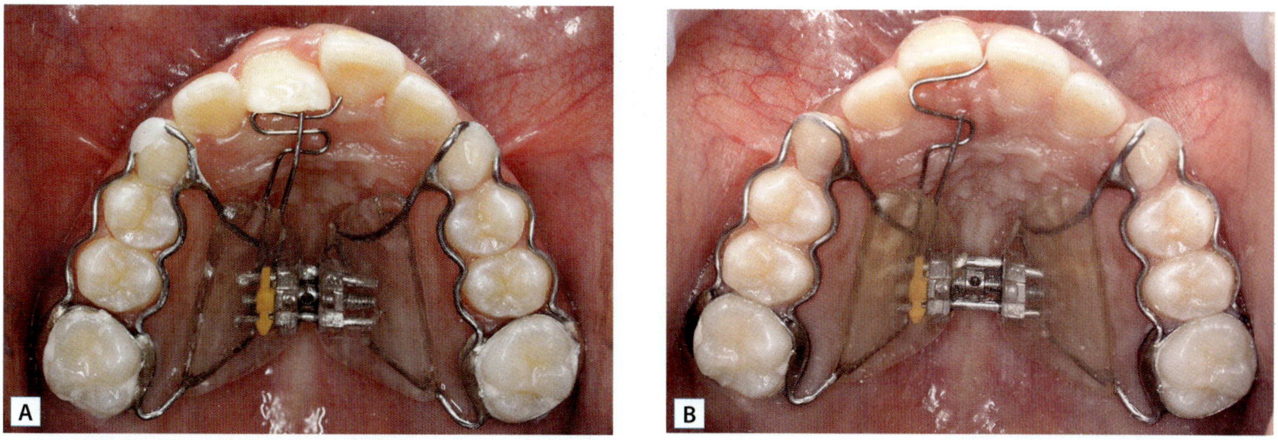

FIGURA 10.24 A: novo procedimento de ERM com mola em "S" inserida no disjuntor. B: após a expansão foi realizada ativação da mola e movimento para labial do dente 11. ERM: expansão rápida da maxila.

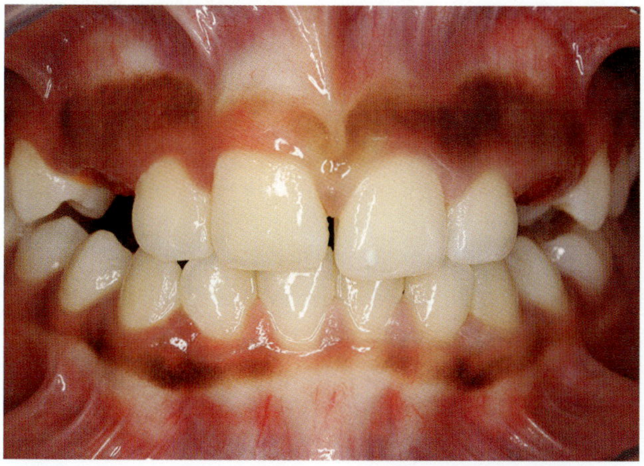

FIGURA 10.25 Após a remoção do aparelho, é possível visualizar o incisivo central superior posicionado corretamente no arco dentário.

de erupção entre os dentes 11 e 12 criou impedimento para irrupção do incisivo central, que foi tracionado e posicionado corretamente no arco dentário.

Como em muitos casos na dentição mista, a atuação do clínico deve ser precisa, realizando as correções ortodônticas necessárias, com foco nas anomalias oclusais que se apresentam e aproveitando a época adequada para interceptá-las.

Caso clínico 3

Descrição e diagnóstico

Paciente G.L.S., sexo masculino, com 9 anos de idade, procurou tratamento ortodôntico com a queixa principal "os dentes da frente não haviam nascido".

Na anamnese não foi relatado nenhum trauma na região anterior da maxila. O exame clínico geral não mostrou nenhuma alteração patológica, assim como o histórico familiar não apresentava informações relevantes.

No exame clínico intrabucal, notou-se, no arco superior, a retenção prolongada dos incisivos centrais decíduos e a presença dos incisivos laterais permanentes. Suspeitou-se da presença de alguma patologia impedindo a erupção dos incisivos centrais permanentes. Foi solicitada documentação ortodôntica para análise completa do caso.

A suspeita diagnóstica foi confirmada nas radiografias panorâmica e periapical, e se constatou a presença de três mesiodens, que estavam causando a impacção dos incisivos centrais superiores permanentes, os quais se apresentavam com mais de dois terços da raiz formada (Figura 10.27A e B). A radiografia panorâmica evidenciava também presença dos germes de todos os dentes permanentes em formação, inclusive os terceiros molares (Figura 10.27A).

O paciente apresentava selamento labial passivo, perfil convexo, terço inferior da face levemente aumentado e discreta assimetria facial (Figura 10.28A, B e C). Encontrava-se na dentição mista, com os primeiros molares permanentes inferiores e superiores irrompidos, relação terminal entre os segundos molares decíduos em degrau distal, os incisivos centrais e laterais permanentes inferiores irrompidos, ausência dos incisivos centrais permanentes superiores, retenção prolongada dos incisivos centrais superiores decíduos, presença dos incisivos laterais permanentes superiores e boa forma dos arcos dentários superior e inferior (Figura 10.28D a H).

Objetivos do tratamento

Os objetivos principais do tratamento interceptor foram: 1. realizar exodontia dos incisivos centrais superiores decíduos e dos mesiodens, e; 2. realizar o tracionamento ortodôntico dos incisivos centrais permanentes superiores.

Opções de tratamento

A impacção dentária pode ser causada por fatores locais (dentes supranumerários, odontomas, retenção

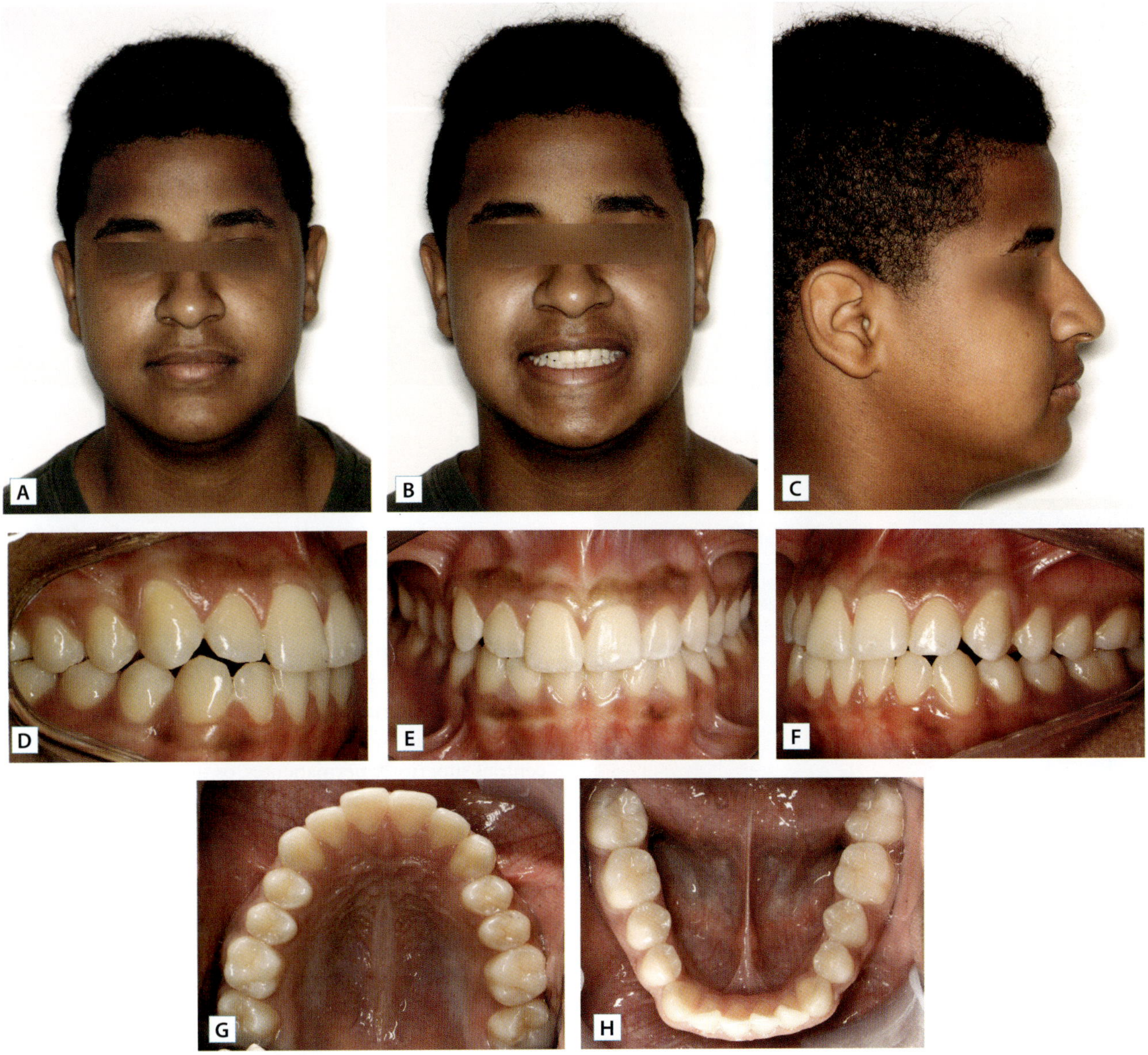

FIGURA 10.26 Paciente na dentição permanente. A, B e C: fotografias extrabucais evidenciando bom selamento labial, equilíbrio no sentido vertical, sorriso satisfatório e perfil levemente convexo. D a H: oclusão, com poucos problemas facilmente sanáveis com ortodontia corretiva.

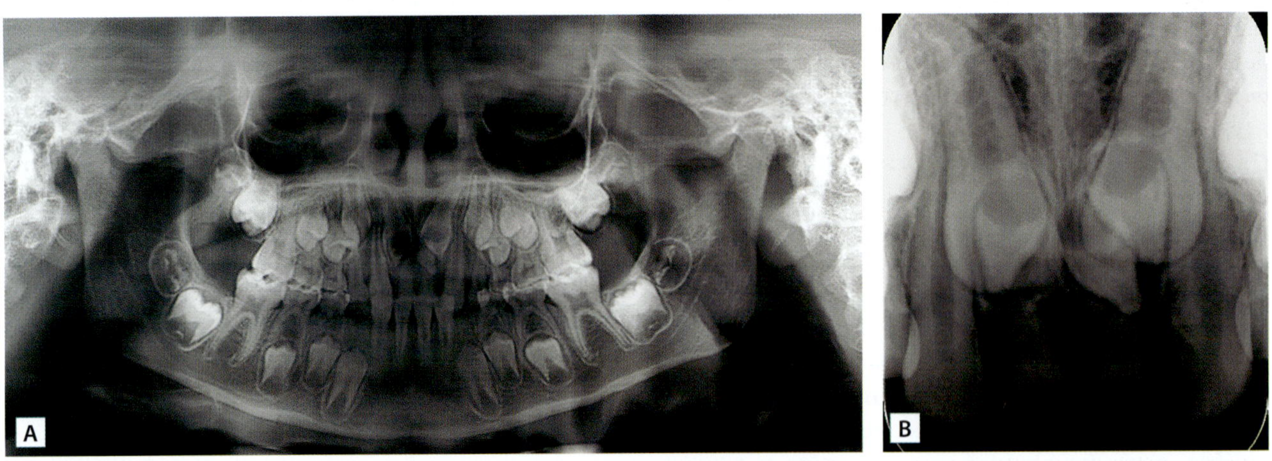

FIGURA 10.27 A: radiografia panorâmica inicial mostrando os incisivos centrais superiores impactados e a presença de mesiodens. B: radiografia periapical confirmando a presença de três dentes supranumerários impedindo a erupção dos incisivos centrais superiores.

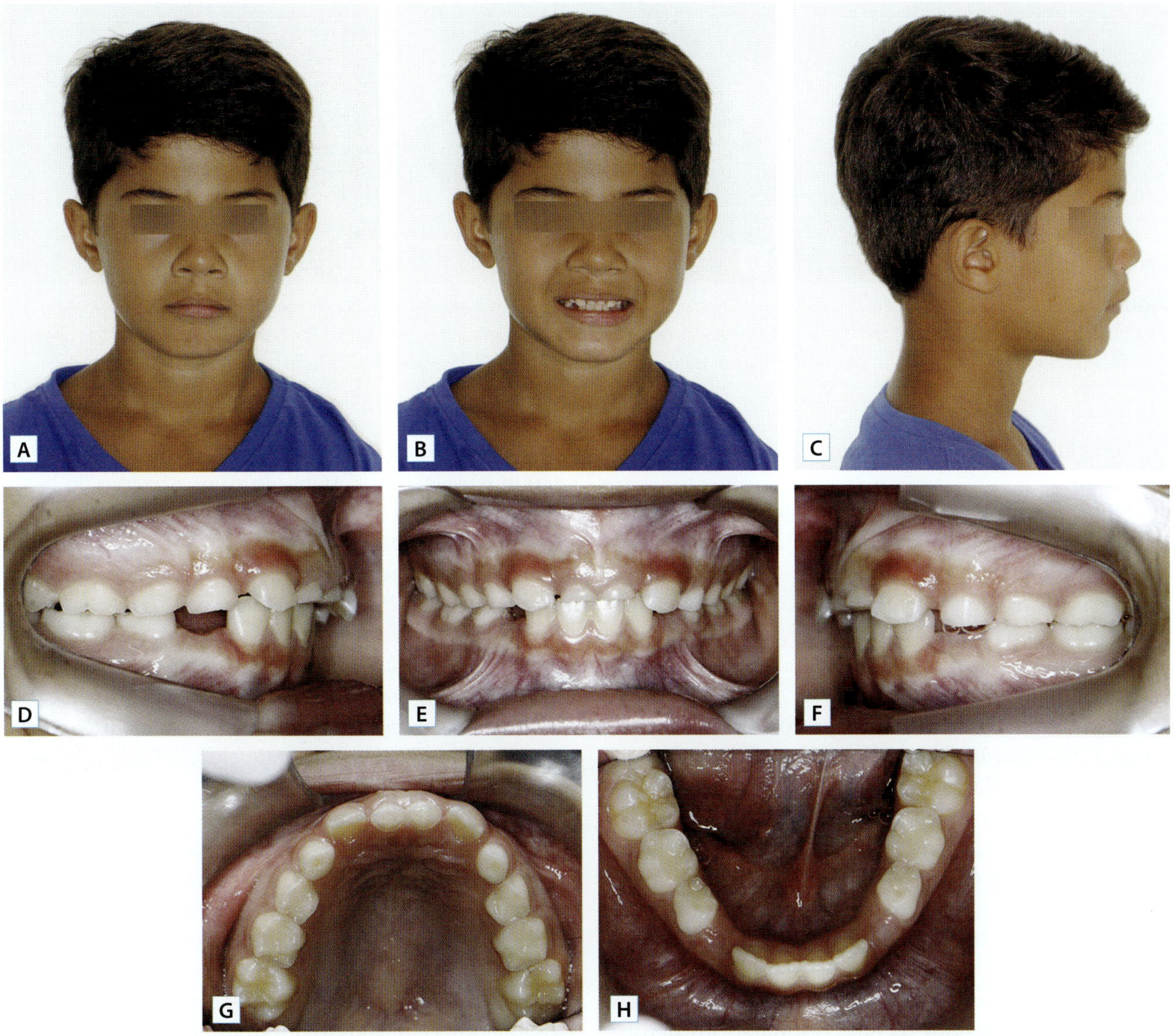

FIGURA 10.28 A, B e C: fotografias extrabucais: terço inferior levemente aumentado e perfil convexo. D a H: fotografias intrabucais iniciais, mostrando que o paciente está na fase de dentição mista, plano terminal em degrau distal entre os segundos molares decíduos e retenção prolongada dos incisivos centrais decíduos superiores que estavam desgastados.

prolongada de dentes decíduos, traumas) e fatores gerais (displasia cleidocraniana, distúrbios endócrinos). Em casos de retenção prolongada dos dentes decíduos, a obtenção da radiografia panorâmica deve ser a primeira conduta a ser adotada.

Assim, quando há alteração na sequência de erupção dentária, e a formação completa das raízes dos dentes impactados ou inclusos, como nesse caso clínico, o tratamento interceptor deve ser instituído imediatamente no sentido de promover melhorias significativas na oclusão e para permitir a irrupção dos dentes. Essa foi a abordagem adotada neste relato clínico. O tracionamento dos incisivos centrais superiores poderia ser realizado com diferentes aparelhos fixos (arcos palatinos e vestibulares com extensões, *cantilevers*) e também com aparelhos removíveis com adaptações no arco labial para apoio dos elásticos.

Esta última opção foi a eleita pois o paciente apresentava higiene bucal deficiente e se comprometeu a colaborar com o tratamento.

Plano de tratamento interceptor

O plano tratamento envolveu uma etapa cirúrgica e outra ortodôntica:

1. Exodontia dos incisivos centrais decíduos e dos mesiodens.
2. Exposição cirúrgica (Figura 10.29A) e colagem de botão ortodôntico com fio de amarrilho (Figura 10.29B) nos incisivos centrais permanentes superiores inclusos e tracionamento desses dentes, por meio de aparelho removível modificado e elásticos

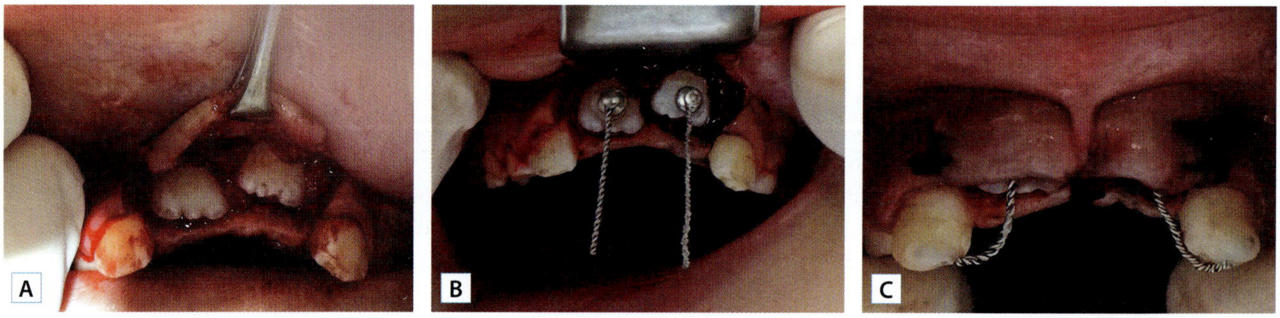

FIGURA 10.29 A: exposição cirúrgica dos incisivos centrais superiores inclusos. B: botões ortodônticos com fio de amarrilho colados na face vestibular dos incisivos permanentes. C: ferida cirúrgica suturada, com os fios de amarrilho passando pelas bordas da incisão. Os fios de amarrilho foram colados com compósito provisoriamente às coroas dos incisivos laterais para que não ficassem soltos na cavidade bucal.

verticais, usando como ancoragem todo o arco superior.

3. Remoção do aparelho após estabilização do tracionamento.
4. Acompanhamento do paciente até o estabelecimento da oclusão permanente e, se necessário, indicação de ortodontia corretiva para obter correta intercuspidação, equilíbrio da função e estabilidade.

O tracionamento ortodôntico foi realizado pela técnica de erupção fechada, ou seja, após a colagem dos botões ortodônticos, o retalho cirúrgico foi reposicionado na posição inicial para restabelecimento adequado da estética gengival. Optou-se por um retalho trapezoidal de espessura total, usando cureta de Lucas n. 85 para desgaste ósseo, expondo a face vestibular da coroa dos dentes inclusos. Sob irrigação com solução aquosa de cloreto de sódio 0,9% e aspiração, realizou-se condicionamento do esmalte com ácido fosfórico a 37% por 15 segundos na face vestibular dos dentes inclusos, lavagem e secagem por 10 segundos, aplicação de agente de união e colagem do botão ortodôntico propriamente dita, acoplado a um fio de amarrilho de aço inoxidável 0,010" trançado. Após a fixação do botão com compósito ortodôntico, o retalho foi suturado com fios absorvíveis de poliglactina 910 (Vicryl®), mantendo a coroa do dente completamente coberta. Apenas o segmento final do fio de amarrilho ficou exposto, e foi fixado na face vestibular dos incisivos laterais para conforto do paciente, sem aplicação de força neste momento (Figura 10.29C). Instruções pós-operatórias foram dadas ao paciente e ao responsável, em conjunto com a utilização de solução de clorexidina 0,12% para higiene da área.

Uma semana após o ato cirúrgico, foi realizada a moldagem do arco superior para a confecção do aparelho removível, que consistia em arco labial de Hawley modificado, com dois pequenos helicoides para inferior e vestibular. Os helicoides foram usados como apoio para realizar o tracionamento dos dentes impactados (Figura 10.30A e B). Como elementos de retenção do aparelho foram confeccionados grampos interproximais entre os molares decíduos e grampos de Adams nos primeiros molares permanentes.

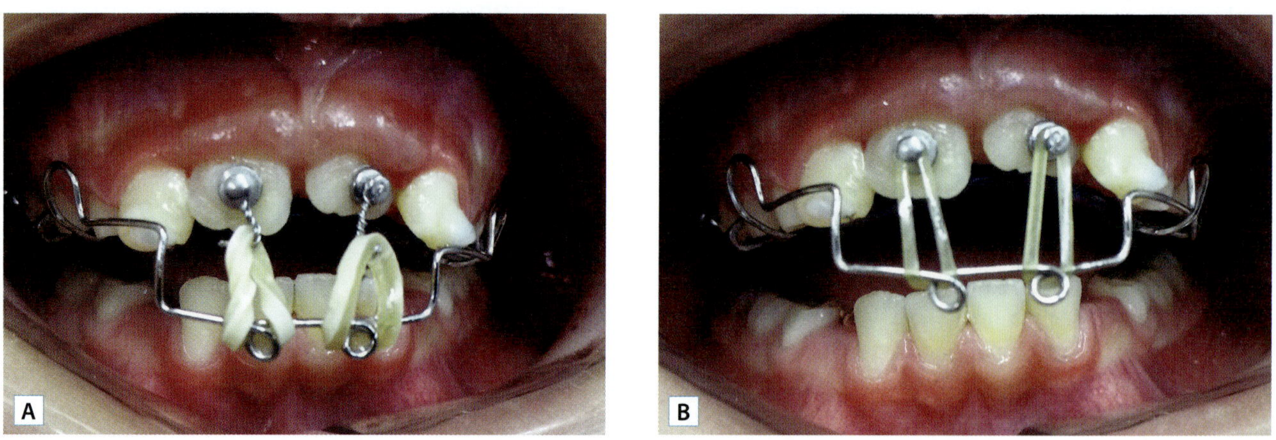

FIGURA 10.30 Fotografias intrabucais mostrando fases adiantadas do tracionamento. Arco labial de Hawley modificado com helicoides, para adaptar os elásticos de tracionamento. A: elásticos apoiados nos fios de amarrilho. B: elásticos colocados diretamente nos botões ortodônticos.

Evolução clínica e resultados do tratamento

O aparelho ortodôntico removível foi utilizado para o tracionamento lento e gradual dos dentes inclusos usando elásticos de látex 1/8" com força de 50 gF em cada dente (Figura 10.30A e B). Os elásticos foram inseridos, inicialmente, do fio de amarrilho aos helicoides do arco vestibular do aparelho removível (Figura 10.30A), e, posteriormente, foram apoiados diretamente nos botões colados aos dentes (Figura 10.30B). As trocas de elásticos foram realizadas diariamente pelo próprio paciente, e consultas de controle foram realizadas quinzenalmente, para o acompanhamento clínico do tracionamento. Ao final de dois meses, as bordas incisais romperam a margem gengival. Os incisivos centrais estavam totalmente irrompidos após nove meses de tratamento ativo, restabelecendo a estética facial (Figura 10.31A, B e C) e a oclusão nessa área (Figura 10.31D a H).

O exame radiográfico final mostrou a característica de normalidade do periodonto de inserção dos dentes tracionados. O paciente apresentava todos os dentes permanentes em estágios de formação radicular compatíveis com sua idade (Figura 10.32).

O tempo total de tratamento foi de quinze meses, sendo os seis meses iniciais dedicados à espera pela erupção espontânea dos incisivos centrais superiores permanentes após a exodontia dos três mesiodens e dos incisivos centrais decíduos. Como os dentes não irromperam naturalmente, foram necessários nove meses de tracionamento ortodôntico, com o aparelho removível para posicioná-los corretamente no arco dentário.

Comentários

O tratamento deste paciente foi realizado com exodontia de dentes supranumerários, de dentes decíduos

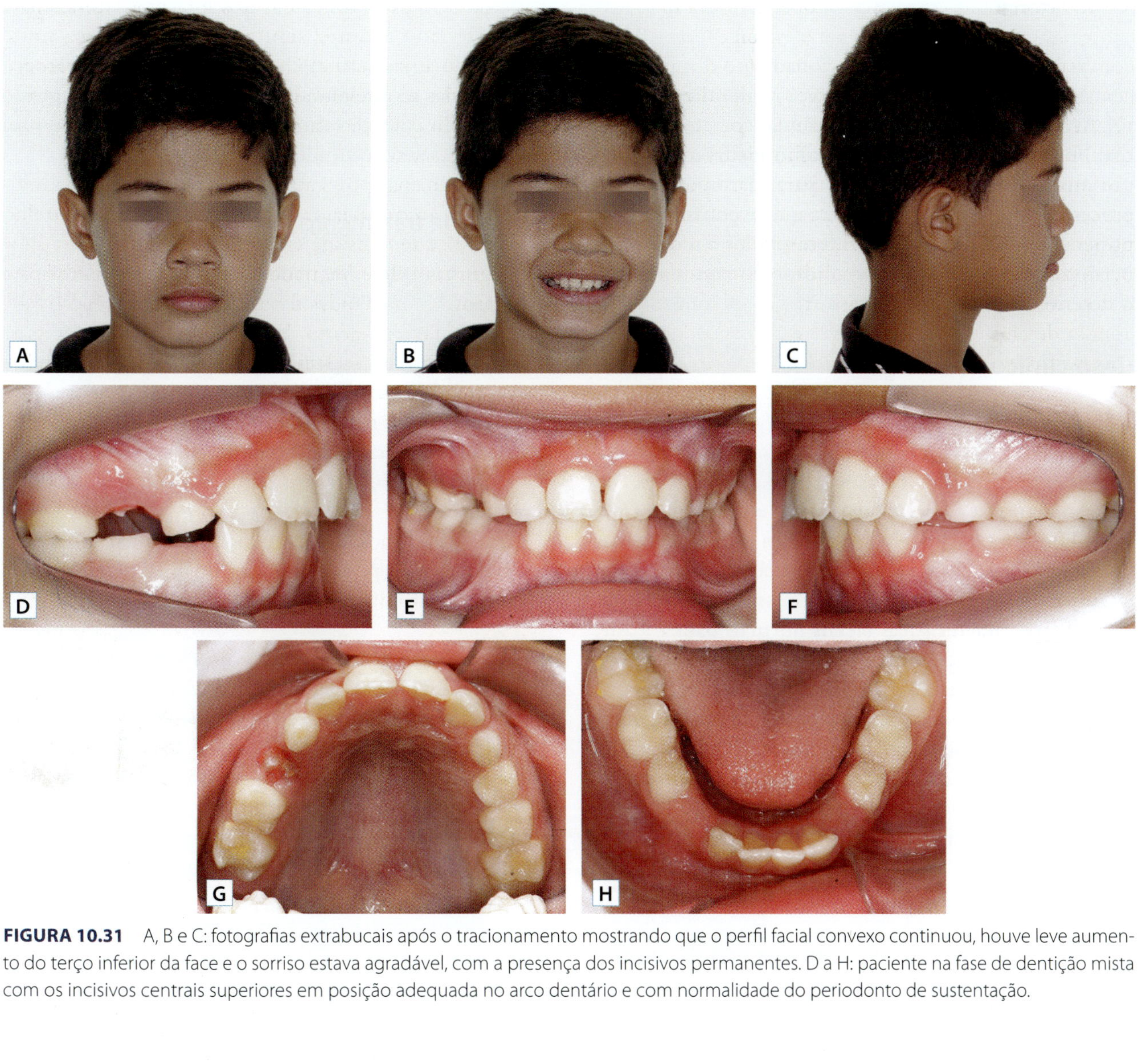

FIGURA 10.31 A, B e C: fotografias extrabucais após o tracionamento mostrando que o perfil facial convexo continuou, houve leve aumento do terço inferior da face e o sorriso estava agradável, com a presença dos incisivos permanentes. D a H: paciente na fase de dentição mista com os incisivos centrais superiores em posição adequada no arco dentário e com normalidade do periodonto de sustentação.

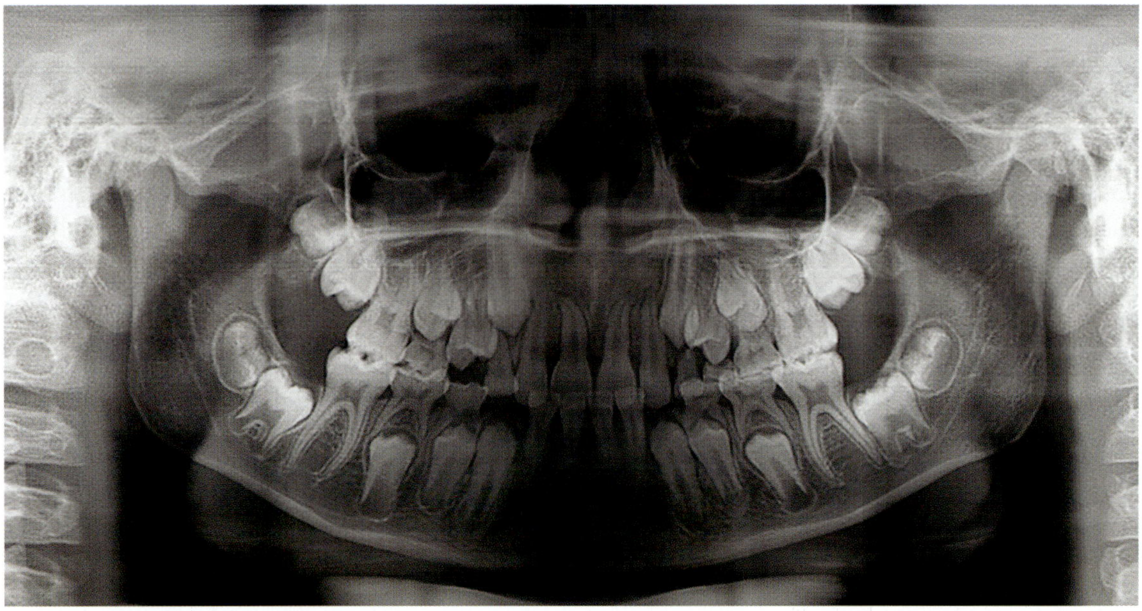

FIGURA 10.32 Radiografia panorâmica ao final do tracionamento, na qual se observam os incisivos permanentes superiores posicionados no arco dentário com leve dilaceração do ápice radicular. Os terceiros molares permanentes estavam em estágio adiantado de formação de coroa.

com retenção prolongada e tracionamento dos incisivos centrais permanentes com aparelho ortodôntico removível. As abordagens propiciaram oclusão correta e estável, com estética facial satisfatória, durante a fase de dentição mista. Vale ressaltar a importância da supervisão do processo eruptivo dos dentes para que eventuais desvios possam ser diagnosticados e interceptados a seu tempo, permitindo o retorno à normalidade do crescimento e o desenvolvimento da oclusão.

Caso clínico 4

Descrição e diagnóstico

Paciente P.H.S., gênero masculino, 8 anos e 2 meses de idade, procurou a clínica de graduação em Ortodontia da Forp-USP para tratamento com queixa principal "dentes cruzados". Após exame clínico, anamnese e avaliação da documentação ortodôntica, verificou-se que o paciente apresentava características faciais normais para a idade, mordida cruzada do dente 53 (Figura 10.33A a H) e impacção dos dentes 16 e 26 (Figuras 10.33G e 10.34A). A história médica era negativa, a higiene bucal satisfatória e as funções apresentavam-se normais. Na radiografia cefalométrica observou-se boa relação anteroposterior entre maxila e mandíbula e padrão de crescimento facial equilibrado (Figura 10.34B).

Objetivos do tratamento

O objetivo imediato do tratamento foi distalizar e verticalizar os primeiros molares permanentes superiores, resolvendo as impacções e evitando a esfoliação precoce dos segundos molares decíduos superiores. Em um segundo momento, a correção da mordida cruzada do canino foi o objetivo a ser alcançado.

Opções de tratamento

Algumas opções de tratamento foram ventiladas para este caso:

1. Exodontia dos segundos molares decíduos superiores e instalação de aparelho removível com mola ou parafuso para distalizar os dentes 16 e 26.
2. Arco extrabucal (AEB) com tração cervical para corrigir a posição dos primeiros molares permanentes superiores.
3. Botão palatino de Nance modificado (BPNm) com ganchos para posterior com a finalidade de efetuar o movimento distal e oclusal dos dentes 16 e 26.

As opções de tratamento com os aparelhos removíveis e AEB, apesar de eficientes, não foram indicadas, pois os primeiros molares permanentes não estavam completamente irrompidos. O dente 16 ainda estava em parte encoberto por tecido gengival, o que impediria a adaptação dos aparelhos citados acima. Aguardar a irrupção dos molares permanentes para instalação dos aparelhos poderia atrasar o processo de correção, levar a maior reabsorção dos segundos molares decíduos e consequentemente suas perdas precoces. Associado a isso, esses aparelhos dependeriam da colaboração do paciente, que nem sempre ocorre.

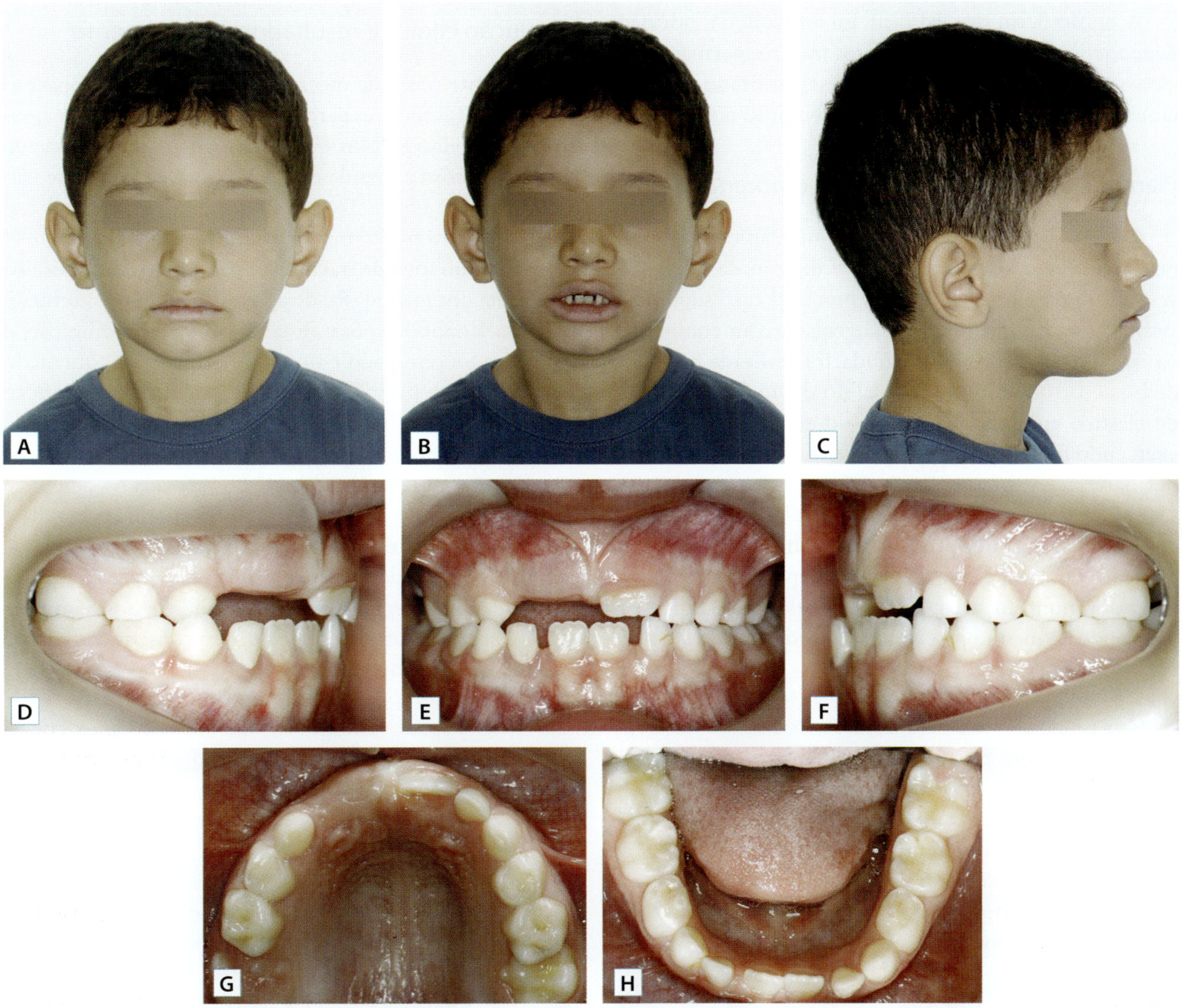

FIGURA 10.33 A, B e C: fotografias iniciais mostrando a face harmônica e equilibrada para a idade do paciente. D, E, F e H: fotografias intrabucais com os incisivos em irrupção, mordida cruzada do dente 53, porém sem hipoplasia transversal da maxila. G: dentes 16 e 26 com desvio do trajeto eruptivo para mesial.

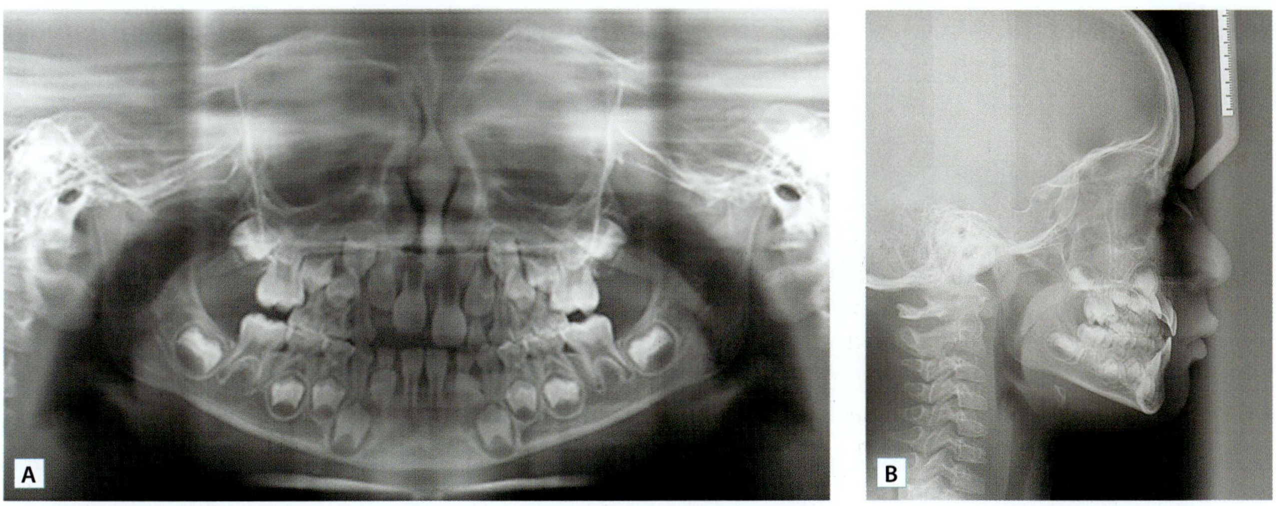

FIGURA 10.34 A: radiografia panorâmica: posição mesial dos dentes 16 e 26 provocando danos à coroa dos dentes 55 e 65. B: radiografia cefalométrica com estruturas ósseas e dentárias dentro do padrão de normalidade.

A opção 3, ou seja, BPNm, foi a escolhida, por não depender da posição dos primeiros molares permanentes para adaptação, pela capacidade de ser utilizado imediatamente e por não depender da colaboração do paciente.

Plano de tratamento e mecânica empregada

O tratamento iniciou-se com a cimentação do BPNm nos segundos molares decíduos e fixação da extensão vestibular de fio ortodôntico 0,7 mm soldado à superfície vestibular da banda dos molares, e colado com compósito na coroa dos caninos. Em seguida, foi realizada colagem de botão ortodôntico na oclusal do dente 26 e inserção de elástico em cadeia do botão ao gancho do BPNm, exercendo força de distalização e verticalização do molar permanente. A força utilizada foi de aproximadamente 150 gF (Figura 10.35A), e a troca do elástico em cadeia ocorreu a cada quinze dias. Assim como o dente 26, o dente 16 também estava impactado. Após o tecido gengival diminuir em sua superfície oclusal, esse dente foi submetido ao mesmo procedimento ortodôntico realizado para o dente 26 (Figura 10.35B).

Evolução clínica e resultados do tratamento

Durante o uso da mecânica de correção da impacção dos primeiros molares permanentes superiores, houve quebra do aparelho BPNm, que foi substituído imediatamente por outro com a mesma configuração. Esse incidente não inviabilizou a utilização do BPNm, tampouco prejudicou a correção do posicionamento dos dentes.

O tempo total de tratamento para correção da posição incorreta dos molares foi de aproximadamente oito meses (Figura 10.35C). Após a distalização e a verticalização, o aparelho foi removido e um BPN original foi cimentado para manter a posição dos dentes que foram corrigidos (Figura 10.35C e 10.35D).[7] Após um período de contenção de seis meses, foi instalado aparelho removível com grampos de retenção e com mola em "S" apoiada na superfície palatina do dente 53 para correção da mordida cruzada.

É importante ressaltar que o BPNm aumentou a ancoragem por meio do botão de acrílico e da extensão de fio vestibular. Esse recurso evitou mobilidade dos dentes de apoio (segundos molares decíduos) e consequentemente a esfoliação precoce.

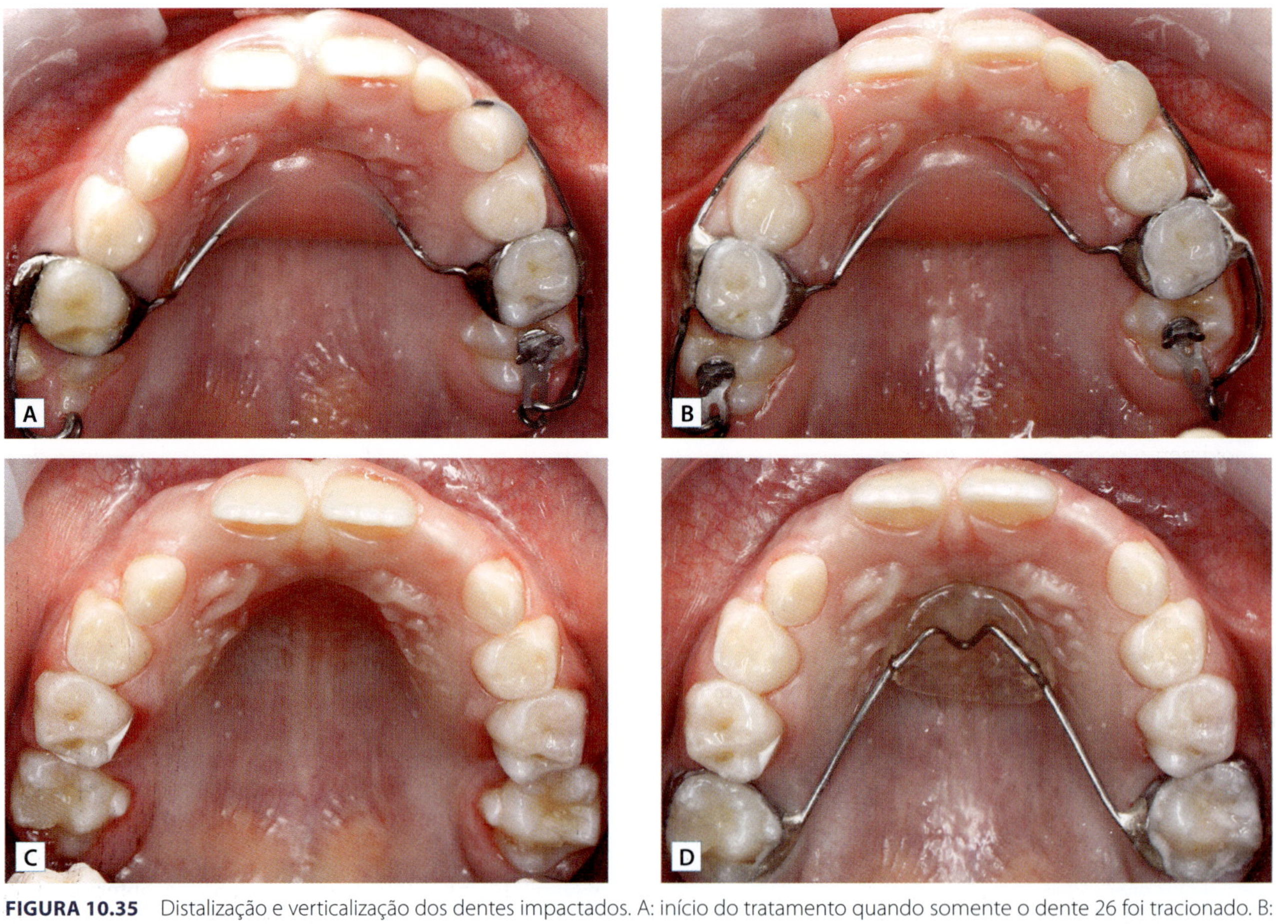

FIGURA 10.35 Distalização e verticalização dos dentes impactados. A: início do tratamento quando somente o dente 26 foi tracionado. B: fase mais adiantada mostrando o movimento para distal e oclusal dos dois primeiros molares permanentes. C: remoção do aparelho após o correto posicionamento dos dentes no arco dentário. D: novo botão palatino de Nance para manutenção dos primeiros molares em posição.

Comentários

A impacção de dentes apresenta baixa prevalência, podendo atingir 4% da população infantil.[4] Essa alteração pode causar distúrbios no desenvolvimento dos arcos dentários, assim como perdas precoces de dentes decíduos e problemas de espaço.[1] Os dentes mais atingidos em ordem decrescente são: terceiros molares superiores e inferiores, caninos superiores e segundos pré-molares inferiores. Apesar da baixa prevalência, os primeiros molares superiores podem também ser acometidos.[2] O desvio do trajeto de erupção do primeiro molar permanente superior ocorre no início da dentição mista e pode levar à perda precoce do segundo molar decíduo, criando ou agravando problemas de espaço no arco dentário. O diagnóstico e o plano de tratamento envolvem avaliação clínica, radiográfica, planejamento biomecânico e seleção adequada do aparelho. Essas variáveis são importantes para que o resultado do tratamento seja satisfatório.

Recomenda-se aguardar algum tempo para verificar se haverá correção espontânea da impacção dos primeiros molares superiores permanentes, mas normalmente esta autocorreção somente ocorre quando os dentes apresentam pequeno desvio. A época ideal para iniciar a correção da posição de primeiros molares impactados é quando suas raízes estiverem em estágio de formação radicular avançada (8 e 9 de Nolla) e com os segundos molares permanentes posicionados na cervical dos primeiros molares, no sentido vertical. Por outro lado, quando o desvio do trajeto eruptivo for acentuado e estiver causando danos ao dente decíduo, o tratamento deve ser executado o mais rápido possível. O tratamento imediato, realizado com movimentos precisos, auxilia na manutenção do segundo molar decíduo na cavidade bucal e evita o movimento mesial acentuado dos primeiros molares permanentes, o que poderia ocasionar relação molar de classe II e perda de comprimento do arco. No caso relatado, a utilização do BPNm possibilitou o movimento controlado das coroas dos primeiros molares permanentes para distal e oclusal, não provocou a esfoliação dos molares decíduos e devolveu a oclusão correta nessa área.

O BPNm pode ser considerado uma opção viável para distalizar e recuperar espaço no arco dentário superior. O aparelho mostrou-se eficiente, atingindo os objetivos esperados. Além disso, é um aparelho de fácil confecção e instalação podendo ser utilizado por ortodontistas, odontopediatras e clínicos-gerais.

Caso clínico 5

Descrição e diagnóstico

Paciente G.L.M., 8 anos e 3 meses de idade, leucoderma, gênero masculino, compareceu à clínica de graduação em Ortodontia da Forp-USP, com a queixa principal "meus dentes anteriores estão tortos". No exame facial observou-se ausência de assimetria facial aparente, bom selamento labial, ângulo nasolabial obtuso, ângulo cervicomandibular definido, perfil convexo e terço inferior aumentado. No exame funcional observou-se respiração mista e lábios hipertônicos (Figura 10.36A, B e C).

No exame intrabucal apresentava relação molar de classe I, SS negativa (–2 mm), SM de 2 mm, presença dos dentes decíduos e primeiros molares, incisivos laterais e centrais permanentes irrompidos. Apresentava palato ogival, discrepância de arco dentário negativa de –4,9 mm no arco superior e de –1 mm no arco inferior, presença de mordida cruzada anterior associada à mordida cruzada posterior (Figura 10.36D a H).

A radiografia panorâmica evidenciava presença dos germes de todos os dentes permanentes em formação, exceto os terceiros molares, normalidade nos estágios de formação radicular, ausência de periacopatias e não havia perda precoce de decíduos. Os incisivos superiores que estavam cruzados se encontravam no estágio 9 de Nolla (Figura 10.37A).

A análise cefalométrica evidenciava classe I esquelética (SNA = 81°, SNB = 80°, ANB = 1°), tipo morfológico dolicofacial (SNGoGn = 40°, SNGn = 70°, eixo facial = 80°), incisivos superiores com inclinação axial diminuída e retruídos (1.NA = 15° e 1-NA = 2 mm) e os inferiores também com inclinação axial diminuída e bem posicionados em sua base óssea (1.NB = 23° e 1-NB = 4 mm). O perfil esquelético era reto (NAPog = 1°) e o tegumentar convexo (Ls-S = 2 mm, Li-S = 1,5 mm) (Figura 10.37B). Com essas informações clínicas e radiográficas, diagnosticou-se que a mordida cruzada anterior era de origem dentária e a posterior de origem esquelética.

Objetivos do tratamento

Os objetivos principais do tratamento interceptor foram: corrigir a mordida cruzada posterior esquelética e mordida cruzada anterior dentária.

Opções de tratamento

A mordida cruzada posterior foi diagnosticada como de origem esquelética, devido à presença de palato profundo e inclinação axial normal dos dentes posteriores na base óssea. Por outro lado, a mordida cruzada anterior foi classificada como de origem dentária, devido à verticalização dos incisivos superiores em sua base óssea comprovada pelas grandezas cefalométricas 1.NA e 1-NA e pela boa relação anteroposterior entre as bases ósseas (ANB = 1°). Em casos de mordida cruzada anterior dentária, aparelhos removíveis com molas helicoidais ou com parafuso expansor podem ser utilizados para corrigir a má oclusão (ver Capítulo 9).

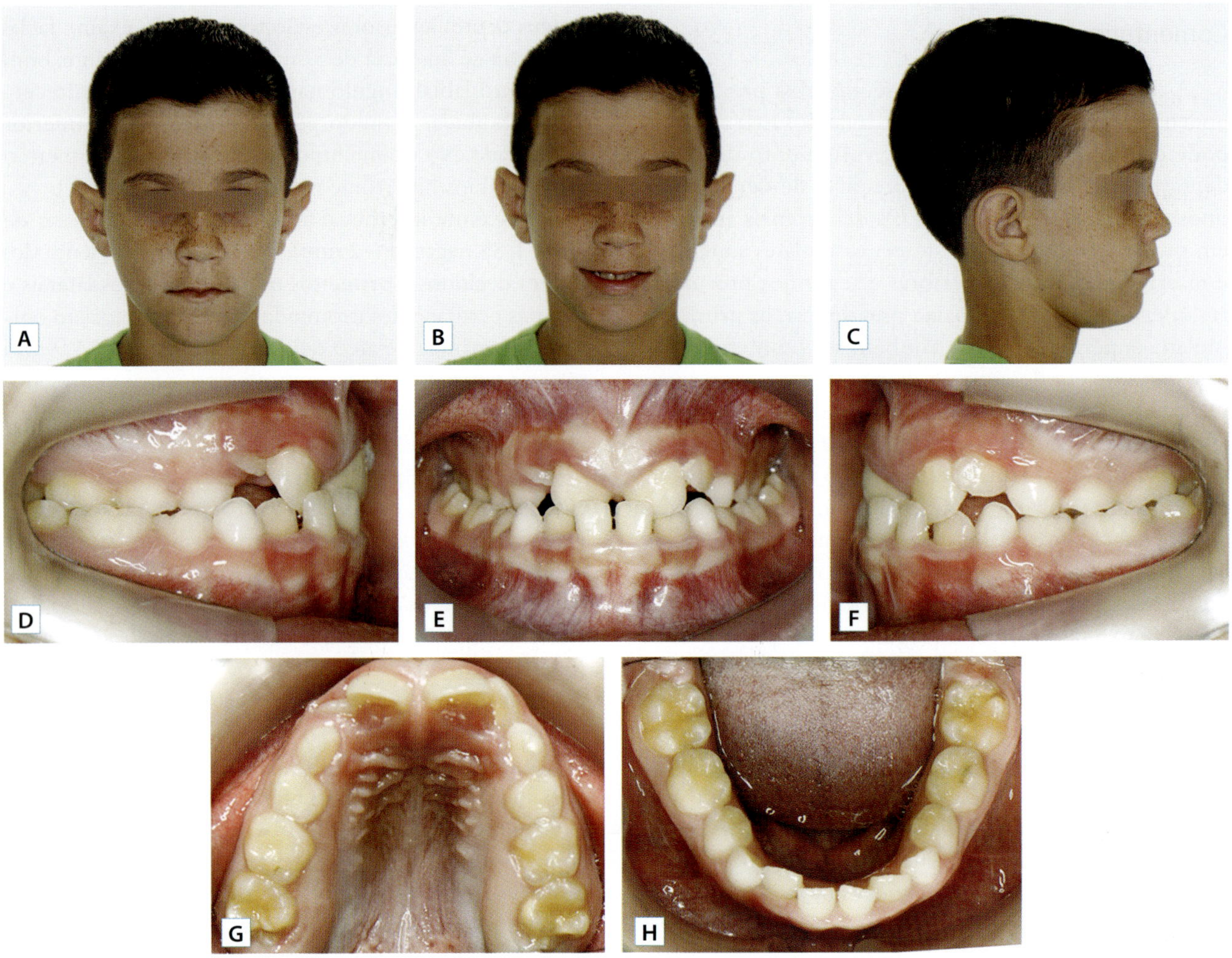

FIGURA 10.36 A, B e C: fotografias extrabucais iniciais mostrando perfil facial convexo, terço inferior levemente aumentado e face simétrica. D, E e F: fotografias intrabucais iniciais mostrando plano terminal com degrau mesial dos segundos molares decíduos, mordida cruzada posterior e anterior, sobressaliência negativa (–2 mm) e sobremordida moderada (50%). G e H: fotografias oclusais iniciais mostrando que o paciente estava no período intertransitório da dentição mista com arcada superior hipoplásica no sentido transversal, palato profundo e arco inferior dentário parabólico com leve apinhamento anterior.

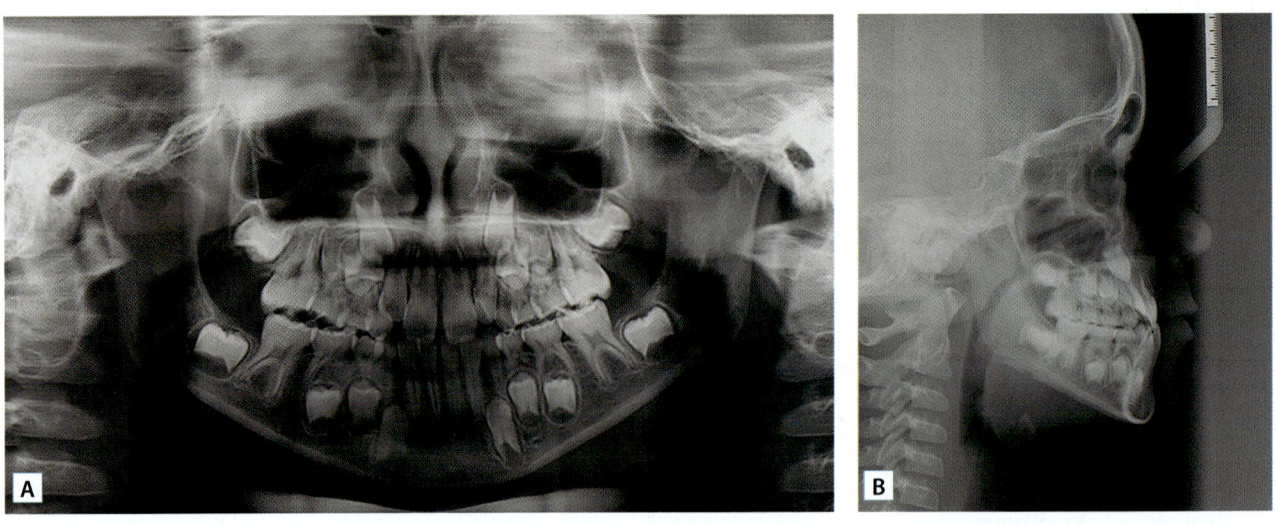

FIGURA 10.37 A: radiografia panorâmica mostrando todos os dentes permanentes em formação com exceção dos terceiros molares inferiores e superiores. Os incisivos superiores estavam no estágio 9 de Nolla. A sequência de erupção dentária era favorável. B: radiografia cefalométrica de perfil na qual é possível observar a mordida cruzada anterior, rotação da mandíbula no sentido horário e sobressaliência negativa.

Entretanto, quando há envolvimento ósseo no sentido transversal, como neste relato clínico, o tratamento deve ser instituído no sentido de promover modificações transversais significativas nas bases ósseas visando à correção da mordida cruzada posterior esquelética, por meio de disjunção maxilar (ver Capítulo 5).

Plano de tratamento interceptor

O plano de tratamento adotado foi ERM com disjuntor de McNamara modificado (com molas para promover o movimento vestibular dos incisivos superiores) seguindo o protocolo de quatro ativações iniciais e duas ativações diárias (uma de manhã e outra à noite) a partir do dia seguinte à cimentação do aparelho. O paciente foi orientado sobre a importância das ativações e recebeu instruções de como higienizar o aparelho. As molas confeccionadas com fio 0,5 mm de aço inoxidável foram incorporadas ao disjuntor e posicionadas na face palatina dos incisivos superiores, que se encontravam cruzados (Figura 10.38). O parafuso foi ativado até a sobrecorreção da relação transversal dos dentes posteriores.

Evolução clínica

Inicialmente, avaliações semanais foram realizadas para observação das mudanças dentárias e esqueléticas. A primeira fase do tratamento priorizou a ERM com o disjuntor de McNamara modificado com molas digitais para projeção dos incisivos superiores. O expansor do tipo McNamara é dentossuportado com *splint* oclusal e confeccionado com fios de maior espessura. O parafuso expansor é disposto o mais próximo possível do palato, para que a força se aproxime do centro de resistência da maxila, e cimentado com ionômero de vidro, na oclusal dos dentes posteriores (Figura 10.38) A ativação do parafuso expansor ocorreu simultaneamente à ativação das molas. O aparelho permaneceu na cavidade bucal por seis meses, com controles periódicos, e houve correção da mordida cruzada posterior e anterior. Após a erupção de todos os dentes permanentes foi indicada ortodontia corretiva para finalização da oclusão.

Resultados obtidos

O disjuntor de McNamara com as molas digitais foi efetivo na correção da mordida cruzada posterior e anterior. Não houve efeitos deletérios com esse procedimento, e o tempo de tratamento foi relativamente curto. O tratamento executado também aumentou o espaço para o alinhamento dos dentes permanentes e possibilitou adequado selamento labial.

Após a correção da mordida cruzada anterior e posterior foi solicitada nova documentação ortodôntica, na

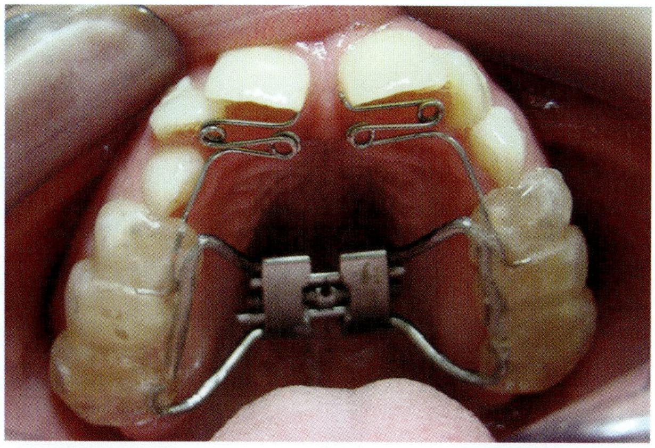

FIGURA 10.38 Aparelho disjuntor "tipo McNamara" modificado com molas incorporadas no acrílico para movimento labial dos incisivos.

qual foi observado que o paciente apresentava o terço inferior ainda aumentado, selamento labial passivo, exposição adequada de incisivos superiores, sorriso agradável e perfil convexo (Figura 10.39A, B e C). Na análise do arcos dentários, apresentava má oclusão de classe I de molares, classe I de caninos, forma adequada das arcadas maxilar e mandibular, SM e SS normais, linha média superior desviada 2 mm para a esquerda e inferior coincidente e discrepância de arco dentário de 3,5 mm no arco superior e de 2,5 mm no arco inferior (Figura 10.39D a H). A radiografia panorâmica mostrava todos os dentes permanentes em formação, exceto os germes dos terceiros molares superiores (Figura 10.40A).

As medidas cefalométricas evidenciavam maxila e mandíbula bem posicionadas em relação à base anterior do crânio (SNA = 82°, SNB = 81°, ANB = 1°), classe I esquelética, padrão de crescimento vertical (SNGoGn = 41°, SNGn= 71°, eixo facial = 84°). Houve melhora na posição dos incisivos superiores (1.NA = 22° e 1-NA = 4 mm), e os incisivos inferiores mantiveram suas posições iniciais (1.NB = 23°, 1-NB = 4 mm). O perfil ósseo estava reto (NAPog = 0) e tegumentar convexo (Ls-S = 2,5 mm, Li-S = 2 mm) (Figura 10.40B). As características relatadas acima evidenciam que o tratamento interceptor melhorou significativamente a estética facial e a oclusão do paciente, restando pequenos movimentos ortodônticos a serem executados para se obter uma oclusão ideal.

Comentários

Quanto ao recurso terapêutico a ser utilizado, o profissional deverá dispor daquele que melhor se adapte ao problema do paciente, considerando as discrepâncias, em mais importantes ou menos importantes. Essas discrepâncias podem ser somente dentárias, dentoalveolares ou, nas formas mais graves, esqueléticas. Esse caso clínico foi tratado com ERM e movimento vestibular de incisivos

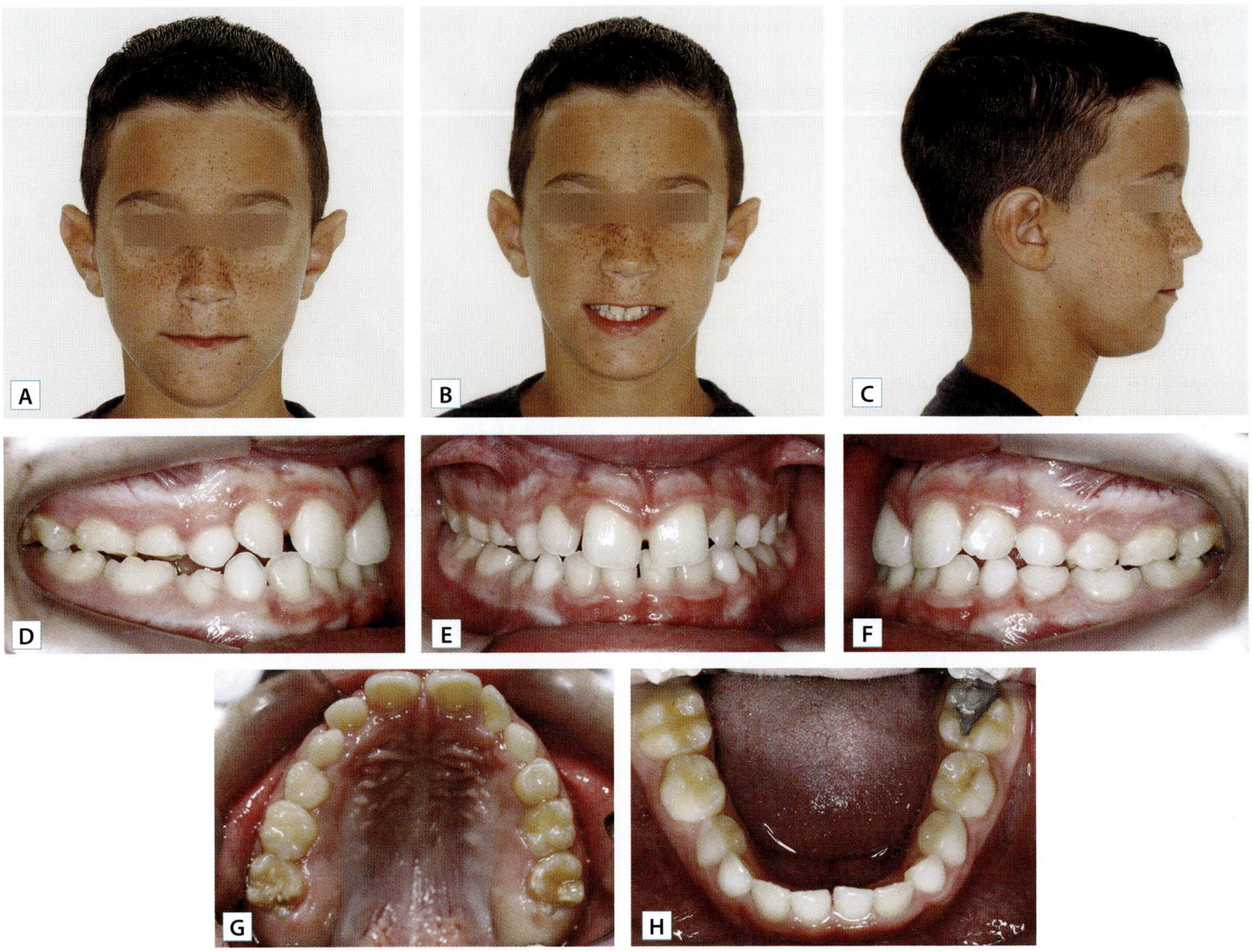

FIGURA 10.39 A, B e C: fotografias extrabucais após ERM mostrando perfil facial convexo, terço inferior levemente aumentado e face sem assimetria aparente, lábios finos e sorriso simétrico. D, E e F: fotografias intrabucais finais mostrando relação molar de classe I, sobressaliência e sobremordida adequadas, ausência de mordida cruzada anterior e posterior. G e H: fotografias oclusais mostrando arcos dentários no período intertransitório da dentição mista, sendo ambos os arcos parabólicos. Presença de más posições dentárias individuais.
ERM: expansão rápida da maxila.

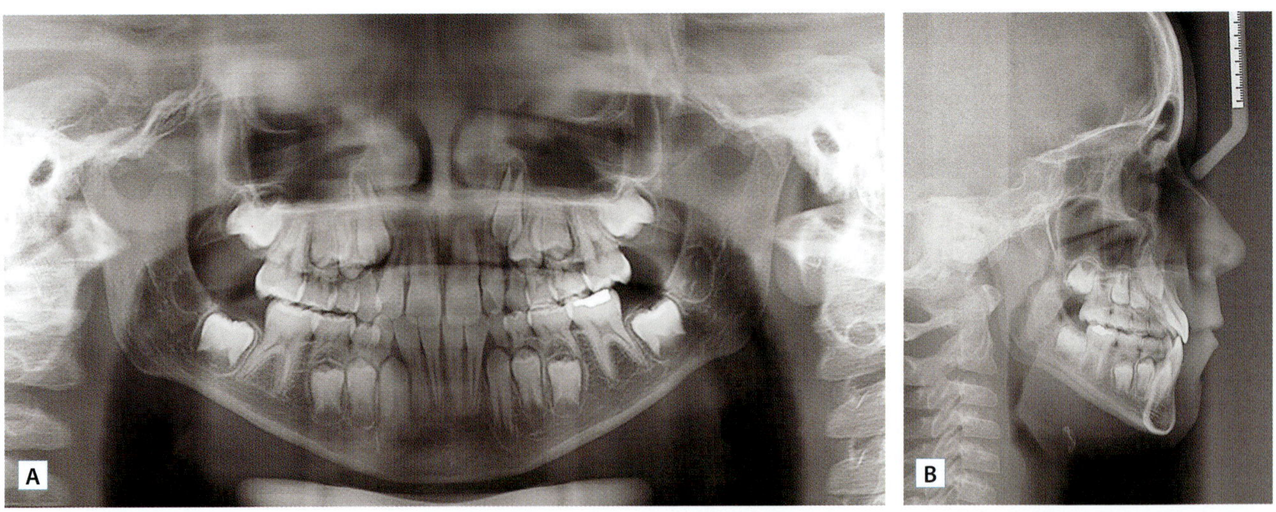

FIGURA 10.40 A: radiografia panorâmica mostrando todos os dentes permanentes em formação, com exceção dos terceiros molares superiores. Os incisivos superiores estavam no estágio 9 de Nolla. A sequência de erupção dentária estava dentro do padrão de normalidade. B: radiografia cefalométrica de perfil na qual é possível observar a correta relação anterior e rotação da mandíbula no sentido horário.

superiores. A abordagem propiciou o crescimento normal dos maxilares e a correção das anomalias transversais e anteroposteriores, devolvendo o crescimento e o desenvolvimento craniofacial a seu curso normal.

Caso clínico 6

Descrição e diagnóstico

Paciente T.P.L., gênero masculino, aos 9 anos de idade, foi encaminhado pela disciplina de odontopediatria para tratamento na clínica de graduação em Ortodontia da Forp-USP. O motivo do encaminhamento foi a presença de cisto dentígero no canino inferior esquerdo (dente 33).

Por meio de exame clínico, anamnese e avaliação da documentação ortodôntica, foi constatado que o paciente apresentava ausência de selamento labial passivo, terço inferior diminuído e perfil tegumentar convexo (Figura 10.41A, B e C). Na análise intrabucal, apresentava hipoplasia transversal maxilar com ausência de mordida cruzada posterior, porém o arco superior estava achatado, a SM e a SS estavam aumentadas, a classificação de Angle era classe II, divisão 1, subdivisão esquerda, as linhas medianas não estavam coincidentes e os dentes 55, 85 e 75 apresentavam-se anquilosados causando mordida aberta posterior (Figura 10.41D a H).

A análise cefalométrica evidenciou adequada relação anteroposterior entre maxila e mandíbula (classe I esquelética, ANB = 1°), padrão de crescimento equilibrado (SN.GoGn = 30°; NSGn = 68°), tipo morfológico mesofacial (eixo facial = 93°), perfil ósseo reto (NAPog = 4°), incisivos superiores com inclinação axial aumentada

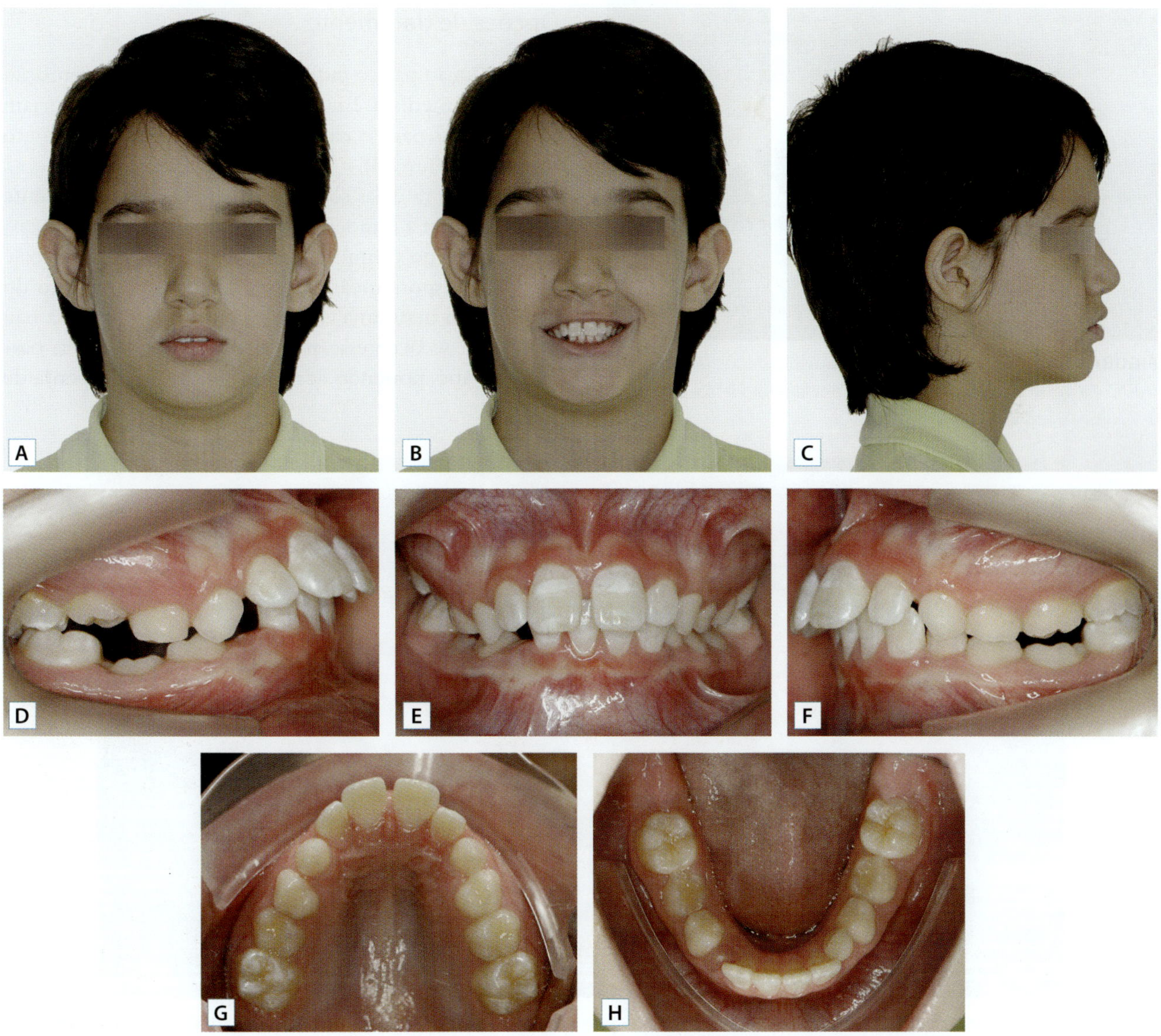

FIGURA 10.41 Fotografias extra (A a C) e intrabucais iniciais (D a H). A anquilose dos dentes 55, 75 e 85 pode ser visualizada (D, F, G e H) e a hipoplasia transversal maxilar (G).

e protruídos (1.NA = 44° e 1-NA = 9 mm), incisivos inferiores com inclinação axial diminuída e retruídos (1.NB = 16° e 1-NB = 3 mm), perfil tegumentar convexo (Ls-S = +3 mm e Li-S = +2 mm) (Figura 10.42).

Na radiografia panorâmica, foi possível verificar agenesia dos dentes 35 e 45, confirmação da anquilose dos dentes 75 e 85, presença de cisto dentígero no dente 33 com significativo desvio de seu trajeto eruptivo para mesial, terceiros molares inferiores em fase de cripta e demais dentes permanentes em formação, exceto os terceiros molares superiores e os segundos pré-molares inferiores (Figura 10.43).

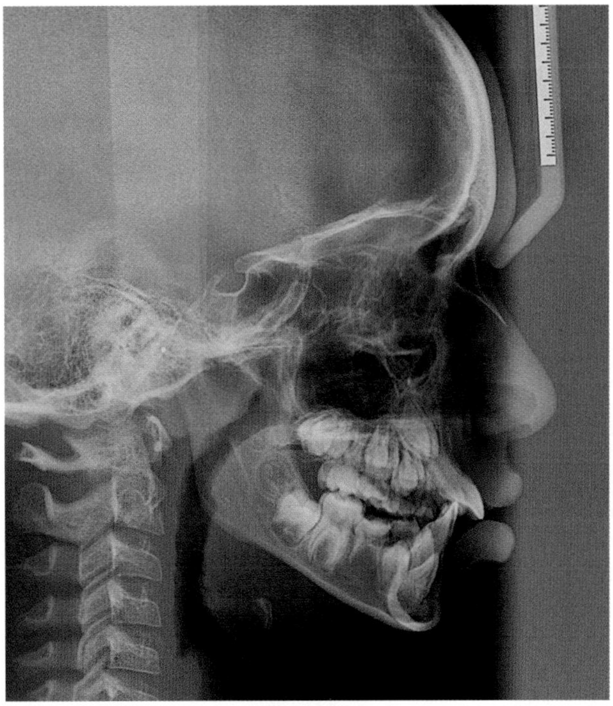

FIGURA 10.42 Radiografia cefalométrica inicial mostrando a protrusão do incisivo superior impedindo o selamento labial passivo.

Objetivos do tratamento

Os objetivos imediatos do tratamento foram remover o cisto dentígero e possibilitar a irrupção do dente 33, corrigir a hipoplasia transversal maxilar, acompanhar a anquilose dos dentes 55, 75 e 85. Posteriormente, os objetivos seriam: corrigir a má oclusão de classe II, divisão 1, subdivisão esquerda e realizar a exodontia dos dentes anquilosados, após a tomada de decisão de fechar os espaços com movimentação ortodôntica, ou reservá-los para colocação de implantes.

Opções de tratamento

A solução para o cisto dentígero exigia sua remoção cirúrgica imediata. Entretanto, três condutas poderiam ser adotadas para o canino com desvio de seu trajeto eruptivo (dente 33).

A primeira delas seria realizar a exodontia do dente 73 junto com a remoção do cisto, acompanhar o desenvolvimento do canino e aguardar que sua posição fosse corrigida espontaneamente. A melhora da posição do canino sem nenhuma conduta ortodôntica poderia não ocorrer, e, se ocorresse, provavelmente consumiria bastante tempo, podendo acarretar problemas de perda de

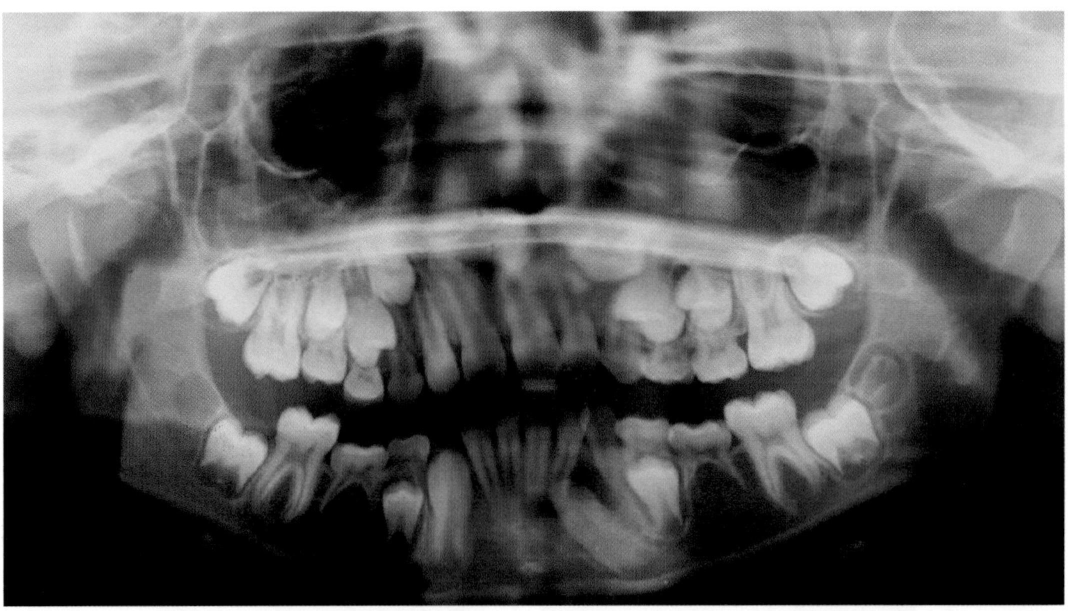

FIGURA 10.43 Radiografia panorâmica inicial na qual se observa agenesia dos dentes 35 e 45, anquilose dos segundos molares decíduos inferiores e do dente 55, presença do dente 73 na cavidade bucal. Terceiros molares inferiores em fase de cripta e superiores sem evidência de formação.

espaço no arco dentário e necessidade de outra cirurgia no futuro para tracioná-lo.

Uma abordagem alternativa seria a realização dos mesmos procedimentos cirúrgicos e a colocação de arco lingual para evitar perda de espaço no arco dentário, e assim aguardar a erupção espontânea do canino.

A terceira opção seria a cimentação prévia de arco lingual para evitar a mesialização dos dentes posteriores, remoção do cisto dentígero e exodontia dos dentes 73 e 74, exposição da coroa e colagem no canino permanente inferior (73) de acessório ortodôntico com fio de amarrilho para tracionamento. No arco lingual, seria soldado gancho para apoio do elástico de tracionamento.

Independentemente das opções acima para o arco inferior, no arco superior a melhor conduta seria a ERM com disjuntor palatino.

Plano de tratamento e mecânica empregada

A terceira opção foi a escolhida para o arco inferior devido à maior chance de sucesso, controle biomecânico da posição do canino e para evitar uma segunda cirurgia. Os pais foram consultados e participaram da tomada de decisão.

No mesmo ato cirúrgico, foi removido o cisto dentígero, foi exposta a coroa do canino, colado o acessório ortodôntico e realizada a exodontia dos dentes 73 e 74 (Figura 10.44A). O arco lingual foi cimentado previamente à cirurgia e o fio de amarrilho acoplado ao botão foi enrolado no arco após a colagem (Figuras 10.44B e 10.45A e B). Para evitar desconforto e permitir a cicatrização das feridas cirúrgicas, o tracionamento propriamente dito foi iniciado quinze dias após a cirurgia. A tração foi realizada com elástico em cadeia do fio de amarrilho até o gancho soldado no arco lingual para distal (Figura 10.46). Posteriormente, na maxila foi instalado disjuntor palatino de Haas modificado para a realização de ERM (Figuras 10.47A a D).

Evolução clínica e resultados do tratamento interceptor

A direção do tracionamento foi para distal, e oclusal e a força utilizada foi de aproximadamente 100 gF, com os elásticos substituídos a cada quinze dias para manutenção da força ideal. Nesse ínterim houve a irrupção do dente 34.

Após quatro meses de tracionamento, o dente irrompeu parcialmente na cavidade bucal. Nesse momento, o arco lingual foi removido e bráquetes ortodônticos foram colados no hemiarco inferior esquerdo nos dentes posteriores e anteriores, e também no canino. O tracionamento foi finalizado com fio ortodôntico auxiliar (0,012" de níquel-titânio) sobreposto a um fio guia 0,020" de aço inoxidável (Figura 10.48 A e B). Em dois meses o dente 33 finalizou a irrupção, e os bráquetes e fios foram removidos (Figura 10.49A a E).

No arco superior, a ERM corrigiu e sobrecorrigiu bilateralmente a relação transversal entre os arcos dentários (Figura 10.47E a H). Após seis meses de contenção com o próprio disjuntor, o aparelho foi removido (Figura 10.49A a E). Nesse período, tanto o problema transversal quanto a impacção do canino já haviam sido solucionados. O paciente foi acompanhado por meio de consultas regulares a cada três meses até a puberdade para iniciar o tratamento ortodôntico corretivo.

Comentários

Muitos tratamentos interceptores fogem do convencional, necessitando de abordagens mais invasivas e interagindo com outras especialidades odontológicas. No

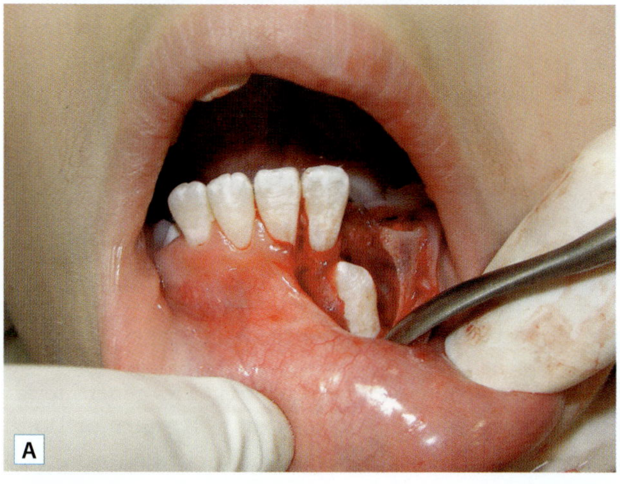

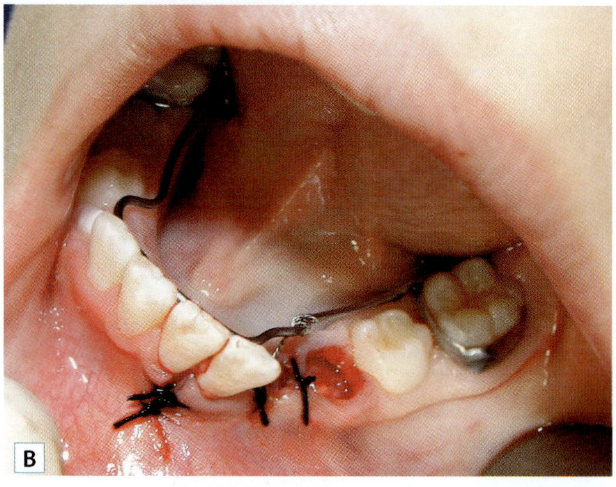

FIGURA 10.44 A: cirurgia para remoção do cisto dentígero e exposição da coroa do dente 33 para colagem de acessório ortodôntico com fio de amarrilho. B: exodontia dos dentes 73 e 74 e realização de sutura das feridas cirúrgicas.

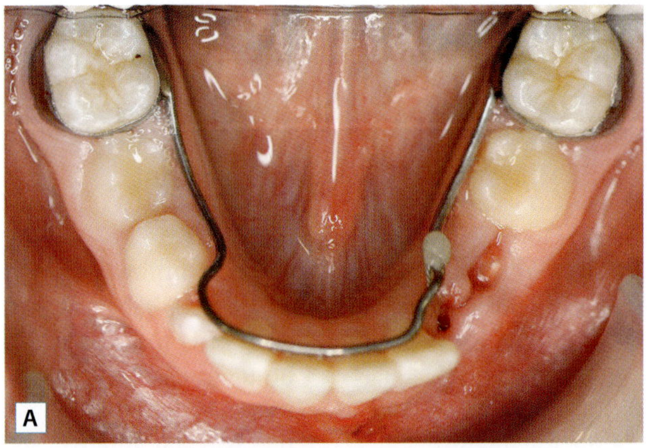

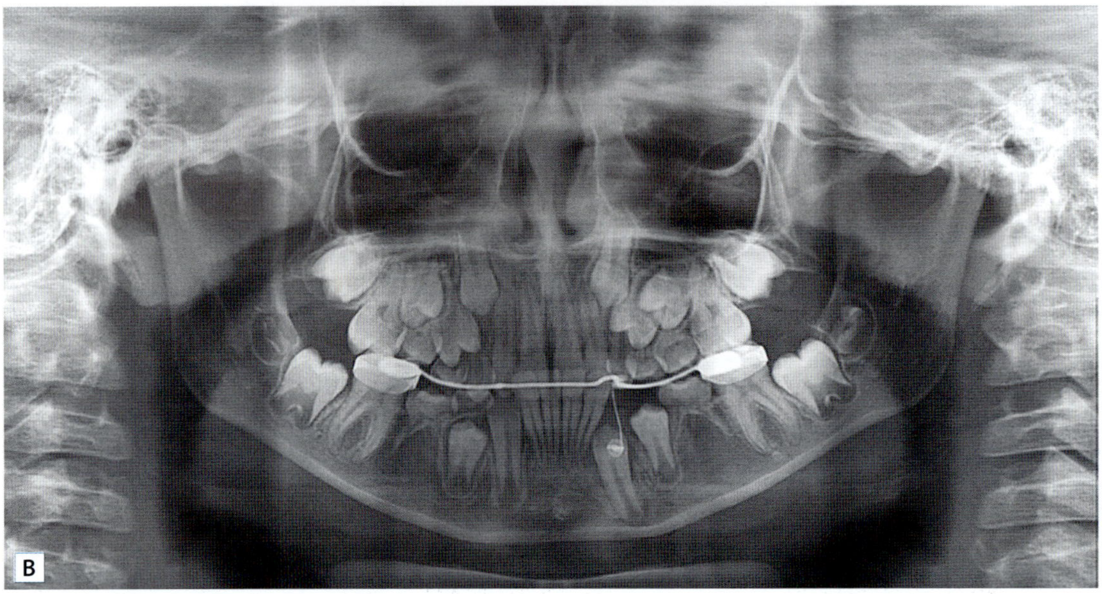

FIGURA 10.45 A: fio de amarrilho enrolado no arco lingual e fixado com resina *flow*. B: radiografia panorâmica ilustrando a posição do canino e o estiramento do fio de amarrilho.

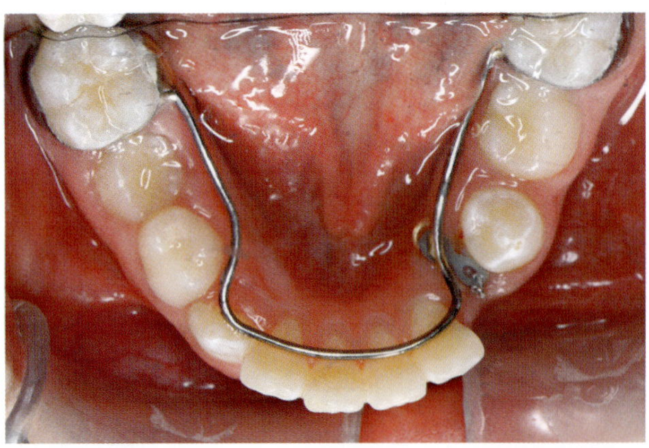

FIGURA 10.46 Tração do canino com elástico em cadeia do fio de amarrilho ao gancho no arco lingual.

caso apresentado, foi realizada intervenção cirúrgica para remoção de lesão cística e em seguida tracionamento dentário. A associação entre a odontopediatria e a ortodontia propiciou o posicionamento correto do canino inferior no arco dentário, sem prejuízos aos dentes adjacentes. Além disso, possibilitou o retorno ao desenvolvimento normal da dentição. Cabe ressaltar que, apesar de muito pouco utilizada, a colagem de bráquetes ortodônticos em dentes permanentes, como utilizado neste relato para finalizar o tracionamento do canino, pode, muitas vezes, contribuir para a correção das más oclusões, facilitando o movimento dos dentes.

Caso clínico 7

Descrição e diagnóstico interdisciplinar

Aos 5 anos de idade, a paciente J.O.L., gênero feminino, foi encaminhada ao Centro do Respirador Bucal da Faculdade de Medicina de Ribeirão Preto (CERB – FMRP), apresentando roncos noturnos, apneias ocasionais e respiração bucal. O exame otorrinolaringológico

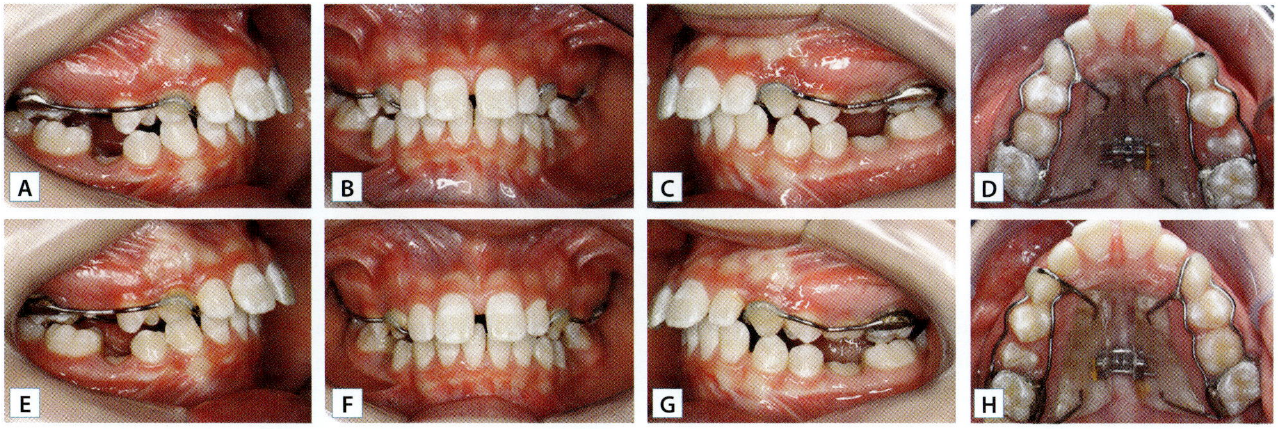

FIGURA 10.47 A, B, C e D: fotografias intrabucais no dia da cimentação do disjuntor palatino de Haas. E, F, G e H: sobrecorreção da ERM e imobilização do parafuso. É possível observar aumento da largura maxilar e maior abertura do diastema interincisal. Em C e G nota-se o dente 33 na cavidade bucal após o tracionamento.
ERM: expansão rápida da maxila.

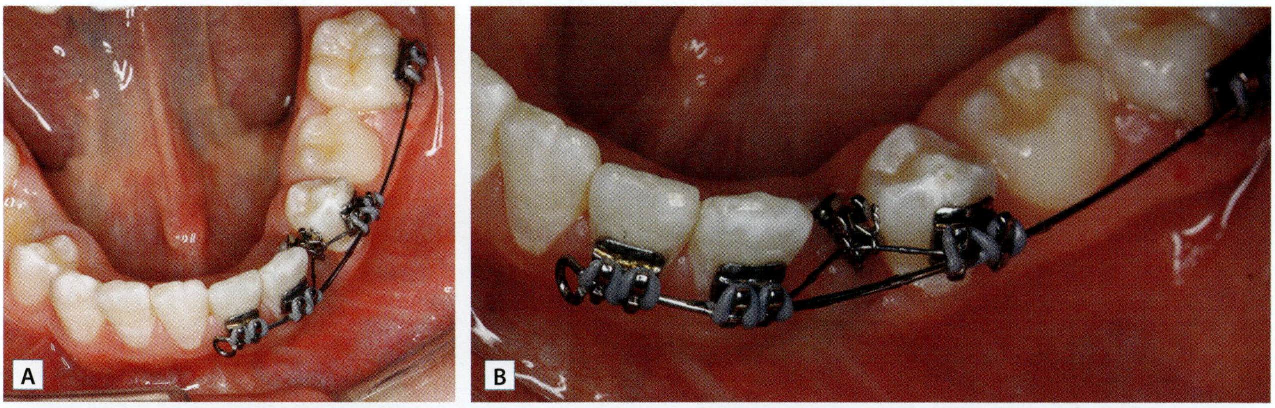

FIGURA 10.48 Colagem de bráquetes nos dentes 31, 32, 33, 34 e 36, fio estabilizador inserido nos bráquetes e fio auxiliar inserido no canino (A: vista oclusal. B: vista lateral ampliada mostrando a deflexão do fio auxiliar para movimentar o canino para vestibular e para oclusal).

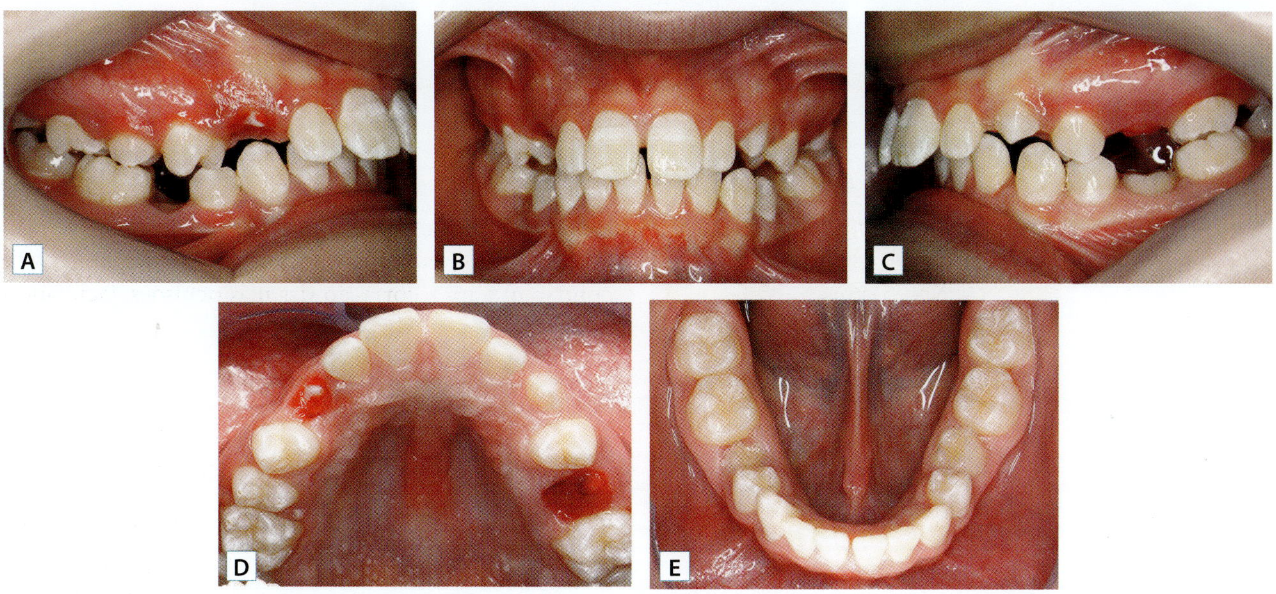

FIGURA 10.49 A, B, C, D e E: diferentes visões clínicas dos arcos dentários mostrando o canino posicionado corretamente após a remoção do aparelho inferior e do disjuntor. A ERM promoveu aumento em largura do arco maxilar (D) e melhora na relação transversal entre os arcos. No arco inferior (E), nota-se o irrompimento do dente 45 e o dente 75 anquilosado.

constatou otoscopia normal, cornetos hipertróficos à direita, amígdalas grau III e adenoides ocluindo a cavidade nasal. Foi solicitada polissonografia para diagnóstico de síndrome da apneia obstrutiva do sono (SAOS), e os resultados mostraram um índice de apneia e hipopneia (IAH) de 36,2/hora, indicando SAOS grave. Apoiado nesse diagnóstico, foi indicada cirurgia de amígdalas e adenoides (A+A) para propiciar melhora dos sintomas respiratórios e da SAOS.

Entretanto, a paciente não compareceu para ser submetida às cirurgias e somente retornou três anos mais tarde para novo atendimento no CERB, na época com 8 anos de idade. Após novo exame físico e realização de nasofibroscopia, foi observado aumento no tamanho da amígdala (grau IV), cornetos pálidos e desvio do septo nasal para a esquerda. Foi verificada também alteração da linguagem, da fala e nos aspectos miofuncionais orofaciais devido a RB, além de alterações oclusais.

Foi encaminhada para tratamento ortodôntico e, após exame clínico, anamnese e avaliação da documentação ortodôntica, a paciente apresentava "fácies adenoidiana", ausência de selamento labial passivo, ressecamento dos lábios, terço inferior aumentado e perfil tegumentar convexo (Figura 10.50A, B, C). Na análise intrabucal, apresentava mordida aberta anterior, hipoplasia transversal maxilar com mordida cruzada posterior, classe II, divisão 1, subdivisão direita, caninos em classe I do lado esquerdo e classe II do lado direito, relação terminal dos segundos molares decíduos do lado direito em plano terminal reto e do lado esquerdo em degrau mesial, SS aumentada, apinhamento anteroinferior e anterossuperior, além de lesão de cárie no dente 84 (Figura 10.50D a H).

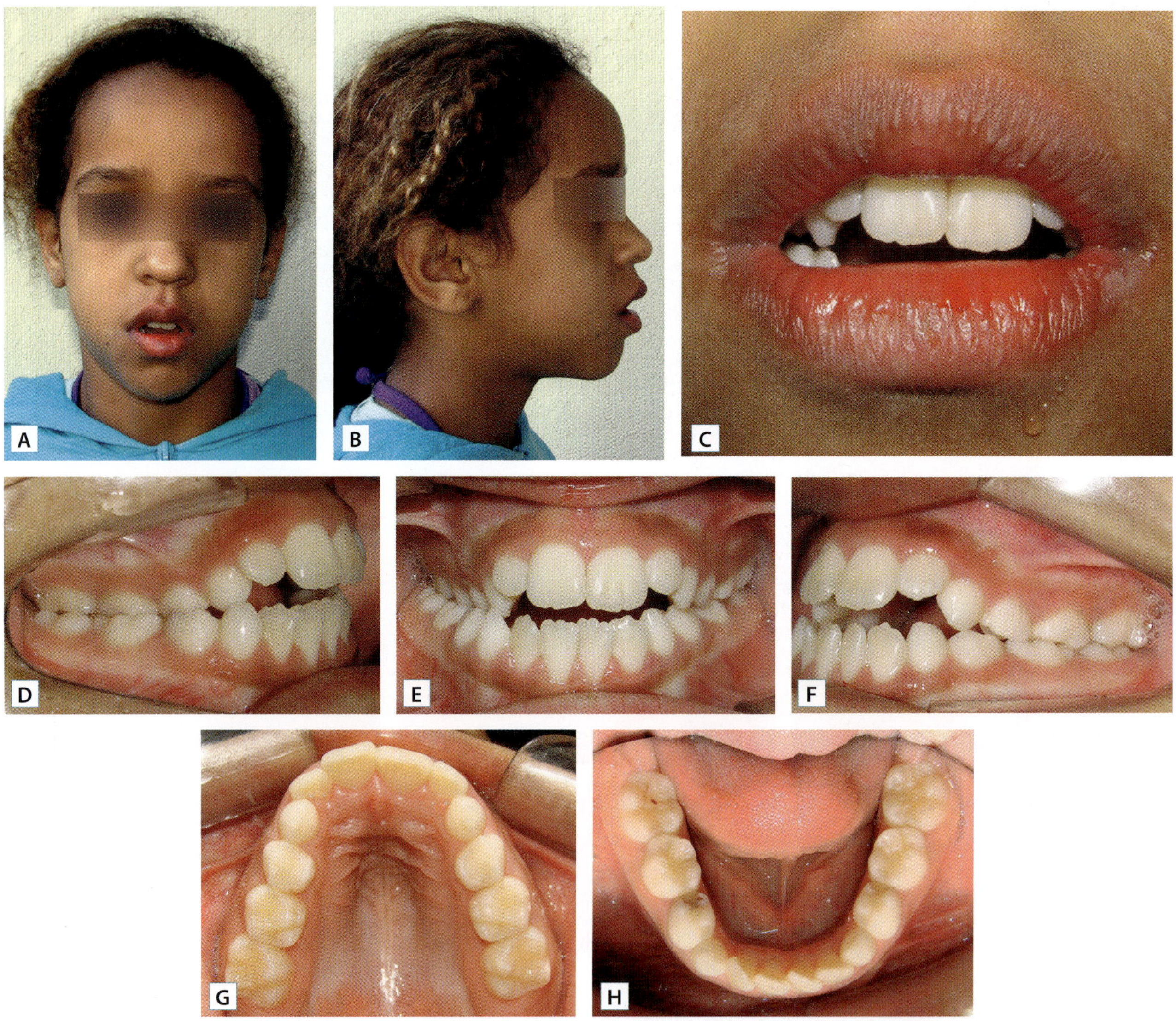

FIGURA 10.50 A e B: face característica de paciente respiradora bucal. Em C nota-se o ressecamento excessivo dos lábios e a ausência de selamento. D, E e F: fotografias intrabucais iniciais evidenciando mordida cruzada posterior do lado direito e mordida aberta anterior, ambas esqueléticas. G: hipoplasia transversal maxilar, palato ogival e leve apinhamento anterior. H: apinhamento anterior e inclinação lingual aumentada dos dentes posteriores inferiores. Pode-se notar também lesão de cárie no dente 84.

Ao exame cefalométrico, apresentava classe II esquelética, padrão de crescimento vertical, biprotrusão dentária, perfil ósseo e tegumentar convexos. Na radiografia panorâmica, todos os dentes permanentes estavam intraósseos e em formação.

Objetivos do tratamento

Além da atuação médica para melhora do quadro respiratório e da especialidade odontopediatria para remoção da lesão de cárie no dente 84 e restauração, os objetivos iniciais da intervenção ortodôntica foram corrigir a hipoplasia transversal maxilar e a mordida cruzada posterior. A mordida aberta anterior, a má oclusão de classe II, os apinhamentos e o redirecionamento do padrão de crescimento excessivamente vertical seriam corrigidos posteriormente.

Opções de tratamento

Para realizar a expansão ortopédica maxilar, o uso de aparelhos removíveis (com parafuso ou molas) ou fixos (bi-hélice, quadri-hélice ou Porter) não seria a melhor opção, pois esses aparelhos promovem poucos efeitos esqueléticos e não seriam efetivos para corrigir a hipoplasia transversal maxilar e contribuir para a melhora da SAOS. Dessa forma, a opção ideal seria o uso de disjuntores palatinos.

A correção da mordida aberta anterior poderia ocorrer em conjunto com a mordida cruzada posterior inserindo grade vertical palatina no disjuntor. Entretanto, essa prática, não é recomendada, pois diminui o espaço bucal para a língua e dificulta os movimentos excursivos da mandíbula, podendo causar piora dos problemas miofuncionais orofaciais já existentes. Além disso, pelo fato de a mordida aberta anterior ser de origem esquelética, indica-se sua correção na época de irrupção dos pré-molares e caninos devido ao maior crescimento dos processos alveolares e consequentemente da face no sentido vertical.

Para a correção da relação de molares e caninos em classe II, os tratamentos indicados seriam aparelhos extrabucais e ortodontia corretiva com provável exodontia de dentes permanentes. Essas opções de tratamento foram adiadas para o final da dentição mista e o início da dentição permanente para aproveitar o surto máximo de crescimento puberal.

Plano de tratamento e mecânica empregada

Como comentado anteriormente, o tratamento foi multiprofissional e sequencial. Iniciou-se pela fonoaudiologia com terapia miofuncional orofacial (TMO), seguida pela otorrinolaringologia, na qual foi realizada cirurgia A+A, e pela ortodontia. No que se referiu à ortodontia, foi utilizado disjuntor palatino de Haas modificado para ERM. O protocolo de expansão adotado, assim como o tempo de contenção, foi o mesmo utilizado em casos anteriores (Figura 10.51A a D).

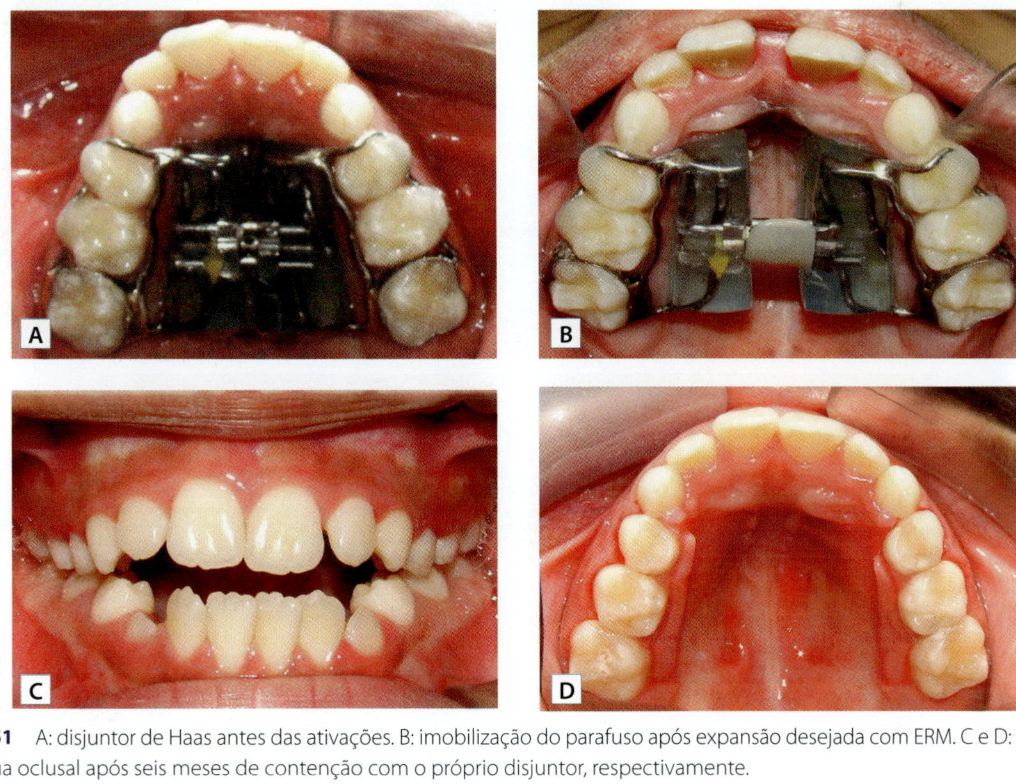

FIGURA 10.51 A: disjuntor de Haas antes das ativações. B: imobilização do parafuso após expansão desejada com ERM. C e D: fotografia frontal e fotografia oclusal após seis meses de contenção com o próprio disjuntor, respectivamente.
ERM: expansão rápida da maxila.

Evolução clínica e resultados do tratamento interceptor

Com os procedimentos realizados, houve acentuada melhora no estado de saúde da paciente. Nova polissonografia foi realizada, e o IAH reduziu drasticamente, alcançando 13,6 episódios/hora. Apesar dessa redução, a SAOS ainda continuava grave de acordo com a classificação proposta por Katz e Marcus,[5] que define:

- IAH < 1 = normal.
- IAH 1 a 5 = leve.
- IAH 5,1 a 9,9 = moderado.
- IAH > 10 = grave.

Houve melhora no aspecto facial, mas a paciente ainda não apresentava selamento labial passivo e o perfil continuava convexo (Figura 10.52A, B e C). A mordida cruzada posterior foi corrigida, houve melhora na relação anteroposterior dentária, porém alguns problemas oclusais ainda persistiam, com maior evidência para a mordida aberta anterior e posterior (Figuras 10.51C e D e 10.52D a H). A radiografia panorâmica mostrava todos os dentes permanentes em formação e erupção e sem alterações patológicas evidentes (Figura 10.53). A radiografia cefalométrica evidenciava a melhora na relação anteroposterior entre a maxila e a mandíbula, confirmava a continuidade do padrão de crescimento vertical por meio de referências anatômicas como incisura antegoníaca pronunciada, sínfise estreita, ramo mandibular curto, ângulo goníaco obtuso e plano mandibular cortando o crânio. Os incisivos superiores e inferiores apresentavam inclinação axial aumentada e protruídos, o perfil ósseo reto e tegumentar convexo (Figura 10.54).

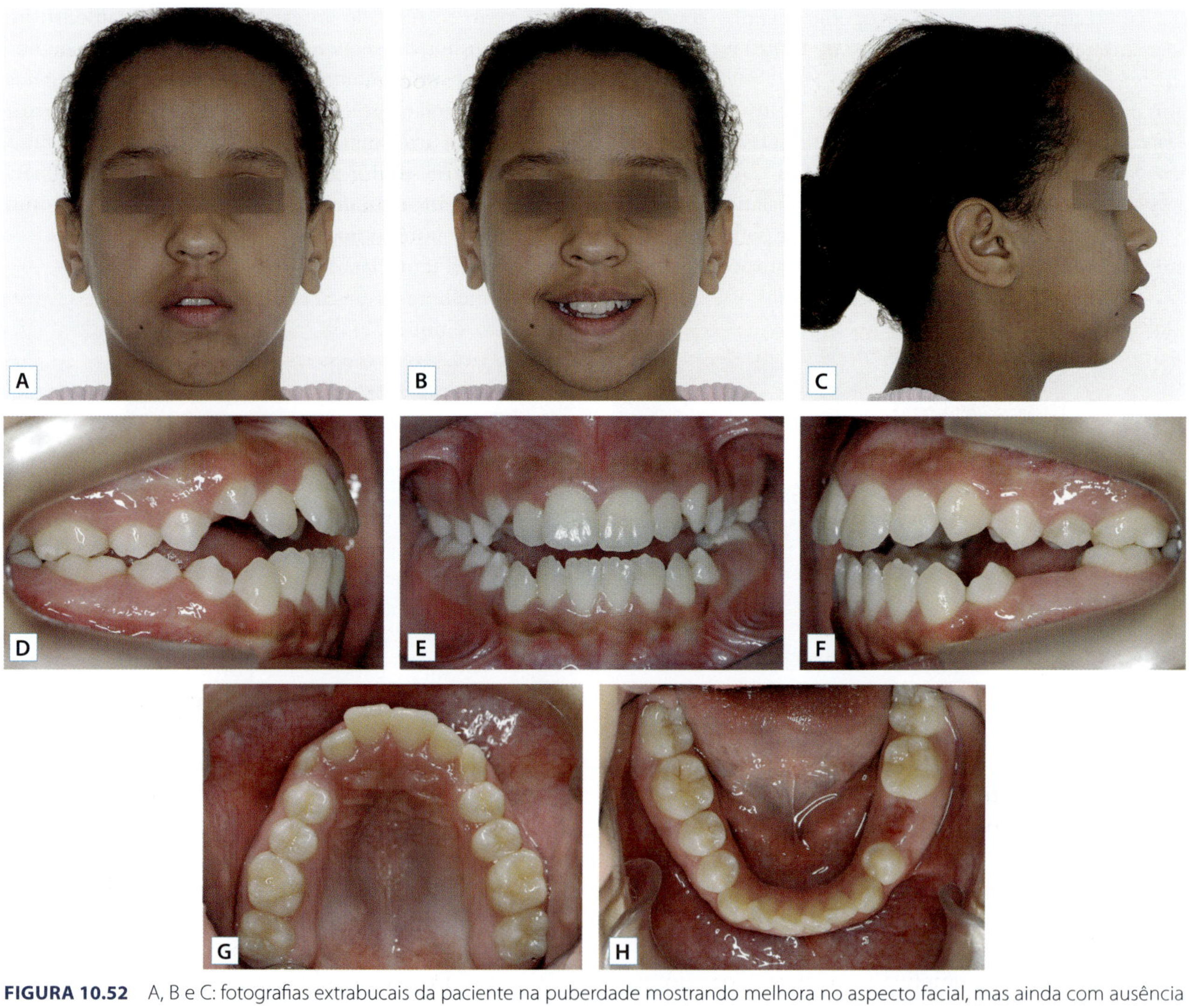

FIGURA 10.52 A, B e C: fotografias extrabucais da paciente na puberdade mostrando melhora no aspecto facial, mas ainda com ausência de selamento labial e perfil convexo. D, E e F: fotografias intrabucais mostrando estabilidade da correção transversal e persistência da mordida aberta anterior e posterior. G: melhora na largura da maxila, falta de espaço para o dente 13 e apinhamento anterossuperior. H: arco inferior com esfoliação do dente 75 e apinhamento anterior leve.

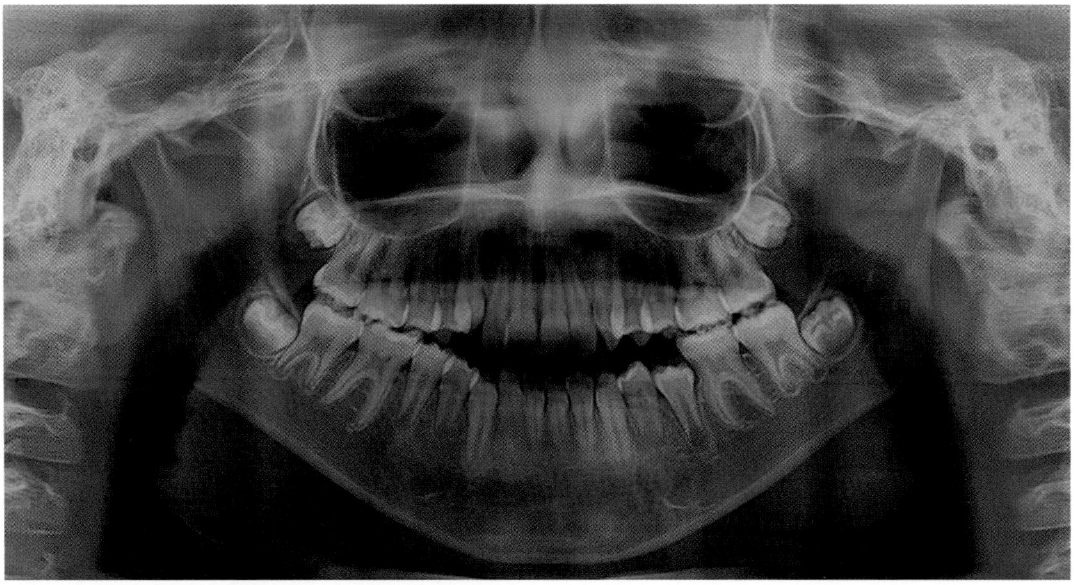

FIGURA 10.53 Radiografia panorâmica pré-tratamento ortodôntico corretivo.

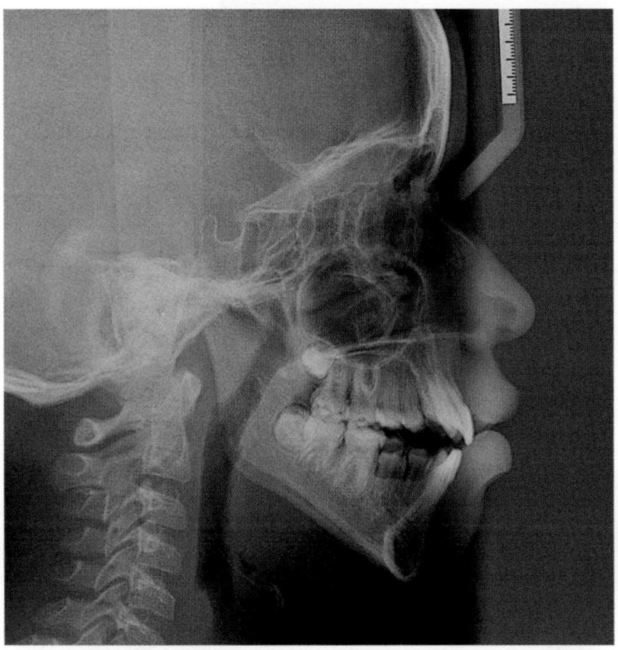

FIGURA 10.54 Radiografia cefalométrica pré-tratamento ortodôntico corretivo na qual se nota a influência do padrão de crescimento vertical na mordida aberta anterior.

A paciente continuou sendo acompanhada pela equipe multiprofissional do CERB para identificar e tratar outros fatores que contribuíam para a permanência da SAOS.

Tratamento ortodôntico corretivo

A paciente foi submetida a tratamento ortodôntico corretivo para correção dos problemas oclusais. O planejamento consistiu em montagem de aparelho, filosofia *Edgewise, slot* 0,022" × 0,028", com exodontia dos primeiros pré-molares e terceiros molares superiores e inferiores, associada ao uso noturno de arco extrabucal tração parietal (alta). Os tratamentos instituídos objetivaram corrigir a biprotrusão dentária, promover a rotação da mandíbula no sentido anti-horário para fechar a mordida aberta anterior, diminuir o padrão de crescimento vertical e propiciar o selamento labial passivo.

Ao final do tratamento ortodôntico, a paciente apresentou melhora no perfil facial, que se tornou levemente convexo, diminuição do terço inferior da face, leve selamento labial passivo e sorriso adequado (Figura 10.55A, B e C). Os problemas oclusais foram corrigidos, obtendo classe I de molares e caninos, SS e SM corretas e boa intercuspidação (Figura 10.55D a H). A radiografia panorâmica evidenciou bom posicionamento dentário, confirmado pelo paralelismo entre as raízes (Figura 10.56). Na radiografia cefalométrica, a maxila e a mandíbula estavam bem relacionadas entre si, o padrão de crescimento continuava vertical, porém sem mordida aberta anterior, adequado posicionamento dos incisivos superiores e inferiores e perfil tegumentar levemente convexo (Figura 10.57). Contenção removível tipo *Wraparound* foi instalada no arco superior e barra lingual 3×3 colada no arco inferior.

Comentários

O caso apresentado ressalta a importância do tratamento multiprofissional em pacientes respiradores bucais e com SAOS. A abordagem realizada pelas especialidades envolvidas contribuiu para melhora no padrão respiratório e do sono, para o controle do crescimento e desenvolvimento craniofacial e para a correção da má oclusão. Esses resultados trouxeram melhorias para sua autoestima, e, principalmente, para sua qualidade de vida.

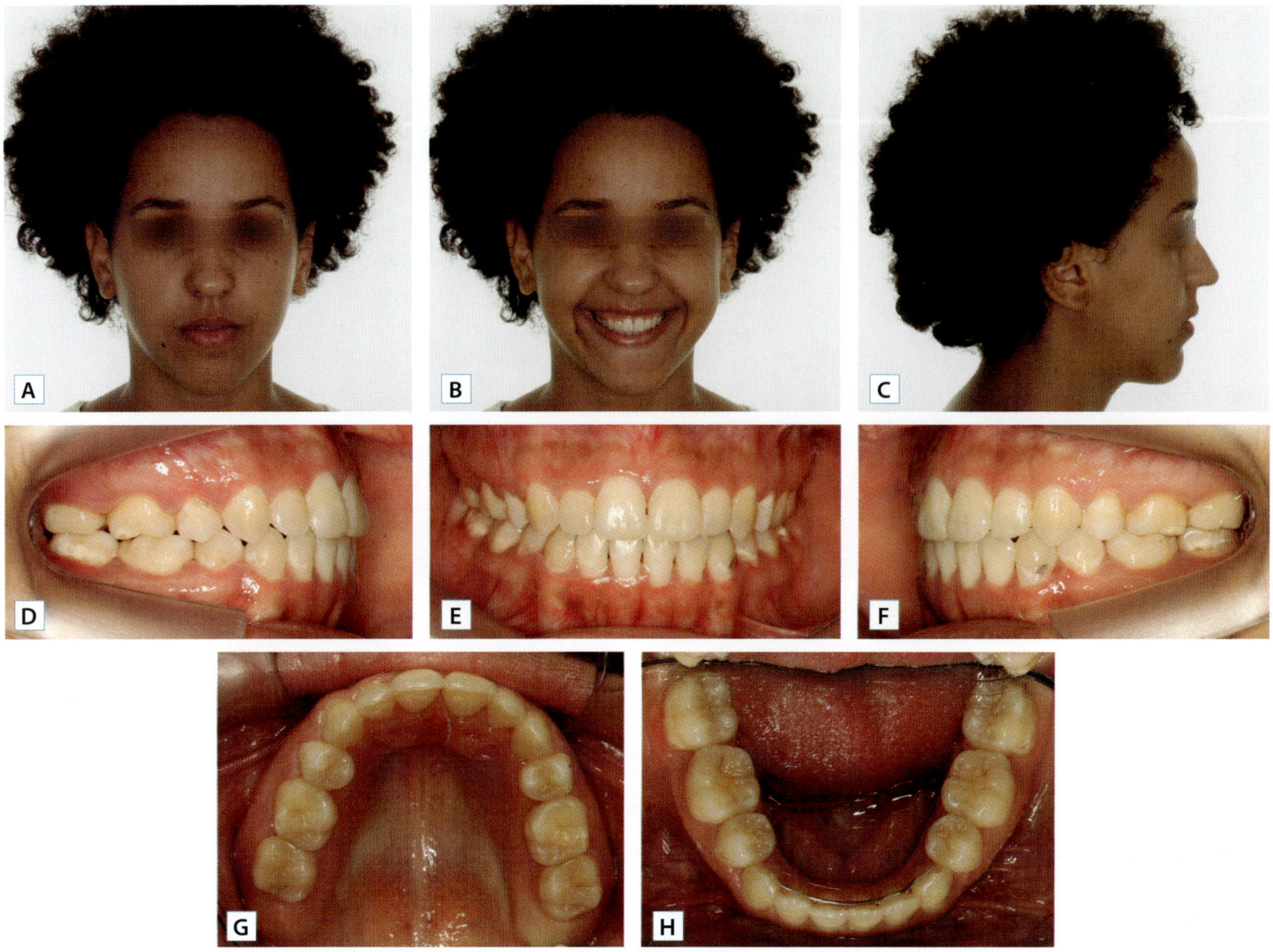

FIGURA 10.55 A, B e C: fotografias extrabucais após o tratamento ortodôntico corretivo realizado com exodontia de quatro primeiros pré-molares. Nota-se melhora nas características faciais, com diminuição da convexidade do perfil, presença de selamento labial passivo e sorriso satisfatório. D, E, F, G e H: correta oclusão com classe I de molares e caninos, adequada intercuspidação, linhas médias coincidentes, sobremordida e sobressaliência normais e boa forma dos arcos superior e inferior.

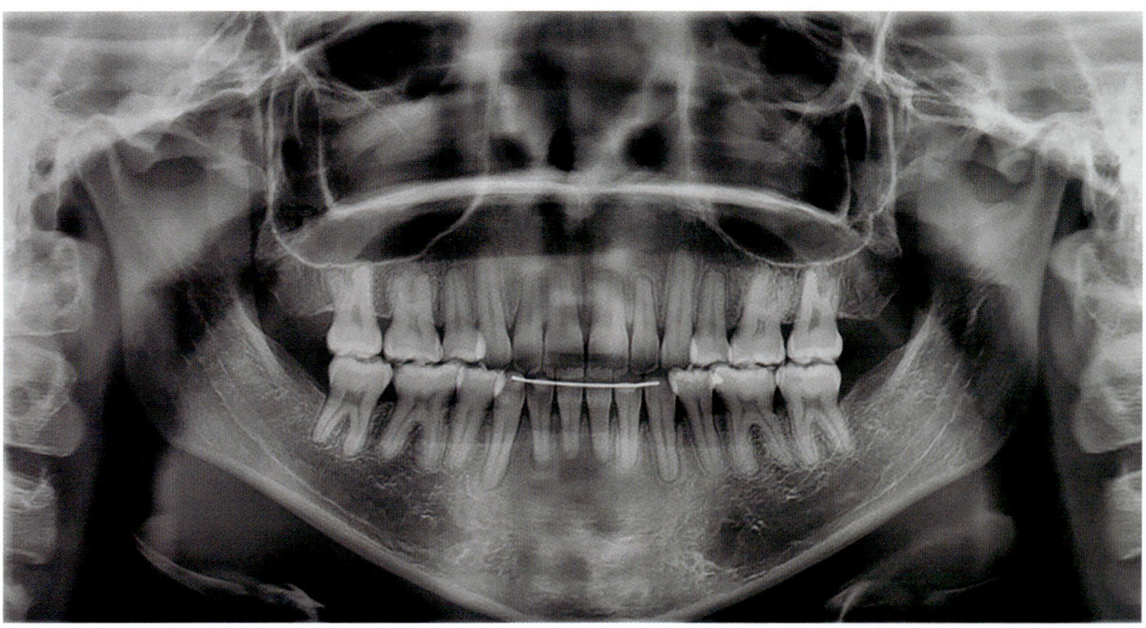

FIGURA 10.56 Radiografia panorâmica final.

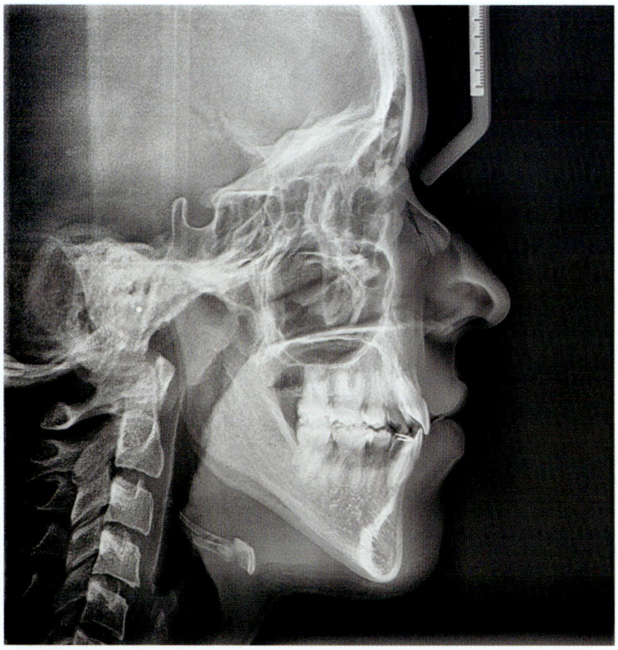

FIGURA 10.57 Radiografia cefalométrica final confirmando as mudanças esqueléticas, dentárias e faciais.

Considerações finais

As dificuldades impostas por determinados tratamentos ortodônticos na dentição mista mostram a importância de conhecermos o crescimento craniofacial e o desenvolvimento da oclusão. É preciso saber o que é normal para identificar as más oclusões em seus diferentes aspectos. Para o tratamento de más oclusões desafiadoras, é necessário raciocínio clínico qualificado, experiência e interação com outras especialidades odontológicas, e, algumas vezes, de áreas correlatas, como a medicina e fonoaudiologia.

O passo inicial para executarmos estes tratamentos é realizar correto diagnóstico para reconhecer os desvios e suas magnitudes. Em um segundo momento, um planejamento detalhado com opções de tratamento permite visualizar as perspectivas e as possibilidades, que serão fortemente influenciadas por fatores inerentes ao profissional e ao paciente. Finalmente, para obter êxito na correção de anomalias mais complexas na dentição mista, é preciso primorosa execução técnica e olhar clínico diferenciado para visualizar as alterações e adaptações que podem surgir no decorrer do tratamento.

Com conhecimento, controle e técnica correta, essas etapas serão transpostas naturalmente, transformando os casos de maior complexidade em tratamentos corriqueiros e bem-sucedidos.

Enfim, "Quanto maiores são as dificuldades a vencer, maior será a satisfação" (Cícero 106-43 a.C.).

REFERÊNCIAS

1. Barberia-Leache E, Suarez-Clua MC, Saavedra-Ontiveros D. Ectopic eruption of the maxillary first permanent molar: characteristics and occurrence in growing children. Angle Orthod. 2005;75:610-5.
2. Cozzani M, Pasini M, Zallio F, Ritucci R, Mutinelli S, Mazzotta L, et al. Comparison of maxillary molar distalization with an implant-supported distal jet and a traditional tooth-supported distal jet appliance. Int J Dent. 2014;2014:937059.1-7.
3. Dugoni SA, Aubert MM. Orthodontic treatment in the early mixed dentition: is this the optimum time to start care? J Calif Dent Assoc. 2006;34:807-12.
4. Grover PS, Norton L. The incidence of unenrupted permanent teeth and related clinical cases. Oral Surg Oral Med Oral Path. 1985;59:420-5.
5. Katz ES, Marcus CL. Diagnosis of obstructive sleep apnea syndrome in infants and children. In: Sheldon SH, Ferber R, Kryger MH (eds.). Principles and practice of pediatric sleep medicine. USA: Elsevier Saunders, 2005. p.197-210.
6. Proffit WR, Fields HW, Sarver DM. Contemporary orthodontics. 5.ed. St. Louis: Elsevier, 2013.
7. Romano FL, Arid J, de Queiroz AM, Bezerra Segato RA, Filho PN. A modified Nance palatal arch for the treatment of ectopically erupting permanent first molars. J Dent Child. 2016;15:83:161-6.
8. Wahl, N. Orthodontics in 3 millennia. Chapter 2: Entering the modern era. Am J Orthod. Dentofacial Orthop. 2005;127:510-5.
9. White L. Early orthodontic intervention. Am J Orthod Dentofacial Orthop. 1998;113:24-8.

Índice remissivo

A

B

C

D

E

F

G

H

I

L

M

U

V